帕金森综合征

主　审　陈海波
　　　　陈生弟

主　编　谢安木

副主编　冯　涛
　　　　王　涛
　　　　刘　军

人民卫生出版社

图书在版编目（CIP）数据

帕金森综合征 / 谢安木主编 . -- 北京：人民卫生
出版社，2020
ISBN 978-7-117-30160-2

I.①帕…　Ⅱ.①谢…　Ⅲ.①帕金森综合征 - 诊疗
Ⅳ.①R742.5

中国版本图书馆 CIP 数据核字（2020）第 109750 号

人卫智网	www.ipmph.com	医学教育、学术、考试、健康，
		购书智慧智能综合服务平台
人卫官网	www.pmph.com	人卫官方资讯发布平台

帕金森综合征

主　　编：谢安木
出版发行：人民卫生出版社（中继线 010-59780011）
地　　址：北京市朝阳区潘家园南里 19 号
邮　　编：100021
E - mail：pmph @ pmph.com
购书热线：010-59787592　010-59787584　010-65264830
印　　刷：三河市延风印装有限公司
经　　销：新华书店
开　　本：787×1092　1/16　印张：29　插页：2
字　　数：724 千字
版　　次：2020 年 10 月第 1 版　2020 年 11 月第 1 版第 1 次印刷
标准书号：ISBN 978-7-117-30160-2
定　　价：115.00 元

打击盗版举报电话：010-59787491　E-mail：WQ @ pmph.com
质量问题联系电话：010-59787234　E-mail：zhiliang @ pmph.com

（按姓氏笔画排序） **编　者**

丁　俭　南京医科大学附属明基医院

于永鹏　威海市中心医院

马江南　青岛大学附属医院

马爱军　青岛大学附属医院

马凌燕　首都医科大学附属北京天坛医院

马敬红　首都医科大学宣武医院

王　莹　青岛大学附属医院

王　涛　华中科技大学同济医学院附属协和医院

王　展　首都医科大学附属北京天坛医院

王　瑛　上海交通大学医学院附属瑞金医院

王　强　青岛大学附属医院

王雪梅　首都医科大学附属北京天坛医院

王慧敏　青岛大学附属医院

叶　民　南京医科大学附属明基医院

叶钦勇　福建医科大学附属协和医院

冯　涛　首都医科大学附属北京天坛医院

兰晓莉　华中科技大学同济医学院附属协和医院

朱孔华　青岛市第八人民医院

朱晓冬　天津医科大学总医院

刘　军　上海交通大学医学院附属瑞金医院

刘兴媛　北京大学深圳医院

刘丽君　青岛大学附属医院

那　娜　青岛大学附属医院

孙　逊　华中科技大学同济医学院附属协和医院

孙　鹏　青岛大学附属医院

花菲菲　青岛大学附属医院

苏东宁　首都医科大学附属北京天坛医院

李筱媛　青岛大学附属医院

杨丽英　青岛大学附属医院

杨雅琴　首都医科大学附属北京天坛医院

肖卫忠　北京大学第三医院

吴云成　上海交通大学附属第一人民医院

张克忠　南京医科大学附属明基医院

张英英　青岛大学附属医院

张晓娜　青岛大学附属医院

陈　玲　中山大学附属第一医院

周锐志　青岛大学附属医院

冼文彪　中山大学附属第一医院

房金妮　青岛大学附属医院

赵慧卿　首都医科大学附属北京天坛医院

胡　越　同济大学附属同济医院

柏广涛　青岛大学附属医院

柳　竹　首都医科大学附属北京天坛医院

段崇锋　青岛大学附属医院

侯炳辉　青岛大学附属医院

栗永生　青岛市市立医院

高金照　青岛大学附属医院

黄天文　福建医科大学附属协和医院

银思珈　华中科技大学同济医学院附属协和医院

康文岩　上海交通大学医学院附属瑞金医院

寇　梁　华中科技大学同济医学院附属协和医院

韩婧洋　青岛大学附属医院

谢安木　青岛大学附属医院

靳令经　同济大学附属同济医院

满　雪　首都医科大学附属北京天坛医院

谭玉燕　上海交通大学医学院附属瑞金医院

滕　飞　同济大学附属同济医院

薛　莉　青岛大学附属医院

◆ 秘　书 ◆

李承潜　青岛大学附属医院

杨正洁　青岛大学附属医院

高　凡　青岛大学附属医院

序 言

　　谢安木教授主编的《帕金森综合征》是一本面向神经病学基础与临床工作者的专业著作,可以作为神经病学科研工作者和神经科临床医生的专业参考书。我相信随着未来的科研与临床实践,会证明它是一本很有学术价值的专业著作。

　　自 1817 年詹姆斯·帕金森首先描述了帕金森病至今已逾 200 年。一个世纪以来,多系统萎缩、进行性核上性麻痹等非典型的帕金森综合征逐渐被发现和阐述。21 世纪,尤其近十年来,越来越多的人开始重视和关注帕金森病与帕金森综合征。我想其中有几个主要的原因。

　　第一,随着社会经济的发展,我国老年人口的基数不断扩大。到 2017 年,我国 65 岁以上人口已经达到 1.58 亿,占总人口的 11.4%。同时我国 65 岁以上人群帕金森病的患病率大约是 1.7%。也就是说,全国 65 岁以上的帕金森病患者至少有 268 万,再加上多系统萎缩等的非典型帕金森综合征,患者基数会更加庞大。

　　第二,人均收入与生活水平的提高使患者对生活质量提出了更高要求,患者对帕金森综合征的关注度也日益增加。在神经科特别是帕金森亚专科医生的日常工作中,我们发现因运动症状影响日常生活而就诊的早期帕金森病或帕金森综合征患者越来越多,并且患者对疾病的运动与非运动症状的改善有着更高的要求,特别是 55 岁以下的仍有工作能力需求的患者。

　　而相对的,神经科的科研与临床工作者对帕金森综合征的认识,仍不是十分全面。神经科的专业方向多,技术性和专业性强。从事其他专业方向的神经科医生,对帕金森综合征的认识尚存不足。即使是从事帕金森亚专业的医生,也需要不断地学习和交流,充实自己的专业知识。因此,这本书对大家的意义,也无需多言了。

　　谢安木教授在编写本书的过程中,曾与我多次交流,征求我的意见。盛情难却,我也尽己所能,提了一些建议,大多也都被采纳。初稿作成之后,拿与我看,仍是倍感惊喜。本书从帕金森综合征发展史入手,涵盖了基础研究和临床诊治的各方面内容,尤其是第八章临床表现与第九章病例分析的部分,内容翔实、条理清晰,必能使读者获益匪浅。

　　神经病学学科的发展经历了漫长的、艰苦的积累过程,在一代代专家教授的不懈努力下,我们现在也取得了不错的成绩。事实上,学科的发展,既要向国内外的同行学习以不断充实自己的力量,又要参与到学科建设当中并做出自己的贡献。

　　我相信,这本书会成为大家的良师益友!

首都医科大学宣武医院　　陈彪教授

2020 年 6 月

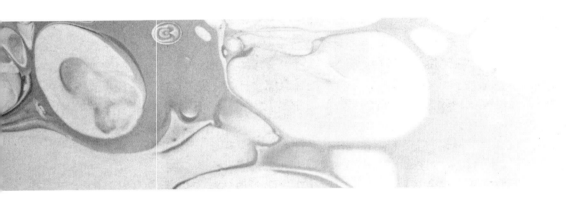

前　言

　　自 1817 年詹姆斯·帕金森先生首次报道"震颤麻痹"以来，帕金森病作为一种独立的疾病被逐渐认识。二百余年间，无数同道从基础到临床的各个角度对该病进行了不懈的探索，取得一系列重要进展。撰写本书之际，正值我国成立帕金森病临床研究组四十二周年，在这个特殊的时间节点，我们总结前人研究成果，结合自身临床、科研经验，撰写本书与同道们分享共勉。

　　本书不仅集成了中外学者在帕金森病临床和科研领域中重要的研究进展，更是我国帕金森病及运动障碍方面的知名专家数十年来临床工作与基础研究的经验总结。我们从帕金森病研究发展史入手，简要概括二百余年间国内外对帕金森病、多系统萎缩、进行性核上性麻痹等众多锥体外系病的重要研究进展。同时也介绍锥体外系的解剖结构及生理功能，以便初入行以及有志从事帕金森综合征研究的同道们更好地理解本书介绍的内容。我们通过对病因、病理、发病机制、临床表现、诊断及治疗的描述，解析数十年间临床工作中积累的诸多经典与疑难病例，介绍了帕金森综合征临床与基础研究的最新进展。另外，我们邀请了影像医学、中医学、康复医学、护理学专家参与本书的编写，探讨多学科、多方面对帕金森综合征的诊断、治疗的临床途径。本书是建立在数万名帕金森病及帕金森综合征患者临床案例，数项国家级、省部级科研课题，以及发表的近百篇论著的基础上，我们力争通过严谨的论述，向同道展示帕金森综合征临床及科研工作的整体面貌。我们在开展帕金森病诊治工作的数十余年间，不断探索新的、更为有效的诊断与治疗方案。青岛大学附属医院神经内、外科合作开展帕金森病深度脑刺激手术二百余例，在术前患者筛选以及术后程控方面积累了丰富的经验。本人与经验丰富的孙鹏主任一起，从深度脑刺激手术的治疗机制、患者筛选、靶点选择、手术进程、术后程控及效果、术后并发症及处理等方面，对我们积累的经验进行总结，供诸位同道参考借鉴。

　　感谢一同撰写此书的国内神经病学、影像医学、中医学、康复医学、护理学的专家学者，感谢我的团队和全体研究生的不懈努力和团结协作，相信在多方支持下，我们将会撰写更多优质学术专著，为我国帕金森病研究事业贡献微薄之力。

谢安木

2020 年 6 月

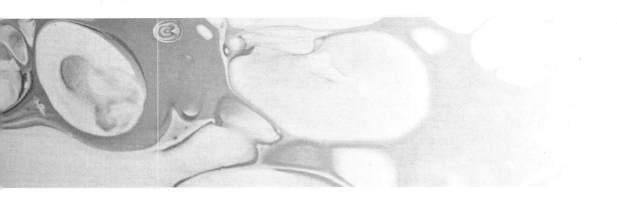

目　录

第一章　帕金森综合征发展史

第二章　锥体外系结构与生理功能

第三章　帕金森综合征病因

第四章 帕金森综合征发病机制

第五章 帕金森综合征病理学

第六章 帕金森综合征神经生化

第七章 帕金森综合征神经影像学

第八章　帕金森综合征临床表现

第九章　帕金森综合征疾病谱

第十章　帕金森综合征内科治疗

第十一章　帕金森综合征外科治疗

第十二章　中医药治疗帕金森综合征概述

第十三章　帕金森综合征的康复治疗

第十四章　帕金森综合征的护理

第十五章　帕金森综合征治疗新进展

第十六章　附录

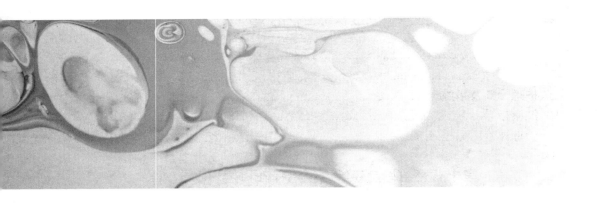

第一章
帕金森综合征发展史

第一节 帕金森综合征世界史

帕金森综合征（Parkinson syndrome，PS）是一组临床表现复杂的疾病综合征，除原发性帕金森病（Parkinson disease，PD）外，还包含其他原发性神经变性病，如皮质基底节变性（corticobasal degeneration，CBD）、进行性核上性麻痹（progressive supranuclear palsy，PSP）、多系统萎缩（multiple system atrophy，MSA）和路易体痴呆（dementia with Lewy bodies，DLB）等，以及由药物、中毒、代谢性疾病或脑血管事件等导致的继发性帕金森综合征。早在 2000 年前，中国的《黄帝内经》就对帕金森病有了初步的描述，但世界公认的最早的关于帕金森病的描述来自于 1817 年英国医生詹姆斯·帕金森发表的一部名为《论震颤麻痹》的专著。

一、帕金森病

詹姆斯·帕金森（James Parkinson，1755—1824）是一位普通的医生，18 世纪他在伦敦郊外的肖尔迪奇（Shoreditch）生活和工作。他的父亲约翰·帕金森博士是一位药剂师和外科医生。詹姆斯先是跟随其父亲学习，随后詹姆斯进入了伦敦的医学院，1784 年他获得了毕业文凭。詹姆斯不仅是一名医生，也是一位多产的作家，他的作品内容涉猎很广。我们最熟知的是他在 1817 年出版的关于震颤麻痹的册子。这本册子共有五个章节 66 页，在这本专著中他描述了 6 个帕金森病患者的症状和体征，同时对鉴别诊断、病因学和当时的治疗进行了阐述。作为一个非常敏锐的观察者，帕金森描述了此病是一种隐性起病逐渐进展的致残性疾病。他描述了静止性震颤、屈曲的姿势和慌张步态。詹姆斯对于帕金森病的原始记录在现今仍有其重要意义。首先，詹姆斯·帕金森描述了帕金森病的震颤是一种静止性震颤。而且他也注意到了帕金森病的震颤往往是单侧起病，这一点在今天的诊断标准中仍然是重要的一条。他指出震颤往往是先从手或上肢开始，然后再扩展至下肢。其次，詹姆斯·帕金森也注意到了患者的步态障碍，包括拖步、步幅减少和慌张步态。他准确地描述了帕金森病的平衡问题和在疾病晚期跌倒的危险。另外，詹姆斯·帕金森也提到了帕金森病的非运动症状便秘和睡眠障碍。发现这些特征对于当年的詹姆斯来说确实不容易，因为他描述的 6 例患者，有 5 例是在街上偶然遇到的，他很难有机会详细地询问患者或对他们进行仔细的检查。这本论著在医学界得到了认可，多篇评论赞扬了这项工作。

但真正让世人知晓詹姆斯·帕金森贡献的人是19世纪首席临床神经病学家夏科特（Jean Martin Charcot）。夏科特在他正式和非正式的讲座中吸引了一大批世界各地的医生，他的讲堂是神经病学交流的重要场所。夏科特在帕金森的基础上更为详细地描述了帕金森病,并确定了运动迟缓和僵直是帕金森病的主要特征,而詹姆斯对帕金森病的肢体僵直和运动迟缓并没有具体描述。夏科特指出震颤是帕金森病的典型特征,但不是诊断的必备条件。另外他也订正了詹姆斯的概念,提出以"麻痹"或"瘫痪"一词描述帕金森病并不合适,因为患者并不是真正的力弱。为纪念帕金森,夏科特建议将此病命名为帕金森病。夏科特的国际声誉以及他对帕金森病、帕金森综合征以及其他震颤疾病的广泛研究,奠定了帕金森病在神经病学分类中的一席之地。

Wilhelm von Humboldt 是位德国的哲学家和外交官,也是首个明确诊断为帕金森病的名人。他在他 1828—1835 年的信中清晰地描述了自己的帕金森病。他有字迹改变、系扣困难、静止性震颤、行动迟缓、屈曲姿势,并首先发现帕金森病患者的小写症。

詹姆斯·帕金森最初推测此病的病变在脊髓。直至 1895 年,Bloq 和 Marinesco 报道了一例中脑黑质部位结核瘤的患者,该患者表现为偏侧帕金森样震颤,这才使人们意识到黑质可能是帕金森病的损害部位。1912 年,Lewy 描述了帕金森病患者的神经元内存在包涵体,但他当时认为此包涵体存在于迷走神经背核和 Meynert 基底核,而不在黑质,而且认为帕金森病的病理改变可能源自苍白球。1919 年,Tretiakoff 对 9 例帕金森病患者、1 例偏侧帕金森综合征患者和 3 例脑炎后帕金森综合征患者进行研究,发现所有这些患者在黑质部位均有损害,且也发现了神经元内包涵体,并由此命名此包涵体为路易小体(Lewy body)。Foix 和 Nicolesco(1925)随后证实了黑质致密带是帕金森病损害最明显的部位。尽管有了这些观察结果,当时的许多神经病理学家仍然不确定帕金森病的病理损害究竟是在苍白球还是在黑质。到了 1937 年,Hassler 以及随后的 Greenfield 和 Bosenquet(1953)确立了黑质是此病主要的病变部位。之后 Arvid Carlsson 证实了多巴胺在脑内的重要作用,Hornykiewicz 证实脑内最大群的多巴胺能神经元聚集在黑质,其神经末梢分布在尾状核。这两项发现更奠定了黑质变性在帕金森病发病中的重要地位。

帕金森病史上的下一个重大发现发生在 20 世纪 50 年代。随着利血平用于医疗实践之后,人们认识到该生物碱可引起与典型帕金森病类似的症状。它可耗竭脑内的去甲肾上腺素和 5- 羟色胺。1957 年 Carlsson 给利血平所致的帕金森综合征家兔补充去甲肾上腺素的前体左旋多巴,尽管家兔的运动功能恢复正常,但令他惊讶的是左旋多巴治疗并未增加脑内去甲肾上腺素的水平。他在瑞典的团队随后发现多巴胺高度集中在动物的基底节(Carlsson et al,1958),并且像去甲肾上腺素和 5- 羟色胺一样被利血平耗竭。左旋多巴恢复了利血平化的动物脑内多巴胺的浓度。Carlsson 和他的同事因此得出结论:多巴胺对基底节功能和运动控制至关重要,由利血平诱发的帕金森综合征可能是由于基底节区多巴胺耗竭所致,给予左旋多巴可逆转帕金森样的症状(Carlsson,1959),Carlsson 因此获得了 2000 年的诺贝尔生理学或医学奖。1960 年维也纳的 Hornykiewicz 及其同事确定了尸检的帕金森病患者脑内的尾状核和壳核中多巴胺显著耗竭。维也纳的 Birkmeyer 和 Hornykiewicz(1961)将小剂量的左旋多巴静脉注射入帕金森病患者体内,结果患者有明显的好转。紧接着,Barbeau(1961)也给帕金森病患者静脉注射左旋多巴,取得同样的效果。但当时静脉注射的左旋多巴剂量并未产生足够的临床疗效,使得这一方法并未在当时开辟出一条新的治疗途径。1967 年 Cotzias 及其同事表明,口服非常大剂量的外消旋左旋多巴会对疾病的运动障碍产生巨大作用。他的观察结果使得全世界在 20 世纪 60 年代末和 70 年代初期迅速引入口服左旋多巴治疗,并且左旋多巴治疗现在仍是帕金森病药物治疗的中流砥柱。

1997 年,第一个帕金森病的致病基因 *SNCA* 被发现,随后越来越多的帕金森病致病基因及风险基因涌现。*SNCA* 基因突变可引起常染色体显性遗传的帕金森病。*SNCA* 基因编码 α-突触核蛋白,Spillantini 及其同事利用 α-突触核蛋白抗体确定了路易小体的主要成分是 α-突触核蛋白。2003 年,Braak 利用 α-突触核蛋白抗体在帕金森病患者脑内定位了 α-突触核蛋白的分布,提出帕金森病的病理改变可能起源于低位脑干和前嗅核(1 期),然后沿脑干喙侧向上发展,逐渐累及中缝核及蓝斑(2 期)。黑质在 3 期受累,中间皮质和丘脑在 4 期受累,新皮质和前额叶在 5 期受累。6 期时整个新皮质受累。这解释了为什么在帕金森病患者出现运动症状之前会先出现便秘、快动眼睡眠行为障碍、嗅觉减退、抑郁等非运动症状。

自 1817 年詹姆斯·帕金森描述帕金森病已过去了 200 年,尽管目前左旋多巴制剂能显著改善帕金森病的临床症状,但长期左旋多巴应用引起的运动并发症以及帕金森病的非运动症状仍是治疗上棘手的问题。研究者试图从神经保护和预防上着手来阻止或延缓帕金森病的出现,通过抑制 α-突触核蛋白的扩散来阻止病情的进一步进展以及针对 α-突触核蛋白的治疗是潜在的希望。或许在不久的将来,我们能从多巴胺治疗时代跨进到 α-突触核蛋白治疗时代。

二、多系统萎缩

早在 1900 年,Dejerine 和 Thomas 即描述了两名散发橄榄桥小脑变性的病例,这是关于多系统萎缩最早的记录。当时他们报道了一名 52 岁的女性和一名 42 岁的男性。两者都出现了共济失调、构音障碍、运动不能、僵直和腱反射亢进。女性患者有尿失禁并在 3 年后去世。男性患者有震颤、尿失禁和可能的症状性体位性低血压。其中一例患者进行了尸检,病理显示橄榄、脑桥和小脑萎缩(OPCA),但黑质和纹状体的病理改变并未提及。

到了 1925 年,Bradbury 和 Eggleston 报道了 3 例特发性直立性低血压的病例,3 例患者均为男性,年龄分别为 36 岁、47 岁和 60 岁。这些患者在中年时出现了症状性体位性低血压和无汗症。第 1 例患者伴阳痿和便秘,第 2 例伴瞳孔不等大和下肢腱反射亢进,第 3 例双侧病理征阳性。3 例患者中有 2 例突然死亡。1927 年其中的一例进行了尸检,但遗憾的是当时没有检查中枢神经系统。

随后,Langston(1936)和 Young(1944)注意到直立性低血压和帕金森综合征合并存在的现象。1960 年,分配到美国国立卫生研究院(NIH)的 Milton Shy 博士和来自休斯敦 Baylor 医学院的 Glen Drager 博士发表论文描述了两名有共同临床症状的患者。两名患者均为男性,分别在 39 岁和 49 岁时出现了性功能障碍,并且伴随严重的泌尿系统症状。在几个月内,两名患者因坐立而引发头晕及短暂的意识丧失。他们后来出现了便秘,大小便失禁,运动缓慢,步态不稳,言语模糊,轻微震颤和其他帕金森病症状。经检查,他们站立时的血压非常低。除了一些帕金森病的症状之外,他们还有手足萎缩。由于出汗减少导致皮肤干燥,检查提示存在自主神经系统功能异常。其中一例尸检发现在脑内的许多区域存在细胞丢失和神经胶质增生,其中最显著的是尾状核、黑质、橄榄、蓝斑、小脑和脊髓的中间外侧细胞柱;壳核、苍白球和脑桥也受到影响。Shy 和 Drager 认识到直立姿势时的低血压(直立性低血压)与中枢自主神经系统的紊乱之间存在联系。为了纪念他们的贡献,这种疾病被称为"Shy-Drager 综合征"(SDS)。他们总结了该综合征的症状包括直立性低血压、阳痿、小便和大便失禁、出汗减少、僵直、震颤和伴随运动丧失。当时他们也提到了此综合征可出现虹膜萎缩、眼外肌麻痹、远端肌肉萎缩及束颤,但现在看来这些并不是 Shy-Drager 综合征的特征。

1961 年 Adams 等描述了"纹状体苍白球黑质变性",他们报道了 3 例病例,所有患者均出现运动不能僵直综合征,伴有静止性震颤和腱反射亢进。其中两名患者有严重的构音障碍,一例有阳性病理征,一例患者有晕厥和阳痿,一例有二便失禁。病理显示不仅纹状体和黑质受累、橄榄、脑桥和小脑也有累及。

1969 年是这一混乱领域的转折点,Graham 和 Oppenheimer 撰文指出橄榄桥小脑变性、特发性直立性低血压、Shy-Drager 综合征和纹状体黑质变性的临床和病理存在重叠。在病理上,这些疾病均可出现橄榄,脑桥和小脑神经元丢失和神经胶质增生,黑质和壳核也有类似改变,实际上这些疾病只是各种不同神经元萎缩的组合。尽管这些疾病的临床表现不同,但在病理上都显示出上述大部分或全部结构的不同程度上的损害。因此他们建议使用"多系统萎缩"一词来涵盖这一组疾病。

1972 年,Bannister 和 Oppenheimer 对 16 例伴自主神经功能衰竭的神经系统退行性疾病进行了回顾并提出了新的见解。这是多系统萎缩发展史上的下一个里程碑。在文章中他们指出,尸检显示 5 例病例有路易小体变性(其中 3 例是单纯的自主神经衰竭,2 例除自主神经衰竭外伴有帕金森综合征症状),11 例为 MSA(均伴自主神经功能衰竭,随后逐渐出现其他神经系统体征,包括锥体束征或小脑体征,或两者兼有,其中 8 例另外伴有帕金森综合征)。所有 11 例 MSA 均有包括黑质在内的脑干色素性核团的受累。Bannister 和 Oppenheimer 提出了两个关键的观点:①进行性自主神经功能衰竭可归因于路易小体病理改变或 MSA;②病理证实的 MSA 可能会表现为伴或不伴帕金森综合征的自主神经功能衰竭;③ MSA 可以单独以帕金森综合征起病,但 MSA 很少表现为孤立的帕金森综合征。

尽管 MSA 的各种临床表现和特征性的病理发现已有了相当明确的定义,但一些作者仍试图扩大该术语的使用范围。例如,Takei 和 Mirra(1973)提出"多系统萎缩症"这一名称也可以包括亨廷顿舞蹈病、皮克病和弗里德赖希共济失调等疾病,但这只会造成混淆。另一个方面,MSA 中橄榄桥小脑变性的小脑症状和病理表现与通常被称为 OPCA 的晚发性显性遗传性小脑变性容易混淆(Berciano,1982)。而且学术界也倾向于将首次描述家族性 OPCA 的学者归于 Dejerine 和 Thomas,但其实他们描述的只是散发病例,这就更容易造成混淆。实际上 MSA 是散发性疾病,家族性 OPCA 和散发性 MSA 之间存在重要的临床差异。在家族性 OPCA 中,运动障碍主要是小脑性的,并且往往伴有视网膜改变、视神经萎缩、痴呆、下视障碍、舞蹈症、反射消失和白内障,而在散发 MSA 中则无这些症状。除此之外,两者之间一个显著的差异是家族性 OPCA 病例一般发病年龄轻且存活时间更长。1987 年 Harding 提出最好不要使用 OPCA 这个病理术语来作为临床诊断的名称。事实上,OPCA 的病理见于许多不同的疾病,包括一系列遗传性共济失调,甚至线粒体脑肌病。晚发性遗传性共济失调更恰当的名称是常染色体显性遗传性小脑共济失调(ADCA)或脊髓小脑共济失调(SCA)(Harding,1993;Rosenberg,1995)。

1989 年 Quinn 首先提出了 MSA 的诊断标准。鉴于对大宗文献的回顾 Quinn 指出(1989,1994)MSA 可出现帕金森综合征的症状,但孤立的帕金森综合征很少是 MSA 的临床表现。1989 年 Papp、Kahn 和 Lantos 首次提出少突胶质细胞胞质包涵体是多系统萎缩特征性的病理改变,不管患者在临床上表现为 SDS,SND 还是散发性的 OPCA,在所有散发性的 MSA 病例中均可见到此病理改变。这从病理上支持了 SDS,SND 和散发性 OPCA 是一种病,且有别于遗传性成人起病的共济失调。1998 年学者们发现帕金森病路易小体呈 α - 突触核蛋白抗体染色阳性,同年少突胶质细胞胞质包涵体也呈现 α-突触核蛋白抗体染色阳性,自此有了 α-突触核蛋白病这一总称,它包括帕金森病、多系统萎缩及路易体痴呆。

三、进行性核上性麻痹

此病最早的记录可以追溯到 Posey(1904)和 Spiller(1905)。此外,Chavany 等(1951)和 Brusa(1961)也可能对此病进行了描述,但是当时很少有临床医生认识到这种疾病。直至 1963 年,J. Clifford Richardson、John Steele 和 Jerzy Olszewski 在美国神经病学年会的会议上首次报道了此病。他们描述了 8 名在多伦多见到的病例,起病年龄在 52～62 岁之间,患者表现为凝视麻痹、轴性肌张力增高、步态障碍、吞咽困难、构音障碍和痴呆。Richardson 医生在报道中写到"近些年在多伦多我们见到了几例少见的进行性变性性脑疾病,他们共同的特征是有眼部、运动和精神症状,这在以往的文献中没有清晰的定义和描述。"8 例患者中有 6 例在 7 年内症状逐渐恶化直至去世。患者以行动笨拙、轻微的遗忘、视觉障碍为主诉。随着病情的进展,开始出现言语不清、吞咽困难和平衡障碍。在所有病例均出现了特征性的眼外肌麻痹症状,患者随意的垂直扫视受损,尤其是下视受损。患者出现了假性延髓性麻痹的症状,但没有强哭强笑。颈部出现过伸和僵直,在有些病例有肢体的僵直,但是没有一例出现典型的帕金森综合征的特征,而且没有一例出现震颤。大多数患者出现了人格改变和智力受损,并且所有患者均有一定程度的痴呆。死亡的 6 例患者进行了神经病理学检查,发现在苍白球、下丘脑和红核、黑质和蓝斑、上丘、中脑导水管周围灰质和前庭核、网状结构中的各种核团和齿状核存在神经细胞丢失和神经胶质增生。在受累的区域,残存的神经元内存在神经纤维缠结(NFT),但没有老年斑。

紧接着在 1964 年,Richardson 等使用进行性核上性麻痹(PSP)一词对 9 例患者的临床表现以及其中 7 例的神经病理学改变进行了详细的报道,这是对于进行性核上性麻痹最早的全面的描述。随后有关 PSP 的病例报道逐渐增多,到 1972 年,Steele 回顾了 1951 年至当时那段时间内报道的 73 例患者,至此人们逐渐认识了 PSP。

1986 年,PSP 的病理改变更加清晰,Pollock 等报道了在 PSP 患者脑内的丝状聚集物内发现有微管相关蛋白的抗原成分。随后组织病理学研究证实了 PSP 的特征性病理改变是在中枢神经系统广泛区域内的神经元和胶质细胞内存在高度磷酸化的 tau 蛋白的异常聚集。这些发现提示 PSP 应当与皮质基底节变性,额颞痴呆和阿尔茨海默病一起归为 tau 蛋白病。

最近十余年的研究表明,一些与典型 PSP 有不同临床表现的综合征可以有 PSP 的 tau 蛋白病理改变。之前的文献已有报道个别患者虽然病理上明确诊断为 PSP,但他们最初的临床表现却与 Richardson 描述的典型 PSP 不同。直至 2005 年,Williams 等对一系列病理表现为 PSP 的患者进行了临床病理相关性研究,结果发现在临床上 PSP 以帕金森病样表现的患者数远比之前想象的多。于是这些研究者把经典的 PSP 重新定义为 Richardson syndrome 型(RS 型),而把类似于帕金森病的 PSP 定义为 PSP-帕金森综合征型(PSP-P)。PSP-P 表型在 Williams 的病理诊断为 PSP 的病例中占了三分之一。PSP 除了 RS 型和 P 型,还可以表现为皮质基底节综合征型(CBS 型),单纯运动不能伴冻结步态型(PAGF)等。基于临床病理学相关性研究,我们越来越认识到 Richardson 最初描述的经典 PSP 只是 PSP 的一个亚型,1996 年 PSP 的诊断标准很难涵盖 PSP 的所有亚型,鉴于此,2017 年国际运动障碍病协会组织重新制定了 PSP 的诊断标准,这让我们对 PSP 有了全新的认识。

四、皮质基底节变性

有关皮质基底节变性最早的描述是在 1968 年，当时 Rebeiz、Kolodny 和 Richardson 描述了 3 例患者，其特征为非对称性的肢体活动缓慢、笨拙，伴有僵直、震颤和肌张力障碍，症状逐步进展至步态障碍、构音障碍、吞咽困难和眼球运动障碍，但智力相对保持完整。疾病的病程为 6～8 年。此病的病理表现很独特，表现为不对称的额叶和顶叶皮层萎缩，伴有广泛的神经元丢失和神经胶质增生。一些皮层锥体神经元，主要是在第 3 和第 5 层，具有不寻常的肿胀和透明样变。但未发现经典的皮克小体（Pick body）、神经纤维缠结、老年斑或路易体。这种变化在海马结构，枕叶皮层或下颞叶和内侧颞叶皮层中不明显。除了额叶和顶叶萎缩，此病还有基底节和其他皮层下核团的萎缩，包括黑质中色素神经元的丢失，下丘脑底核和齿状核的改变以及皮质脊髓束的变性。Rebeiz 等（1968）当时描述此病为皮质齿状核黑质变性伴淡染神经元。

尽管此病的临床表现和病理学改变非常独特，但奇怪的是，直到 1985 年以后才又开始陆续有此病的报道。之后此病的报道越来越多，不同的学者也曾用不同的术语来描述此病。如皮质黑质变性伴淡染神经元（马萨诸塞州总医院的病例报告，1985），伴染色质溶解的肿胀神经元皮层变性（Clark et al，1986），皮质基底神经节变性（Riley et al，1990）以及皮质基底节变性（Gibb et al，1989；Rinne et al，1994），最终采用了皮质基底节变性（CBD）这个命名。

现在文献中已有很多此病的病例描述，其中很多有病理学证据。早期的大部分病例报告都着重于描述运动功能的异常，因为当时认为这是此病主要的临床表现。最初报道的有此病理改变的病例症状大多数是不对称性的锥体外系和额叶运动障碍，包括失用、僵直、不自主运动、肌张力障碍、异己肢、构音障碍和核上性眼球运动障碍。然而，近来已经认识到这种疾病有更广泛的临床谱，包括痴呆是最初或主要的特征。失语或行为异常也可以是主要的临床表现。具体的临床表现似乎取决于病理改变的分布。另外，学者们也认识到各种不同的病理改变可能引起相同的临床综合征（Boeve et al，1999；Bhatia et al，2000）。

CBD 严重的皮层细胞丢失与相应的皮质下白质胶质增生和肿大的淡染细胞与皮克病的病理改变相似，但在 CBD 中没有发现皮克病典型的嗜银性包涵体（Pick 小体）。同样，CBD 萎缩的分布是在额顶叶而皮克病是额颞叶萎缩。顶叶萎缩在病理证实的皮克病中很罕见。在一例被描述为皮克病的顶叶型病例中（Cambier et al，1981），尽管在神经病理学检查中发现了 Pick 小体，但其临床诊断很可能是 CBD。虽然皮克病的病理改变常延伸到基底节，并且锥体束的变性也可发生（Kosaka et al，1991），但运动障碍在皮克病中并不常见（Akelaitis，1944；Winkelmann et al，1949）。皮克病和 CBD 之间的重叠程度目前尚不清楚。Tissot 等报道的日内瓦大学精神病院 32 例皮克病（1985）中，14 例的脑叶萎缩集中在额叶后部，中央前回显著受累。这些患者临床表现为锥体外系和锥体系综合征，与经典的皮克病的情绪，性格和记忆障碍相反。CBD 是否是皮克病不同解剖分布的一种变异型，仍有待确定。但越来越多的临床病理学研究表明，最初描述的 CBD 的临床特征常常是其他类型的病理改变所致，比如 PSP，甚至 AD。因此，现在此类的临床表现被称为皮质基底节综合征（CBS）而非 CBD。作为病理的诊断，CBD 应该是过磷酸化的 4R Tau 在神经元和胶质的广泛沉积，后者称为星型斑。根据之前 CBD 的诊断标准确诊的病例，仅有 25%～56% 具有 CBD 的病理改变。因此根据既往 CBD 诊断标准确定的病例只代表他们是 CBS 而非 CBD。2013 年，Melissa J. Armstrong 等对 CBD 的诊断标准进行了新的修订，指出 CBD 的病理改变在临床上既可以表现为既往研究者认为的典型非对称的锥体外系症状、肌阵挛、失用、皮层觉丧失和异己肢，也可以表现为进行性非流利性失语或进行性核上性麻痹样的症状。尽管研究者对 CBD 的认识与最初认识它的时候已经有了很大的改变，但要想在临床上确诊 CBD 仍是一个不小的挑战。随着今后对 CBD 的进一步认识，以及影像学、生物标志物以及基因的新发现，我们有望在临床阶段给 CBD 一个明确的诊断。

五、路易体痴呆

1912 年，德国科学家 Friedrich Lewy 在帕金森病的大脑神经元中发现了一种胞质内的球形嗜酸性小体。1919 年，苏联著名神经病理学家 Konstantin Tretiakoff 将其命名为"路易小体"。而路易体痴呆首先是在 1961 年由日本学者 Okazaki 等在两个病例中进行了描述。当时认为它是一种罕见的疾病，但现在我们已知它是继阿尔茨海默病之后最常见的痴呆类型。1962 年，美国神经病理学家 John Woodard 报道了 27 例有痴呆和精神症状的患者，尸检证实是路易小体病，其中只有四分之一的病例伴有帕金森综合征的症状。1976 年，日本横滨市立大学的 Kenji Kosaka 报道了 2 例因路易小体形成而致的认知功能障碍的病例。1980 年，Kosaka 提出"路易体病（LBD）"的概念，认为这是一类神经变性病。1983 年日本学者 Yoshimura 及 1984 年 Kosaka 等相继详细阐述了弥漫性路易小体病的概念。他们报道了 3 例来自日本的患者，尸检显示患者的大脑皮层和脑干存在广泛的路易小体。这些患者有帕金森综合征和严重的痴呆。1983 年 Yoshimura 研究了 55 例临床诊断为帕金森病的患者，根据他们的精神状态和皮层路易小体的严重程度将其分为三组。其中有 4 名患者有痴呆、肌肉僵直，以及大量皮层和脑干路易小体，同时这些患者在颞叶有中度或重度的老年斑以及少量神经纤维缠结。另外 15 例表现为典型的帕金森综合征，伴有轻微至重度的痴呆，其皮层路易小体较少，阿尔茨海默病型病理改变也较少。其余 36 例患者有帕金森综合征而无痴呆，路易小体在脑干中较少，皮层中也未发现路易小体。1985 年 Gibb 等也描述了 4 名患有严重痴呆和帕金森综合征的患者，尸检显示他们的大脑皮层和脑干有较多路易小体。其中 3 例皮层还有明显的神经纤维缠结或老年斑，与 AD 的病理改变类似。但当时他们只是称此病为弥漫性皮层路易小体病。作者还认为这种病理改变可能是帕金森病病理改变谱的一部分，它可能是引起痴呆的原因。1989 年 Gibb 等又描述了 7 例病例，年龄在 65～72 岁之间，有痴呆和皮层路易小体。其中一名患者有帕金森综合征的症状，随后出现痴呆和运动神经元病的表现。在其余的 6 名患者中除了痴呆，患者还伴有言语障碍，运用不能和失认。一例患者在痴呆前出现帕金森综合征表现，3 例在之后出现帕金森综合征，2 例则完全没有。所有病例均像帕金森病那样在黑质、蓝斑，和迷走神经背核有路易小体和细胞丢失。Meynert 基底核也有不同程度的细胞损失。路易小体也存在于海马旁回和大脑皮层中，但阿尔茨海默病型的病理改变则很轻或没有，并且不足以诊断阿尔茨海默病。作者得出结论：有中度或重度痴呆的患者，有些有颞叶或顶叶特征的，可能是皮层路易体病，AD 或两者均有。1988 年 Burkhardt 报道了 4 例弥漫性 LBD 病例，并回顾了 1961 年以来文献报道的 30 例病例。Burkhardt 等认为弥漫性 LBD 患者通常是老年人，症状持续 1～20 年。首发症状是进行性痴呆或精神症状。事实上，进行性痴呆或精神症状是最显著的首发症状也是之后最突出的症状。帕金森综合征的症状最初可能较轻微或没有，但最终会比较普遍，僵直通常会很严重。不自主运动、肌阵挛、四肢瘫痪、直立性低血压和吞咽困难也会出现。1989 年 Byrne 等报道了 15 例弥漫性 LBD 病例的临床和病理发现，指出这些病例的帕金森综合征表现可能与特发性帕金森病没有区别,并且对左旋多巴有良好的反应。他们还强调了精神状态的严重程度存在日间波动。1990 年 Kosaka 回顾了 37 例弥漫性 LBD 的日本病例。这些病例被分为两组:"常见型"(28 例)和"纯粹型 pureform"(9 例)。在常见型中,所有病例都在老年前期或老年期表现出进行性皮质性痴呆。60% 的病例最初表现为记忆障碍,25% 的表现为帕金森综合征的症状。尽管有 8 例即使在生命的最后阶段也没有出现帕金森综合征的症状,但大多数患者在疾病过程中会出现。在神经病理学上,这些病例显示出许多路易体,其中在海马旁回和岛叶皮质数量最多,在大脑皮质中还有许多老年斑和 / 或神经纤维缠结。在"纯粹型"中,患者在疾病早期发展为帕金森综合征,然后出现进行性皮层痴呆。这些病例显示弥漫性皮质路易体,但没有或几乎没有老年斑改变。Kosaka 认为弥漫性 LBD 是否是一种疾病实体仍存在争议,他认为弥漫性 LBD 是他们最初提出的 LBD 的一种类型,它可能是特发性帕金森病的扩展形式。1990 年英国 Perry 等也报道了一系列广泛 LBD 的病例,并引入了"路易小体型老年痴呆"一词。他把经典的帕金森病、老年痴呆路易小体型和弥漫性路易小体病归为路易小体病疾病谱。同期,美国 Hansen 等也提出"阿尔茨海默病路易小体变异型(LBVAD)"的概念。1990s,Spillantini 及其同事利用 α - 突触核蛋白抗体确定了路易小体内的主要成分是 α - 突触核蛋白。1995 年,为避免概念上的混乱,在英国新城召开的首届国际路易体痴呆研讨会上将此类疾病统一命名为"路易体痴呆",所涵盖的病种包括弥漫性路易体病、路易小体型老年痴呆、阿尔茨海默病路易小体变异型和大脑型路易体病;并且制定了相应的临床和病理诊断标准,三个核心的临床症状包括波动性认知功能损害,视幻觉和帕金森综合征的表现。自此,路易体痴呆逐渐被临床医师所接受。1998 年,在荷兰阿姆斯特丹召开的第二届国际路易体痴呆研讨会上,对 1995 年制定的诊断标准作了进一步完善,增加了快速眼动睡眠期行为障碍(RBD)和抑郁症状作为支持路易体痴呆诊断的临床特征。2003 年,路易体痴呆国际工作组着手对 1995 年以来的诊断标准进行重新修订,并于 2005 年在 *Neurology* 上发表了新的诊断标准。凡具备 3 项核心症状中的 2 项者为"很可能(probable)"路易体痴呆、1 项为"可能(possible)"路易体痴呆。核心症状为:①波动性认知功能障碍,以注意障碍或警觉障碍表现突出;②反复出现复杂、生动的幻视;③帕金森综合征。支持症状为:①反复跌倒;②晕厥发作;③短暂性意识丧失;④对抗精神病药过敏;⑤系统性妄想;⑥存在幻视以外的其他幻觉。2013 年,路易体痴呆被纳入到了精神疾病诊断与统计手册第五版。2017 年最新的路易体痴呆诊断标准把快速眼动睡眠期行为障碍推到了新的高度,将其列为核心症状之一,同时增加了分子影像等生物标记物作为支持诊断标准。尽管我们目前对路易体痴呆的了解已有了很大的进步,但有关它的病理生理机制仍有众多亟待解决的问题。

自 1817 年詹姆斯·帕金森首先描述了帕金森病至今已逾 200 年,我们逐渐认识了帕金森病、多系统萎缩、进行性核上性麻痹等众多锥体外系病的临床特征及病理改变。尽管左旋多巴治疗可显著改善帕金森病的运动症状,但帕金森病的非运动症状以及多系统萎缩等的非典型帕金森综合征的治疗仍是目前亟待解决的问题。随着我们对疾病病理生理机制的深入了解,希望我们能进入预防和延缓疾病进展的新时代。

(马敬红)

第二节　帕金森综合征在中国的认识发展史

从帕金森综合征在中国认识发展历史来看,对帕金森综合征的认识可追溯至两千多年前的《黄帝内经》时代,自此以来,人们一直没有停止过对这类疾病的观察研究和探索发现。汉唐时期出现论述帕金森综合征的治疗方法,但是认识层次还比较肤浅,治疗方法和疗效记载散轶于古籍典著。时至金元时期,张从正首先报道了一例——经后人考证为帕金森综合征的病例,并记载具体的治法和方药。后世对此类疾病的经验累积越来越多,逐渐发展出鉴别诊断、辨证论治和理法方药的各家之言,明清以后,有关本病的病因病机、治法方药不断丰富。新中国成立后,随着中医与现代医学逐步接轨和交融贯通,结合现代科学技术理论,中医药在帕金森病及帕金森综合征领域取得巨大认识进步和发展,并为世界所关注。

一、现代帕金森综合征的中医认识

我国对帕金森综合征的现代研究起步较晚,现代中医对帕金森综合征的临床研究从20世纪80年代开始有了一定的发展。古代中医文献中并没有"颤证"的病名,而以"震掉""振栗""颤振""震振""颤掉""头摇""痉""痉病""手足摇动"等描述见于古代文献中。直至1991年11月第三届中华全国中医学会老年脑病学术研讨会制定通过了《中医老年颤证诊断和疗效评定标准》,确定了"颤证"的病名。并明确提出了它包括原发性帕金森病及帕金森综合征。老一辈中医学家把帕金森综合征称之为"震颤麻痹",王永炎等著名中医学家发表了对震颤麻痹的辨证认识和治疗经验,继之呈不断深入的趋势。

近二十余年来,从文献报道来看,由个案报道到小宗病例,由辨证分型到专方专药,以及针灸的临床和实验研究,取得了许多可喜的苗头和成绩。结合诸多著名中医专家的经验,现代中医归纳帕金森综合征的病机属于本虚标实,以心、肝、脾、肾四脏虚为本,以风、火、痰、瘀为标。虚证主要以肝肾阴虚和气血两虚为主;实证主要以风、痰、气滞为主。治疗主要从肝、从肾、从风、从痰、从瘀方面论治。具体治疗当以扶正祛邪为原则,虚者宜培补肝肾,滋阴、益气、养血为主;实者当平肝息风,清火化痰,活血通络为主。第7版《中医内科学》教材将颤病分为五种证型:①风阳内动;②痰热风动;③气血亏虚;④阴虚风动;⑤阳气虚衰。在分门别类、提纲挈领的同时,我们心中要有一个明确的认识,不单拘泥于某家之言、某版本教材之分,帕金森综合征的病位、性质、病机、病势等需要用中医基本理论六经、八纲、脏腑、气血理论等进行分析、综合、归纳,而后加以概括,方能得出辨证论治正确的结论。

随着现代中医对帕金森综合征认识的全面和治疗方法的丰富,一系列临床研究和实验室研究大力展开。现代中医研究主要有以下几个方向:①积累名家经验,众多个案报道见诸报刊,大多是个人传承经验分析和积累。②探索病证规律。运用中医四诊方法将纳入病例进行证型分类,探索规律。临床研究中尤其重视中医特色兼症,包括寒热虚实、饮食二便、情志变化、舌苔脉象等。例如青年人多发痰热动风证,中年人多发气血两虚证,老年人多发肝肾不足证。③挖掘天然药物的潜在干预效果,建立动物实验方法获得较为可靠的实验数据。

二、中医药对帕金森病综合征的展望

回顾历史,我们欣慰地发现,中医对帕金森综合征的认识,已经从早期简单的观察描述和不同验方的记载发展到目前以对帕金森综合征病因病机、发病机制、临床表现、鉴别诊断、辨证论治及预后进行全面研究的崭新阶段,并在上述研究领域取得了许多中医药和针灸研究的进展和突破。目前中医治疗帕金森病的方法有中药治疗、针刺疗法、艾灸疗法、放血疗法、推拿、气功等,通过这些方法,早期患者可以减轻缓解临床症状,减轻非运动症状,而对于中晚期患者而言,辅助以合适的中医疗法,可以起提高疗效,减轻病症所带来的痛苦。

时光荏苒,历史长河滚滚奔流不息,在中华民族繁衍史上,中医药一直肩负着护卫百姓健康、抗争疾病的责任。中医作为一门流传数千年的经验累积总结学科,无论是完整的理论体系,有效的临床实践,还是合理的本草分类,是非常丰富和有价值的。中医、中西医结合治疗帕金森综合征面临着前所未有的机遇和挑战,机遇是,日新月异的技术平台为中医药的研究提供了良好的条件。挑战是,在传统的中医理论和经验体系中,帕金森综合征,或者说"颤振"这一病症存在着明显的先天不足。古代中医文献中没有帕金森综合征或震颤麻痹的相同病名,根据帕金森综合征的临床症状可划为"颤病、颤振"范围。传统医学对帕金森病的发现早,但是真正系统性的研究不深入。名老中医经验的继承及民间验方整理不足。有关记载可散见于历代医籍中,需要准确地挖掘和发现。

中医药治疗帕金森综合征,作为独立的学科还很年轻,理论和实践需要一个发展成熟的过程,即整理、继承、创新和不断完善的过程。如何筛选、整合有效的治疗方法和药物,是研究治疗帕金森综合征的一个重要内容。由于帕金森综合征是一个多原因、多种机制参与的难治病,所以开展综合治疗研究就显得非常重要。以中风病为例,随着卒中单元模式的引进,中风病从急救到康复已经建立起一套系统而完整的体系。在这样的时代背景下,如何将中医体系与帕金森综合征融合,接受和利用现代科学、特别是现代医学的研究成果,使中西医真正合而为一,产生杂交的优势,是值得思考的。从思路上讲,西医之病和中医之证结合可能是实现中西医结合利益最大化的最佳途径。从方法上讲,对目前和未来工作,可以重点聚焦于:①通过古籍文献的整理与研究,加大对名老中医及民间经验的整理和继承,挖掘历史经验中的优秀病案病例,最有效地应用于临床;②利用中医对天然药物应用的经验累积成果,在神经保护、免疫炎症调控等方向挖掘更深层次的机制探索,筛选中药的单体和复合体制剂,进一步规范临床试验的流程和方法,研发出具有我国特色和自主知识产权的新型药物和治疗方法;③培养中医、或中西医帕金森病专病医生,大力发展中医特色亚专科方向;④建立中医治疗帕金森病的综合单元疗法,整合天然药物、针灸、外治等多种疗法,对帕金森综合征运动症状,尤其是早期,以及非运动症状,给予综合治疗。发展与创新是我们这个时代的最强音。随着我们进一步融入国际运动障碍疾病研究的大舞台之中,不断交流,不断碰撞,利用中医药丰富资源优势,以此为契机,开展原创性药物研究,使得我国运动障碍疾病的水平提升发展,走到世界前列。

(李筱媛 薛 莉)

参考文献

1. Fahn S. The 200-year journey of Parkinson disease: Reflecting on the past and looking towards the future. Parkinsonism Relat Disord, 2018, 46 Suppl 1: S1-S5.

2. Maetzler W, Berg D. Parkinson disease in 2017: Changing views after 200 years of Parkinson disease. Nat Rev Neurol, 2018, 14(2): 70-72.

3. Quinn N. A short clinical history of multiple system atrophy. Clin Auton Res, 2015, 25(1): 3-7.

4. Williams DR, Lees AJ, Wherrett JR, et al. Clifford Richardson and 50 years of progressive supranuclear palsy. Neurology, 2008, 70(7): 566-573.

5. Mueller C, Ballard C, Corbett A, et al. Historical landmarks in dementia with Lewy bodies. Lancet Neurol, 2017, 16 (5): 348.

6. Goedert M, Spillantini MG, Del TK, et al. 100 years of Lewy pathology. Nat Rev Neurol, 2013, 9(1): 13-24.

7. 张子和.儒门事亲(卷六).上海:上海卫生出版社,1958:1.

8. 黄帝内经.北京:人民卫生出版社,1979,6:100.

9. 孙一奎.赤水玄珠.北京:人民卫生出版社,1986:1125.

10. 张璐.张氏医通.王兴化,张民庆,刘华东等整理.北京:人民卫生出版社,2006:277-278.

第二章
锥体外系结构与生理功能

锥体外系是运动系统的一个组成部分,包括锥体系以外的所有运动神经核和运动神经传导束。然而,锥体外系的具体结构组成迄今尚存争议。前庭、小脑系统也属于锥体系以外的平衡运动系统,照理应属锥体外系,但解剖学中习惯把这两个系统独立分述。研究表明锥体外系的解剖和功能均与锥体系有密切关系,因此亦有人认为,锥体外系应包括全部的上运动神经元,其冲动主要经网状结构传到下运动神经元。本章包括以下内容,基底节的主要结构、基底节环路及神经递质、基底节的主要生理活动特点和功能。

一、锥体外系的解剖结构

锥体外系的主要组成部分是基底神经节(basal ganglia)。基底节由脑深部的一系列核团构成,有解剖和功能两种定义。解剖上,基底节指的是端脑深部的核团,位于大脑两半球深部,靠近间脑与中脑,一般认为,基底节包括以下成对的灰质团块:尾状核(caudate nucleus)、壳核(putamen)、苍白球(globus pallidus)[亦称旧纹状体(paleostriatum),分内侧部或称内节(globus pallidus,pars interna,internal segment,GPi)和外侧部或称外节(globus pallidus,pars externa,external segment,GPe)]、黑质(substantia nigra)[分致密部(substantia nigra,pars com-pacta,SNc)和网状部(substantia nigra,pars reticulata,SNr)]、丘脑底核(subthalamic nucleus)或称 Luys 核(Luys nucleus)、伏隔核(accumbens nucleus)。功能上,联系紧密的丘脑底核(位于间脑)、黑质和脚桥核(两者位于中脑)也归属于基底节,它们参与构成基底节的运动环路。基底节除了主要发挥运动功能以外,在认知、行为和情感方面也发挥重要作用。例如,边缘系统与基底节有广泛的相互联系,基底节的一些核团如杏仁核(旧纹状体)、伏隔核和腹侧苍白球与这些功能均有关。

基底节主要运动核团包括尾状核和壳核,这两个核团虽然被内囊分开,却有相同的起源、细胞结构、化学和生理特性,故合称新纹状体(neostriatum),或简称纹状体(striatum)。苍白球内侧部和黑质网状部虽然也被内囊分开,但实验证明它们属于同一个功能结构,有人称之为 GPi-SNr 复合体(GPi-SNr complex)。所以从功能上,一般把基底神经节分成 5 部分:纹状体(包括尾状核和壳核)、苍白球外侧部、GPi-SNrS 复合体、黑质致密部及丘脑底核。从形态上,壳核和苍白球合称为豆状核(Lentiform nucleus)。基底节主要的信息传递环路来自皮层经丘脑中继返回皮层,黑质致密部(SNc)通过神经递质多巴胺对此环路进行重要的调节。其他参与调节的核团包括以去甲肾上腺素为神经递质的蓝斑(LC)、以 5-HT 为神经递质的中缝核(MRN)。

（一）纹状体

纹状体由尾状核、壳核及腹侧纹状体核团（包括杏仁核）组成，各核团将在基底节环路部分中讨论。纹状体的不同部分与大脑不同的部位联系发挥不同的作用，壳核与运动有关，尾状核与认知有关，而腹侧纹状体核团参与构成边缘系统。纹状体神经元中绝大部分（灵长类 75% 以上，啮齿类 95% 以上）细胞为中型棘状神经元（MSN），属于 γ - 氨基丁酸（GABA）能细胞，亨延顿舞蹈病（Huntington disease，HD）主要为 MSN 受累。MSN 发出投射纤维到苍白球，接受来自皮层和丘脑的谷氨酸能的传入。丘脑的中央内侧核及束旁核纤维分别投射到壳核与尾状核，壳核与尾状核同时接受来自 SNc 的多巴胺能纤维传入、LC 的肾上腺素能纤维传入及 MRN 的 5-HT 能纤维传入。谷氨酸能传入纤维神经末梢在树突棘的头部、多巴胺能传入纤维神经末梢在棘的颈部形成突触，DA 调节谷氨酸能传入对 MSN 的作用。根据 MSNs 上 DA 受体的不同分为两种类型，一种存在 D_1 及 GABA 受体外，还含有 P 物质和强啡肽，它们发出纤维直接投射到 GPi；另一种存在 D_2 及 GABA 受体外，还含脑啡肽，它们发出纤维投射到 GPe，与到 GPi 的一级投射纤维构成基底节的间接通路。纹状体还存在无棘的中间神经元，至少分为四种细胞，且无纹状体外的投射。其中一种是具有大轴索神经末梢的大型无棘胆碱能细胞，它们主要接受来自皮层的谷氨酸能和 SNc 的 DA 能的传入，皮层传入的作用为兴奋性而 SNc 传入的作用为抑制性。这些细胞能够单独自发地发挥作用，故也被称为紧张性活动神经元（tonically active neurons，TANs），其自发作用是指它们能够持续地释放 Ach，释放到细胞外 Ach 的水平受 AChE 和突触前毒蕈碱型受体的负反馈作用两者的调节，它们还接受腺苷、GABA、NE 和 5-HT 的作用。不同皮质功能区投射至纹状体具有严格的定位关系。在灵长类来自感觉运动区的纤维主要定位投射至壳核，另外还投射至底丘脑核。皮质至基底节输入纤维为兴奋性，其递质是谷氨酸（Glu）。

（二）内侧苍白球和黑质网状部（GPi-SNrS 复合体）

在组织学、纤维联系及神经疾病神经变性改变等方面，Gpi、SNr 两者相似，内侧苍白球（GPi）和黑质网状部（SNr）具有相同的组织结构，两者之间的关系类似尾、壳核，因此 SNr 常被认为是 Gpi 的一部分，只是在解剖学上人为地进行了核团划分。除了与 GPi 相似的纤维联系外，SNr 还发出纤维投射到上丘，上丘在眼球快速扫视运动的控制中发挥重要作用。从功能角度，Gpi 和 SNr 可视作基底节输出核团的两个亚单位。与尾状核、壳核不同，Gpi/SNr 神经元具有高频自发放电（60Hz），在运动参数改变时其放电频率可出现上调或下调。与尾状核、壳核一致的是 Gpi/SNr 放电活动变化与相应的皮质感觉运动区也有对应关系。

Gpi/SNr 主要接受来自新纹状体的直接投射和间接投射（经外侧苍白球和底丘脑核），其传出纤维主要投射至丘脑腹外侧核 / 腹前核（VL/VA）及中央中核，另有少量纤维至脚桥核（PPN）和中脑上丘。至丘脑的投射经丘脑接替返回大脑皮质（与运动有关的纤维主要返回至 SMA），至 PPN 及上丘的投射经多突触传递下行至脊髓。PPN 还发出上行纤维至基底节和丘脑。Gpi/SNr 是基底节的主要输出单位，输出纤维的递质是 GABA，因而对靶区神经元可能起抑制作用。

（三）外侧苍白球

苍白球可以分为背部和腹侧部（腹侧纹状体）或以中央髓板为界分为内侧苍白球（GPi）及外侧苍白球（GPe）。新纹状体的输出纤维一部分直接投射到 Gpi/SNr，一部分经外侧苍白球（Gpe）和丘脑底核（STN）间接到达 Gpi/SNr。这两条通路分别称作直接通路和间接通路，间接通路有两支，其一是：新纹状体→ Gpe → STN → Gpi/SNr，另一支是：新纹状体→

Gpe → Gpi/SNr,Gpe 传出纤维有小部分至丘脑网状核(NRT),后者有纤维至丘脑 VL/VA。Gpe 输出为抑制性 GABA 能纤维,STN 输出为兴奋性 Glu 能纤维。因此,新纹状体 MSN 兴奋时,经直接通路传递使基底节输出减少,间接通路传递使基底节输出增加。

(四)丘脑底核

丘脑底核(STN)中主要的神经元为长树突的 GABA 能细胞,其中大约 7.5% 为中间神经元。其背外侧部管理运动,腹侧部与运动的联合协调有关,内侧部发出纤维到边缘系统。

(五)黑质

黑质(SN)一般分为 SN 致密部(SNc)和 SN 网状部(SNr),这两部分在结构和功能上差异很大,SNr 在前面已经论述过,在此不再重复。SNc 中大部分神经元为 DA 能细胞,发出投射纤维构成黑质纹状体系统。其功能除了促进运动外,很多证据表明还与奖赏行为的易化有关。这些细胞含有神经黑色素,因此在脑切片中呈现黑色,故该核团被命名为"黑质",当它们死亡脱失时即出现帕金森病的运动症状。神经黑色素由 DA- 苯醌聚合生成,苯醌是一种氧自由基,因此通过神经黑色素的生成能够减轻 DA 能神经元的氧化应激反应。帕金森病脑内退化的黑质致密部的主要特征是铁含量升高,铜含量降低。神经黑色素能够与铁离子螯合、与许多毒性物质结合,参与一系列独特的生物反应,进一步增加了神经元的易损性。有些 DA 能细胞的树突伸入 SNr,后者具有 GABA 能受体。

黑质致密部(SNc)主要含 DA 能神经元,其传出纤维主要投射至新纹状体。运动皮质也接受 DA 能纤维投射,其纤维来源于中脑腹侧被盖(VTA)。DA 对锥体外系功能活动的影响复杂而广泛,它对直接通路和间接通路具有不同的作用。DA 对直接投射至 GPi/SNr 的新纹状体 MSN 具有兴奋作用,对投射至 Gpe 的 MSN 具有抑制作用。如上所述,直接通路活动的结果是使基底节输出减少,间接通路活动的结果是使基底节输出增加。DA 增强直接通路的活动而抑制间接通路的活动,两者均使基底节输出减少。一般认为丘脑 - 皮质投射对皮质的运动功能具有易化作用,来自基底节的抑制性输出对这一反馈通路具有抑制作用。由于黑质 - 新纹状体 DA 通路使基底节输出减少,因而具有易化运动的功能。

研究发现,DA 对参与直接通路和间接通路的新纹状体神经元具有不同的作用。目前认为这与两种神经元具有不同类型的 DA 受体有关。参与直接通路的 MSN 主要含 D_1 型 DA 受体,参与间接通路 MSN 主要含 D_2 型 DA 受体,它们与特异的 DA 受体激动剂结合后分别使各自的细胞发生去极化和超极化。DA 对新纹状体胆碱能中间神经元起抑制作用,后者对投射至 Gpe 的 MSN 可能具有抑制作用,因而抗胆碱能药物对 DA 缺失引起某些症状也有一定治疗作用。

(六)脚桥核

脚桥核(PPN)与基底节其他部分具有重要的相互联系,PPN 的中脑运动调节功能最为重要。PPN 区的组织结构非常复杂,由许多分界不完全明确的亚区构成,亚区的详细情况、在人类中的准确位置、纤维联系及神经递质仍在研究中。PPN 本身分为致密(PPNc)与疏松(PPNd)两部分。在其附近还有中脑锥体外系区、脚周核及楔形下核。PPNc 主要由胆碱能神经元组成,PPNd 主要由谷氨酸能神经元组成,但也存在胆碱能神经元。

(七)外侧缰核

随着对基底节认识的不断深入,发现许多结构对基底节的功能发挥着重要影响。外侧缰核位于后丘脑靠近中线的部位,具有多种神经递质。外侧部对 SNc、MRN 发挥强有力的抑制作用,研究发现,其可能在负性行动结果出现时发挥这种抑制作用,从而抑制 DA 在奖赏效应中发挥易化作用。

（八）未定带

未定带（ZI）是一个明显的神经核团，像是丘脑网状核团的延伸，位于丘脑腹侧、福雷尔（Forel）区和从苍白球发出到丘脑的纤维束之间。ZI 接受来自 GPi、SNr、上行网状激活系统、小脑和大脑皮层多个不同区域的传入，传出细胞为 GABA 能，其纤维传入到中继中央正中/束旁（CM/Pf）核、腹前/腹外（VA/VL）丘脑核、MEA、内侧网状结构，与小脑、GPi/SNr 和大脑皮层相互联系。

（九）其他核团

蓝斑核（LC）是基底节去甲肾上腺素能传入的核团，MRN 是基底节 5-HT 能传入的核团。丘脑虽然不属于基底节结构，但却是 GPi 和 SNr 传出到皮层的重要中继站，其中两个主要的中继核团结构为 VA/VL 核和 CM/Pf 核，VA/VL 核为经典的中继核团，CM/Pf 核为中线丘脑核，对基底节发挥反馈作用，这些丘脑神经元为谷氨酸能细胞。

二、基底节的环路

（一）总体环路

基底节的连通性在其功能的发挥中至关重要，具体联系通路复杂。经典基底节环路包括了从皮层经基底节再到皮层的两个平行环路，即直接和间接通路。直接通路始于皮层谷氨酸能细胞，其传出到具有 D_1 受体的纹状体细胞。纹状体具有 D_1 受体的 GABA 能细胞直接投射到 GPi，GPi 的 GABA 能细胞投射到丘脑 VA/VL 核，丘脑谷氨酸能细胞传出到大脑皮层。四级神经元构成的直接通路中两级神经元为抑制性，最终发挥兴奋性作用。间接通路始于皮层谷氨酸能细胞，其传出到具有 D_2 受体的纹状体细胞。纹状体具有 D_2 受体的GABA 能细胞投射到 GPe，其 GABA 能细胞投射到 STN，其谷氨酸能传出纤维投射到 GPi，从 GPi 经丘脑到大脑皮层的传导路径与直接通路相同。六级神经元构成的间接通路中三级神经元为抑制性，最终发挥抑制性作用。SNc 对直接和间接通路都具有调节作用，通过对 D_1 和 D_2 受体的调节，兴奋纹状体内直接通路细胞的活动抑制间接通路细胞的活动，结果兴奋直接通路抑制间接通路。显而易见，SNc 的功能障碍使直接通路的兴奋作用减低而出现帕金森病中所表现的动作缓慢，其他运动障碍也可简单地作出类似的解释。在经典模型之外存在着众多联系通路，其中许多通路的功能相当重要。图 2-1 画出了比较完整的联系通路模型。

（二）基底节的功能结构及皮质-基底节-丘皮质并行环路

根据基底节及其相关结构的解剖学和生理学研究成果，近年来认识到基底节并非单一而孤立的运动调节单位。除运动功能外，基底节还与眼球运动、认知活动、情感活动等功能有关。基底节实际上包含多个相对独立的功能单位。基底节对多种功能的调节作用主要是通过与丘脑、大脑皮质之间构成多个独立的功能环路实现的。这些环路起源于特定的皮质功能区，在丘脑及锥体外系也有相应的功能区，各节点之间的纤维呈严格的定位投射，最终返回到相应的皮质功能区。各环路是平行不交叉的，环路之间没有信息交流。由于结构相似，各环路可能具有相同的信息处理模式。目前至少已发现 5 个功能不同的并行环路，分别是：运动环路、动眼环路、背外侧前额叶环路、外侧眶额叶环路和前扣带回环路，后三者与认知、情感、性格等精神行为活动有关。

运动环路起源于皮质各运动区 [运动皮质（MC）、辅助运动区（SMA）、皮质运动前区（premotor cortex）] 及躯体感觉代表区，皮质输出纤维下行投射至壳核，然后经直接通路和间接通路到达基底节输出单位 GPi/SNr。GPi 输出主要投射至"运动"丘脑，即丘脑腹外侧核前部（VLo）和腹前核（VA），由此再投射至皮质运动区（主要至 SMA）。SNr 主要投射至丘脑腹前核巨细胞部（VAmc），再由此投射至前额皮质。GPi/SNr 还发出少量纤维至 PPN 和上丘。最近通过跨突触逆行示踪技术发现在运动环路内部还可能存在独立的亚运动环路，每一亚环路起源于不同皮质运动区（MC、SMA、APA），在锥体外系及丘脑也有相应的亚运动功能区。如上所述，不同皮质运动区在运动调控中所起的作用可能是不同的，例如 SMA 与运动准备关系较密切，MC 与运动执行和终止关系较密切。

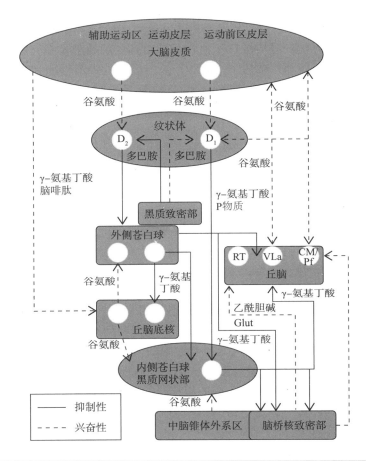

图 2-1 基底节环路

RT. 丘脑网状核，VLa. 丘脑腹外侧核前部，CM/Pf. 丘脑中央内侧核 / 束旁核

三、锥体外系的生理功能

锥体外系主要调节运动系统，因其与边缘系统有关联，也可能有其他功能。对于这一认识，源于人们对锥体外系患者的临床症状和病理损伤部位关系的研究。基底神经节尤其纹状体，是锥体外系皮质下的一个重要结构。在鸟类以下的动物，纹状体是中枢神经系统的高级部位，负责运动功能的最高级整合。在哺乳动物，由于大脑皮质的高度发展，纹状体退居皮质下中枢的地位，但对随意运动的稳定、肌张力的调节和躯体运动的协调等仍起重要的作用。

生理学家应用动物脑毁损试验等，发现很难精确肯定锥体外系每个组成部分的功能。锥体外系的结构和功能的一个重要特点，是各部分的非均等性。不同区域和不同类型的细胞接受和执行功能不同:①直接通路:纹状体 –GPi–SNr 复合体通路,其被感觉 – 运动皮层的 Glu 能投射和黑质纹状体纤维的 DA 能投射所激活,可导致 GPi–SNrS 复合体活动的抑制,从而使丘脑失抑制,丘脑皮质投射被加强,进而易化皮质的再次兴奋。所以,由直接通路可产生一个正反馈环路;②间接通路:纹状体 – 丘脑底核 –GPi–SNr 复合体通路,其被皮质纹状体纤维的 Glu 能投射兴奋后,导致纹状体 – 丘脑底核 –GPi–SNr 复合体的兴奋,从而加强对丘脑的抑制而抑制皮质的兴奋。所以,经间接通路可产生一个负反馈环路,抑制运动。换句话说,两条通路对基底神经节传出核团的作用是相反的。有人认为基底神经节的功能像一个制动器或开关。基底神经节的抑制性活动,防止产生不必要的运动,开关功能则指基底神经节可选择何时启动何种运动程序。基底神经节的冲动发放主要与对侧肢体运动有关。在 GPi–SNr 复合体有面部的投射定位,所以发生局限性的运动障碍,如 Meigs 综合征(颊舌 – 咀嚼运动障碍)可能是面部代表区损害的缘故。

大量的临床病理资料和动物实验提示,尾状核和壳核可能与维持机体姿势的固定不变有关,这两个核的破坏会产生不自主的舞蹈样动作。例如,尾状核头部变性萎缩时会出现舞蹈样动作,如亨廷顿(Huntington)病。壳核的病变与不自主的手足徐动症、肝豆状核变性的运动障碍、扭转痉挛、舞蹈病等有关。亦有人提出,刺激尾状核头部可以抑制皮质运动,阻止癫痫发作强直期的出现而直接进入阵挛期;刺激一侧尾状核的头部可抑制疼痛而被用作疼痛的治疗。

在人和猴的实验中证明,苍白球与肢体的肌张力、肢体的姿势有关。破坏猴双侧苍白球,出现实验动物的肌张力增高、姿势障碍、翻正反射丧失。在感觉运动完好时,电刺激苍白球及丘脑的腹外侧核,可使脊髓 – 运动神经元的传出活动暂时消失。此外,苍白球的破坏可产生无动性缄默(akinetic mutism)的临床症状,黑质致密部是 DA 能神经元所在地,由于其通过不同的 DA 受体兴奋纹状体的 GABA/SP/DYN 能神经元而抑制 GABA/ENK 能神经元,所以其对直接通路与间接通路的作用也是相反的,即促进前者而抑制后者,最终对运动都起易化作用。给灵长类动物注射吡啶类衍生物 1- 甲基 -4- 苯基 -1,2,3,6- 四氢吡啶(1-methyl-4-phenyl-1,2,3,6-tetrahydropyridine,MPTP),可选择性破坏黑质而产生类帕金森样的少动 – 强直综合征。应用左旋多巴或溴隐亭可改善该症状,提示黑质 DA 能神经元的变性与帕金森病的发生有关。临床和动物实验证明丘脑底核与偏身投掷症(hemiballismus)有关。在猴的实验中,若损害该核达 20% 会出现对侧肢体的投掷运动,这一症状的持久与否与苍白球或豆状束的完整性及该核的病损是否扩展有关。

四、与锥体外系结构生理有关的神经递质

(一)多巴胺

帕金森病患者脑内多巴胺(DA)明显减少以及多数治疗手段都是通过对多巴胺的调节来治疗帕金森病,因此多巴胺在帕金森病中具有突出的地位。多巴胺主要来源于外侧 SNc、中间腹侧被盖区(VTA)和红核后区。SNc 通过黑质纹状体系统的投射纤维支配纹状体,VTA 和红核后区通过中脑边缘系统及中脑皮层系统的投射纤维分别支配腹侧纹状体(伏隔核)和背外及腹内前额皮层域。左旋多巴(L-dopa)在通常称为多巴脱羧酶的芳香族氨基酸脱羧酶(AAADC)的作用下脱羧形成 DA,合成的多巴胺通过囊泡单胺转运体 2(VMAT2)运输到突触囊泡中。左旋多巴在人体内由酪氨酸在酪氨酸羟化酶(TH)的作用下生成,酪氨酸是脑内的必需氨基酸,并不能像在身体其他部位可以由苯丙氨酸生成。DA 在单胺氧化酶(MAO)的作用下代谢为 3,4- 二羟苯乙酸(DOPAC),在儿茶酚 -O- 甲基转移酶(COMT)

的作用下代谢为 3- 甲氧酪胺（3-MTX 也称为 3- 氧 - 甲基多巴），DA 在这两种酶的先后作用下最终的代谢产物为高香草酸（HVA）。MAO 有 MAO-A 和 MAO-B 两种亚型，存在于神经元和胶质细胞的线粒体内，COMT 是一种细胞膜结合酶，DA 的作用通过多巴胺转运体（DAT）再摄取到突触前多巴胺能神经末梢而终止，再摄取后由 VMAT2 转运到突触囊泡中。多巴胺神经元内具有 MAO-A，不具有 COMT，没有进入囊泡的 DA 代谢为 DOPAC。存留在细胞质内的 DA 可能与氧化应激有关。

　　DA 受体有 5 种亚型，分为 D_1 样受体和 D_2 样受体两家族（Missale et al，1998；Beaulieu and Gainetdinov，2011）。D_1 样受体家族包括 D_1 和 D_5 受体，其兴奋腺苷酸环化酶，使腺苷三磷酸（ATP）转化为环磷酸腺苷（cAMP），随着 cAMP 浓度的升高脑内兴奋性活动增多。D_2 样受体家族由 D_2、D_3 和 D_4 受体组成，抑制腺苷酸环化酶以降低 cAMP 浓度，随着 cAMP 浓度的降低脑内兴奋性活动减少。一些 D_2 家族的受体位于多巴胺突触前神经末梢通过负反馈作用调节 DA 的释放。

（二）乙酰胆碱

　　胆碱能神经元分为两种作用不同的类型，一种作为中间神经元，纹状体的"大型无棘中间神经元"就是胆碱能神经元，另一种是投射神经元。脑内主要有两种胆碱能投射系统，一种是大家熟悉的始于前脑基底核团，该系统与记忆等功能相关，在阿尔茨海默病（AD）时发生功能障碍；另一投射系统始于中脑 - 脑桥被盖复合区，包括 PPN。它们在基底节的运动调节中发挥重要作用。神经元内胆碱和乙酰辅酶 A 在胆碱乙酰化酶（ChAT）的作用下合成的 Ach 通过囊泡乙酰胆碱（ACh）转运 AChT 进入囊泡贮存。神经末梢释放的 Ach 由来自突触前和突触后神经末梢的乙酰胆碱酯酶（AChE）及胶质细胞的丁酰胆碱酯酶（BuChE），也称为拟胆碱酯酶的作用下分解。分解产物胆碱通过胆碱转运体（VAChT）转运再进入突触前的神经元。

　　ACh 受体包括毒蕈碱型和烟碱型两种受体。烟碱型受体（nAChR）为离子通道型受体，主要位于神经肌肉接头和自主神经节内。nAChR 活动时非选择性阳离子通道开放，钠、钾离子及少量钙离子通行。毒蕈碱型受体（mAChR）为代谢型受体，存在于脑内外。mAChR 活动时与一系列 G 蛋白相偶联（Eglen，2005，2006）。nAChR 有多种亚型，根据其亚单位组成不同而命名，mAChR 有 M1～M5 五种亚型。基底节有 nAChR 和 mAChR 两种受体，它们分别发挥兴奋和抑制作用。

（三）谷氨酸

　　谷氨酸（Gin）是脑内主要的兴奋性神经递质，在皮层到纹状体的传出及 STN 到内侧苍白球（GPi）的传出通路中发挥兴奋作用。谷氨酸参与许多细胞生物过程，是脑内最重要抑制性神经递质 GABA 的前体。谷氨酸由谷氨酰胺在谷氨酰胺酶的作用下生成，通过囊泡谷氨酸转运体转运到突触囊泡中。释放后兴奋性氨基酸转运体（EAAT）把其转运到胶质细胞而终止其作用，在胶质细胞内通过谷氨酰胺合成酶的作用生成谷氨酰胺，谷氨酰胺转运体把谷氨酰胺从胶质细胞内转运到神经元内。

（四）γ- 氨基丁酸

　　γ- 氨基丁酸（GABA）是脑内主要的抑制性神经递质，其涉及基底节的主要抑制性联系通路。GABA 在谷氨酸脱羧酶（GAD）的作用下由谷氨酸生成，之后由囊泡抑制性氨基酸转运体转运到突触囊泡。释放后其作用通过 GABA 转运体（GAT）转运到突触前神经末梢而终止。当突触末梢中有过量的 GABA 时，其将被 GABA 转氨酶分解。

GABA 受体分为 A、B 和 C 三类受体,GABA-A 和 GABA-C 为促离子型受体,通过 Cl⁻、K⁺ 通道开放而发挥抑制作用,对 GABA-C 受体了解较少。根据构成亚单位的不同 GABA-A 受体又分为两种,一种对苯二氮䓬类药物敏感,即苯二氮䓬类药物能够与其结合,而另一种则相反。GABA-A 受体相关敏感通道开放时,苯二氮䓬类药物能够提高 GABA-A 突触的抑制作用。GABA-B 为促代谢型受体,通过激动 K⁺ 通道和抑制 Ca^{2+} 通道而发挥较 GABA-A 长时间抑制作用。

(五)去甲肾上腺素

在去甲肾上腺能神经元内 DA 在多巴胺羟化酶(DBH)作用下生成 NE,之后其由 VMAT2 转运到突触前囊泡中,释放后其通过 NE 转运体再摄取到突触前神经末梢内。与 DA 的代谢相似,NE 在 MAO-A、MAO-B 或 COMT 的作用下代谢分解,发挥主要作用的代谢酶同样为突触前神经末梢中的 MAO-A。NE 受体家族庞大,包括 a1A、IB、1D、a2A、2B、2C 和 P1、2、3。突触后神经末梢存在各种受体,α2 受体存在于突触前神经末梢,它们激活后进一步抑制去甲肾上腺素(NE)释放。

(六)5- 羟色胺

5- 羟色胺(5-HT)通过由中缝核(MRN)到基底节的投射纤维到基底节发挥作用。色氨酸在色氨酸羟化酶的作用下生成 5- 羟色氨酸(5-HTP),5-HTP 在芳香族氨基酸脱羧酶(AAADC)作用下生成 5-HT。与多巴胺、NE 转运储存相同,其生成后由 VMAT2 转运到囊泡中。释放后其在 MAO-A 的作用下代谢或通过血清素转运体(SERT)转运到血清素能神经元内。血清素能神经元内含有 MAO-A 和 MAO-B 两种酶。

5-HT 受体分为 5-HT1 ～ 5-HT7 7 个家族。5-HT3 位于使细胞膜去极化的门控 Na⁺ 和 K⁺ 通道,其他受体家族与 G 蛋白偶联。5-HT1 和 5-HT5A 降低 cAMP,5-HT4、5-HT6 和 5-HT7 升高 cAMP。5-HT2 升高肌醇三磷酸(IP3)和二酯酰甘油(DAG)。5-HT1A 和 5-HT1B/D 位于突触前发挥减少 5rHT 释放的负反馈作用,位于突触后的 5-HT 受体包括 5-HT1A、5-HT1B/D、5-HT2A、5-HT2C、5-HT3、5-HT4、5-HT5、5-HT6 和 5-HT7。5-HT 作用复杂,5-HT1A 受体激活后一般发挥抑制作用,但有时也促进 DA 的释放。

(七)腺苷

腺苷是脑内源性嘌呤核苷。ATP、ADP 和 cAMP 参与细胞能量代谢,腺苷除了参与细胞能量代谢,还起到神经递质的作用。腺苷受体包括 A1、A2A、A2B 和 A3 四种亚型,都与 G 蛋白偶联。咖啡因是重要的腺苷受体拮抗剂。A1 受体发挥抑制性作用,A2 受体发挥兴奋性作用,升高 cAMP 的水平。腺苷 A2A 受体与纹状体 DA D_2 受体共同存在于 GABA 能的中型棘状神经元,它们发出纤维投射到外侧苍白球(GPe)参与构成纹状体苍白球"间接"通路。腺苷通过激动 A2A 受体而减少 DA 与 D_2 受体的结合,而腺苷拮抗剂能够增强 DA 与 D_2 受体的结合。

(于永鹏)

参考文献

1. Haber SN, Knutson B.The reward circuit: linking primate anatomy and human imaging. Neuropsychopharmacology, 2010, 35(1): 4-26.

2. Bromberg-Martin ES, Matsumoto M, Hikosaka O.Dopamine in motivational control: rewarding, aversive, and alerting. Neuron, 2010, 68(5): 815-834.

3. Filip M, Frankowska M. GABA(B) receptors in drug addiction. Pharmacol Rep, 2008, 60(6): 755-770.

第三章
帕金森综合征病因

第一节　遗传因素

一、帕金森病遗传因素

自 20 世纪 90 年代后期第一个致病突变 α‑突触核蛋白（α‑synuclein）的编码基因 *SNCA* 被发现以来，遗传因素在帕金森病（PD）发病中的作用越来越受到重视。通过连锁分析在帕金森病家系中陆续确认了一些致病基因位点。大样本的关联分析（association study）如：全基因组关联分析（genome-wide association study，GWAS）也发现了一些遗传易感因素。目前共有 23 个致病基因位点和 19 个致病基因被 OMIM 数据库（Online Mendelian Inheritance in Man）确认并收录（表 3-1），以下对目前研究较多的基因进行详述。

表 3-1　帕金森病的 23 个致病基因位点

位点简称（symbol）	OMIM编号	对应基因 HGNC 命名	基因简称	染色体位置	表型	遗传方式
PARK1/PARK4	168601 605543	synuclein alpha	*SNCA*	4q22.1	早发型 PD/晚发型 PD*	AD
PARK2	600116	parkin RBR E3 ubiquitin protein ligase	*PRKN*	6q26	早发型 PD	AR
PARK3	602404	对应基因尚未确定	/	2p13	晚发型 PD	AD
PARK5	613643	ubiquitin C-terminal hydrolase L1	*UCHL1*	4p13	晚发型 PD	AD
PARK6	605909	PTEN induced putative kinase 1	*PINK1*	1p36	早发型 PD	AR
PARK7	606324	parkinsonism associated deglycase	*PARK7*	1p36.23	早发型 PD	AR

续表

位点简称 (symbol)	OMIM 编号	对应基因 HGNC 命名	基因简称	染色体 位置	表型	遗传 方式
PARK8	607060	leucine rich repeat kinase 2	*LRRK2*	12q12	晚发型 PD	AD
PARK9	606693	ATPase 13A2	*ATP13A2*	1p36.13	Kufor-Rakeb 综合征	AR
PARK10	606852	对应基因尚未确定	/	1p32	晚发型 PD	不明
PARK11	607688	尚未确认,# 有学者认为系 GRB10 interacting GYF protein 2	*#GIGYF2*	2q37.1	晚发型 PD	AD
PARK12	300557	对应基因尚未确定		Xq21-q25	晚发型 PD	X 连锁
PARK13	610297	HtrA serine peptidase 2	*HTRA2*	2p13.1	晚发型 PD/ 早发型 PD*	AD
PARK14	612593	phospholipase A2 group VI	*PLA2G6*	22q13.1	肌张力障碍－帕金森综合征	AR
PARK15	260300	F-box protein 7	*FBXO7*	22q12.3	帕金森－锥体束综合征（Parkinsonian Pyramidal Syndrome, PPS）	AR
PARK16	613164	对应基因尚未确定	/	1q32	晚发型 PD	不明
PARK17	614203	VPS35, retromer complex component	*VPS35*	16q11.2	晚发型 PD	AD
PARK18	614251	eukaryotic translation initiation factor 4 gamma 1	*EIF4G1*	3q27.1	晚发型 PD	AD
PARK19	615528	DnaJ heat shock protein family（Hsp40）member C6	*DNAJC6*	1p31.3	早发型 PD	AR
PARK20	615530	synaptojanin 1	*SYNJ1*	21q22.1	早发型 PD	AR
PARK21	616361	transmembrane protein 230	*TMEM230*	20p13	晚发型 PD/ 早发型 PD*	AD
PARK22	616710	coiled-coil-helix-coiled-coil-helix domain containing 2	*CHCHD2*	7p11.2	晚发型 PD/ 早发型 PD*	AD
PARK23	616840	vacuolar protein sorting 13 homolog C	*VPS13C*	15q22.2	早发型 PD	AR

本表整理自 Online Mendelian Inheritance in man（OMIM）:http://www.omim.org 及 HGNC（HUGO Gene Nomenclature Committee,人类基因组组织基因命名委员会）;AD:常染色体显性遗传;AR:常染色体隐性遗传;* 少数案例报道; # 存在争议,1997 年 Margolis RL 等人首次描述,2008 年 Lautier C 等人确认对应基因为 *GIGYF2*,且与家族性帕金森病相关,2009 年 Nichols WC 等人研究认为 GIGYF2 与帕金森病无关

（一）PARK1/PARK4（*SNCA*）

1990 年 Golbe LI 等报道来自意大利南部的帕金森病家系，4 代人中共有 41 例患者，家系分析提示常染色体显性遗传，外显率达 96%。患者平均发病年龄 46.5 岁，平均发病至死亡时间仅 9.7 年。1996 年 Polymeropoulos MH 等对该家系进行基因组扫描，发现染色体 4q21-q23 可能为对应的致病位点（PARK1）。进一步研究发现，该家系和 3 个希腊籍早发型帕金森病家系均与 *SNCA* 连锁。1997 年确认 *SNCA* 的一个错义突变 G209A，导致所编码的 α -synuclein 蛋白 53 位丙氨酸突变为苏氨酸（p. A53T）。目前共发现 6 个 *SNCA* 点突变位点（p. A30P，p. E46K，p. H50Q，p. G51D，p. A53E，p. A53T）和 2 种染色体局部重复（*SNCA* 二倍或三倍重复）。

SNCA 的致病突变多引起早发型帕金森病，除经典的运动症状外，常伴有认知功能障碍，亦可出现自主神经功能紊乱等其他非运动症状。病情多快速进展，左旋多巴治疗通常有效。一些研究提示 *SNCA* 突变与其临床表现可能存在对应关系。携带 A30P 突变的患者发病相对较晚（54～76 岁），与典型的帕金森病相似。E46K 突变则可能与路易体痴呆（DLB）有关，患者往往出现视幻觉及痴呆。G51D 突变常伴锥体束征及自主神经功能紊乱，但与典型的多系统萎缩（MSA）相比进展较快，左旋多巴治疗效果相对较好。*SNCA* 点突变及三倍重复（triplication）几乎完全外显。一度认为染色体 4p15 可能是独立的致病位点（PARK4），但进一步研究否定了这一猜测，相关家系的致病突变实为染色体 4q22 的 *SNCA* 三倍重复，故目前多与 PARK1 合称 PARK1/PARK4。*SNCA* 二倍重复（duplication）的外显率仅 30%～50%，其临床表现异质性也较大，许多患者伴有视幻觉、痴呆、自主神经功能障碍等症状，提示这一变异可能与 DLB、MSA 有关。多数患者常见快速眼动期睡眠行为障碍（rapid eye movement sleep behavior disorder，RBD），但也有部分患者仅出现典型的帕金森病症状。由于多数研究样本量不大，上述对应关系仍有待进一步明确。

SNCA 编码的 α -synuclein 由 140 个氨基酸组成，分子量 19kD，在大脑中广泛表达，突触前端尤为丰富。其生理功能尚未完全阐明。目前认为可能在多巴胺合成（影响酪氨酸羟化酶的磷酸化激活）与再摄取与代谢（影响突触前膜的多巴胺转运体及突触前端的单胺氧化酶 −2 活性）、SNARE（可溶性 NSF 偶联蛋白质受体）复合体组装、突触可塑性调节等过程中发挥重要作用。生理状态下神经元中的 α -synuclein 以膜结合型和胞质型 2 种形式存在，胞质型处于未折叠状态，几乎没有二级结构，而膜结合型则包含多个 α 螺旋结构。在病理状态下，α -synuclein 单体构象发生变化，形成富含 β 片层的寡聚体，并进一步相互作用形成更加稳定的原纤维，最终聚集为不溶性的帕金森病病理学标志物路易小体（Lewy body，LB）。许多学者认为异常的 α -synuclein 聚集体有细胞毒性，可导致神经元凋亡。近年来一些研究提示富含 β 片层的寡聚体可能为 α -synuclein 产生细胞毒性的主要结构形式。

（二）PARK8（*LRRK2*）

2002 年 Funayama M 等在日本一个显性遗传迟发型帕金森病家系中发现染色体相关致病位点 12p11.2-q13.1（PARK8）。随后位于 12q12 上的 *LRRK2* 被确认为对应的致病基因。此后发现更多的家系存在这一基因的突变。现已发现 80 余个 *LRRK2* 突变位点，但仅有 7 个（p. N1437H，p. R1441G，p. R1441C，p. N1441H，p. Y1699C，p. G2019S，p. I2020T）为致病突变。其中最常见的是 G2019S 突变，据统计 0.5%～2.0% 的散发性和 5% 的家族性帕金森病与之有关。

LRRK2 基因编码震颤素（dardarin，来自巴斯克语中的单词"dardara"，意为震颤），也称

富亮氨酸重复序列激酶 2(leucine rich repeat kinase 2,LRRK2),分子量 275 kD,是一种可溶性的蛋白质,含有 4 个结构域:亮氨酸富集区、酪氨酸蛋白激酶催化结构域、ROC 结构域(RAS 样结构域)和 WD40 区。其生理功能尚不完全清楚,根据来自果蝇的 LRRK2 同源物LRRK-1 的研究,推测其可能参与了细胞骨架重排及细胞凋亡过程。

LRRK2 基因突变相关的患者与典型的帕金森病在临床表现上无差别,其病理变化呈现出多样性的特点,既可以有路易小体(Lewy body)的形成,也可有 tau 蛋白的聚集等。部分帕金森病患者 LB 中 LRRK2 蛋白阳性,推测 LRRK2 在 LB 的形成中可能与 α-synuclein 相互作用。一些携带 LRRK2 突变蛋白的帕金森病患者可出现 tau 蛋白阳性的神经纤维缠结,而另外一些患者中既无 LB,也没有神经纤维缠结。但到目前为止,还没有证据证明 LRRK2蛋白与 α-synuclein 或 tau 蛋白直接相互作用。

LRRK2 突变后,其蛋白稳定性、代谢及亚细胞定位并没有显著的改变,但其底物磷酸化激酶活性增高。G2019S、I2012T 和 I2020T 突变位于 LRRK2 蛋白的酪氨酸激酶活性结构域。G2019S 突变可能通过活性区域的重组改变 LRRK2 蛋白的磷酸化和底物磷酸化水平,从而使 LRRK2 的激酶活性增强,在 GTP 酶和酪氨酸蛋白激酶两种功能作用下产生神经毒性,诱发细胞死亡,导致帕金森病。

(三)PARK2(*PRKN, parkin*)与 PARK6(*PINK1*)

1997 年 Matsumine H 等在研究日本 13 个常染体隐性遗传性青少年型帕金森病综合征(autosomal recessive juvenile parkinsonism,AR-JP)家系时,运用连锁分析将致病基因定位于染色体 6q25.2-27(PARK2)。随后 Kitada T 等确认这些 AR-JP 家系中的致病基因为 *PRKN*。该基因有 12 个外显子,全长约为 1.5 Mb,所编码的蛋白质 Parkin 几乎在人体所有组织中都有不同程度表达,其 N 端与泛素有 30% 的同源性,称为泛素样结构域(ubiquitin-like domain,UBL);C 端两侧由环指样结构域(ring finger-like motif)及中段环间结构(in-between ring,IBR)组成。Parkin 具有 E3 泛素连接酶活性,可共价连接泛素与蛋白质底物从而使底物被多聚泛素化链标记,被蛋白酶体识别并降解。*Parkin* 突变可导致蛋白质或损伤的细胞器无法降解而聚集,产生细胞毒性。除了参与泛素-蛋白酶体系统,Parkin 还通过单泛素化底物或与泛素内第 63 位的赖氨酸形成泛素化长链,在信号传导以及转录后调控中发挥重要作用。

目前认为 *Parkin* 突变相关的帕金森病有如下临床特点:

(1)发病年龄早,多小于 40 岁;

(2)首发症状多为步态异常;

(3)左旋多巴治疗有效,但易出现左旋多巴诱导的运动并发症;

(4)症状昼夜波动;

(5)腱反射增高及足部痛性肌张力障碍是其特有的症状;

(6)突变数目与帕金森病患病风险呈正比;

(7)可能出现对称起病及肌张力障碍;

(8)病情进展慢,病程长。

部分 *Parkin* 突变患者表现为 AR-JP,该病与其他类型帕金森病相比,发病极早(平均发病年龄约 20 岁)。

位于染色体 1p36.12 上的 *PINK1*(PARK6)与常染色体隐性遗传帕金森病相关,其编码的 PTEN 诱导激酶 1(PTEN induced putative kinase 1,PINK1)主要定位于线粒体,其主要生理功能是通过磷酸化 Parkin 使其转位至线粒体,并维持 Parkin 的连接酶活性。一系列实验证实,PINK1 作为 Parkin 的上游分子调控 Parkin 的功能且两者存在相互作用,在维持线粒体形态和功能发挥重要功能。

PINK1/Parkin 通路与线粒体自噬有关。当线粒体膜电位去极化时,PINK1 依赖的 Parkin 选择性汇集至损伤的线粒体,泛素化线粒体外膜蛋白 VDAC1,使之被蛋白酶体降解,阻止线粒体依赖的细胞凋亡通路的继续传递。

(四)遗传危险因素 GBA

GBA 定位在染色体 1q21 上,其编码的 β-葡萄糖脑苷脂酶(beta-glucocerebrosidase,GCase)可以将葡萄糖脑苷脂(glucosylceramide,GlcCer,也称葡萄糖神经酰胺)分解为葡萄糖和神经酰胺。目前已经报道了近 300 种 GBA 致病突变,包括错义、无义和移码突变以及插入、缺失和复杂等位基因突变。其突变的频率和分布在人群中不同,阿什肯纳兹犹太人(Ashkenazi Jews)中最常见,携带率为 6.2%~8.3%,在其他种族中突变携带率通常低于 1%。

GBA 突变可导致 GCase 活性丢失,GlcCer 在肝、脾、骨骼和中枢神经系统的单核-巨噬细胞内蓄积,从而引起戈谢病(Gaucher disease,GD)。早在 1939 年就有报道称 GD 患者同时表现帕金森病症状,随后发现 GBA 非致病突变(出现 GBA 突变而并未发展成 GD)携带者及 GD 患者亲属中帕金森病发病概率明显增加,提示 GBA 突变可能与帕金森病相关。在以色列阿什肯纳兹犹太人群中,帕金森病患者 GBA 突变比例甚至高达 33%。目前认为 GBA 突变是帕金森病的第一大遗传风险因素。不同突变的发病风险差异较大,如 p. N370S 突变可致帕金森病的患病风险增高 2.2 倍,而 IVS2+1G > A 突变可致风险增高 19.1 倍。与散发性帕金森病相比,携带 GBA 突变的帕金森病通常更加严重,表现为更严重的认知功能障碍和更早发病(发病年龄平均提早 5 年)。也有研究提示携带 GBA 突变的帕金森病患者运动迟缓症状更明显。

目前 GBA 突变与帕金森病相关的具体机制仍不清楚。一些研究提示可能与 α-synuclein 聚集及溶酶体功能障碍有关。需要指出的是,绝大多数 GD 病例并没有发展为帕金森病;GCase 的功能障碍促进 α-synuclein 聚集的机制也无法解释为什么并未发展成 GD 的 GBA 突变携带者可能会发展为帕金森病。因此,目前仅能认为 GBA 突变是帕金森病的一个危险因素,而非确定的致病因素。

二、帕金森综合征遗传因素

(一)ATP7B-肝豆状核变性

ATP7B 位于染色体 13q14.3 上,其编码的铜转运 ATP 酶 2(copper-transporting ATPase 2),主要表达于肝脏,肾、脑组织中亦有少量表达,能通过消耗 ATP 逆浓度梯度跨膜转运铜离子,使之与肝细胞中的原血浆铜蓝蛋白(apoceruloplasmin)结合为铜蓝蛋白(ceruloplasmin),后者是铜离子在血液中的主要运输形式。

目前已发现 600 余个 ATP7B 致病突变,呈常染色体隐性遗传,最常见的是位于其 8、14 号外显子的错义突变和无义突变。铜转运 ATP 酶 2 的功能缺失可引起未结合的铜离子以游离形式释放入血,在肝、脑、肾、骨关节及角膜等组织中蓄积,使细胞面临氧化应激并最终导致细胞凋亡,造成组织损伤,从而引起肝豆状核变性(Wilson disease)。

以往有研究估计在欧美人群中 *ATP7B* 致病基因携带率为 1/90,近年来随着二代测序技术的发展,有研究认为这一数值被大幅低估,实际约为 1/40,而肝豆状核变性在欧美人群中发病率为(1～3)/10 万。考虑到这一疾病是单基因遗传病,*ATP7B* 过低的外显率提示可能有其他因素参与发病。目前有学者认为存在一些疾病修饰基因(disease-modifying gene,modifier gene),如:*COMMD1*、*ATOX1*、*XIAP*、*HFE* 等,但其与临床表型的具体关系仍未完全确定。

(二)三核苷酸重复序列扩增 – 亨廷顿病、脊髓小脑共济失调

Huntingtin(*HTT*,亦称 *HD*、*IT15*)位于染色体 4p16.3 上,其 1 号外显子内存在一段多态性三核苷酸[胞嘧啶 – 腺嘌呤 – 鸟嘌呤(CAG)]重复序列,对应所编码的大分子蛋白质亨廷顿蛋白(Huntingtin,Htt)N 端的多聚谷氨酰胺(PolyQ)。Htt 在中枢神经系统中广泛表达,在神经元树突和轴突胞质中尤为丰富。其生理功能尚不明确,一些研究发现,其在胚胎发育、抗细胞凋亡、脑源性神经营养因子(brain-derived neurotrophic factor,BDNF)转录、轴突和囊泡转运中发挥重要作用。

Htt 的功能与 *HTT* 中 CAG 的重复次数密切相关,若重复数介于 26～35 则一般不出现亨廷顿病临床症状,但流行病学提示其后代患病机会增加;若重复数介于 36～39 则 Htt 功能异常,但不完全外显,可能患病;若重复数大于 40 则必然罹患亨廷顿病。同时,CAG 重复次数也与发病年龄显著相关,多数患者重复数介于 40～50,成年起病;重复数介于 60～120 则可引起青年型亨廷顿病(发病年龄 < 20 岁,快速进展)。在患病家系的世代传递中,随着时间的推移,CAG 的重复次数将不断增多,家族内可出现更严重的表现型(发病年龄逐代提前,症状逐代加重,称遗传早现)。

目前认为突变的 Htt 可引起细胞转录功能异常、细胞骨架瓦解、泛素 – 蛋白酶体系统功能失调、线粒体功能异常,从而产生细胞毒性,但其确切致病机制尚未完全阐明。

脊髓小脑共济失调(spinocerebellar ataxias,SCAs)是一组单基因遗传神经系统退行性疾病,至今已发现了 30 余种亚型,大多数呈常染色体显性遗传。虽然其具有高度遗传异质性,但多数亚型有共同的突变机制,即致病基因内存在三核苷酸重复序列异常扩增,其中CAG 重复扩增最为常见,包括 SCA1、SCA2、SCA3、SCA6、SCA7、SCA12、SCA17 和齿状核 –红核 – 苍白球 – 路易体萎缩(dentatorubral-pallidoluysian atrophy,DRPLA),见表 3-1。CAG异常重复扩增使其编码的 PolyQ 链延长,产生的异常蛋白质导致泛素 – 蛋白酶体系统功能异常从而产生细胞毒性,进而引起神经系统损害症状。

SCA3,也称 Machado-Joseph 病(MJD),是世界范围内最常见的 SCA 亚型。相关基因 *ATXN3* 位于染色体 14q32.1 上,其编码的蛋白质 ataxin3 是一种去泛素化酶。正常情况下 *ATXN3* 中 CAG 重复数为 12～42,大多数人 < 31。可引起 SCA3 临床症状的 CAG 重复数阈值各项研究不尽相同,> 56(有研究认为 > 60)时一定罹患 SCA3,重复数介于 50～55 时为中介状态(having an "intermediate repeat"),ataxin3 功能异常但并不完全外显。

SCA 各亚型的致病基因中除 CAG 重复扩增外还有一些其他的重复序列异常扩增形式。如 SCA8 由位于染色体 13q21.3 的 *ATXN8OS* 中 CTG 重复扩增引起,SCA10 则为染色体 22q13 上 ATTCT 重复扩增,SCA36 系染色体 20p13 上 GGCCTG 重复扩增引起。

(刘 军)

第二节 环境因素

帕金森病（Parkinson disease，PD）被认为是一种多因素致病的神经系统变性性疾病，其致病因素包括基因和环境因素。对于家族性帕金森病而言，其基因的致病作用更大，已经发现十余个致病基因，它们有不同的遗传方式，其导致的帕金森病在临床表现方面也不尽相同。但是对于大部分的散发帕金森病患者，并没有发现致病基因，美国对 55 岁以上人群调查显示，帕金森病的流行率为 1.1%，其中夫妻共患帕金森病的流行率为 0.01%，进一步寻找共患帕金森病的夫妻长期所接受的一些危险因素，提示帕金森病的发病可能与环境有关。在过去的几十年中，已有大量的试验研究环境因素与帕金森病发病的关系，主要包括：农药环境暴露（除草剂、杀虫剂）、重金属暴露、其他化学物质暴露（有机氯杀虫剂、塑料树脂、胶、环氧聚合物树脂、油漆、汽油、汽油的废物等）及生活习惯（吸烟、饮食、饮茶、饮酒、咖啡、饮用水等）。帕金森综合征和帕金森病症状相似，表现为震颤，肌肉强直和运动减少，它从广义上可分为三类：①继发性帕金森综合征，常继发于脑血管病、中毒、药物副作用、外伤、病毒性脑炎等；②帕金森叠加综合征，即进行性核上性麻痹、纹状体黑质变性、Shy-Drager 综合征、皮质基底节变性等；③遗传变性性帕金森综合征，包括肝豆状核变性、常染色体显性遗传路易小体病、亨廷顿病、脊髓小脑共济失调、家族性基底节钙化。

一、农药（杀虫剂、除草剂）

20 世纪 70 年代美国化学师私自合成一种违禁的抗精神病药物，其副产品中含有神经毒素 1- 甲基 -4- 苯基 -1，2，3，6- 四氢吡啶（1-methyl-4-phenyl-1，2，3，6-tetrahydropyridine，MPTP），使用者能产生静止性震颤、运动徐缓、姿势反射障碍、僵住症等临床症状，应用多巴胺或其他抗帕金森病药物则可缓解以上症状，神经解剖也显示 MPTP 对黑质多巴胺能神经元有选择性损害，而中脑腹侧被盖区（VTA）处 DA 神经元未受影响，也不引起其他的神经功能损伤表现。其后 Davis 等报道 1 例患者，用自己合成的与哌替啶类似的 1- 甲基 -4- 苯基 - 丙氧哌啶（1-methyl-4-phenyl-propionoxy-piperidine，MPPP）后出现帕金森病症状，该药中含有污染物 MPTP，用药过量者死后尸检发现黑质 DA 能神经元严重损伤。1982 年 1 例 42 岁药瘾者因瘫痪住入圣约瑟医学中心，1 周后，其姐亦因帕金森病症状而入院，两人均自己注射合成的"海洛因"，其后神经病学家 Tetrud 也有发现两例因自己注射合成的"海洛因"而发生帕金森综合征的患者，此后，用此药物制成了鼠猴（squirrel monkey）的帕金森综合征模型。药瘾者隔 2 小时～1 天，自己随意注射不定量的 MPTP，经 3 天至 1 个月出现帕金森病症状。鼠猴使用剂量为 2mg/kg，每 2 小时腹膜内注射 1 次，共 4 次后也出现症状。患者和动物都发生轻重不等的帕金森病症状，但部分中途可以恢复，持续 3 周不恢复者，则最后发展成典型的帕金森病。此种药源性帕金森综合征神经损害只限于黑质多巴胺能神经元，不破坏蓝斑。因而，MPTP 肯定是一种可引起帕金森综合征的毒物，这种发现将有助于我们对帕金森病及帕金森综合征的原因、病理生理的理解及治疗药物的筛选。

病理研究表明，MPTP 首先穿过血 - 脑脊液屏障，由星形胶质细胞 B 型单胺氧化酶（MAO-B）参与，转化为 1- 甲基 -4- 苯基 - 二氢吡啶（MPTP），再转化为 1- 甲基 -4- 苯基吡啶离子

（MPP$^+$），后者释放到胞外，在多巴胺突触间隙，可被多巴胺能神经元轴突末梢突触前膜的多巴胺转运体摄取，逆行轴浆转运至胞体，进入多巴胺能神经元内，通过特异性地抑制线粒体呼吸链上的复合体和电子传递，导致多巴胺神经元能量耗竭，进而引起多巴胺能神经元损伤。MPP$^+$可通过以下两个途径产生毒性：第一方面，MPP$^+$在纹状体引起持续释放，加剧DA自身氧化应激的毒性作用；第二方面，在 MPTP 和 MPP$^+$相互化过程中产生大量超氧阴离子自由基，可选择性抑制线粒体中的复合物Ⅰ（电子传递链有 4 种复合物Ⅰ～Ⅳ，其中复合物Ⅰ通过辅酶 Q 催化 NADH 的氧化），使线粒体丧失氧化－还原功能。已有报道帕金森病患者黑质细胞中复合体Ⅰ活性降低 30%～38%，复合物Ⅱ～Ⅳ的活性也在进一步研究中。也有人研究线粒体复合物Ⅰ的分子遗传学与帕金森综合征发生的关系，尚无突破性发现。应用 cDNA 微卫星技术还发现 MPTP 可引起与铁代谢、氧化应激、炎性反应相关基因的改变，还可影响一氧化氮合酶、谷氨酸受体、神经营养因子基因的表达。另外，MPP$^+$可经过单胺囊泡转运体转运到突触囊泡内储存积累，导致单胺囊泡转运体的功能异常，胞质内 MPP$^+$浓度升高，加剧其毒性作用，MPP$^+$是直接造成细胞损伤的毒性物质。MPTP 诱导帕金森病症状的发现，为人们提供了一个线索，在环境中存在 MPTP 结构类似物，或作用机制类似物而诱发帕金森综合征的可能性，解释了环境因素可能导致帕金森病或帕金森综合征的发病。

马莉等研究发现，农村使用杀虫剂与帕金森病和帕金森综合征的发病有密切的联系，在最近的一个案例中，检测了基于暴露于 31 种特定的农药下发病的风险，发现有两种农药即百草枯与鱼藤酮会增加帕金森病发展的风险。百草枯是一种联吡啶类除草剂，其代谢产物与 MPP$^+$相似，可选择性损害多巴胺能系统，并且在体外试验中可以增加突触核蛋白纤维形成，同时可增加在体动物中黑质多巴胺能神经元中突触核蛋白聚集体的表达，而对皮层海马神经元无明显影响，出现帕金森病样症状。这些症状大多数出现于中毒后 10 天以内，无需经特殊的治疗，一般 2～8 个月后可以完全缓解。流行病学资料表明，接触某些农药如百草枯（Paraquat，PQ）的人群帕金森病的发病率明显高于其他职业人群，而以 PQ 处理的大鼠，其脑内儿茶酚胺的水平明显降低。对从 1989—1999 年帕金森病环境危险因素的流行病学调查文献进行 Meta 分析发现，农民 OR 值为 1.42，农药暴露者 OR 值为 1.85。在加拿大和中国台湾的病例对照研究也发现帕金森综合征同除草剂中 PQ 的长期使用有关，且发病危险随暴露时间的延长而增加，长期（20 年以上）暴露于 PQ 者，其帕金森综合征的发病危险增加 6 倍以上。对职业人群的接触评估也证实了 PQ 暴露与帕金森综合征发病的关系。卡尔加里一项基于人群的病例对照研究经多元统计分析后发现，职业性除草剂接触是帕金森综合征发病的唯一危险因素，两者之间存在显著性关联。有研究发现，MPTP 和百草枯在毒性方面具有协同作用，MPTP 可明显增强百草枯对多巴胺能系统的损害。

鱼藤酮是从豆属植物毛鱼藤中提取的一种天然有机杀虫剂，作为一种常用的有机杀虫剂，曾被认为是"安全可靠"的农药。通过颈静脉注入鱼藤酮可复制出类似帕金森病的大鼠模型，大鼠出现震颤、运动不稳等症状，即出现类似于帕金森病的症状以及黑质多巴胺能神经元退行性变和胞体内出现 Lewy 小体的帕金森病的病理变化。鱼藤酮慢性静脉注射至Lewis 大鼠 7 天到 5 周后，接近 50% 的大鼠表现出黑质－纹状体 DA 能神经系统选择性损伤，免疫组化发现鱼藤酮使大鼠纹状体的 DA 能神经末梢完全丢失，黑质 DA 能神经元胞体发生损伤。以苏木精和曙红两种染料染色，在光镜下可见黑质损伤的 DA 能神经元中出现泛素（ubiquitin）和 α－突触核蛋白（α-synuclein）两种蛋白的包涵体；电镜实验也观察到蛋白包涵体形成,类似于帕金森病患者脑中的 Lewy 小体。动物行为学实验结果表明大鼠慢性给药选择性损伤黑质－纹状体 DA 能神经系统,均出现活动减少、运动不稳,表现出僵住症或类似于静止性震颤的肢爪颤动。并出现黑质区神经元选择性丢失,伴有多个脑区尤其是黑质和纹状体中 α-synuclein 聚集体增多,模拟了人帕金森病的部分临床表现和病理学表现。这些帕金森病动物模型的建立,进一步说明了杀虫剂暴露与帕金森综合征存在着因果关系。

鱼藤酮具有亲脂性,能轻松透过血脑屏障,能广泛抑制脑组织内线粒体呼吸链复合体 I 活性,进而阻断细胞呼吸链的递氢功能和氧化磷酸化过程,中止线粒体呼吸链的正常运转,最后产生细胞毒作用。研究发现,散发型帕金森病患者体内线粒体呼吸链复合体 I 的活性下降 15%～30%。鱼藤酮部分抑制复合物 I 后,所引起的氧化应激可能在该神经元退行性变化中起着重要的作用。当鱼藤酮与神经元共同孵育后,出现进行性的蛋白质和 DNA 的氧化应激损伤,同时使这些神经元对氧化应激更敏感、细胞色素 C 也从线粒体脱落到胞质中,这可能是鱼藤酮的重要作用机制,除了抑制线粒体呼吸链复合体 I 的功能引起黑质多巴胺能神经元损伤外,还可以诱发细胞凋亡、炎性反应、胶质细胞增生以及蛋白质聚集和降解异常。

鱼藤酮除对神经元造成直接损伤外,还可以诱发胶质细胞活化分泌炎性因子间接损伤神经元。在单独培养的 DA 能神经元中加入鱼藤酮并不引起神经元损伤,而当神经元和小胶质细胞共培养后,再加入相同剂量鱼藤酮可诱导明显的神经元损伤。上海的一项研究报道了鱼藤酮伴随神经毒性的炎性机制的实验,实验中预先以低剂量鱼藤酮处理人单核细胞 THP-1,再以这种细胞培养液培养 SH-SY5Y 细胞时,低剂量组或更低剂量鱼藤酮则可诱导明显的 SH-SY5Y 细胞损伤,在该实验中 SH-SY5Y 细胞是人脑源性的骨髓成神经瘤细胞株,作为一个 DA 能细胞模型,THP-1 来源于人外周血单核细胞的细胞株,用于模拟小胶质细胞。实验发现,鱼藤酮可以引起 THP-1 细胞的氧化应激,释放大量活性氧物质(ROS),激活胞内 P13K-Akt(磷脂酰肌醇 3 激酶－丝氨酸/苏氨酸激酶 Akt)信号途径。鱼藤酮还诱导多巴胺能神经细胞内 α-synuclein 基因过表达,α-synuclein 基因与遗传性帕金森综合征密切相关,聚集的 α-synuclein 和氧自由基相互作用共同促进鱼藤酮介导的氧化应激损伤。同时鱼藤酮还可诱导 DJ-l、Parkin 基因突变,DJ-l 基因的表达产物有多种功能,可以作为抗氧化蛋白参与氧化还原反应,起到抗应激损伤的作用。相反,DJ-l 基因的缺失就会导致多巴胺能神经元细胞内活性氧含量增高,使细胞容易受外源性氧化应激损伤的影响。而且,鱼藤酮还可引起神经元微丝微管解聚、致使多巴胺在胞体内集聚、氧化产生过多的自由基。

二、重金属

近几年的研究发现,神经变性性疾病的发病与重金属如锰、铅、铜、铁、铝等的暴露有着重要的关系。实验表明,接触重金属 20 年以上的人会表现出一定的帕金森综合征,长期接触重金属帕金森综合征的发病概率明显高于一般人,而且试验组患者全血锰、铁、铅、铜的含量明显高于对照组患者,差异有统计学意义($p < 0.05$),说明锰、铅、铁、铜、铝等重金属与帕金森综合征有着密切的关系。

锰作为机体必需的微量元素在机体免疫功能及代谢等方面有着重要的作用,慢性的锰中毒会对锥体外系造成重大的损伤,与帕金森综合征的氧化应激、线粒体功能的丧失有很大关系。过量的摄入锰会增加帕金森病及帕金森综合征的发病危险,造成精神障碍如情绪不稳、暴力、幻觉,甚至出现肌肉僵硬、紧张、颤抖等类似帕金森病的表现。Couper 等最早观察到锰矿工人出现了与帕金森病极其相似的症状,这有可能是环境病因学说的最早证据,这项研究还发现 30 年前暴露于重金属者其发生帕金森病的危险性为非暴露者的 2 倍。另有研究发现,在锰矿或铜矿工作超过 20 年的工人患帕金森病及帕金森综合征的概率明显高于正常人。而且,同时暴露于铅铜、铅铁及铁铜超过 20 年的矿工,其帕金森综合征的患病率远高于单一金属暴露的矿工。

铅的过量摄入同样会对中枢和周围神经系统造成损伤,Coon 等利用 K-XRF 技术测量了慢性暴露条件下铅在人体内的沉积量,并表明长期的铅暴露与帕金森综合征发病风险呈正相关。铅通过与细胞膜和线粒体相结合,抑制乙酰胆碱酶的产生,可能为其介导帕金森综合征的发病机制。

铁在人体中的含量丰富,起到维持大脑细胞正常功能、构成硫化亚铁酶、合成多巴胺的重要作用,然而过量的铁对神经系统却有很大的毒害作用。临床及动物实验结果表明,在帕金森病患者的黑质致密部中铁水平显著高于正常人。中枢神经系统对不同的药物是非常敏感的,尽管铜在生物化学中很重要,但二价铜离子可能会破坏一些肽和蛋白质的正确构象,诱导正常朊蛋白的构象变化。铜被广泛应用于世界各地几种类型的电线中,工人接触后容易慢性中毒。Gorell 和同事分析了职业暴露的铁、铜、锰、汞、锌的潜在作用,发现与铜锰接触超过 20 年的工人,患帕金森综合征风险会明显增加,同时也发现铜铁铅的组合比任何三种金属单独作用都强。

大脑中铝的积累,会增加神经系统疾病的发病率,包括帕金森综合征,这与饮用水中的铝相关,一项研究表明,铝污染的井水可能是井水使用者帕金森综合征风险增加的原因。铝在体内通过抑制乙酰胆碱转移酶,增加乙酰胆碱酯酶的活性来破坏胆碱能神经功能,直接引起线粒体损伤,与神经递质多巴胺配位阻碍多巴胺吸收,而出现神经退行性病变。

应该指出的是,帕金森综合征作为一种慢性病,大多在长期接触重金属后才表现出来,日常生活中,由于短期接触重金属的临床表现不明显,所以其防护尤为重要,在重金属污染严重的地区应该加强管理,尽量降低与重金属对人体的损伤。

三、其他化学物质

流行病学研究发现,经常接触有机氯杀虫剂、塑料树脂、胶、环氧聚合物树脂、油漆、汽油、汽油的废物等化学物质均能使患帕金森综合征的危险性增加 2～8 倍。有人通过尸体解剖研究发现,脑组织中有机氯杀虫剂的浓度在帕金森病患者组较正常对照组及阿尔茨海默病患者组均有明显增高。在 20 个生前患帕金森综合征的患者中,其尸检脑组织中也检测到较高浓度的脂溶性长效线粒体毒素迪厄耳丁(dieldrin)。德国的以医院为基础的病例对照研究表明杀虫剂中的有机氯与帕金森病高风险相关,其 OR 值为 5.8,这项研究也表明有机氯和氨基甲酸酯类杀虫剂可以增加帕金森综合征风险。

甲猪毛菜碱(salsolinole),是一种四氢异喹啉类化合物,这类异喹啉类化合物,广泛存在于日常食物中(面粉:0.52ng/g、奶酪:5.2ng/g、蛋黄:1.8ng/g、蛋白:2.2ng/g、牛奶:3.3ng/g、啤酒:0.36ng/g、威士忌酒:0.73ng/g)。实验研究显示,这类化合物对 DA 能神经元具有神经毒性。N 甲基猪毛菜碱是去甲猪毛菜碱的 N 甲基转移酶代谢物,N 甲基猪毛菜碱可以致使 SH-SY5Y 细胞产生自由基,引起 DNA 损伤,诱导其凋亡,其他异喹啉和四氢异喹啉类化合物同样也可选择性地抑制线粒体呼吸链中复合物 I,诱导 PCI2 细胞和 SK-N-MC 细胞产生自由基,导致细胞凋亡。此外,异喹啉类化合物经 N 甲基转移酶、单胺氧化酶和细胞色素 p450 代谢,生成相应 N 甲基衍生物、异喹啉阳离子、4 羟基衍生物及其四氢异喹啉衍生物等,也可选择性地抑制线粒体中复合物 I。

四、生活习惯

(一)吸烟

1960 年,Bharucha 对双生子的流行病学调查中发现引起双生子患帕金森病危险性不同的多种可疑因素中,排在第一位的是有无吸烟史。迄今为止,已经有大量流行病学研究发现,吸烟和帕金森病之间存在负相关。研究得出与从不吸烟的人群相比,曾经或现在吸烟的人群的患帕金森病的 OR 值在 0.32～0.77 之间,这提示吸烟是帕金森病的保护因素。此外,有前瞻性的队列研究得出,正在吸烟者与从未吸烟者相比,RR 值在 0.27～0.56 之间,过去吸烟者与从未吸烟者相比,RR 值在 0.50～0.78 之间。而且,在这些前瞻性研究中得出了有显著性意义的剂量依赖性反相关。一篇总结了 44 个病例对照研究和 4 个队列研究的荟萃分析报道,与不吸烟者相比,正在吸烟者的 RR 值为 0.39(95% CI 0.32～0.47),而过去吸烟者 RR 值为 0.8(98% CI 0.69～0.83)。另一篇文章总结了 8 个病例对照研究和 3 个队列研究的荟萃分析得出结论,吸烟量越大,戒烟时间越短,这种负相关性越强。其中一个队列研究得出结论,吸烟持续时间而不是吸烟强度(每天吸几支)与帕金森病相关。在每个吸烟强度水平下,较长的吸烟持续时间与帕金森病低风险优势有关,对于大部分相同吸烟时间者,吸烟强度与帕金森病风险并不相关。

对吸烟与帕金森病负相关的原因有多种推测,主要考虑为尼古丁对神经的保护作用,尼古丁对神经的保护作用分为烟碱型乙酰胆碱受体途径与非受体途径两种类型。首先,尼古丁通过 α7-nAChR 抑制星形胶质细胞的激活,从而起神经保护作用。尼古丁对神经保护作用的非受体途径表现在竞争大脑线粒体呼吸链复合物 I 上 NADH 的结合位点,从而抑制 NADH-CoQ 还原酶的活性,显著抑制线粒体的呼吸控制率,同时降低活性氧的产生。此外,还发现尼古丁可降低 MAO-B 活性,减少自由基的形成,有研究发现,吸烟者的血小板中 MAO-B 活性较不吸烟者低 25%。由于帕金森病患者戒烟较多、吸烟导致的其他疾病死亡往往早于帕金森病诊断,并非所有的研究均观察到吸烟与帕金森病的负相关现象。尽管存在争议,但是前瞻性研究和实验证据仍支持吸烟在帕金森病发病中的作用。

(二)饮食

帕金森病发病率具有地区差异,推测可能与饮食有关。帕金森病家族内的高发病率也可能与饮食有关。尽管饮食相关的流行病学调查较为困难,但仍有大量的病例对照研究提示饮食与帕金森病可能存在一定的相关性。有学者经过研究发现,摄入富含维生素、鱼肝油、多种维生素、烟酸的人群帕金森病发病率相对较低,而摄入大量动物脂肪、坚果及豆类的人群帕金森病发病率较高。Kyrozis 等通过对希腊人饮食习惯的研究发现,饮用牛奶人群患帕金森病的风险会增加。Aryal 等还发现,四氢生物蝶呤(BH4)等增加会导致帕金森病初期病情的恶化。

(三)饮茶

研究发现,饮茶和帕金森病的发病呈负相关。日本的一项关于红茶和绿茶分别对于帕金森病发病的风险的病例对照研究发现,红茶和绿茶对于帕金森病的 OR 值分别是 0.58(95% CI 0.35～0.97)和 0.59(95% CI 0.35～0.95)。新加坡的一项巢式病例对照试验也分别研究了红茶和绿茶对于帕金森病风险的各自影响，红茶饮用可降低帕金森病发病风险，且红茶饮用和帕金森病存在剂量依赖性负相关，而绿茶饮用和帕金森病无相关性。然而也有一些病例对照研究表明喝茶和帕金森病不存在统计学意义上的相关性，还有一些病例对照研究得出喝茶增加帕金森病风险的结论。

（四）饮酒

针对饮酒与帕金森病发病的关系曾进行了不少的病例对照研究。意大利的一项研究发现，在调整了吸烟、饮用咖啡等混杂因素之后，曾饮酒与未曾饮酒相比，帕金森病发病率降低，其 OR 值为 0.61（95% CI 0.39～0.97）。也有病例对照研究显示喝酒可以降低帕金森病风险，但是对于不同种类的酒，其与帕金森病的关联不再具有统计学意义。中国的研究表明经常饮用白酒可以降低帕金森病的风险。另一个前瞻性研究发现，红酒和白酒与帕金森病不存在关联，而啤酒可以降低帕金森病发病风险，每周喝啤酒 1～3 次与每周喝啤酒小于 1 次者相比，其 RR 值为 0.7（95% CI 0.5～0.9）。

（五）咖啡

对于咖啡和帕金森病的关系，也有较多病例对照研究和队列研究，一些研究报道饮用咖啡或咖啡因总摄入量与帕金森病存在着负相关，其中一部分还报道存在剂量依赖性负相关。咖啡因总摄入量（不管咖啡因的具体食物来源）与帕金森病存在负相关，提示对帕金森病起保护作用的是咖啡因而非某些特定食物成分。日本的一项病例对照研究表明，喝咖啡为帕金森病的保护因素，其 OR 值为 0.52（95% CI 0.30～0.90）。目前咖啡对帕金森病的保护作用推测可能是咖啡因对腺苷 A2 受体的拮抗作用实现的。然而也有研究发现，在男性群体，咖啡因摄入与帕金森病呈负相关性，而在女性群体中无此关联。迄今为止，喝咖啡对于中国人的作用研究不多。

（六）饮用水

很多研究发现，饮用水与帕金森病的发病有一定的相关性。1998 年 Marder 等研究发现，居住在农村，或在农场居住、工作以及饮用井水与非裔美国人帕金森病发病有关，而与亚裔美国人无关。非裔美国人出生在美国，随着美国的工业化进程而成长，亚裔美国人更多出生在发展中国家。这项研究还显示，观察对象患病的危险性在饮用井水 9 年时最大，以后随着时间的延长没有增加。有 9 篇文献报道饮用井水可以增加帕金森病发病风险，其 OR 值从 1.7～10.9 之间。然而，有更多的研究并没有发现饮用井水与帕金森病之间存在相关性。饮用水与帕金森病的关系尚需进一步研究。

综上所述，虽然近年来帕金森综合征病因的研究取得了较大进展，但迄今为止仍没有一种学说可以全面阐明其发病机制。一方面，随着年龄的增加，衰老的黑质 DA 能细胞本身可能有较多的基因变异，这将导致机体对环境因子易感性的增加；另一方面，随着时间延长，环境因素造成机体一些代谢异常，导致 DA 自身氧化应激的增加，最终表现出损害作用。现行的药物治疗和外科治疗都是对症处理，无法治愈和延缓病情的进展，有效地预防和治疗帕金森综合征，需要进一步研究影响帕金森综合征发病及病情发展的环境及内源性因素，探索这些环境因素和基因产物间的相互联系，阐明环境因素的作用机制和信号途径，将是今后的研究方向。

（朱孔华　谢安木）

第三节　年龄老化

帕金森病是一种与年龄相关的缓慢进展的神经系统退行性疾病,主要发生于中老年人,40 岁以前相对少见,提示年龄增长与发病相关。资料显示,在 60 岁以上的人群中,帕金森病的发病率呈指数增长。在 60 岁以上的人群中,帕金森病的患病率约为 1%;而在 85 岁以上的人群中,帕金森病的患病率高达 5%,由此可见帕金森病的发病率是随着年龄的增加而增加的。de Lau 和 Breteler 等人指出,约 90% 帕金森病是散发性的,衰老是其主要的危险因素,而只有 10% 是家族性的,并显示出单基因遗传。最初的研究表明,在帕金森病患者及健康受试者中,黑质纹状体中多巴胺能神经元呈退行性改变。当黑质中这些细胞的退化数量达到 40%～50%,纹状体中超过 80% 时,即可能会出现帕金森病的临床症状。因此,帕金森病和正常衰老之间的区别在于多巴胺神经元质量和数量。在退化过程中一部分存活下来的神经元通过增加多巴胺(D_1 和 D_2)受体和多巴胺转运体(DAT)及表型性状的丧失,防止自身的退化。另一方面,年龄老化也可导致非多巴胺神经元的退化。如蓝斑核的去甲肾上腺素能神经元,脑桥核的胆碱能神经元,以及丘脑核谷氨酸能神经元均可出现退化。Braak 等人认为非多巴胺神经元的退化可以先于多巴胺神经元,即在临床上可先出现非运动症状(嗅觉障碍、便秘及抑郁等)。其次,年龄增长不利于小胶质细胞的生存及自我更新能力,从而导致衰老和 / 或营养不良性小胶质细胞的生成。老化的小胶质细胞(M1)生长停滞,在脑内大量聚集、激活,通过释放炎性介质(TNF-α、IL-6、前列腺素、趋化因子、分泌蛋白酶、活性氮、活性氧等)持续对周围多巴胺神经元生存的微环境产生不良影响,导致多巴胺神经元开始衰老、大量死亡。此外,年龄增长,引起与年龄相关的 α-突触核蛋白在人体内的积累。最后,年龄可通过影响线粒体功能、干扰能量代谢、产生氧化应激、调控相关基因、加强环境因素的易感性等来增加帕金森病的患病风险。当然,单纯年龄增长及神经系统老化不足以导致发病,而且在老年人群中,帕金森病患者也只是少数,所以年龄老化作为帕金森病发病的一个不可控的促发因素,会积极地创造出一个帕金森病的前期状态。

(朱晓冬)

第四节　继发性帕金森综合征

继发性帕金森综合征为有明确病因的一组疾病,药物、中毒、代谢性疾病或脑血管事件等均可导致继发性帕金森综合征。

血管性帕金森综合征(VP):对 VP 的神经影像学研究资料进行汇总,发现 VP 占所有帕金森综合征患者的 3%～6%。根据帕金森病的病理学基础,血管性病变累及黑质纹状体系统,包括神经核团或传导纤维均可能引起帕金森综合征表现。Thanvi 等归纳了 3 种不同病理状态引起的相应临床表现:①多发性腔隙性梗死:此时帕金森综合征常伴有锥体束缺损、假性延髓性麻痹、认知障碍和步态障碍;②皮质下动脉硬化性脑病:CT/MRI 表现为脑室周或皮质下白质病灶（white matter lesion，WML），以及临床表现有痴呆和进行性步态障碍；③累及基底节的梗死（常为腔隙性梗死）：较为少见。高血压、糖尿病、高血脂、吸烟、饮酒、不健康的生活方式为 VP 发病的环境因素。

感染：脑炎后、慢性病毒感染后可出现综合征，表现为帕金森综合征的病毒性脑炎以昏睡性脑炎和日本乙型脑炎常见。昏睡性脑炎可追溯到 1917—1926 年，当时许多感染者在此后的数月到数年时间内相继出现类似帕金森病的症状，但该病在随后的近 70 年未见相关报道，故其所致帕金森综合征亦随之消失。近年又有文献报道病毒性脑炎患者可出现帕金森样症状，伴有脑神经麻痹、肢体瘫痪、抽搐、昏迷等神经系统损害，脑脊液可有细胞数轻至中度增高、蛋白增高、糖减少等改变，病情缓解后其帕金森样症状随之消失，可与帕金森病鉴别。以帕金森综合征为主要临床特征的病毒性脑炎国内外报道较少。

一氧化碳中毒致帕金森综合征，有明确的一氧化碳中毒史，2～30 天的"假愈期"后出现肌张力增高、运动减少、动作缓慢等帕金森样症状，符合帕金森综合征诊断标准。一氧化碳中毒致帕金森综合征患者的病变主要集中在苍白球和白质，可能与此处血管为脉络膜动脉和大脑中动脉深穿支血运较差，缺少侧支循环，易发生缺血缺氧有关，苍白球受损使多巴胺受体减少。

药物中毒性帕金森综合征，包括吩噻嗪类、丁酰苯类、利血平、甲氧氯普胺、α–甲基多巴、氟桂利嗪等。此外还有，外伤性帕金森综合征，甲状旁腺功能异常、肝性脑病、脑瘤、正常颅压性脑积水等所致的帕金森综合征。

（朱孔华　谢安木）

参考文献

1. Deng H, Wang P, Jankovic J. The genetics of Parkinson disease. Ageing Research Reviews, 2017, 42: 72-85.

2. Poujois A, Woimant F. Wilson's disease: A 2017 update. Clin Res HepatolGastroenterol, 2018, 42(6): 512-520.

3. Ghosh R, Tabrizi SJ. Huntington disease. HandbClin Neurol, 2018, 147: 255-278.

4. MantoM, Marrmolino D. Cerebellar ataxias. CurrOpinNeurol, 2009, 22(4): 419-429.

5. Duenas AM, Goold R, GiuntiP. Molecular pathogenesis of spinocerebellar ataxias. Brain, 2006, 129(6): 1357-1370.

6. 陈生弟 . 帕金森病 . 北京：人民卫生出版社，2006.

7. 刘道宽，蒋雨平，江澄川，等 . 锥体外系疾病 . 上海：上海科学技术出版社，2000.

8. 陈生弟 . 帕金森病临床新技术 . 北京：人民军医出版社，2002.

第四章
帕金森综合征发病机制

帕金森综合征包括帕金森病和多系统萎缩、进行性核上性麻痹、皮质基底节变性、路易体痴呆等多种类型。其中,帕金森病属于原发性神经变性病,其具体发病原因及机制目前并不十分清楚。本章即以原发性帕金森病(PD)为例,介绍帕金森综合征发病机制的研究进展。

研究显示,帕金森病的病因包括以下几个方面:环境因素、年龄老化、遗传因素、免疫炎性机制、线粒体功能障碍、氧化应激、细胞凋亡、自噬缺陷、泛素-蛋白酶系统功能障碍、溶酶体功能障碍、兴奋性毒性、钙稳态失衡、朊病毒样假说、多巴胺转运体及囊泡转运蛋白异常表达等。目前认为帕金森病并非单因素所致,它是由以上多因素交互协同作用的结果。

一、免疫炎性机制

流行病学研究的结果表明,使用抗炎药物,特别是非甾体抗炎药(NSAIDs),可以降低患帕金森病的患病风险。这一现象支持炎症可能参与帕金森病的发病过程。神经炎症是帕金森病病理的一个特征,但是神经炎症是否促进或保护神经退化还有待确定。因为血脑屏障的存在,长期以来,中枢神经系统被视为是免疫豁免区。但是,随着神经免疫研究的发展,脑内的胶质细胞的激活(如小胶质细胞、星形胶质细胞、少突胶质细胞等),外周免疫细胞的迁移、浸润,免疫复合物沉积,促炎因子的释放均可介导脑内免疫炎症的发生。而这些环节可能参与了帕金森病神经元的变性过程。

(一)胶质细胞的激活参与帕金森病的发病过程

研究发现,在帕金森病的发病过程中,胶质细胞(包括小胶质细胞和星形胶质细胞)存在不同程度的激活。

1. **小胶质细胞的激活**　小胶质细胞是脑组织中主要的免疫细胞,通常有两种类型,M1型(促进炎症型)和M2型(免疫调节型)。小胶质细胞在静息状态下对机体起到一定保护作用,但是如果其长期处于慢性激活状态则具有神经毒性。随着年龄的增长,黑质中激活的M1不断增多,且帕金森病患者M1激活的数量明显超过正常对照组。对帕金森病患者进行尸检发现,多巴胺能神经元缺失的同时伴有明显的胶质细胞反应,其中M1激活相当剧烈。近年来,Ouchi等人使用PK11195标记活体大脑内的小胶质细胞,并使用正电子发射型计算机断层显像技术(PET-CT)证实了小胶质细胞在帕金森患者脑内激活,且随着病程进展,这种激活愈发严重。同样地,在帕金森病动物模型中(MPTP、6-OHDA、LPS)均可发现小胶质细胞M1激活,多巴胺神经元丢失。许多帕金森病动物模型实验已经证实抑制M1激活和炎症能够减缓多巴胺能神经元变性。如米诺霉素、纳洛酮和抗炎药物(激素和非甾体抗炎药)等能够降低多巴胺能神经元的变性程度。激活后的小胶质细胞可通过产生氧化应激(活性氧）、诱导促炎因子（如激活白介素、iNOS、NF-κB 通路来诱导 TNF-α、IL-1β、IL-6 多种细胞因子、黏附因子、趋化因子、急性期反应蛋白等）、免疫吞噬损害（补体介导、ADCC 等）、蛋白酶损害（如激活的 M1 可产生基质金属蛋白酶，能降解细胞外基质成分，对局部多巴胺能神经元细胞膜膜的结构和功能产生损害）、兴奋性氨基酸毒性（如激活的 M1 可合成前列腺素 E，抑制星形胶质细胞再摄取谷氨酸，从而增强谷氨酸能神经元的传递，对神经元产生兴奋性神经毒性）等作用来介导帕金森病的发生。

2. 星胶质细胞的激活 星形胶质细胞是血脑屏障重要组成部分，其终足参与构成血脑屏障，维持血脑屏障的通透性，其胶质膜包裹着血脑屏障的脑毛细血管以维持血脑屏障的完整性，并积极控制脑血流，为神经元提供最佳微环境。此外，星形胶质细胞分泌的胶质细胞源性神经营养因子（GDNF）可能在帕金森病中起到神经保护作用。在帕金森病动物模型中发现 GFAP（胶质纤维酸性蛋白）阳性的星形胶质细胞增殖、胞体增大、突起增粗，并随着病程的进展逐渐从黑质网状部迁移至黑质致密部。提示星形胶质细胞在帕金森病中存在激活。激活后的星形胶质细胞分泌促炎因子，与血管内皮生长因子，共同激活血管内皮细胞，同时激活、分泌基质金属蛋白酶，破坏基底膜，使血脑屏障的通透性增加，从而介导外周免疫细胞进入中枢，并在中枢产生炎症效应。另外，胶质细胞激活可表达多种 Toll 样受体（Toll-like receptor，TLR），这些受体可与激活后的小胶质细胞分泌的细胞因子结合，放大炎症反应，导致多巴胺能神经元变性、坏死。

（二）外周免疫细胞的迁移、浸润参与帕金森病的发病过程

如上所述，胶质细胞的激活，血脑屏障的破坏，外周免疫细胞可侵入脑实质。研究发现，MPTP 处理的小鼠黑质里有 $CD4^+$ 和 $CD8^+T$ 细胞选择性浸润，而没有发现 B 淋巴细胞。两种成熟 T 淋巴细胞免疫缺陷小鼠模型（Rag1-/- 和 TCRβ-/-）对 MPTP 诱发的多巴胺能神经变性的易感性明显降低。说明除了中枢胶质细胞激活外，外周免疫细胞如 T 淋巴细胞也介导帕金森发病进程中的神经炎症。一般认为，T 淋巴细胞进入大脑是在小胶质细胞激活之后，星形胶质细胞增多之前发生的。Benner 等人认为帕金森相关的蛋白质氧化修饰（如 α-突触核蛋白的硝基化）可能会出现新的抗原表位，从而启动外周 T 细胞迁移，引起中枢强烈的神经炎症反应以及加速神经元退化。但是也有研究发现，$CD4^+CD25^+$ 调节性 T 细胞可通过抑制 MPTP 模型中的小胶质细胞的激活来发挥神经保护作用。

（三）炎症因子的释放参与帕金森病的发病过程

激活的胶质细胞以及从外周迁移至中枢的 T 淋巴细胞，可以产生大量促炎细胞因子，如肿瘤坏死因子-α（TNF-α）、白介素-1β（IL-1β）、白介素-6（IL-6）、干扰素-γ（IFN-γ）与趋化因子（CCL2、CXCL10 等），以上促炎因子在帕金森病患者的黑质、纹状体、脑脊液中均可以检测到。在 MPTP 动物模型上阻断某一细胞因子或其受体，可以在一定程度上减轻炎症反应。

二、线粒体功能障碍

线粒体是真核细胞中具有双层膜性结构的细胞器，参与细胞的能量代谢（包括三羧酸循环、氧化磷酸化、大分子物质代谢、生成 ATP 等），被形象地称之为"动力工厂"。越来越多的研究表明，线粒体功能障碍造成的多巴胺能神经元死亡是引起帕金森病的主要机制。家族性帕金森可能是由于遗传基因（*PINK1*、*Parkin*、*DJ-1* 等）的改变导致线粒体结构和功能异常，而散发性帕金森病则与环境中的神经毒素（MPTP、鱼藤酮及百草枯等）所引起的线粒体功能障碍相关。在临床中,以线粒体为治疗靶点的药物(辅酶 Q10、单胺氧化酶抑制剂、肌酸、白藜芦醇等),在一定程度上,可以改善帕金森病的症状。线粒体功能障碍的主要表现有线粒体呼吸链功能障碍、ATP 生成减少,活性氧生成增多,线粒体分裂、融合、自噬缺陷,线粒体内钙稳态失衡,细胞的程序性死亡等。

(一)线粒体呼吸链功能障碍,ATP 生成减少

无论是神经毒素造成的线粒体功能障碍,还是遗传因素(由编码线粒体蛋白的基因突变)引起的线粒体功能缺陷,最直接的影响是中断线粒体的能量生成,导致 ATP 的减少,从而导致依赖能量的多巴胺神经元的变性、坏死。

(二)活性氧生成增多

线粒体在生成 ATP 的同时,也会产生大量的活性氧(超氧阴离子、羟自由基和过氧化氢等),生理状态下,这些活性氧可在胞内抗氧化酶(如超氧化物歧化酶,即 SOD、过氧化氢酶、谷胱甘肽过氧化物酶等)作用下清除,而在线粒体功能发生障碍时,活性氧生成和清除失衡。过多的活性氧对生物大分子(如核酸、蛋白质、脂质等)造成氧化损伤,加重多巴胺神经元死亡。而在转基因小鼠体内,以线粒体为靶点的过氧化氢的过表达能够降低 MPTP 等造成的活性氧类增加。

(三)线粒体分裂、融合、自噬缺陷

线粒体处于高度运动状态,它的结构并不是一成不变的,它需要不断地分裂和融合,来进行自我更新,以适应细胞活动的需要,维持细胞稳态,此外,细胞也通过基因调控、线粒体自噬来清除衰老、功能缺陷的线粒体。病理状态下,线粒体自噬缺陷,导致功能障碍的异常线粒体集聚在细胞内,增加活性氧及凋亡因子,促进多巴胺能神经元变性坏死。在 MPTP 处理的小鼠模型及帕金森病患者尸检中发现,受损的神经元的胞质内可以发现大量的线粒体碎片。

(四)线粒体钙稳态失衡

钙稳态失衡也是线粒体功能障碍参与帕金森发病的重要环节。细胞内钙离子是重要的生物分子,作为第二信使,执行一系列的细胞过程(如信号转导等)。线粒体是细胞钙的缓冲器,参与钙的摄取、聚集、释放并调节胞质内钙的浓度。线粒体内钙离子的聚集,激活氧化磷酸化,生成 ATP,为神经元的活动提供代谢保障。而线粒体内钙浓度升高,钙离子超载时,线粒体内活性氧及氧化应激增加,呼吸、膜电位及 ATP 生成降低。研究发现,黑质多巴胺能神经元中持续的线粒体 Ca^{2+} 超载可能导致机体更易患帕金森病。

(五)细胞程序性死亡

细胞的程序性死亡也是细胞的一项基本生理过程。这对于促进个体生长发育、维持内外环境稳态极为重要。然而,细胞过度或不正常的程序性死亡可导致神经退行性疾病(Alzheimer、帕金森病等)的发生。线粒体在调节细胞的程序性死亡中起着重要的作用,当线粒体外膜通透性增加,线粒体会向胞质内异常释放一系列分子会激活胱天蛋白(如 Caspase-9、Caspase-3)、促凋亡因子及细胞色素 C 的释放,介导细胞的程序性死亡途径。在 MPTP 小鼠体内,Bcl-2(*Bcl-2* 原癌基因编码的线粒体蛋白)过表达能减轻黑质多巴胺能神经元退变。

三、氧化应激

氧化应激是细胞内氧化 - 抗氧化系统失衡而导致机体出现的一种应激损伤状态。大脑是耗氧量最大的器官,因此当机体发生氧化应激时,脑组织首当其冲。对帕金森患者进行尸检发现,黑质中一些氧化损害的标志物(包括脂质过氧化物丙二醛、过氧化氢、4-羟氧化物、铁等)含量明显增高,这反映了氧化应激参与帕金森病的发病过程。而涉及氧化应激包括多巴胺的自身代谢、抗氧化系统缺陷、线粒体功能障碍、神经炎症、离子超载等方面。

(一)多巴胺的自身代谢

黑质致密部的多巴胺能神经元选择性退化表明,多巴胺本身可能是氧化应激的来源。多巴胺作为一种极易氧化的物质还可发生非酶自动氧化,血液中的酪氨酸经转运系统转运至多巴胺神经元后,在酪氨酸羟化酶(TH)和芳香族氨基酸脱羧酶(AADC)催化下合成多巴胺,随后在囊泡单胺转运蛋白2(VMAT2)运输下储存于突触囊泡中,当神经元激活时,发放神经冲动(动作电位),囊泡与突触前膜融合,钙离子介导囊泡内多巴胺的释放,最后在多巴胺转运体(DAT)协助下,维持突触间隙内生理浓度的多巴胺。多巴胺通过儿茶酚-O-甲基转移酶(COMT)及单胺氧化酶(MAO)降解为二羟苯乙酸(DOPAC)及高香草酸(HVA)等代谢产物。当神经元受损时(或者给予左旋多巴治疗时),突触小泡外有过多的多巴胺,这些多巴胺通过单胺氧化酶氧化为半醌,伴随着具有细胞毒性的活性氧的产生,最终形成了神经黑色素在中脑黑质中积累起来。最近,研究表明,在小鼠体内增加多巴胺的吸收会导致氧化应激、神经元损伤和运动障碍。

(二)抗氧化系统缺陷

抗氧化系统对维持机体对抗氧化性损伤具有重要意义。体内抗氧化系统包括酶类抗氧化剂和非酶类抗氧化剂。前者包括超氧化物歧化酶(SOD)、过氧化氢酶、谷胱甘肽过氧化酶(GPH-Px)、谷胱甘肽还原酶(GPH-R)等;后者包括还原型谷胱甘肽(GSH)、维生素B、维生素C、维生素D等。当以上抗氧化系统能力下降时,脑组织对氧化应激反应更易感。研究发现,随着年龄的增加,SOD、GPH-Px、GPH-R、过氧化氢酶及GSH总体水平均会出现下降,而在帕金森患者黑质中GSH G水平的降低最为明显。

(三)线粒体功能障碍

在前文中已经讲述了线粒体功能障碍参与帕金森的发病,其中一项重要的环节是氧化应激。反过来讲,两者互为因果、恶性循环。当机体出现氧化应激时,线粒体也会出现功能障碍,从而介导帕金森病的病理过程。有研究表明,氧自由基的大量生成可继发于线粒体能量耗竭,如衰老可导致线粒体产生氧自由基增多。另一方面,氧自由基增加可导致线粒体蛋白及线粒体DNA(mtDNA)的损伤甚至突变,使线粒体氧化磷酸化功能降低。

(四)神经炎症

氧化应激会对黑质多巴胺能神经元造成损伤,加重帕金森病的病程,同时加重神经炎症,而越来越多的研究支持,神经炎症与帕金森病相关,小胶质细胞的激活是其中一个重要的环节。激活后的小胶质细胞除了释放炎性因子(如白介素1β、肿瘤坏死因子α、前列腺素E2等)外,还可以产生大量的自由基(ROS、RNS等),反过来又加重氧化应激。

(五)离子超载

氧化应激导致线粒体功能障碍,影响ATP的产生,阻碍了钙离子的转运,导致钙离子在胞质内持续聚集,严重时出现钙离子超载。钙离子的转运过程需要ATP提供能量,钙离子超载明显增加了钙泵的负担,消耗更大量的ATP,加重线粒体氧化磷酸化,导致大量的活性氧(超氧化物)的产生,损伤多巴胺能神经元。Gulizar-Madenci等人研究发现,帕金森病患者黑质中铁蛋白和转铁蛋白下降,铁和乳铁蛋白增加,帕金森病症状与血清铁和铁蛋白呈负相关。随后研究证实,铁含量的增加会导致活性氧及氧化应激的增加,并且已经被证明与帕金森病有关。铁的堆积能激发氧化应激反应，通过氧化应激产生大量的自由基。临床试验观察到，使用钙通道阻滞剂、铁螯合剂可以分别减少钙、铁在神经细胞内的堆积，在一定程度上能控制帕金森的症状。

四、细胞凋亡

细胞凋亡，也称为细胞的程序性死亡。随着对细胞凋亡及对帕金森病的研究。人们认识到帕金森病黑质多巴胺能神经元选择性丢失、死亡的机制可能与细胞凋亡有关。

（一）线粒体参与帕金森病细胞凋亡

线粒体通过 Bcl-2 凋亡蛋白家族、线粒体膜通透性转换、细胞色素 C（CytC）、凋亡诱导因子（AIF）、Caspase 等参与调控细胞凋亡。根据功能不同，凋亡蛋白可以分为两类：一类促进细胞凋亡（如 Bax 等）；另一类抑制细胞凋亡（如 Bcl-2 等）。研究表明 Bcl-2 可以有效抑制帕金森病细胞凋亡。而敲除 Bax 的基因突变鼠更易于抵抗 MPTP 的毒性。Bcl-2 蛋白家族作用于线粒体渗透性转换孔，通过改变线粒体膜的通透性，进而介导细胞色素 C（Cyt-c）和凋亡诱导因子（AIF）从线粒体中释放。细胞色素 C 是线粒体呼吸链电子转移过程中的重要成分，位于线粒体内膜上，具有促凋亡构象，当线粒体损伤后，作为应激传感器被释放到胞质中，引发细胞执行凋亡程序。凋亡诱导因子是线粒体释放的另一种促凋亡蛋白，位于线粒体膜中。从线粒体中释放出来的细胞色素 C 与胞质凋亡蛋白活化因子 −1 和原 Caspase-9 结合，共同调节 Caspase 蛋白。而凋亡诱导因子（AIF）对胞核的作用不需胞质凋亡蛋白活化因子 −1 和 Caspase 等辅助因子，而 Caspase 是一种天冬氨酸特异性半胱氨酸蛋白酶，目前已经证实 Caspase 的激活都发生在细胞凋亡之前，属于凋亡起始因子，被活化的 Caspase 蛋白酶激活后通过级联反应激活下游的 Caspase 效应分子（如 Caspase-3 诱导细胞凋亡分子机制中起关键作用），最后水解一系列底物，造成 DNA 降解，进入细胞凋亡的最终通路。

（二）p53、Bcl-2、c-myc 等基因参与帕金森病细胞凋亡

p53 是一种重要的抑癌基因，在正常细胞中 p53 含量较低，在受损细胞中含量升高。野生型 p53 基因表达产物可以促进细胞凋亡，而突变 p53 基因则抑制凋亡。动物实验发现，p53 蛋白水平在 6-OHDA 诱导的小鼠凋亡的多巴胺能神经元中明显升高。Bcl-2 基因编码 Bcl-2 蛋白能阻断多因素诱导的多类型细胞凋亡，Bcl-2 家族共有 15 个成员，其中 Bcl-2 和 Bcl-xL 有拮抗细胞凋亡的作用，而 Bcl-xs、Bax、Bad、Bag-1、Bak、Bid 等则有促细胞凋亡的作用。c-myc 是参与细胞凋亡调控的重要基因，当细胞营养条件较好时可以促进癌变，而在细胞营养条件较差时则诱导凋亡。

（三）细胞因子和神经营养素参与帕金森病细胞凋亡

研究发现，帕金森病患者脑脊液中肿瘤坏死因子（TNF-α 等）、白细胞介素（IL-1β、IL-2、IL-4、IL-6 等）、转换生长因子（TGF-α、TGF-β 等）等细胞因子水平显著升高，其可能通过凋亡机制参与帕金森病。而神经生长因子、胰岛素生长因子 -1 和碱性成纤维生长因子、脑源性神经营养因子、表皮生长因子等细胞生长因子水平升高，可能通过促进细胞生长、阻止凋亡而发挥神经保护作用。

五、自噬缺陷

大量实验研究表明自噬与帕金森病的发病密切相关。自噬是一种溶酶体依赖性的降解途径（ALP），是真核生物特有的生命现象，与泛素 − 蛋白酶体系统（UPS）一起在细胞新陈代

谢中发挥着重要的作用。它是细胞通过(单层或双侧)膜结构吞噬细胞质或是细胞器形成自噬小体,然后运输到溶酶体,与之融合形成自噬溶酶体并在溶酶体水解酶作用下降解为小分子物质后释放至胞质的过程。通过自噬能清除细胞内有缺陷或多余的细胞器(是线粒体、内质网等细胞器再循环的唯一机制)并为机体提供必要的大分子物质和能量,维持细胞自身稳态和代谢平衡。自噬主要存在三种形式:大自噬、小自噬以及分子伴侣介导的自噬。大自噬(自噬最重要的一种形式,其特征标志是自噬小体的形成,主要对受损细胞器和长寿蛋白进行降解)、小自噬(没有自噬小体的形成,而是通过溶酶体膜包裹降解物后内陷进入溶酶体内,再由溶酶体内的多种水解酶对这些被吞噬的物质进行降解,主要是对无用细胞器进行选择性的降解)、分子伴侣介导的自噬(典型特征是具有选择性,热休克蛋白 HSC70 作为分子伴侣能特异性地识别并结合含有 5 肽序列 –KFERQ 的可溶性蛋白并形成复合物,然后被溶酶体相关性膜蛋白(LAMP-2a)识别、结合后将其转运到溶酶体进行降解)。上述自噬的三种形式相互协调,共同作用,维持细胞稳态。参与自噬分子调控基因及蛋白主要分为 ULK1/Atg13、Vps34/PI3K-Beclin 复合物、Atg5/Atg12 和 Atg8/LC3 连接系统、Atg4/Atg7,涉及的通路有依赖 mTOR 途径(Ⅰ型 PI3K/Akt 和 LKB1/AMPK 等信号通路)和不依赖 mTOR 途径(Ⅲ型 PI3K)、P53 通路、Bcl-2 蛋白家族等。

(一)帕金森病中的 α-突触核蛋白自噬缺陷

在帕金森患者体内,α-突触核蛋白的结构由稳定的 α-螺旋变为错误的 β-折叠,最终导致异常聚集及神经变性。研究发现,可溶性 α-突触核蛋白主要通过蛋白酶降解,不溶性及突变的 α-突触核蛋白则通过自噬途径的激活来降解。自噬途径的抑制可导致 α-突触核蛋白在细胞内的堆积,从而造成神经毒性,进一步抑制自噬作用,使得多巴胺能神经元的变性死亡陷入恶性循环。

(二)帕金森病中线粒体自噬缺陷

线粒体自噬是指机体中线粒体受到损伤或过多时被自噬体选择性清除,以维持线粒体正常数量和功能的过程。帕金森病的发生、发展与线粒体自噬密切相关,机体对受损或多余的线粒体清除障碍会导致线粒体功能缺陷,导致帕金森病的发生。

(三)帕金森病中内质网与自噬缺陷

内质网是真核细胞对生物分子(蛋白质、脂质等)进行合成、加工的一种细胞器,此外还参与细胞内信号的转导,离子的转运、储存,自噬。在折叠酶作用下,内质网可以对蛋白质进行折叠,当其折叠紊乱或其负荷过重时会引起内质网应激(未折叠蛋白反应)、自噬缺陷,可能导致帕金森病。

(四)帕金森病中溶酶体与自噬缺陷

上述自噬环节中,溶酶体参与自噬小体的形成,并且三种形式的自噬(大自噬、小自噬及分子伴侣介导的自噬)最终都由溶酶体内的水解酶发挥作用。当溶酶体障碍时,必然会影响细胞自噬功能,导致异常蛋白质及受损细胞器等在细胞内大量聚集,引发多巴胺能神经元死亡。

(五)帕金森病中相关基因突变导致自噬缺陷

SNCA、*PINK1*、*Parkin*、*DJ-1*、*LRRK2*、*GBA*、*ATP13A2*、*VPS35* 等基因的改变,通过自噬缺陷参与帕金森病。*SNCA* 主要编码 α-突触核蛋白(α-synuclein),参与帕金森病中的 α-突触核蛋白自噬缺陷。*PINK1* 和 *Parkin* 分别编码 PINK1 蛋白和 Parkin 蛋白,且 *PINK1* 位于 *Parkin* 的上游,共同作用,参与线粒体自噬的调节,帕金森病患者中 *PINK1* 和 *Parkin* 突

变,线粒体自噬清除作用被抑制,导致受损线粒体清除障碍,受损线粒体在细胞内堆积,活性氧大量产生造成神经元损伤。同样,*DJ-1* 也通过线粒体自噬,参与帕金森病的发病机制。*LRRK2* 基因编码 LRRK2 蛋白,可参与分子伴侣介导的自噬途径降解,而帕金森病中 *LRRK2* 突变可以抑制该途径,导致 α-突触核蛋白在神经元内堆积。*GBA* 基因(编码的葡糖脑苷脂酶)、*ATP13A2* 基因(编码一个溶酶体的 ATP 酶)及 *VPS35*(编码一种 retromer 复合体)突变,可以降低溶酶体酶降解能力,导致体内 α-突触核蛋白的堆积神经元的死亡。

六、溶酶体功能障碍

溶酶体最初是由 Christian de Duve 在 1955 年提出的,它是真核细胞中单层膜包被的囊状结构的细胞器。溶酶体的形态、大小和数量取决于细胞类型以及底物的性质、数量和大小。溶酶体通过质子泵来维持较低的 pH(4.5～5.5)。在溶酶体中有 60 多种水解酶(包括核酸酶、磷酸酶、糖苷酶、蛋白酶、肽酶、脂肪酶和硫酸盐酶等)、100 多种膜相关蛋白(Lamp-1,Lamp-2)和完整的膜蛋白(包括受体、转运蛋白、锚定蛋白和酶等)。大分子通过不同的途径到达溶酶体腔。细胞外的物质由内吞、吞噬和自噬进入溶酶体腔。受损细胞或碎片等大分子被吞噬溶酶体的吞噬体所隔离,从而导致了内容的消化。通过自噬,哺乳动物细胞可以清除长寿和功能失调的蛋白质,错误折叠蛋白,以及不溶的聚合或致病性蛋白(如 tau 蛋白和 α-突触核蛋白等)。研究表明帕金森的病理机制涉及溶酶体功能障碍,当自噬体与溶酶体融合失败,溶酶体内水解酶缺乏和分子伴侣或溶酶体膜受体的功能异常时,可能会导致多余的细胞清除障碍而异常聚集,最后导致多巴胺能神经元死亡。*GBA* 基因突变,导致其编码葡糖脑苷脂酶(一种溶酶体水解酶)功能缺陷,从而抑制了葡萄糖酰胺转化为葡萄糖和神经酰胺的生化过程,导致溶酶体功能障碍,神经元内葡萄糖酰胺基 α-突触核蛋白异常聚集,使得多巴胺神经元变性死亡。同样地,编码溶酶体 ATP 酶的 *ATP13A2* 基因(*PARK9*)突变,会引起溶酶体功能障碍,导致了一种罕见的非典型的、青少年型常染色体隐性遗传的帕金森病(Kufor-Rakeb 综合征)。*MPD1*(鞘磷脂磷酸二酯酶 1)基因编码一种溶酶体酶 aSMase,它可以将神经鞘磷脂转化为神经酰胺。而该基因突变导致溶酶体功能障碍,引发尼曼-皮克病(鞘磷脂沉积病)的同时,增加了帕金森病的患病风险。近年来,脑脊液中溶酶体标记物,如 GCase、aSMase 和 Lamp-2,可以反映帕金森病中溶酶体功能障碍。

七、泛素-蛋白酶系统功能障碍

除了上述自噬溶酶体系统(ALP)外,泛素-蛋白酶体系统(UPS)是蛋白质(主要是寿命较短、变性、氧化损伤、错误折叠、异常聚集以及翻译后损害的蛋白)降解的另一途径。泛素是由 76 个氨基酸残基组成的一种高度保守的蛋白质。泛素(单体)经过一系列级联反应形成多聚泛素链,然后在连接酶作用下与底物连接以便蛋白酶体(具有多种蛋白水解酶活性的复合体)识别、降解。多聚泛素链最后被释放出来并由泛素羧基水解酶水解为泛素单体,从而完成泛素循环。研究表明,泛素-蛋白酶体系统功能障碍会导致未及时降解掉的异常蛋白质(如 α-突触核蛋白)在细胞内堆积,产生有害成分及自由基,诱发氧化应激,使黑质多巴胺能神经细胞变性、死亡,最终导致帕金森病的发生。在 MPTP 或 6-OHDA 诱导的动物模型中,使用蛋白酶体抑制剂,可以对神经元产生保护作用。除了降解蛋白质(有些降解产物还参与抗原提呈)外,泛素-蛋白酶体系统还可以降解许多细胞因子、信号转导分子和转录调节因子,从而参与调节细胞周期、凋亡、DNA 损伤修复、机体免疫等生理和病理过程。

当泛素－蛋白酶体系统发生功能障碍时，以上环节都可以受损。*Parkin*、*PINKI*、*Fbxo7*等基因突变，也是通过影响泛素－蛋白酶体系统而参与帕金森的发病过程。

八、兴奋性毒性

兴奋性氨基酸（主要包括谷氨酸、天门冬氨酸）是广泛存在于哺乳类动物中枢神经系统的正常兴奋性神经递质，主要参与突触兴奋传递、学习记忆形成及多种变性疾病的发生。它们主要存在突触前膜的神经末梢内，由电压门控依赖的钙通道调控其释放至突触间隙，作用于突触后膜上的受体（NMDA受体、AMPA受体、KA受体、LAP4受体、代谢型受体）发挥生物学效应，突触间隙中的兴奋性氨基酸可由特异性酶分解或由转运体（位于神经元细胞和胶质细胞膜上）摄入后被迅速灭活。过量的兴奋性氨基酸对其受体的过度活化会引起神经元的损伤直至死亡，称之为兴奋性神经毒性。近年的研究显示，兴奋性毒性作用是帕金森病的发病机制之一。

（一）离子型谷氨酸受体（NMDA，AMPA、KA）过度激活产生兴奋性毒性

NMDA受体包含三种亚型：NR1、NR2和NR3。这些受体对阳离子（Na^+、K^+、Ca^{2+}，尤其是Ca^{2+}）具有通透性，主要负责Ca^{2+}的内流。Ca^{2+}作为第二信使，协同参与NMDA受体的多种生理功能。异常状态时，神经元周围聚集较多的谷氨酸时，NMDA受体过度兴奋，导致Ca^{2+}内流增加、钙超载，大量Ca^{2+}与钙调蛋白结合，激活一氧化氮合酶（NOS），使一氧化氮（NO）产生增加，产生大量的氧自由基，导致神经元的氧化损伤、变性坏死。与此同时，过度兴奋的DMDA受体还可以使Na^+的通透性增加，Na^+的大量内流，细胞膜膜电位发生变化，继发性引起Cl^-和H_2O大量内流，造成神经元水肿，甚至死亡。AMPA受体与NMDA的机制相似，它有四种不同亚型，参与Na^+、K^+、Ca^{2+}的转运并调节快速的突触传递。KA受体有五种亚型，主要对钠和钾有通透性。最近的证据表明，KA受体不仅可以促进兴奋毒性，还可促进小胶质细胞激活和神经炎症，从而促进了帕金森病的神经退化。

（二）代谢型谷氨酸受体（mGlu1～8）过度激活产生兴奋性毒性

根据其序列相似性、信号转导机制的不同，代谢型谷氨酸受体分为三组：组Ⅰ（mGlu1和5）受体、组Ⅱ（mGlu2和3）和组Ⅲ（mGlu4、6、7和8）。组Ⅰ与磷脂酶C激活相结合，并调节突触后兴奋效应及钾、钙离子通道。组Ⅱ和组Ⅲ受体位于突触前，与腺苷酸环化酶负相关，并抑制环磷酸腺苷（cAMP）的形成及谷氨酸的释放，从而减少谷氨酸的兴奋毒性。研究发现，在老鼠的大脑小胶质细胞中有谷氨酸受体，尤其是AMPA、KA和mGlu（组Ⅰ和Ⅲ）的表达，提示谷氨酸兴奋性毒性可能调节促炎细胞因子的释放。

九、钙稳态失衡

钙离子作为细胞内第二信使，参与细胞的诸多功能，如细胞增生、有丝分裂、囊泡的融合及释放、神经传导（神经递质的释放）、肌肉收缩和舒张、基因转录、细胞的信号转导（信号通路）等。神经元内钙稳态的维持涉及Ca^{2+}跨膜转运和细胞内Ca^{2+}摄取、释放和结合等过程的动态平衡。Ca^{2+}浓度增加主要通过细胞膜上电压门控钙通道、受体门控钙通道以及细胞内（内质网）钙库的释放。Ca^{2+}排出则主要通过质膜钠钙交换、质膜和内质网钙泵以及钙结合蛋白。电压门控依赖型钙通道（VGCC）根据电生理特性，分为高电压型（L、N、P/Q及R型）和低电压型（T型）。其中最常见的是L-型钙通道，它有4个家族成员：Cav1.1（骨骼肌）、Cav1.2（心肌、平滑肌）、Cav1.3（大脑）、Cav1.4（视网膜）。近年来研究表明，黑质多巴胺能神

经元的钙通道主要为 Cav1.3 型,伊拉地平(对 Cav1.3 型钙通道亲和力较高)能减轻 MPTP 模型的运动受损及神经元的死亡。神经元内钙稳态失衡(钙超载)导致帕金森病的可能机制有以下几点:

(一)钙超载引起氧化应激

细胞内钙离子病理性增多,通过氧化应激反应,产生大量的活性氧和氮(ROS 和 RNS),引起多巴胺神经元死亡。

(二)钙超载引起线粒体功能障碍

钙超载加重了能量的消耗,产生大量自由基(ROS),抑制线粒体复合物 I 活性、丙酮酸脱氢酶和三羧酸循环中涉及的关键酶,从而导致线粒体功能缺陷,能量中断,ATP 耗竭。钙超载还能激活一氧化氮合酶(NOS),在线粒体内形成过氧化物,改变线粒体膜的结构,触发线粒体通透性过渡孔释放促凋亡蛋白及细胞色素 C,导致神经元凋亡。

(三)钙超载引起细胞凋亡

超载的钙离子直接激活 Ca^{2+} 依赖性酶,如磷酸化酶、核酸酶、半胱天冬酶(Caspase)等,通过级联反应作用于细胞内骨架蛋白、转录因子、修复调节因子以及细胞周期调节蛋白或直接作用于 DNA 分子引起细胞凋亡。

(四)钙超载介导兴奋性氨基酸毒性

钙超载可以促使谷氨酸等兴奋性氨基酸的释放,并通过调节 NMDA 受体功能,加剧了兴奋毒性和神经元死亡的恶性循环。

(五)钙超载引起 α-突触核蛋白聚合

最近由剑桥大学领导的国际研究团队发现,神经元内的钙离子可以介导突触囊泡与 α-突触核蛋白之间的相互作用(当神经元中的钙离子水平升高时,α-突触核蛋白可以在多个位点与突触囊泡结合,导致囊泡聚集),并且细胞内的钙离子和 α-突触核蛋白存在平衡关系,当钙离子超载时,平衡就会紊乱,α-突触核蛋白开始聚集,导致帕金森病。

十、朊病毒样假说

朊病毒是一类可自我复制并具有感染性的,不含核酸蛋白质因子。朊病毒疾病发病机制是蛋白质的错误折叠,这些错误折叠的蛋白(或朊病毒)像传染病一样的方式可在细胞间传播。目前发现的人类朊病毒疾病有库鲁病(Kuru)、克-雅病(CJD)等。帕金森病是一种与错误折叠、聚合和病态蛋白质(α-突触核蛋白)相关的神经退行性疾病之一。有人提出 α-突触核蛋白形成的路易小体可以像朊病毒一样在细胞间播散。

研究发现,α-突触核蛋白在肾脏、肝脏、心脏、血细胞中均有表达,除了 α-突触核蛋白外,核蛋白家族还有 β-突触核蛋白和 γ-突触核蛋白,它们与 α-突触核蛋白的同源性分别为 63%、55%。结构上,α-突触核蛋白可以被分为三个区域:N 端部分(包含 7 个不完全重复的 11 个氨基酸具有高度保守的 KTKEGV 序列,并且倾向于形成 α-螺旋结构)、NAC 区域和 C 端部分。体内的伴侣、蛋白酶和细胞清除系统参与蛋白质的折叠。α-突触核蛋白是一种高度展开的蛋白质,因此这可能是它倾向于聚集的原因。研究发现,C 端通过与 N-端和 NAC 区域发生相互作用,可以稳定 α-突触核蛋白的无序结构,而在 C 端区域最后 20 个氨基酸的缺失会促进了 α-突触核蛋白的快速聚合。*SNCA* 基因突变时,α-突触核蛋白的由 α 螺旋结构转变为 β 折叠,从而易于聚集。2003 年,德国的 Heiko Braak 教授基于对大量尸体解剖的研究,提出了一种假说(Braak 分期),认为帕金森病是一种慢性渐进性疾病,病理受累情况(病变部位)并不仅仅局限在中脑黑质,而是遵循一定的顺序发展。这一发现引发了一种观点(朊病毒样假说),即病理性 α 突触核蛋白可以像朊蛋白一样不断侵犯邻近的正常神经组织,并将这病理改变扩散下去。具体的扩散顺序遵循以下的 Braak 病理分期。

　　Braak 病理分期以下 6 期,第Ⅰ期:病变累及(周围的)自主神经系统、嗅觉系统(嗅球、前嗅核)、延髓(迷走神经背核);第Ⅱ期:病变除了累及Ⅰ期外,还累及脑桥(蓝斑核、中缝核)、脊髓灰质(自主神经中枢);第Ⅲ期:病变除了累及Ⅰ、Ⅱ期外,还累及脑桥(脑桥核)、中脑(黑质致密部)、基底前脑(基底核)、边缘系统(杏仁体的中央核);第Ⅳ期:病变除了累及Ⅰ、Ⅱ、Ⅲ期外,还累及边缘系统(杏仁体的基底外侧核和副皮质核、终纹间位核、腹侧屏状体)、丘脑(板内核)、颞叶皮层(前内侧颞叶中间皮质、海马 CA2 区);第Ⅴ期:除了累及Ⅰ、Ⅱ、Ⅲ、Ⅳ期外,还累及高级感觉联合区新皮质和前额叶;第Ⅵ期:除了累及Ⅰ、Ⅱ、Ⅲ、Ⅳ、Ⅴ期外,还累及一级感觉联合区新皮质、运动前区,可有初级运动皮层和初级感觉皮层的轻度受累。根据 Braak 病理分期及临床症状可将帕金森病程分为生理前期(易感基因携带状态)、临床前期(Braak Ⅰ～Ⅱ期)、临床期(Braak Ⅲ～Ⅵ期)。按照 Braak 病理分期学说,α-突触核蛋白聚集起始于嗅球和迷走神经背核,沿着脑干逐渐向上向前发展,首先出现嗅觉减退、自主神经功能障碍、快速眼动睡眠期行为障碍(RBD)等非运动症状,而当 α-突触核蛋白扩散至中脑黑质纹状体等部位时,即可出现帕金森病的运动症状(运动迟缓、静止性震颤、肌强直、姿势平衡障碍)。

十一、多巴胺转运体和囊泡转运蛋白异常表达

　　多巴胺转运体(DAT)是位于中枢多巴胺能神经元突触前膜的一种细胞膜蛋白,它是 Na^+、Cl^- 依赖性同向跨膜转运体,其主要的生理功能是从突触间隙中再摄取多巴胺进入突触前末梢,控制多巴胺能递质作用的时间、范围、程度,从而维持多巴胺能神经元中多巴胺的稳态,此外,DAT 还可转运多巴胺能神经毒性物质(如 MPP+)。随着神经影像学及示踪技术的发展,对 DAT 的研究越来越深入,研究发现,帕金森病患者早期可以出现 DAT 代谢障碍(DAT 水平低下),这些提示与帕金森发病密切相关。原位杂交分析表明,DAT mRNA 专一地表达在多巴胺能神经元胞体和树突区,其中在黑质和腹侧被盖区表达水平很高,SPECT 及 PET 功能显像研究发现,DAT 在黑质、基底节(壳核和尾状核)、丘脑分布最多。近些年发现,人外周血淋巴细胞的胞膜上也有 DAT 的表达(只是表达量较中枢明显降低),参与维持外周血多巴胺的浓度。

　　参与多巴胺代谢过程的囊泡转运蛋白也叫囊泡单胺转运体(或囊泡单胺转运蛋白),其有两种亚型 VMAT1(主要在外周组织中表达)和 VMAT2(主要在脑内表达)。2 型单胺囊泡转运体(VMAT2)主要位于中枢神经系统多巴胺能(有些位于去甲肾上腺素能、肾上腺素能、5-羟色胺能、组胺能)神经元末梢内,其生理功能是依赖质子泵将神经元胞质合成和多巴胺转运体再摄取的单胺类神经递质(如多巴胺)转运并储存在囊泡中。此外,VMAT2 可能通过清除毒物进入囊泡而保护神经元。在中枢神经系统,VMAT2 在尾壳核、黑质、被盖腹侧区、蓝斑、中缝核群、孤束核、中脑、脑干腹侧部、下丘脑和嗅球都有表达,其中在尾壳核、黑质、被盖腹侧区等部位表达较高,而在大脑皮质少量表达。实验发现,在 VMAT2 基因敲除的杂合子小鼠黑质多巴胺能神经元、多巴胺和 DAT 明显减少,表明 VMAT2 低表达可以增加

小鼠对 MPTP 的毒性易感性（与 DAT/VMAT2 的比值呈正相关）。有实验发现帕金森患者 VMAT2 的 mRNA 水平较正常对照组明显降低，且 VMAT2 的表达可以通过刺激 cAMP 依赖的信号传递途径下调。这些都提示多巴胺转运体和囊泡转运蛋白异常表达引起的数量及功能缺陷与帕金森的发病有关。

帕金森病是继痴呆后的第二常见的神经系统退行性疾病，也是最常见的运动障碍疾病。自 1817 英国学者 James Parkinson 首先描述该病到现在，人们对帕金森病的研究取得了很大的进展。然而，帕金森病的病因和发病机制方面还需要进一步探讨，我们相信随着其确切致病机制的发现，有望会为帕金森病的早期诊断和治疗带来新的生机和重大突破。

（朱晓冬）

参考文献

1. Pan-Montojo F, Reichmann H. Considerations on the role of environmental toxins in idiopathic Parkinson's disease pathophysiology. Transl Neurodegener, 2014, 3: 10.

2. Kalia L V, Lang A E. Parkinson's disease. Lancet, 2015, 386(9996): 896-912.

3. Collier T J, Kanaan N M, Kordower J H. Aging and Parkinson's disease: Different sides of the same coin? Mov Disord, 2017, 32(7): 983-990.

4. Mullin S, Schapira A. The genetics of Parkinson's disease. Br Med Bull, 2015, 114(1): 39-52.

5. Su X, Federoff H J. Immune responses in Parkinson's disease: interplay between central and peripheral immune systems. Biomed Res Int, 2014, 2014: 275178.

6. Vivekanantham S, Shah S, Dewji R, et al. Neuroinflammation in Parkinson's disease: role in neurodegeneration and tissue repair. Int J Neurosci, 2015, 125(10): 717-725.

7. Hu Q, Wang G. Mitochondrial dysfunction in Parkinson's disease. Transl Neurodegener, 2016, 5: 14.

8. Alves D C C, Checler F. Apoptosis in Parkinson's disease: is p53 the missing link between genetic and sporadic Parkinsonism? Cell Signal, 2011, 23(6): 963-968.

9. Zhang H, Duan C, Yang H. Defective autophagy in Parkinson's disease: lessons from genetics. Mol Neurobiol, 2015, 51(1): 89-104.

第五章
帕金森综合征病理学

帕金森综合征（Parkinson syndrome，PS）是一组临床表现复杂的疾病综合征，除原发性帕金森病（Parkinson disease，PD）外，还包含其他原发性神经变性病，如皮质基底节变性（corticobasal degeneration，CBD）、进行性核上性麻痹（progressive supranuclear palsy，PSP）、多系统萎缩（multiple system atrophy，MSA）和路易体痴呆（dementia with Lewy bodies，DLB）等，以及由药物、中毒、代谢性疾病或脑血管事件等导致的继发性帕金森综合征。本文将分为两个部分，分别对帕金森病和其他帕金森综合征的病理学特征进行介绍。

一、帕金森病的病理学特征

1817 年，James Parkinson 首次描述了帕金森病。1871 年，Meynert 发现基底节在运动障碍疾病中起关键作用。1895 年，人们在帕金森病患者的脑内发现了黑质的变化。然而，黑质这一部位在帕金森病发病机制中的重要作用，直到 1919 年才被充分认识。Tretiakoff 除发现黑质的病理改变外，还在黑质观察到了路易小体（Lewy body）。二百年来，人们对帕金森病的病理学有了更深刻的认识，其病理特征包括两个主要方面：含有黑色素和多巴胺的神经元退化所造成的黑质脱色素；及在黑质和其他脑区的路易小体的形成，如蓝斑核和部分皮质区域。

帕金森病一个重要的病理特征是黑质的多巴胺能神经元丢失，以腹外侧黑质最为显著，该处的多巴胺能神经元发出纤维投射到背侧纹状体。临床－病理关联研究（clinical-pathological correlation studies）发现，该区域的中至重度多巴胺能神经元丢失可能是引起帕金森病运动症状的原因，尤其是进展期帕金森病的运动迟缓和肌强直。近期病理学研究发现，帕金森病早期便有黑质神经元中等程度的丢失，但此时部分多巴胺能神经元的损伤是可逆的。除黑质外，蓝斑核、Meynert 基底核、脚桥核、中缝核、迷走神经背核、杏仁核和下丘脑等区域也有神经元丢失。

帕金森病的另一病理特征是路易病理（Lewy pathology）。蛋白质异常折叠后聚集沉积是神经退行性疾病的共同特征，帕金森病也不例外。可根据主要病理蛋白类型的不同，将神经退行性疾病进行分类。帕金森病的主要病理蛋白是 α－突触核蛋白（α-synuclein），由 SNCA 基因编码。若 SNCA 基因突变，则可引起单基因遗传性帕金森病。α－突触核蛋白的结构如果发生错误折叠则不易溶解，易在神经元内聚集、沉积形成路易小体，进而形成路易神经突（Lewy neurites）。路易小体不仅仅存在于脑部，也见于脊髓和外周神经系统，包括迷走神经、交感神经节、心脏神经丛、肠神经系统、唾液腺、肾上腺髓质、皮肤神经和坐骨神经等。

研究显示,路易小体以一种特定的播散模式在神经系统内蔓延。Braak 等将这种模式分为 6 个阶段,自外周神经系统起始,在脑内则由底部向顶端逐渐进展至整个中枢神经系统(表 5-1)。Braak 模型所描述的病理进展模式,在一定程度上解释了帕金森病临床表现的发展过程。具体而言,阶段 1 和阶段 2 与帕金森病的运动前症状相对应;黑质的多巴胺能神经元丢失发生在阶段 3,与帕金森病的运动症状相对应;阶段 4～6 与进展期帕金森病的非运动症状相对应,如帕金森病的认知损害和分布与大脑皮质的路易小体沉积密切相关。关于非运动症状与 Braak 模型之间的关系,未来还需要更多的研究来探讨。需要指出的是,Braak 模型所描述的病理进展模式仅能解释部分帕金森病患者的临床表现,尚不能解释全部患者的发生发展规律。

表 5-1　帕金森病 Braak 病理分期

Braak 分期	主要病变部位
一期	周围神经系统(自主神经),嗅觉系统(嗅球,前嗅核),延髓(迷走神经背核和舌咽神经)
二期	脑桥(蓝斑、网状结构巨细胞部、后中缝核),脊髓灰质
三期	脑桥(脑桥核),中脑(黑质致密部),基底前脑(巨细胞核包括 Meynert 基底核),边缘系统(杏仁体的中央核)
四期	四期边缘系统(副皮质和杏仁核基底外侧核,终纹床核,腹侧屏状体),丘脑(板内核)、颞叶皮层(前内侧颞叶中间皮质)、海马 CA2 区
五期和六期	多个皮质区域(岛叶皮层,皮质联络区,初级皮层区域)

路易小体是帕金森病的生物学标记物,也被认为是多巴胺能神经元丢失的原因。然而,近年来的研究表明,帕金森病的神经退行性变似乎并非由路易小体引起这么简单。一方面,α-突触核蛋白可以形成多种类型的聚集体,包括小的点状或细长的线状结构、非常小的突触前沉积物(very fine presynaptic deposits),以及由 2～100 个 α-突触核蛋白单体构成的可溶性寡聚物。各种类型的 α-突触核蛋白聚集体都有可能对帕金森病的神经退行性病变起重要作用,尤其是 α-突触核蛋白寡聚体,对神经元具有毒性。另一方面,除 α-突触核蛋白聚集体以外的其他细胞内蛋白质包涵体,在帕金森病患者脑内也不少见。比如,阿尔茨海默病(Alzheimer disease,AD)的标志性病理蛋白包涵体,β-淀粉样蛋白聚集和含 tau 蛋白的神经纤维缠结,在帕金森病患者脑内也可见到,且其分布与 AD 患者相似。伴有痴呆的帕金森病患者中,约 50% 患者具有上述病理改变,此类患者脑内的路易小体含量更多,痴呆症状的出现也更早。此外,尽管路易小体是单基因帕金森病的病理标志,但并非所有帕金森病患者都有路易病理。神经病理学研究发现,大部分 *parkin* 相关的帕金森病患者都没有路易小体这一病理改变,小部分 *LRRK2* 突变的帕金森病患者也是如此。这些研究表明,帕金森病的病理特征,除路易小体外,还包含其他类型的 α-突触核蛋白聚集体以及 α-突触核蛋白以外的蛋白质包涵体;且路易小体并非帕金森病必需的病理改变。

神经炎症是帕金森病的另一病理特征。在帕金森病患者体内,由星型胶质细胞和小胶质细胞介导的脑内炎症反应,即胶质细胞过度增生,虽已广为人知,但却没有得到足够重视。

星形胶质细胞和小胶质细胞均参与细胞外碎片的清除,这有利于神经元的存活。小胶质细胞活化后释放营养因子,比如脑源性神经营养因子和胶质细胞源性神经营养因子,但同时也释放有害的活性氧和活性氮类物质以及促炎因子。因此,神经炎症的总体效应,是利大于弊还是弊大于利,还有待进一步研究。

二、其他帕金森综合征病理学特征

(一)血管性帕金森综合征

血管性帕金森综合征(vascular parkinsonism,VP)是继发性帕金森综合征的一种。1929年Critchley首先描述并将其命名为动脉硬化性帕金森综合征(arteriosclerotic parkinsonism)。随着临床病理学研究进展及CT和MRI等影像技术的发展,血管因素在帕金森综合征中的作用逐渐得到认可。目前认为血管性帕金森综合征有两种类型:①黑质或黑质纹状体通路的脑梗死或脑出血导致的偏侧帕金森综合征;②广泛脑白质病变引起的"下半身帕金森综合征",以起步困难、步基增宽、小碎步和运动凝滞为主要表现。

血管性帕金森综合征病理学特征是存在血管因素所致的脑损伤,主要为缺血,出血较为罕见;主要累及皮质下脑白质、基底节区、丘脑和中脑。血管病理改变主要为脂质玻璃样变性等小动脉硬化;脑组织病理改变主要为腔隙(lacune)状态及脑白质损害,可伴有严重的少突胶质细胞脱失。目前血管性帕金森综合征病理学诊断尚缺乏统一的标准,与帕金森病的区别是,血管性帕金森综合征既没有严重的中脑黑质多巴胺能神经元脱失,也没有路易小体形成。

其他引起血管性帕金森综合征的少见病因,如伴皮质下梗死和白质脑病的常染色体显性遗传性脑动脉病(cerebral autosomal dominant arteriopathy with subcortical infarcts and leukoencephalopathy,CADASIL)、皮质下动脉硬化性脑病(Binswanger病)、炎性血管病和Fabry病等特殊类型脑小血管病则各有不同的病理特征。

(二)进行性核上性麻痹

进行性核上性麻痹(progressive supranuclear palsy,PSP)是常见的非典型帕金森综合征,有多个亚型,最常见的亚型是进行性核上性麻痹Richardson综合征型(PSP-RS),其他非典型变异型进行性核上性麻痹包括进行性核上性麻痹帕金森综合征型(PSP-P)、进行性核上性麻痹进展性冻结步态型(PSP-PGF)、进行性核上性麻痹皮质基底节综合征型(PSP-CBS)、进行性核上性麻痹言语障碍型(PSP-SL)、进行性核上性麻痹额叶症状型(PSP-F)和进行性核上性麻痹小脑共济失调型(PSP-C)等。

PSP是一种由4个重复区的tau蛋白(4R tau)异常聚集导致的具有独特病理学特征的4R tau蛋白相关疾病,其各个亚型的病理特征相似却又不完全相同,核心病理改变是神经原纤维缠结(NFTs)和/或神经毡细丝(NTs),主要位于脑干神经核团、基底神经节和额叶皮质。此外,与帕金森病相似,黑质和腹侧被盖区的多巴胺能神经元丢失也见于PSP。与PSP-RS相似,PSP-P病理损伤最严重的区域也是黑质和丘脑底核,但其大脑皮层、脑桥、尾状核、小脑齿状核和小脑白质等部位受累程度相对较轻。与PSP-RS相比,PSP-PGF亚型的苍白球、黑质及丘脑底核区域的神经元丢失和萎缩更为严重,但运动皮质、纹状体、齿状核、脑桥核及小脑区域的tau蛋白沉积相对较少;而PSP-CBS型的额中部和顶叶皮质的tau蛋白沉积更多,运动皮质受累则相对较轻。从中不难看出,各个亚型的临床表现与其不同的病理改变之间密切相关。

（三）皮质基底节变性

皮质基底节变性（corticobasal degeneration，CBD）也是一种 4R tau 蛋白相关疾病，tau 蛋白染色阳性神经元广泛存在于皮质、基底节、间脑和腹侧脑干的灰质和白质中。其主要病理特征为局部皮质萎缩、神经元气球样变、黑质变性。中央沟前后的皮质萎缩明显，主要包括额叶后部和顶叶皮质，颞叶和枕叶皮质损伤相对较轻。皮质运动和感觉支配区严重受累，皮质脊髓束继发变性。皮质萎缩通常不对称，症状严重一侧肢体对侧的皮质萎缩更明显。不过，以痴呆或失语为主要表现的患者，其额叶和颞叶受累更明显，且更对称。受累皮质内的正常结构破坏，细胞分层不清，神经元大量丢失，以及广泛的纤维性胶质增生。受累神经元以第3、5 和 6 层皮质的中型和大型锥体细胞为主，细胞核呈偏心位，尼氏体无法检出。黑质也有明显萎缩，其外侧三分之二区域内色素细胞丢失伴胶质增生。气球样变神经元被认为是 CBD 和 Pick 病的特征性病理表现，不过，PSP、AD、额颞叶痴呆和 CJD 中也可见到气球样变神经元，因此，气球样变神经元并非 CBD 的特征性表现。

CBD 和 PSP 这两类疾病的病理特点和临床表现相似，常常难以区分。大多数情况下，CBD 患者的 tau 蛋白病理改变主要分布在前脑区域，而 PSP 患者的 tau 蛋白病理改变则多分布于后脑区域。然而，一些临床表现不典型的患者其病理改变也不符合这些规律。能够真正区分两者的病理特点是其星型胶质细胞的病理变化。其中，病理性星型胶质细胞成团块状分布是 CBD 的典型病理特点，而 PSP 患者脑内的病理性星型胶质细胞成簇状聚集。

（四）多系统萎缩

多系统萎缩（multiple system atrophy，MSA）有两种临床亚型，以帕金森综合征为突出表现的临床亚型被称为 MSA-P 型，以小脑共济失调为突出表现者则称作 MSA-C 型。MSA 目前被认为是一种少突胶质细胞 α-突触核蛋白病，其病理学特征是在少突胶质细胞胞质内出现以 α-突触核蛋白为主要成分的包涵体，广泛分布于黑质-纹状体系统、橄榄脑桥小脑、大脑皮质、脊髓中间外侧核等区域，其分布密度与神经变性程度和病程相关。2005 年推出了新的病理分级标准，可量化评价少突胶质细胞胞质包涵体密度和神经变性程度。

（五）其他

从事有身体接触性竞技项目的运动员，在其竞技生涯后期或结束期普遍患有各种功能障碍性疾病，如帕金森病、痴呆和语言功能障碍等，发病年龄在 30～43 岁。通过病历调查发现，这些运动员患者的脑部均在运动中受过反复撞击，具有轻型脑损伤史。运动员群体具有的这种因重复性脑损伤造成的临床症状统称为慢性创伤性脑病（chronic traumatic encephalopathy，CTE）。CTE 患者大体病理改变包括：脑重量减轻，以额叶和颞叶前部为主的脑灰质和白质萎缩，侧脑室和第三脑室扩大，透明隔空腔、穿孔、丘脑、海马和乳头体萎缩，胼胝体变薄，黑质和蓝斑的去色素化等。显微镜下可见神经轴突萎缩、Aβ 斑块沉积、TDP-43 阳性神经突起、磷酸化 Tau 病变、星形胶质细胞增生等，其中大脑皮层脑沟深部血管旁成簇状不规则分布的磷酸化 tau 蛋白，是 CTE 不同于其他神经退行性疾病的特异性神经病理改变。

关岛帕金森－痴呆－复合征（Guam Parkinson-Dementia complex，Guam PDC）是 20 世纪 40 年代后在西太平洋关岛发现的一种疾病。多在中年缓慢发病。一般先出现帕金森综合征伴有痴呆，继之出现肌萎缩侧索硬化。病理可见皮质变薄，以海马和海马旁回显著。侧脑室和第三脑室轻度扩大，黑质细胞色素脱失明显。镜下可见皮质神经元丢失和神经纤维缠结，tau 蛋白和 ApoE 染色呈免疫阳性。

三、总结

简单而言,帕金森综合征是在临床表现上与帕金森病部分或全部相似的多个疾病的总和,帕金森病只是其中的一种。不同帕金森综合征的病理学特点差异很大,除血管性帕金森综合征外,可根据其病理性聚集的蛋白分为 α-突触核蛋白病和 tau 蛋白病两大类。除帕金森病外,MSA 也是一种 α-突触核蛋白病,其标志性病理特征是沉积于胶质细胞内的 α-突触核蛋白包涵体。帕金森综合征中最常见的 tau 蛋白病是 PSP,常常需要与 CBD 相鉴别。CTE 和 Guam PDC 均可表现为伴有痴呆的帕金森病样症状,两者均为 tau 蛋白病。此外,除α-突触核蛋白和 tau 蛋白,还有一种 TDP-43 蛋白病,也与帕金森综合征有关。

综上所述,帕金森综合征不仅在临床表现上相近,在病理特征上也有交叉和重叠,但又各具特点。目前临床上对帕金森综合征的诊断和鉴别诊断还不尽完善,结合病理学研究进展,积极寻找可靠的生物学标记物,对提高帕金森综合征的临床诊治水平十分重要。

(寇 梁 王 涛)

参考文献

1. Dickson DW, Braak H, DudaJ E, et al. Neuropathological assessment of Parkinson's disease: refining the diagnostic criteria. Lancet Neurol, 2009, 8(12): 1150-1157.

2. Kordower JH, Olanow CW, Dodiya HB, et al. Disease duration and the integrity of the nigrostriatal system in Parkinson's disease. Brain, 2013, 136(Pt 8): 2419-2431.

3. Dickson DW. Parkinson's disease and parkinsonism: neuropathology. Cold Spring HarbPerspect Med, 2012, 2(8): a009258.

第六章
帕金森综合征神经生化

帕金森综合征包括帕金森病（Parkinson's disease，PD）和多系统萎缩（multiple system atrophy，MSA）、进行性核上性麻痹（progressive supranuclear palsy，PSP）、皮质基底节变性（corticobasal ganglia degeneration，CBD）、路易体痴呆（dementia with Lewy bodies，DLB）等多种类型。神经递质在帕金森综合征的临床症状中发挥重要作用，为临床治疗决策提供重要的依据，以下就近年来国内外 PD、DLB、PSP、CBS 和 MSA 的神经递质方面的研究做简要介绍。

一、帕金森病

多巴胺递质是帕金森病中最主要的神经递质，它参与包括调节运动在内的多种神经功能。

（一）多巴胺

1. 黑质纹状体系统在帕金森病发病中的作用　黑质纹状体系统中多巴胺缺失是帕金森病运动障碍的重要病理生理基础。在临床治疗上，补充多巴胺递质是帕金森病治疗的重要方法和手段。

2. 多巴胺递质的合成和储存　瑞典科学家 Arvid Carlsson 确定多巴胺为脑内信息传递者的角色使他赢得了 2000 年诺贝尔生理学或医学奖。作为神经递质的多巴胺参与多种神经功能。在黑质纹状体系统的多巴胺能神经元中，多巴胺的合成、储存和释放参与了运动过程。多巴胺是由酪氨酸经过两个阶段合成的。神经元从血液中摄入左旋酪氨酸，然后在细胞质内的酪氨酸羟化酶作用下，形成左旋多巴。形成的左旋多巴在多巴胺脱羧酶的作用下，形成了多巴胺。合成的多巴胺储存在单胺类递质囊泡中，这样可以把胞质内的多巴胺浓缩存储起来。同时，因为囊泡内 pH 低（胞质 pH 7.4，而囊泡内的 pH 2.0～2.4），可以避免多巴胺被氧化成邻醌（o-quinone）。含有多巴胺的囊泡经过黑质 – 纹状体束释放到突触间隙，作用在相邻组织的突触后神经元，最后被单胺氧化酶 B（monoamine oxidase，MAO-B）和儿茶酚 –O– 甲基转移酶（catechol ortho-methyl transferase，COMT）降解成高香草酸。另外，存在多巴胺神经元胞质膜上的多巴胺转运体将释放出去的多巴胺适时、适量地予以回收，这样既达到调节细胞外多巴胺浓度，适应生理活动需要的目的，又能使多巴胺得到重复再利用。

3. 在帕金森病中多巴胺的代谢　在多巴胺能神经元中，多巴胺主要是经过 MAO-B、COMT 和氧化途径来实现其代谢。

在胞质中，过量的多巴胺将会被 MAO 氧化脱氨降解。MAO 存在神经元和胶质细胞线粒体外膜上，可分为 MAO-A 和 MAO-B 两种类型。其中 MAO-B 在 5-HT 和组胺神经元和星形胶质细胞表达。而 MAO-A 则主要存在儿茶酚胺能神经元。MAO-A 对 5-HT、多巴胺、去甲肾上腺素和肾上腺素具有高亲和力;而 MAO-B 对酪胺和苯乙胺具有高亲和力。此外,MAO-B 也以多巴胺、5-HT 和去甲肾上腺素作为代谢底物进行降解。关于功能方面,MAO-A 被认为在维持胞质低浓度多巴胺中发挥作用,且在氧化应激中起重要作用。纹状体内,多巴胺的代谢主要依靠 MAO-B。另一方面,MAO-B 在代谢多巴胺的过程中可以产生 H_2O_2,而 H_2O_2 可通过 Fenton 反应产生 OH^-,从而导致神经元损伤。所以在帕金森的治疗策略中,可以通过给予 MAO 抑制剂(如雷沙吉兰、司来吉兰)来降低多巴胺的降解代谢,进而提升多巴胺的浓度来改善帕金森病患者症状。

COMT 是通过催化多巴胺的甲基,来促进多巴胺的降解。它具有催化功能的区域是 C 端。在多巴胺的代谢过程中有其他酶的参与,最后形成了高香草酸。最近研究发现,在小胶质细胞和星形胶质细胞中存在可溶性的 COMT 和细胞膜结合的 COMT 异构体。COMT 还存在于锥体神经元、小脑浦肯野纤维、颗粒细胞和纹状体的棘型神经元中。而研究发现,膜结合的 COMT 存在于大鼠皮层神经元的细胞体、轴突和突起中。运用 COMT 抑制剂和多巴丝肼联合用药,可以延长多巴胺的半衰期。

在神经系统中除了 MAO-B 和 COMT 对多巴胺进行降解代谢外,多巴胺的氧化代谢也是其重要的组成部分。近期出现了大量关于多巴胺氧化代谢的研究报道。多巴胺氧化后最终形成三种醌类产物:多巴胺醌(dopamine-quinone)、氨基铬(aminochrome)和 5,6- 吲哚醌(indolequinone)。但是在神经退行性病变中是哪种氧化代谢产物在多巴胺神经能细胞中起主要作用尚未明确。在氧化酶的作用下,首先形成的是多巴胺醌,但是不稳定,存在的时间非常短。多巴胺醌很快跟谷胱甘肽或胱氨酸中的巯基发生反应形成谷胱甘肽化多巴胺。这些产物在帕金森病患者的大脑和脑脊液中可以被检出来。此外,这三种多巴胺氧化代谢产物可直接参与帕金森病的多种发病机制,例如线粒体功能异常、α- 突触核蛋白原纤维的形成和稳定、蛋白质降解功能异常和氧化应激反应。另外,这些多巴胺氧化产物可以跟其他蛋白结合形成新的加合物,使相关蛋白失去活性。有研究报道,在家族遗传性帕金森病患者中发现,多巴胺氧化产物可以跟 α- 突触核蛋白、Parkin 蛋白、DJ-1 蛋白和 UCHL-1(ubiquitin C-terminal hydrolase L1)蛋白相结合,使其失去正常的功能。

4. 多巴胺受体与帕金森病　多巴胺受体在帕金森病中是非常重要的,它除参与帕金森病运动障碍症状的调控,也参与非运动症状的调节,如睡眠异常、便秘和痴呆等。

动物实验研究显示,用 6- 羟基多巴胺(6-hydroxydopamine,6-OHDA)损伤 SD 大鼠单侧前脑内侧纵束导致了前皮层多巴胺 D_1 和 D_2 受体表达量显著下降。Namba 的团队也研究发现,帕金森病大鼠中前脑内侧束受损区域的多巴胺 D_2 受体出现动态变化。此外,在帕金森病早期(损伤后 4 周)纹状体 D_2 受体表达是上调的,但随着时间的推移,到了后期(损伤后 6 个月)多巴胺受体 D_2 呈下降变化。但是也有研究结果是相反的,Sun 等研究发现,在单侧纹状体损伤的大鼠中,多巴胺 D_2 受体的表达是持续下降的。Fang 等研究发现,在帕金森病早期(纹状体损伤后 3～4 周),帕金森病鼠的学习记忆能力开始下降。结合 Sun 和 Fang 的研究结果提示影响帕金森病鼠纹状体导致的认知功能下降和多巴胺 D_2 受体明显下降有关。在两者之间,可能存在某个调节机制。

临床研究结果跟动物研究相接近。在临床上,用 PET/SPECT 来研究帕金森病患者多巴胺神经能受体的变化。在帕金森病疾病早期,PET/SPET 技术可以通过检测结合上多巴胺受体的物质,来显示多巴胺受体的变化,结果显示在帕金森病患者某些脑区多巴胺 D_2 受体是升高的。随着疾病的进展,当帕金森病患者合并认知功能障碍时,运用同样的方法研究显示,

多巴胺 D_2 受体是下降的。这些提示了多巴胺能 D_2 受体与认知功能关系密切。随着帕金森病疾病的进展,研究发现,多巴胺 D_2 受体下降的速度明显高于健康人群多巴胺受体下降速度。Kaasinen 等研究证实了在进展型帕金森病的背外侧前额叶皮层、颞叶皮层、丘脑内侧区域内,多巴胺 D_2 受体也显著下降。与正常人群相比较,帕金森病早期没有认知功能下降的时候,脑部背外侧前额叶皮层、颞叶皮层、丘脑内侧区域内多巴胺 D_2 受体没有明显改变。在下丘脑区域,多巴胺 D_2 受体结合能力明显下降,但是跟年龄和左旋多巴的使用当量没有相关性。Mzukawa 等研究发现,在后期帕金森病患者中,多巴胺受体的密度在尾状核和壳核明显下降。同时 Boleau 等研究发现,在单纯帕金森病患者的腹侧纹状体和苍白球中,多巴胺 D_3 受体明显减少。上述这些皆提示多巴胺 D_2 受体参与认知功能的调节。但是,也有一些相反的研究结果,比如 Verstappen 等研究发现,多巴胺 D_2 受体是升高的;Knudsen 等研究发现,在帕金森病患者中尾状核多巴胺转运体和 D_2 受体结合力是显著升高的。因此,在帕金森病患者中认知功能与 D_2 受体的关系需要开展进一步的研究。

在帕金森病中证实多巴胺受体下降,通常也显示认知功能损害和多巴胺受体关系密切。使用多巴胺受体激动剂治疗,可同时提高帕金森病患者的认知水平。在运用 6- 羟基多巴胺(6-OHDA)损伤黑质纹状体帕金森病大鼠动物模型中,当出现注意力和认知功能下降时,给予多巴胺 D_2/D_3 受体激动剂吡贝地尔后,认知功能得到很好的恢复。Costa 等研究也得出相似的结果,用多巴胺受体激动剂培高利特和普拉克索后,帕金森病患者的视空间、视物和言语工作记忆能力明显提高。这些研究结果提示,多巴胺受体激动剂可以通过额叶 - 纹状体环路来缓解帕金森病患者的认知功能。当然也有相反的研究结果,Mehta 等研究发现,多巴胺 D_2 受体激动剂舒必利(sulpiride)降低帕金森病患者和健康年轻志愿者的空间认知、空间工作记忆、计划和注意力转换。这提示多巴胺 D_2 受体与帕金森病认知下降一定相关。

相对于多巴胺 D_2 受体,D_1 受体在帕金森病患者的作用更具有多样性。Sawaguci 研究发现,活化猴子额叶皮层多巴胺 D_1 可以易化工作记忆导向的定向运动。用 PET 技术检查 15 位非痴呆帕金森病患者的认知和 D_1 受体分布情况,结果发现与帕金森病痴呆患者没有差别。在额叶皮层中,多巴胺 D_1 受体的密度和非痴呆帕金森病患者相比较,没有显著差别。Mattila 等研究发现,帕金森病患者尾状核和壳核的多巴胺 D_1 受体是下降的并且跟认知功能下降相关。为了研究 D_1 受体水平与工作记忆的关系,Coata 等用培高利特来激活多巴胺 D_1 受体,结果发现帕金森病患者的认知水平提高,这些提示 D_1 受体参与额叶纹状体环路。一项帕金森病患者随机前瞻性多中心研究结果提示多巴胺受体 D_1 和 D_2 与认知功能相关。

(二)5-HT 系统

5-HT 是来源于色氨酸的生物活性物质,并且广泛存在周围组织和脑组织。在外周组织中,它可以促进血管收缩、血小板凝固和调节胃肠功能等。与外周相比较,在脑组织的 5-HT 仅占 2%。但是 5-HT 对控制中枢神经系统的功能发挥着极其重要的作用,包括调节精神和心理情绪、感觉运动整合、认知功能和调节内分泌和自主神经。

在中枢神经系统中,5-HT 能神经元位于脑干的中缝核,并且投射到大脑的其他组织,包括大脑皮层、边缘系统(海马和杏仁核)、基底节区(纹状体)、间脑和脊髓。神经递质 5-HT 的生物学活性取决于它的受体。到目前为止,5-HT 的受体由 7 个家族成员组成,即 5-HT$_1$ 到 5-HT$_7$;根据信号通路,可以把受体分为至少有 14 个亚基。这些受体(除了 5-HT$_3$)都跟 G 蛋白偶联,并且有 7 个跨膜蛋白结构。这些受体分布在神经元的突触后膜或者 5-HT 神经支配的神经末梢,通过偶联的 G 蛋白把信号传递到细胞内。而 5-HT$_3$ 受体是由 5 个异构体亚基

组成 Na^+-Ca^{2+} 通道。除了突触后受体,5-HT 有两个突触前自身受体,即 5-HT$_{1A}$ 和 5-HT$_{1B/1D}$。5-HT$_{1A}$ 位于 5-HT 能神经元的细胞体,起负反馈作用;而 5-HT$_{1B/1D}$ 则位于神经末梢,起负反馈作用。当然,有些研究也发现 5-HT$_{2B}$ 也存在突触前膜,起调节 5-HT 的释放作用。

1. 5-HT$_{1A}$ 受体 5-HT$_{1A}$ 受体在边缘系统(如海马和杏仁核)、侧间隔、中缝核组织高表达。而在大脑皮质、基底核(如纹状体)、丘脑核下丘脑的浓度比较低。5-HT$_{1A}$ 受体不仅存在突触后膜,而且存在中缝核神经元自身受体来调节 5-HT 的释放。

众所皆知,激活 5-HT$_{1A}$ 受体可以改善多巴胺神经元受损导致的锥体外系症状。其机制可能是促进多巴胺神经元释放多巴胺、减少皮质 - 纹状体谷氨酸能神经元释放递质和调节多巴胺 D$_2$ 受体的兴奋性等。

(1)大量的研究发现 5-HT$_{1A}$ 受体参与认知功能的调节:早期研究发现,5-HT$_{1A}$ 受体被完全激活后,认知功能发生了改变。激活突触后膜的 5-HT$_{1A}$ 受体可导致认知功能下降,而激活突触前膜 5-HT$_{1A}$ 受体可以改善认知功能。进一步研究发现,激活突触前膜 5-HT$_{1A}$ 受体可以减少 5-HT 神经元释放 5-HT,从而减少突触后膜 5-HT$_3$ 受体和 5-HT$_6$ 受体对认知功能的负调控。另外近期研究发现,激活 5-HT$_{1A}$ 受体导致认知功能下降还有如下可能机制:①抑制基底前脑胆碱能和 / 或谷氨酸能神经元;②抑制海马和皮层神经元活性;③海马区胆碱能递质的释放。所以,5-HT$_{1A}$ 受体部分激活剂或者拮抗剂似乎可以通过促进海马区胆碱释放提高前脑底部和海马区神经元兴奋性以改善认知功能。5-HT$_{1A}$ 受体部分激动剂(例如坦度螺酮和丁螺环酮)也已被证实可以减轻精神分裂症患者的认知损害。尽管有些研究证明,通过激活突触后 5-HT$_{1A}$ 受体可以改善认知功能损害,但是目前仍没有得到共识,仍需要进一步研究来揭示 5-HT$_{1A}$ 受体对认知功能的影响。

(2)5-HT$_{1A}$ 受体对情绪影响:作用在 5-HT$_{1A}$ 受体的药物已经用于焦虑和抑郁疾病治疗。大量研究证实,在动物模型中,激活 5-HT$_{1A}$ 受体具有抗焦虑和抗抑郁效果。在 5-HT$_{1A}$ 受体敲除的小鼠中,焦虑和抑郁症状明显增多。相反,过度表达 5-HT$_{1A}$ 受体的小鼠显示焦虑行为减少。过度表达 5-HT$_{1A}$ 受体类似于刺激 5-HT$_{1A}$ 受体,可以减轻焦虑和抑郁症状。尽管中缝核神经元含有 5-HT$_{1A}$ 自身受体(也就是突触前受体),但是大量研究证实,突触后的 5-HT$_{1A}$ 受体可进行焦虑症状的调节。在边缘系统区域内注射 5-HT$_{1A}$ 受体激动剂可产生抗焦虑作用;另外,减少突触前膜 5-HT$_{1A}$ 自身受体并影响 5-HT$_{1A}$ 受体激动剂对焦虑的治疗效果;最后,在 5-HT$_{1A}$ 受体敲除小鼠中,在前脑组织特异性(海马和皮层)表达 5-HT$_{1A}$ 受体可减轻焦虑症状。这些研究充分证实了突触后的 5-HT$_{1A}$ 受体参与焦虑症状的控制。

激活 5-HT$_{1A}$ 受体也具有抗抑郁的作用。研究发现,抗抑郁的机制可能主要通过激活突触前膜 5-HT$_{1A}$ 自身抗体来实现,部分如同 5-HT 再摄取抑制剂的作用机制。反复给予 5-HT$_{1A}$ 受体激动剂药物,使得中缝核处 5-HT 能神经元的突触前膜受体下调或者失活,使得 5-HT$_{1A}$ 前膜受体的自身抑制功能减弱,从而导致了 5-HT 能系统持续被激活。因此,在 5-HT$_{1A}$ 激动剂、5-HT 再摄取抑制剂和其他激动剂中,弱化突触前膜 5-HT$_{1A}$ 自身受体负反馈抑制效果是抗抑郁症状的共同机制。

通过激活 5-HT$_{1A}$ 受体来实现抗焦虑症状的治疗明显优于传统的苯二氮䓬类药物抗焦虑作用。因为传统的苯二氮䓬类药物作用广泛,特异性、选择性差,副作用明显。所以,它更适合用于老年帕金森病患者。

另外,研究发现,5-HT$_{1A}$ 受体激动剂具有神经保护作用,减轻 MPTP 介导的多巴胺能神经元损失。有报道,在不同动物研究中 5-HT$_{1A}$ 受体激活剂可以减轻眩晕和呕吐症状。

2. 5-HT₂ 受体 5-HT₂ 受体介导的信号与细胞内的钙离子／钙调蛋白和蛋白激酶 C 相关。5-HT₂ 受体一般分为 3 个亚型，即 5-HT$_{2A}$、5-HT$_{2B}$ 和 5-HT$_{2C}$。众所皆知，5-HT₂ 受体抑制剂可以减轻锥体外系症状和拮抗 D₂ 受体激活剂导致的精神症状。通过抑制黑质多巴胺能神经元和纹状体多巴胺神经能末梢的 5-HT₂ 受体，来增加纹状体多巴胺的释放，进而改善帕金森病症状。尽管目前关于 5-HT₂ 受体亚基对帕金森病的作用还没有统一的结论，但是有研究发现，抑制 5-HT$_{2A}$ 受体和 5-HT$_{2C}$ 受体具有抗帕金森病症状的作用。

（1）5-HT₂ 受体对认知损害的影响：尽管目前 5-HT₂ 受体对认知损害的影响的数据并不多，但是动物实验研究发现，5-HT₂ 受体激动剂可以诱导认知功能损害，而 5-HT₂ 受体抑制剂可以减轻认知功能损害。其中机制可能是通过调节大脑皮层谷氨酸能神经传递来实现的。

（2）5-HT₂ 受体对情绪的影响：动物实验已经证实了 5-HT₂ 受体抑制剂治疗各种精神症状，包括抑郁、焦虑、精神分裂症和睡眠障碍。尤其 5-HT₂ 受体抑制剂的抗抑郁效果不仅在动物得到证实，而且患者也得到证实，其能改善帕金森病患者的抑郁症状。5-HT₂ 受体在大脑皮层的表达非常丰富，而大脑皮层可以投射到大脑的多个皮层下结构，包括情绪中枢的伏隔核（nucleus accumbens）、杏仁核、海马和下丘脑。因此调节 5-HT₂ 受体可以影响到情绪中枢。因此通过激活 5-HT₂ 受体可诱导焦虑和抑郁症状，而抑制 5-HT₂ 受体可以减轻焦虑和抑郁。其中，在长期慢性抗抑郁或者抗焦虑药物（如 5-HT 再摄取抑制剂），下调 5-HT$_{2A}$ 受体和 5-HT$_{2C}$ 受体是其发挥抗焦虑和抗抑郁作用的主要机制。

（3）5-HT₂ 受体对精神状的影响：5-HT₂ 受体存在于大脑皮层，并且参与精神分裂症和精神疾病的发病。激活 5-HT₂ 受体可导致精神分裂症阴性症状（如快感缺失、冷漠、情感退缩），也可导致药物源性精神症状（如幻觉、妄想和兴奋）。相反，抑制 5-HT₂ 受体可以改善帕金森病患者多巴胺能介导的精神症状。同样，最近研究发现，抑制 5-HT₂ 受体可以改善帕金森病患者的精神症状，而不恶化患者的运动症状。

3. 5-HT₃ 受体 5-HT₃ 受体是由 5 个异构体组成的阳离子 Na^+ 和 Ca^{2+} 通道。因此 5-HT₃ 受体被激活后，去极化突触后膜、兴奋靶神经元。5-HT₃ 受体也存在于胆碱能神经元和谷氨酸能神经元的神经末梢，调节神经递质的释放。研究证明，5-HT₃ 受体在调节呕吐反射起重要作用；所以通过抑制 5-HT₃ 受体可以减轻眩晕和呕吐。

在中枢神经系统中，5-HT₃ 受体参与焦虑和抑郁症状的调节。以前的研究显示 5-HT₃ 受体抑制剂可以减轻 D₂ 受体诱导的精神症状，具有治疗帕金森病的功效。许多研究显示 5-HT₃ 受体拮抗剂可以提高动物的认知功能、减轻认知缺陷。尽管 5-HT₃ 受体拮抗剂治疗帕金森病仍需要进一步临床研究，但是目前研究提示 5-HT₃ 受体拮抗剂可能在改善认知上具有运用前景。5-HT₃ 受体改善认知的机制可能通过增加皮层神经元乙酰胆碱的释放。因此，5-HT₃ 受体拮抗剂可能成为治疗帕金森病非运动症状的药物。

4. 5-HT₄ 受体 5-HT₄ 受体在海马和基底节（如：纹状体）高水平表达，而在大脑皮层、内侧隔和杏仁核则为中等量表达。以前研究显示在动物模型中，5-HT₄ 受体激动剂可以提高认知功能，而 5-HT₄ 受体抑制剂损害了认知能力。5-HT₄ 受体在记忆的获取和巩固中起很重要作用。尽管机制仍不是很清楚，刺激 5-HT₄ 受体可以促进乙酰胆碱的释放。因此，尽管需要进一步的临床研究，但是 5-HT₄ 受体激动剂可能对帕金森病的认知功能损害具有保护作用。

5. 5-HT₆ 受体 5-HT₆ 受体与 Gs 蛋白偶联，兴奋后把信号传递给 cAMP-PKA 下游信号。5-HT₆ 受体主要在大脑中表达，尤其在大脑的基底节区（例如纹状体和伏核）、边缘系统，

皮层中 $5-HT_6$ 受体特别丰富。经过免疫化学研究发现，$5-HT_6$ 受体大多数表达在 GABA 能神经元中，并且与精神分裂症和阿尔茨海默病的精神情绪、进食障碍和认知下降有关。

由于 $5-HT_6$ 受体在纹状体大量表达，所以 $5-HT_6$ 受体拮抗剂被认为具有减轻抗精神药物所致的锥体外系症状的作用。由于 $5-HT_6$ 受体在纹状体胆碱能中间神经元表达，所以 $5-HT_6$ 受体激活可以易化或者促发锥体外系症状。因此 $5-HT_6$ 受体抑制剂可以抑制纹状体胆碱能中间神经元的活化，进而减轻锥体外系症状。

在 $5-HT_6$ 受体过表达的转基因动物中，动物的学习行为是有缺陷的。而这种缺陷可以通过抑制 $5-HT_6$ 受体的 mRNA 得到改善的。另外，有些研究证实 $5-HT_6$ 受体拮抗剂可以减轻莨菪碱乙酰胆碱抑制剂诱导的健忘症。抑制 $5-HT_6$ 受体而获得改善认知的作用可能是通过调节 GABA 中间神经元的作用实现的。当然，我们也应该注意到 $5-HT_6$ 受体抑制剂可能诱发或者恶化患者的抑郁症状，因为激活 $5-HT_6$ 受体具有抗抑郁功效。

此外，其他 5-HT 受体（如 $5-HT_5$ 受体和 $5-HT_7$ 受体）对锥体外系的调剂作用不明显。尽管有些研究提示 $5-HT_7$ 受体和 $5-HT_{1B/1D}$ 受体参与认知功能的调控，但是相关研究信息非常有限。

综上所述，根据不同的 5-HT 受体的特性，选择性的激活 $5-HT_{1A}$ 受体和抑制 $5-HT_2$ 受体，除了可以改善帕金森病的运动障碍，还可以提高帕金森病患者的认知、改善情绪障碍和精神症状。

（三）肾上腺素的受体

20 世纪 80 年代 Cash 等人就开始研究肾上腺素的受体和帕金森病的关系。他们发现在伴有痴呆的帕金森病患者中，肾上腺素 α1 和 β1 受体的密度是增加的，而 α2 受体密度是降低的。进一步研究发现，在前额区和壳区的微血管中，肾上腺素能 α1 受体是下降的。随后研究发现，肾上腺素 α1 受体在突触体中的表达是增加了，而肾上腺素 β 受体在突触体和微粒体的含量也是增加的。Visanji 等研究发现，肾上腺素 α1 受体的抑制剂可以减轻 MPTP 和 L-DOPA 诱导的猕猴异常活动，这些提示肾上腺素 α1 受体参与多巴胺能神经元变性。另外 Belujon 等研究发现，激活大鼠的丘脑底核（subthalamic nucleus，STN）中肾上腺素 α1 和 α2 受体可以减轻 6-OHDA 损伤的活动异常，这些提示肾上腺素 α1 和 α2 受体参与丘脑底核神经元的调节。

（四）乙酰胆碱受体

很多研究已经证实了乙酰胆碱受体跟阿尔茨海默病（Alzheimer disease，AD）具有相关性。但是乙酰胆碱受体跟帕金森病的关系的研究还是很有限。Ward 等研究发现，烟碱乙酰胆碱在黑质纹状体区域表达丰富，这也许与帕金森病的发病有关。Meyer 等研究发现，α4β2-nAChRs 在帕金森病患者中含量明显下降，这也许与帕金森病认知下降相关。Oishi 等研究发现，与正常人相比较，帕金森病患者脑干和前皮层的 nAChRs 受体明显下降。Rinne 和他的同事对帕金森病患者的尸体解剖研究发现，整个大脑的烟碱受体表达下降。

（五）NMDA 受体

在帕金森病中认知功能下降中，与 NMDA 受体的关系的研究非常少。有研究发现，在帕金森病大鼠中，6-OHDA 诱导的焦虑状态可以下调海马、杏仁体和尾壳核区域的 NMDA 受体。而辛伐他汀可以减轻焦虑状态和恢复 NMDA 受体的水平。在给予辛伐他汀后，焦虑和 NMDA 受体水平上调，并且伴随 NMDA 抗炎反应的出现，这些提示 NMDA 受体跟抗焦虑相关。有些研究发现，在帕金森病动物模型或者帕金森病患者尸检中发现 NMDA 受体表达是发生改变的。但是有些结果是相互矛盾的。Wullner 等研究发现，在帕金森病大鼠中，

6-OHDA 损伤后的丘脑中的 NMDA 受体是升高的。但是 Meoni 等对帕金森病患者进行尸检后发现,NMDA 受体在纹状体、前额叶区域是减少的。这些矛盾结果目前为止仍是个谜,需要更进一步研究。

由此可见,与帕金森病关系密切的递质有多巴胺、5-HT、肾上腺素、乙酰胆碱和谷氨酸等。它们在脑中发挥着重要作用,最后表现为帕金森病的运动障碍、焦虑或抑郁症状、精神异常和记忆力异常等改变。在帕金森病的治疗中,需要有整体观来管理帕金森病患者,通过各种神经递质的调节来更好改善帕金森病症状。

二、路易体痴呆

相关研究发现,多种神经递质参与 DLB 的病理生理过程。这些神经递质中最为主要的是胆碱能递质。

(一)胆碱能递质

脑内胆碱能神经元的丢失和胆碱乙酰基转移酶(choline acetyltransferase,ChAT)的下降是 DLB 重要的神经递质改变。胆碱能活性的下降不仅存在皮质,而且存在于基底节区核团和脑桥脚通路。有研究发现,相对于没有视幻觉的 DLB 患者,有视幻觉的 DLB 患者颞叶皮质的某些脑区中 ChAT 活性有明显的下降。另外,丘脑(尤其网状结构)的胆碱能活性下降,这与患者的注意力障碍和 / 或意识改变相关。另有研究发现,DLB 在颞叶的胆碱 M1 受体相对保留或者升高。这可以解释使用胆碱系统激动剂可以治疗 DLB。此外,有研究发现,在 DLB 患者的黑质中烟碱结合力显著下降。而且在 DLB 患者的颞叶皮质中烟碱的结合力明显下降。在烟碱的受体中,a7 亚基在 DLB 也是下降的。而 a7 亚基的异常可以影响幻觉。另外,a7 亚基可以诱导谷氨酸递质的释放。

(二)其他神经递质

在临床治疗中,DLB 对左旋多巴的反应性没有帕金森病敏感,这些提示 DLB 在多巴能系统异常方面有别于帕金森病。有研究发现,DLB 的脑部尾壳核中 D_2 受体水平比帕金森病下降 17%。

此外,有些研究发现,5-HT 水平在 DLB 的丘脑、新皮质和额叶皮层明显下降。另外,有研究发现,在 DLB 的海马区和内嗅皮质区,谷氨酸受体减少,而谷氨酸转运蛋白没有明显改变。

三、进行性核上性麻痹

有研究表明颅脑中间神经元的苯二氮䓬受体参与 PSP 的病理生化过程。

Cotter C 等研究显示,PSP 患者在给予唑吡坦(苯二氮䓬类受体 1 激动剂)药物治疗后,患者的运动技巧、运动灵巧和眼球的扫视活动能力得到改善。另外,Chang AY 等运用 12.5mg 的缓释唑吡坦治疗一位 73 岁女性患者后,发现患者语言能力、面部表情和运动技巧得到提高,并且能维持 5 个小时的改善时间。这提示了 γ - 氨基丁酸(gama-aminobutyric acid-ergic,GABAergic)的递质与 PSP 的运动障碍有关。

四、皮质基底节综合征

皮质基底节综合征(corticobasal syndrome,CBS)是一种罕见的神经变性疾病,因为该病的异质性的特点,给研究其神经化学带来很大的挑战。运用 PET、SPECT 和经颅磁刺激研究（TMS），发现突触前的多巴胺能、与皮层相互联系的胆碱能参与 CBS。功能影像学和 TMS 研究显示，GABA 能、毒蕈碱能和多巴胺能神经系统参与 CBS 的病理过程。

五、多系统萎缩

近期研究发现，5-HT 和儿茶酚胺参与 MSA 的疾病病理生理过程。在神经病理研究中发现，MSA 患者脑中自主神经中枢核团神经元广泛丢失。这些核团包括脊髓中间外侧细胞柱（IML）神经核团、延髓腹外侧区（VLM）的儿茶酚胺能神经元和中缝大核、苍白中缝核及延髓腹外侧区的羟色胺能神经元。Tada M 等对 MSA 患者脑部进行病理检测发现脊髓的 IML、延髓的儿茶酚胺能和 5-HT 能神经系统在 MSA 早期就参与了 MSA 的病理过程。而与呼吸和心血管相关的延髓 5-HT 神经元与 MSA 的猝死有关。Ozawa T 等运用 5-HT 再摄取抑制剂能有效缓解 MSA 患者声门的狭窄。

由此可见，5-HT 递质对 MSA 患者的自主神经功能的调节具有重要的作用。这也为我们的临床治疗 MSA 提供一种方向。

帕金森病和帕金森综合征是神经退行性疾病重要的组成成员。在这些疾病的发展过程中可能有多种神经递质参与过程。通过对神经递质的研究，为这些疾病的病理生理机制提供重要的信息，也为这些疾病的治疗提供重要的参考。

（黄天文　叶钦勇）

参考文献

1. Pringsheim T, Jette N, Frolkis A, et al. The prevalence of Parkinson's disease: a systematic review and meta-analysis. Mov Disord, 2014, 29(13): 1583-1590.

2. Emborg ME, Ma SY, Mufson EJ, et al. Age-related declines in nigral neuronal function correlate with motor impairments in Rhesus monkeys. J Comp Neurol, 1998, 401: 253–265.

3. Xu Y, Yan J, Zhou P, et al. Neurotransmitter receptors and cognitive dysfunction in Alzheimer's disease and Parkinson's disease. Prog Neurobiol, 2012, 97(1): 1-13.

第七章
帕金森综合征神经影像学

第一节　帕金森综合征结构影像学

帕金森综合征是一组疾病,除临床常见的帕金森病(PD)外,还有多系统萎缩(MSA)、肝豆状核变性(HLD)、进行性核上性麻痹(PSP)、路易体痴呆(DLB)、亨廷顿病(HD)等。对于帕金森综合征的诊断主要基于临床症状及对多巴胺药物的反应,常规影像学检查在疾病早期往往没有特异性发现。近年来,磁共振技术有了长足进步,一批新技术不断涌现,对帕金森综合征的早期影像学诊断提供了技术保障,主要包括基于体素的形态测量学、磁共振扩散张量成像、磁敏感加权成像及磁共振波谱成像。

一、基于体素的形态测量学

目前常用的脑结构研究方法包括基于体素的形态测量学(voxel-based morphometry, VBM)和手绘感兴趣区(region of interest, ROI)两种方法。手绘感兴趣区是传统的研究方法,有一定局限性,绘制感兴趣区费时费力,易受绘制者个人因素的影响,无法对脑的微细结构进行研究,难以用于大样本的分析。因此,基于像素的形态测量学方法应运而生。Wright 于1995 年首先提出了运用体素分析脑结构磁共振图像的思想。Ashburner 和 Friston Ashburner J 于 2000 年对已有的方法进行了总结、改进,并且对脑图像的处理步骤进行了详细阐述,正式提出了基于体素的形态测量学这种方法。自从其产生以来,已广泛应用于神经系统疾病的研究。基于像素的形态测量学能够自动分析脑结构的磁共振图像,定量检测脑组织体积变化,研究疾病造成的特定脑区脑结构体积变化。基于体素的形态测量学技术首先将研究对象的脑 MRI 图像中 T_1 加权图像标准化,使之成为高分辨力、高清晰度、高灰白质对比的图像,然后将图像进行分割,使解剖结构分离,得到脑灰质、脑白质及脑脊液,利用参数统计检验对分割的脑组织结构进行统计分析,定量研究脑白质及脑灰质的密度和体积,将脑组织形态学的差异进行量化。基于体素的形态测量学基本步骤包括图像标准化、脑组织分割与平滑、统计建模和假设检验。基于体素的形态测量学技术速度快、可重复性强,能够定量分析脑结构差异,是研究帕金森综合征脑结构变化的理想方法。

帕金森病累及部位主要包括黑质、苍白球、纹状体(尾状核及壳核),这些部位的神经元不同程度被破坏、神经胶质增生以及多巴胺含量减少,从而导致震颤、强直、运动障碍等一系列临床症状和体征。除了上述部位外,随疾病进展,病变逐渐累及边缘系统及皮层的广泛区域,导致相应脑区体积的萎缩,同时出现与相应脑区相一致的功能改变。帕金森病临床表现包括运动症状及非运动症状,典型运动症状包括静止性震颤、肌强直、运动迟缓和姿势障碍,非运动症状包括认知障碍、情绪障碍、精神症状等。这些症状的产生与相应脑区脑结构的变化有密切关系。

(一)运动症状与相应脑区结构变化

基底节区位置深在,包含许多重要的神经核团,是神经冲动传导的中继站,其结构和功能的异常将导致帕金森病患者运动障碍。正常的运动控制通过基底节来调节,基底节通过皮质 - 纹状体 - 苍白球 - 丘脑环路(cortico-striato-pallido-thalamic loops)影响运动控制。该环路功能障碍是帕金森病患者运动症状产生的主要原因。该环路中壳核尤为重要,壳核是纹状体运动网络的主要结构,与黑质、丘脑底核紧密相连。在黑质 - 纹状体环路中,由黑质发出的投射纤维主要止于尾状核头与壳核,此环路中多巴胺含量占全脑的90%左右。帕金森病患者多巴胺减少出现症状时,以壳核的多巴胺减少最为显著。Geng等学者研究发现,帕金森病患者在疾病早期及进展期壳核体积均较正常人减小,而且壳核体积减小程度与疾病严重程度呈正相关,因此,壳核体积测量可作为帕金森病的诊断及疾病分期的手段之一。帕金森病患者壳核体积减小,但并非对称性萎缩,其体积减小存在不对称性,左侧体积萎缩程度较右侧轻。因为在正常人这种壳核体积不对称就是存在的,原因可能是正常人群中右利手占多数,相应的左半球优势导致左侧半球皮层及皮层下投射纤维较右侧半球更为丰富,左侧壳核接受更多的投射纤维,因此体积更大。这种体积不对称在帕金森病发生、发展中仍然存在。

(二)非运动症状与相应脑区结构变化

1. 认知障碍　认知障碍是帕金森病非运动症状中较早出现而且发病率较高的合并症。部分帕金森病患者在疾病初期即有轻度认知功能障碍,研究表明帕金森病合并轻度认知障碍的发病率达27%,约有80%的患者在疾病后期发展为痴呆,DLB均有认知功能障碍,CBD也有高级智能减退,认知障碍严重影响患者生活质量。认知作为人类区别于其他动物的高级神经活动,涉及众多的脑区。额叶是人类认知活动的主要场所,前额叶皮层指除运动皮层外的全部额叶皮层,是认知功能的处理中枢,前额叶又可分为背外侧前额叶皮层和腹内侧前额叶皮层,两者在认知活动中起不同的作用。帕金森病患者发生认知障碍与黑质多巴胺系统损害导致额叶 - 纹状体环路的破坏有关。前额叶中路易小体的增多及胆碱能系统紊乱导致帕金森病患者认知功能控制的失调,并逐渐出现认知功能障碍。因此,前额叶的萎缩是帕金森病出现认知障碍的重要原因。海马是帕金森病出现认知障碍常见累及的另一结构。海马主要与记忆、情感等有关,海马作为边缘系统重要结构之一已被广泛关注。海马损伤会出现多种不同形式的认知障碍。Rickkinen测量了伴或不伴记忆力减退的帕金森病海马体积,发现记忆力明显减退患者海马体积小于记忆力正常者,证实海马萎缩与记忆力减退相关。神经病理学相关研究表明,帕金森病认知障碍程度与其海马内路易小体沉积量密切相关。帕金森病海马功能障碍与痴呆高度相关。海马结构复杂,可分为不同亚区,不同区之间细胞形态不同,在认知功能中起不同作用。有研究发现,帕金森病痴呆患者海马CA2-3区的路易体和路易神经突密度明显高于非痴呆帕金森病患者。

2. 情绪障碍　情绪障碍是帕金森病患者常见的非运动症状之一,常见症状包括抑郁、焦虑等。抑郁症状可出现在疾病早期或发病多年之后,约25%左右的患者会在早期出现抑郁症状。抑郁与边缘系统功能障碍密切相关,边缘系统包括杏仁核、海马、海马旁回、扣带回、岛叶等诸多结构。杏仁核作为边缘系统的重要结构,主要与情绪调节有关,在情绪的评估、识别中发挥重要作用。Van Mierlo 等发现帕金森合并抑郁患者的双侧杏仁核体积减小,杏仁核路易体沉积导致其神经元缺失,引起体积减小,进一步导致其功能异常,出现抑郁症状。

3. 嗅觉障碍　嗅觉障碍在帕金森病非运动症状中发病率较高,可达 90%,而且随患者年龄增加发病率升高。嗅觉障碍可在疾病早期出现,甚至可在运动障碍之前出现,影响患者生活质量。除此之外,嗅觉功能检测还可作为帕金森病的诊断标准之一。因此,对帕金森病的嗅觉研究逐渐受到关注。嗅觉系统主要由嗅黏膜及嗅脑组成,嗅脑为嗅觉系统的高级神经中枢,包括嗅球、嗅束、嗅结节、前嗅核、前穿质、梨状区及杏仁体等。嗅黏膜神经冲动经嗅丝传导至嗅球,嗅球经嗅束传导至梨状皮质,梨状皮质发出信号经丘脑和下丘脑传递至眶额叶皮质。帕金森病出现嗅觉障碍首先出现嗅球及嗅神经核的变性,临床上出现症状。随病情进展,变性区域逐渐累及前穿质、梨状区及杏仁体。磁共振成像技术分辨率高,能多方位成像,在显示嗅球、嗅沟方面优势明显,尤其是高分辨率冠状位 T_2WI,可清晰显示嗅球、嗅沟深度,已被广泛应用于嗅球体积的测量、嗅球与嗅觉功能的关系研究等。Stefan Brodoehl 等发现合并嗅觉障碍的帕金森病患者嗅球体积明显低于对照组,而且嗅球高度也有所降低。Ji Youn Kim 等探讨嗅沟深度与嗅觉功能减退的关系,发现嗅沟深度的变化可预测帕金森病运动症状的出现,提示在疾病早期就出现了嗅神经中枢的萎缩。

二、磁共振扩散张量成像

弥散张量成像(difusion tensor imaging,DTI)是在弥散加权成像基础上发展起来的成像方法。DTI 利用人体内水分子进行成像,在活体组织中,水分子受周围组织结构的影响,其运动是随机分布的,即布朗运动。在均匀介质中,水分子运动遵循布朗运动规律,在各个方向上是随机、无规律的,称之为各向同性。人体内介质组织结构是不同的,水分子运动受到细胞膜、神经髓鞘等的阻挡,水分子在垂直于神经纤维束的方向上运动是受限的,在平行于神经纤维束的方向上运动不受限,这种运动称为各向异性。DTI 成像技术利用水分子的各向异性运动,在 6 个以上不同方向上测定水分子的弥散特性,便可反映局部脑组织的微观结构,包括神经纤维髓鞘的完成程度、走行方向及排列紧密程度等。神经纤维排列紧密、走行一致且髓鞘完成,则水分子在垂直于神经纤维方向上运动受限更加明显,更加趋向于平行于神经纤维走行方向,其运动更加一致,即具有更高的各向异性。反之,水分子运动的各向异性降低。神经纤维是神经冲动的传导通路,神经纤维出现病变会引起神经系统多种病变,因此,神经纤维的研究是神经病学、神经影像学等多个学科的研究热点。DTI 技术能够活体显示神经纤维,在微观水平反映神经纤维的结构变化,是研究神经纤维的理想方法。

DTI 成像的主要分析指标包括部分各向异性(fractional anisotropy,FA)、平均弥散率(mean diffusivity,MD)、平行弥散系数(parallel diffusion coefficient,RD)、轴向弥散系数(axial dispersion coefficient,AD)。其中 FA 值应用最为广泛,主要反映神经纤维髓鞘的完整性,髓鞘破坏时 FA 值降低。MD 值反映水分子弥散的大小,不能反映其运动方向,MD 值越大,组织含自由水分子越多。RD 值反映髓鞘的功能,RD 值升高提示髓鞘破坏。AD 值与轴突损伤与变性有关,AD 值降低代表轴突损伤和纤维破坏。目前 DTI 分析方法主要有四种:感兴趣区分析法(region of interest,ROI)、基于体素的全脑分析方法(voxel-based analysis,VBA)、纤维示踪分析方法、基于纤维束追踪的空间统计分析方法(tract-based spatial statistics,TBSS)。其中以 VBA 法及 TBSS 法应用最为广泛,尤其是 TBSS 方法,无需进行标准化就可实现不同受试者纤维束的比较,大大降低了假阳性率,提高了组间比较的准确性。

国内外学者应用 DTI 技术对帕金森病患者不同脑区脑白质结构进行了深入研究。吴青霞等采用 ROI 法发现帕金森病双侧束、后扣带束、上纵束的 FA 值降低，双侧后扣带束、右侧上纵束的 MD 值升高。Gattellaro 等也采用 ROI 法发现非痴呆帕金森病的脑白质异常累及胼胝体膝部、上纵束和扣带回等结构，提示在帕金森病早期阶段，额叶和顶叶有广泛的脑白质微细结构损伤。Kim 等采用 TBSS 法分析发现与运动相关的皮层通路，即双侧放射冠区、内囊和中脑大脑脚区 MD 值显著高于对照组。Haller 等发现帕金森病患者脑白质损伤主要集中于额叶白质，表现为 FA 值降低，RD 值与 MD 值升高。聂坤等研究发现，帕金森病合并认知障碍患者脑白质损伤主要集中于顶上小叶、楔前叶、枕中回、楔叶及颞中回等，这些区域脑白质 FA 降低，而且 FA 值的降低与简易精神状态量表（mini-mental state examination，MMSE）和蒙特利尔认知评估量表（Montreal cognitive assessment，MoCA）（见第十六章附录部分）评分呈正相关。Zhang 等采用全脑 DTI 结合 VBA 方法研究帕金森病合并嗅觉障碍患者，发现双侧小脑 FA 值降低，提示小脑半球可能在嗅觉障碍中起重要作用。Ibarretxe-Bilbao 等发现帕金森病合并嗅觉障碍患者 FA 值降低主要出现在直回及嗅觉皮层邻近的白质。由此可见，帕金森病因其临床症状的不同会累及脑内不同结构，出现相应区域脑白质损伤的 DTI 表现。

多系统萎缩（MSA）临床症状多样，疾病早期易误诊，多种影像学检查方法在其诊断及鉴别诊断中至关重要。MSA 根据其症状可分为两个亚型，分别是以帕金森病症状为特点的帕金森综合征亚型（MSA-P）和以小脑症状为特点的小脑亚型（MSA-C）。MSA 皮质脊髓束走行区可见多个区域的 FA 值下降，MSA-P 主要表现为脑桥、小脑和壳核的 FA 值降低，MSA-C 主要表现为小脑中脚、小脑下脚和脑桥腹侧的 FA 值降低。在上述区域中，脑桥 FA 值的降低有特异性，对 MSA 的诊断有特异性价值。DTI 可在 MSA 早期常规影像学检查尚未发现明显异常时发现脑内广泛区域的 FA 值降低，对 MSA 的诊断提供了重要价值。FA 值的降低在发病初期明显，之后逐渐减慢，而且 FA 值的降低与患者的共济失调等临床症状呈正相关，提示 FA 值可用来对 MSA 进行病情变化的检测。HLD 患者 FA 值降低的部位主要包括豆状核、丘脑及内囊、额枕叶等。

三、磁敏感加权成像

磁敏感加权成像（susceptibility weighted imaging，SWI）应用的主要原理是血氧水平依赖效应及不同组织的磁敏感差异，序列主要是 T_2^*GRE 序列。近年来，随着磁共振技术的不断进步，传统的 2D 梯度回波采集数据已经被 3D 梯度回波采集所取代，新的技术采用薄层扫描、分辨率更高。原始图像包括强度图和相位图，相位图包含的相位位移主要由磁敏感加权效应和主磁场引起，主磁场引起的相位位移频率低，相位图经过频率滤波处理得到相位蒙片，然后与强度图整合，经 MIP 重建即可得到 SWI 图像。SWI 图像含有大量的图像信息，在脑血管病、外伤、神经变性疾病及肿瘤方面有较高的临床价值。SWI 可区别不同组织的磁敏感性差异，磁敏感性差异与组织含有的物质相关。铁是脑内常见的顺磁性物质，铁质沉积区磁敏感性高，与邻近组织相比为负相位，在相位图上呈低信号，感兴趣区的相位位移值可通过相位图测量，此值与感兴趣区的铁沉积量呈正相关。因此，SWI 可检测感兴趣区的铁含量。

铁作为人体必需的一种微量元素，在新陈代谢过程中起重要作用。铁具有较高的氧化还原能力，参与氧的转运和利用，是脑内许多酶的辅助因子，其主要作用包括：①是血红蛋白和非血红蛋白的重要组成部分;②参与脱氧核糖核酸和蛋白质的组成;③参与神经递质的代谢和神经元突触的生长。正常机体可保证铁含量的动态平衡,如果过多的铁在脑内沉积,就会引起自由基反应导致神经元死亡,进而引起许多神经系统疾病。铁的过量沉积在帕金森病中的作用已被广泛关注,其致病原因主要是影响许多重要的酶或蛋白的功能,如多巴胺及酪氨酸羟化酶、α-突触核蛋白。帕金森病脑内过量铁沉积的主要部位是黑质,其来源可能包括:①黑质内多巴胺神经元的死亡造成铁的异常沉积;②体内铁发生重新分配,其他部位的铁向黑质转运、沉积。黑质内铁的沉积是多巴胺神经元死亡的原因还是其死亡后的病理结果一直是学术界争论的焦点,大多数学者认为过量的铁沉积是多巴胺神经元死亡的原因。帕金森病铁沉积最明显的部位是黑质,这是国内外学者研究的共识。在早期帕金森病就可检测到黑质的过量铁沉积,说明铁沉积在帕金森病的发生发展中起到决定性因素。但许多学者研究发现,铁的过量沉积虽然与帕金森病的发生有关,但铁含量与帕金森病的病程没有明确的相关性。铁含量的增加可能不会随着病程的进展而进展。至于铁含量是否与帕金森病的严重程度相关,不同研究者结论存在差异,可能与样本量、入组患者等因素有关,尚需进一步研究。铁沉积另一常见部位是苍白球,苍白球铁沉积与帕金森病患者运动功能障碍有关。除了基底节、黑质外,铁沉积还可发生于脑内其他部位,沉积的相应部位会产生相应的临床表现。帕金森病常见的非运动症状是认知障碍、抑郁等情感表现,这部分患者可以发现额叶的异常铁沉积。

MSA 发病机制尚不十分明确,但铁代谢异常被认为可能是其中之一。铁在脑组织的正常功能中起极为重要的作用,如作为血红蛋白的组成部位转运氧、参与细胞有氧代谢的电子传递等。然而,高浓度的氧对细胞也是有害的,铁离子能催化自由基的生成,经过一系列的化学反应造成蛋白质和 DNA 的损伤,导致神经元的死亡。铁代谢异常在运动障碍性疾病的发病过程中起重要作用。MSA 铁沉积的部位主要位于壳核,这一点与帕金森病不同,帕金森病铁沉积主要是苍白球及黑质。这种差异形成的机制尚不明确,但这种现象的存在可以作为两者的鉴别诊断之一。肝豆状核变性患者由于铜过量沉积于人体多种组织导致出现一系列临床症状,在脑组织的沉积产生帕金森病样症状。铜与铁有相同的理化性质,同样是顺磁性物质,能在 SWI 图像上检测出来。因此,SWI 对肝豆状核变性的诊断有重要意义。肝豆状核变性铜沉积主要集中在豆状核、尾状核、红核、黑质。

四、磁共振波谱成像

磁共振波谱成像(magnetic resonance spectroscopy,MRS)以磁共振现象为基础,取决于化学位移及自旋耦合现象。在均匀磁场中,由于所处的周围环境不同,不同化合物中的相同原子核其周围磁场会有细微的差别,共振频率也因此不同,这种现象即为化学位移。自旋耦合现象是指原子核在共价键的自旋磁矩作用下形成自旋耦合,耦合强度越大,波分离越明显。通过化学位移及自旋耦合现象,可以将不同化合物中的相同原子核在频率轴上区分出来,即形成了波谱。在波谱图像中,峰高度代表磁共振信号的强度,峰宽度代表磁共振的频率,用峰高度及峰宽度计算出峰下面积,峰下面积与代谢物的含量呈正比。MRS 常用的检测指标包括 N-乙酰天门冬氨酸(NAA)、胆碱(Cho)、肌酸(Cr)。NAA 共振频率位于2.02ppm,在正常 MRS 中峰最高,NAA 主要存在于神经元及其轴索中,是神经元公认的标志物;NAA 由神经元的线粒体产生,与脑发育成熟程度有关,NAA 的降低代表神经元的丢失或其能量代谢障碍。Cho 共振频率位于 3.20ppm,是含胆碱的复合物,主要包括磷酸胆碱、甘油磷酸胆碱等胆碱化合物,正常 MRS 中峰高度仅次于 NAA 峰。Cho 与细胞膜磷脂代谢及神经纤维髓鞘形成有关,参与细胞膜的构成及转运,胶质细胞内含量最多;Cho 峰增高与细胞分裂增殖活跃、细胞膜代谢增高以及髓鞘脱失有关。Cr 共振频率位于 3.02ppm,主要包括肌酸与磷酸肌酸,正常 MRS 中是第三高峰。Cr 与能量代谢有关,是高能磷酸盐的储备形式并能缓冲 ADP、ATP,两者的共振峰是重叠的,在酸的作用下两者可以相互转化,因此 Cr 的总量相对恒定,即使在病理情况下变化也较小,所以通常将 Cr 作为参照物,衡量 NAA 与 Cho 的变化,NAA/Cr 或 Cho/Cr 比值的变化可以判断神经元和髓鞘是否完整。近年来,γ-氨基丁酸(GABA)作为中枢神经系统氨基酸类神经递质越来越受到关注。GABA 与受体结合后能够起到抑制神经元活性的作用。脑内 GABA 含量的降低会导致神经元过度兴奋,引起帕金森病、抑郁症、运动障碍等神经精神疾病。利用 MRS 检测 GABA 浓度在过去较为困难,但随着 MRS 技术的不断进步,这一技术也越来越成熟。

帕金森病累及部位主要包括黑质、苍白球、纹状体(尾核及壳核),这些部位的神经元不同程度被破坏、神经胶质增生以及多巴胺含量减少,从而导致震颤、强直、运动障碍等一系列临床症状和体征。因此,帕金森病的 MRS 研究主要集中于黑质、苍白球、纹状体。由于研究涉及的患者入组标准不同、病程及病情存在差异,MRS 技术中磁场强度、脉冲序列、体素大小等因素难以统一,目前帕金森病的 MRS 研究结果尚无严格的一致性,但包括黑质、苍白球、纹状体在内的基底节区域 NAA/Cr 降低、Cho/Cr 升高作为帕金森病的基本 MRS 表现仍是国内外学者的研究共识。NAA/Cr 的降低代表多巴胺神经元的缺失,Cho/Cr 的升高代表神经胶质增生,反映了帕金森病的基本病理生理改变。此外,帕金森病的黑质区 γ-氨基丁酸较皮质区明显升高。由于黑质、纹状体多巴胺神经元的减少导致皮质神经传入减少,皮质-纹状体投射受到影响,帕金森病除了累及上述部位外,还会累及皮质。帕金森病皮质区 NAA/Cr 降低提示神经元结构或功能障碍,额叶 NAA/Cr 的降低与患者认知障碍高度相关。

MSA 波谱表现主要是 NAA 值的降低,反映了神经元细胞的丢失。NAA 的降低在苍白球、壳核以及豆状核更为明显,这一点也是与帕金森病的不同之处,可作为两者的鉴别诊断。MSA-C 患者脑桥和延髓的肌醇浓度明显增高、NAA 降低,脑桥肌醇与肌酸的比值与临床症状的严重程度呈正相关,可作为临床疾病监测的标志物之一。HLD 患者 MRS 表现为豆状核区 NAA/Cr、Cho/Cr 的降低,反应局部脑组织因铜的沉积导致神经元变性坏死及细胞膜的破坏。

MRS 技术除了帕金森病的诊断外,还可用于病情评估、疗效判断。帕金森病脑内代谢物变化与统一帕金森病评定量表(unified Parkinson disease rating scale,UPDRS)(见第十六章附录部分)有较强的相关性,NAA/Cr 与 UPDRS 评分呈负相关,Cho/Cr 与 UPDRS 评分呈正相关。病程越长、UPDRS 评分越高,NAA/Cr 越低、Cho/Cr 越高,提示神经元损伤及胶质增生越明显。目前临床治疗帕金森病的主要药物包括左旋多巴、多巴胺受体激动剂等,MRS 技术可对药物疗效进行检测。研究表明,帕金森病患者服用左旋多巴后降低的 NAA/Cr 值升高,接近正常水平。因此,NAA/Cr 值可作为神经元功能异常可逆转性的指标并用于疗效检测。帕金森病患者在出现典型临床症状之前就出现了黑质纹状体功能减退,MRS 可活体检测脑内代谢物浓度变化,在帕金森病早期诊断、病情评估及疗效判断方面有很大的应用价值。

(段崇锋　周锐志)

第二节 帕金森综合征功能影像学

近年来,分子影像技术(molecular imaging)异军突起,为帕金森病的早期诊断、鉴别诊断和病情评估带来了希望。

分子影像技术是运用影像学手段显示组织、细胞和亚细胞水平的特定分子,反映活体状态下分子水平变化,对其生物学行为在影像方面进行定性和定量研究的科学。通过分子影像技术,可以阐明病变组织细胞基因表达、信号传导、代谢水平、受体密度及功能等的变化,为疾病的诊断、治疗监测提供精准的分子水平信息。分子影像技术主要有应用放射性核素及其标记物作为探针的核医学分子影像、磁共振分子影像、光学成像和超声成像,其中核医学分子影像由于其灵敏度高、组织穿透力强、探针标记技术成熟,是分子影像的主导技术,许多方法已在临床应用多年,甚至成为某些疾病诊断的重要方法。对于帕金森病,核医学分子影像则可以从糖代谢水平、多巴胺能神经通路、交感/副交感神经支配、病理标志物沉积等多方面提供信息,帮助帕金森病的早期诊断、鉴别诊断、病情评估及预后评价。

一、帕金森病的糖代谢显像

氟-18-代脱氧葡萄糖(^{18}F-FDG)为葡萄糖的类似物,可反映细胞的葡萄糖代谢过程。通过正电子发射型计算机断层显像(position emission tomography,PET),可以监测 ^{18}F-FDG 在大脑的分布情况,反映出不同区域的糖代谢水平和血液循环,进而帮助了解局部突触活动和细胞密度的变化。研究发现,帕金森病患者脑内存在不同程度的糖代谢分布异常,称之为帕金森病相关糖代谢模式(PDRP)。与对照组相比,早期帕金森病患者的苍白球、丘脑、脑干、小脑、感觉运动皮质区糖代谢增强,晚期帕金森病患者的运动前皮质、顶枕区糖代谢减弱;对于患者自身,症状肢体对侧(即患侧)纹状体的糖代谢较健侧降低。这种帕金森病脑葡萄糖异常代谢的变化与帕金森病患者大脑运动皮质-基底节-丘脑-大脑运动皮质通路的改变一致,局部糖代谢率的变化反映了神经网络传入性突触活动的变化情况。有研究还发现,帕金森病患者脑葡萄糖代谢变化特点随病情的严重程度而变化,PDRP 表达值与统一帕金森病评定量表(unified Parkinson's disease rating scale,UPDRS)(见第十六章附录部分)运动功能评分和 Hoehn & Yahr 分级均呈正相关,而早在快动眼睡眠期行为障碍(RBD)阶段,就存在脑葡萄糖代谢模式的变化。这些均为帕金森病的早期诊断及病情评估提供了可能。

此外,研究发现,在不同病因所致的帕金森综合征中脑葡萄糖代谢模式亦存在差异。PSP 患者的异常表现主要是纹状体、内侧丘脑、脑干及中线附近额叶皮质糖代谢的减低,如进行 PET/MRI 显像,MRI 结构影像还可以发现中脑萎缩所对应的"鼠耳征"和"蜂鸟征";MSA 患者根据类型及病情进展的不同,可表现为小脑、脑桥及纹状体区糖代谢的减低,结构影像还可以发现中脑/小脑萎缩,以及由于脑桥横行纤维和小脑中脚的变性导致的 MRI T$_2$ 加权像上脑桥的"十字征";CBD 患者的异常表现主要是非对称性的中央前后回皮质、纹状体及丘脑糖代谢的减低,结构影像亦可发现与之对应的大脑皮层的萎缩;LBD 患者的异常表现主要是顶颞叶、楔前叶及视皮层的糖代谢减低,以及由此形成的"后扣带回岛征"(cingulate island sign,CIS),结构影像可见枕叶皮质的萎缩。统计分析结果显示,PET 糖代谢显像结合 MRI 结构影像,对帕金森叠加综合征鉴别诊断的准确性可高达 92%。

但是,由于 PET 糖代谢显像的特异性不高,特别是病变早期变化不明显时,单纯依赖糖代谢显像仍难以准确判断;同时,脑组织生理状态下糖代谢旺盛,易受到各种环境及机体状态的影响,在进行分析时需要排除上述因素的干扰。此外,对于脑组织糖代谢变化的定量或半定量分析要远比肉眼观察准确,目前多基于统计参数图(statistical parameters mapping,SPM)或三维立体表面投影(three-dimensional stereotactic surface projections3D-SSP)等软件分析,过程较复杂,且需要有成熟的正常数据库参考,其临床广泛应用仍受到一定的限制。

二、帕金森病的多巴胺能神经通路显像

帕金森病的病理学基础是黑质多巴胺(dopamine,DA)能神经元进行性退变,导致纹状体区多巴胺递质降低、多巴胺与乙酰胆碱递质失平衡的生化改变。因此,针对多巴胺能神经通路的分子影像对帕金森病的诊断、鉴别诊断、病情评估乃至疗效监测都有重要的作用。根据多巴胺合成、储存、释放及作用的路径,帕金森病的多巴胺能神经通路分子显像主要可以从以下四个方面开展:

(一)多巴胺神经递质合成显像

6-L-多巴(^{18}F-dopa)是 L-多巴(L-dopa)的类似物,在体内代谢过程与 L-dopa 相似,经芳香族氨基酸脱羧酶(AADC)转化为 6-^{18}F-多巴胺。因此,测定基底节 ^{18}F-dopa 摄取量可以定量反映突触前膜多巴脱羧酶的活性,其活性高低间接反映黑质多巴胺神经元数目,判断帕金森病病情。Gallagher 等对 26 位疑诊帕金森病者和 11 位正常对照者进行追踪,对比了 4.5 年前后 ^{18}F-dopa PET 显像的变化,发现帕金森病患者纹状体 ^{18}F-dopa 摄取的减低程度要明显高于正常对照组。Pavese 等对帕金森病患者注射 ^{18}F-dopa 后,PET 表现为壳核、蓝斑、内侧苍白球、尾状核、下丘脑区的 ^{18}F-dopa 摄取量明显降低,尤以壳核最显著;部分患者蓝斑区和内侧苍白球 ^{18}F-dopa 摄取量高于对照组,经 1 年随访,上述两区 ^{18}F-dopa 摄取量低于对照组,因此,认为可能与机体的代偿机制有关。Pikstra 等则研究了壳核、尾状核的 ^{18}F-dopa 摄取值与强直、运动迟缓、步态的运动评分的关系,发现两者间存在良好的负相关性,但与震颤的严重程度并不相关。因此 ^{18}F-dopa PET 显像可以作为追踪帕金森病病情进展及评估各种治疗效果的一个指标。

但是,由于外周组织中儿茶酚 -O- 甲基转移酶(COMT)的作用,使得左旋多巴代谢为 3-O- 甲基多巴(3-OMD),会消耗部分 ^{18}F 标记的左旋多巴,导致 ^{18}F-dopa 并不能完全被纹状体摄取。因此,PET 检查前帕金森病患者需要服用一种 COMT 抑制剂(0.2g 恩多卡朋片)抑制周围组织中多巴的消耗,增加左旋多巴的生物利用度,并且增加脑内可利用的左旋多巴总量。

(二)多巴胺存储相关转运体显像

Ⅱ型囊泡单胺转运体(vesicular monoamine transporter type 2,VMAT-2)是一种膜蛋白,存在于单胺能神经元突触末梢的囊泡内,其功能是将胞质中的单胺(如 5- 羟色胺和多巴胺等)转运并储存于囊泡内以阻止其分解。通过检测 VMAT-2 结合情况可反映多巴胺神经末梢丢失情况。^{11}C 或 ^{18}F 标记的 DTBZ(二羟基四苯并喹嗪)PET 显像是目前较为成熟的 VMAT-2 显像方法。示踪剂摄取的减少与多巴胺能神经元数量的减少有关。有研究发现,帕金森病患者的纹状体和中脑 ^{18}F-DTBZ 摄取减少,最明显的部位是症状对侧豆状核后部。Hsiao 等的研究纳入了 17 例正常志愿者和 53 例帕金森病患者,并根据临床表现将帕金森病

患者分为轻、中和重度患者，^{18}F-DTBZ PET 显像结果发现，壳核和尾状核等部位的摄取减低程度与其病变严重程度呈正相关。Alexander 等的研究则发现，在 47 例临床疑诊帕金森病的患者中，经过 VMAT2 PET 显像，有 11 例患者改变了诊断，25 例患者改变了治疗方案，诊断效能得到了明显的提升。但是，由于 ^{18}F-DTBZ 的摄取与 5- 羟色胺（5-HT）囊泡转运亦有交叉，使其特异性受到一定的影响。

（三）多巴胺转运体显像

多巴胺转运体（dopamine transporter，DAT）是位于多巴胺能神经末梢突触前膜上的跨膜蛋白，其主要功能是再摄取突触间隙内 DA，是控制脑内多巴胺水平的关键因素。因此，DAT 的重摄取功能将直接影响突出间隙多巴胺的浓度，从而引起多巴胺能系统的功能活动的改变。DAT 可反映多巴胺能神经末梢突触前膜的功能及神经元数量，早期帕金森病患者 DAT 水平降低，且帕金森病患者 DAT 变化的敏感性优于 DA，因此 DAT 检查多巴胺能神经功能可为早期甚至亚临床期帕金森病诊断提供敏感的客观指标。目前，研究比较成功的 DAT 配体为可卡因系列衍生物及苯基托品烷类，对其进行不同核素的标记可分别进行 SPECT 显像（如 ^{99m}Tc-TRODAT-1 和 ^{123}I-β-CIT）和 PET 显像（如 ^{11}C-CFT，^{18}F-FP-β-CIT 等）。

DAT 主要分布于壳核与尾状核，随着年龄的增加，正常人 DAT 的密度也缓慢减少。早在 2001 年，Marek 等就通过 SPECT 显像发现，正常人对 ^{123}I-β-CIT 的摄取程度以每年 0.8% 的速度递减，而帕金森病患者的减低速度（每年 11.2%）则明显快于正常人。早期帕金森病患者双侧纹状体 DAT 分布不对称降低，起病对侧壳核、尾状核均显著降低，起病同侧以壳核外侧部降低为主，这说明单侧肢体起病的早期帕金森病患者，两侧核团在病理生理上都已有改变。进一步研究比较了帕金森病组与正常对照组双侧纹状体 ^{11}C-CFT 的摄取，发现早期帕金森病患者壳核较尾状核减低更明显（帕金森病组壳核 ^{11}C-CFT 平均摄取值减少至对照组的 55.8%，尾状核摄取值减少至对照组的 76.5%）。因此，DAT 显像有望帮助帕金森病的早期诊断，以及辅助临床不确定帕金森病综合征（clinically uncertain Parkinsonian syndromes，CUPS）的判断。50% 以上的患者可在基线 DAT 显像中发现异常并调整治疗策略；经过两年的随访，90% 的患者仍保持与 DAT 显像结果一致的诊断。

对于确诊帕金森病的患者，DAT 显像还可用于病情评估及疗效监测。Wang 等的研究中，将 41 例帕金森病患者根据 UPDRS Ⅲ 评分（统一帕金森病评定量表运动功能评分）和 Hoehn-Yahr 分期进行分组，^{18}F-FP-CIT PET 显像结果进行 SPM 分析，结果发现纹状体 ^{18}F-FP-CIT 的摄取与 UPDRS Ⅲ 评分间存在显著负相关性。Fukae 等研究了 1 例 62 岁帕金森综合征患者行深部电刺激（deep brain stimulation，DBS）治疗前后 ^{11}C-CFT PET 显像的差异，发现术后纹状体对 ^{11}C-CFT 摄取明显改善。

同 VMAT2 分子探针一样，目前所开发的分子探针也非选择性的结合 5-HT 转运蛋白，这一方面对 DAT 显像的特异性带来了影响，另一方面也为其在其他领域的应用带来了可能性。

（四）多巴胺受体显像

多巴胺受体是一种细胞膜受体，基于多巴胺受体对腺苷酸环化酶活力的不同影响和受体识别特征，将其分为至少 5 种主要亚型。帕金森病的病理改变主要是 D_2 受体，故临床多采用 D_2 受体显像进行帕金森病诊断。目前，临床上 D_2 受体的显像方法主要有 ^{123}I-IBZM 的 SPECT 显像和 ^{11}C-raclopride（雷氯必利）PET 显像。通过测定基底节与小脑、额叶、枕叶的比值，可反映 D_2 受体的数目和功能。研究发现，帕金森病早期纹状体（尤其是壳核）D_2 受体明显上调,并且这种上调效应与 ^{18}F-dopa 的摄取呈负相关;与对照组相比,早期帕金森病患者尾状核 ^{11}C-raclopride 摄取率轻度降低、后壳核区轻度增高。这一发现不单有助于帕金森病的分期,更有助于帕金森病的鉴别诊断,与帕金森病组相比,多系统萎缩(MSA)患者尾状核、壳核摄取减少,尤以壳核区 ^{11}C-raclopride 结合指数降低最显著。

基于不同类型多巴胺能神经分子显像的特点,有学者提出了联合葡萄糖代谢显像与 DAT 显像或 D_2 受体显像,对帕金森病进行早期诊断、鉴别诊断及病情评估的策略,并取得了较好的效果。

三、帕金森病的心脏交感神经显像

随着帕金森病非运动症状研究的逐渐深入,与之相关的分子影像研究也受到越来越多的重视。有证据显示,在帕金森病起病早期,心脏交感神经纤维受损即可出现,并贯穿于整个病程。因此,心脏神经受体显像被引入了帕金森病的诊断。用 ^{123}I 或 ^{131}I 标记的间位碘代苄胍(metaiodobenzylguanidine,MIBG)是去甲肾上腺素(NE)的类似物,可通过与 NE 摄取相类似的途径进入交感神经末梢并储存于囊泡中,但不参与进一步的代谢,因而可以反映心肌内交感神经受体的分布和活性。研究证实,心脏的失交感支配不但出现在早期帕金森病,更与轻度认知障碍、精神障碍(抑郁、焦虑、幻视)、自主神经障碍(便秘、体位性低血压)、睡眠障碍(快速动眼期睡眠行为障碍)等非运动症状有较好的相关性。这一分子显像技术也得到广泛认可并作为支持证据纳入帕金森病的临床诊断标准。

四、帕金森病的病理标志物显像

研究表明帕金森病与路易体痴呆(DLB)在病理上均有 α-突触核蛋白的异常沉积,故又被统称为路易体病。病理条件下,由于 α-突触核蛋白的结构改变,导致错误折叠,继而纤维化,最终形成纤维性聚集体,这一过程在帕金森病的发生发展中起到了重要的作用。因此,针对 α-突触核蛋白的显像也为帕金森病的早期诊断及病情评估打开了新的一页。

随着帕金森病病情的进展,认知障碍成为难以回避的事实,如何鉴别帕金森病痴呆(PDD)与其他类型痴呆,为分子影像技术提出了新的课题。Tau 蛋白与 β 淀粉样蛋白斑块是多种神经退行性变痴呆的重要病理标志物,相应的分子探针层出不穷,为帕金森病的诊断及鉴别诊断提供了更多重要依据。

综上所述,分子影像为帕金森病的早期诊断、鉴别诊断、病情评估及疗效监测提供多种有效、特异、无创、动态的方法,合理选择分子影像检查方法,将为帕金森病的精准诊疗带来更多的帮助。

(孙　逊　兰晓莉)

第三节　帕金森综合征经颅超声学

一、概述

经颅多普勒超声(transcranial duplex sonography,TCS)可以检测到帕金森病黑质部位的强回声,该检查方法是一种透过完整颅骨测量脑组织回声强度的神经影像技术,动物和尸检结果都证实基底节回声的产生与组织中铁含量相关,可见于原发性帕金森病(IPD)、MSA 和 PSP 等疾病。

1. TCS 检查方法 检查时,受试者采取仰卧位,将探头紧贴于受检者颅骨一侧的颞窗,沿听眶线轴向扫描中脑水平横断面,可见蝶形中脑、脑干中缝核、导水管及周围脑池呈强回声,余表现为相对均质的低回声。以同样方法进行对侧重复扫描。

2. TCS 诊断标准 根据 Berg 等的评定标准,正常黑质高回声的面积上限为 $0.20cm^2$,黑质高回声面积 $\geqslant 0.20cm^2$ 作为 TCS 阳性的标准。也有其他研究以其他界值作为诊断标准,如 $0.21cm^2$、$0.23cm^2$ 等。

3. TCS 在帕金森病诊断与鉴别诊断中的应用 在帕金森病诊断方面,Berg 等的结果显示 TCS 诊断灵敏度为 91%,Walter 等认为 TCS 诊断帕金森病灵敏度为 100%,特异度为 88%,提示 TCS 可以协助临床医师诊断帕金森病。有研究认为,与最终的临床诊断相比,TCS 诊断帕金森病的敏感性为 91%。另外,2014 年 Araceli 等人报道了 300 名参与者的 TCS 诊断研究(138 名正常对照,105 名帕金森病患者及 57 名特发性震颤患者),发现帕金森病患者黑质强回声面积 $(0.24 \pm 0.05)cm^2$ 显著大于正常对照 $(0.14 \pm 0.05cm^2)$ 及特发性震颤(ET)患者 $(0.14 \pm 0.04)cm^2$,且男性帕金森病患者面积更大。该研究以 $0.21cm^2$ 作为诊断标准,其敏感性为 83%,特异性为 90%。

Vlaar 等结合单光子发射计算机化断层显像(single photon emission computed tomography,SPECT)研究证实 TCS 诊断帕金森病的敏感性只有 50% 左右,提示 TCS 的敏感性存在争议。对此,本研究团队选取 PET 检查作为诊断"金标准",通过 DAT-PET 检查验证 TCS 灵敏度、特异度等,研究结果提示 TCS 灵敏度为 68.75%,特异度为 40%。2015 年陈生弟教授团队发表的相关研究也支持我们的结果,他们同时还提出黑质强回声的程度与 UPDRS Ⅱ 部分的评分有正相关性,黑质回声越强可能意味着病情越严重、药物反应越差。Joana 等人的横断面研究比较了 32 例帕金森病患者的 TCS 结果与 UPDRS- Ⅲ 评分,并没有发现两者之间有显著相关性,这提示黑质强回声可能与帕金森病运动症状无相关性。

已有多项研究证实,ET 患者发展为帕金森病的危险性显著增高。Fabienne 等人对 70 例特发性患者进行了 TCS 检查,经过平均 6.16 年随访后发现,对于有黑质强回声的 ET 患者,其发展为帕金森病的相对危险度为 7.00,敏感性为 77.8%,特异性为 75.6%,进一步证实了黑质强回声对帕金森病的诊断意义。

在帕金森病鉴别诊断方面,HLD(*ATP7B* 突变导致的一种遗传性疾病)临床表现常与早发性帕金森病类似,Jana Maskova 等人通过比较威尔逊病、早发性帕金森病和健康对照人群的 TCS 结果,发现早发性帕金森病患者黑质回声指数 (39.8 ± 5.9) 显著高于威尔逊病 $(28.0 \pm 4.6, p < 0.001)$ 及健康对照人群 $(28.8 \pm 4.9, p < 0.001)$。TCS 用于鉴别威尔逊病和早发性帕金森病鉴别的敏感性为 93.8%,特异性为 90.9%,提示可有效鉴别两种疾病。

另外,一般认为单凭 TCS 检查不足以鉴别帕金森病与非典型帕金森综合征(帕金森叠加综合征),但有研究证实可通过联合超声标记物进行鉴别。例如,黑质强回声与基底节正常回声对于帕金森病的阳性预测值可达 0.91。

DLB 也常见黑质强回声,其发生率及范围也与帕金森病类似,这提示两种疾病的病因学有一定一致性。但是,考虑到双侧强回声面积时,两种疾病有一定差异。一项研究评估了 DLB 和帕金森病痴呆患者的 TCS 结果,发现 69.9% 的 PDD 黑质强回声面积不对称指数(较大侧面积除以较小侧面积) $\geqslant 1.15$,而路易体痴呆患者这一比例仅为 20%。这一结果与路易体痴呆对称性的临床表现也是一致的。

4. TCS 技术发展展望　目前已有多个中心的多项研究评估了 TCS 在帕金森病诊断中的价值，但是该方案的临床应用仍较局限。该技术的应用主要受骨窗条件的限制，特别是在观察脑深部的较小组织时。对于穿透效果较差的骨窗，可尝试降低超声频率到 1.7～2.0MHz，可部分改善成像效果。

TCS 仍很大程度上依赖于检查者的经验，为了避免这一问题，目前已有一些自动化检测方法正在评估，如有效轮廓算法、3D 超声技术、神经网络的成分分析等。在一项小型临床研究中，Plate 等人通过比较两位经验不同的检测者，评估了 3D 超声技术的应用效果。他们发现，3D 超声技术分类效果明显优于传统的分型方式，与检查者的经验无关（敏感性为 91%，特异性为 74%）。另一项研究中，Skoloudik 等人 DICOM 数据中黑质部分划定 0.5mm^2 的 ROI 区域，以正常对照中该区域灰度值的 90 分位值为界值，用于诊断。该自动化方案与手动方案的诊断效果类似，敏感性为 87%，特异性为 92%～96%。

目前大部分新技术都依赖于成像质量，因此也依赖于检测者的技术熟练程度。另外一个可能的发展方向是 TCS 技术与 MRI 或 PET 影像的融合，该技术可实时监测成像位置。但这也就失去了 TCS 本身的优势：成本低、速度快。不管是应用 TCS 还是与其他新技术联合应用，在该技术成为临床常规检测之前，我们需要详细的操作规程和完善的培训系统。希望在不久的将来，神经科 TCS 技术能协助临床医师及患者更深入地理解帕金森病，协助我们更早、更精确地作出诊断。

二、帕金森病脑多巴胺转运体代谢与 TCS 对照研究

TCS 简单、无创、价格低，可以协助临床诊断帕金森病，而 PET 显像应用分子成像的特点，能够通过在体方式对与疾病发生、发展密切相关的生物学标志物进行检测，在帕金森病诊断和病情评价方面发挥着日益重要的作用。因此，本研究选取 PET 检查作为诊断"金标准"，拟通过 DAT-PET 检查验证 TCS 灵敏度、特异度等，从而明确 TCS 临床诊断价值。

天坛医院对原发性帕金森病进行了 TCS 检查，排除了帕金森病叠加综合征患者、继发性帕金森病综合征患者、家族性帕金森病。所有入组的受试者均完成 TCS 检查。选用 PHILIPS IU22 超声仪，超声探头为 S5-1，设置穿透深度 15～17cm。所有受检者 TCS 均依照盲法原则由两名超声检查者完成，应用超声仪器配套软件处理分析图像，分别标记三次黑质强回声区域，并测量面积，算得平均值。如果双侧颞窗均不能穿透，无法获得黑质区强回声面积者记为失败，不纳入后期统计分析，阳性标准根据 Berg 等的评定标准。受试者完成 ^{11}C-CFT PET 显像检查。受试者在进行脑 PET 成像前需先经过多巴胺能药物"洗脱期"，即需停服抗帕金森病药物 12 小时、多巴胺受体激动剂 72 小时（若受试者未服药则可直接成像）。本研究采用的示踪剂为 ^{11}C-CFT，放射化学纯度＞98%。受试者于安静状态下平卧，静脉推注示踪剂（剂量 8mCi）后进行 PET 显像。图像采集方式为三维模式，先进行 CT 采集，然后进行 PET 数据采集。于静脉推注后 40 分钟进行采集，采集时间为 25～35 分钟，采集完毕经计算机重建后得到脑断层图像。PET 显示 ^{11}C-CFT 不对称性摄取减低为 PET 阳性结果。

结果 TCS 与 DAT-PET 一致性分析表明，53 例同时完成了 TCS 与 DAT-PET 的患者中，PET 阳性的患者 48 例，占 90.57%，PET 阴性的患者 5 例，占 9.43%，PET 阳性患者的 TCS 强回声面积为（0.21±0.14）cm^2，PET 阴性患者的 TCS 强回声面积为（0.16±0.16）cm^2。

以 0.20cm² 为 TCS 阳性标准,TCS 阳性的患者 36 例,占 67.92%,TCS 阴性患者 17 例,占 32.08%。TCS 与 PET 结果均为阳性者 33 例,占 62.26%,TCS 与 PET 结果均为阴性的患者 2 例,占 3.77%,TCS 与 PET 结果完全一致者 35 例,占 66.04%。TCS 阳性而 PET 结果阴性者 3 例,占 5.66%,TCS 阴性而 PET 结果阳性者 15 例,占 28.30%(图 7-1)。

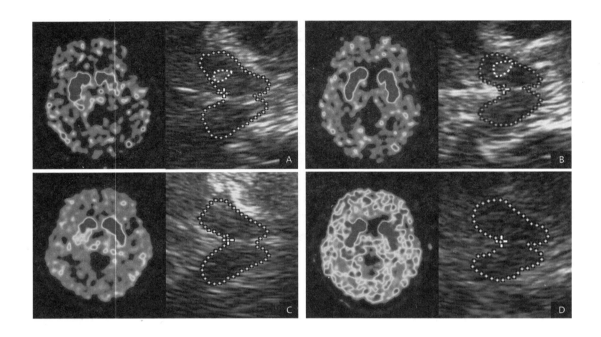

图 7-1 4 例典型帕金森病患者 PET 与 TCS 结果

A. PET 及 TCS 均为阳性,PET 可见左侧豆状核 ^{11}C-CFT 摄取减低,TCS 可见蝶形中脑内黑质强回声;B. PET 阴性而 TCS 阳性;C. PET 阳性而 TCS 阴性;D. PET 及 TCS 均为阴性,PET 示双侧豆状核 ^{11}C-CFT 摄取对称正常,TCS 蝶形中脑内未见黑质强回声

以 PET 结果作为诊断的"金标准",计算得出 TCS 灵敏度为 68.75%,特异度为 40%,阳性预测值为 91.67%,阴性预测值为 11.76%。应用 Kappa 一致性检验分析 TCS 与 PET 结果的一致性,Kappa 值为 0.042,p=0.690,$p > 0.05$,说明 TCS 与 PET 检查结果一致性程度很低。

在帕金森病患者出现临床症状之前已可能存在着较长的无症状期(即亚临床期),随着分子影像技术的发展,近年来帕金森病的诊断更加依靠分子影像学证据。国内目前尚缺乏 TCS 与 DAT-PET 一致性的研究,本研究旨在分析 DAT-PET 与 TCS 的一致性。

本研究中共 53 例帕金森病同时完成了 TCS 与 DAT-PET,应用 Kappa 一致性检验分析 TCS 与 PET 结果的一致性,得出 Kappa 值为 0.042,p=0.690,$p > 0.05$,提示 TCS 与 PET 检查结果一致性并不好。以 PET 结果作为诊断的"金标准",TCS 阳性预测值为 91.67%,说明 TCS 有较高的阳性预测价值,提示 TCS 可以作为帕金森病的初筛工具,若患者 TCS 结果阳性则高度提示帕金森病,无需行 DAT-PET 检查,而 TCS 阴性预测值仅为 11.76%,说明 TCS

结果阴性时,不能排除帕金森病的可能,需要行 DAT-PET 检查进一步明确诊断。

国外很多研究证实 TCS 对帕金森病诊断具有临床价值,2008 年 Gaenslen 等对 60 例具有轻度帕金森病综合征症状的患者进行为期一年的随访,期间每 3 个月进行 1 次 TCS 检查。随访时间结束后,对不能明确诊断的患者行 PET 或 SPECT 检查,最终 39 例患者被定为帕金森病,10 例为非典型帕金森综合征(无中脑强回声),4 例无上述两种情况。他们的研究中 TCS 灵敏度为 90.7%、特异度为 82.4%、阳性预测值为 92.9%,因此他们认为 TCS 结果阳性是支持帕金森病诊断的重要依据。

但也有研究证实 TCS 诊断帕金森病的敏感性只有 50% 左右。Vlaar 等随访了 82 例有帕金森病症状的患者。对其都做了 TCS 检查。其中 59 例做了突触前 SPECT,32 例做了突触后 SPECT。至随访结束时,51 例患者被诊断为原发性帕金森病,7 例为非典型帕金森综合征(APS),17 例无黑质退行性变,另外 7 例尚无临床诊断。TCS 将原发性帕金森病与无黑质退行性变患者鉴别开的敏感性和特异性分别为 50% 和 82%,而突触前 SPECT 为 97% 和 100%。异常 TCS 对异常突触前 SPECT 的阳性预测值为 88%。故他们认为 SPECT 比 TCS 的预测价值更大,但是由于异常 TCS 对有黑质退行性变的帕金森病的阳性预测值也很高,所以 TCS 可以作为突触前 SPECT 检查前的粗筛工具。

本研究结果提示 TCS 灵敏度为 68.75%,特异度为 40%,阳性预测值为 91.67%,阴性预测值为 11.76%。可见国际上关于 TCS 灵敏度、特异度的研究结论存在争议,这可能与研究中 TCS 阳性的判断标准不同以及研究方法的差异有关。

首先,对于 TCS 阳性的判断标准,与 Gaenslen 及 Vlaar 一致,本研究选取了黑质强回声面积 $\geq 0.20\mathrm{cm}^2$ 作为 TCS 阳性的标准,这源于 Berg 等早期研究。对于不同的判断标准,Lauckaite 等对 71 例帕金森病、58 例 ET、3 例帕金森叠加综合征、3 例遗传性帕金森综合征、23 例继发性帕金森综合征、33 例轻度认知障碍、13 例痴呆、71 例健康对照分别进行了 TCS 检查,结果表明,TCS 对帕金森病的诊断有高敏感性(针对不同标准 $0.20\mathrm{cm}^2$ 和 $0.26\mathrm{cm}^2$ 分别是 94.3% 和 90%),但是标准为 $0.20\mathrm{cm}^2$ 时特异性仅有 63.3%,标准为 $0.26\mathrm{cm}^2$ 时特异性 82.4%。Fernandes 等的初步研究中临床诊断帕金森病的患者 TCS 强回声面积为 $(0.31 \pm 0.08)\mathrm{cm}^2$,健康对照组 TCS 强回声面积为 $(0.17 \pm 0.02)\mathrm{cm}^2$。本研究选取分子影像学证据作为诊断"金标准",较以往依靠临床医师经验诊断更客观,其中 PET 阳性患者,TCS 强回声面积为 $(0.21 \pm 0.14)\mathrm{cm}^2$,PET 阴性患者,TCS 强回声面积为 $(0.16 \pm 0.16)\mathrm{cm}^2$。

Becker 等将 30 例帕金森病患者与 30 名健康对照组比较得出 TCS 灵敏度 40%、特异度 100%,而 Ruprecht 等选取了 582 名健康对照及 14 例帕金森病患者,得出 TCS 灵敏度 92%、特异度 55.1%,然而他们对 TCS 的研究均是基于临床诊断,尚缺乏影像学证据。Vlaar 选取了 SPECT 检查作为辅助诊断的依据,而 Gaenslen 研究中无法明确诊断的患者进行了 PET 或 SPECT 检查,但未能给予所有患者 PET 检查。

PET 和 SPECT,可以在早期及临床前期证实脑内多巴胺转运体功能减退、多巴胺递质合成减少等。多巴胺转运体是一种位于多巴胺能神经元突触前膜上的多巴胺转运蛋白,其功能是将释放至突触间隙的多巴胺通过主动转运再摄取回突触前,以保证突触的正常生理功能。中枢神经系统的突触前神经末梢可以通过针对 DAT 的探针进行显像,例如应用于 SPECT 的显像剂及应用于 PET 的 $^{11}\mathrm{C}$ 及 $^{18}\mathrm{F}$ 标记的显像剂。因此,突触前 DAT 可被定量,多巴胺的释放也因此可以被间接评估。超过 90% 的临床上诊断为帕金森病的患者都有纹状体多巴胺转运体的降低,故 DAT-PET 可以帮助区分是否存在突触前多巴胺能缺失。

Madras 等早在 1998 年即证实 DAT-PET 诊断帕金森病的灵敏度、特异度分别为 98%、83%，而后 Jennings 等也证实 DAT-PET 诊断帕金森病的灵敏度、特异度分别为 92%、100%，与 Madras 的结果均支持 DAT-PET 对于诊断帕金森病具有很高的灵敏度及特异度。本研究中 53 例患者均完成了 DAT-PET 检查，以 PET 结果作为"金标准"，评估 TCS 的灵敏度、特异度更加客观。

虽然本研究中 TCS 的灵敏度、特异度低于以往报道，但阳性预测值较高，提示 TCS 具有临床应用价值，可以作为帕金森病的初筛工具，此外，联合其他诊断依据，可提高帕金森病正确诊断率。Izawa 等研究中，TCS、嗅觉测试诊断帕金森病的灵敏度分别为 78.8%、84.8%，特异度分别为 93.8%、78.1%，而联合这两种检查，可明显提高诊断的灵敏度。同时 Uwe Walter 等通过研究 7 例有症状的及 7 例无症状的 *Parkin* 基因突变携带者（PMC），发现黑质强回声存在于 PET 阳性无症状的 PMC，四例 PET 阴性无症状 PMC 中，2 例存在黑质强回声而无多巴胺摄取减低的趋势，因此他们认为黑质强回声并非因进展性的多巴胺细胞缺失所致，而黑质强回声反映了多巴胺能神经元早期损伤，这一发现提示 TCS 可能发现 PET 仍正常的更早期的帕金森病。

综上所述，TCS 对于 PET 诊断阳性的帕金森病患者有较高的预测价值，在临床诊断帕金森病的患者中，TCS 阳性进一步提示帕金森病诊断成立，对于经济上存在困难的患者可减免 PET 检查，而 TCS 阴性尚不足以排除帕金森病诊断，需进一步进行 PET 检查以明确诊断。

三、帕金森病患者与 ET 患者 TCS 检测指标的比较和 ROC 曲线

临床实践中观察到有相当一部分震颤患者临床表现有姿势性震颤和混杂静止性震颤，很难鉴别是 ET 还是帕金森病。天坛医院对原发性帕金森病和 ET 患者黑质彩超进行了对比研究。帕金森病排除标准为：①继发性帕金森综合征、帕金森叠加综合征；②符合美国精神病学会制定的美国精神障碍诊断统计手册第 4 版（diagnostic and statistical manual of mental disorders，DSM-Ⅳ）的痴呆诊断标准；③符合 AD、VD、额颞叶痴呆（FTD）等其他类型痴呆的诊断标准；④语言障碍、构音障碍和聋哑等不能配合完成检查者；⑤严重心肺疾病、肿瘤、肝肾疾病等慢性消耗性疾病者；⑥精神障碍者。ET 入选标准：①双手及前臂明显且持续的姿势性和 / 或动作性震颤；②不伴有其他神经系统体征；③可仅有头部震颤，但不伴有肌张力障碍。排除标准：①存在引起生理亢进性震颤的因素；②正在或近期使用过致震颤药物或处于撤药期；③起病前 3 个月内有神经系统外伤史；④有精神性（心理性）震颤的病史或临床证据；⑤突然起病或病情呈阶梯式进展恶化。

所有入组的受试者均完成 TCS 检查。选用 PHILIPS IU22 超声仪，超声探头为 S5-1，动态范围为 50～170dB，设置穿透深度 14～16cm。受检者取仰卧位，将探头紧贴于受检者颅骨一侧颞窗，沿眶听线轴向扫描中脑水平横断面，以同样方法从对侧重复扫描。

帕金森病患者 SN 强回声面积以及黑质强回声总面积与中脑总面积的比值与 ET 患者比较，差异均具有统计学意义（$p < 0.05$）。以 SN 强回声面积小于 $0.20cm^2$ 为阴性结果，SN 强回声面积 $\geq 0.20cm^2$ 为阳性结果，帕金森病患者 TCS 检查，黑质强回声面积阳性率与 ET 患者比较，差异具有统计学意义。

将 TCS 用于帕金森病诊断及鉴别诊断时，ROC 曲线下面积为 A=0.801，标准误为 0.041，95% *CI* 为（0.721～0.881），当其临界值取 0.205 时，诊断敏感性为 74.1%，特异性为 76.7%。

证明其具有良好的诊断及鉴别诊断价值，见图 7-2。

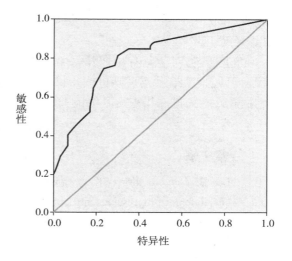

以往帕金森病的诊断主要依靠临床医生的经验，漏诊率、误诊率不容小觑。只有当黑质纹状体的多巴胺能神经元减少到正常值的 70% 以上才会产生临床症状。因此，帕金森病患者出现临床症状之前可能已存在较长的无症状期，随着影像技术的发展，近年来帕金森病的诊断更加依靠影像学证据。

临床上可观察到很多锥体外系疾病的患者存在相似的临床表现，如 ET 患者除表现有姿势性震颤外，还合并有静止性震颤。有的帕金森病患者不单存在静止性震颤，间或存在姿势性震颤。给我们的临床诊断带来一定困难。因此，需要某些客观的辅助检查协助帕金森病的临床诊断与鉴别诊断。

图 7-2　TCS 用于帕金森病鉴别诊断的 ROC 曲线

TCS 是一种透过完整颅骨测量脑组织回声强度的神经影像技术，既往研究结果证实基底节强回声的产生与组织中铁含量相关，这可见于原发性帕金森病、MSA、PSP 以及认知障碍综合征。中脑黑质和苍白球内侧部超声回声增强是帕金森病患者显著的超声特征。即使是非常轻微的变性损伤，没有被磁共振等检查发现，都有可能被超声探测到。中脑黑质色素细胞的缺失是帕金森病退行性变的典型特征，导致细胞结构的改变和胶质细胞增生。胶质细胞的相对增多及细胞内显微结构的变化，导致帕金森病患者 TCS 回声增强。

性别、年龄相匹配的帕金森病患者与 ET 患者的病程与发病年龄具有显著性差异。ET 患者病程长于帕金森病患者，发病年龄远早于帕金森病患者。两组患者中脑面积无差异。帕金森病患者中脑强回声面积、中脑强回声面积占中脑面积的百分比高于 ET 患者，具有显著性差异。以 SN 强回声面积大于等于 $0.20cm^2$ 为 TCS 检查阳性的标准，帕金森病患者阳性率明显高于特发性震颤患者，具有显著性差异。

通过 ROC 曲线确定，$0.205cm^2$ 为最佳阈值，这与 Gaenslen 及 Annemarie 等的研究相吻合。Berg 等早在 2001 年即将 TCS$0.2cm^2$ 作为阳性结果的阈值。但也有研究将 $0.26cm^2$ 作为阳性结果的标准。无论采用哪种诊断标准，TCS 均具有较高的诊断敏感性。此研究显示在取 0.205 作为界值时，诊断敏感性为 74.1%，特异性为 76.7%。

TCS 具有较高的阳性预测价值，在国际上早有报道。2008 年 Gaenslen 等对 60 名具有轻度帕金森综合征症状的患者进行为期一年的随访，每三个月进行一次 TCS 检查。对不能明确诊断的患者行 PET 或 SPECT 检查，最终 39 名患者被诊断为帕金森病，10 人为非典型帕金森综合征，TCS 的阳性预测值 92.9%。但也有研究显示 TCS 诊断帕金森病的敏感性只有 50% 左右。Annemarie 等研究提示 TCS 将原发性帕金森病患者与无黑质退行性变患者鉴别开的敏感性和特异性分别为 50% 和 82%。这可能与研究中 TCS 阳性的判断标准不同以及研究方法的差异有关。

近期有研究报道，TCS 联合嗅觉检测，两种快速、安全、简易的方法对帕金森病与 ET 的鉴别诊断比单一方法具有更高的特异度,两种方法的联合应用对早期帕金森病患者的诊断更具帮助。

综上所述,对于具有帕金森病样表现,临床诊断较为困难的患者,可选用 TCS 作为辅助诊断工具,TCS 结果阳性则可能支持帕金森病诊断,而 TCS 结果阴性的患者不可以排除帕金森病诊断,需进一步进行其他检查以明确诊断。

(王雪梅　赵慧卿)

参考文献

1. Lee JE, Cho KH, Song SK, et al. Exploratory analysis of neuropsychological and neuroanatomical correlates of progressive mild cognitive impairment in Parkinsons diease. Journal of neurology, neurosurgery and psychiatry, 2014, 85(1): 7-16.

2. 黄新明,孙斌,薛蕴菁,等.磁敏感加权成像检测 PD 病患者脑铁沉积.中华医学杂志,2010,90(43):3054-3058.

3. 麻少辉,张明,Rana N,等.1H-MRS 观察 PD 病患者延髓及黑质代谢.中国医学影像技术,2011,27(1):127-131.

4. Ronald B. Postuma, Daniela Berg, Matthew Stern, et al. MDS Clinical Diagnostic Criteria for Parkinson's Disease. Movement Disorders, 2015, 30(12): 1591-1599.

5. Daniela Berg, Ronald B. Postuma, Charles H. Adler, et al. MDS Research Criteria for Prodromal Parkinson's Disease. Movement Disorders, 2015, 30(12): 1600-1609.

6. Braak H, Del Tredici K. Invited Article: Nervous system pathology in sporadic Parkinson disease. Neurology, 2008, 70(20): 1916-1925.

第八章
帕金森综合征临床表现

第一节　静止性震颤

一、定义和发生机制

震颤是指身体某一部位的节律性和不随意运动,是运动障碍疾病最常见的症状。根据震颤发生的形式,震颤可分为静止性震颤和动作性震颤。静止性震颤是指身体任何部位在完全重力支持条件下出现的震颤。

人体震颤的形成可分为四大振荡机制,分别为机械性振荡、反射性振荡、中枢性振荡和前馈及反馈通路紊乱引起的振荡。帕金森病(PD)的静止性震颤主要来源于中枢性振荡,其形成有两种假说,一种假说是一个核团内的一群神经元具有节律性兴奋的特性,通过缝隙连接或突触连接,这些神经元的节律性发放得以同步化,下传并驱动下运动神经元产生节律性兴奋。另一种假说是多个核团通过神经纤维联系构成环路,兴奋活动在环路中周期性传递而产生振荡活动。研究发现,帕金森病的静止性震颤产生与基底节－丘脑－皮质环路的振荡环路密切相关。尾状核和壳核的多巴胺与运动迟缓、肌强直显著相关,而与静止性震颤并无关联,但丘脑腹中间内侧核(VIM)损害或脑深部电刺激术可以缓解静止性震颤。由此可见,静止性震颤的神经解剖基础可能与帕金森病其他运动症状有较大差别。关于静止性震颤的起源部位目前尚不明确,有学者推测起源部位位于苍白球,可能是丘脑底核过度兴奋导致苍白球腹后部震颤细胞数目增加所致。

二、静止性震颤是帕金森病的特征性表现

静止性震颤是帕金森病常见的首发症状,约75%患者首先出现该症状。常见手指搓丸样动作,频率通常为4～6Hz,安静或休息时出现,随意运动时减轻或停止,紧张时加剧。震颤可逐渐扩展至四肢,但上肢震颤通常比下肢明显,下颌、口唇、舌头及头部一般最后受累。先出现震颤的一侧始终比后出现的一侧为重,症状的不对称性是帕金森病震颤的特点。只有极少数患者震颤仅出现于下肢。

静止性震颤是一种复合震颤,常伴随着交替的旋前、旋后和屈曲、伸展运动,而且不会单纯以一种形式出现,通常是可变的。发病早期,静止性震颤具有波动性,在随意运动时减轻或暂时消失,但数秒后又出现,这种现象称之为“震颤重现”;至后期震颤在随意运动时仍持续存在,情绪激动、焦虑或疲劳时震颤加重,但在睡眠时消失。

静止性震颤的出现在帕金森病诊断中地位非常重要。英国脑库帕金森病诊断标准中支持帕金森病的诊断条件一共有 8 条,其中一条即静止性震颤,而帕金森病的其他运动症状包括肌强直、运动迟缓、步态姿势异常,均未在帕金森病的支持诊断条件内,只出现在帕金森综合征的诊断范围内,可见静止性震颤在诊断帕金森病中的地位和意义。最新的 2015 年国际运动障碍协会(MDS)公布了修订版的帕金森病最新诊断标准,帕金森病的支持标准简化为 4 条,静止性震颤依旧是其中重要的一条。而运动迟缓、肌强直只纳入在帕金森综合征的诊断条件内,修订版的帕金森病诊断标准去除了步态姿势异常。由此可见,静止性震颤是帕金森病的特征性表现,在诊断帕金森病中地位可见一斑。

静止性震颤在其他帕金森综合征中也可以出现,欧洲的多系统萎缩(MSA)研究组发现 33% 的多系统萎缩患者可出现静止性震颤,经典的搓丸样静止性震颤可出现在 8%～9% 的多系统萎缩的患者,但多系统萎缩患者更多见的是运动迟缓、肌强直,早期出现姿势不稳和自主神经功能受损,且对于多巴胺能药物反应差,头颅 MRI 可见脑桥十字征、壳核的萎缩等,可以与帕金森病相鉴别。进行性核上性麻痹(PSP)的帕金森型(PSP-P)患者中也可以见到静止性震颤,但 PSP-P 患者会出现垂直性眼动麻痹、认知功能障碍,对于多巴胺能药物反应欠佳,头颅 MRI 可见中脑鸟嘴征,这些均可以与帕金森病相鉴别。皮质基底节变性的患者中静止性震颤比较少见。另外有些药物和代谢性疾病也可以出现静止性震颤,需要详细地询问病史和进行相关的辅助检查,与帕金森病相鉴别。

三、静止性震颤的评估

(一)病史采集

除常规病史采集外,对于震颤的病史采集还应包括:①震颤的发生有何诱因,比如情绪激动、紧张、焦虑、受惊吓后,震颤之前是否有脑卒中、甲状腺功能异常或脑外伤病史。②震颤的起源和发展。帕金森病的静止性震颤多起源于肢体的远端,常见于上肢,典型的呈 N 形向同侧下肢和对侧上下肢发展,后期患者可出现下颌和舌部震颤,起病侧较对侧症状更重,呈不对称性。特发性震颤(ET)多见于双上肢及头部震颤。③震颤的出现、加重和缓解因素。静止性震颤是身体任何部位在安静状态下出现的,情绪波动可加重静止性震颤,早期静止性震颤可被随意运动抑制,睡眠或麻醉时可消失,帕金森病的静止性震颤可服用多巴胺能药物减轻和缓解。而特发性震颤多表现为姿势性和运动性震颤,饮酒后可缓解,情绪波动可加重。④震颤合并的症状。帕金森病(PD)震颤常合并运动迟缓、肌强直、步态姿势异常,非运动症状方面有嗅觉减退、抑郁情绪、快速眼动期睡眠中异常行为、便秘。而特发性震颤合并上述运动症状和非运动症状较为少见。⑤震颤的家族史:帕金森病的静止性震颤出现阳性的家族史较为少见,而特发性震颤患者中经常有阳性的震颤家族史。⑥特殊用药史,诱发震颤的药物包括 β 受体激动剂、茶碱、抗抑郁药物、锂、甲状腺素和胺碘酮等,还有一些与生活方式相关,如摄入咖啡因和酒精等。抗癫痫药物丙戊酸钠常引起特发性震颤样震颤,也可出现静止性震颤。阻断或抑制多巴胺(DA)的药物也可引起静止性震颤及其他帕金森病相关症状。这些药物包括抗精神病药物(氟哌啶醇、氟哌噻醇、喹硫平、利培酮、奥氮平)、止吐药(甲氧氯普胺)、DA 耗竭剂丁苯那嗪以及钙拮抗剂(桂利嗪和氟桂利嗪)。应详细询问患者用药史,询问上述药物使用与震颤出现的时间关系。

(二)体格检查

1. 观察震颤出现的时机、部位和频率 静止性震颤通常需要在患者安静状态下平躺,保持嘴部轻微张开的条件下观察,同时可让患者完成简单的认知任务,比如从100倒数,观察患者肢体和下颌的静止性震颤。但有些患者的静止性震颤比较轻微,需要诱发才能发现。诱发动作包括让患者自然行走,可观察双上肢自然下垂状态下的静止性震颤;或者平躺时让对侧上肢做握拳、轮替动作,观察同侧上肢和双下肢的静止性震颤;或者在坐位双下肢自然下垂状态下,让患者完成双上肢的握拳或轮替动作,观察下肢的静止性震颤。

同时需要观察动作性震颤,动作性震颤包括姿势性震颤、运动性震颤、意向性震颤、任务特异性震颤和等张性震颤(主要包括直立性震颤)。姿势性震颤是让患者的身体部位对抗重力保持一定的姿势时观察是否有震颤,比如双上肢平举保持20～30秒,观察上肢的震颤。运动性震颤是观察患者在随意运动的整个过程中都存在的震颤,比如让患者伸手拿水杯。意向性震颤是患者运动接近目标时出现的震颤或原有震颤幅度的增加,如完成指鼻试验,观察手指接近鼻尖时的震颤。任务特异性震颤是指执行特定任务时出现的震颤或者原有震颤的加重,比如写字时出现的震颤。等张性震颤是指在没有运动的情况下肌肉收缩对抗外力时出现的震颤,比如站立位时观察双下肢的震颤。

观察震颤的部位、频率和幅度,是否影响日常活动。帕金森病的静止性震颤多发生在下颌、嘴唇、肢体,且单侧肢体为著,而孤立的头部震颤可能是特发性震颤或颈部肌张力障碍所致。震颤频率可分为低频(小于4Hz),中频(4～7Hz),高频(大于7Hz),震颤的幅度可作为疾病的严重性指标和用药前后的疗效对比。

2. 其他神经系统查　检查患者是否存在其他锥体外系受累的体征,比如运动迟缓,肌张力增高,面具脸,行走时小碎步、前冲步态,或者行走时摆臂动作减少,且以一侧为著。检查肌力、腱反射和感觉来筛查周围神经病、脑卒中和多发性硬化;检查指鼻试验和跟膝胫试验,观察患者行走的步态,如指鼻试验、跟膝胫试验欠稳准,行走时共济失调步态,提示小脑病变。

3. 内科查体　监测卧立位血压,检查心率,观察是否有出汗、突眼,除外甲状腺疾病;观察是否有肝病面容、蜘蛛痣,除外肝病引起的扑翼样震颤;瞳孔K-F环除外肝豆状核变性。

(三)辅助检查

辅助检查对于诊断和鉴别诊断静止性震颤相关的疾病有很大的帮助。

基本的检查包括甲状腺功能,除外甲亢引起的震颤;血清铜和铜蓝蛋白(如果发病年龄小于50岁),除外肝豆状核变性(HLD)引起的震颤;颅脑CT检查,虽然头部磁共振目前非常普及,但头部CT检查也是不可取代的,尤其对于颅内有金属沉积,比如钙沉积疾病(Fahr病或Fahr综合征)引起的震颤,头CT检查的特异性和准确性明显超过磁共振。

进一步的检查包括:①头部的磁共振检查,很多疾病比如脑卒中、多发性硬化(MS)、小脑疾病、肝豆状核变性、脑外伤后的脑部表现均可以通过磁共振明确,另外一些帕金森叠加综合征也有特异性的磁共振的表现,比如多系统萎缩(MSA)可表现为脑桥"十"字征、小脑萎缩、桥臂萎缩等,进行性核上性麻痹(PSP)可见中脑萎缩的"鸟嘴征"。②另一种无创的检查是震颤的表面肌电图-震颤分析肌电图,这种肌电图可帮助确定震颤的频率,主动肌和拮抗肌的收缩形式,震颤的幅度。一般来说小脑震颤的频率约为4Hz,帕金森病的震颤频率为4～6Hz,主动肌和拮抗肌交替收缩,特发性震颤的频率为4～12Hz,主动肌和拮抗肌收缩形式呈同步。震颤分析肌电图能够更加精确的分析震颤的特征,比临床查体更为客观。③多巴胺转运体正电子发射计算机断层显像(DAT-PET),能够鉴别帕金森病震颤和特发性震颤ET。帕金森病震颤的患者DAT-PET呈阳性结果,即纹状体多巴胺转运体减少,而没有累及纹状体多巴胺转运体的疾病,比如特发性震颤或精神心理性震颤,其 DAT-PET 是阴性的。但是 DAT-PET 费用较为昂贵,有一定辐射风险,且对于技术操作有较高的要求,所以并不是所有医院都能开展。④基因检查,对于青年起病或者有明确家族史的患者可建议完善相关基因筛查,包括早发性帕金森病、肝豆状核变性。老年男性(大于 50 岁以上)起病,出现震颤伴有小脑功能异常和早期认知功能或神经精神功能缺陷,磁共振显示双侧脑桥小脑脚或大脑白质的 T_2 加权信号改变可能提示脆性 X 染色体相关性震颤 / 共济失调综合征(FXTAS),要进行基因筛查。⑤其他检查,包括卟啉病筛查、毒物筛查,肌电图检查除外周围神经病受损引起的震颤等。

四、常见震颤疾病的鉴别诊断

特发性震颤(ET)是最常见的震颤类型,总发病率为 0.4%,大于 65 岁以上的老年人发病率高达 5%,而帕金森病(PD)震颤相对较少,大于 65 岁以上的老年人帕金森病发病率约 2%,但其中仅有一半的患者有震颤表现。特发性震颤和帕金森病震颤的鉴别如表 8-1 所示:

表 8-1　特发性震颤和帕金森病震颤比较

比较内容	特发性震颤	帕金森病
震颤部位	双上肢、头部、声带震颤	四肢、下颌
对称性	对称性	不对称性
震颤类型	动作性或姿势性	静止性为主,也有姿势性及动作性
合并的体征	偶有肌张力齿轮感	运动迟缓、肌张力增高、步态姿势异常
家族史	有	少或无
缓解因素	饮酒,放松,有时自我可控制	服用多巴胺能药物有效,自我控制困难
加重因素	兴奋、生气、疲劳、害怕、咖啡因、尼古丁、β 受体激动剂	情绪抑制、兴奋、疲劳
肌电图震颤分析	4～12Hz,姿势性震颤,同步收缩	4～6Hz,静止性震颤,交替收缩
DAT-PET	正常,无摄取减低	异常,不对称性摄取减低

(王　展　冯　涛)

第二节　肌强直

肌强直是有锥体外系参与的病理性肌张力升高的状态,协同肌和拮抗肌的肌张力均增高,是帕金森病的核心运动症状之一。虽然肌强直不是帕金森病最严重的症状,但它在诊断以及评估不同治疗的效果方面起着重要作用。尽管帕金森病患者可能感觉关节僵硬以及肌肉发紧,或者甚至存在功能限制(例如"冷冻"肩膀),但一般来说,肌强直是由临床医生检查的体征,而不是由患者描述的症状。

一、病理生理机制

一些事实表明神经方面的因素导致强直的形成:①强直是反射性的,脊神经后根被切除后强直消失,蛛网膜下腔或硬膜外注射局麻药物后可减轻或终止强直。对侧肢体被动运动可增强肌强直,也支持传入冲动参与强直形成的观点;②立体定向手术已经显示苍白球和一些丘脑核群影响肌强直;③左旋多巴能有效地减轻肌强直,甚至能使之转换成肌肉低张力。

目前,对强直形成的病理生理机制没有一个统一的意见,存在如下三种观点:

(一)脑途径

僵直型帕金森病患者的苍白球受到抑制、放电频率降低,导致神经兴奋性降低,继而苍白球 - 丘脑底核的投射纤维 GABA 释放减少,丘脑底核去抑制,进而导致基底神经核输出核团兴奋性增强,丘脑和大脑皮质运动区受到抑制,最终导致运动减少和僵直症状。

关于脑机制的研究认为,大脑皮层交换神经元的一条长反射回路可能存在高兴奋性。研究发现,当肌肉正在活动而突然受到干扰或突然停止时,活动肌的肌电图出现 3 种暴发波(暴发性放电),这些暴发波中的前两个波 M1 和 M2 在比反应时间还短的时间内出现,不是自发产生的,而是反射性的肌电活动。帕金森病患者与正常对照组相比,M1 正常而 M2 明显增大,因此 M2 反应的机制可能与强直的形成有关。针对 M2 的起源问题,有三个假说:① M2 反应反映一条长神经回路的运行,该回路起自肌梭初级感觉末梢,可能经运动皮层,并通过皮层脊髓束传出;② M2 反应是 Ⅰa 纤维传入的一部分转变而成的延长且分离的暴发波;③牵张反射中 M2 的长潜伏期成分是来自肌梭次级感受末梢的更小的 Ⅱ 类纤维传入,它比 Ⅰa 传入迟到达脊髓。如果第一个假说是真实的话,意味着强直和增加的 M2 的反应是由于这条经皮层的本体感受反射通路可能在皮层水平出现去抑制,最终导致支配梭外肌纤维的 α 运动神经元过度兴奋。

研究证实基底节对运动神经元的影响可以通过具有中脑中继和皮层形成的皮质下多突触途径来表达。中脑和网状结构的作用之一通常是使运动神经元接受皮质由于脊髓反射产生的指令。在正常的运动中,皮质脊髓和皮质下通路协同作用。然而在帕金森病中,皮质脊髓束几乎不起作用。另一方面,皮质下通路不能充分发挥作用。而 M2 波的增加不能单纯靠脊髓反射的代偿产生,需要皮质活动的增加。

(二)脊髓途径

肌强直可能是单纯的脊髓病的症状,比如肌强直可出现在脊髓胶质瘤中。痉挛的产生是由于抑制兴奋性的机制效能下降后,牵张反射兴奋性继发性增高;但强直时控制牵张反射兴奋性的主要机制仍能正常地起作用。研究认为网状核和网状脊髓束参与在中间神经元出现异常的调控中,至少有两个脊髓反射通路存在障碍。

运用微神经图技术记录得知,帕金森病患者 Ⅰa 纤维传入比正常对照组有更高的频率和更长的持续时间。Ⅰa 中间神经元主要接受 Ⅰa 纤维的传入,其轴突与支配拮抗肌的运动神经元构成抑制性突触,形成牵张反射的交互抑制的神经机制,其主要功能是防止拮抗肌与运动肌同时收缩,以协调反射活动。Ⅰa 交互抑制的增强可能是造成帕金森病患者肌强直的原因之一。Ⅰb 中间神经元接受来自肌肉高尔基体的 Ⅰb 传入纤维的冲动,发出轴突与同名肌和协同肌运动神经元发生抑制性突触联系,组成调节肌张力的负反馈系统,Ⅰb 中间神经元兴奋性下降,对运动神经元的反馈抑制减弱,使肌张力增高,出现强直。已发现帕金森病患者中Ⅰb中间神经元兴奋性较低,且兴奋性越低,强直越严重。

在条件反射性刺激后5ms,强直深度与H反射幅度间呈线性的相关性($r=0.79$, $p < 0.001$)。紧张性牵张反射尤其引人注意,因为它是肌紧张发生的基础,与强直具有很好的相关性。紧张性牵张反射是在肌肉受到缓慢而持续的牵拉时出现,正常人通常较弱,而帕金森病患者则反射特别强。紧张性牵张反射的神经生理学机制还不太清楚。没有证据显示反射过程中Ⅰa传入与运动神经元的放电具有明显相关性,预示着Ⅰa以外的其他机制可能在起作用。有人认为,在合适的条件下,肌肉Ⅱ类纤维传入可能伴随Ⅰa传入而导致紧张性牵张反射发生。动物实验研究结果支持如下观点:Ⅱ类传入纤维能在屈肌和伸肌中产生自体兴奋(正反馈)。这依赖于相关的中间神经元的状态(这些中间神经元被其他传入包括来自更高级中枢的传入或抑制)。

迄今,Ⅰa交互抑制的增强和Ⅰb中间神经元兴奋性下降是可以确定的两个显著异常。但即使在Ⅰa纤维中,由于没有帕金森病在脊髓水平上存在生化功能障碍的报道,周围传入神经的改变仍然是未知的。因此,强直这种异常的改变反映了下行的脊髓传导束兴奋性的变化。多条或仅仅一条传导束可能发生兴奋性改变。由于Ⅰa和Ⅰb中间神经元的变化具有密切的相关性($r=-94$, $p < 0.001$),所以它们的变化都依赖于同一机制发生。根据动物的神经生理学研究结果,网状脊髓束是一条能较好地解释这两者变化的传导束。正常情况下,这条传导束抑制Ⅰb抑制性中间神经元,在脊髓固有神经元池交换神经元后它兴奋Ⅰa抑制性中间神经元。然而,网状脊髓束功能的变化显然反映了该传导束下行路径中神经核的调节,该核被称为巨细胞网状核。因而推测帕金森病中巨细胞网状核出现功能的改变,其对脊髓Ⅰb中间神经元的调制可以解释强直。基底节传出影响巨细胞网状核的通路还没有清楚地确定下来,但已经明确该核接受来自脑桥脚被盖核的传入冲动,后者在解剖和功能上都与帕金森病有关。

研究证实基底节对运动神经元的影响可以通过具有中脑中继和皮层形成的皮质下多突触途径来表达。

二、临床特点

帕金森病肌强直的特点为被动运动关节时阻力大小始终一致。当关节进行被动运动时,增高的肌张力始终保持一致,检查者感受到的阻力增高是均匀的,拿起患者的胳膊或腿,帮助其活动关节,明显感到患者肢体僵硬,活动其关节困难,像来回折一根铅管,类似弯曲软铅管的感觉,故称"铅管样肌强直"(lead pipe rigidity);如患者同时存在静止性震颤,则在伸曲关节时可感到在均匀的阻力中出现断续的停顿,如同两个咬合的齿轮转动时的感觉,称为"齿轮样肌强直"(cogwheel rigidity)。病情较轻的患者,可以让其主动活动对侧肢体,同时被动活动患者的手腕或前臂也可以检查出齿轮样强直。不伴有"铅管样"抵抗而单独出现的"齿轮样"强直是不满足肌强直的最低判定标准的。肌强直不同于有锥体系参与的、往往伴随病理反射阳性、腱反射亢进的肌张力增高(痉挛),在关节被动活动时也没有折刀样感觉。

在发病早期几乎所有患者均可被检查出肌强直,多自一侧肢体开始。初期感到某一肢运动不灵活,有僵硬感,并逐渐加重,出现运动迟缓、甚至做一些日常生活的动作都有困难。肌强直可累及全身骨骼肌:四肢屈肌和伸肌、躯干屈肌、颈部以及面部肌肉,以肩胛带和骨盆带肌的强直更为显著。

　　肌强直常首先被发现出现在帕金森患者的颈后肌群和肩部肌群。肌强直较重的患者，当其仰卧在床上时，其头部可能保持向前屈曲数分钟，在头部与床垫之间留有一空间，称为"心理枕"。躯干肌强直容易被忽视或误认为是姿势异常。如果从患者后方推动其肩部，患者强直的上肢不会被动地摆动，即 Wilaon 征。

　　大多数患者上肢比下肢的强直程度重得多，发病早期患者有一特殊体征有助于诊断：让被检查者双肘置于桌上，使前臂与桌面成垂直位置，两臂及腕部肌肉尽量放松，此时正常人腕关节屈曲与前臂约成 90°，而帕金森病患者由于腕关节伸肌强直，腕关节仍保持伸直状态，就像铁轨两边竖立的路标一样，故称为"路标现象"。另外，由于手臂肌肉和手部肌肉强直，使患者上肢不能做精细动作，可表现为书写困难，写字时越写越小，呈现写字过小症（micrographia）。

　　面部肌肉强直可出现与运动减少一样的"面具脸"。患者会因肌强直而呈现特殊的姿势。当四肢、躯干、颈部肌肉同时受累时，患者会呈现一种特殊的姿势，称之为屈曲"猿猴状"姿势，表现为头部前倾，躯干俯屈，肘关节屈曲，腕关节伸直，前臂内收，双上肢紧靠躯干，髋及膝关节弯曲。患者还会呈现出"纹状体手"：掌指关节屈曲，指间关节伸直，手指内收，拇指对掌，手在腕部向尺侧偏斜。

　　疾病进展后还可表现为扭头、转身困难，此时因颈部和躯干肌肉强直，患者必须采取连续地小步移动，使头和躯干一起慢慢地转动才能完成动作。肌强直也可导致其他骨骼异常如脊柱侧弯，躯干前屈。有研究发现，帕金森病患者脊柱多弯向健侧，如右侧偏身帕金森病患者脊柱弯向左侧。

　　帕金森病患者常因肌强直严重而出现颈痛、腰痛及肢体关节疼痛，也会出现关节疼痛，尤其在老年患者有时易被误诊为颈、腰椎间盘突出等骨关节病。在疾病晚期于站立和行走时可出现髋关节疼痛，这是由于肌张力增高使关节的营养血管的血供受阻和肌力减退，关节受体重的压迫所致。强直也可能与肩背部弥散性疼痛和肩周炎有关，肩周炎可出现在帕金森病发病前或病程的任何时候，需注意鉴别。全身肌强直可导致帕金森病特有的姿势，较易识别；但是在疾病早期的某一阶段，患者可仅仅表现为单个肢体的肌强直，易被忽略。偏身肌强直常被误诊为脑血栓，而与脑血栓伴行的帕金森病患者更易被漏诊。

　　任何稳定期患者的肌强直程度不是固定不变的。对侧肢体的主动运动、焦虑、应激等均可使肌强直增强，对侧肢体的被动运动同样也可增强肌强直，只是比主动运动引起的程度要轻。增强效应还受到患者的姿势（站立比坐位明显），以及受试的对侧肢体的近端或远端肌群的动作的影响，一般近端肌群动作的增强效应较远端肌群明显。另外，检查关节活动时的速度也影响肌强直的程度，缓慢拉伸时肌强直明显，而快速被动活动关节时感受到的肌强直弱甚至感受不到。

　　在帕金森综合征中肌强直也有其不同的表现，如进行性核上性眼肌麻痹（PSP）患者出现肌强直时，其肢体的僵直和远端的运动迟缓相较中轴的僵直及运动迟缓症状轻微。从手腕到手肘再到肩膀的肌强直严重程度逐渐增加。在进行远端快速交替动作如对指运动时，帕金森病患者的运动幅度逐渐减小，而患有 PSP 的患者运动幅度的变化不确定。写字过小症在 PSP 患者中的出现率较帕金森病患者高，但 PSP 患者并不像在帕金森病中那样逐渐减小。

　　在皮质基底节变性（CBGD）的患者中，肌强直是最常见的运动障碍的表现，症状与其他帕金森运动症状相似，表现为不对称的肢体肌强直。

几乎所有的多系统萎缩（MSA）患者不管最初的表现如何，在疾病进程中都会发展为帕金森综合征。大多数患者有双侧肌强直，但其多表现为双侧不对称。与运动迟缓一样，MSA患者肌强直的进展较帕金森病患者快。

与其他帕金森综合征不同，路易体痴呆（DLB）患者一般会出现双侧对称的运动症状，尤其是肌强直和运动迟缓在 DLB 中最常见。

三、诊断

临床医生通常利用 UPDRS 运动评分，通过活动患者的肢体对帕金森综合征患者的肌强直进行评估。0 分表示没有肌强直；1 分表示轻度，只能在患者做一个动作而转移注意力是察觉到；2 分表示轻度到中度强直；3 分为明显强直，但仍较容易完成整体动作；4 分表示严重强直，难以完成完整动作。

上述主观性的评价标准在判断肌强直严重程度，及评价某种治疗方法对改善肌强直症状是否有效时，可能在不同临床医生中会存在争议。另外，帕金森综合征的其他症状的严重程度也有可能对肌强直的评分产生影响。

为了能够定量地评判肌强直的程度，可以采用一种传感器装置。这一装置与临床医生的检查一样，需在患者关节被动活动时进行信息采集，传感器用来监测检查者在移动肢体和被动活动关节时所施加的力，肌强直的程度用机械的方式来描述，再根据这两个参数计算出阻抗。在患者被检查的关节远端放置两个充气垫来传导力量，检查者手握气垫位置活动患者关节：如检查肘关节时，检查者握住置于患者腕关节部位的空气垫来使患者关节被动活动（这个气垫不止能记录位移，也能记录运动的角速度，这些数据传导到电脑上并进行分析）；将陀螺仪沿着尺骨放置在肘部的远侧，并将 P+G 测角器放在手臂尺侧；将 6D 系统的三个电磁传感器放置分别放置在茎突和肱骨的上髁以及肩部。这些装置可得到转矩、角位移、角速度等物理量，一般检测的时间为 50 秒。利用计算机将得到的物理量算出机械阻抗（Z），Z 被证实与肌强直的 UPDRS 评分之间存在指数关系。因此，可以用该装置来对肌强直进行定量的评价。

（王 莹 谢安木）

第三节 运动迟缓

运动迟缓最初的表现是日常活动减慢、运动减慢和反应时间延长等变化。运动迟缓定义为运动的减慢以及在动作持续过程中幅度及速度（运动过程中的犹豫和停顿）的下降。运动迟缓根据 MDS 的定义除了随意运动减少外，还包括进行性言语减少和重复动作幅度变小。运动迟缓意味运动缓慢，还包括运动启动和停止困难。因为运动迟缓，患者行走和改变姿势困难。运动的缓慢和不完整也可影响说话和吞咽。UPDRS 评分系统中的手指拍打试验、手运动、轮替动作、脚趾和足部拍打试验可以用于运动迟缓的评估。尽管运动迟缓也可累及声音，面部肌肉，轴向及步态运动等方面，但只有肢体的运动迟缓症状可进行明确记录并作为帕金森综合征的诊断标准。

帕金森综合征的运动迟缓

1. 帕金森病进展的不同时期,运动迟缓的表现也不尽相同。其表现在各患者间也存在着明显的个体差异。

(1)早期:由于上臂肌肉和手指肌的强直,患者的上肢往往不能做精细的动作,如解系鞋带、扣纽扣等动作变得比以前缓慢许多,或者根本不能顺利完成。写字也逐渐变得困难,笔迹弯曲,越写越小,这在医学上称为"小写症"。还有"面具脸"(患该病后患者很少眨眼睛,双眼转动也减少,表情呆板,好像戴了一副面具,被喻为"面具脸")和"慌张步态"(患者行走时起步困难,一旦开步则身体前倾,步伐小而越走越快,不能及时停步,称之为"慌张步态")。

(2)行进期:躯干运动时上肢伴随运动减少或消失,患侧上肢的协同摆动减少以至消失;姿势即使处于异常状态,也不主动矫正;跨越低门槛也很困难;患者日常生活中的各种主动运动缓慢,如穿衣、扣纽扣、刷牙、洗脸、系鞋带等动作缓慢、不流畅,常常呆坐;转身困难,要用连续数个小碎步才能转身;因口、舌、腭及咽部肌肉的运动障碍,言语减少,语音也低沉、单调;表情呆板、很少瞬目,即使面部有苍蝇自己也不擦拭和驱赶;患者不能自然咽下唾液,导致大量流涎,严重时可导致进食饮水呛咳。

(3)病情晚期:患者坐下后不能自行站立,卧床后不能自行翻身,日常生活不能自理。晚期吞咽功能因延髓性麻痹甚至需插鼻饲管。

运动迟缓是帕金森病最容易识别的症状之一,可以通过观察患者手部执行快速、重复、交替动作(如手指轻叩、手部伸开握拳和手部旋前旋后动作)和足跟轻叩动作是否存在运动减慢和运动幅度递减来发现。

2. 除了原发性帕金森病,帕金森综合征运动障碍都各有其特点:

(1)多系统萎缩(MSA):MSA的帕金森综合征主要是一种快速进展的运动不能-僵硬综合征,其特征是运动减少且缓慢,并伴有肌肉僵硬和被动运动抵抗。由于纹状体的退行性变,患者对左旋多巴治疗反应不佳,且早期出现姿势不稳和步态障碍。此外,患者常表现出面部肌张力障碍和特征性的高调构音障碍。MSA相关的小脑症状包括步态和肢体性共济失调、构音障碍(也被称为爆炸式语言)、小脑性眼球运动障碍,如凝视诱发的眼震和大范围扫视等。有高达50%的MSA患者存在锥体束征,并伴有全身性反射亢进及足跖反射异常;其中,MSA-C出现这些体征的概率较MSA-P更高。出现痉挛性截瘫也应疑及MSA诊断。吞咽困难可见于约50%的早期MSA患者,且被证明是患者预后不良的指标。

轴向畸形如驼背、比萨综合征和不对称性颈项前屈是MSA患者的常见表现,但似乎只有不相称性颈项前屈为MSA所特有;其余均为非特异性表现,在其他神经退行性帕金森综合征中也可发生。左旋多巴治疗诱发或加重肌张力障碍性运动,反映了纹状体的病理异常,也表明其剂量可能需要减少。多发性微小肌阵挛(polyminimyoclonus,往往是牵张敏感性的),可见于许多MSA患者,但在无痴呆的帕金森病患者中却很少见。

(2)进行性核上性麻痹(PSP):起病隐袭,病程缓慢持续进展,男性稍多。常见起始症状有疲劳、嗜睡、无故跌倒(常为向后跌倒)等,症状对称者约81%。运动障碍早期表现步态不稳及平衡障碍,约63%的病例首发症状为步态不稳,行走呈大步态,双膝部呈伸直僵硬状,转身时双下肢交叉,易跌倒,由于眼-前庭功能障碍、躯干强直及少动所致。这种步态与Parkinson综合征患者小步态、急促步态及转身困难不同。眼球运动障碍是本病特征性表现,两眼向上及向下凝视麻痹。PSP常见构音不清、吞咽困难、咽反射亢进、舌肌僵硬和情绪不稳等假性延髓性麻痹症状,可引起吸入性肺炎。可出现腱反射亢进、Babinski征等锥体束受损症状,情感失常,少数患者由于强直、少动及面肌张力高使面部出现皱褶,表现为惊讶面容。

PSP各亚型的运动迟缓及运动障碍各有其特点:

1)PSP理查森型(PSP. Richardson syndrome,PSP-RS):特征性的临床表现为垂直核上性眼肌麻痹、严重的姿势不稳伴早期跌倒、假性延髓性麻痹、中轴性肌张力增高、对称性多巴抵抗的运动不能及认知功能障碍。其中核上性眼肌麻痹是最具有诊断价值的体征,早期表现为双眼垂直性追随动作迟缓,逐渐发展成为完全性垂直凝视麻痹。姿势不稳伴跌倒则更多见且常发生于病程一年内的患者。

2)PSP帕金森综合征型(PSP. Parkinsonism,PSP-P):PSP帕金森综合征型患者脑内tau蛋白病理改变的分布范围及严重程度都不如RS型患者,临床早期(2年内)很难与帕金森病鉴别,可以表现为非对称性或对称性起病、动作迟缓、肌强直甚至静止性震颤等。

3)PSP纯少动伴冻结步态型(PSP. pure akinesia with gait freezing,PSP-PAGF):PSP-PAGF早期即出现起步踌躇和冻结步态,但跌倒出现较晚,偶尔伴语音低下和"小写症"。

4)PSP皮质基底节综合征型(PSP. corticobasal,PSP-CBS):PSP-CBS同时具有皮质和基底节受累的表现,多为不对称的肢体肌张力增高、动作迟缓、皮质感觉缺失、肌阵挛、观念运动性失用和异己肢现象,早期临床很难将其与CBD相鉴别,后期可以出现核上性凝视麻痹和跌倒,病理符合PSP诊断。

5)PSP小脑共济失调型(PSP. cerebellar ataxia,PSP-C):PSP-C在日本较为多见,近期在美国亦有报道,以小脑性共济失调为首发及主要症状,与MSA. C相比其发病年龄更晚,更多出现跌倒和凝视麻痹,同时无自主神经异常表现。

(3)血管性帕金森综合征(VP)的运动症状:VP显著的临床特征是双下肢帕金森综合征,即双侧对称性的步态障碍,表现为步伐变小、缓慢、不稳,"冻结(freezing)"现象和起步困难较常见。肌强直、姿势不稳、跌倒、假性延髓性麻痹、膝腱反射活跃、锥体束征等也较为常见。双上肢一般正常,行走时双上肢摆动无异常;少数患者双上肢也可受累,表现为腱反射活跃和姿势性震颤,但静止性震颤罕见。也有患者表现双侧掌颌反射阳性。

(4)皮质基底节变性(CBD):核心临床症状为进行性非对称性强直及失用。它的运动症状是进行性非对称性起病的左旋多巴抵抗为特点的帕金森综合征、肌张力障碍和肌阵挛。其运动障碍的特点是肌强直及运动迟缓,肢体强直为最常见的症状(85%的CBD患者有肢体的强直),受累肢体常同时伴有肌张力障碍和失用。另外,在疾病初期约27%的CBD患者伴有颈部及躯干强直,随疾病发展这一比例升高至69%。患者常表现为单侧上肢进行性强直、运动迟缓及失用,常持续两年,发展至同侧下肢或对侧上肢,几年后累及全身。肌张力障碍是早期常见症状之一,在CBD或CBS患者中,有肌张力障碍表现的占59%~71%。临床上55%~93%的CBS出现肌阵挛,但在同时诊断为CBD的患者中仅占27%。

(5)路易体痴呆(DLB)运动症状表现:DLB患者多出现帕金森综合征表现,如肌强直、动作减少和运动迟缓等,震颤少见。锥体外系症状可与认知障碍同时发生,亦可先后出现。两组症状在1年内相继出现有诊断意义,一般对左旋多巴治疗反应差。DLB患者还可出现肌阵挛、自主神经功能紊乱、肌张力障碍、吞咽障碍和睡眠障碍等,如经常跌倒、晕厥,甚至短暂性意识丧失。

(叶　民)

第四节　姿势平衡障碍

姿势包括人体坐、立、行三种状态下的姿势,本节主要描述站立姿势,即两脚间距离与骨盆宽度相当,两腿保持直立的状态。平衡则是指保持姿势既不跌倒也不过度倾斜的能力。正常的姿势平衡有赖于姿势控制系统对前庭感觉、本体感觉、视觉信息的整合,使身体在重力、支撑面和视觉环境下保持一致,并在日常活动中保持人体质心的稳定。对于帕金森综合征患者,认知功能障碍、左旋多巴和脑深部电刺激(DBS)对姿势平衡的控制也有一定影响。当身体平衡困难时,人们会改变姿势,最常见的是增加两脚间距离以加强对身体的支持从而保持平衡。如果平衡功能出现障碍,姿势会随之发生改变。

姿势平衡障碍是帕金森综合征的主要症状之一,它显著增加了患者跌倒、软组织损伤、骨折及心理恐慌的发生率,是帕金森综合征患者常见的致残性症状。悉尼多中心纵向研究显示,34% 的患者在帕金森病确诊后两年内出现平衡障碍,即 H&Y3 期;10 年后,幸存者中 71% 出现平衡障碍;在随访 15 年的幸存者中 92% 有平衡障碍。轻度的姿势平衡障碍在早期帕金森综合征中相当普遍,如帕金森病早期的姿势摇摆,早期出现较严重的姿势平衡功能异常则提示患者不是特发性帕金森病,而是其他帕金森综合征,如进行性核上性麻痹(PSP)、多系统萎缩(MSA)和路易体痴呆(DLB);而中晚期帕金森病患者的姿势平衡障碍几乎不可避免。总的来说,姿势平衡障碍几乎存在于帕金森综合征的所有阶段。

一、病理生理学

姿势平衡障碍的病理生理学很复杂,目前对其病理生理机制仍知之甚少。研究表明,姿势平衡障碍的发生可能与脚桥核(PPN)以及 PPN- 丘脑胆碱能通路有关。PPN 接收从丘脑底核和苍白球传出的信息,在姿势平衡和步态调节中发挥重要作用。丘脑的胆碱能神经支配减少与姿势摆动增多有关,帕金森病患者姿势控制缺陷不仅仅归因于多巴胺能神经元的去神经支配,还涉及脑干 PPN 胆碱能神经元变性及其丘脑传出末端受损,帕金森病患者的姿势感觉整合功能受 PPN- 丘脑胆碱能神经调控,且很可能通过参与多种模式的感觉传入整合起作用。感觉系统障碍(如本体感觉缺陷)、前庭－眼功能障碍、小脑病变、认知功能障碍也是造成帕金森综合征患者姿势障碍的原因之一。在健康人中,感觉系统在姿势摇摆的作用占 70%,而前庭和视觉系统分别占比 20% 和 10%,感觉系统的占比是一种自适应过程,随环境改变而改变。如闭眼站于不稳表面时,健康个体的前庭系统可以 100% 控制姿势摇摆,但是严重帕金森病的个体经常难以闭眼站立于不稳的表面,这并不一定意味着他们难以使用前庭信息进行平衡,相反,这可能表明帕金森病患者无法在不同情况下迅速改变感觉在其中的作用。此外,帕金森病患者难以识别方向的微小变化,这表明本体感觉减少。帕金森综合征患者也存在代偿机制补偿姿势平衡障碍,如越来越依赖于动态视觉提示来进行运动控制以弥补本体感受的不足(正常人通常只有在身体失衡时才使用动态视觉信息);以及表现出弯腰、驼背和身体前屈姿势以保持平衡。

二、评估方法

姿势平衡障碍的评估方法有多种,推荐使用的专业评估量表如 UPDRS 中姿势不稳及步态障碍(PIGD)部分(包括坐起立试验、后拉试验、姿势及步态检测等);四个问卷被推荐用于步态障碍的定性评估:冻结步态问卷(freezing of gait questionnaire,FOGQ)(见第十六章),特异性活动平衡自信量表(activities-specific balance confidence scale,ABC),跌倒功效量表(falls efficacy scale,FES),老年人活动与害怕跌倒量表(survey of activities,and fear of falling in the elderly-modified,mSAFFE)。四项测试被推荐用于步态障碍的定量评估:6 分钟步行试验(6-minute walk tests),10 米步行试验(10-m walk tests),起立行走试验(time up and-go),功能伸展试验(functional reach)。需要设备辅助的三个量表:Berg 平衡量表(Berg balance scale)(见第十六章),Mini-BEST 试验(Mini-BEST test),动态步态指数(dynamic gait index)也满足推荐标准。其他可以使用的量表有 Tinetti 平衡量表(Tinetti balance scale),步态分级评估量表(rating scale for gait evaluation),步态和平衡量表(gait and balance scale)。后拉试验常用于临床粗略评估患者姿势平衡功能;利用平衡测试仪进行姿势描记可用来定量评定平衡功能。穿戴式传感器提供了快速且便利评价姿势平衡与步态的客观指标,可作为潜在的生物标志物,亦适用于患者的长期评估。目前尚无仪器能充分评估包括姿势、平衡及步态在内的所有部分,也没有适用于所有这些临床特点的量表,因而分别评估姿势、平衡及步态是必要的。

三、分类

帕金森综合征主要的姿势平衡障碍包括以下几种:

(一)姿势畸形

姿势畸形在帕金森综合征患者中常见,一项回顾性研究表明 1/3 的帕金森病患者四肢、颈部或躯干存在畸形,最常见的类型是经典的类人猿外观(弯腰姿势),伴随着头部前倾,躯干俯屈,肘关节、臀部及膝盖屈曲。一小部分患者表现出更为严重的姿势畸形包括躯干前屈征、颈项前屈、Pisa 综合征和脊柱侧弯。许多的病理生理因素促成帕金森综合征患者的姿势畸形,包括肌肉强直、轴性肌张力障碍、肌病引起的乏力、中枢本体感受受损以及脊柱的结构变化等,药物作用的影响也应加以考虑。

弯腰姿势:随着帕金森病的进展,患者站立时姿势(两脚距离)越来越窄,伴随着肩部弯曲和臀部及膝盖屈曲的弯腰姿势,反映屈肌张力增加。这种经典的弯腰姿势是帕金森病患者最常见的姿势畸形。不过,当健康人采用这种屈曲姿势时,其姿势稳定性,尤其是向后的姿势稳定性受到损害。部分患者经提醒可以矫正,提示帕金森病患者的弯腰姿势是代偿性的。但长期保持弯腰姿势,造成脊柱弯曲变形固化,不能完全纠正。患者在保持弯腰姿势时丧失姿势反射,易导致慌张步态,此时患者会为了防止跌倒而跟上自己身体的重心,走得越来越快。帕金森病患者的姿势不稳并非仅仅因其弯腰导致,而是同时兴奋了拮抗肌群,使其关节僵硬并产生反向的地面反作用力。弯腰可作为患者基本姿势不足时的补偿,而非姿势平衡障碍的原因。弯腰姿势在帕金森病患者中晚期最常见,在血管性帕金森综合征中少见,在 PSP、MSA 中也少见,而更多表现为姿势不稳定。

躯干前屈征:这种姿势是较弯腰姿势更严重且独特的表现,平均在帕金森病发病 7 ~ 8 年后出现。由于种族间骨骼形态的遗传差异,躯干前屈征在亚洲人中更为常见,大多数报道显示躯干前屈征与疾病的严重程度呈正相关。患者在站立及行走时躯干弯曲度(胸椎或腰椎)可超过 45° 甚至躯干与地面平行,在仰卧位时可消失,常伴有腰背部疼痛。若躯干前屈征慢性进展,患者往往在活动或视力受干扰时才出现,亦有在数天至数月内亚急性发作的情况,行走或剧烈的体力活动时有症状恶化。如果畸形长期存在,患者可因肺容量受限而呼吸困难,髋膝关节挛缩而难以平躺。被要求直立或背靠墙站立时,患者的躯干前屈畸形可完全纠正。颈项前屈在症状轻微时,可以看作帕金森病患者弯腰姿势的一部分,但部分患者出现严重不成比例的颈项前屈:颈部前屈较躯干和四肢屈曲异常明显。这一特征在 MSA 中相对常见,一项回顾性研究表明颈项前屈在 MSA 中患病率高达 42.1%,在帕金森病中约为 5.8%。患者可出现颈后方疼痛或颈项前屈继发的问题(吞咽困难、流涎和视力受限)。与特发性颈部肌张力障碍不同,帕金森病和 MSA 造成的颈项前屈不能通过拮抗动作改善。尽管可通过被动方式使颈项回复原位,帕金森病患者中的颈项前屈常伴随着不断增加的轴向张力。颈项前屈可能是"关期"现象,需排除颈椎本身病变或肌张力障碍造成的颈项前屈。一些病例报道表明,颈项前屈也可能由多巴胺受体激动剂治疗引起,偶有病例描述复杂性帕金森病合并重症肌无力的患者。肌松剂如氯硝西泮、肉毒素治疗可能有效,有关手术及 DBS 治疗的报道极少,需慎重选择。颈过伸则为 PSP 常见的姿势畸形,与患者中线肌群强直有关,其中颈强直显著,而在帕金森病患者中几乎未见颈过伸畸形。

Pisa 综合征和脊柱侧弯:Pisa 综合征常指躯干明显侧屈,运动时明显,仰卧位完全缓解。Pisa 综合征可能是帕金森病患者发展为脊柱侧弯的前兆。在帕金森病晚期,躯干向一侧弯曲较为常见,脊柱侧弯在各国帕金森综合征中的患病率为 8.4%~90.5%,在帕金森病中患病率为 8.5%~60%,患病率的高度差异反映可能研究不同类型的帕金森综合征;国内单中心横断面研究表明,在帕金森病中 Pisa 综合征的患病率为 16.5%,脊柱侧弯为 7.75%。Pisa 综合征可缓慢发展或急性发作,患者首先表现为坐位时身体倾向一侧,行走时横向移动,畸形加重时患者可出现疼痛、呼吸困难或姿势不稳导致跌倒。Pisa 综合征的发展可能与多巴胺能或非多巴胺能药物改变有关,回顾患者的用药改变有利于改善病情。抗胆碱能药、氯氮平及肉毒素可作为治疗药物,手术(包括 DBS)治疗的效果尚无定论。

(二)姿势摆动

在安静状态下,患者的重心位于由脚限定的支撑范围,当身体的重心连续运动,称为"姿势摆动",姿势摆动代表一种有助于平衡控制的感觉运动控制环路。摆动越多,提示平衡功能越差。帕金森综合征患者的摇摆幅度和范围明显增加,摆动参数随着疾病严重程度的增加而恶化,且通常随药物治疗而进一步加重。姿势摆动可以用测力板测定,它可以检测压力中心的波动,或通过加速计来测量身体重心的波动。摆动的变化可以用许多变量来表征,包括摆动面积、速率、频率和最大摆动方向。在安静的姿势中的摇摆随着年龄增长而增加,对易跌倒的老年人更是如此。影响感觉和运动系统的各种神经疾病中,包括 MSA、帕金森病、小脑疾病、外周神经病和脑卒中,摇摆增加。与正常对照相比,帕金森病的姿势摇摆往往有更高的速度和频率,在横向方向上更大。站立时执行双重任务,会增加姿势摇摆区域和速度,尤其是帕金森病患者。一项比较药物治疗和 DBS 手术对帕金森病患者姿势摆动影响的研究显示,药物治疗组患者摆动幅度增加,而 DBS 组患者姿势摆动趋向于回归到正常对照值。事实上,左旋多巴诱发的异动可能是导致帕金森病患者跌倒的部分原因,丘脑底核

（STN）-DBS 和苍白球内侧（GPi）-DBS 可减少姿势摇摆。

（三）跌倒

帕金森综合征患者跌倒受多种因素影响，但姿势平衡障碍却是其跌倒的罪魁祸首。失去姿势反射导致跌倒通常发生于疾病的晚期，并伴随步态冻结和其他可引起跌倒的症状。帕金森综合征患者对自身的重心和体位认识不足，在行走时步态不稳，常易发生跌倒。有前瞻性研究指出，70% 的帕金森病患者 1 年内至少有一次跌倒，39% 的患者反复跌倒；而反复跌倒患者的中位生存期为 6 年。跌倒的后果包括骨折、损伤、对未来跌倒的恐惧、住院治疗以及增加照顾者负担。冻结步态（FOG）、弯腰姿势、认知损害、平衡不良和腿部乏力是跌倒的独立风险因素。其他与跌倒相关的危险因素包括额叶受损、轴性姿势异常。

注：不同帕金森综合征中姿势平衡障碍的区别见第五节步态障碍部分：表 8-2 步态障碍、姿势平衡特征与部分帕金森综合征的鉴别诊断。

（银思珈　王　涛）

第五节　步态障碍

步态障碍在老年人中十分常见，也是帕金森综合征的主要临床特征之一。步态障碍往往导致帕金森综合征患者跌倒发生率增高，行动能力和生活质量下降，病残率升高。严重影响患者个人生活独立性及生活质量。

步态主要由脊髓运动发生器产生，并受脊髓上机制的调控。脊髓发生器只能产生简单、原始的步伐，并以刻板方式响应外界刺激，脊髓上机制则控制行走方向、速度，并能妥善处理外界干扰，脊髓上控制信号通过网状脊髓束和前庭脊髓束传导至脊髓发生器。其中一个重要的脊髓上控制中心是脚桥核（PPN），PPN 是中脑运动区域中主要的神经核，也是基底神经节、小脑和运动皮层到脑干网状核投射的重要整合者，与起步前姿势调整有关。因而，PPN 在连接姿势和步态、避免冻结步态中发挥关键作用。另一个脊髓上调控中心 - 额叶皮层控制着步态的自动协调和随意运动。

正常步态有赖于各种相互作用的神经环路间的微妙平衡。步态的形成包含三个主要部分：运动的起始以及维持节律性步伐；平衡能力；对环境的适应能力。正常步态需要所有水平神经系统的参与，系统中任何部分的功能障碍都会干扰步态。帕金森综合征患者的步态障碍是多个系统同时发生功能障碍所导致。在所有的步态障碍中，帕金森综合征所致的步态障碍约占 12%。

一、病因及机制

步态障碍不仅与感觉运动系统障碍、认知功能障碍、执行功能障碍有密切关系，甚至与情绪异常也有关联。其中认知功能有助于避开障碍物以及选择最佳路线；在多重任务测试时人们被要求在行走时执行副任务来观察步态变化，能够揭示认知对于步态的作用，如步态障碍患者往往在行走时不能保持对话，说话时继续行走的老人有明显增高的跌倒风险。完好的额叶执行功能、视空间感知觉和注意力有助于安全行走。情感障碍也与步态障碍有关，例如，焦虑、抑郁，尤其是对跌倒的恐惧，是帕金森综合征患者步态不稳和跌倒的常见后果，而这些情绪因素又反过来成为步态障碍的潜在危险因素。

二、评估方法

对有步态障碍的帕金森综合征患者应首先进行个体化评估。最重要的是对患者步态快速而全面的观察(条件允许时,尽可能要求患者脱掉鞋袜)。观察内容包括:步伐的性质(步长、步速、步宽、步幅、步伐节律),行走方向有无偏离,动作稳定性、流畅性、对称性,关节有无僵硬,全身姿势,身体位置,大腿摆动轨迹(是否有画圈动作),患者神态与表情,以及是否有其他无目的的动作等。临床上针对步态的一般检查内容包括:①后拉试验;② Romberg 试验;③踮趾步态;④双重任务试验;⑤冻结步态量表;⑥限时起立行走试验等。同时,三维步态分析系统有助于定量分析患者步态相关参数。此外,评估并识别患者的非神经功能比如关节炎、运动受限、疼痛(步态敏感)和双侧腿长不等也很重要。Snijders 等提出一套简单的步态障碍临床诊断步骤,分为三步:第一步从临床现象学的步态分类开始,包含三个要素:患者步态的核心特征;其他步态及平衡试验结果;相关的伴随症状,综合这三点完成症状学诊断。第二步通过辅助检查或药物干预以及对病程进行观察,缩小诊断范围。最后,在条件允许的情况下完成第三步:基于疾病病理学的诊断,主要由剖检结果得出。

三、分型

不同亚型的帕金森综合征步态障碍的表现也各有不同。例如对帕金森病患者而言,步态障碍和姿势不稳是疾病晚期的普遍特征,但在 PSP 或 MSA 中,则是疾病的早期征象;帕金森病患者通常表现为正常/缩窄的基底步态,而在其他帕金森综合征中多为宽基底步态;摆臂动作也有鉴别诊断价值,帕金森病患者表现为摆臂不对称,而其他帕金森综合征患者摆臂则通常对称。现将帕金森综合征患者主要的步态障碍归纳如下:

(一)冻结步态

冻结步态(FOG)也称为运动阻滞,患者的双脚犹如粘在地板上。被定义为"意图行走时或前进过程中出现的短暂性、发作性的步态缺乏或明显减少",FOG 有三种不同的临床表现:①小碎步缓慢移动;②试图克服某一障碍时腿在原地抖动;③完全不能开始接下来的行走,这种表现相对少见。FOG 最常见于步态起始和转弯过程中,尤其是遇见障碍物、门廊、情绪紧张或是分心(执行双重任务)时更容易发生。典型的冻结步态可以持续好几秒,发作性冻结步态往往与疾病的严重程度以及左旋多巴的长期使用有关,但也可发生在疾病早期以及未经治疗的患者。步长缩短以及步幅的逐步降低可能导致帕金森综合征患者 FOG 的发生。尽管冻结步态并不是帕金森病的主要特征,但它与姿势平衡障碍有关,且受执行功能影响。FOG 与语言障碍和姿势不稳相关,与震颤、运动迟缓、强直无关。冻结步态在散发型帕金森病中很常见,帕金森病早期 FOG 的发生率约 7%,病程 10 年的发生率约 39%,> 10 年的发生率高达 58%。同时在其他帕金森综合征中也有表现,如进行性核上性麻痹、血管性帕金森综合征和正常压力性脑积水。FOG 在帕金森病患者中发生率为 7%～58% 不等,在皮质基底节变性(CBD)患者中的发生率为 25%,进行性核上性麻痹(PSP)为 53%,路易体痴呆(DLB)和多系统萎缩(MSA)为 54%。在药物性帕金森综合征中并不常见。

(二)慌张步态

是帕金森病患者最典型的步态障碍之一。表现为行走时躯干不自主前倾,肩、肘、腰和膝关节屈曲,为了保持重心在两脚移动时出现快速且细小的步伐。开始时步速缓慢,步距小,其后步速逐渐加快,以极小的步伐前冲,不能随意停止或转向,常双足擦地而行,难以立刻停步,下坡时更为明显,步速甚至比正常状态更快,也被称为前冲步态。慌张步态常见于患有 FOG 的患者,但也可独立发生。慌张步态可发生于冻结步态之前,表现为初期步伐变迅速且步幅缩小,然后变成完全冻结。

(三)肌张力障碍步态

表现为不自主运动性步态,伴随肢体或躯干姿势异常。常见于肌张力障碍,舞蹈症,左旋多巴副作用等。当肌阵挛影响姿势与步态时,可表现出弹跳样步态。肌张力障碍步态可能因为躯干运动过度超出稳定极限而引起跌倒,例如药物性帕金森综合征伴发的步态障碍患者或亨廷顿舞蹈症的患者。检查肌张力障碍步态时需要特别注意,因为他们的步态或平衡障碍可能是在特定情况下发生的。例如,在腿部肌张力障碍时,患者可能有严重的步态障碍,但是可灵活地向后退甚至是奔跑。肌张力障碍步态可见于早期帕金森病,可在行走时表现为足部的肌张力障碍,有时仅表现为单个脚趾的肌张力障碍(屈曲痉挛)。其他形式的肌张力障碍步态包括 PSP 患者的颈后仰、MSA 患者的颈项前屈或比萨综合征(严重而持续的躯体侧屈)、CBD 患者不对称的手臂或腿部肌张力障碍等。

(四)小脑步态

宽基底步态,步态不规则、笨拙、不稳定,行走时跨步过大而躯干相对滞后,患者向后倾倒或向病变侧倾倒,转弯困难,不能走直线;由于肌张力失调和辨距不良,步行时躯干和下肢可出现意向性震颤,蹒跚不稳,又称为醉汉步态或蹒跚步态。检查可见指鼻、跟膝胫不准,Romberg 征阳性,闭目不加重。常见于小脑病变、多发性硬化、代谢性疾病如 Wilson 病、酒精中毒、药物中毒等。

(五)感觉性共济失调步态

由于本体感觉障碍,关节位置觉减退或消失出现躯干左右摇摆致行走不稳、失去平衡,患者行走时下肢动作沉重,高抬足,重落地。神经系统检查可见指鼻、跟膝胫不准,Romberg 征阳性,闭目或夜间走路时加重。常见于脊髓亚急性联合变性、多发性硬化、感觉神经病等。

(六)其他步态障碍

①额叶步态障碍:额叶步态障碍与帕金森病步态十分相似,有小碎步、拖步、起身困难,转身困难,亦可有 FOG 发生。不同之处在于额叶步态障碍患者站姿更为直立,摆臂动作可正常保留,无帕金森病典型震颤,同时伴有额叶症状,下肢症状更重,因而有"下肢帕金森综合征"之称。对左旋多巴治疗无应答。常见于皮质下动脉硬化性脑病、血管性帕金森综合征等脑血管疾病。②谨慎步态:较为常见,表现为小步慢走,转身时全身紧张,类似于正常人在冰面上行走,行走时总想依靠支撑物,有支撑后步态改善非常明显。由于帕金森综合征患者经常性跌倒,患者因为担心跌倒而非常谨慎地行走。③鲁莽步态:与谨慎步态正好相反,这些患者看起来过于自信,行走速度不正常加快且很突然,尽管本身严重缺乏平衡,也不能准确地判断行走过程中的风险,因而非常容易跌倒。可能由于患者理解力缺乏或者额叶脱抑制所致。最明显的例子是 PSP 和亨廷顿舞蹈症患者,鲁莽步态是这类患者跌倒相关性损伤高发的潜在原因。④药物所致步态障碍:老年人群的步态障碍和跌倒也常与药物的副作用有关,其确切的病理生理机制大多未明,常常涉及镇静、直立性低血压、行为异常、锥体外系副作用或共济失调等因素。

表 8-2 为步态障碍、姿势平衡特征与部分帕金森综合征的鉴别诊断。

表 8-2　步态障碍、姿势平衡特征与部分帕金森综合征的鉴别诊断

帕金森综合征	病变部位	疾病性质	特征性表现	相关特点
帕金森病	黑质	神经退行性疾病	窄基底步态、非对称性症状、弯腰姿势、早期出现冻结步态、跌倒少见	对左旋多巴反应良好，静止性震颤
多系统萎缩 p 型	基底神经节、小脑、锥体束、自主神经系统	神经退行性疾病	早期帕金森病样步态、晚期宽基底步态为主，比萨综合征、颈项前屈、垂直跌倒（晕厥所致）	小脑性共济失调、自主神经功能障碍、锥体束征
进行性核上性麻痹	弥漫性脑干病变	神经退行性疾病	宽基底步态，常见冻结步态、直立姿势伴颈后仰、早发/自发向后跌倒，运动鲁莽、频繁且受伤严重	垂直凝视麻痹、假性延髓性麻痹、额叶痴呆、鼓掌征
皮质基底节变性	基底神经节、皮质	神经退行性疾病	非对称性表现-如单腿失用、肌张力障碍或肌阵挛晚期：宽基底步态、冻结步态、步态缓慢	失用症、异己肢征、皮质感觉缺失
路易体痴呆	基底神经节、皮质	神经退行性疾病	帕金森病样步态，更均衡、对称	痴呆、症状波动、视幻觉
血管性帕金森综合征	弥漫性白质病变、基底神经节	脑血管病	下肢帕金森综合征，宽基底步态，弯腰姿势少见、摆臂动作保留	小便失禁、认知功能下降，逐渐进展
药物诱发的帕金森综合征	基底神经节（突触后）	药物作用	中度步态障碍，冻结步态少见，姿势反射保留，比萨综合征	上肢震颤，症状对称

（银思珈　王　涛）

第六节　认知功能障碍

帕金森认知功能障碍（Parkinson disease cognitive impairment，PD-CI）是帕金森病患者最重要和最常见的非运动症状，可以发生在帕金森病的任何阶段。从程度上，PD-CI 可分为帕金森轻度认知障碍（Parkinson disease-mild cognitive impairment，PD-MCI）和帕金森病痴

呆（Parkinson disease-dementia，PDD）。PD-MCI 是由帕金森病（PD）所致的对日常生活功能影响很小且没有进展为痴呆的一组认知功能障碍综合征，是帕金森病患者介于认知功能正常与痴呆之间的一个中间状态，对预测 PDD 的风险有潜在价值。PDD 是指在帕金森病基础上，1 年后隐匿出现缓慢进展的认知功能障碍，并且此认知功能障碍足以影响患者的日常生活能力。认知障碍在帕金森病患者中十分普遍，近年来发现认知障碍也存在于多系统萎缩（MSA）、路易体痴呆（DLB）、皮质基底节变性（CBD）等的帕金森综合征（PS）中。

帕金森病及帕金森综合征的认知功能障碍的临床表现包括帕金森综合征和认知障碍，认知障碍的核心症状是记忆障碍和执行功能障碍。帕金森病及帕金森综合征的认知障碍主要表现为视空间，记忆、语言、注意和执行功能等多个领域的功能异常，具有皮层下的特点。

一、视空间障碍

视空间障碍是帕金森病患者较为常见的认知功能障碍之一，主要表现为视觉记忆下降、视觉运动速度缓慢、辨距不良、空间抽象综合能力下降等。在疾病的早期，即使患者的智力正常也可以出现视空间障碍。MSA 患者的视空间障碍主要表现为空间执行能力降低、组织事物的程序无条理、空间识别错误。DLB 患者在痴呆进展中出现视空间障碍，早期即可出现画钟，搭积木实验能力下降。CBD 早期可出现视空间能力缺陷。特发性震颤患者的视空间损害比较严重。测评视空间功能的方法有线段方向判定试验（judgment of line orientation，JOLO）、画钟测验（clock drawing test，CDT）、人面再认测验（benton facial recognition test，FRT）、视觉组织测验（hooper visual organization test，HVOT）、格林宁格视空间推理智力测验（the subtest visuospatial reasoning of the groningen intelligence test，GIT）、本顿视觉形状辨别测验（benton visual figure discrimination test，VFDT）。有研究发现，早期帕金森病患者存在视觉空间翻转能力受损，并且这种损害存在分离现象，即对自体的空间翻转能力受损，对客体的空间翻转能力相对保留；以右侧肢体起病者更易出现自体的空间翻转能力损害；患者的空间翻转能力与总体认知状况相关。也有研究发现，空间知觉障碍的严重程度与年龄、病程、智力或帕金森病的严重性之间无相关性，在疾病的早期就能出现。Levin 等发现，早期原发性帕金森病患者无论有无痴呆均对人面再认有高度选择性下降，人面再认、视觉组织测验等随病程而下降，与有无痴呆关系不大，但伴有痴呆的晚期帕金森病患者在视空间结构能力上均下降。Garcia-Diaz AI 等在研究中建立了帕金森病患者有或没有 MCI 时视觉空间和视觉感知表现逐渐改变的神经解剖基质。发现与横截面数据一致，视觉空间和视觉感知随时间的变化与后部区域的皮质变薄有关。

二、记忆障碍

帕金森病患者的再认、回忆和顺行性记忆均受损，随病程进展有增加的趋势。主要表现为短时记忆中的即刻记忆受损，但与数字相关的回忆不受影响，延迟记忆未见明显缺陷；长时记忆相对保存，但在记忆过去事件的内容和发生时期之间存在着分离现象，即能记住事件的内容，却分不清事件发生时期的前后，说明对日期的记忆能力有选择性缺陷；言语性记忆和非言语性记忆均受损害，但语言性记忆比非语言性记忆受损更严重；前瞻性记忆（EBPM）受损，回顾性记忆（RMPM）保留等。研究发现，帕金森病患者在基于事件的任务中并无损害，但对于时间的任务存在前瞻性和回顾性的障碍；同时，帕金森病患者对时间的元记忆任务存在障碍。这表明帕金森病患者前瞻记忆障碍取决于任务类型，记忆和元认知的损害可能导致了对时间的前瞻记忆障碍。也有人认为前瞻性记忆受损通常是继发于额叶执行功能障碍后的损害。也有研究发现，无论编码如何，患者自由回忆均受损，且自由回忆异常与认知精神运动速度减慢有关。近年来研究表明帕金森病患者存在工作记忆障碍。工作记忆包括物体工作记忆、空间工作记忆和语言工作记忆。帕金森病患者早期存在工作记忆选择性损害，多数研究表明，早期帕金森病患者的空间与语言工作记忆受损害而物体工作记忆保留，其空间工作记忆障碍存在分离现象，即相对空间（距离）工作记忆受损而绝对空间（位置）工作记忆正常，其语言工作记忆障碍中语音性（发音，声调）工作记忆受损害而语义性工作记忆保留，且 PDD 的语义流畅性与后部皮层和时间功能障碍相关。帕金森病中期患者空间和物体工作记忆成绩均下降。说明随着病程进展，帕金森病累及工作记忆的亚系统增加。此外，约 66% 的 MSA 患者存在记忆障碍，主要表现为言语记忆、短时记忆能力及瞬时记忆能力的下降。亨廷顿病主要为近期记忆与远期记忆能力下降，表现为记住新信息时仅有轻度损害，但是很难将信息加以修饰并长期储存，很难回忆过去。DLB 通常以记忆减退起病，主要为记忆再摄取障碍，表现为远记忆力明显减退，但早期记忆障碍较轻，有波动性，时重时轻。PSP 患者在总回忆和延迟回忆中轻度受损，且延迟回忆和识别区分显著分离。CBD 患者在神经症状起病 1～2 年内会出现记忆力减退，缓慢进行性痴呆，但患者的即时回忆较好。肝豆状核变性脑症状出现后记忆力明显下降。自身免疫性脑炎的儿童患者记忆力较正常人下降明显，可出现回忆障碍。特发性震颤患者主要存在语言记忆和工作记忆障碍。常用的记忆评价方法有 Rey 听觉 - 语言学习测验（Rey auditory verbal learning test，RAVLT）、Rivermead 行为记忆测验 - 逻辑记忆（Rivermead behavioural memory test-logical memory subtest，RBMT-LM）、Wechsler 记忆量表 - Ⅲ面部再认（Wechsler memory scale- Ⅲ faces recognition subtest）等。

三、语言功能障碍

一般来说，帕金森病患者保存语言过程和对语言的理解的能力，帕金森病语言障碍主要表现为语言流畅性下降、语音障碍、语义障碍、自发语言障碍、复述障碍、阅读理解障碍和命名障碍。MSA 患者的语言能力基本保留。亨廷顿病在早期即可出现言语流利性损害。DLB 患者可出现语言欠流利，甚至失语。PSP 患者的语言流畅度受损最严重，类别流畅度较差。CBD 患者早期可出现语言表达障碍，极少出现失语，部分患者可出现构音不良性言语。Hallervorder-spatz 综合征有明显的言语障碍。特发性震颤可出现语言能力下降，主要表现为词语流畅性、命名障碍。Cooper 对早期未应用药物治疗的原发性帕金森病患者进行了一系列语言工作记忆研究测验，发现其理解力和命名能力无变化，但言语流畅性下降，词语较少，推测可能与患者自发性构词能力减退和运动障碍有关，与语言功能本身关系较少。帕金森病患者的语言障碍不仅与运动障碍有关，更重要的是语言形成、理解和表达等认知过程损害。帕金森病患者语言信息的内容减少，语法性受损，流畅性和语法的复杂性下降，在词语的应用、语义启动和隐喻理解方面存在障碍。在帕金森病痴呆阶段，语言理解和形成均有异常，缺乏语义激活，其命名功能亦显著受损，与路易体痴呆相似。此外，在各个阶段的其他认知功能障碍加剧了语言功能的损害。Musilimovic 等人发现帕金森病患者语言功能明显受损，在 3 年随访期内受损程度无明显改变。Saxena 等人分析帕金森病患者音频频谱，同时以 BOLD 记录大脑局部血流情况，发现帕金森病患者的声音强度明显减低、发音起始时间延迟、鼻辅音受损，与第一运动区脑血流下降、喉肌功能障碍，不能协调发音功能相关。因此,对于帕金森病患者应综合分析语言功能障碍是发音肌肉的运动障碍还是认知障碍引起。语言功能评价方法有波士顿命名测验(Boston naming test,BNT)、等级命名(graded naming test,GNT)。

四、注意力障碍

帕金森病患者存在注意功能损害,主要表现为心理活动指向和集中于某件事的能力下降。Musilimovic 等人进行一项为期 3 年的前瞻性对照研究,发现新诊断的帕金森病患者的注意力在诊断后的 3 年内显著下降。注意网络测试是近年来检测注意功能的新方法,注意网络测试发现帕金森病患者的定向注意网络有异常。此外,帕金森病患者在注意切换任务中也存在注意紊乱。DLB 患者会出现认知症状的波动,尤其表现为注意和警觉障碍方面的波动,这种波动在数周,甚至一天内有很大变化,昼夜变化,时重时轻,表现为白天精神困倦或睡眠增多,对外界环境缺乏关注,在安静环境下更容易出现。肝豆状核变性存在注意力障碍。其他评价注意力的方法有斯普鲁色词测验 C(Stroop color word test-part C,SCWT-C)、连线测验 B(trail making test-part B,TMT-B)和数字广度测验(forward and backward digit span,DIGSP-FW/BW)。

五、智力障碍

疾病早期的轻度帕金森病患者的智力多正常,但是随着疾病的进展逐渐出现智力减退的现象,国内用韦氏智力量表 WAIS-RC 对 40 例帕金森病患者进行测试,结果显示操作智商和言语智商均下降,且操作智商的平均值低于言语智商的平均值,有研究显示帕金森病患者早期操作智商和言语智商均正常,也有研究表明帕金森病患者操作智商下降而言语智商正常,说明帕金森病患者在操作方面的损害比言语更严重。瑞文推理测验结果显示,帕金森病组中仍有少数患者智力达良好等级,但是显著差于对照组。智力水平与患者病期及文化水平有一定关系,智力缺陷者均为文化水平较低的患者。研究中发现随着帕金森病病程延长,大部分认知测试成绩也在下降,这种下降与年龄有关。肝豆状核变性的患者在脑症状出现后智力下降,主要为操作智障,言语智商、全量表智商下降明显。自身免疫性脑炎的儿童患者的智商均明显下降。

一般认为痴呆最常见于老年帕金森病患者,Aarsland 等的调查显示,有 24%～31% 的帕金森病患者发生帕金森病痴呆;在所有类型痴呆中,帕金森病痴呆占 3%～4%;65 岁及以上人群中帕金森病痴呆患病率为 0.2%～0.5%。有 70%～80% 的帕金森病患者最终进展为帕金森病痴呆,且以每年 10% 的速度进展。Mayeux 等通过近 5 年的随访发现帕金森病患者痴呆的发生率为每年 69/1000。痴呆的发生率随着年龄增加也在增加,到 85 岁时大约 65% 的帕金森病患者发生痴呆。研究发现,教育水平和帕金森病痴呆的发生率相关,高受教育程度是帕金森病患者认知功能下降的保护因素,受教育程度越高、帕金森病进展为帕金森病痴呆的风险越低。

六、额叶相关功能损害

(一)顺序、时间次序和新近辨别方向方面缺陷

在顺序时间次序方面帕金森病患者在回忆事件时能回忆事情的内容但是记不清事情发生的前后顺序及发生的日期。此外帕金森病患者在新近辨别时也有障碍,但是再认正常。

（二）定时转换能力的损害

常用威斯康星卡片分类测验（WCST）来测查定势转换能力，帕金森病患者在 WCST 中有显著障碍，轻度未治疗的帕金森病患者虽然智力无异常，但是在做 WSCT 时发生坚持性错误（定势转换困难的指标）的次数增多。

（三）执行功能损害

执行功能障碍是 PDCI 患者最常见、最突出的认知功能障碍，在疾病的早期就出现，主要表现为计划能力、工作记忆、注意控制、抑制控制、定势转移能力（心理灵活性）以及动作产生和监控等一系列功能异常，MSA 患者的执行功能障碍可具体表现为操纵动作的顺序错误混乱、组织能力不足、缺乏对自身状况认识的能力、心理活动集中能力和判断力下降等。74% 以上的 PSP 都有执行功能障碍。DLB 有明显的执行功能障碍。CBD 晚期可出现执行功能障碍，如运动性失用，亦可见观念性失用，观念运动性失用和结构性失用。特发性震颤患者存在较严重的执行力障碍。可以用来检测帕金森病患者及帕金森综合征患者的执行功能的标准化测试有词语流畅性测验（word fluency test，WFT）、威斯康星卡片分类测验（Wisconsin card sorting test，WCST）、连线测验（trial making test，TMT）。有研究对帕金森病患者进行执行功能失常量表自评问卷和额叶功能评定量表调查，从主观和客观两方面评估帕金森病患者的执行功能。发现帕金森病患者额叶功能评定量表得分低于正常对照组，也比健康受试者有更多的日常生活中执行功能问题。在一项 meta 分析中发现早期、非痴呆、未服用药物治疗的帕金森病患者执行功能不同程度受损如语音流畅性、语意流畅性、语言交替流畅性、数字广度 - 逆向、韦氏卡片分类测验、连线测验，但并不在整个执行范围内都有损害。

七、帕金森病及帕金森综合征认知障碍的机制

帕金森病及帕金森综合征认知功能障碍的发生机制目前尚缺乏一致的解释。涉及广泛的神经部位和递质系统如皮质及皮质下、边缘系统的多巴胺（DA）、胆碱能、5- 羟色胺和去甲肾上腺素能递质系统。

神经病理学方面，帕金森病的认知障碍的病理基础可能与额纹状体环路破坏有关，一般认为额叶前部皮质 - 基底节 DA 投射系统在额叶认知功能中有重要作用。新近研究证实额叶和纹状体之间有紧密的解剖联系，帕金森病的认知功能缺陷可能是纹状体内的 DA 耗竭导致前额叶内 DA 耗竭，从而导致皮质 - 皮质下 DA 环路的破坏所致。有研究证实非痴呆帕金森病的认知障碍进展也与特定的皮质下萎缩模式有关。MSA 患者的脑皮质有不同程度的损害。研究表明，特发性震颤认知障碍的发病与前额叶背外侧皮质（DLPFC）或额叶 - 丘脑 - 小脑环路的损害有关。

神经生化方面，帕金森病认知功能障碍可能与脑组织内神经递质的变化有关。如多巴胺能通路受损常可引起执行功能受损，胆碱能通路损伤可导致记忆力和额叶功能损害，5- 羟色胺神经元损害可导致抑郁的发生，去甲肾上腺素神经元损害可导致注意力受损。DLB 认知障碍与多巴胺能及胆碱能神经递质系统损害有关。

影像学方面，研究发现，PDD 患者的额叶、顶叶和枕叶皮质后和前扣带回糖代谢受损，尾状核和丘脑葡萄糖代谢也有下降。PET 显像显示多域 PD-MDI 患者的额叶前部与顶叶的代谢降低，而脑干与小脑的代谢增高，而单域 PD-MDI 患者上述部位的代谢率介于两者之间。MRI 显示 PDD 患者的海马、颞叶及额顶部灰质体积减小，脑干及小脑的灰质体积增加，

这些改变与视空间功能缺损及语言流畅性相关,但 PD-MDI 患者与认知功能正常的帕金森病患者之间并未发现灰质改变体积的差异。PDCI 以海马、前额叶皮层、枕叶的灰质和白质及顶叶的白质萎缩为特点。其认知功能下降可能与白质纤维束的微结构改变有关。MRI 显示 MSA 患者存前额叶、额叶、颞叶和顶叶皮质萎缩。PSP 患者认知障碍与左侧大脑半球前额叶背外侧皮质萎缩有关。

八、帕金森综合征认知功能特点

帕金森病痴呆基本的临床表现为包括记忆、思维和智能(尤其是理解、判断和计算力)的衰退在内的全面的精神活动衰退,情绪控制力受损及情绪平淡,伴有社会适应能力的减退与人格改变。早期患者可表现为兴趣减退、工作效率下降、思考困难、近期记忆减退、注意力不集中等。在痴呆程度达到较严重的阶段时,患者远近记忆均严重受损,生活自理能力逐渐丧失、思维内容日渐贫乏、情感日渐淡漠,可能表现出情感失禁或强哭强笑。到痴呆的晚期,患者的社会功能几乎丧失殆尽,不能进行简单的思维和交流,与周围环境缺乏有意义的联系,无任何主动性言语和有目的的行为。

Brown 等发现,约 50% 生存 8 年以上的多系统萎缩患者存在明显的认知功能障碍,其中 26% 符合简易智能状态检查量表(MMSE)痴呆诊断标准,表现为词语学习即刻和延迟再认障碍。有报道称约 40% 的 MSA-P 型患者存在以额叶执行功能障碍为主的认知损害,66% 存在记忆功能障碍。进行性核上性麻痹患者往往最先出现运动和眼动障碍,随后可有不同程度的认知功能障碍,包括反应迟钝、找单词困难和遗忘等。皮质基底节变性患者的认知功能损害在发病早期即可出现,执行、记忆损害是 CBD 患者最常见的表现,而语言、视空间及社会认知的损害相对更具有鉴别意义。大部分路易体痴呆的患者在早期即表现为记忆、语言和视觉空间技能损害,DLB 具有波动性认知功能损害的特点,包括注意力和觉醒功能的变化,并且大部分 DLB 患者都有真性视幻觉,幻觉形象往往鲜明生动。

(王慧敏　谢安木)

第七节　抑郁

抑郁是帕金森综合征(Parkinson syndrome,PS)常见的伴发症状之一。帕金森病患者出现抑郁的时间分别在起病和病重阶段各有一高峰。抑郁与帕金森病本身症状相互重叠,易被忽略,不能得到及时的治疗。同时,抑郁可加重患者的认知功能损害和运动障碍,加速疾病恶化。

流行病学研究发现:40%～50% 的帕金森病患者伴发抑郁。需要指出的是,抑郁可发生在帕金森病运动症状出现之前,也可发生于运动症状之后,且贯穿帕金森病整个病程。抑郁是帕金森病运动前期一个重要的非运动症状。帕金森病患者的抑郁主要表现为轻中度抑郁和恶劣心境、易怒、负罪感和失败感,但缺乏自杀倾向。流行病学调查发现,抑郁与运动症状之间的潜伏期也可长达 20 年之久。在帕金森病确诊前 3～6 年,抑郁发生率相对增高,存在抑郁的人群发生帕金森病的风险是无抑郁人群的 2～3 倍。

　　MSA 患者约 1/3 患者存在额叶功能障碍和注意力缺陷、情绪失控以及抑郁、焦虑、惊恐发作等行为异常。常见于 MSA-P 型或 Shy-Drager 综合征（SDS）也称特发性直立性低血压。少数 MSA 患者出现脑神经及下运动神经元损害如肌萎缩，可出现淡漠、抑郁等精神障碍。另外，MSA 患者病程长、生活质量差，容易对生活失去信心，产生抑郁情绪。

　　PSP 患者通常有认知功能缺陷，大多数患者在病程的中晚期都有日常活动困难，并呈现出显著的行为障碍，特别是冷漠、冲动和易怒。

　　CBD 早期较少出现严重认知障碍，患者常有主观的记忆力障碍的主诉。精神症状主要表现为：额叶行为空间综合征（frontal behavioral-spatial syndrome，FBS）。可突出表现为行为障碍及执行功能障碍。精神症状常表现为淡漠、抑郁或额叶行为障碍（性格改变、行为异常、易激、冲动控制障碍、性欲亢进），很少出现视幻觉。

　　对于 DLB，也有部分研究认为，在出现典型的 DLB 症状之前，会存在非遗忘性认知功能损害，波动性的认知损害相对较少见，可出现快动眼睡眠行为障碍、视幻觉、抑郁、谵妄、帕金森综合征样表现、嗅觉减退、便秘和体位性低血压等前驱症状。DLB 常出现精神症状，特点是 80% 的患者可有视幻觉。幻觉、抑郁症和妄想症以一种精神错乱式的模式发生波动。

　　血管性帕金森综合征出现情感障碍较出现认知障碍少见，例如由于双侧额中叶卒中或由于双侧纹状体腔隙性卒中而引起的运动不能才较多可能会出现精神抑郁，此病通常还可存在其他症状包括非运动症状，但总体来看，VP 的非运动症状发生率相对帕金森病较低。Colosimo 等对 83 名 VP 患者的非运动症状进行研究发现：疲劳，精神症状（如抑郁、焦虑），注意力/记忆力损害在其中最为常见；其次是：睡眠紊乱，泌尿系统症状，胃肠道症状和疼痛，一半以上的患者可合并出现以上症状。

一、发病机制

　　机制尚不明确，多认为是反应性因素与内源性因素共同作用的结果。

（一）反应性因素

　　是指对患 PS 这样的慢性致残性疾病而产生的继发性的社会心理反应。PS 伴发抑郁者除了具有 PS 本身的运动症状外，还有精力减少、晨起疲倦感、睡眠障碍等躯体症状群，还表现为情绪低落、兴趣减少、快感缺失、绝望、自责、反应迟钝、注意力集中困难、记忆力下降等心理症状群。

（二）内源性因素

　　是指神经解剖结构的变性和神经元的丢失、神经递质及通路的改变及基因多态性的差异。帕金森病伴发抑郁的高发病率无法完全用反应性因素来解释。研究表明，与其他慢性疾病患者（如糖尿病、骨关节炎等）比较，帕金森病患者更易发生抑郁，说明帕金森病伴发抑郁有其特殊的生物学基础。目前研究大多认为，抑郁不只是继发于帕金森病的心理反应，而可能是与帕金森病存在相同的病理生理机制。帕金森病的病理特点是皮层下神经核变性，其中背盖腹侧区、下丘脑、中缝背侧核、蓝斑等核的变性也可见于抑郁症，重型抑郁症患者还可见尾状核体积缩小和额叶萎缩。这些研究提示，抑郁可能与帕金森病有相同的发病机制，帕金森病的运动症状及抑郁均可能是中枢神经系统受损的表现。

（三）其他

　　除了上述因素外，帕金森综合征抑郁的影响因素还有很多，如：应激诱导的高皮质醇血症、炎症和神经营养因子的变化、神经递质改变、疼痛、先前的抑郁、遗传等。帕金森病程中不仅黑质致密部 DA 神经元变性,导致 DA 降低,NA 的蓝斑核和 5-HT 的中缝核也存在变性,从而导致 5-HT 和 NA 水平降低。目前神经生化研究成果认为:单胺,尤其是多巴胺及去甲肾上腺素的下调是帕金森病抑郁的主要神经生化病理基础。帕金森抑郁更多与多巴胺和去甲肾上腺素系统相关,与 5-HT 系统的相关性少。

二、临床表现

(一)内源性抑郁

抑郁可以出现在帕金森病程各期,运动症状常常掩盖抑郁症状。帕金森病抑郁可以为重度抑郁、轻度抑郁、心境恶劣等。表现为持久的情绪低落、注意力集中困难,工作和生活兴趣丧失、睡眠障碍、冷漠、悲观、缺乏幽默感,自杀念头、焦虑、敏感。

(二)反应性抑郁

反应性抑郁是患者在得知病情时的一种反应,且易被患者生活上的大转变所诱发,如退休、失业、离婚等。表现为由于震颤、流涎、能力下降而感到自卑,由于行动困难及冻结发作而出现惊恐发作。

(三)剂末抑郁

剂末抑郁是剂末现象的一个类型,或与运动波动相伴。

三、临床特征

常表现为持久的情绪低落、淡漠,注意力集中困难,工作和生活兴趣丧失、睡眠障碍、缺乏幽默感。烦躁不安及易怒,对未来悲观,适应力差,而自罪,自悲,羞耻感相对少见。

有两个高峰:①疾病初期:疾病的前驱症状,非运动症状起病,容易误诊为抑郁症,一旦出现运动症状,疑诊帕金森病,加重心理负担,抑郁加重,心理因素占主导;②疾病晚期:晚期患者出现运动波动,抑郁更易与"开-关"现象伴随,特别是关期抑郁,患者易悲观厌世。

伴有认知功能损害的、女性、早发性帕金森病及帕金森病诊断前有抑郁症病史者更容易伴发抑郁障碍。

PS 抑郁对患者生活质量的影响:抑郁症状对 PS 患者的影响包括:患者主观症状夸大、运动症状难以控制;运动并发症增加;情绪睡眠差,生活质量低;悲观绝望,甚至自杀倾向。还有学者发现影响帕金森患者生活质量最大的因素为日常生活能力(UPDRRS Ⅱ)和抑郁的程度。

抑郁可使 PS 患者运动和日常功能进一步恶化,加重照料者负担。80.7% 的 PS 患者问卷自评存在抑郁症状,抑郁症状对生活质量评分(SF-36)的影响占 34.2%,比重最高。所以,抑郁是影响 PS 患者生活质量的最重要的非运动症状。

四、诊断

相对于运动症状,PS 抑郁识别困难,常见原因包括:临床往往首先关注运动症状;活动减少、注意力涣散、疲乏、睡眠障碍等症状易被忽略;有时症状隐匿,患者常被认为"性格内向"、"年纪大、动作慢"等而忽略;药物副作用、开关现象等干扰因素,影响抑郁识别。

(一)PS 抑郁的诊断

符合以下条件即可诊断为帕金森综合征抑郁:

1. 符合英国 PD 协会脑库诊断标准或中国帕金森病诊断标准确诊为帕金森综合征或者原发性帕金森病;

2. 符合美国神经疾病诊断与统计手册第四版(DSM-Ⅳ)抑郁发作的诊断标准。

DSM-Ⅳ抑郁发作诊断标准:

(1)在连续的 2 周内有 5(或更多)项下述症状,并且是原有功能的改变,其中至少有一项是 1)或 2):

1)心境抑郁

2)兴趣或愉快感显著降低

3)没有节食时体重明显下降,或体重明显增加

4)几乎每天都有失眠或睡眠过多

5)精神运动性激越或迟滞

6)几乎每天都感到疲倦或缺乏精力

7)无用感或有不恰当的或过分的内疚

8)思维能力或注意力集中能力减退,或者犹豫不决

9)自杀意念,或有自杀未遂,或有特定的自杀计划

(2)症状不符合双相情感障碍发作标准。

(3)症状引起具有临床意义的苦恼或者社交、职业或其他重要功能的损害。

(4)症状不是由于物质(如成瘾药物、处方药物)或躯体情况(例如甲状腺功能减退)的直接生理效应所致。

(5)症状不能用丧恸反应(即失去亲人的反应)来解释,症状持续 2 个月以上,或症状的特征为显著的功能损害、病态沉浸于自己无用感、自杀意念、精神病性症状或精神运动性迟滞。

(二)PS 抑郁筛查

美国预防医学工作组(USPST)推荐在日常门诊中向患者询问两个问题:①过去的两周,是否有情绪低落或绝望? ②过去的两周,是否感觉做事情提不起兴趣? 上述任何一个问题"yes"意味着需要进一步调查,常用的抑郁筛查量表包括患者健康问卷抑郁分表(PHQ-9)和老年抑郁量表(GDS-15)。

抑郁筛选的推荐量表还包括汉密尔顿抑郁量表 -17 和 Beck 抑郁量表(见第十六章)。Beck 抑郁量表(Ⅰ级证据一个),汉密尔顿抑郁量表 17 项(Ⅱ级证据两个)可能是帕金森病抑郁有效的筛选量表,B 级推荐。Beck 抑郁量表为自评量表,评分大约需要 10 分钟,而汉密尔顿抑郁量表为他评量表,评分员需经相应培训,评分需要 15～25 分钟。

(叶 民)

第八节 焦虑

一、帕金森病焦虑

帕金森病(PD)是常见的神经系统变性疾病,中国 ≥ 65 岁人群中患病率约为 1.7%。以

往认为,帕金森病的病理生理改变主要在于黑质多巴胺神经元的缺失,进而引起皮质基底节环路功能异常,导致运动障碍的发生。静止性震颤、运动迟缓、肌强直和姿势步态异常为帕金森病的主要运动症状。但近年来,帕金森病非运动症状得到了更为广泛和深入的认识,病理生理研究发现,帕金森病病理改变可累及周围神经系统和大脑皮层,从而引起众多非运动症状。

焦虑是帕金森病患者常见的非运动症状之一,在帕金森病患者群体中发病率高,严重影响生活质量,并且往往早于运动症状出现。对帕金森病焦虑的认识不仅可能有利于疾病的早期诊断,对帕金森病焦虑的治疗还有利于改善患者生活质量,具有重要临床意义。尽管近些年对帕金森病焦虑的关注度加大,但对其产生机制仍不清楚。从机制方面对帕金森病焦虑的认识有望发现帕金森病潜在的病理生理改变,并进一步协助临床帕金森病的诊治,具有重要研究价值。目前,帕金森病焦虑的诊断及治疗尚无标准化,帕金森病焦虑的神经机制尚不清楚。下文旨在总结帕金森病焦虑临床诊断、治疗以及研究进展,并提出未来可能出现的新的研究方向。

(一)焦虑在帕金森病中的认识

焦虑是帕金森病患者常见的非运动症状之一,在帕金森病患者群体中发病率高。虽然焦虑并非帕金森病的特异性表现,但帕金森病患者中更易出现焦虑。在普通人群中焦虑的发生率为 3.2%～14.2%,而在帕金森病患者中占 25%～49%,一项 Meta 分析显示疾病组与对照组间焦虑的发生率为 39.9% vs 19.1%。

帕金森病焦虑影响患者动机、治疗依从性和认知,并且恶化帕金森病症状,可能加重震颤、运动障碍、冻结步态、运动症状波动等,Nurdan 等通过研究发现,焦虑可以影响帕金森病患者走路速度,此外严重影响患者的生活质量。焦虑对帕金森病患者生活质量的影响在许多研究中得到证实。Hanna 等通过逐步回归分析的方法发现焦虑影响评定 39 项帕金森病调查表(PDQ-39)分值下降的比例占到 29%,抑郁占 10%,帕金森病焦虑比抑郁更能影响患者的认知水平、疾病进展和生活质量。而全球帕金森病调查(GPDS)指导委员会研究发现,运动症状在PDQ-39 的影响因素占 15%,因此,帕金森病焦虑是影响患者的生活质量重要因素。

焦虑可能出现于帕金森病早期,Alexandra 等通过一项以电话访问的形式对 93 名帕金森病患者问卷调查,调查的问题包括 19 项非运动症状和 6 项早期出现的运动症状,每个症状记录下在确诊帕金森病前出现的最早时间,然后进行分析,发现在帕金森病患者运动前期中焦虑的出现早于抑郁,甚至早于出现运动症状 13.7 年。Bower 等研究者也认为焦虑是帕金森病患者出现的最早症状之一。同时,也有研究显示焦虑可能是帕金森病的危险因素。Lin 等在一项 5.5 年的随访研究发现,患有焦虑的患者比不患有焦虑的患者最终发展为帕金森病的比例高出 38%(HR:1.38;95% CI:1.26～1.51),说明焦虑是帕金森病的危险因素。对于焦虑是帕金森病的早期症状还是危险因素尚无定论,对于帕金森病焦虑机制的研究有助于进一步解决该问题。

除帕金森病外,也有越来越多的文献报道焦虑在多系统萎缩(MSA)的患者中亦是常见症状,发病率为 37%～54%。一项纳入了 237 位多系统萎缩患者的研究提出女性,更长的病程,更严重的疾病程度是多系统萎缩患者焦虑和抑郁的预测因素。在进行性核上性麻痹(PSP)患者中,焦虑的发病率与帕金森病及多系统萎缩相近,约 37%。而在皮质基底节变性(CBD)的患者中,抑郁(发病率 73%)与淡漠(发病率 40%)为更常见的神经精神症状,焦虑的发病率相对较少(发病率少于 14%)。

（二）帕金森病焦虑的诊断与评估

焦虑包括广泛性焦虑、急性焦虑发作、惊恐发作、创伤后应激障碍、急性应激障碍、强迫障碍等，如广泛性焦虑主要表现为与现实情境不符的过分担心、紧张害怕，急性焦虑发作主要表现为突然出现极度恐惧的心理，体验到濒死感或失控感，惊恐发作的焦虑发作是由某些特定的场所或者情境引起，患者不处于这些特定场所或情境时不会引起焦虑。而帕金森病焦虑是由医学、神经和心理共同作用下产生的。恐慌、广泛性焦虑、社交恐惧症是帕金森病焦虑最常见的表现，其最核心的特点是恐惧、害怕或担忧的存在。目前国际上通用美国精神疾病诊断标准手册第四版（DSM-Ⅳ）诊断帕金森病焦虑，其对各种类型的焦虑具有全面的诊断标准，如分离性焦虑障碍、社交焦虑症、恐怖症、广泛性焦虑症等，应用该诊断标准发现帕金森病焦虑比例占到43%。

帕金森病焦虑严重程度可通过量表评估，包括焦虑自评量表（self-rating anxiety scale，SRAS）、贝克焦虑量表（Beck anxiety inventory，BAI）、汉密尔顿焦虑量表（Hamilton anxiety rating scale，HARS）（见第十六章）等。Dissanayaka 等对目前可应用于评估帕金森病焦虑的9个量表进行总结分析，发现 HARS、医院焦虑 & 抑郁量表 - 焦虑子量表（hospital anxiety & depression scale-anxiety subscale，HADS-A）具有可靠性，但区分效度有局限性；斯皮尔伯格状态 - 特质焦虑量表（Spielberger state trait anxiety inventory，STAI）、Liebowitz 社交焦虑量表（Liebowitz social anxiety scale，LSAS）具有区分效度，但需要更多研究进一步证实。神经精神病学调查表 - 焦虑子量表（neuropsychiatric inventory-anxiety subscale，NPI- 焦虑量表）、MDS-UPDRS- 焦虑量表（MDS-UPDRS-anxiety item）具有同时效度，但它们的可靠性及区分效度还需进一步研究。目前新研制出针对帕金森病焦虑的量表即帕金森病焦虑量表（the Parkinson anxiety scale，PAS）以及老年焦虑量表（geriatric anxiety inventory，GAI）有较好的信度与效度，但尚未在临床上广泛应用，有待在各中心认证。其中 BAI 量表具有较好的阴性预测值，但阳性预测值较差，HARS 量表具有较高的灵敏度，但特异度相对差，故可将两个量表结合应用到临床，对评估帕金森病焦虑可能具有更好的实践价值，Zhang 等研究发现，SRAS 量表对中国人评估焦虑时具有较好的内部统一性。

（三）帕金森病焦虑的可能机制

许多因素可影响帕金森病焦虑产生。Sagna 等总结帕金森病焦虑的发生与自主神经症状、运动波动、症状的严重程度及出现频率、疾病分期、帕金森病起病年龄及病程有关。但是焦虑症状并不与运动症状直接相关，Leentjens 等发现小部分患者只是在症状缓解时出现焦虑症状。此外，帕金森病焦虑与疾病的严重程度呈正相关，而与病程无明显相关性。在不同亚型帕金森病比较中，姿势步态异常为主型的患者相比于震颤为主的患者更容易出现焦虑、生活质量更为低下。多巴制剂的使用与焦虑的出现没有直接相关性，但异动症及开关现象的产生更易出现焦虑情绪，这可能与病情加重有关。以上说明焦虑可能是帕金森病直接导致，而不是由运动障碍间接导致的心理障碍。然而，帕金森病焦虑的神经基础目前尚不清楚。

Prediger 等总结了神经递质异常可能与帕金森病焦虑发生有关，如纹状体多巴胺水平下降，以及肾上腺素、5- 羟色胺、乙酰胆碱、γ - 氨基丁酸的分泌异常等。Remy 等通过一项 PET 研究实验发现帕金森病焦虑患者其多巴信号是减少的；Erro 等研究结果表明，在新诊断出帕金森病但未经治疗的患者中纹状体内多巴胺受体的功能，特别是在右尾状核与帕金森病焦虑的严重程度呈负相关；Vriend 等人发现杏仁核体积的减小，特别是左侧杏仁核，与帕金森病焦虑的产生呈正相关。

脑网络异常可能是帕金森病焦虑的产生机制之一。静息态功能磁共振(resting-state functional magnetic resonance imaging,RS-fMRI)为帕金森病的病理生理学机制提供了重要的研究手段。静息状态下,大脑低频振幅血氧水平依赖(blood oxygen level dependent, BOLD)信号可以反映自发神经活动,通过分析不同脑区 BOLD 信号的相关性可以分析脑区之间的功能连接。功能磁共振成像可直观反映杏仁核异常涉及帕金森病患者的情绪异常表达,可显示不同疾病导致的焦虑障碍神经基础可能不同:创伤性应激障碍脑网络改变可能与杏仁核与岛叶的脑功能异常有关,社交焦虑障碍可能与 SN- 背外侧前额叶皮层之间连接改变有关,广泛性焦虑障碍与边缘 - 丘脑 - 皮质环路改变有关。目前 fMRI 在帕金森病合并抑郁较多研究,Anne 等发现帕金森病焦虑患者其杏仁核的信号是异常的,Hu 等将 20 例帕金森病抑郁患者与 40 例不伴有抑郁的帕金森病患者、43 例正常对照分析发现右侧杏仁核与双侧丘脑背内侧核功能连接增强,但是与左侧壳核、左侧额上回、左侧小脑半球功能连接减弱,涉及边缘系统结构间功能连接增强及高级皮层与边缘系统间功能连接减弱可能是帕金森病合并抑郁的神经机制改变,这也符合其他研究者的相关研究。但帕金森病合并焦虑的 fMRI 研究较少。Pannekoek 等研究发现,帕金森病焦虑主要涉及边缘 - 丘脑 - 皮质环路的改变,但该研究只有 11 例帕金森病伴焦虑及 11 例健康者对照分析,病例数少,且缺乏脑连接相关性分析,故应用 fMRI 发现帕金森病焦虑实际机制有待进一步研究。目前,关于除帕金森病外的其他帕金森综合征焦虑的致病机制的研究尚缺乏。

二、其他帕金森综合征焦虑

目前,关于多系统萎缩(MSA)患者焦虑治疗的随机对照研究尚无。与三环类抗抑郁药相比,认知行为治疗与选择性 5 羟色胺再摄取抑制剂(SSRIs 类)对于体位性低血压的风险更小,作为主要推荐治疗方法。对于进行性核上性麻痹(PSP)以及皮质基底节变性(CBD)患者的焦虑治疗方面的研究更为缺乏。临床上,常使用传统的镇静药及抗焦虑药物治疗缓解症状。

目前帕金森病焦虑的相关机制及治疗都待进一步研究及完善,对帕金森病患者要警惕焦虑出现,及早干预并个体化治疗。更好地了解神经网络结构包括情绪 - 运动控制,神经内分泌及受体结构改变等对于寻求治疗帕金森病焦虑和提高患者生活质量是有意义的。

(满　雪　冯　涛)

第九节　淡漠

情感淡漠定义是指对周围环境缺乏兴趣或引不起相应情感反应,甚至对与自己切身利益相关的事物也无动于衷,以对客观事物和自身情况漠不关心、缺乏相应的内心体验为特点。情感淡漠的核心特点是动机缺乏,这种缺乏既不是意识水平下降、认知损害或情绪低落,也不是自身生理情况(如瘫痪)或外部环境的巨大改变引起的。

帕金森综合征(Parkinson syndrome,PS)是一组临床表现复杂的疾病综合征,除运动症状外,许多帕金森综合征都伴有认知障碍、精神行为异常等非运动症状。淡漠可见于帕金森病(Parkinson disease,PD)、多系统萎缩(multiple system atrophy,MSA)、进行性核上性麻痹

（progressive supranuclear palsy，PSP）、路易体痴呆（dementia with Lewy bodies，DLB）、特发性震颤和肌张力障碍等多种疾病。淡漠导致患者的日常生活能力降低，增加看护者负担，也给社会造成沉重的经济压力。探讨淡漠的发病机制，寻找有效的筛选和诊治手段，有助于疾病的早期诊断和治疗，降低疾病负担。

一、帕金森病淡漠

淡漠是帕金森病常见的非运动症状，主要特征是动机减退、有目的行为减少、兴趣减退、情感迟钝。根据临床表现不同，情感淡漠可以分为 3 种亚型：①行为型：行为缺乏创造性，依赖他人；②认知型：对新鲜事物缺乏兴趣，对周围人物的问题漠不关心；③情感型：情感平淡，对负面事件缺乏应有的情感反应。

（一）流行病学

淡漠见于 60% 的帕金森病患者，疾病早期即可出现。帕金森病淡漠症状的出现时间通常比运动症状早两年。未经药物治疗的新确诊患者中，淡漠的发生率为 20%～36%。帕金森病早期，淡漠可随多巴胺能药物的治疗而缓解。随着病程进展，淡漠又逐渐增多：病程 5～10 年的患者，淡漠症状在伴有痴呆的患者中占 60%；在不伴有痴呆的病患者中占 40%。淡漠也是病情加重的标志，预示着患者日常生活能力降低，生活质量下降，也使得照料者负担增加。

淡漠可与抑郁和痴呆并存，也可以单独存在。帕金森病常见的神经精神症状如幻觉、妄想、抑郁、认知损害等，多与情感淡漠的发生有关，但也有研究显示帕金森病的情感淡漠与抑郁、运动障碍严重程度没有明确关联。

淡漠更多见于男性和高龄患者。存在淡漠的帕金森病患者，其运动功能、执行功能受损更严重，抑郁更明显，痴呆的风险也更高。伴有淡漠者认知功能减退更迅速。有研究发现，淡漠多见于伴有痴呆的帕金森病患者，主要与认知损害程度相关，而与运动症状的严重程度无关。淡漠的严重程度和执行功能受损高度相关。此外，伴有淡漠的患者还存在认知功能的全面下降，尤其是颞叶相关的认知功能，如延迟言语记忆、语义流畅性、命名能力，但决策能力保留。有淡漠症状者的面部表情识别困难，这可能与中脑边缘系统受损有关。

值得注意的是，许多帕金森病患者经丘脑底核脑深部电刺激术（STN-DBS）治疗后出现淡漠症状。STN-DBS 术后的淡漠分为两种类型。第一种是短暂、可逆的，常出现在首次术后的几个月内。STN-DBS 术后第一年出现淡漠的比例最高可达 50%；这可能与患者手术后停用多巴胺受体激动剂和减少左旋多巴剂量有关。然而，并非所有 STN-DBS 术后的患者都出现这一现象，这种短暂、可逆的淡漠可通过合理的术后管理降低其发病率和严重程度，如给予最适电刺激参数和适当剂量的多巴胺能药物。一项随机对照研究显示，当患者术后联合应用多巴胺能药物时，STN-DBS 组和最佳药物治疗组的患者淡漠发生率并无明显差别。另一种术后淡漠是迟发的、持久且不可逆的，这类患者往往伴有痴呆，执行功能受损更严重，且左旋多巴治疗无效。这可能是病理性 α-突触核蛋白蔓延到皮质所致，而非 STN-DBS 手术本身。综上，术后早发且可逆的淡漠通常是由于多巴胺能药物的减停所致；而迟发且不可逆的淡漠似乎与认知功能衰退和病理性 α-突触核蛋白的蔓延到新皮层有关。

（二）病理生理机制

情感淡漠是前额叶或基底节损害最常见的行为改变，其发生与额前叶－基底节功能环路有关,且各亚型发生机制各不相同:行为型与基底节(如双侧苍白球内侧)损伤有关,往往引起较严重的情感淡漠;认知型与额前叶背外侧部损害有关(与尾状核背侧构成回路);情感型与前额叶眶内侧部损害有关(其与边缘系统和内脏运动中枢相连,而其最外侧区域与感觉皮质中枢相互连接)。

有情感淡漠的帕金森病患者可伴言语、记忆及时间依赖任务障碍。有研究发现,帕金森病患者情感淡漠与前额叶执行能力相关,但 MRI 研究未发现情感淡漠评分与额颞叶萎缩存在明确的关联性。帕金森病患者情感淡漠可能与脑内多巴胺能水平降低有关,但 Dujardin 等发现,非多巴胺能神经环路可能也参与情感淡漠的病理生理学过程。Robert 等发现,帕金森病情感淡漠患者右侧额下回、额中回、楔叶、岛叶葡萄糖代谢降低。但迄今为止,有关帕金森病情感淡漠的发病机制仍未充分阐明。Pederson 等的研究显示,约 14% 的帕金森病患者可在发病同时或发病后 4 年出现情感淡漠,49% 患者在发病后 4 年出现情感淡漠,37% 患者在观察期间无情感淡漠,随访发现,情感淡漠的帕金森病患者更易进展至痴呆。提示情感淡漠可能是帕金森病神经病理损害进程广泛和进展的信号,表明运动症状及认知功能障碍进展迅速。

(三)诊断标准

目前国际上常采用以下标准作为帕金森病情感淡漠的诊断标准:

1. 动机缺乏,与患者年龄、文化水平和既往活动水平不相符。

2. 以下 3 项标准中每一标准至少存在 1 项症状　①目标指向行为的活动减少(行为启动需依赖他人、缺乏主观努力);②目标指向行为的认知活动减少(对新鲜事物缺乏兴趣、对自身问题缺乏关注);③目标指向行为伴情绪减少(对正面和负面事件反应缺乏)。

3. 排除意识障碍、药物因素后,新出现的动机缺乏。以上情况引起患者社会功能下降可考虑帕金森病伴情感淡漠。

情感淡漠评价量表(AES)、情感淡漠量表(AS)及统一帕金森病评定量表(UPDRS)第 IV 部分(动力或始动力)均可用于帕金森病情感淡漠的评价,但 UPDRS 第 IV 部分的检测项目较少,不能全面评价情感淡漠,因此仅可作为筛查量表。Leentjens 等对 4 种评价情感淡漠的量表进行比较后,推荐情感淡漠量表作为帕金森病情感淡漠评价量表,指出该量表内容及敏感性良好,有患者及家属两部分内容,且既往在脑卒中及阿尔茨海默病患者中应用临床信度良好。

AES 包括 18 个项目,分值越高,情感淡漠的程度越重。此量表既包括患者的自评部分,也包含评定者对患者自评的评价。在应用中,此量表显示了良好的内部一致性,被推荐用于帕金森病的情感淡漠评定,对评价情感淡漠的严重度及治疗后的反应方面有一定价值。AS 是一个包括 14 个项目的自评量表,是简化版的 AES,AS 得分 ≥ 14 分提示存在有临床意义的情感淡漠。它有两个版本,既可以对患者进行自我测评,也可通过患者的照顾者进行评价。此量表有较好的效度、一致性及可重复性,与 UPDRS 第 IV 部分相比,特异度高但灵敏度低。

二、其他帕金森综合征的淡漠

多系统萎缩(multiple system atrophy,MSA)是一种中老年起病,以进展性自主神经功能障碍、帕金森综合征症状、小脑性共济失调及锥体束征为主要临床特征的神经系统退行性疾病,其中以帕金森综合征为主要临床特征的亚型称为 MSA-P,另一种以小脑共济失调为主要特征的亚型称为 MSA-C。淡漠是 MSA 患者常见的非运动症状。现有研究表明,尽管两种亚型的淡漠症状和发生概率无明显差异,但 MSA-P 型患者的淡漠程度更为严重。

进行性核上性麻痹(progressive supranuclear palsy,PSP)是一种少见的神经系统变性疾病,以假性延髓性麻痹、垂直性核上性眼肌麻痹、锥体外系肌僵直、步态共济失调和轻度痴呆为主要临床特征。PSP 与帕金森病在运动症状和非运动症状均有很多相似之处。淡漠和抑郁是 PSP 最主要的两种精神症状。尽管有少数学者认为 PD、PSP、CBD、路易体痴呆等帕金森综合征的神经精神症状无明显区别。但更多研究表明,与帕金森病相比,进展期 PSP 的认知功能受损更严重,表现在淡漠、抑郁、执行功能和视空间功能等多个方面。Aarsland 等也认为 PSP 患者的淡漠症状和脱抑制比帕金森病患者更严重。PSP 具有多种临床亚型,其中最主要的两个亚型是进行性核上性麻痹 Richardson 综合征型(PSP-RS)和进行性核上性麻痹帕金森综合征型(PSP-P)。PSP-RS 和 PSP-P 两种亚型淡漠症状的严重程度相仿,但后者的淡漠更常见;当患者出现运动障碍伴淡漠症状时,提示 PSP-P 的可能性更大。

皮质基底节变性(corticobasal degeneration,CBD)是一种慢性进展性神经变性疾病,以不对称发作的无动性强直综合征、失用、肌张力障碍及姿势异常为主要特征。淡漠见于 40% 的 CBD 患者。在 CBD 患者中,淡漠和脱抑制高度相关。与 PSP 相比,CBD 患者抑郁症状的发生率远高于 PSP,程度也更严重;但其淡漠的发生率却少于 PSP,症状也相对较轻。

路易体痴呆(dementia with Lewy bodies,DLB)是一组在临床和病理表现上介于帕金森病与 AD 之间、以波动性认知功能障碍、视幻觉和帕金森综合征为主要临床表现,以路易体形成为病理特征的神经变性疾病。DLB 患者在痴呆加重过程中,情感淡漠、脱抑制症状明显;且伴有视幻觉的 DLB 患者随着痴呆程度的加重,情感淡漠也更加显著。

特发性震颤和肌张力障碍也可出现淡漠症状。Louis 等对特发性震颤、肌张力障碍及帕金森病进行了对照研究,发现 3 组的情感淡漠评分均高于正常组,帕金森病组情感淡漠评分最高,并认为情感淡漠可独立于抑郁存在。同样,一项美国的研究结果显示,帕金森病患者与肌张力障碍患者相比,情感淡漠的发生率及严重程度更高。

综上,淡漠可见于多种帕金森综合征中,发生率和严重程度不一。目前有关帕金森综合征相关淡漠的病因尚不完全清楚,积极探讨淡漠在各个帕金森综合征中的异同,明确其发病机制,不仅仅有利于控制淡漠症状,更有利于各种帕金森综合征的早期诊断和治疗。

(寇　梁　王　涛)

第十节　精神症状

帕金森综合征(PS)作为一种中枢神经系统退行性疾病,精神症状在帕金森综合征患者中并不少见,并且在诊断和治疗方面难度较大。帕金森综合征可能合并的精神障碍包括痴呆和认知功能减退、精神病性症状、焦虑、抑郁,而意识障碍、人格改变等也作为精神症状的表现形式。首先,该病本身可伴发多种原发性精神障碍;其次,目前 PS 患者神经精神症状的治疗主要以药物为主,而药物的长期应用也会引起神经精神症状加重或出现新的症状。本章节将针对该两方面作出介绍。

一、原发性精神异常

帕金森综合征常伴有三大类精神异常,分别为:①倾向于多疑、易怒及自私自利的人格改变;②记忆功能与智能损害;③以抑郁、偏执和幻视为主要表现的精神病性异常。总体来说,这些表现可归为"器质性"和"反应性"两类,其中"器质性"的精神异常包括记忆和智能损害,而"反应性"的精神异常则包括伴有易怒特点的抑郁、自私自利和疑病等。器质性的精神异常要比反应性的多见,但也有一些患者兼具两类表现。

(一)人格改变

帕金森病患者日益加重的运动功能障碍也会导致易怒,例如表现出以自我为中心、好争吵以及苛求他人等人格特征,也有报道提出患者出现多疑甚至是倾向偏执的性格改变。不少患者病前人格的强迫性特质可变得极为突出,疑病表现也很明显。相反,欣快则极其罕见,若出现欣快往往是相当严重的智能衰退的伴随现象。目前尚未发现任何形式的帕金森病患者的特异度的人格改变,一般认为上面简述的多见表现是患者易感人格与作用于患者的心理和社会应激之间相互作用的结果。

帕金森叠加综合征患者也常见人格改变与行为异常,如易激惹、去抑制、怪异及反社会行为等。

长期使用多巴胺能药物替代疗法,以及帕金森病的进展,可导致冲动控制障碍,常表现为抵制不住诱惑的赌博,购买商品,暴饮暴食等,大样本数据分析表明存在认知障碍的帕金森病患者在服用抗帕金森药物时更易发展为冲动控制障碍。近年研究发现,很多帕金森病患者在深部脑刺激术后冲动障碍控制力较前明显改善,另一种公认有效的心理治疗手段为行为认知疗法。

(二)精神病性表现

帕金森综合征患者的精神病性症状主要表现为幻觉、错觉、妄想和存在的错误观念,其往往提示以后可能会出现慢性精神错乱。典型的帕金森综合征精神病性症状多发生于进展期帕金森病患者,常出现于诊断 10 年或更长时间后。药物暴露、认知功能下降、年龄增加、病程长、视觉障碍的患者,及伴随焦虑、抑郁和睡眠障碍者易出现精神病性症状。帕金森综合征患者精神病性症状可分为以下两类:①良性精神病性症状:一般为轻度,对患者生活不造成严重影响;②复杂的精神病性症状:幻觉伴发错觉或谵妄状态,对患者生活造成严重影响,谵妄状态多见于帕金森病痴呆患者。随着疾病进展,良性精神病性症状也可以转化为复杂的精神病性症状。

帕金森综合征幻觉可涉及任何感觉形式,但以视幻觉最为常见,帕金森综合征视幻觉常为生动的人或者动物,听幻觉类型可以为低语、音乐或威胁的声音,一般与视幻觉伴发,借此特点可以与听幻觉型精神分裂症相鉴别。帕金森综合征幻觉可间歇出现,每次发生持续数秒至数分钟,常反复发生,夜间或患者独处在安静的环境中更易发生。帕金森综合征患者的妄想症状多为偏执的,持续的信念,其中婚姻不忠妄想、被抛弃妄想相对较多,而夸大妄想、躯体妄想、被害妄想和宗教妄想报道较少。在合并有痴呆的帕金森患者病情发展过程中,可有因工作能力下降、在工作和生活中出错而出现短暂的被害妄想,或因记忆力损害遗忘自己的物品或计数错误而产生被窃妄想。这类妄想内容易变、历时相对短暂,随着患者智能的进一步损害、丧失了组织妄想的能力,妄想会自行消退。

一般认为,帕金森综合征患者出现的精神病性症状,如幻觉、妄想多由药物引起,或者是对其发生的中毒性表现。以往曾报道过的妄想和幻听、幻视的病例，多由东莨菪碱、阿托品以及其他颠茄类药物过量所致。当今所见到的帕金森综合征患者出现的急性器质性反应也多由药物所致，其中多见于有认知功能损害的患者。有学者提出"连续统假设"，认为帕金森综合征患者药物诱导的精神症状首先表现为睡眠障碍，接着表现为多梦，进一步发展为幻觉和妄想。作出帕金森病性器质性精神病的诊断，要求患者无谵妄或痴呆，并且能证明其原因与帕金森病本身有关而不是与其治疗有关。临床上应与路易体痴呆相鉴别，鉴别点在于路易体痴呆的视幻觉往往反复出现，并且形象而生动，而皮质基底节变性的患者较少出现错觉及幻觉。

对帕金森综合征患者在治疗过程中所出现的精神病性表现，首先应考虑是治疗药物所致。治疗则应以减量或停药为主。对减量或停药后症状仍持续存在者，要高度警惕患者是否同患有痴呆或合并有其他方面的异常。选择抗精神病药物时，氯氮平以往作为首选，但由于其严重的不良反应，逐渐被推荐作为二线用药，喹硫平对控制精神病症状具有良好的耐受性和疗效，近来被认为可作为首选用药。

（三）抑郁及焦虑

相当一部分帕金森综合征患者在疾病过程中出现情感障碍，以抑郁最为多见，帕金森病患者抑郁障碍的发生率为 40%～50%，焦虑障碍的发生率为 3.6%～40.0%，抑郁与焦虑障碍经常共存。其发病机制及诊治已在前面详述。

二、与治疗有关的精神障碍

（一）抗胆碱药物所致的精神科合并症

研究表明，用盐酸苯海索治疗的患者中有 20% 出现精神障碍，其症状包括兴奋、易怒、错乱、偏执性妄想、幻觉和自杀企图等，这些症状在停药后迅速消失。在帕金森病患者中，抗胆碱药物引起的这类不良反应多见于 60 岁以上者，尤以有脑动脉硬化表现者为甚。近来研究发现，帕金森病患者发生痴呆的风险与抗胆碱药物的使用时间之间有显著的相关性，并建议对有认知损害的患者应避免使用抗胆碱药物。

（二）左旋多巴治疗所致的精神科合并症

左旋多巴治疗帕金森病其不良反应涉及从急性器质性反应到严重的情感性障碍，其疗效则包括状况良好感增强和认知功能测验成绩提高，随着治疗时间的延长，精神科合并症的发生率会逐渐增高。接受治疗的患者中，精神活动方面的合并症发生率仅次于胃肠道功能紊乱和运动障碍这两种不良反应。已报道的不良反应为：错乱和谵妄为 4.4%，抑郁为 4.2%，不宁与易怒为 3.6%，妄想和偏执症为 3.6%，轻躁狂为 1.5%，性欲亢进为 0.9%，还有 1.5% 为包括冲动、思睡、焦虑、失眠和鲜明生动的梦境在内的其他不良反应。

上述所有症状在减少药物后均可缓解。有报道称随着治疗时间的延长，易怒、幻觉和妄想的发生率也会增高，从最初的 10% 增加到 6 年后的 60%。进行性的精神活动改变可以精神活动能力持续下降的形式出现，或以在轻微痴呆的基础上出现间断的易怒和错乱这种形式出现。

至今尚不清楚，是长期应用左旋多巴治疗加剧了患者原有智能减退，还是因患者生存时间增加而使其智能减退症状得以显露出来。有报道称非痴呆的帕金森病患者在服用左旋多巴后出现错乱状态或精神病性表现者易于发展为痴呆，有人描述了惊慌样不良反应，该种不良反应可表现为突然出现伴有舞蹈症、静坐不能和运动性不安的激越性幻觉谵妄。一些患者发展为嗜睡或昏迷，此前可有表现为兴奋的前驱期。在停服左旋多巴后这种异常表现还可持续一周或更长时间，那些曾出现过严重的错乱发作的患者在停药多月后仍表现为智能损害持续存在甚至加剧。

帕金森病患者在服用左旋多巴治疗后出现的不良反应因人而异，未见单一的精神活动异常表现形式。相关因素包括患者之间的遗传差异、治疗前的精神活动状态、神经科病变的程度等，而既往的精神科病史构成了特殊的危险因素。有研究指出既往有精神科病史的患者在服用左旋多巴治疗后即使其神经科病情得到满意的改善，其精神疾患也会恶化。对于既往有精神病病史，尤其是有情感性障碍或重性精神病既往史的患者，应小心试用左旋多巴来治疗其帕金森病。

有报道称用左旋多巴治疗后患者恢复了性兴趣，而且一般都是在运动能力戏剧性地改善的同时出现的。也有少数患者出现了性欲亢进，有人认为这属于轻躁狂样反应的组成部分。就数患者而言，性活动的改变是力量、动机以及总体功能方面综合改善的一部分。

以往人们对治疗帕金森病患者因左旋多巴导致的精神病性障碍感到无能为力，减少药物剂量往往使运动方面症状恶化，而使用抗精神病药物也几乎无一例外地加剧患者的帕金森病症状。近年来，不少作者使用非典型抗精神病药物如氯氮平治疗，获得较满意的疗效，但由于该药有引起嗜睡、便秘、体位性低血压等副作用，老年患者使用时应慎重。

（马江南　谢安木）

第十一节　帕金森病睡眠障碍

帕金森病（Parkinson disease，PD）是一种中枢神经系统退行性疾病，其核心临床表现为动作缓慢、静止性震颤、肌肉强直等运动症状以及便秘、嗅觉减退、睡眠障碍、认知障碍等非运动症状。1817 年，英国医生 James Parkinson 报道该病时，就已经描述了患者的运动症状和非运动症状。但是 200 年来，多数临床医生仅仅关注了帕金森病的运动症状。直到最近数十年，临床医生和研究者才逐渐重视患者的包括睡眠障碍在内的非运动症状，由于这些非运动症状往往早于典型的运动症状出现，因此甚至认为，包括快动眼睡眠行为障碍（rapid eye movement sleep behavior disorder，RBD）在内的部分非运动症状可以作为临床前期帕金森病（Preclinical PD）的早期诊断生物标记。帕金森病的睡眠障碍包括快动眼睡眠障碍、失眠、不宁腿综合征、日间过度嗜睡、睡眠呼吸障碍等类型，可严重影响到帕金森病患者的生活质量。此外睡眠障碍可出现在帕金森病病程的各个阶段，也可作为帕金森病的前驱症状，早期发现、早期诊断睡眠障碍对于帕金森病的及时处理与精准治疗有着重要的临床意义。

一、流行病学

据国外相关报道显示，在 ≥ 60 岁的老年人群中，睡眠障碍的发病率为 30%～40%；而在同龄帕金森病患病人群中，睡眠障碍的发病率为 40%～90%，甚至有的报道中该患病率可高达 94%，由此可见，帕金森病患者并发睡眠障碍的概率显著高于同龄老人。而在老年人群中，女性罹患睡眠障碍的可能性更高,这可能与情绪、生活方式等诸多因素有关。

二、病理生理学

关于睡眠的研究可追溯到 20 世纪早期的动物试验,在动物脑干的不同位置横断,可导致动物睡眠 - 觉醒周期发生改变,故而发现中枢神经系统内可能有某些特定的结构用于调控睡眠。经过数十年研究,目前认为在帕金森病患者中,睡眠障碍主要发病机制为丘脑皮层通路的退行性变以及其继发的神经递质水平改变。其中,位于被盖腹侧和黑质致密区的多巴胺能神经元起着重要的作用。相关研究表明,在敲除多巴胺转运体基因的小鼠中,其脑内多巴胺浓度升高,而后出现觉醒时间明显延长的现象,表明多巴胺在维持觉醒方面的重要性。

此外,有学者发现下丘脑分泌一种名为下丘脑泌素的神经肽,可以通过调控脑内氨基酸类神经递质的释放,同样起到促进觉醒的作用,当生产下丘脑泌素的细胞减少时,可因其脑内浓度降低而引发患者出现嗜睡症状。随着帕金森病疾病进展过程中的多巴胺能系统紊乱和神经变性,丘脑皮层通路受损,从而出现帕金森病相关的睡眠障碍,患者失去正常的夜间睡眠节律以及白天过度嗜睡,而白天的过度嗜睡会进一步扰乱夜间的睡眠节律,最终形成一种恶性循环。

三、辅助检查

主要包括多导睡眠图(polysomnography,PSG)和睡眠障碍量表评估两种方式。

多导睡眠图为评定帕金森病睡眠障碍的"金标准",其通过对患者夜间睡眠的监测来记录脑电图、肌电图、心电图等指标,能够客观的显示出被监测者的睡眠结构,对于临床诊断有指导意义。

评定睡眠障碍量表主要包括帕金森病睡眠量表(Parkinson disease sleep scale,PDSS)、匹兹堡睡眠质量指数(Pittsburgh sleep quality index,PSQI)、爱泼沃斯嗜睡量表(Epworth sleepiness scale,ESS)、快动眼睡眠行为障碍测试问卷,国际不安腿综合征评定量表和严重程度量表等。因其评定方式简单便捷且花费较低,更易被患者接受,对于临床诊断有一定参考价值。

四、临床类型

(一)快动眼睡眠行为障碍

是一种快动眼(rapid eye movement,REM)睡眠期间的异相睡眠,主要表现为骨骼肌失迟缓现象(REM-sleep without atonia,RWA)和梦境演绎行为(dream enactment behavior,DEB),其不仅会严重影响患者的睡眠质量,还可能导致患者及同床者受到伤害。

1. 临床表现　RBD 发病主要以 REM 睡眠期骨骼肌失迟缓和梦境演绎为特征,症状一般在入睡至少 90 分钟后出现,发作的频率变异很大,由每 2 周发作 1 次至每晚发作几次不等。典型的症状常较激烈,表现为从简单的肌肉颤搐、抽动到各种复杂、猛烈的动作及言语,患者的夜间暴力行为与其白天的性格并不一致,男性患者较女性暴力性动作多,患者所出现的动作与其梦境具有相关性。

2. 诊断及鉴别诊断　在以往诊断标准的基础上,经过多次修订,最新的诊断标准是2014 年美国睡眠医学学会(AASM)修正的国际睡眠障碍分类第三版,诊断主要依据 RWA(PSG)+DEB(临床症状)。根据美国睡眠医学学会指南,RWA 定义为:REM 睡眠期持续的肌肉活动,并且 REM 期 50% 的时间内存在下巴颏肌肌电图振幅增大,和 / 或过多的短暂性肌肉活动。DEB 则表现为睡眠中反复出现发声和 / 或复杂的行为,且由音视频多导睡眠图(AV-PSG)证实发生在 REM 期,或者基于梦境演绎的临床病史推测发生于 REM 睡眠期。

在临床工作中,RBD 经常与下列疾病有相似的临床表现:额叶癫痫、睡眠酩酊、睡惊症、睡行症、梦魇、创伤性应激障碍等。但 RBD 发病人群常为老年人,且 PSG 可显示 REM 期 RWA 现象,故可以此与上述疾病相鉴别。

(二)失眠

和 RBD 一样,失眠也是帕金森病的一个常见并发症,是一种持续而频繁的睡眠困难导致主观感觉睡眠不满意的疾病。有研究显示,失眠或主观感觉睡眠不佳在帕金森病人群中发病率达 60%。帕金森病并发的失眠可以是多因素作用的结果,包括抑郁、运动症状影响、服用大剂量多巴受体激动剂等。

1. 临床表现　主要表现为入睡困难、易醒及醒后难以入睡、早醒、多梦、醒后无法恢复精力等症状。失眠可引起患者疲劳、反应迟缓、头痛、记忆力减退、免疫力下降等诸多问题,影响到患者日间的工作与生活,严重的长时间失眠甚至可以缩短寿命。

2. 诊断　在国际睡眠障碍(ICSD-3)分类中,失眠的诊断应符合下面的标准(表 8-3)。

表 8-3　2014 年 ICSD-3 诊断标准

失眠必要的诊断标准(必须具备以下 6 项):
1. 至少包括一项以下主诉:①入睡困难;②难以维持睡眠;③早醒;④不能独立睡眠;⑤不能在适宜的时间睡眠
2. 至少包括一项以下日间功能损害:①疲劳或全身不适;②注意力和 / 或记忆力下降;③社交能力下降;④情绪波动大;⑤日间困倦;⑥兴趣和 / 或动力减少;⑦工作和 / 或驾驶出错;⑧紧张、头痛;⑨睡眠焦虑
3. 当睡眠条件充分、睡眠环境适宜时,仍出现上述表现
4. 每周出现上述表现≥ 3 次
5. 慢性失眠症的病程要≥ 3 个月,短期失眠症的病程可 < 3 个月
6. 不能被其他睡眠障碍所解释

3. 鉴别诊断　①躯体疾病、药物、精神疾患等因素引起的继发性失眠,通过询问病史可予以鉴别;②一过性失眠,病程较短,一般不需要特别治疗;③其他睡眠障碍。

(三)不宁腿综合征

不宁腿综合征(restless legs syndrome,RLS)是一种常见的感觉、运动障碍疾病,主要临床表现为难以抑制的移动患肢的内在冲动,以下肢常见,伴有难以言表的不适感(如麻木、胀痛或蚁行感等),休息或夜间睡眠时加重,活动后可减轻,常伴有睡眠障碍或精神和心理改变。帕金森病的非运动症状也包括 RLS,且 RLS 与帕金森病的睡眠障碍存在某些关联。RLS 可引起睡眠中周期性肢体运动,而这种症状是帕金森病发生睡眠障碍的常见诱因,故而 RLS 被认为是帕金森病患者发生夜间睡眠障碍、日间嗜睡的一个重要因素。

1. 诊断　RLS 的诊断主要依据国际不宁腿综合征研究组(IRLSSG)于 2014 年所提出的诊断标准共识(表 8-4)。

表8-4 2014年IRLSSG诊断标准

RLS必要的诊断标准(必须具备以下5项):

1. 活动双下肢的强烈愿望,常伴有双下肢不适感,或不适感导致了活动欲望
2. 强烈的活动欲望,以及任何伴随的不适感,出现于休息和/或不活动(如患者处于卧位或坐位)时,或于休息和/或不活动时加重
3. 活动(如走动或伸展腿)时,强烈的活动欲望和伴随的不适感可得到部分或完全的缓解
4. 强烈的活动欲望和伴随的不适感于傍晚或夜间加重,或仅出现于傍晚或夜间
5. 以上临床表现不能单纯由另一疾病或现象所解释,如肌痛、静脉瘀滞、下肢水肿、关节炎、下肢痉挛、体位不适、习惯性拍足等

2. 鉴别诊断 ①静坐不能:常表现为用药或加大剂量后出现的急欲活动,受累部位以全身和躯干为主,无夜间加重趋势;②夜间腿部痉挛:表现为足部或小腿肌群夜间突发、无规律痉挛疼痛,伸张肌肉可自行缓解;③某些下肢骨、关节、肌肉病变:如关节炎、肌炎等,均可出现下肢疼痛、不适感,局部体征明显,影像学或实验室检查可予以鉴别;④下肢静脉瘀滞:可表现为下肢肿胀、静脉曲张等。

(四)日间过度嗜睡

日间过度嗜睡(excessive daytime sleepiness,EDS)也是睡眠障碍的一种常见表现,主要表现为夜间清醒、日间觉醒状态下出现不合时宜或是非意愿的嗜睡,可以发生在任何场景,容易导致事故的发生。不少学者指出,帕金森病情严重程度、认知功能减退、多巴胺能药物使用量、焦虑抑郁情绪、睡眠异常呼吸、视幻觉、不宁腿综合征、泌尿系统功能异常、心血管功能异常、瞳孔运动障碍等诸多因素均可诱导产生EDS。

EDS的诊断通过:①病史问询;②量表评估:常用ESS评分,由于其快速简便,且敏感性、特异度已经得到广泛的证实,目前临床更为常用;③试验评估:主要采用多次睡眠潜伏期实验,为诊断EDS的"金标准",但由于其昂贵、复杂,临床并不常用。

(五)睡眠呼吸障碍

目前普遍认为睡眠呼吸障碍(sleep disorder breathing,SDB)与帕金森病之间存在联系,多项流行病学研究显示帕金森病患者中SDB的患病率为15%~76%。帕金森病相关的SDB包括阻塞性睡眠呼吸暂停(obstructive sleep apnea,OSA)、中枢性睡眠呼吸暂停、睡眠相关低通气、鼾症等,其中又以OSA最为常见。SDB的发生机制可能与帕金森病患者上气道肌强直引起的梗阻、自主功能障碍、对低氧血症的敏感性和反应性下降、呼吸肌运动障碍、呼吸中枢病变等有关。PSG是诊断SDB有效且常用方法,对于肥胖、打鼾、日间嗜睡的帕金森病患者均应积极行PSG检查;此外,近年来电子睡眠带作为一种有效探测SDB及夜间血氧的方法正逐渐在临床中推广使用。

(吴云成)

第十二节 自主神经功能障碍

帕金森综合征患者出现自主神经功能障碍较普遍,如便秘;直立性低血压;尿频、尿急、

夜尿增多以及尿失禁;勃起功能障碍;出汗异常等。有时可能是患者的主要临床表现,在年龄较大、病程较长的患者中更为多见和突出,给患者的生活质量带来很大影响。

一、便秘

便秘是帕金森病(PD)患者自主神经功能障碍最常见的自主神经症状之一,与运动症状轻重和病程长短呈正相关。考虑是基于肠道运动功能低下所致的症状。此外腹肌肌力低下、饮食及水分摄取减少及长期卧床等原因也可能与之有关。抗胆碱能药物、多巴胺受体激动剂等抗帕金森病药物导致肠道运动功能下降也可加重便秘,治疗时应注意。Winge等报道在帕金森病患者副交感神经系统及上段食管的肠肌层神经丛可以发现路易小体,这与肠肌层及黏膜下神经丛多巴胺能神经元数目下降或耗竭符合。

多系统萎缩(MSA)的患者便秘出现率更高,有文献报道高达88%~94.6%。其机制与骶髓前角Onuf核的选择性脱失有关。

(一)便秘发生机制

便秘被认为是帕金森病运动前期最有力和持续时间最久的证据,有60%~80%的帕金森病患者存在便秘症状。帕金森病便秘发生机制尚不清楚,一些患者中,便秘出现在帕金森病运动症状之前,可能与脑干迷走神经背核及肠道自主神经变性有关。一项12例的便秘及胃肠功能紊乱研究发现,便秘早于运动症状出现的平均时间是10年。对帕金森病患者胃肠活动和营养状况评估的病例对照研究(94例帕金森病患者)显示,74例便秘患者中有33例(44.6%)便秘早于运动症状,提早出现的平均时间为18年。Abbott等对7000名男性排便习惯进行24年随访研究,发现原发性便秘的男性10年后患帕金森病的比例是正常人3倍。进一步研究发现,245名未被诊断出患帕金森病或痴呆的受试者,尸检中发现路易小体,而这些受试者生前排便次数明显少于没有路易小体的人群。Savica等研究发现,便秘人群帕金森病发生风险增加2.5倍,并一般在运动症状发生20年前出现。上述研究表明,便秘是帕金森病早期表现或危险因素,可能作为运动前期帕金森病的临床标记物。其病理基础是错误折叠的 α - 突触核蛋白在肠道神经系统和迷走神经背核的沉积先于中脑黑质和边缘系统,这与Braak描述相一致。一项研究采取免疫组化方法第一次证实了帕金森病运动症状发生前外周组织即结肠已经存在 α - 突触核蛋白的病理改变,因此结肠自主神经丛的路易小体有望作为帕金森病运动前期的生物标记物。

(二)便秘影响因素

帕金森病便秘发生及严重程度的影响因素众多,除疾病本身病理损害范围及严重程度差异外,年龄、病程、运动症状、饮食、药物和情绪等均可能影响便秘。便秘症状中按发生频率依次为排便费力、排便不尽感、排便次数减少、大便干硬、用手法协助排便等。帕金森病患者便秘与抗帕金森病药物之间的关系尚不明确,Jost认为帕金森病便秘与抗帕金森病药物无关,而Sakakibara等及Pagano等认为多巴胺能药物会导致并加重便秘。以往的研究多采用左旋多巴来分析药物对便秘的影响,但不同抗帕金森病药物的不良反应及对便秘的影响存在差异,有些加重便秘(如盐酸苯海索),有些可减轻便秘(吡贝地尔)。

(三)便秘诊断及治疗

便秘诊断采用罗马Ⅲ功能性便秘诊断标准,一般采用的量表包括Bristol粪便形状评分表、Cleveland便秘量表(Cleveland constipation scoring scale,CCS)、帕金森病自主神经症状量表、食物频率调查表。

二、直立性低血压

直立性低血压(orthostatic hypotension,OH)被认为是自主神经功能障碍中较重的症状,约15%患者可出现直立性低血压,而在多系统萎缩(multiple system atrophy,MSA)的患者中更常见。

帕金森综合征患者出现直立性低血压的原因

1. 年龄相关因素　随着年龄的增长,压力感受器的敏感性降低,心率加快的反应延迟,以及动脉顺应性的降低,常常引起OH。直立性低血压的发生率可随着年龄的增长和自主神经功能的减退而呈上升趋势,年龄与低血压之间呈显著正相关,年龄对帕金森病患者直立性低血压有一定影响。

2. 疾病本身引起　帕金森病病变部位包括黑质、蓝斑和中枢神经系统的其他部位,如下丘脑背部、迷走神经背核、交感神经节和肾上腺髓质,这些部位的损害可以造成自主神经系统功能异常,引起压力反射功能紊乱,产生OH。酪氨酸羟化酶是合成去甲肾上腺素的限速酶。研究发现,原发性帕金森病患者延髓腹外侧核酪氨酸羟化酶水平升高,辅酶Ⅱ依赖性黄递酶水平减少,这一改变与心血管呼吸功能障碍有关。此外,研究发现,帕金森病患者孤束核酪氨酸羟化酶活性增高,可以解释伴有OH的帕金森病患者为何出现心脏迷走神经压力反射障碍。帕金森病患者黑质-纹状体多巴胺系统和交感神经去甲肾上腺素能系统可以同时出现进行性神经变性,这是由于其分泌儿茶酚胺的细胞缺失所致。帕金森病患者还存在心脏迷走神经压力反射障碍和心脏交感神经压力反射障碍。可见,帕金森病患者出现直立性低血压是由于节后交感神经功能障碍、心脏迷走神经压力反射和心脏交感神经压力反射障碍共同引起的。

多系统萎缩(MSA)患者中直立性低血压更为常见。王含、崔丽英等曾报道,在125例很可能为多系统萎缩患者中,61例患者在病史询问中有头晕症状(48.8%)。44例患者卧立位血压差异达到标准(收缩压和舒张压的卧立位差值分别为≥30mmHg和≥15mmHg)。多系统萎缩患者出现直立性低血压主要是中枢性原因导致。站立时,重力作用将导致500～1000ml血液积聚于下肢,静脉回心血量减少,心输出量减少,血压降低。正常情况下,这一血流动力学改变将通过压力反射得到代偿。该反射涉及舌咽神经、迷走神经,传导效应通路包括从主动脉弓的压力反射感受器到延髓和下丘脑的复杂的神经内分泌过程。若其中任何部位发生病变,均会影响压力反射,最终导致症状性体位性低血压。

3. 药物的影响　有报道左旋多巴可以引起中枢性OH,损伤肾素-醛固酮系统,阻碍直立位时血管紧张素的释放。同时,小剂量多巴胺通过刺激血管平滑肌上的多巴胺D_1受体和抑制性D_2受体,使交感神经释放去甲肾上腺素减少,产生扩血管作用。但是近几年研究发现,左旋多巴引起OH的作用是有限的。

多巴胺受体激动剂通过抑制交感神经系统引起动静脉扩张,使血压降低,导致直立性低血压。临床上使用的多巴胺受体激动剂包括溴隐亭、甲磺酸培高利特,和较新型的药物二氢氯普拉克索、盐酸罗匹尼罗。这些药物均可以引起直立性低血压,这种OH可出现在用药时的任何时间,而不是开始用药时的急性作用。Hubble等在普拉克索双盲试验中发现,与安慰剂相比,使用普拉克索治疗的患者出现症状性OH较多。

Korchounov 的研究发现,发现与单用左旋多巴治疗相比,联合用药对心血管功能的影响更大,停用溴隐亭和司来吉兰后 OH、心电图和心血管反射有明显改善。在溴隐亭、罗匹尼罗、司来吉兰、抗胆碱能药和金刚烷胺中,罗匹尼罗和金刚烷胺对心血管系统的副作用最小。目前认为,抗帕金森病药在帕金森病患者心血管交感神经分布减少和压力反射衰竭的基础上,增加了 OH 发生率和严重程度。

三、泌尿系症状

帕金森病患者发生泌尿系统症状也非常常见,发生率为 37%～71%。Sakakibara 等报道泌尿系统症状可见于 72% 的帕金森病患者和 100% 多系统萎缩(MSA)患者。可表现为尿频、尿急、尿失禁、尿潴留等。其中,最常见的是尿急(14%),而尿失禁、尿潴留较少见。其发生原因为膀胱神经动力异常引起逼尿肌的反射过度,从而导致尿频、尿急、尿失禁。Sakakibara 等还报道帕金森病患者泌尿功能障碍的严重程度比多系统萎缩(MSA)患者轻,这与膀胱括约肌失神经支配有关。此外,膀胱周围肌肉和腹肌的持续收缩也会引起尿频等症状。也有作者认为锥体外系功能障碍导致膀胱周围肌肉强直会使排尿动作迟缓,而在正常情况下,膀胱周围肌肉是先于膀胱逼尿肌舒张而顺利排尿。尿频、尿急、尿失禁等症状可予抗胆碱能药物治疗,但该类药物又可导致排尿困难。因为抗胆碱能药物引起膀胱肌反射减弱或过度收缩以及膀胱周围肌肉松弛不能。此外,L-Dopa 也会引起尿路梗阻症状,因为 L-Dopa 及其代谢产物兴奋 α-肾上腺素能受体,使膀胱颈收缩,同时兴奋 β 受体从而松弛膀胱逼尿肌。尿动力学检查发现造成尿潴留的原因多是膀胱逼尿肌收缩障碍。少数患者往往伴前列腺肥大,症状严重时甚至需要导尿。

针对泌尿系症状 2011 版 EFNS 指南中给出了详细建议:第一,突然出现症状,首先除外泌尿道感染;第二,当以尿频和多尿为主时,除外糖尿病的可能性;第三,如果是夜尿为主,晚 6 点后减少液体摄入;第四,床头向上倾以减少尿液形成;第五,最佳化晚间多巴胺能治疗;第六,如果主要问题是尿流梗阻,可以考虑注射阿扑吗啡;第七,使用抗胆碱能药物,其中,不通过血脑屏障的药物应该优先,推荐曲司氯铵(10～20mg,2～3 次/d)、托特罗定(2mg,2 次/d)、奥昔布宁(2.5～5mg,2 次/d);第八,试点试验中向逼尿肌过度活跃的帕金森病患者逼尿肌内注射 a 型肉毒杆菌毒素,改善了临床症状,并有尿动力学改变。此外,应参考泌尿专科医师意见。一个 Ⅲ 类研究中,将阿扑吗啡用于治疗 10 位帕金森病患者,改善了排泄效率、提高了平均和最大尿流率,另两个 Ⅳ 类研究发现,深部脑刺激可改善膀胱容积。对此,2010 版 AAN 指南中的结论是:阿扑吗啡或深部脑刺激治疗尿失禁的证据不足。

四、勃起障碍

勃起障碍与神经元变性相关,也是常见的帕金森病非运动症状。一个 Ⅱ 类研究证实 50mg 的枸橼酸西地那非可使男性在性生活中达到并维持勃起,同时血压变化非常小,因此,2010 年 AAN 指南推荐应用枸橼酸西地那非(C 级推荐)。2011 年 EFNS 指南同样推荐了西地那非(B 级推荐),此外还可以选用他达拉非或伐地那非,有些患者可以使用阿扑吗啡皮下注射或静脉注射罂粟碱或前列地尔,但这些都是经验性推荐。

多系统萎缩(MSA)的患者勃起障碍出现率很高,有文献报道高达 80%～95.8%,其机制亦与骶髓前角 Onuf 核的选择性脱失有关。

(杨雅琴　冯　涛)

第十三节　感觉障碍

感觉可分为一般感觉和特殊感觉。一般感觉包括浅感觉、深感觉和复合感觉；特殊感觉包括视觉、听觉、嗅觉和味觉。浅感觉是指来自皮肤和黏膜的痛觉、温度觉和触觉；深感觉是指来自肌腱、肌肉、骨膜和关节的运动觉、位置觉、震动觉；而复合感觉则指实体觉、图形觉、两点辨别觉、定位觉和质量觉等。

感觉障碍（sensation disorders）指在反映刺激物个别属性的过程中出现困难和异常。感觉障碍可分为①感觉过敏：对外界刺激的感受能力异常增高；②感觉减退和感觉缺失：对外界刺激的感受能力下降；③感觉倒错：对外界刺激物的性质产生错误的感觉；④内感性不适：对躯体内部刺激产生异样的不适感或疼痛。

在帕金森综合征中，由于大脑皮层、多巴胺系统、去甲肾上腺素能系统及调控感觉传导的各个神经区域均可受累，因此感觉障碍在帕金森综合征中十分常见。不同帕金森综合征的感觉异常不尽相同，与各自不同的病理改变密切相关。

一、帕金森病的感觉障碍

感觉障碍是帕金森病常见的非运动症状，包括嗅觉减退、视觉障碍和躯体感觉障碍等。事实上，几乎所有帕金森病患者都伴有至少一种以上类型的感觉障碍。随着疾病进展，感觉障碍的类型增多、程度加重。除帕金森病外，其他帕金森综合征也可伴有各种类型的感觉障碍，如肌张力障碍患者常伴有疼痛。帕金森病常见的感觉障碍如下。

（一）嗅觉障碍

嗅觉减退或嗅觉缺失，见于 90% 以上帕金森病患者，通常在前驱期或早期出现，可作为预测帕金森病运动症状的前驱期指标；尤其是当嗅觉检测联合其他临床、影像学或生物化学的标记物时，如心肌组织的去甲肾上腺素能神经元的去神经支配和认知障碍。

Braak 等提出，嗅觉减退和 RBD 与路易小体的分布和播散有关。但也有研究表明，帕金森病晚期出现的嗅觉障碍，可能与胆碱能神经元去神经支配及认知障碍有关。对伴有嗅觉障碍的帕金森病患者的剖检发现，其嗅觉上皮细胞完整无损。由此推测，帕金森病患者的嗅觉障碍可能是中枢病变所致。与健康对照组相比，帕金森病患者 MRI 检查表现出不同程度的嗅球体积缩小和钩回变浅。剖检发现，帕金森病患者的嗅球、嗅皮层和其他嗅觉相关脑区可见路易小体和路易神经突；嗅球的僧帽细胞和 P 物质细胞（substance P-containing cells）缺失、钙结合蛋白含量减少，但多巴胺能细胞和生长抑素细胞未受影响。多巴胺能药物对此症状无效，也提示嗅觉障碍并非多巴胺能系统异常所致。

（二）视觉障碍

视觉障碍在帕金森病中很常见，有研究显示 78% 帕金森病患者伴有视觉障碍，但也有研究显示帕金森病患者的视觉障碍仅占 22%。幻觉一度被认为是进展期帕金森病患者药物治疗的副作用，但目前发现，也可见于未经药物治疗的前驱期患者。视幻觉的发生率随着病程的进展增加，多巴胺能药物治疗无效。事实上，多巴胺受体激动剂还有可能加重视幻觉，提示视幻觉的产生可能与多巴胺能信号通路有关。帕金森病的视幻觉与认知损害和痴呆有关,是疾病晚期认知下降的预测指标,也与知觉异常、执行力下降和睡眠障碍有关。

帕金森病的视觉障碍,尤其是幻觉,与枕叶和视网膜神经元中的路易小体、多巴胺能无长突细胞(富含酪氨酸羟化酶的多巴胺能神经元)的丢失和眼部多巴胺能受体 D_1 和 D_2 的调节作用有关。另有研究表明,视觉障碍可能与帕金森病患者视网膜神经纤维层的变薄有关,尽管这一观点目前还存在争议。此外,在视力正常的帕金森病人群中,发现其视网膜中央凹电活动下降,视网膜变薄,表明帕金森病患者视网膜中央凹周围的神经支配减少,视网膜多巴胺能含量降低。

(三)疼痛和躯体感觉障碍

感觉异常和疼痛是帕金森病的常见症状,累及 30%～85% 的帕金森病患者。在早期帕金森病患者的主诉中,疼痛是比例最高的非运动症状,仅排在运动迟缓、震颤和僵直之后。肩部疼痛,是帕金森病最早出现的症状之一,可提前数年预测运动症状的发生。与健康对照组相比,帕金森病患者罹患肩部疼痛的风险增高 21 倍。疼痛是引起帕金森病患者生活质量下降的一个主要因素。与不伴疼痛或伴其他原因引起的疼痛的患者相比,伴有帕金森病相关疼痛的患者,其发病年龄更早,运动并发症更多,抑郁程度也更严重。但也有研究表明,疼痛与年龄、病程及疾病的严重程度无关,女性是唯一的危险因素。帕金森病患者还可伴有不宁腿综合征,主要表现为久坐或夜间睡眠时腿部疼痛、不舒服,活动后可减轻;详细介绍见本书的不宁腿综合征章节。

引起帕金森病感觉障碍的原因有很多种,可根据其骨骼肌肉来源的(例如,僵直、肌张力障碍和肌肉痛性痉挛引起的)疼痛(伤害感受性疼痛)或是中枢神经退行性病变来源的疼痛(神经病理性疼痛)进行分类。多项研究显示帕金森病患者存在中枢痛。例如,针对痛阈降低这一现象,左旋多巴及丘脑底核、苍白球刺激术治疗有效,表明帕金森病患者的感觉中枢及其投射通路,尤其是基底节部分出现异常。也可将疼痛分为伤害感受性疼痛和神经病理性疼痛(nociceptive and neuropathic pain)两大类。疼痛随着帕金森病患者的运动状态波动,在关期加重,称之为关期痛。肌张力异常引起的疼痛则被单独命名为肌张力障碍性疼痛(dystonic pain)。帕金森病患者还可伴有其他感觉障碍,如外周感觉异常、烧灼感和口腔烧灼综合征。在临床工作中,Chaudhuri–Schapira 根据 Kings Parkinson Pain Scale(KPPS)将帕金森病患者的疼痛分类为骨骼肌肉来源、症状波动相关、中枢性、夜间口面部和外周性疼痛。

综上所述,引起感觉障碍的机制十分复杂。就帕金森病而言,基底节因素无疑具有重要意义。基底节通过整合来自黑质、皮质、丘脑和其他核团的信号调控感觉。帕金森病患者由于其基底节多巴胺能神经元传入减少,感知觉和疼痛阈出现异常。此外,整个感觉传导通路从外周经脊髓丘脑束等上行纤维束至中枢的神经核团如蓝斑、中缝核、杏仁核和丘脑再至皮质,以及感觉的下行传导通路中,多个部位均存在帕金森病特征性的病理改变,如异常 α-突触核蛋白的沉积。这个感觉传导通路中的任何一个环节出现异常,都将引起感觉障碍。由此可以大体解释帕金森病感觉障碍的高发性。

二、帕金森综合征的感觉障碍

除帕金森病外,其他帕金森综合征也可伴有不同类型的感觉障碍,如痛觉异常、视觉障碍、皮质感觉异常等。下面将分别介绍。

肌张力障碍(dystonia)是主动肌与拮抗肌收缩不协调或过度收缩引起的以肌张力异常的动作和姿势为特征的运动障碍综合征,具有不自主性和持续性的特点。依据病因可分为原发性和继发性。原发性肌张力障碍与遗传有关。继发性肌张力障碍包括一大组疾病,凡是累及新纹状体、旧纹状体、丘脑、蓝斑、脑干网状结构等处的病变,均可引发肌张力障碍,累及上述部位的病理因素有遗传性(如肝豆状核变性,亨廷顿舞蹈病,神经节苷脂病等),也有外源性因素(如围生期损伤、感染、神经安定药物)。疼痛在肌张力障碍患者中十分常见,其中颈部疼痛最为常见,颈部疼痛常常提示颈部肌张力障碍。两项大规模研究显示,颈部肌张力障碍患者伴发疼痛的概率分别为68%和75%。除疼痛外,肌张力障碍患者还可伴有其他感觉异常。睑痉挛,一种局部肌张力障碍,此类患者常常伴有光敏感和其他眼部不适。此外,空间辨别能力(两点皮肤同时刺激)异常和时间辨别能力(短时间内同一部位两次刺激)受损,均可见于肌张力障碍患者。

路易体痴呆(dementia with Lewy bodies,DLB)是一组在临床和病理表现上重叠于帕金森病与Alzheimer病之间,以波动性认知功能障碍、视幻觉和帕金森综合征为临床特点,以路易体为病理特征的神经变性疾病。大部分DLB患者都有真性视幻觉,幻觉形象往往鲜明生动。幻觉对象多为患者熟悉的人物或动物,这些视觉形象常常是活动的、会说话或发出声音的,偶尔幻觉形象有扭曲变形。此外,DLB患者常伴有较严重的嗅觉障碍,可先于临床症状出现。临床工作中,DLB常常需要和其他伴有痴呆的神经变性病鉴别。DLB的嗅觉障碍程度超过了同样伴有嗅觉障碍的阿尔茨海默病(Alzheimer disease,AD)患者,两者的区别主要在于气味识别障碍,而两者的嗅觉阈值的升高程度接近。

皮质基底节变性(corticobasal degeneration,CBD)是一种罕见的、进展性神经退行性疾病,其最常见的亚型为皮质基底节综合征(corticobasal syndrome,CBS),由Rebeiz首次报道,在病理确诊的CBD病例中约占50%。其核心特征是对左旋多巴反应差的帕金森综合征、不对称性运动障碍、肌强直,以及其他皮质和基底节症状,如肢体和眼球运动障碍、皮质感觉缺损、肢体肌张力不全、肌阵挛、异己肢现象(alien limb phenomenon)。其中,皮质性感觉缺失是CBD的早期症状,部分患者以此为首发症状。最常见的是感觉缺失和关节位置觉受损。亦可累及轻触觉和针刺觉。部分患者表现为受累肢体疼痛。疼痛剧烈,呈烧灼样,通常可演变为皮质性感觉缺失伴肢体强直和肌张力障碍。

CBD的另一种亚型是皮质后部萎缩综合征(posterior cortical atrophy syndrome):主要临床表现是视觉障碍,可表现为:①视空间异常:不能正确判断距离和速度,导致驾驶、上下楼梯、阅读换行困难;②视知觉异常:包括面孔失认、环境失认、颜色失认等,患者不能识别照片中的亲属,甚至人脸,但可以听声音辨别;③巴林特综合征(Balint syndrome):同时性视觉失认、视觉性共济失调、眼球运动失用;④格斯特曼综合征(Gerstmann syndrome):失读、失算、左右失认;⑤观念运动性失用也较为常见。值得注意的是,皮质后部萎缩综合征最常见于AD,也可见于其他疾病,如帕金森病、路易体痴呆(DLB)、克雅病及CBD。目前已有多个皮质后部萎缩综合征经病理确诊为CBD的报道。

多系统萎缩(multiple system atrophy,MSA)是一种中老年起病,以进展性自主神经功能障碍,伴帕金森综合征、小脑性共济失调症状及锥体束征为主要临床特征的神经系统退行性疾病,其中以帕金森综合征为主要临床特点的亚型称为MSA-P,另一种以小脑共济失调为主要特征的亚型称为MSA-C。与帕金森病相似,疼痛也是MSA的常见症状,见于70%MSA患者,且MSA-P亚型的疼痛症状更严重,也更常见。疼痛最常见于肢体,其次是颈部和背部。疼痛程度与医院焦虑抑郁量表(HADS)评分相关,与运动症状无关。与健康对照组和帕金森病相比,MSA患者的主观疼痛阈值和客观疼痛阈值均降低,对疼痛更敏感;左旋多巴治疗可提高疼痛阈值,减轻疼痛。MSA 累及的脑区很多,其中包括丘脑和蓝斑。因此,MSA 痛觉异常的病理机制可能是由于多巴胺系统退行性变导致的,但也可能是由于调控去甲肾上腺素能系统的丘脑和蓝斑损害所致,尤其是下行抑制系统。此外,嗅觉障碍也见于 MSA 患者。

进行性核上性麻痹 – 皮质基底节综合征型(PSP-corticobasal syndrome,PSP-CBS)同时具有皮质和基底节受累的表现,多为不对称的肢体肌张力增高、动作迟缓、皮质感觉缺失、肌阵挛、观念运动性失用和异己肢现象,其皮质感觉缺失的临床表现与 CBD 相似。早期临床很难将其与 CBD 相鉴别,后期可以出现核上性凝视麻痹和跌倒,病理符合 PSP 诊断。此外,与其他帕金森综合征相似,疼痛也是 PSP 患者常见的非运动症状。

(寇 梁 王 涛)

第十四节　疲劳

一、概述

疲劳几乎是每一个人都经历过的感受与现象,作为机体的一个主观感受症状,是机体体力或精力减弱或丧失的一种复杂的生理、心理及病理现象的体现。因此,疲劳既可以见于健康人,也可以作为一个症状见于诸多躯体性、心理精神性疾病和人体的其他疾病,所以对其准确规范的描述和定量测量都存在困难。随着社会的进步,人类对生存质量的要求不断提高,对机体疲劳所显示出的严重后果的认识亦不断加深。但是,有关疲劳对人体生命质量损害严重程度的状态,仍未能引发人们足够的重视,从而忽视了对疲劳的研究,使之进入了人为的盲区。

对于疲劳两个字的解释和定义,目前还没有定论。为了便于讨论和不断完善对疲劳的认识,现把一些比较权威书籍对疲劳的解释介绍如下:《现代汉语词典》:因体力或脑力消耗过多而需要休息。因运动过度或刺激过强,细胞、组织或器官的功能或反应能力减弱,如听觉疲劳、肌肉疲劳。《中国大百科全书·心理学》:疲劳是因持续工作造成体力及工作效率下降,并伴随有疲怠感的现象。疲劳是一过度现象,除过度疲劳所造成的累积性疲劳外,经过休息一般都可消失。《汉语大辞典》:①劳苦困乏。②因运动过度或刺激过度,细胞、组织或器官的功能或反应能力减弱,如听觉疲劳、肌肉疲劳。③因外力过强或作用时间过久,而不能继续正常的反应,如弹性疲劳、磁性疲劳。《中国医学百科全书·劳动卫生与职业病学》认为:"疲劳一般是指因过度劳累(体力疲劳或脑力疲劳)而引起的一种劳动能力下降现象,其产生因素是多方面的,如劳动强度过大,持续时间过长,精神过度紧张,工作单调,睡眠不足,消极的工作情绪,不良的工作环境,操作频率过快等。疲劳是许多生理变化的最后结果,其发生既有中枢神经系统的功能改变,也有整体或局部组织器官的物质代谢的改变。疲劳是一种暂时性的保护性生理反应,它警告机体(器官)需要休息。休息是消除疲劳、恢复工作能力的一种积极过程,如疲劳得不到及时消除,发展下去可造成疲劳蓄积,对健康和劳动能力会带来一定影响和损害。《心理学词典》:"一指受早先努力工作的影响,而导致的工作能力的减低。二指努力过度而导致的工作能力降低后出现的内部情况或状态,一种疲劳感或劳累感。《现代医学百科辞典》对疲劳的解释在"疲乏"一词下:疲乏(fatigue),即疲劳,包括生理学疲劳和病理性疲劳。病理性疲劳指的是由于疾病原因出现的,如毒素和化学性的作用,出现贫血、缺氧、糖代谢障碍、水和电解质代谢紊乱、代谢性酸中毒、营养不良等;生理性疲劳是由于代谢产物过量积累或组织损伤,妨碍继续活动的工作效率,但只需要一定时间休息,不适感可完全消失。产生疲劳的原因包括微生物引起的传染性疾病,物理、化学性的职业性疾病,营养缺乏病,新陈代谢病,变态反应性疾病,结缔组织疾病及各系统恶性肿瘤等。因此,在诊断时需详细询问有无与以上疾病相关的病史,全面查体,结合必要的实验室检查,选择性地采用一些决定性的辅助性实验检查,大致可以作出诊断。《苏联百科词典》:疲劳是整个机体或某一器官的一种暂时性状态,其特点是因长期过度负荷造成的工作效率下降。《不列颠百科全书》:"疲劳是人类一种功能不全的表现形式,表现为对活动(体力或脑力的)感到厌恶,难以继续进行这些活动。"

从上述内容可以看出,疲劳的产生是多方面的。一是由于持续做功,超过了自己所能承受的能力所导致;二是因为某些负面情绪引起;三是由于疾病引起。疲劳既可以出现全身不适表现,又可以出现局部不适表现;既有生理性疲劳,又有病理性疲劳。生理性疲劳是暂时的,休息后可缓解,病理性疲劳见于某些疾病中,病因未改善,疲劳缓解困难。疲劳的表现可在躯体方面,如表现为无力继续工作,也可体现在精神方面,如表现为对活动(体力或脑力的)厌恶感,在行为学上表现为工作效率的下降。

对于疲劳,我们有多种常用的疲劳分类方法,列举如下:

按人类生理解剖特点分类:①局部疲劳和整体疲劳。局部疲劳,是指身体某一局部因持续运动或其他因素所导致的局部器官功能下降。整体疲劳,是指由运动和其他诸多因素所引起的机体调控技能和多器官技能下降而导致的疲劳。②中枢性疲劳和外周性疲劳。中枢性疲劳是指因为中枢神经系统功能的改变或紊乱,所引起的脑部和其他器官的疲劳。中枢性疲劳的产生是由于大脑皮层保护性作用的结果,以中枢神经系统出现保护性抑制的中枢因素为主,工作时大量的冲动传至皮层相应的神经细胞,使之长期兴奋,导致了消耗的增多。为了避免过度消耗,当消耗到一定程度时,便产生了保护性抑制。中枢神经系统中的神经递质和神经调质参与了这种疲劳的产生,如5-HT、多巴胺、氨基酸、血氨等。外周性疲劳,是指因为中枢外的原因(主要指肌肉本身的原因)引起的疲劳。如骨骼肌的代谢失常或代谢物堆积,可使肌肉感觉到酸软无力。

按疲劳产生的程度分类:①轻度疲劳:运动或其他因素造成的一定量和一定强度的肌肉工作之后,机体以疲倦的形式表现出来,经休息,疲劳可在短期内消失。②中度疲劳:肌肉力量、工作能力明显下降,体态虚弱,脸色苍白,心动过速,白细胞总量增多,有时尿中出现蛋白。这类疲劳经采取一系列抗疲劳手段处理后,亦可很快恢复。③重度疲劳:常以神经功能性及某些疾病症状为表现形式。多表现为较长时间的体弱无力、多汗、头晕眼花、动作失调、情绪低落、冷淡、消化系统功能障碍等症状。需积极进行抗疲劳治疗,否则可能会导致器官功能衰竭。④极度疲劳:指超长负重或运动或在慢性疲劳基础上突然增强致疲劳因素,导致人体面色苍白、出冷汗或大汗淋漓、呼吸困难、肢体软弱无力、不能自由活动、脉微欲绝等突发的极度衰竭状态。若不及时采取急救措施,则可发生过劳死。

按疲劳产生的快慢分类:①急性疲劳:是指疲劳短时间内发生并在短时间内即可消除者。②慢性疲劳:指疲劳持续时间较长者。为了便于研究,1994年美国疾病控制中心在关于疾病的研究中,将持续1个月或1个月以上的疲劳,称为长时间疲劳;将持续或反复发作

6个月或6个月以上的疲劳定义为慢性疲劳。将医学上不能解释的慢性疲劳又分为两类：如果疲劳的严重程度及伴随症状满足美国疾病控制中心制定的慢性疲劳综合征诊断标准者，则归类为慢性疲劳综合征；如果疲劳的严重程度及伴随症状不满足该诊断标准者，则归类为原发性慢性疲劳。

在本文中，主要描述疾病相关性疲劳，我们都知道多种疾病可导致疲劳，如慢性消耗性疾病、脱髓鞘疾病、中枢神经系统退行性疾病，例如恶性肿瘤、多发性硬化、帕金森综合征（PS）等。在中枢神经系统退行性疾病中，帕金森综合征是常见的疾病之一。帕金森综合征最常见的症状是静止性震颤、运动迟缓、肌强直、姿势步态障碍等运动症状，对其研究较多。而既往很少研究其非运动症状，随着对帕金森综合征的深入研究，发现非运动症状出现更早且对患者的生活质量影响更加突出。近年来对帕金森综合征非运动症状的研究如雨后春笋般不断增多。本文重点关注帕金森综合征相关疲劳。

临床上，多系统萎缩（MSA）、进行性核上性眼肌麻痹（PSP）、路易体痴呆等帕金森综合征易引起较严重的非运动症状，这些疾病的非运动症状形式多样，90%以上的患者存在1种或多种非运动症状，如嗅觉障碍、便秘、快动眼期睡眠障碍、抑郁及疲劳等，其中疲劳被认为是PS患者最能致残的非运动症状之一，在排除年龄、病程和疾病严重程度等因素后，疲劳仍对PS患者的日常生活能力和总体生活质量造成明显的损害，也给照料者带来沉重的身心负担。然而，由于PS伴发疲劳缺乏特异性标志物，临床医生对其认识及干预不足，严重影响患者的生活质量。研究表明，在MSA-P及PSP患者中，非运动症状更加严重且明显，尤其是情绪、胃肠道症状、疲劳等，疾病越严重，病程越长，且疲劳感越明显，生活质量越差。

二、帕金森综合征伴发疲劳的定义

目前还没有关于帕金森综合征（PS）疲劳的准确而标准的定义，其通常被描述为一种缺乏精力、极度疲劳及筋疲力尽的主观感受。疲劳可以被分为两大类：躯体疲劳及精神疲劳。精神疲劳常被定义为一种无法抵抗的疲惫、缺乏能量的感觉。躯体疲劳又可以分为中枢性和周围性，此两者可以同时存在于PS患者中。周围性疲劳是肌肉的疲劳，发生在反复肌肉收缩之后，表现为肌肉的无力感。中枢性疲劳既有躯体疲劳成分又有精神疲劳成分，表现为在没有运动系统器质性损害的情况下难以启动或维持精神或躯体活动。

三、流行病学

谈及疲劳，我们通常会想到多发性硬化和重症肌无力，并认为疲劳是这两种疾病加重恶化的重要方面。同样，在PS患者中，疲劳也普遍存在。早在20世纪八九十年代，人们就已经认识到疲劳是常常被忽视但严重影响帕金森综合征患者生活质量的重要症状。有研究表明，与帕金森病相比，帕金森综合征，如PSP的非运动症状发生率更高，其中疲劳发生率为64%，而帕金森病疲劳发生率为41%，随着年龄的增加发生率越来越高。综合各项研究，PS伴发疲劳具有多样性、持续性，且曾无疲劳的帕金森综合征患者在随访中亦可出现疲劳。

四、帕金森综合征伴发疲劳的影响因素

人口学因素：关于PS伴发疲劳与性别的关系，认为女性患者疲劳的发生率更高，女性PS患者更易出现疲劳，推测不同水平的雌激素对男性及女性患者脑内神经元产生的影响不同，因而导致男性及女性患者表现出不同的临床症状。另外，PS患者的年龄越大、受教育程

度越低,其疲劳程度越重。然而,性别、年龄、受教育程度等人口学因素与 PS 患者伴发疲劳的具体相关性仍存在争议。

运动症状:PS 患者的疲劳与 H-Y 分期及 UPDRS Ⅲ 评分均呈正相关。PS 伴发的疲劳与静止性震颤、肌强直及运动迟缓无明显相关性,而与步态和姿势异常呈显著正相关,这一结论得到多项研究证实。疲劳严重度与步态障碍及姿势不稳呈正相关,亦与跌倒的发生呈正相关,即跌倒的次数越多,其疲劳越严重。因此,疲劳的出现可能提示疾病预后不良。

非运动症状:①抑郁和焦虑:抑郁和焦虑是 PS 患者常见的非运动症状,与疲劳具有相关性。在对路易体痴呆的研究发现,抑郁的发生率为 60%,而抑郁导致睡眠障碍或日间嗜睡过度,从而引起疲劳的发生。在帕金森综合征运动症状中,肌肉强直收缩,会导致躯体的疲劳,此对患者的情绪产生长时程效应,从而导致抑郁的发生,而焦虑常与抑郁共病;另一方面,病程长和病情严重的 PS 患者,非运动症状也较严重,其中焦虑是最明显的非运动症状之一,焦虑波动的出现使 PS 患者更易产生脑力疲劳。总之,PS 伴发疲劳与抑郁、焦虑具有相关性,推测 PS 患者的疲劳、焦虑和抑郁之间可能存在共同的病理生理基础。与抑郁比较,焦虑更能预测疲劳的发生。②睡眠障碍:PS 患者普遍存在睡眠障碍,如快速眼动期睡眠行为障碍(RBD)和白天过度嗜睡(EDS)等,导致睡眠质量明显下降。目前,PS 患者的疲劳与睡眠障碍具体相关性的研究结论各异,但普遍认为,PS 伴发 RBD 患者更容易出现疲劳症状。③自主神经功能紊乱:PS 患者的自主神经功能紊乱主要包括胃肠功能障碍、心血管调节障碍、泌尿生殖系统功能障碍及体温调节障碍等。PS 伴发疲劳的患者吞咽困难、呛咳、便秘、尿频、尿急、性功能障碍及多汗等的自主神经功能障碍的发生率明显增高。当路易小体沉积于下位脑干,如中缝核、网状核和蓝斑时,可引起 PS 患者出现疲劳和自主神经功能障碍,因此,PS 患者的疲劳与自主神经功能障碍可能存在共同的病理生理基础,自主神经功能障碍越明显,疲劳越严重。④认知功能障碍:认知功能障碍随着病情的进展而加重。PS 患者常表现为执行功能障碍,而疲劳与执行功能下降相关。然而,随着疾病进展,路易小体沉积在与疲劳相关的脑区和大脑皮层,疲劳可能与总体认知功能下降相关,因此,疲劳可能作为 PS 患者认知功能下降的潜在预测因子之一。

五、帕金森综合征伴发疲劳的发生机制

解剖异常:PS 伴发疲劳的发生包括两个方面:①纹状体 - 丘脑 - 皮层环路:此环路是锥体外系的重要环路之一,其中丘脑 - 皮层环路是疲劳的最终通路,其功能受损和解剖破坏将影响大脑皮层的活动,导致疲劳的发生。PS 患者多巴胺能神经递质水平下降,其对丘脑 - 皮层环路的驱动作用减弱,抑制了额叶的活动,从而导致疲劳。SPECT 显示 PS 伴发疲劳的患者额叶灌注明显减少。②基底节区:研究发现,双侧苍白球病变患者更易出现疲劳,可能提示与壳核葡萄糖代谢有关。基底节区如纹状体 - 丘脑向额叶包括前额叶、前额叶眶面和扣带回的投射减弱将导致激发动机的过程发生障碍,从而导致疲劳。以上两个方面均支持额叶动机减弱学说。

基因突变:对 PS 病理研究发现,患者细胞内存在路易小体,而路易小体的成分为 α- 突触核蛋白和泛素等,异常蛋白的沉积可能导致神经元功能紊乱和凋亡,其机制可能为 α 突触核蛋白和 *Parkin* 基因突变。如 *Parkin* 基因突变会导致底物识别蛋白功能损害,使 α 突触核蛋白不能泛素化降解而在细胞内聚集,最后引起神经元变性坏死,引起帕金森综合征,路易体痴呆等的发生。

神经病理蛋白异常:PS 伴发疲劳患者脑内出现 α - 突触核蛋白、β 淀粉样蛋白(A-β)和过度磷酸化 tau(P-tau),其水平越高,认知功能下降越明显,疲劳越严重。

神经免疫炎症:以小胶质细胞激活为特征的神经免疫炎症参与了 PS 的发病,小胶质细胞激活后产生大量的神经免疫炎症因子及神经毒性因子,促使 PS 病理变化的形成,产生临床症状,如认知功能障碍及疲劳等。进一步研究发现,PS 伴发疲劳患者血清中可溶性白介素 -2 受体(sIL-2R)、TNF-α 及脑脊液中 C 反应蛋白水平均明显升高,且呈正相关,提示神经免疫炎症可能参与 PS 患者疲劳的发生。

神经生化异常:①多巴胺:左旋多巴可改善 PS 患者的躯体疲劳,但与剂量无关,提示 PS 患者脑内多巴胺水平的下降可能参与了 PS 患者疲劳的发生,但并非发挥主要作用。② 5-羟色胺(5-HT):PS 伴发疲劳可能与基底节区的功能障碍有关,但 PS 患者,伴或不伴疲劳其纹状体多巴胺转运体的摄取量几乎相同,提示基底节区非多巴胺能通路可能参与了 PS 患者疲劳的发生。[11]碳 -N,N- 二甲基 -2-(2- 氨基 -4- 硫代氰苯)苄胺(^{11}C-DASB)对结合 5-HT 转运体(SERT)具有很高的特异度和灵敏度,[11]C-DASB 结合率下降反映 5-HT 能通路及相关脑区内表达 SERT 的神经末梢功能下降。多项研究及尸检发现,PS 伴发疲劳患者纹状体 5-HT 与 SERT 的水平明显下降。因此,我们认为,PS 伴发疲劳与脑内 5-HT 能神经递质系统失调相关。

六、帕金森综合征伴发疲劳的诊断

符合帕金森综合征诊断标准。

PS 伴发疲劳核心症状:①较之发病前疲劳,异常的严重,休息后不缓解;②通常描述为筋疲力尽、疲乏、缺乏力量的感觉,且与活动无关;③相当不愉快,情感压抑易加重;④限制日常活动,严重影响生活质量;⑤运动后可改善疲劳症状,而不是加重。

评价量表:①疲劳严重度量表(fatigue severity scale,FSS)(见第十六章):评价疲劳严重程度,是广为人知、应用最广泛的量表之一,由 9 个条目组成,7 个分值点评价,自 1 分至 7 分为非常不同意逐渐过渡为非常同意,FSS 得分为总分 /9,> 4 分评定为疲劳。1989 年美国学者 Krupp 等研制了此量表,证实了其较高的内部一致性和共存效度、随时间和治疗的改变有着较高的敏感度,并可依照不同诊断区分患者。此量表广泛应用于多发性硬化、帕金森综合征、慢性疲劳综合征及脑外伤等多种疾患。②疲劳量表 -14(fatigue scale-14,FS-14)(见第十六章):英国 King's College Hospital 心理医学研究室的 Trudie Chalder 及 Queen Mary's University Hospital 的 G. Berelowitz 等许多专家于 1992 年共同编制,由 14 个条目组成,每个条目都是一个与疲劳相关的问题。根据其内容与受试者实际情况的符合与否,回答"是"或"否"。14 个条目分别从不同角度反映疲劳的轻重,经主成分分析将 14 个条目分为两类,一类反映躯体疲劳(Physical Fatigue),包括第 1~8 共 8 个条目;一类反映脑力疲劳(Mental Fatigue),包括第 9~14 共 6 个条目。

(栗永生　谢安木)

第十五节　冲动控制障碍与多巴胺功能失调综合征

帕金森病（Parkinson disease，PD）以黑质多巴胺能神经元变性缺失和路易小体形成为病理特征。在疾病的早期阶段，多数帕金森病患者多巴胺替代治疗（dopamine replacement therapy，DRT）可以减轻帕金森病患者的运动症状和提高生活质量。然而，在长期多巴胺替代治疗基础上，有关药物副作用的冲动与强迫行为（impulsive and compulsive behaviors，ICBs）的报道不断增多。ICBs 包括冲动控制障碍（impulse control disorders，ICDs）、多巴胺功能失调综合征（dopamine dysfunction syndrome，DDS）和刻板行为（Punding）。

ICDs 主要亚型包括病理性赌博（PG）、强迫性购物、强迫性性行为和暴食症等。其中前两种类型在男性帕金森病患者中更为常见，而后两种则更频繁地报道于女性。DDS 主要是由于强迫性过度使用多巴胺能治疗，导致继发性认知和行为障碍，主要表现为患者会自行增加多巴胺能药物的使用或向他们的医生索要大剂量的该类药物，或是没有得到医生的同意而自行增加药物剂量，从而导致心理障碍，类似于长期滥用精神兴奋剂导致的精神、行为障碍，最终影响社会职业功能。刻板行为是在强烈意愿的驱使下，进行复杂的、有固定模式且通常没有目的的持续重复动作。

ICBs 尤其需要识别，因为不仅这些症状常常在临床上所忽略，而且它们还会给患者、他们的家人和社会带来相当大的负担。

一、流行病学

帕金森病 ICDs 发生率为 5.88%～13.71%。一项来自北美的多中心横断面流行病学调查资料显示，帕金森 ICDs 发生率为 13.61%，其表现行为分别为 PG（5%）、强迫性购物（5.71%）、强迫性性行为（3.52%）和暴食症（4.32%），其中单一症状发生率高于复合症状。有研究表明，未接受拟多巴胺类药物治疗的帕金森病患者 ICDs 发生率约为 6%，接受拟多巴胺类药物治疗者为 17%；接受多巴胺受体激动药治疗的帕金森病患者 ICDs 发生率为 14%、性欲亢进为 7.21%、强迫性购物为 0.40%～1.51%，相比之下，北美地区强迫性购物患病率较高，约为 5.81%。

帕金森病患者 DDS 的发病率目前仍不清楚。英国的一项研究报道：364 名帕金森病患者中有 15 名出现 DDS，其发病率为 4.1%。同样的结果出现在意大利的一项运动障碍的临床观察中，202 名患者中有 7 名患者出现 DDS，其发病率为 3.4%。这与帕金森病治疗中心报道的 3%～4% 相一致。

刻板行为的流行病学数据目前仍有限。研究发现，刻板行为患病率为 1.4%～14%。而这些数据在性别，年龄及疾病的严重程度上没有差别，有研究证实刻板行为只存在于帕金森病 ICDs 中，而不存在 DDS 中。

二、病因和危险因素

目前，关于帕金森 ICDs 的发病原因尚不明确。ICDs 的发病与帕金森病本身无关，而与帕金森病的治疗，尤其是药物的类型有关。ICDs 的发病与 DRT，即左旋多巴和多巴胺受体激动剂（DAs）的使用有关。仅用左旋多巴治疗群体中的 ICDs 的发病率为 0.7%，而用 DAs 群体中的 ICDs 的发病率为 14%。DAs 的使用可能使 ICDs 的发病率提高 2～3.5 倍，可见 DAs 与 ICDs 的关系更为密切，而左旋多巴与 DDS 更为相关。

许多其他的潜在危险因素也引起了广泛关注，帕金森病患者中男性、青年、长期使用 DRT、早期发病、个人或家族有药物滥用史、嗜酒、冲动个性及双向障碍、寻求新异的人格特征以及抑郁等心理社会因素均是 ICDs 和 DDS 发生的高危因素。另外多巴胺和谷氨酸能受体与血清转运蛋白基因多态性是帕金森病患者发生 ICDs 的危险因素。

三、发病机制

目前关于 ICDs 和 DDS 发病机制尚不明确，有如下几种可能：

1. 神经解剖学机制　SPECT 显像显示，帕金森病患者 PG 与参与奖励和冲动控制的脑区过度激活有关，例如基底核、海马、杏仁核和岛叶，表明边缘系统功能异常。另有两项 fMRI 研究结果显示，PG 患者在应对奖励相关任务时，其纹状体腹侧、前额叶复外侧皮质（VLPFC）兴奋性降低，而且 PG 患者参与冲动调节的脑区如额叶、边缘系统等的活动相对较少，提示基底核、海马、杏仁核、岛叶、额叶、颞叶等脑区参与帕金森病 ICDs 的形成。

2. 多巴胺诱因动机与奖励成瘾机制　诱因动机理论即多巴胺可改变伏隔核对诱因过程的敏感性，归为奖励相关暗示。PET 显像表明，伴混合 ICDs 的帕金森病患者脑组织多巴胺释放显著增加，支持诱因动机理论。在 ICDs 和 DDS 过程中，有左旋多巴合成的纹状体腹侧多巴胺能神经递质是与强迫性药物的"依赖"而非"偏好"相关，表明纹状体腹侧及其环路与调节奖励（亦称"突出奖励"）之间存在一定相关性。在帕金森病的治疗过程中 DRT 的重复应用加强了大脑奖赏系统作用及其影响。由 DRT 引起的刻板行为提示纹状体腹侧和相关神经环路与奖励机制之间存在可塑性。伴 PG 的帕金森患者，其参与奖励成瘾的多巴胺能神经通路受损。该通路的连接机制十分复杂，取决于多巴胺 D_1、D_2 和/或 D_3 受体之间的平衡。针对动物的 PET 研究结果显示，伏隔核多巴胺 D_2 和 D_3 受体表达水平显著降低，而可卡因刺激伏隔核多巴胺能受体可使其表达水平升高，进一步支持奖励成瘾过程中神经行为易感性的理论。

3. 多巴胺能受体参与机制　多巴胺 D_3 受体主要分布于纹状体腹侧，与情感激动和认知功能关系密切。一般情况下，导致成瘾性的物质会使多巴胺大量释放以及多巴胺受体处于持续过度激活状态。因而在帕金森病患者中，左旋多巴及大剂量多巴胺受体激动剂的成瘾性运用，特别是有潜在 D_3 受体竞争性质的药物，被认为是 ICDs 和 DDS 的原因之一，因为边缘系统的 D_3 受体被刺激后，可能影响到冲动情感行为。

4. 可能与认知决策能力损害有关　爱荷华赌博任务（Iowa gambling task，IGT）是一种在强化学习基础上的冒险任务，反映在短期的奖赏与长远的惩罚之间作出决策的能力。在神经心理学测验中运用 IGT 进行评估，观察到帕金森病患者的决策能力受到损害。这可能涉及脑内前额皮质与纹状体之间的环路由于多巴胺的耗竭受到破坏有关。眶额皮质涉及感觉信息的整合，传递强化的情感刺激以及在决策制订与期望时起作用，正常情况下，前额皮质抑制不必要或不需要的行为出现，然而一旦这种抑制功能破坏则会出现不适当的行为。对药物成瘾与 PG 的认知测验证明，赌博患者的决策能力均受到损害并伴有前额皮质的背侧及眶额皮质的功能失调。多巴胺类药物治疗后可能影响帕金森病患者奖赏行为相关的认知功能，使其表现出对正面结果比对负面结果的反应要敏感，而导致避免负面结果的能力受损,结果导致赌博相关不良行为的发生。

5. 遗传多态性对 ICDs 易感性亦有作用　目前已知多巴胺 D_3 受体基因多态性与 ICDs 有关,而其他相关受体尚未见诸报道。

四、临床表现

1. PG　为 ICDs 中出现较早、较多的一种异常行为,亦是帕金森病患者中 ICDs 出现较早、研究较多的一类表现,更频繁发生在帕金森病的"开期"。患者有难以控制的兴趣和赌博欲望,非经济利益为目的,伴有赌博前的紧张感、赌博后的轻松感。PG 是持久性、复发性、不能忍受或逆转的严重赌博,具有严重不良后果(患者不惜冒着失去亲朋好友等重要关系或失业的风险,向他们寻求财务援助),为一种无法抗拒的赌博冲动,严重影响个人、家庭或职业生活,给个人心理及社会生活均带来沉重负担。男性性别、年龄低于 65 岁更是帕金森病患者中 PG 发生的危险因素,若早期症状出现需引起警惕。

2. 性欲亢进　表现为对性的欲望、需求增加。与发病前相比,性行为增加、形式变化增多。患者需为性行为耗费更多金钱、时间、精力,甚至失去自我控制能力,这些行为可对日常生活产生严重影响,同时亦可因性行为过度而引起焦虑。性高潮不能产生与其年龄相匹配的性满足感,性欲亢进主要发生在男性且较年轻的帕金森病患者,与吸烟、酗酒、其他不恰当行为或精神病有关。除 DRT 外,性欲亢进的发生可能与司来吉兰和金刚烷胺等药物治疗有关。

3. 强迫性购物　主要表现为无法控制、强烈的购物欲望。经常购买一些负担不起或并不需要的物品,或未来很长时间才需要的物品,大量重复购买,不考虑实际情况,置巨额债务于不顾。强迫性购物可造成患者明显的精神痛苦,而且耗费较多时间、金钱,显著干扰正常的家庭生活并影响工作,导致财务困难。

4. 暴食症　表现为反复发作、不可抗拒的摄食欲望及暴食行为,不可控制的反复摄食、暴食。饮食习惯改变,即食物进食量的增多、进食速度的增快及饮食时间的改变。新发病的暴食症患者,呈强迫性饮食或更频繁地吃零食,以及夜间强迫性饮食,最终导致体质量明显增加。

5. DDS　最具特征性的表现是对多巴胺替代治疗药物近乎成瘾的使用模式:主要表现为患者会提早向医生索要大剂量多巴胺能药物,或是没有得到医生的同意而自行增加药物剂量。患者花费大量时间在复杂的药物服用上,医生任何尝试减少药物的企图都会遭遇患者的反对。患者会囤积药物,通过网络或在私人医生那里购买额外的药物。

6. 其他　主要表现为对新奇事物的寻求和冲动,其中 PG 和强迫性购物与强烈的好奇心和冲动有关。ICDs 患者运动波动症状十分常见,在疾病早期(发病后的前 12～24 个月),严重的运动障碍被认为是 DDS 或 ICDs 的一项预警标志,潜在的工作记忆损害则与前额叶背外侧皮质(DLPFC)功能障碍有关,视空间工作记忆测验显示帕金森病 ICDs 患者数字广度明显减小。

五、诊断标准

临床诊断标准:ICDs 和 DDS 目前尚无较为完善、特异性的诊断方法。ICDs 主要依赖病史采集、完成各项相关量表、参考相关标准为诊断依据,必要时也需完善影像学、血清学、遗传学等相关检查,排除其他诊断。帕金森病 ICDs 调查表(QUIP)(见第十六章)对明确诊断具有重要意义。其诊断灵敏度和特异度均超过 80%,患者一般可于 5 分钟内完成测验。对于阳性预测值较低的患者(21%～59%),调查过程应遵循阳性筛查方式,即由患者监护人完成量表的测验内容。

1. PG

(1)诉有难以控制的强烈赌博欲望,虽然努力自控,但不能停止赌博;

(2)专注于思考或想象赌博行为及有关情节、环境;

(3)赌博行为无明确目的性,未给个人带来获益。或尽管知道对个人、家庭及社会均有不利影响,不顾后果,仍坚持赌博;

(4)1 年中,该类赌博行为至少发作过 3 次。

2. 强迫性购物诊断标准

(1)购物欲望强烈、难以遏制、无意识地;

(2)购物行为超出购买能力的,购买物品为不必要、非需品,超出预期时间的购物;

(3)购物行为对生活造成困扰,耗费大量时间,影响社会或职业功能,使自己陷入经济困境;

(4)并非只在躁狂期发作。

3. 强迫性性行为诊断标准

(1)性欲、性行为增多或异于平常:不适宜的性想法;对配偶或性伴侣不恰当或过多的性要求;习惯性性滥交;强迫性手淫;拨打性爱热线或看色情影像、杂志;性欲倒错。

(2)此类行为至少持续 1 个月以上;

(3)至少有以下一种情况:①已对自身生活造成困扰;②常试图控制此类想法或行为无效,引起焦虑、压力;③耗费大量时间;④影响社会、职业功能。

(4)此类性行为并非只在躁狂期发作;

(5)若除了第三条不满足,即对日常活动无影响,则称为亚临床表现。

4. 强迫性进食诊断标准

(1)反复多次大量狂进饮食,特点如下:

1)在一定时间内(譬如两小时)吃了比大多数人在相似场合、相同时间能吃掉的食物量;

2)发作时对进食无控制力(无论吃什么、怎么吃,都不能停止或控制进食)。

(2)发作出现不恰当的行为以求弥补,防止体重增加。例如设法让自己呕吐、灌肠、滥用利尿药、泻药或其他药物;过量运动或绝食。

(3)狂进饮食及上述不恰当补偿行为在 3 个月内至少平均每周出现 2 次;

(4)对自己的外形(主要指体型及体重)作出不客观的评价;

(5)排除发作时出现的上述行为的神经性厌食者。

5. DDS 诊断标准

(1)对左旋多巴治疗效果较好的帕金森病患者;

(2)需要过量的左旋多巴剂量;

(3)病理性药物使用:尽管"开"期伴随异动症,仍需增加 DRT 药物剂量;不愿意减少药物剂量;没有出现痛苦的肌张力障碍;

(4)社会职业功能损害:打斗、暴力行为、失去朋友、丢失工作、与家人关系变差;

(5)与 DRT 相关的躁狂,双相情感障碍等;

(6)相关行为障碍持续至少 6 个月。

六、鉴别诊断

帕金森病患者中 ICDs 主要以上述前四种表现为主,临床上与某些其他类型的心理障碍疾病有相似之处,譬如强迫症、双相障碍、人格障碍等。ICDs 本身常与上述疾病有较高的共病率,两者不易区分,但本质不同。例如强迫症常常带有明显的焦虑情绪,患者欲通过某一手段来减轻不从事此行为而产生的压力,追求的并非行为本身;与之不同,ICDs 有强烈的欲望,在兴趣驱使下实施行为,实施过程中感到愉快,但不顾后果。ICDs 患者更多的是寻求新异刺激,少有预想的焦虑情绪和回避损害的行为。

(胡　越　靳令经)

第十六节　舞蹈

在许多神经变性、遗传性、中毒或代谢性异常疾患以及基底节结构性疾患中,临床表现可同时有帕金森综合征和舞蹈、肌张力障碍,既可成为独特疾病实体的临床表现谱,也可作为帕金森综合征的治疗并发症表现,成为帕金森综合征进展或治疗困惑标志。

一、帕金森病中的舞蹈症状

Jankovic 等于 21 世纪初对其运动障碍诊疗中心 200 例临床诊断为帕金森病(PD)的患者分析发现,有 38% 患者首诊时表现出肌张力障碍,其中 1% 患者肌张力障碍发生在帕金森综合征之前;肌张力障碍类型包括有眼睑痉挛、Meige 综合征、书写痉挛、足部痉挛、"纹状体"足/手、轴性肌张力障碍,甚至偏侧舞蹈症状等。

二、青年发病的帕金森病

帕金森综合征的肌张力障碍常见于青年发病的帕金森病(young onset Parkinson disease,YOPD)。1987 年 Quinn 等首先提出发病年龄在 21～40 岁典型特发性帕金森病称为青年型帕金森病;发病年龄 < 21 岁的帕金森病称为少年型帕金森病。近来多数文献将起病年龄 > 20 岁但 ≤ 50 岁称为早发型帕金森病,起病年龄 > 50 岁称为晚发型帕金森病(late onset Parkinson disease,LOPD)。14%～50% 的早发型帕金森病患者可发生肌张力障碍,明显多于晚发型帕金森病,以足部肌张力障碍表现较常见,典型表现为运动后诱发足部从足趾开始的抽筋样不适,甚至足部扭转、跛行,也有患者表现为手部、颈部肌张力障碍,甚至偏身肌张力障碍。治疗方面 YOPD 患者可能对苯海索、巴氯芬和氯硝西泮治疗有效,也有报道,DYT6 型肌张力障碍患者对上述药物反应欠佳,治疗效果还取决于基因型。另外,肉毒毒素可以改善局部症状,但持续时间较短。国外有应用脑深部电刺激治疗 DYT6 型肌张力障碍,取苍白球内侧为作用位点,对于颈部和肢体肌张力障碍有一定疗效,但个体差异明显。

三、左旋多巴治疗帕金森病诱发异动症

长期使用左旋多巴(5～12 年)诱发的异动症是左旋多巴长期治疗帕金森病过程中普遍出现的并发症,其中表现为舞蹈症样的运动障碍是 L-dopa 诱导的异动症(levodopa-induced dyskinesia,LID)的一种,临床上较少见,但该症的出现给帕金森病患者带来极大的痛苦。可

表现为头部或肢体的舞蹈样动作,肌张力减低。对于左旋多巴诱发的异动,可减少单次给药剂量,增加给药次数。左旋多巴诱发异动是帕金森病的一项支持证据,对于药物调整较为困难的中晚期患者,可考虑 DBS 手术治疗。

四、帕金森叠加综合征

帕金森叠加综合征舞蹈样症状少见。多系统萎缩(MSA)对多巴胺能治疗反应性较差,但可见治疗诱发的异动症,多表现下颌及面部肌张力障碍。与帕金森病多巴诱发性异动症多表现为舞蹈样或刻板动作等有所不同,此左旋多巴诱发口颌肌张力障碍对多系统萎缩(MSA)诊断有提示意义。进行性核上性麻痹(PSP)可表现为累及颈部并伴有强迫性颈过伸、后仰的轴性肌张力障碍是其特征临床表现。

五、继发性帕金森综合征

血管性帕金森综合征(vascular parkinsonism,VP)是由于脑血管病变引起的具有典型帕金森病表现的一组综合征。其病理学基础既可为基底节区纹状体、苍白球、丘脑等神经核团的急性梗死,也可为主要包括纹状体、豆状核或脑桥等脑深部白质弥散性、隐匿进展性缺血致白质疏松、多发腔隙性梗死病损。临床表现似原发性帕金森病,但下半身症状更为突出,表现有宽基、拖曳性慢步态,以及多伴有锥体束征、假性延髓性麻痹、失禁、认知障碍以及高血压等危险因素。理论上,VP 的病理基础也可致舞蹈,但脑血管病引起帕金森综合征与肌张力障碍同时出现的临床报道却不多。

六、遗传性帕金森综合征

1. **Huntington 病**   本病属于遗传性疾病,典型的表现是舞蹈、肌张力低,晚期出现痴呆。

2. **肝豆状核变性**   肝豆状核变性又称 Wilson 病,其临床表现主要包括肝脏、神经和精神三个方面。Wilson 病的神经系统表现包括构音障碍、步态异常 / 共济失调、肌张力障碍、震颤、帕金森样症状、流涎、痉挛的大笑、舞蹈样动作、手足徐动症、认知损害 / 痴呆、癫痫、反射亢进、肌阵挛、小便失禁和自主神经功能障碍等。检查可见 K-F 环,肝功异常,血清铜蓝蛋白浓度降低。Wilson 病的患者须低铜饮食,针对 Wilson 病的药物治疗主要包括螯合剂青霉胺和口服锌剂减少铜的吸收。合并舞蹈症状者应用氟哌啶醇、氯硝西泮等。

3. **神经棘红细胞增多症**   神经棘红细胞增多症(neuroacanthocytosis,NA)是一类罕见疾病,其特征为进行性神经退行性变伴舞蹈样动作及棘形红细胞增多。根据遗传方式、Kell 血型,分为常染色体隐性或显性遗传的舞蹈病 / 棘形红细胞增多症与 X 连锁 Mcleod 综合征两种类型。

NA 的发病年龄为 8～62 岁,多数患者起病于 20～30 岁,以舌唇不自主运动为主伴进行性舞蹈样动作,进食困难,行走不稳。部分患者有认知功能障碍,属额叶皮质下类型痴呆。约 1/3 的患者伴有癫痫发作,精神异常为焦虑、抑郁、强迫思维及情绪改变。有报道伴有运动轴索型周围神经病、神经性肌萎缩、扩张型心肌病、内分泌紊乱等。有上述症状且血液中棘形红细胞增多(比例＞ 25%),而 β- 脂蛋白、甘油三酯水平正常即可诊断此病。若遗传方式为 X- 连锁,红细胞膜 Kell 抗原阴性或弱阳性表达,则为 Mcleod 综合征。

目前对神经棘红细胞增多症的治疗主要以对症支持为主。抗精神病药氟哌啶醇可改善舞蹈症状和精神症状。安定类药物可缓解焦虑及严重的运动障碍。抗癫痫药左乙拉西坦对迟发性运动障碍和舞蹈病动物模型治疗有效，可以试用。

七、临床表现

舞蹈的临床表现主要为缓慢进行的舞蹈样不自主运动是本病的核心症状；主要以舌肌、口唇和面部肌肉尤其咀嚼肌的不自主运动为特征，常可因此而不自主咬舌、咬唇和咬颊黏膜，亦常影响讲话或饮食；有时可不自主将口中食物自动推出；由于咽喉部肌肉的不自主运动，常引起咽部发出呼噜声、吸吮声、叹息声或各种各样的单音节声；四肢、躯干一般也有酷似肌阵挛样快速地不自主运动：文献分别报道有出现舞蹈－手足徐动样、肌张力障碍样、抽搐症样或震颤等各种形式的不自主运动；此外，少数年轻起病的患者偶可表现似帕金森综合征。自龁症以咬舌、咬唇最为常见，往往可突然将自己的舌尖咬断或口唇一块块地咬下来；一般认为这是舌、唇、咀嚼肌运动障碍（dyskinesia）和肌张力障碍同时存在，并发生同期不自主收缩所致；偶有不自主运动引致以上肢不断重击自己的鼻子，造成鼻子损伤。

（柳　竹　苏东宁）

第十七节　手足徐动症

手足徐动症（athetosis）又称为指划动作或易变性痉挛。由于上、下肢远端肌张力异常（增高或减低），表现为手腕、手指、足趾等呈缓慢交替性伸屈、扭曲动作，而且略有规则：如腕过屈时手指常过伸，前臂旋前时手指缓慢交替的屈曲；足部可表现足跖屈而蹋趾背屈等。因此，手及足可呈现各种奇异姿势。若口唇、下颌及舌受累则发音不清和出现鬼脸。是由纹状体变性所引起的一系列的综合征，并非仅仅是一种独立的疾病，可见于许多种情况。常见的病因有家族性或遗传性、脑血管意外、颅内感染性疾病、药物中毒性疾病、脑瘫、高位颈椎病变等。此外，部分帕金森综合征也可出现手足徐动症，如肝豆状核变性等。

手足徐动症由美国神经学家哈蒙德（1828—1900）在1871年首次报道以来，一直备受争议。哈蒙德及其同事认为手足徐动症应该是与肌张力障碍完全不同的一种运动障碍。但从运动方向不断变化方面及舞蹈症与手足徐动症经常相互转化看，手足徐动症与舞蹈症的关联是非常显著的。尽管哈蒙德在努力证实手足徐动症作为一种独特的临床病理学个体，而且他预测首个病例为纹状体发生病理改变是成功的，但在19～20世纪晚期仍然有很多学者认为手足徐动症是一种偏瘫导致的舞蹈病或部分舞蹈病和肌张力障碍之间的连续。常见的病变类型有发作性肌张力障碍性舞蹈手足徐动症（paroxysmal dystonic choreoathetosis，PDC）和发作性运动源性舞蹈手足徐动症（paroxysmal kinesigenicchoreoathetosis，PKC），前者是原发性运动障碍性疾病，呈常染色体显性遗传，亦可呈常染色体隐性遗传或散发性；后者相对多见，是继发性运动障碍性疾病，主要是由运动诱发，常与弥散性或局灶性脑病有关，被报道是一种癫痫形式，和癫痫的发作诱因极其相似。

一、肝豆状核变性

肝豆状核变性（hepatolenticular degeneration，HLD）又称威尔逊病（Wilson disease，

WD)，临床表现主要有神经精神症状、肝硬化、K-F 环等；神经系统表现主要为锥体外系受累的运动障碍症状，包括帕金森综合征、舞蹈症、肌张力障碍等单独或混合出现，主要表现为舞蹈样及手足徐动样动作，除此之外还有面部怪异表情、构音障碍、肢体意向性、姿势性或静止性震颤、肌强直、运动迟缓、肌张力障碍等。脑型肝豆状核变性即以各种运动障碍表现为主（140/165 例），包括有肝豆状核变性型（又可分为经典型、舞蹈样 - 手足徐动型、扭转痉挛型和其他不自主运动型）、假性硬化型及精神障碍型，均可表现有帕金森综合征症状和肌张力障碍；且发病年龄越小，肌张力障碍（扭转痉挛）以及舞蹈样动作越多见。治疗肝豆状核变性的基本原则是低铜饮食，用药减少铜的吸收和增加铜的排出；治疗越早越好，对症状前期患者也需及早进行。对于 Wilson 病引起的锥体外系症状，如肌强直及震颤者可应用金刚烷胺和 / 或苯海索，症状明显者可用复方左旋多巴。

二、继发性帕金森综合征

继发性帕金森综合征如血管性帕金森综合征、感染和感染后因素所致的帕金森综合征、毒素所致的帕金森综合征、药物源性帕金森综合征、外伤性帕金森综合征等都是继发于其他各种明确原因致临床产生锥体外系病征的类似原发性帕金森病的运动障碍性疾病。帕金森综合征除表现肌张力增高、行动迟缓外，部分患者还会出现手足徐动症的表现。上述疾病的发生基本都是由于各种不同原因导致基底节和 / 或黑质不同程度的损害。此类疾病的明确诊断主要根据病史、症状、体征、影像学检查及药物疗效，并应该排除其他原因引起的帕金森综合征。治疗上，应积极去除病因以及其他的对症支持治疗。

三、脑性瘫痪

手足徐动症是脑瘫儿童的典型症状，但是可能是多种不同病因所引起的。常见病因有基底节大理石样变性、出生时窒息、胆红素脑病、髓鞘形成障碍等。尽管围生期护理水平的提高已经使出生相关损伤的发生率降低，但出生窒息缺氧仍然是脑性瘫痪的一个相当常见的病因。酪氨酸羟化酶的表达在急性核黄疸病例的壳核及急、慢性核黄疸后患者的苍白球都是减少的。大部分由围生期窒息引起神经系统损伤的患儿，基底节是有异常的，伴有纹状体的缩小。另外，髓鞘形成缺陷常与大理石样外观（髓鞘过度形成一大理石状态）或者髓鞘形成障碍有关。许多其他与发育迟缓和智能障碍有关的疾病也能引起手足徐动症。染色体芯片被推荐用于不明原因的发育迟缓 / 智能障碍、自闭症或者多种先天异常的个体的基因检测，一部分是由于代谢异常引起，包括酸性尿、脂质沉积和 Lesch-Nyhan 综合征。最后，手足徐动样运动，或者"假性手足徐动症"，可见于严重本体感觉缺失的患者。

表现为手足徐动症的部分患者，特别是儿童，舞蹈症和手足徐动症经常是共存的，也就是舞蹈手足徐动症。儿童脑瘫患者，尤其躯干性肌张力障碍可引起角弓反张，也经常伴随有手足徐动。与原发性肌张力障碍相比，与围生期脑损伤有关的手足徐动症常会引起扮鬼脸及面部痉挛，特别是在说话与吃饭的时候，而且延髓功能通常也会受累。除了主要表现为无力和肌张力增高（例如：痉挛、强直、手足徐动、肌张力障碍）的运动障碍，脑瘫患者也可能有认知功能的损伤，癫痫，视听觉障碍，及其他神经损害。尽管许多有运动障碍的脑瘫患者保留有很好的智力，但是他们大部分都有各种各样的伴随疾病，比如语言障碍、非热性惊厥、严重听力损害、皮质盲、强迫进食等。

脑性瘫痪引起的手足徐动症通常对药物治疗反应不佳。因为多巴胺反应性肌张力障碍有时会与手足徐动症性脑瘫混淆,所以用左旋多巴治疗所有这类患者是很妥当的做法。如果左旋多巴不起作用,应该按治疗肌张力障碍时的方法试用抗胆碱能药物。尽管通常推荐物理治疗,但物理疗法不一定能阻止挛缩,而且作为替代治疗的效果不肯定。脑瘫的其他并发症,如腕管综合征、伴有周围神经病变和脊髓病变的颈椎病,需要单独评估和治疗。有报道发现,双侧内侧苍白球(GPi)脑深部电刺激能改善成年患者与脑瘫相关的肌张力障碍–舞蹈手足徐动症。由于肌张力增高,许多未治疗的脑瘫患者进展到固定性挛缩。随着肉毒素治疗、巴氯芬鞘内注射及选择性背神经根切除术的应用,同时联合积极的物理治疗和解痉药,极大程度地阻止了这些后遗症的出现。

四、发作性舞蹈手足徐动症

文献报道,发作性舞蹈手足徐动症一般起病年龄为 3～33 岁,多见于男性,男性和女性发病比例为(2～4):1。儿童期发病多以原发性为主;青少年则多继发于各种脑病,如多发性硬化、颅脑外伤、感染性脑病等,也可继发于低血糖、甲状旁腺功能低下、甲状腺功能亢进、肺结核、HIV 感染等代谢性疾病。最常见的诱发因素是运动,多在坐位突然变为站立、平稳运动中突然增加负荷时发生,尤其处于紧张、疲劳、焦虑状态时也可诱发。主要表现为单侧或双侧不自主运动发作,发作持续时间短,数秒或数分钟,极少见可至数分钟到十几分钟,发作频繁,每日数次至数十次或每月数次,随着年龄的增长发作频率和程度逐渐减轻。发作时一般意识清晰,发作间期无任何不适,也不会影响智力发育;发作间期神经系统检查无异常体征;如果没有合并其他疾病,一般的实验室检查也无明显异常;CT 或 MRI 等影像学检查也无明显异常,极少数可有非特异性病灶。发作性舞蹈手足徐动症临床诊断标准为:①发作有明确的运动诱发;②起病年龄在 1～20 岁;③发作时表现为不自主运动发作(肌张力异常、舞蹈、手足徐动、颤搐等),可累及单侧或双侧肢体;④发作持续时间多在 1 分钟之内;⑤发作时无意识异常及大小便失禁;⑥苯妥英钠和 / 或卡马西平可控制发作;⑦神经系统查体正常,原发性舞蹈手足徐动症应排除其他器质性疾病。鉴别诊断:①发作性非运动性运动障碍:不被突然运动所诱发,多因大量饮酒和咖啡、排卵及月经期和疲劳诱发,也可自然发生;症状相似,持续时间可以长达数分钟到数小时,发作次数较少;该病与纹状体多巴胺异常有关,左旋多巴和甲基多巴肼治疗有效。②发作性过度运动引起的肌张力障碍:由于长时间或过量的运动后发生,发病机制尚不明确,抗癫痫药物治疗无效。③夜间发作性肌张力障碍:在睡眠中出现的不自主运动,也被称为夜间发作性额叶癫痫,与本病同属于常染色体显形遗传,目前有研究认为是由于神经元乙酰胆碱受体基因 *CHRNA4* 突变所导致,但是否可确定为癫痫发作,目前尚无统一的认识。④癔症:癔症常具有一定的表演色彩,多由情感因素所导致,持续时间数分钟或数小时不等,女性多见且暗示治疗有效。

尽管发作性舞蹈手足徐动症的病因尚未提示清楚,但是该病对钠离子通道阻滞剂的抗癫痫药物治疗效果较明显,尤其是奥卡西平、卡马西平等抗癫痫药物已被大多数学者所认可。现在临床上多选用奥卡西平,相对卡马西平而言,其副作用比较小,肝肾功能损害轻。一般从小剂量开始,维持 1 周左右就可减少甚至可以完全控制发作。有学者报道,停药可导致症状复发,但增加剂量后仍可控制其发作。该病随着年龄增长发作次数会逐渐减少或者自行缓解,总体预后较好。

发作性舞蹈手足徐动症是发作性运动障碍中最常见的一种类型,具有特征性发作表现及诱发因素,大部分脑电图及影像学表现正常,抗癫痫药治疗有效,临床表现与癫痫有相似之处,预后良好。

（高金照　谢安木）

参考文献

1. Postuma RB, Berg D, Stern M, et al. MDS clinical diagnostic criteria for Parkinson's disease. Mov Disord, 2015, 30(12): 1591-1601.

2. Stefanova N1, Bücke P, Duerr S, et al. Multiple system atrophy: an update. Lancet Neurol, 2009, 8(12): 1172-1178.

3. 陈生弟. 帕金森病. 北京:人民卫生出版社,2006.

4. 陶恩祥. 帕金森病. 广东:广东高等教育出版社,1998.

5. 中华医学会神经病学分会帕金森病及运动障碍学组. 中国帕金森病的诊断标准(2016版). 中华神经科杂志,2016,4: 268-271.

6. 中华医学会神经病学分会帕金森病及运动障碍学组. 中国帕金森病治疗指南(第3版). 中华神经科杂志,2014,6: 428-433.

7. Wagle Shukla A, Vaillancourt DE.Treatment and physiology in Parkinson's disease and dystonia: using transcranial magnetic stimulation to uncover the mechanisms of action. Current Neurology & Neuroscience Reports, 2014, 14(6): 449-454.

8. Moustafa AA, Chakravarthy S, Phillips JR, et al.Motor symptoms in Parkinson's disease: A unified framework.Neurosci Biobehav Rev, 2016, 68: 727-740.

9. Steele JC, Richardson JC, Olszewski J. Progressive supranuclear palsy:a heterogeneous degeneration involving the brain stem, Basal Ganglia and cerebellum with vertical gaze and pseudobulbar palsy, nuchal dystonia and dementia. Semin Neurol, 2014, 34(2):129-150.

10. 中国微循环学会神经变性病专业委员会:路易体痴呆诊治中国专家共识. 中华老年医学杂志,2015,34(4):339-344.

11. 中华医学会神经病学分会帕金森病及运动障碍学组,中华医学会神经病学分会神经心理学与行为神经病学组. 帕金森病痴呆的诊断与治疗指南. 中华神经科杂志,2011,44(9): 635-637.

12. Chang CC, Chang YY, Chang WN.Cognitive deficits in multiple system atrophy correlate with frontal atrophy and disease duration.European journal of neurology:the official journal of the European Federation of Neurological Societies, 2009(10): 1144-1150.

13. Colosimo C, Morgante L, Antonini A, et al. Non-motor symptoms in atypical and secondary parkinsonism: the PRIAMO study. J Neurol , 2010, 257(1): 5-14.

14. Sagna A, Gallo JJ, Pontone GM.Systematic review of factors associated with depression and anxiety disorders among older adults with Parkinson's disease.Parkinsonism Relat Disord, 2014, 20(7): 708-715.

15. 中华医学会神经病学分会神经心理学与行为神经病学组,中华医学会神经病学分会帕金森病及运动障碍学组. 帕金森病抑郁、焦虑及精神病性障碍的诊断标准及治疗指南. 中华神经科杂志,2013,46(1): 56-60.

16. 冯涛. 帕金森病 冯涛2017观点. 北京:科学技术文献出版社,2017.

17. 温兰娟,刘春风. 帕金森病的自主神经功能障碍. 临床神经病学杂志,2006,19(2):155-157.

18.李乃民,贾丹兵.疲劳学.北京:学苑出版社,2009.

19.Elbers R G, Berendse H W, Kwakkel G. Treatment of Fatigue in Parkinson Disease. Jama the Journal of the American Medical Association, 2016, 315(21): 2340.

20.Weintraub D, David AS, Evans AH, et al. Clinical spectrum of impulse control disorders in Parkinson's disease.Mov Disord, 2015, 30(2): 121-127.

21.Hinkle J T , Perepezko K , Rosenthal L S , et al. Markers of impaired motor and cognitive volition in Parkinson's disease: Correlates of dopamine dysregulation syndrome, impulse control disorder, and dyskinesias.Parkinsonism and Related Disorders, 2017, 47: 50.

22.Jankovic J, Tintner R. Dystonia and parkinsonism. Parkinsonism Relat Disord, 2001, 8(2): 109-121.

23.中华医学会神经病学分会帕金森病及运动障碍学组.肝豆状核变性的诊断与治疗指南.中华神经科杂志,2008,41(8):566-569.

24.Lanska DJ. Early controversies over athetosis: clinical features, differentiation from other movement disorders, associated conditions, and pathology. Tremor Other Hyperkinet Mov, 2013, 3: 1-16.

第九章
帕金森综合征疾病谱

第一节　帕金森病

一、早期帕金森病

病例分析

现病史：患者，女性，65岁，患者2年前无明显诱因出现左上肢远端不自主抖动，静止时明显，紧张、激动时加重，伴左侧肢体活动不灵，僵硬。症状逐渐加重，逐渐波及左下肢及右侧肢体，做家务困难，穿衣、梳头、系鞋带等精细动作缓慢，无站立位头晕，无吞咽困难、饮水呛咳，无大小便失禁，曾就诊于当地医院，口服多巴丝肼药物后上述症状可减轻。2个月前患者出现肢体抖动、行动迟缓症状较前加重，为进一步诊治来诊。发病以来便秘明显，睡眠差。

既往史：既往无高血压、糖尿病及脑血管病病史，无脑炎、外伤、中毒病史。

体格检查：体温：36℃，脉搏：75次/min，呼吸：18次/min，血压：120/70mmHg。心肺腹查体无异常。神经系统查体：意识清，言语缓慢，对答切题，面部表情少，双侧瞳孔等大等圆，直径约3mm，对光反射灵敏，眼球各方向运动正常，双侧鼻唇沟对称，伸舌居中，余脑神经查体阴性；左侧肢体可见静止性震颤，四肢肌力5级，左侧肢肌张力增高，动作缓慢，双手轮替动作完成差，指鼻试验、跟膝胫试验欠合作；感觉正常，四肢腱反射（+），双侧病理征未引出，脑膜刺激征阴性。

实验室及影像学检查：头颅MRI：脑萎缩，脑白质脱髓鞘改变。血常规、肝肾功、电解质、血脂、甲状腺功能未见明显异常。胸部CT、心电图、心脏超声、肌电图和神经传导速度检查未见明显异常。

病史特点

患者，老年女性，慢性起病，从左上肢起病，患者表现为动作缓慢、震颤，服用多巴丝肼治疗有效。

阳性体征：面具脸，左肢可见震颤，左肢肌张力高，肢体活动缓慢，双手轮替动作完成差。

辅助检查：头颅MRI：脑萎缩，脑白质脱髓鞘改变。

诊断

帕金森病。

定位诊断：锥体外系：左肢体静止性震颤，左侧肢肌张力增高，行动缓慢，考虑病变位于锥体外系。

定性诊断：神经变性疾病，帕金森病：老年女性，逐渐进展，主要表现肢体震颤，行动迟缓，且单侧起病，逐渐发展至对侧，初始多巴胺药物治疗效果良好，结合头颅 MRI 结果，考虑帕金森病。

鉴别诊断

1. 帕金森叠加综合征　帕金森叠加综合征包括多系统萎缩（MSA）、进行性核上性麻痹（PSP）和皮质基底节变性（CBD）等。在疾病早期即出现突出的语言和步态障碍，姿势不稳，中轴肌张力明显高于四肢，无静止性震颤，突出的自主神经功能障碍，对左旋多巴无反应或疗效不持续均提示帕金森叠加综合征的可能。尽管上述线索有助于判定帕金森叠加综合征的诊断，但要明确具体的亚型则较困难。一般来说，存在突出的体位性低血压或伴随有小脑体征者多提示多系统萎缩。垂直注视麻痹，尤其是下视困难，颈部过伸，早期跌倒多提示进行性核上性麻痹。不对称性的局限性肌张力增高，肌阵挛，失用，异己肢现象多提示皮质基底节变性。

2. 继发性帕金森综合征　此综合征是由药物、感染、中毒、脑卒中、外伤等明确的病因所致。通过仔细的询问病史及相应的实验室检查，此类疾病一般较易与原发性帕金森病鉴别。药物是最常见的导致继发性帕金森综合征的原因。用于治疗精神疾病的神经安定剂（吩噻嗪类和丁酰苯类）是最常见的致病药物。需要注意的是，有时候我们也会使用这些药物治疗呕吐等非精神类疾病，如应用异丙嗪止吐。其他可引起或加重帕金森样症状的药物包括利血平、氟桂利嗪、甲氧氯普胺、锂等。

3. 特发性震颤（essential tremor，ET）　此病隐袭起病，进展很缓慢或长期缓解。约 1/3 患者有家族史。震颤是唯一的临床症状，主要表现为姿势性震颤和动作性震颤，即身体保持某一姿势或做动作时易于出现震颤。震颤常累及双侧肢体，头部也较常受累。频率为 6～12Hz。情绪激动或紧张时可加重，静止时减轻或消失。此病与帕金森病突出的不同在于特发性震颤起病时多为双侧症状，不伴有运动迟缓，无静止性震颤，疾病进展很慢，多有家族史，有相当一部分患者生活质量几乎不受影响。

4. 其他　遗传变性性帕金森综合征往往伴随有其他的症状和体征，因此一般不难鉴别。如肝豆状核变性可伴有角膜色素环和肝功能损害。抑郁症患者可出现表情缺乏、思维迟滞、运动减少，有时易误诊为帕金森病，但抑郁症一般不伴有静止性震颤和肌强直，对称起病，有明显的情绪低落和快感缺乏可资鉴别。

治疗

入院后完善相关辅助检查，给予苄丝肼－左旋多巴 0.125g 每日 3 次补充多巴胺，盐酸普拉克索 0.25mg 每日 3 次激动多巴胺受体治疗，患者肢体抖动症状好转，可行走，但走路缓慢，可在床上翻身，病情好转出院。

处理方案及理由：根据患者单侧起病，逐渐进展，早期多巴丝肼有效，主要临床表现为静止性震颤、肌强直、运动迟缓,结合头颅 MRI 检查结果,帕金森病诊断明确,患者既往仅服用多巴丝肼 0.125g 每日 3 次治疗,入院前 2 个月出现肢体抖动及行动迟缓症状加重考虑多巴丝肼疗效减退,入院后加用盐酸普拉克索 0.25mg 每日 3 次,上述药物治疗 7 天后患者肢体抖动症状好转,可独立行走,走路缓慢。

要点与讨论

　　帕金森病(PD)又名震颤麻痹,是最常见的神经退行性疾病之一。流行病学显示,患病率为(15～328)/10 万,> 65 岁人群约 1%;发病率为每年(10～21)/10 万。帕金森病病因及发病机制尚未明确,可能与社会因素、药物因素、患者因素等有关。帕金森病病理改变为中脑黑质致密部、蓝斑神经元色素脱失,黑质色素变淡及出现路易小体。帕金森病神经生化改变为:中脑黑质致密部、蓝斑神经元脱失致上述部位及其神经末梢处多巴胺(DA)减少(DA 减少 ≥ 70% 时产生帕金森病临床表现),而黑质纹状体系统中与 DA 功能拮抗的乙酰胆碱(ACH)作用相对亢进,DA 与 ACH 平衡失调。诊断标准有:UK 脑库诊断标准、中国诊断标准、日本诊断标准、欧盟诊断标准等。近年,国际运动障碍协会(MDS)公布了修订版的最新诊断标准。与英国脑库标准相比,增加了非运动症状在诊断中的作用,并且对诊断的确定性进行了分类(确诊帕金森病和很可能帕金森病)。现有的医疗技术暂不能根治帕金森病。对早期帕金森病患者的治疗,主要从减轻运动症状、延缓疾病发展,提高患者的生活质量着手。合理选用药物和理疗,控制或减轻症状,预防继发性的功能障碍;积极进行运动功能训练,尽力改善运动、平衡和协调功能;积极进行作业治疗和言语训练,设法维持或提高日常生活活动能力。

　　帕金森病(Parkinson disease,PD)是一种常见于中老年的,以静止性震颤、运动迟缓、肌强直和平衡障碍为主要临床表现的神经系统变性疾病,是继阿尔茨海默病之后第二常见的神经退行性疾病。主要病理改变为黑质多巴胺(DA)能神经元变性死亡。帕金森病的发病年龄一般在 55～65 岁之间,60 岁以上的人群中有 1%～2% 的人患有帕金森病,85～89 岁的人群中,帕金森病的发病率上升到 3.5%。从 1817 年 Parkinson 首次描述帕金森病至今,对帕金森病的认识已有二百余年,帕金森病的治疗和研究已经取得了许多进展。

(一)帕金森病的病因及发病机制

　　在目前的学说中,没有任何一种学说能完全解释帕金森病的致病机制。现国内外研究认为帕金森病可能与环境、遗传、神经系统老化、氧化应激、线粒体功能障碍等有关。其中,遗传因素可能是内因,环境因素可能是外因。

　　1. 环境因素　　长时间接触除虫剂、杀虫剂、重金属离子、某些有机化学溶剂等,可诱发和促进帕金森病的发生。1- 甲基 -4-4 苯基 -1,2,3,6- 四氢吡啶(MPTP)、百草枯(paraquat,PQ)、鱼藤酮(rotenone)已明确与帕金森病致病相关。MPTP 在脑内经单胺氧化酶 B(MAO-B)催化转变为强毒性的 1- 甲基 -4 苯基 - 吡啶离子(MPP^+),并被选择性的摄入黑质多巴胺能神经元内,在多巴胺能神经元线粒体内,MPP^+ 抑制线粒体氧化呼吸复合物 I 活性,导致线粒体氧化磷酸化功能发生障碍,ATP 产量减少,同时促进氧化应激反应和自由基的产生,最终导致多巴胺能神经元变性坏死。这提示环境因素致氧化应激及抗氧化功能障碍可能与帕金森病的发生和发展相关。

2.**遗传因素** 基因易感性是帕金森病发病的易感因素之一。迄今至少发现 10 个单基因（*Parkin1 ~ 10*）与家族性帕金森病相关,其中呈常染色体显性遗传的 *α-synuclein*（*Parkin1*）、*UCH-L1*（*Parkin5*）、*LRRK2*（*Parkin8*）基因以及呈常染色体隐性遗传的 *Parkin*（*Parkin2*）、*PINKl*（*Parkin6*）、*DJ-1*（*Parkin7*）基因已被克隆。其中线粒体蛋白相关基因 *α-synuclein*、*parkin*、*PINKl* 和 *DJ-1* 的突变可使线粒体功能受损。*Alpha-synuclein* 基因突变导致 α - 突触核蛋白异常表达并聚集于神经元中形成路易小体（Lewy body）,而路易小体被视为是帕金森病的病理形态学的标志物。Parkin 蛋白是一种 E3 泛素化蛋白酶,是泛素 - 蛋白酶体系统的重要组成成分,*Parkin* 基因突变后泛素蛋白酶体途径障碍,蛋白异常聚集未能及时降解,产生蛋白 - 蛋白毒性。*PINKl* 基因定位于线粒体膜上,其编码的蛋白质具有神经保护作用,可避免神经元受到氧化应激和线粒体功能障碍所致的损害。*DJ-1* 可以保护线粒体氧化呼吸链复合物 I 活性对抗氧化应激的作用,具有抗氧化损伤的功能。以上基因突变可导致相应蛋白质编码异常,与帕金森病发病相关。

3.**神经系统老化** 帕金森病多发生于老年人,平均发病年龄为 65 岁,且随着年龄增长患病率增高。正常情况下纹状体多巴胺含量随着年龄增加而逐渐减少,且呈年龄依赖性线性减少,65 岁时多巴胺含量减少到正常的 55%,而帕金森病发病是以多巴胺含量减少到正常的 10% ~ 30% 为基础的,所以仅年龄增长并不足以导致帕金森病的发生,因此神经系统老化可能是帕金森病发病的促发因素。

4.**线粒体功能障碍** 线粒体是为细胞提供能量的主要细胞器,线粒体 DNA 比核 DNA 更易发生突变。由于线粒体功能障碍,氧化应激所致蛋白质以及 DNA 损伤均是线粒体功能障碍导致发病的原因。

5.**氧化应激与细胞凋亡** 大脑为高耗氧量器官,更容易因氧化应激而损伤。自由基可以使不饱和脂肪酸发生脂质过氧化反应,其产物脂质过氧化物对蛋白质和 DNA 产生氧化损伤,从而导致细胞变性和损伤。帕金森病最终都发现黑质致密部多巴胺能神经元的凋亡,细胞凋亡主要原因可能与凋亡因子、氧化应激和细胞凋亡相关基因等有关,从而导致发病。

6.**多因素共同作用** 帕金森病并非单因素所致,而是多因素共同作用下发病。遗传因素使患病概率增加,在环境因素及神经系统老化等因素的共同作用下,通过线粒体功能障碍、氧化应激、神经炎症反应、神经免疫反应及细胞凋亡等机制导致黑质多巴胺能神经元大量变性死亡。

（二）帕金森病的病理特征

帕金森病是一种涉及多运动和非运动神经回路的神经退行性综合征。它具有两个主要的病理过程:①多巴胺神经元的过早选择性丢失;②由 α - 突触核蛋白组成的路易体的积聚,α - 突触核蛋白在帕金森病患者的多个系统中被错折叠并累积。目前尚不清楚哪个过程首先发生。根据病理研究,多年来神经元逐渐退化,每个受影响的部位对应于帕金森病的具体症状。当运动症状明显时,病理检查显示黑质细胞明显丢失 30% ~ 70%。治疗的主要目的是用多巴胺能药物取代多巴胺,并调节功能失调的回路。认知功能障碍、情绪障碍和冲动控制障碍与基底神经节外或 5- 羟色胺能和去甲肾上腺素能系统的多巴胺缺乏有关。自主神经功能障碍与脑外的病理有关,包括脊髓和外周自主神经系统。

（三）帕金森病的临床表现

1.**运动症状**

（1）静止性震颤:常为首发症状,多由一侧上肢远端（手指）开始,呈节律性"搓丸样"动作,频率4~6次/秒,静止时出现,精神紧张时加重,随意动作时减轻,睡眠时消失;逐渐扩展到同侧及对侧上下肢,下颌、口唇、舌及头部一般较少受累。

(2)肌强直:早期主要表现为动作笨拙,肢体僵硬,颈部、腰部发板及转颈不灵活,面部表情减少,瞬目减少等。很多患者还同时表现为颈肩部疼痛、头痛、腰痛,出现较多的是手臂或下肢酸痛。帕金森病初期最常出现的是肩部疼痛,常被误诊为滑囊炎、关节炎或回旋肌群的损伤。伴有痛感的单侧肢体肌肉紧绷等不典型症状常出现于帕金森病的早期。表现为屈肌与伸肌张力同时增高,如关节被动运动时始终保持阻力增高,类似弯曲铅管的感觉,称为"铅管样强直";如肌强直与伴随的震颤叠加,感觉在均匀阻力中出现断续停顿,如同齿轮转动,称为"齿轮样强直"。肌强直应注意与锥体束受损时肌张力增高(折刀样强直)鉴别,后者表现为被动运动开始时阻力明显,随后迅速减弱,如同打开水果刀的折刀样感觉,常伴腱反射亢进和病理征。

(3)运动迟缓:运动、日常活动减慢和反应时间延长等变化是帕金森病最初的表现,主要为精细运动减慢(如系纽扣、使用餐具、系鞋带),随意动作减少,主动运动缓慢、笨拙,表情呆板,双眼凝视,瞬目少,如同面具脸。肌张力增高,姿势反射障碍使起床、翻身、步行、变换方向等运动缓慢;书写越写越小,呈现小写症,口、咽和腭肌运动徐缓使讲话缓慢、发音过弱、流涎,严重时出现吞咽困难。

(4)姿势步态异常:姿势步态异常是由行走时因姿势反射障碍、平衡功能减退,缺乏肢体应有的协同运动引起头、上臂、肘、腕、膝、髋等肢体运动障碍而引起姿势步态不稳等一系列表现。四肢、躯干和颈部肌强直使患者站立呈特殊屈曲姿势,头前倾,躯干俯屈,肘关节屈曲,腕关节伸直,前臂内收,髋和膝关节略弯曲。早期走路拖步,起步困难,迈步时身体前倾,随病情进展呈小碎步,自动摆臂动作消失,转弯时连续小步。晚期由坐位、卧位起立困难,行走呈慌张步态,小步前冲,愈走愈快,不能立刻停步,称为"慌张步态"。有时行走中全身僵住,不能动弹,称为"冻结"现象。

2. 非运动症状　帕金森病的非运动症状涉及许多类型,主要包括感觉障碍、精神障碍、自主神经功能障碍和睡眠障碍。

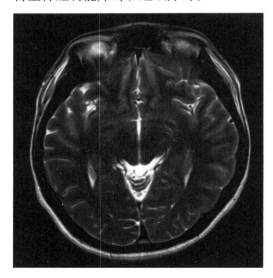

图9-1　正常人的轴位 T₂WI

(四)辅助检查

1. 常规检查　血常规、血生化、尿常规等检查均无异常。

2. 脑脊液　目前还没有被证实具有临床应用价值的生物标记物。脑脊液中 α-synuclein 水平可预测认知功能下降,但与运动进展无关。

3. 影像学检查　磁共振成像(MRI)可以辅助诊断帕金森病,表现为 T₂WI 上黑质致密部缩小/不明显,黑质致密部从外侧到内侧逐渐失去正常高信号,黑质致密部和红核之间的边界模糊。DWI 成像可用于帕金森病与 PSP、MSA-P 的鉴别。正常人的轴位 T₂WI 显示黑质致密部宽度正常,与帕金森病患者的异常表现形成鲜明对比(图9-1)。帕

金森病患者的轴位 T_2WI 表现为典型的中脑表现（图 9-2）。注意两个低信号结构，即黑质网状部和红核之间的"毛刺"和黑质致密部的变薄，导致红核和黑质几乎是触碰的。

此外，神经影像学研究的进展，包括经颅多普勒超声，正电子发射断层扫描（PET）、单光子发射计算机断层扫描（SPECT）、形态计量学MRI 研究、血管造影、功能性 MRI 和灌注成像正被用于鉴别特发性帕金森病和其他帕金森病。放射性核素显像方式，如 PET 和 SPECT，使用多巴胺转运体配体，已成为评估多巴胺代谢和缺乏症的最佳方法。示踪剂摄取在后纹状体或背侧纹状体最大限度减少，在帕金森病患者中不对称。

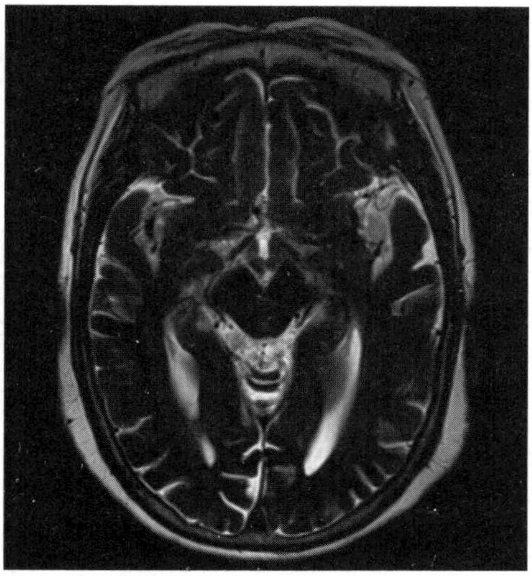

图 9-2　帕金森病患者的轴位 T_2WI

（五）帕金森病的诊断

1. 详细询问病史　起病时间、起病部位及是否对称，症状出现类型及次序。疾病发展速度及加重或缓解的因素、发病诱因、既往检查及结果、治疗及反应等。

2. 体格检查　神经系统检查主要检查运动障碍（根据帕金森病 UPDRS 评分量表）。内科检查注意不同体位的血压、角膜、甲状腺、心、肝、肾等。

3. 实验室检查　主要针对排除其他疾病和鉴别诊断，包括常规、生化、电生理、神经影像。

4. 诊断　首先是症状诊断（运动和非运动），考虑是否符合帕金森综合征（Parkinson syndrome，PS）及其可能的原因，然后考虑是否符合帕金森病及其严重度。

5. 帕金森综合征的诊断标准　帕金森综合征诊断的确立是诊断帕金森病的先决条件。诊断帕金森综合征基于 3 个核心运动症状，即必备运动迟缓和至少存在静止性震颤或肌强直 2 项症状的 1 项，上述症状必须是显而易见的，且与其他干扰因素无关。对所有核心运动症状的检查必须按照统一帕金森病评估量表（UPDRS）中所描述的方法进行。

6. 帕金森病的诊断　一旦患者被明确诊断存在帕金森综合征表现，可按照以下标准进行临床诊断（表 9-1～9-4）。

表 9-1　帕金森病的分层诊断

临床确诊的帕金森病需要具备：
1. 不存在绝对排除标准
2. 至少存在 2 条支持标准
3. 没有警示征象

临床很可能的帕金森病需要具备：

1. 不符合绝对排除标准

2. 如果出现警示征象则需要通过支持标准来抵消：
   如果出现1条警示征象，必须需要至少1条支持标准抵消
   如果出现2条警示征象，必须需要至少2条支持标准抵消
   如果出现2条以上警示征象，则诊断不能成立

表9-2   帕金森病的支持标准

支持标准：

1. 患者对多巴胺能药物的治疗明确且显著有效。在初始治疗期间，患者的功能可恢复或接近至正常水平。在没有明确记录的情况下，初始治疗的显著应答可定义为以下两种情况：
（1）药物剂量增加时症状显著改善，剂量减少时症状显著加重。以上改变可通过客观评分（治疗后 UPDRS Ⅲ 评分改善超过 30%）或主观描述（由患者或看护者提供的可靠而显著的病情改变）来确定
（2）存在明确且显著的开/关期症状波动，并在某种程度上包括可预测的剂末现象

2. 出现左旋多巴诱导的异动症

3. 临床体检观察到单个肢体的静止性震颤（既往或本次检查）

4. 以下辅助检测阳性有助于鉴别帕金森病与非典型性帕金森综合征：存在嗅觉减退或丧失，或头颅超声显示黑质异常高回声（> 20 mm²），或心脏间碘苄胍闪烁显像法显示心脏去交感神经支配

表9-3   帕金森病的绝对排除标准

绝对排除标准：
出现下列任何1项即可排除帕金森病的诊断（但不应将有明确其他原因引起的症状算入其中，如外伤等）

1. 存在明确的小脑性共济失调，或者小脑性眼动异常（持续的凝视诱发的眼震、巨大方波跳动、超节律扫视）

2. 出现向下的垂直性核上性凝视麻痹，或者向下的垂直性扫视选择性减慢

3. 在发病后5年内，患者被诊断为高度怀疑的行为变异型额颞叶痴呆或原发性进行性失语

4. 发病3年后仍局限于下肢的帕金森样症状

5. 多巴胺受体拮抗剂或多巴胺耗竭剂治疗诱导的帕金森综合征，其剂量和时程与药物性帕金森综合征相一致

续表

6. 尽管病情为中等严重程度(即根据 MDS-UPDRS,评定肌强直或运动迟缓的计分大于 2 分),但患者对高剂量(不少于 600 mg/d)左旋多巴治疗缺乏显著的治疗应答

7. 存在明确的皮质复合感觉丧失(如在主要感觉器官完整的情况下出现皮肤书写觉和实体辨别觉损害),以及存在明确的肢体观念运动性失用或进行性失语

8. 分子神经影像学检查突触前多巴胺能系统功能正常

9. 存在明确可导致帕金森综合征或疑似与患者症状相关的其他疾病,或者基于全面诊断评估,由专业医师判断其可能为其他综合征,而非帕金森病

表 9-4　帕金森病的警示征象

警示征象

1. 发病后 5 年内出现快速进展的步态障碍,以至于需要经常使用轮椅

2. 运动症状或体征在发病后 5 年内或 5 年以上完全不进展,除非这种病情的稳定是与治疗相关

3. 发病后 5 年内出现延髓性麻痹症状,表现为严重的发音困难、构音障碍或吞咽困难(需进食较软的食物,或通过鼻胃管、胃造瘘进食)

4. 发病后 5 年内出现吸气性呼吸功能障碍,即在白天或夜间出现吸气性喘鸣或者频繁的吸气性叹息

5. 发病后 5 年内出现严重的自主神经功能障碍,包括:
(1)体位性低血压,即在站起后 3 分钟内,收缩压下降至少 30 mmHg(1 mmHg=0.133 kPa)或舒张压下降至少 20 mmHg,并排除脱水、药物或其他可能解释自主神经功能障碍的疾病
(2)发病后 5 年内出现严重的尿潴留或尿失禁(不包括女性长期存在的低容量压力性尿失禁),且不是简单的功能性尿失禁(如不能及时如厕)。对于男性患者,尿潴留必须不是由前列腺疾病所致,且伴发勃起障碍

6. 发病后 3 年内由于平衡障碍导致反复(＞1 次/年)跌倒

7. 发病后 10 年内出现不成比例的颈部前倾或手足挛缩

8. 发病后 5 年内不出现任何一种常见的非运动症状,包括嗅觉减退、睡眠障碍(睡眠维持性失眠、日间过度嗜睡、快动眼期睡眠行为障碍)、自主神经功能障碍(便秘、日间尿急、症状性体位性低血压)、精神障碍(抑郁、焦虑、幻觉)

9. 出现其他原因不能解释的锥体束征

10. 起病或病程中表现为双侧对称性的帕金森综合征症状,没有任何侧别优势,且客观体检亦未观察到明显的侧别性

（六）帕金森病的鉴别诊断

1. 继发性帕金森综合征　病因可寻，常见的病因有以下几种：中毒、感染、药物、脑血管病等。

2. 伴发于其他神经变性疾病的帕金森综合征　如多系统萎缩（MSA）、进行性核上性麻痹（PSP）、皮质基底节变性（CBGD）、路易体痴呆（DLB）等。

（1）多系统萎缩（MSA）：临床表现肌强直和运动迟缓而震颤不明显，可伴随小脑受损征和自主神经受损征，对左旋多巴制剂反应较差。神经病理见壳核、苍白球、尾状核、黑质及蓝斑明显的神经细胞脱失、变性和神经胶质细胞增生，神经胶质细胞胞质内可发现嗜银包涵体。

（2）进行性核上性麻痹（PSP）：对称性帕金森病样表现，早期出现姿势不稳向后倾倒，震颤少见。特征性的垂直性凝视麻痹，表现为眼球共同上视或下视麻痹。左旋多巴制剂治疗反应差。头部 MRI 可表现有"蜂鸟征"。

（3）皮质基底节变性（CBGD）：可有姿势性或动作性震颤、肌僵直，对左旋多巴制剂反应差，失用，异己手征，皮层性感觉障碍，部分有认知障碍，晚期可轻度痴呆。

（4）路易体痴呆（DLB）：痴呆较重，发病早于帕金森病样表现，也可在帕金森病发病后一年内发生痴呆。早期出现视幻觉、妄想、谵妄，波动性认知障碍，觉醒和注意力变化。病理：大脑皮质和脑干神经元胞质内可见 Lewy 小体和苍白体。

3. 原发性震颤　是震颤相关疾病中最常见的一种，与震颤为主要症状的帕金森病患者早期难以鉴别。原发性震颤发病较早，有阳性家族史，为常染色体显性遗传。震颤的特点为姿势性或动作性，频率为 4～8Hz，幅度较小，通常在运动和紧张时加重，饮酒可减轻症状。可波及头部，服普萘洛尔有效。无肌强直和运动迟缓等症状。

4. 抑郁症　抑郁症可伴有表情贫乏、言语单调、随意运动减少，但无肌强直和震颤，抗抑郁治疗有效。

（七）帕金森病的治疗

1. 综合治疗　疾病的运动症状和非运动症状都会影响患者的工作和日常生活能力。因此，我们应该对帕金森病的运动症状和非运动症状采取全面综合的治疗。治疗方法包括药物、手术、运动、心理疏导及照料护理等。

2. 药物治疗　药物治疗为首选及主要治疗手段。左旋多巴是 20 世纪 60 年代发现的第一种治疗帕金森病的对症疗法，其次是多巴胺受体激动剂和单胺氧化酶 B 抑制剂。直到最近，关于采取何种治疗的决定一直在辩论。目前没有一种药物被推荐用于开始治疗，但应该考虑症状严重程度、活动能力、费用和患者偏好等因素。根据临床症状严重程度的不同，可以将帕金森病的病程分为早期（Hoehn-Yahr Ⅰ～Ⅱ级）和中晚期（Hoehn-Yahr Ⅲ～Ⅴ级）。帕金森病在疾病早期阶段的病程进展较后期阶段要快。因此，一旦早期诊断，即应尽早开始治疗，争取掌握疾病的修饰时机，对今后帕金森病的整个治疗成败起关键性作用。用药原则应该以达到有效改善症状、提高工作能力和生活质量为目标。坚持"剂量滴定"以避免产生药物的急性副作用，力求实现"尽可能以小剂量达到满意临床效果"的用药原则。

治疗帕金森病运动症状的主要药物（表9-5）：

表 9-5　帕金森病的症状治疗药物

药物	剂量	特点
抗胆碱能药（国内主要应用苯海索）	1～2mg,3 次 /d	主要适用于伴有震颤的患者,而对无震颤的患者不推荐应用 对＜60 岁的患者,长期应用、可能会导致其认知功能下降(此时需立即停用) 对≥60 岁的患者最好不应用抗胆碱能药 闭角型青光眼及前列腺肥大患者禁用
金刚烷胺	50～100mg,2～3 次 /d 末次应在下午 4 时前服用	对少动、强直、震颤均有改善作用,并且对改善异动症有帮助 肾功能不全、癫痫、严重胃溃疡、肝病患者慎用,哺乳期妇女禁用
复方左旋多巴（苄丝肼左旋多巴、卡比多巴左旋多巴）	初始用量为 62.5 ～125mg,2～3 次 /d 根据病情而逐渐增加剂量至疗效满意和不出现副作用的适宜剂量维持 餐前 1h 或餐后 1.5h 服药	复方左旋多巴常释剂起效快,控释剂维持时间相对长,但起效慢、生物利用度低 活动性消化道溃疡者慎用,闭角型青光眼、精神病患者禁用
DR 激动剂(2 种类型) ①麦角类包括溴隐亭、培高利特、α-二氢麦角隐亭、卡麦角林和麦角乙脲 ②非麦角类包括普拉克索、罗匹尼罗、吡贝地尔、罗替戈汀和阿扑吗啡	均应从小剂量开始,逐渐增加剂量至获得满意疗效而不出现副作用为止 ①吡贝地尔缓释剂:初始剂量为 50mg,每日 1 次,易产生不良反应患者可改为 25mg,每日 2 次,第 2 周增至 50mg,每日 2 次,有效剂量为 150mg/d,分 3 次口服,最大剂量不超过 250mg/d ②普拉克索:有 2 种剂型:常释剂和缓释剂。常释剂的用法:初始剂量为 0.125mg,每日 3 次(个别易产生不良反应患者则为 1～2 次),每周增加 0.125mg,每日 3 次,一般有效剂量为 0.5～0.75mg,每日 3 次,最大剂量不超过 4.5mg/d。缓释剂的用法:每日的剂量与常释剂相同,但每日 1 次服用	目前大多推崇非麦角类 DR 激动剂为首选药物,尤其适用于早发型帕金森病患者的病程初期 麦角类 DR 激动剂可导致心脏瓣膜病变和肺胸膜纤维化,目前已不主张使用 非麦角类 DR 激动剂能避免对纹状体突触后膜的 DR 产生"脉冲"样刺激,从而预防或减少运动并发症的发生 DR 激动剂的副作用与复方左旋多巴相似,不同之处是它的症状波动和异动症发生率低,而体位性低血压、脚踝水肿和精神症状(幻觉、食欲亢进、性欲亢进等)的发生率较高
MAO-B 抑制剂主要有司来吉兰和雷沙吉兰	司来吉兰常释剂:2.5～5.0mg,每日 2 次,在早晨、中午服用,勿在傍晚或晚上应用,以免引起失眠,或与维生素 E2000 U 合用;口腔黏膜崩解剂的吸收、作用、安全性均好于司来吉兰常释剂,用量为 1.25 ～2.50 mg/d 雷沙吉兰的用量为 1mg,每日 1 次,早晨服用	阻止脑内多巴胺降解,增加多巴胺浓度,单用可轻度改善症状,与复发左旋多巴联用可增强疗效,改善症状波动 胃溃疡者慎用,禁与 5- 羟色胺再摄取抑制剂(SSRI)合用

续表

药物	剂量	特点
COMT 抑制剂	恩托卡朋用量为每次 100～200mg，若每日服用复方左旋多巴次数较多，也可少于复方左旋多巴次数，需与复方左旋多巴同服，单用无效 托卡朋每次用量为 100mg，每日 3 次，第一剂与复方左旋多巴同服，此后间隔 6 小时服用，可以单用，每日最大剂量为 600mg	在疾病早期首选复方左旋多巴+COMT 抑制剂如恩他卡朋双多巴片（为恩他卡朋/左旋多巴/卡比多巴复合制剂，按左旋多巴剂量不同分成 4 种剂型）治疗，不仅可以改善患者症状，而且有可能预防或延迟运动并发症的发生；在疾病中晚期，应用复方左旋多巴疗效减退时可以添加恩托卡朋或托卡朋治疗而达到进一步改善症状的作用

早期帕金森病的治疗：疾病初期多予单药治疗，但也可采用优化的小剂量多种药物的联合应用。

早发型患者，在不伴有智能减退的情况下，可有如下选择：①非麦角类 DR 激动剂；② MAO-B 抑制剂；③金刚烷胺；④复方左旋多巴；⑤复方左旋多巴 + 儿茶酚 -O- 甲基转移酶（COMT）抑制剂。首选药物并非按照以上顺序，需根据不同患者的具体情况而选择不同方案。若遵照美国、欧洲的治疗指南应首选方案①、②或⑤；若患者由于经济原因不能承受高价格的药物，则可首选方案③；若因特殊工作之需，力求显著改善运动症状，或出现认知功能减退，则可首选方案④或⑤；也可在小剂量应用方案①、②或③时，同时小剂量联合应用方案④。对于震颤明显而其他抗帕金森病药物疗效欠佳的情况下，可选用抗胆碱能药，如苯海索。

晚发型或有伴智能减退的患者，一般首选复方左旋多巴治疗。随着症状的加重，疗效减退时可添加 DR 激动剂、MAO-B 抑制剂或 COMT 抑制剂治疗。尽量不应用抗胆碱能药物，尤其针对老年男性患者，因其具有较多的副作用。

中晚期帕金森病的治疗：中晚期帕金森病，尤其是晚期帕金森病的临床表现极其复杂，其中有疾病本身的进展，也有药物副作用或运动并发症的因素参与其中。对中晚期帕金森病患者的治疗，一方面要继续力求改善患者的运动症状；另一方面要妥善处理一些运动并发症和非运动症状。

3. **应该避免的药物**　阻断多巴胺受体的药物可导致帕金森病患者的帕金森病或运动症状的严重恶化，并可能导致神经抑制性恶性综合征。这些药物包括抗精神病药，如氟哌啶醇、噻嗪、氯丙嗪、异丙嗪、氟苯嗪、利培酮和奥氮平；抗排毒药，如异丙嗪和甲氧氯普胺；四苯并嗪；以及抗高血压药，如甲基多巴。在接受单胺氧化酶 B 抑制剂的人群中，应避免使用哌替啶。

4. **非运动症状的治疗**　帕金森病的非运动症状涉及许多类型，主要包括感觉障碍、精神障碍、自主神经功能障碍和睡眠障碍，需给予积极、相应的治疗。

5. **手术治疗**　手术治疗是药物治疗的一种有效补充。早期药物治疗显效明显，而长期治疗的疗效明显减退，或出现严重的运动波动及异动症者可考虑手术治疗。需要强调的是手术可以明显改善运动症状,但不能根治疾病,术后仍需应用药物治疗,但可相应减少剂量。手术需严格掌握其适应证,非原发性帕金森病的帕金森叠加综合征患者是手术的禁忌证。手术对肢体震颤和/或肌强直有较好的疗效,但对躯体性中轴症状如姿势平衡障碍则无明显疗效。手术方法主要包括神经核毁损术和 DBS,DBS 因其相对无创、安全和可调控性而作为主要选择。手术靶点包括苍白球内侧部、丘脑腹中间核和丘脑底核,其中在丘脑底核行 DBS 对改善震颤、强直、运动迟缓和异动症的疗效最为显著。

6. 康复与运动疗法　康复与运动疗法对帕金森病症状的改善乃至对延缓病程的进展有一定的帮助。帕金森病患者多存在步态障碍、姿势平衡障碍、语言和/或吞咽障碍等,可以根据不同的行动障碍进行相应的康复或运动训练。如健身操、太极拳、慢跑等运动;进行语言障碍训练、步态训练、姿势平衡训练等。若能每日坚持,则有助于提高患者的生活自理能力,改善运动功能,并能延长药物的有效期。姿势平衡障碍是帕金森病患者摔跤的最常见原因,易在变换体位如转身、起身和弯腰时发生,目前缺乏有效的治疗措施,调整药物剂量或添加药物偶尔奏效。调整身体重心、踏步走、大步走、听口令、听音乐或拍拍子行走或跨越物体(真实的或假想的)等可能有益。必要时使用助行器甚至轮椅,做好防护。

7. 心理疏导　帕金森病患者多存在抑郁等心理障碍,是影响患者生活质量的主要危险因素之一,同时也会影响抗帕金森病药物治疗的有效性。因此,要重视改善患者的抑郁等心理障碍,予以有效的心理疏导和抗抑郁药物治疗,从而达到更满意的治疗效果。

8. 照料护理　科学的护理往往对于有效控制病情、改善症状起到一定的辅助治疗作用,同时也能够有效地防止误吸或跌倒等可能意外事件的发生,对维持患者的生活质量也是十分重要的。

预后:帕金森病是一种慢性进展性疾病,无法治愈。目前应用的治疗手段,无论是药物或手术治疗,只能改善患者的症状,并不能阻止病情的发展。多数患者在疾病的前几年可继续工作,数年后逐渐丧失工作能力。疾病晚期,由于全身僵硬、活动困难,长期卧床,最后常死于肺炎等并发症。

(花菲菲　谢安木)

二、帕金森病合并运动并发症

病例分析

现病史:患者,李××,女,65 岁,因"肢体震颤伴运动迟缓 6 年"入院。患者于 6 年前无明显诱因出现自右上肢开始至右下肢至左侧肢体逐渐进展的不自主静止性震颤,伴运动迟缓,伴肢体僵硬,伴精细动作障碍,就诊于当地医院,给予多巴丝肼诊断性治疗有效,初步诊断为"帕金森病",给予"多巴丝肼 1/2 片每日 3 次"治疗,患者服药后上述症状改善明显,遂两年间未及时复诊调整药物。4 年前,患者自觉服药一段时间后疗效减退,再次就诊于当地医院,给予调整药物治疗,改为"多巴丝肼 3/4 片每日 3 次"治疗,服药后症状改善明显,遂以上述剂量继续服药治疗。1 年前,患者出现药效明显缩短(服药后 1 小时起效,维持 1.5 小时),再次就诊于当地医院,给予调整药物后(增加恩他卡朋半片每日 2 次)效果改善。患者自发病以来,饮食可,睡眠差,有便秘,小便无异常,体重无明显增减。

既往史:体健,无药物过敏史。

个人史:无化学物品、农药、重金属等毒物接触史,无吸烟、饮酒嗜好,无特殊药物服药史。

婚育史及家族史:无特殊。

体格检查:血压:120/70mmHg(卧位);116/70mmHg(立位3分钟);内科查体:双肺听诊呼吸音无异常;心率65次/min,律齐,各瓣膜区听诊未闻及病理性杂音。神经系统检查:神志清,高级智能检查无异常,脑神经:眼球各向运动不受限,讲话声音低沉;运动系统:面具脸,双上肢静止性震颤(右侧明显),双足趾持续性背屈,颈部及四肢肌张力增高(右侧明显),双侧轮替运动及手指拍打缓慢(右侧明显),难以站立及行走,双侧指鼻准确,四肢肌力5级,感觉系统(-),深、浅反射对称存在,病理征(-),脑膜刺激征(-)。肝脾未触及,腹软,无压痛即反跳痛。双下肢无水肿。

辅助检验及检查:血常规、血凝、肝肾功能、血糖等指标大致正常。头颅MRI:脑萎缩,脑白质变性。

病史特点

患者,老年女性,慢性起病,从右上肢起病缓慢进展至对侧肢体,主要表现动作缓慢,震颤,肢体僵硬,早期多巴丝肼治疗有效。六年来,多巴丝肼药量逐渐增加,现疗效减退。

阳性体征:面具脸,讲话声音低沉,颈部及四肢肌张力增高,可见震颤,双侧轮替运动及手指拍打缓慢(右侧明显),难以站立及行走。

辅助检验及检查:未见明显异常。

诊断

原发性帕金森病合并运动并发症(剂末现象)。

治疗

入院后完善其他辅助检查,给予防跌倒坠床、加强翻身等健康及饮食宣教。继续药物治疗,给予调整多巴丝肼至1片每日4次(早中晚及下午4时),加用恩他卡朋1片每日2次,患者经调整药物后,症状改善。

处理方案及理由:患者入院后及时诊断原发性帕金森病,合并运动波动的运动并发症。该患者长期应用左旋多巴出现疗效减退,可以通过增加左旋多巴次数、换用左旋多巴缓释片、增加DR、增加MAOBI、增加COMTI这些措施来治疗疗效减退,该患者选用COMTI可以平稳左旋多巴血浆水平,达到持续性的多巴胺能刺激,达到治疗效果。

要点与讨论

异动症和症状波动,是帕金森病中晚期患者的常见症状。

运动并发症的确切机制目前尚不清楚,可能病因与性别、年龄及遗传有关,发病机制与左旋多巴的药代动力学及神经递质的改变有关。运动并发症有运动波动和异动症。运动波动包括疗效减退(wearing off)或剂末恶化、开关现象、开期延迟、无开期等。异动症包括剂峰异动、双相异动及肌张力障碍。诊断主要依靠帕金森病患者长期应用左旋多巴后出现的运动症状在缓解与加重之间波动,逐渐加重至每日有数个循环。或者伴有服药后出现运动障碍,即面部、颈部和肢体的舞蹈样动作,也可以是肌张力障碍、肌阵挛等。要注意鉴别其他锥体外系疾病的不自主运动。治疗上剂末现象处理措施为：调整左旋多巴的剂量，即不增加服用复方左旋多巴的每日总剂量，而适当增加每日服药次数。由常释剂换用控释剂以延长左旋多巴的作用时间。加用 COMT 抑制剂（如恩他卡朋），或加用 MAO-B（如司来吉兰或雷沙吉兰）可改善症状。加用长半衰期的多巴胺受体激动剂（如普拉克索）。其他措施如临时应用水溶性的左旋多巴、皮下注射阿扑吗啡、调整饮食控制蛋白摄入或重新分配蛋白饮食可能改善剂末现象。异动症的治疗，剂峰异动要减量左旋多巴，双向异动治疗要增加左旋多巴的次数或剂量，或者应用金刚烷胺、氯氮平治疗，也可以 DBS 手术治疗。

随疾病进展和药物治疗，出现的运动过少或运动过多的现象称为帕金森病运动并发症，包括异动症和症状波动，是中晚期患者常见的症状。大部分帕金森患者经长期的多巴胺能（不局限于左旋多巴）治疗，都可能产生运动并发症。通常其发生率在帕金森病治疗 1 年后约为 3%，6 年后约为 41%，9 年后约为 70%，这在发病年龄轻（< 60 岁）的患者中更容易出现，而且按每年 10% 的发生率增加。运动并发症是帕金森病患者致残的主要因素之一。中晚期帕金森患者，通过调整服药次数、药物剂量、药物种类或优化连用可以进一步改善症状，手术治疗如脑深部电磁技术（DBS）等亦有帮助。

（一）发病机制

关于帕金森病运动并发症的发生机制目前仍未十分清楚，目前的相关研究主要集中于药物方面。例如：突触前及突触后机制和受体及调节因子的作用等。目前认为，运动并发症的确切机制目前尚不清楚，可能不同类型的并发症存在不同的发病机制。现今多数研究主要集中于以下几个方面。

1. 左旋多巴药代动力学及药效学机制

（1）中枢药效学机制：黑质纹状体多巴胺能神经元是左旋多巴转化为多巴胺及其储存的重要场所。随着病情的进展，黑质和纹状体多巴胺能神经末梢进行性缺失，导致多巴胺能神经元储存和释放多巴胺的能力下降，使得最初的缓冲机制丧失。左旋多巴治疗的缓冲效应即称为"蜜月期"，当这一缓冲效应消失后，单一剂量的左旋多巴很快将超负荷，激活多巴胺能受体，由左旋多巴生成的多巴胺被即刻释放，然而，生成的多巴胺在体内会被迅速清除，仅可引起简短"开"期。突触前膜多巴胺间歇性释放可形成对多巴胺能受体的波动性刺激，从而引起突触后膜多巴胺能受体发生改变。纹状体突触后膜多巴胺能受体的作用机制在疾病初期可能是正常的，甚至由于黑质 - 纹状体突触前膜多巴胺能神经元的去神经支配而呈超敏状态。但大量多巴胺非生理性规律的慢性刺激导致这些受体脱敏并表达下调，与此同时，异常合成的左旋多巴和一些多巴胺代谢产物亦阻碍多巴胺对其受体的正常刺激。而且，长期应用左旋多巴也会对其自身的利用和转换产生抑制，如造成参与脱羧的辅助因子过度消耗。

（2）外周药代动力学机制：左旋多巴作为一种较难溶于水的中性氨基酸，其口服后的血浆半衰期极短，在经肠道吸收至血液和通过血 - 脑脊液屏障的过程中与其他中性氨基酸竞争。由于其主要吸收部位在十二指肠，因此胃排空延迟可以导致药物滞留在胃部，富含蛋白质的膳食或食物残渣均可降低其溶解，阻碍其从胃到十二指肠的运输，从而影响左旋多巴的吸收。这些都会造成左旋多巴的血药浓度不稳定，导致运动并发症的产生。目前认为，左旋多巴的外周药代动力学虽能明显影响晚期帕金森病患者的症状波动，但对左旋多巴反应改变并无明显药理作用。然而，根据左旋多巴外周药代动力学机制对治疗方案进行调整，对减少帕金森病运动并发症具有显著效果。基于中枢多巴胺能受体波动性刺激学说，持续性左旋多巴治疗被认为对改善运动并发症具有较好的应用前景,如持续经十二指肠输注左旋多巴。

2. 神经生化改变相关机制

(1)多巴胺系统:帕金森病运动并发症与多巴胺能受体的活性状态和表达水平密切相关。多巴胺能受体分为 $D_1 \sim D_5$ 共 5 种亚型,其中 D_1 和 D_5 受体与兴奋性 G 蛋白相偶联后可介导腺苷酸环化酶的激活激酶 A 使多巴胺和 3,5- 磷酸腺苷调节蛋白(3,5-AMP regulated protein)发生磷酸化。而 $D_2 \sim D_4$ 受体与抑制性 G 蛋白相偶联,抑制腺苷酸环化酶活性,降低 cAMP 水平。

(2)谷氨酸能系统:谷氨酸是脑组织重要的兴奋性神经递质,可以通过促离子型和促代谢型受体对突触的可塑性发挥重要作用。由大脑皮质发出的谷氨酸能传入纤维在尾状核和壳核与多巴胺能传入纤维汇聚于相同的棘状神经元,谷氨酸能受体和多巴胺能受体共同定位于纹状体棘状神经元,两者相互作用并调节棘状神经元的正常生理功能。相关研究显示,发生帕金森病运动障碍时 NMDA 受体水平降低。纹状体棘状神经元多巴胺能受体在非生理性刺激下可导致促离子型谷氨酸能受体磷酸化,从而提高 NMDA 和 AMPA 受体敏感性。上述变化可使纹状体直接输出通路活性增强,易诱发帕金森病运动并发症,联合应用 NMDA 和 AMPA 受体阻断药可明显改善左旋多巴诱导的运动并发症。金刚烷胺为非竞争性 NMDA 受体阻断药,主要用于治疗轻度帕金森病,据文献报道,在停用金刚烷胺 5 个月后其抗帕金森病作用仍持续存在,而且能够减轻 60% ~ 70% 患者的异动症。

(3)5- 羟色胺能系统:5- 羟色胺(5-HT)能神经元投射纤维广泛分布于基底节神经环路。5- 羟色胺能神经元中的左旋芳香族氨基酸脱羧酶(AADC)是将外源性左旋多巴脱羧转变为多巴胺的重要场所,而 5- 羟色胺则参与多巴胺的突触再摄取过程。5- 羟色胺能系统是纹状体出现异常多巴胺能和谷氨酸能神经递质的中间环节,因此对左旋多巴诱导的异动症,应主要针对 5- 羟色胺能系统中多巴胺和谷氨酸这两种重要神经递质进行调节。

(二)影响因素

1. 起病年龄、病程与多巴胺制剂的使用情况　早发型(起病年龄 < 59 岁)患者服药后出现异动症的风险较高,且异动症状往往在疾病早期就出现。53% 的早发型帕金森病患者使用左旋多巴治疗 5 年内即可出现 LID,而在相同时限内,晚发型患者异动出现的比例则为 16%。由于早发型患者对左旋多巴治疗的敏感性较好,因此在服药后较易出现异动症状。随着左旋多巴治疗时程的延长,出现异动症等运动并发症的概率显著增加。

2. 遗传因素　临床上可以观察到,有些患者即使长时间应用大剂量的左旋多巴,仍然不会出现任何运动并发症。多巴胺 D_2 受体的短串联重复序列基因多态性能减少异动症的发生,且多巴胺转运体基因上的串联重复序列可以预测帕金森病患者 LID 的发生。

3. 性别　女性帕金森病患者产生 LID 的比例高于男性,可能与女性体内多巴胺受体基因 *DRD2* 的表达高于男性有关。另外,女性平均体重较男性低,服药后体内左旋多巴的浓度与该药物的生物利用度比男性高,因此,女性异动症的发生风险较男性高也可能与其体重以及药代动力学差异相关。

(三)临床特点

依据病情进展可将运动并发症分为三期:初期、中期和晚期。

1. 运动并发症初期　在帕金森病早期,左旋多巴的疗效是令人满意的。此时每日 2 ~ 4 次服用药物,患者症状的改善可以维持一整天,这个时期称作左旋多巴的"蜜月期"。左旋多巴血浆半衰期短,平均 1.5 小时,初期平稳疗效是由其长时程反应(long-duration response,

LDR）所产生。LDR 是指撤除左旋多巴直至帕金森病症状出现最明显的时间，一般认为是 3～10 天。"蜜月期"通常维持 2～5 年。LDR 会随病程进展而逐渐消失，随之血药浓度会出现波动。在左旋多巴治疗后的 1 年或 2 年，就有可能产生运动并发症。运动并发症的首发征兆是每一次左旋多巴的有效时间持续缩短，即疗效减退（wearing off）或剂末恶化（end-of-dose deterioration）。在早期，这种现象表现轻微，可被误认为是疲劳、气候或情绪波动造成。随着疾病的病程进展，部分患者可出现"晨僵（early morning akinesia）"，即早晨用药前运动症状恶化明显。随着时间推移，患者每次服药末期都会出现张力性痉挛、震颤、强直、运动迟缓、疼痛，也就是进入了运动并发症中期。

2. 运动并发症中期　在运动并发症的中期，会出现症状波动（motor fluctuations，MF），即症状在缓解与加重之间波动，逐渐加重至每日有数个循环。同时伴有服药后出现运动障碍，即面部、颈部和肢体的舞蹈样动作，也可以是肌张力障碍、肌阵挛等。一般未经治疗的患者不会出现运动障碍，单独应用多巴胺受体激动剂的患者也很少出现。

（1）症状波动：随疾病进展逐渐出现，以运动减少为主要特点，主要包括剂末现象及开关现象。

1）剂末现象：帕金森病患者的症状波动中最常见的当属"剂末现象"。剂末现象的患者多表现为左旋多巴的药效维持时间从最初的数小时逐渐缩短，发生在两次服药之间（多在前一次服药后 3.5 小时，常常是缩短至 1～2 小时），其特点是剂末恶化与帕金森病症状的再度出现，许多患者还会出现关期异动症，如痛性足痉挛等。这种现象往往与左旋多巴剂量不足有关，是可以预知的。患者服用左旋多巴胺之后 4 个小时之内药效消失即可确认患者出现剂末现象。症状波动常见于左旋多巴治疗有效的患者，随着治疗时间的延长，"剂末现象"出现的时间越来越早。

2）延迟"开"现象：特点是口服左旋多巴至临床疗效出现的潜伏期延长。潜伏期延长至 30～90 分钟，这时才出现"开"期的临床症状缓解。

3）无"开"现象：表现为偶然出现的口服左旋多巴后不出现"开"期症状缓解，多数出现在进食后即下午。

4）"开-关"现象：部分患者服用左旋多巴后期出现症状波动，突然在不可预料的"开"及"关"状态之间转换，突然不能活动和突然行动自如，与左旋多巴服药的时间无关。这种变化速度可以非常快，并且是不可预测的。持续数分钟至 1 小时后缓解，一日中，这些现象可反复迅速交替出现多次，患者形容病情的变化就像是电源的开、关一样，所以临床上形象地称这种现象为"开关现象"。这是应用左旋多巴治疗后期的一个比较糟糕的并发症，机制还不十分清楚。"开-关"现象常出现于左旋多巴已近峰值水平，与左旋多巴的剂量可能无关，多见于年龄较轻的患者，多在用药 8 个月至 1 年半出现。帕金森患者的"开-关现象"多出现于左旋多巴接近峰值水平的时候，因此认为可能与左旋多巴的剂量有关。

（2）异动症（abnormal involuntary movements，AIMS）：又称运动障碍（dyskinesia），包括剂峰异动症、双相异动症和肌张力障碍。表现为头面部、四肢或躯干的不自主舞蹈样、投掷样运动以及肌张力障碍样动作。异动症的临床类型有三种：

1）剂峰异动症（peak-dose dyskinesia，PDSK）或"开"期运动障碍：是最常见的异动症，在左旋多巴血药浓度达高峰时（服药 1～2 小时）出现，与脑内的左旋多巴浓度峰值相关。随着药物剂量的减少，症状可以改善。剂峰异动症主要影响头颈、躯干和四肢，眼外肌一般不受累。表现为手足徐动、躯体舞蹈样动作即面部和舌的不自主运动，步态不稳，说话、吃饭、穿衣等困难,也可以是肌张力障碍、肌阵挛等,多从下肢开始累及一侧肢体。少数患者会有呼吸肌和膈肌受累导致呼吸困难。国外文献报道,帕金森病患者接受 5 年及以上左旋多巴治疗后有 40%～50% 的患者可出现左旋多巴诱发异动症(L-dopa induced dyskinesia,LID)。LID 临床表现为头、手、足、肢体、躯干非自主性晃动,眼球运动障碍,偶有伴随呼吸急促或呼吸节律不规整。有研究表明,帕金森病患者的性别、发病年龄、病程、左旋多巴治疗时间和剂量大小、遗传因素等导致的 LID 发生情况不同。青年、女性、长疗程左旋多巴治疗、高剂量左旋多巴治疗、低体重多项因素与 LID 发生率呈正相关,且以强直为主的帕金森病患者较以震颤为主的帕金森病患者有较高的 LID 发生率。剂峰异动症,往往是药物剂量偏大的信号。

2)双相异动症(biphasic dyskinesia):患者在药物起效的开始和剂末出现的异动症,称为双相异动症,包括剂初异动症和剂末异动症,多发生于病程长的帕金森病患者,常继发于剂峰异动症之后,即在左旋多巴临床疗效开始和结束之时,而在中间症状缓解期很少出现。可能与多巴胺的储存能力下降导致血药浓度不稳定有关,由突触前受体的变化所介导,通常影响下肢,特征是下肢突然出现重复性的动作,预示着"开"期的开始和结束。

3)肌张力障碍(dysmyotonia):又称"关"期肌张力障碍,多数发生于晨起服药前左旋多巴血药浓度较低致疗效消退时,通常影响下肢,最常见的表现是小腿腓肠肌、足趾的痛性肌痉挛,与左旋多巴的血药浓度偏低有关。

3. 运动并发症晚期　在疾病晚期,患者常常在快速的不可预测的"开""关"期之间波动,延迟"开"和无"开"现象出现频繁。患者的生活质量由于严重的运动并发症而降低,因不可预测的"关"期频繁出现导致他们不能从事室外活动。

(四)治疗

作为一种可能预防和治疗帕金森病运动并发症的方案,持续多巴胺受体刺激(continuous dopaminergic stimulation,CDS)已引起了人们的广泛关注,研究认为,CDS 可减少因波动性受体刺激所引起的纹状体神经元突触后改变,而对于已合并帕金森病运动并发症的患者,CDS 可减轻症状波动和异动症严重程度,使患者获得更好的治疗效果。有效治疗并控制帕金森病并发症对于我们来说是一项不断进行的挑战。在长期多巴制剂治疗后,大部分的患者都会出现运动并发症,而最终的治疗目标是提高生活质量。基于上述运动并发症机制主要是多巴胺受体受到异常的脉冲性刺激,通过应用长效多巴胺能制剂从而对纹状体多巴胺受体提供持续性的多巴胺能刺激。提出以下治疗策略:

1. 症状波动

(1)剂末现象:这是最常见的运动并发症。其处理措施为:①调整左旋多巴的剂量:不增加服用复方左旋多巴的每日总剂量,而适当增加每日服药次数,减少每次服药剂量(以仍能有效改善运动症状为前提),或采用低蛋白饮食以及增加左旋多巴的每日总剂量(原有剂量不大的情况下),每次服药剂量不变,而增加服药次数来控制剂末现象。②由常释剂换用控释剂以延长左旋多巴的作用时间,更适宜在早期出现剂末恶化,尤其发生在夜间时为较佳选择,日剂量需增加 20%～30%,它能够减少 20%～70% 的每日"关"期时间,但它可加重运动障碍及出现精神症状。③加用 COMT 抑制剂(如恩他卡朋),或加用 MAO-B(如司来吉兰或雷沙吉兰)可改善症状,适用于已经使用左旋多巴治疗的患者,在添加 COMT 抑制剂的开始 1～2 天可能会出现运动障碍,因此需要减少 20%～30% 左旋多巴的剂量。④加用长半衰期的多巴胺受体激动剂(如普拉克索)。临床应用时,在添加早期,应维持原左旋多巴的剂量,直至受体激动剂的疗效出现,然后才能缓慢减少左旋多巴的剂量。此外有研究显示,在剂末现象出现之前就使用受体激动剂往往可以延缓运动并发症的发生。⑤其他措施:如临时应用水溶性的左旋多巴、皮下注射阿扑吗啡、调整饮食控制蛋白摄入或重新分配蛋白饮食可能改善剂末现象。

(2)延迟"开"或无"开"现象:随着疾病进展,患者对外源性左旋多巴的依赖性越大,偶尔会出现左旋多巴起效较前明显延迟或无反应的现象。如果上述症状的出现与左旋多巴剂量无关或者是在应用其他药物时出现,则需要考虑这是药物之间相互作用造成的。目前一些已知的药物会影响左旋多巴的生物利用度,如铁剂、铝镁抑酸剂、吡哆醇、降脂药物等。一旦排除了药物间相互作用因素,则这些症状主要归因于机体对左旋多巴的吸收不足。可采取以下措施增加左旋多巴的吸收:①应用水溶性或即释型左旋多巴可减少延迟"开"现象,控释片通常会导致延迟"开"现象,所以此时不推荐用控制片,如没有即释型左旋多巴可采用咀嚼左旋多巴标准片来达到类似效果;②指导患者在餐前服用左旋多巴,以免食物中的蛋白影响其吸收,同时减少脂肪的摄入;③停用抗胆碱能药物;④使用轻泻剂缓解便秘,进食高纤维饮食及水果;⑤可加用促胃肠动力药促进胃肠蠕动增加左旋多巴的吸收;⑥皮下注射阿扑吗啡。

(3)开关现象:随着病程进展,患者可能会在治疗中出现不可预测的"开-关"反应。患者出现严重的"关"期同时伴随"开"期时严重的运动障碍是最难处理的并发症之一。这一阶段的药物调整需要依据患者的具体情况采取个体化方案,通常可采取以下措施:①对于"开-关"现象的处理,不主张增加左旋多巴类的药物剂量,可以减少每次剂量,增加日服药次数;②试加用不同的多巴胺受体激动剂,可将当前使用激动剂调整为更长效的激动剂可改善症状;③加用COMT抑制剂如恩他卡朋:注意从小剂量开始逐渐添加;④限制蛋白质饮食:可以将一日所需的蛋白质在晚餐时一次给予从而减少其对左旋多巴吸收的影响;⑤持续输入左旋多巴或阿扑吗啡:可通过十二指肠置管持续注入左旋多巴胶体液或持续皮下注射阿扑吗啡从而获得稳定的血药浓度,但目前国内无这类制剂;⑥手术治疗:双侧脑深部电刺激(丘脑底核)(DBS)治疗能够获得明确的抗帕金森病效应,从而减少左旋多巴相关的运动并发症。

2. 异动症

(1)剂峰异动症:为最常见的异动症,可采用以下处理方法:①减少每次服用的复方左旋多巴剂量而增加服药次数可减少剂峰异动症。由于运动障碍常常发生在下午或傍晚,因此可将下午至晚上的左旋多巴分成数次服用而每次剂量减少,达到减少运动障碍的目的;②若患者单用复方左旋多巴,可以适当减少每次复方左旋多巴的剂量,同时加用DR激动剂或加用COMT抑制剂,如果已使用COMT抑制剂,则需要将其减量;③加用金刚烷胺:为C级证据,金刚烷胺是唯一通过NMDA受体发挥抗运动障碍作用的药物,有研究显示每日口服300mg金刚烷胺,其抗运动障碍的作用可持续5个月,但随后又会出现回弹;④调整患者的联合治疗:可将复方左旋多巴缓释片换为标准片,避免累积效应;⑤了解患者的服药情况:可停用有加强运动障碍但缓解帕金森病症状不明显的药物,如司来吉兰和抗胆碱能药;⑥也有报道用少量非典型抗精神病药如氯氮平可以控制剂峰异动症,尽管目前还没有确切的证据;⑦外科手术:当运动障碍严重至药物控制无效则可最后考虑DBS手术治疗。

(2)双相异动症:典型双向运动障碍发生率较低,但在患者中轻度的双向运动障碍亦不少见。双向运动障碍控制较困难,它与处理剂峰运动障碍需要鉴定左旋多巴剂量的原则相反,各种处理方案往往短时有效,很快就会失效,不过在外科手术治疗前仍需尝试。处理方法为:①若在使用复方左旋多巴控释剂应换用常释剂,最好换用水溶剂,可以有效缓解剂初异动症。②增加左旋多巴的剂量,缩短每次服用间隔。③加用长半衰期的 DR 激动剂或延长左旋多巴血浆清除半衰期的 COMT 抑制剂,可以延缓剂末异动症,也可能有助于改善剂初异动症。微泵持续输注 DR 激动剂或左旋多巴甲酯或乙酯可以同时改善异动症和症状波动,目前正在试验口服制剂是否能达到同样效果。④外科治疗:DBS 可有效控制双向运动障碍。

(3)肌张力障碍:肌张力障碍可由左旋多巴或帕金森病疾病本身造成,可能出现在"开"期或"关"期。通过病史可区分肌张力障碍与左旋多巴吸收之间的关系。一般"关"期肌张力障碍比"开"期更常见。表现为清晨足趾或足的痛性痉挛。对在夜间出现的肌张力障碍,可以在睡前加用左旋多巴控释剂或 DR 受体激动剂;对于清晨肌张力障碍(也叫晨僵或清晨运动不能),可以醒后立即服用一剂复方左旋多巴标准片或水溶片(最好是水溶片或即释型的左旋多巴);如果主要在白天出现,用长效多巴胺受体激动剂效果较好;对"开"期肌张力障碍的处理方法同剂峰异动症。如果以上措施无效,尤其是对痛性痉挛,可小心试用肌松药,但要注意它和左旋多巴合用时容易出现精神症状。严重者,局部注射肉毒素对缓解局部的痛性痉挛较好。抗胆碱药临床应用价值不高。手术治疗主要是 DBS 可获益。

(五)预防

运动并发症的发生不仅与长期应用左旋多巴制剂有关,还与用药的总量、发病年龄、病程密切相关。用药总量越大、用药时间越长、发病年龄越轻、病程越长越易出现运动并发症。发病年龄和病程均是不可控的因素,因此通过优化左旋多巴的治疗方案可尽量延缓运动并发症的出现,目前,CDS 的治疗方案是否能够预防 L-Dopa 诱发的运动并发症仍然存在争议。临床上预防延缓运动并发症发生的主要原则是:减慢进行性的多巴胺能神经元的死亡,延缓左旋多巴的使用,减少左旋多巴的用量,使用长效制剂以获得持续的多巴胺能受体刺激作用等,多巴胺能受体激动剂在疾病早期使用可具有上述作用。因此新发的患者首选 MAO-B 抑制剂或 DR 激动剂以推迟左旋多巴的应用,若与小剂量的左旋多巴合用可延缓帕金森病患者运动并发症的发生;左旋多巴宜从小剂量开始,逐渐缓慢加量;症状的控制能满足日常生活需要即可,不求全效;这些均能在一定程度上延缓运动并发症的出现。但需要强调的是,治疗一定要个体化,不能单纯为了延缓运动并发症的出现而刻意减少或不用左旋多巴制剂。

(房全妮　谢安木)

三、帕金森病非运动症状

病例分析

现病史:患者,李 ××,男性,60 岁,因"四肢僵硬 5 年,情绪低落 3 个月"入院。患者入院前 5 年无明显诱因出现左手活动不灵活,伴僵硬感,左手手指搓丸样动作,未重视及治疗,病情逐渐进展,逐渐出现四肢僵硬,行动缓慢,做家务困难,伴左上肢不自主抖动,全身疼痛,大便困难。曾于当地医院查头颅 MRI 示脑萎缩,诊断为"帕金森病",长期服用"多巴丝肼片"、"吡贝地尔"治疗,症状控制可,入院前 3 个月患者出现情绪低落,不喜与人交流,言语减少,偶有自杀念头,食欲减退,活动较前减少,患者自诉心慌,胸闷气短,易疲劳,注意力难以集中,遂于我院就诊。门诊以"抑郁状态"收住院。本次发病来,患者精神差,进食少,便秘明显,小便正常,睡眠差,体重无明显变化。

既往史：否认高血压、糖尿病、冠心病等慢性疾病史，无外伤及中毒史，无食物、药物过敏史。

体格检查：体温36.6℃，脉搏65次/min，呼吸18次/min，血压125/65mmHg。卧立位血压检测：卧位：血压124/66mmHg，心率66次/min；立位1min：血压111/57mmHg，心率65次/min；立位3min：血压112/55mmHg，心率79次/min；立位5min：血压120/57mmHg，心率77次/min。神经系统查体：神志清楚，对答切题，MMSE 24分，HAMD 35分，面部表情减少，眼球运动正常，双侧瞳孔等大等圆，直径3mm，对光反应正常，无眼震，双侧鼻唇沟对称，伸舌居中，言语缓慢，左上肢及左下肢可见震颤，四肢肌力5级，四肢肌张力齿轮样增高，左侧明显，四肢腱反射（+），双手轮替动作慢，姿势反应差，指鼻试验及跟膝胫试验欠合作，四肢深浅感觉正常，病理征阴性，脑膜刺激征阴性。

实验室及影像学检查：血常规：白细胞计数4.60×10⁹/L，中性粒细胞% 48.2%，淋巴细胞36.0%，红细胞计数3.62×10¹²/L，血红蛋白110g/L，血小板计数199×10⁹/L；血糖：5.06mmol/L；心肌蛋白：天门冬氨酸氨基转移酶10IU/L，乳酸脱氢酶110IU/L，肌酸激酶36IU/L，CK-MB质量0.6ng/ml，肌红蛋白定量17.7ng/ml，肌钙蛋白I 0.02ng/ml；脑利钠肽前体：4.9pg/ml；肝功能：丙氨酸氨基转移酶6IU/L↓，天门冬氨酸氨基转移酶12IU/L，碱性磷酸酶55IU/L，γ-谷氨酰转肽酶8IU/L，总胆红素15.5μmol/L，直接胆红素3.0μmol/L，总蛋白61g/L，白蛋白39g/L；肾功能：尿素4.2mmol/L，肌酐60μmol/L；头颅MRI：脑萎缩，脑白质变性。

病史特点

男性，60岁，慢性起病，肢体僵硬，情绪低落为主要症状，并伴有行动缓慢、肢体抖动等。

阳性体征：面部表情减少，言语缓慢，左上肢及左下肢可见震颤，四肢肌张力齿轮样增高，四肢腱反射（+），双手轮替动作慢，姿势反应差。

辅助检查：头颅MRI：脑萎缩，脑白质变性。HAMD 25分。

诊断

帕金森病合并抑郁。

定位诊断：锥体外系：左侧肢体震颤，四肢肌张力齿轮样增高，姿势反应差。

定性诊断：慢性起病，锥体外系损害表现，辅助检查发现脑萎缩，汉密尔顿抑郁量表评分符合重度抑郁，治疗上对多巴丝肼片反应良好，符合帕金森病、抑郁诊断。

鉴别诊断

1. **抑郁症**　表现为以显著而持久的心境低落为主，是心境障碍的主要类型。临床可见心境低落与其处境不相称，情绪的消沉可以从闷闷不乐到悲痛欲绝，自卑抑郁，甚至悲观厌世，可有自杀企图或行为；甚至发生木僵；部分病例有明显的焦虑和运动性激越；严重者可出现幻觉、妄想等精神病性症状。每次发作持续至少2周以上、长者甚或数年，多数病例有反复发作的倾向，每次发作大多数可以缓解，部分可有残留症状或转为慢性。

2. **药物所致的抑郁状态**　与抑郁症临床表现相似，但能找到明确的药物使用史。

3. **反应性抑郁**　由明显环境因素诱发，且症状与环境因素有关。精神创伤常萦绕不去，症状难以摆脱，多为急性起病，症状持续时间多不到半年。

治疗

入院后完善相关检查,健康宣教,继续抗帕金森病综合治疗:给予多巴丝肼片 250mg 每日 3 次,吡贝地尔 50mg 每日 3 次治疗,同时给予西酞普兰 20mg 每日 1 次抗抑郁治疗,联合心理治疗,患者运动症状及抑郁情况有所好转。

处理方案及理由: 患者入院后,为进一步明确诊断,详细询问病史及体格检查,完善相关辅助检查,其中汉密尔顿抑郁量表和头颅 MRI 具有一定的临床诊断和鉴别诊断价值。调整帕金森病用药,予以吡贝地尔片剂治疗,对改善患者抑郁状态有一定帮助。后予以西酞普兰对症治疗,加强护理,防治跌倒和误吸,在防护下适当进行康复运动。

要点与讨论

帕金森病晚期合并非运动症状,如抑郁焦虑、痴呆、幻觉、低血压、便秘等非运动症状。流行病学调查结果显示,帕金森病患者中 25%～40% 伴有抑郁,40% 伴有痴呆,40% 伴有焦虑,30% 伴幻觉,45% 伴淡漠,60%～98% 的患者合并睡眠障碍,在自主神经功能障碍中,出现最多的为膀胱功能异常,62% 的患者出现夜尿增多,58% 的患者有尿急,约 52% 的患者存在便秘。睡眠障碍中,失眠和不宁腿综合征是出现最多的,分别占 46% 和 42%。出现嗅觉障碍跟疼痛的概率基本相等,均为 29% 左右。发病机制与病变影响的解剖部位如嗅球和迷走神经背侧运动核、端脑等有关,与神经递质的改变有关。诊断需要依靠相关的量表如汉密尔顿抑郁量表、MMSE 等量表。要注意鉴别药物诱发的记忆障碍、睡眠障碍等。同时鉴别其他疾病引起的非运动症状。治疗上首先考虑是否与药物有关,可以通过减量调整现有药物治疗来改善非运动症状。其次根据不同的非运动症状进行对症处理。

随着对帕金森病的深入研究,发现超过 90% 的患者在帕金森病的病程中会出现非运动症状(non-motor symptoms),如神经精神障碍,感觉障碍、睡眠障碍、自主神经功能障碍等(表 9-6)。一些非运动症状,如嗅觉障碍、便秘、抑郁等,可在早期或运动障碍出现之前出现,且对患者的生活质量影响更加突出,已成为导致患者残疾及寿命缩短的重要因素。帕金森病的非运动症状发病率高,识别率低,且治疗困难,所以,如何早期识别、有效处理非运动症状,成为当前帕金森病诊疗工作中的另一个重点和难点问题。

表 9-6　帕金森病的非运动症状

神经精神症状	睡眠障碍	自主神经功能障碍	其他症状
抑郁、冷漠、焦虑	失眠	膀胱尿道功能障碍	疼痛
快感缺失	不宁腿综合征、周期性肢	尿急	感觉异常
注意功能缺陷	体运动	尿频	复视
幻觉、错觉、妄想	快速动眼睡眠障碍	夜尿增多	疲劳
认知下降、痴呆	非快速动眼睡眠相关睡	出汗	嗅觉障碍
强迫性行为	眠障碍	直立性低血压	体重增加
谵妄	白天嗜睡	性功能障碍	体重减轻
惊恐发作	睡眠呼吸障碍	性欲亢进	油脂面容
	异常的单纯性和复杂性	勃起功能障碍	复视、视力模糊
	夜间运动	便秘	
		流涎	
		干眼	
		体温调节障碍	

（一）流行病学

流行病学调查结果显示，帕金森病患者中 25%～40% 伴有抑郁，40% 伴有痴呆，40% 伴有焦虑，30% 伴幻觉，45% 伴淡漠，60%～98% 的患者合并睡眠障碍，在自主神经功能障碍中，出现最多的为膀胱功能异常，62% 的患者出现夜尿增多，58% 的患者有尿急，约 52% 的患者存在便秘。睡眠障碍中，失眠和不宁腿综合征是出现最多的，分别占 46% 和 42%。出现嗅觉障碍跟疼痛的概率基本相等，均为 29% 左右。

（二）发病机制

传统观点认为，在帕金森病中，神经元变性是从大脑黑质致密部多巴胺能神经元开始的，但随着研究的深入，这一观点受到质疑。Bloch 等利用突触核蛋白做标记，发现最早出现帕金森病特征性病理改变的神经元位于舌咽-迷走神经复合体背侧而不是黑质致密部。Beaak 等认为帕金森病的病理改变进程可按路易小体出现的先后顺序分为Ⅵ期，Braak Ⅰ期代表嗅球和迷走神经背侧运动核受累，临床上可表现为嗅觉障碍和便秘；Braak Ⅱ期主要是下位脑干的病理改变，影响到脊核、蓝斑、脑桥等核团，从而产生睡眠障碍、抑郁、自主神经功能紊乱、疲劳等症状；Braak Ⅲ期和 Braak Ⅳ期病变已向上发展影响到中脑黑质及其他深部核团和端脑，帕金森病的临床诊断通常就在此期；Braak Ⅴ期和 Braak Ⅵ期的病理改变主要累及边缘系统和新皮质，临床表现主要是神经精神症状如认知损害。Braak 等提出新的病理分期为帕金森病出现诸多的非运动症状提供了理论基础。

（三）临床表现

1. 神经精神症状　神经精神症状主要有：抑郁、冷漠、焦虑、幻觉、错觉、妄想、谵妄、惊恐发作、快感缺失、注意功能缺陷、认知下降、痴呆、强迫性行为等，见表 9-6。神经精神症状与去甲肾上腺素和血清素等神经递质损失有关，而这些神经系统都和情绪调节有关。

（1）抑郁：帕金森病患者抑郁症发生率高，在帕金森病过程中早期出现抑郁症的人随着时间的推移会增加运动功能受损以及残疾的风险。影像学研究提示帕金森患者可能有一个异常活跃的大脑化学信使 5-羟色胺的再摄取泵，血清素 5-羟色胺有助于调节情绪，但过度活跃的泵就降低了 5-羟色胺的水平，可能导致一些帕金森病患者伴有抑郁症状。抑郁可以出现在帕金森病病程各期，甚至在运动症状出现前就已经出现。帕金森病抑郁程度不一，可以为重度抑郁、轻度抑郁、心境恶劣等，表现为持久的情绪低落、注意力集中困难，工作和生活兴趣丧失、睡眠障碍、冷漠、悲观、缺乏幽默感，自杀念头、焦虑、敏感，自责、自罪和自杀行为相对少见。有严重认知障碍、女性、早发性帕金森病及帕金森病诊断前有抑郁症病史者更容易出现抑郁。抑郁可以表现为"关"期抑郁，也可与运动症状无明确相关性。

（2）焦虑：错误的交感神经系统刺激可导致焦虑，可表现为恐慌症，广泛性焦虑症或各种恐怖症。焦虑可伴有心悸，头晕和气短等临床症状。在帕金森病患者中可表现为抑郁与焦虑共患病。与抑郁症一样，焦虑的基本特征与帕金森病的精神和躯体症状重叠，并且也可能与焦虑抑郁或精神焦虑相关，从而使诊断困难。此外，许多具有临床显著焦虑特征的帕金森病患者可能不符合 DSM-Ⅳ标准。确保帕金森病患者的焦虑症状得到正确诊断的其他途径是密切关注患者或患者家属提供的日常生活中可能存在的焦虑现象。

（3）淡漠：淡漠是帕金森病中最常见的非运动症状之一，其发病率较高。目前，对于其发病机制尚不十分明确，可能与腹侧被盖区多巴胺能神经元丢失有关，非多巴胺能环路也参与了帕金森病淡漠的病理过程。帕金森病患者的抑郁和淡漠往往不易区分，淡漠的主要特征是主动性的降低、与周围环境的情感联系丧失、对客观事物和自身境况的漠视、缺乏对外部刺激的相应内在反应,甚至对自身利益漠不关心。淡漠和执行功能障碍之间有一定联系,和情绪处理及决策障碍有关。大多数多巴胺能药物如左旋多巴未显示可用于治疗帕金森病中的情感淡漠;然而,普拉克索和罗匹尼罗可能通过增强 DA_3 受体活性而在改善情感淡漠方面发挥作用。然而,由于多巴胺受体激动剂具有认知和精神疾病的副作用,因此这种治疗过程应谨慎,特别是对于老年患者。

(4)认知功能障碍:帕金森病认知功能障碍是帕金森病常见非运动症状,包括帕金森病轻度认知损害(PD-MCI)和帕金森病痴呆(PDD)。认知功能障碍出现于帕金森病患者认知减退的早期,且帕金森病痴呆 8 年累计患病率高达 78.2%,约 40% 的患者在疾病早期即会发展成为痴呆。多巴胺能神经递质的改变与帕金森病患者执行功能受损密切相关。执行功能受损可以反映大脑额叶的损害,特别是背外侧前额皮质的受损,这种损害最终可以引起黑质纹状体多巴胺通路及中脑皮质通路的退化。帕金森病认知功能障碍起病隐匿,可表现为执行功能损害、视觉空间损害、记忆力损害、失读、失写、失认、情绪障碍和以幻觉为主的精神障碍。帕金森病轻度认知损害患者可以存在单个或多个认知领域的损害,执行功能损害和记忆力损害尤为突出。

(5)冲动控制障碍:冲动控制障碍(impulse control disorde,ICD)的特征是无法抑制的行为,发生在约 13.6% 的帕金森病患者中,可表现为病态赌博,性行为,强迫性购买和暴食症。强迫性行为多与抑郁合并出现,主要表现为睡眠质量变差、容易产生恐慌、反复强迫进行某种行为以及注意力很难集中等,研究表明,帕金森病患者的脑桥背盖、前嗅核、延髓中缝核等受损,同时,与引发强迫性行为相关的去甲肾上腺素能神经元和 5-羟色胺等也受到了不同程度的破坏,进而导致帕金森病患者伴发强迫性行为。也有研究表明,自身神经元的抗体可能会引起强迫症。合并强迫症的严重程度与患者的年龄大小及受教育程度的高低之间存在关联。对于冲动控制障碍,唑尼沙胺被认为是有效的药物。

2. 自主神经功能障碍 帕金森病中的自主神经功能障碍很常见,几乎自主神经功能的所有方面都可能受到影响。自主神经功能障碍可能发生在帕金森病的任何阶段,并且在出现运动功能障碍之前几年或甚至几十年便可出现。自主神经功能障碍的表现多种多样,严重程度因人而异,包括胃肠道功能障碍、泌尿生殖系统调节障碍等。

(1)流涎:有 30%~52% 的帕金森病患者经常出现流涎的现象,这是由于帕金森病患者吞咽很慢,唾液在口腔中聚集外溢所致,其机制是胆碱能神经亢进致使唾液分泌增多引起,也有学者认为是吞咽困难所致。

(2)胃肠功能障碍:帕金森病患者的胃肠功能障碍可能以多种方式出现,包括吞咽困难,胃轻瘫,小肠细菌过度生长和肠功能障碍,可能与中枢神经系统和胃肠神经系统变性、神经递质的变化相关,帕金森病患者脑干迷走神经背核变性、神经元的缺失,释放的乙酰胆碱减少有关。便秘是帕金森病中最常见的非运动症状之一,已经证实便秘可在帕金森病症状出现约 20 年前发生。这可能是由于路易小体沉积在患者肠道神经丛中或者迷走神经运动背核,这是帕金森病中最早受到影响的部位。胃排空功能受损不仅对患者日常生活造成影响,而且也是药物不良事件的原因。伴有胃轻瘫的帕金森病患者可能会出现早饱,食欲减退,腹胀,恶心,呕吐和进行性体重减轻。由于左旋多巴必须到达小肠才被吸收,因此胃排空障碍也可能损害有效的左旋多巴吸收。帕金森病患者小肠细菌过度生长,可能导致运动性波动。

(3)膀胱尿道功能障碍:逼尿肌过度活动是最常见的尿动力学异常,产生尿急,尿频,夜尿和尿失禁。然而,也可能发生逼尿肌收缩不良和括约肌松弛问题。这与抑制排尿反射的通路发生改变有关,即额叶基底神经节 D_1 多巴胺能环路发生改变。在大多数帕金森病患者中膀胱症状发生在运动症状之后,泌尿系统储存问题比排尿困难更常见,大多数的患者都有尿频症状。

（4）直立性低血压:帕金森病早期约 36% 的患者可出现直立性低血压,进展期 47% 的患者可发生直立性低血压。下丘脑背部、迷走神经背核、交感神经节和肾上腺髓质受损时,造成自主神经功能紊乱,可产生直立性低血压,除疾病本身原因,年龄相关因素,服用多巴胺受体激动剂及单胺氧化酶抑制剂也是直立性低血压产生的原因之一。尽管帕金森病患者中只有少数患者可能有症状,但其可能存在于大多数帕金森病患者中。并不是所有的患者在站立时都会出现头晕目眩的典型症状,而是描述为站立时的视觉模糊或思考模糊等症状,站立时腰部或臀部区域的疼痛,或者只表现为昏昏欲睡感。改变体位为站立位 3 分钟内,收缩压持续下降至少 20mmHg（1mmHg=0.133kPa）或舒张压下降至少 10mmHg,即为直立性低血压。

（5）性功能障碍:帕金森病性功能障碍主要表现为性功能减退,少数表现为性功能亢进,目前很难说明性功能障碍是疾病本身所致还是服用多巴胺能药物所致,多巴胺能受体激动剂可能在影响性欲和阴茎勃起等结果的血管舒张方面有一定作用,因而可导致性功能亢进。勃起功能障碍的发展可能先于运动功能障碍的出现。有些患有性功能障碍的帕金森病患者已经发现睾酮的缺乏。

（6）多汗:帕金森病中的体温调节功能障碍比性功能障碍更少受到关注。帕金森病患者多汗症的发生率较正常人高 3 倍,多汗症与疾病严重程度无关,而与其他症状如运动障碍相关,出现运动性波动的帕金森病患者出汗问题可能更多。手掌汗腺激活减少表明它是一种交感神经功能减弱的现象。这种发作性多汗症会显著影响患者的生活质量。目前没有有效的治疗药物,但脑深部电刺激手术后可有一定改善。

3. 睡眠障碍　睡眠障碍是帕金森病患者常见的非运动症状之一,并且对患者的生活质量产生严重影响。网状上行激活系统相关的多巴胺能神经元变性,包括蓝斑、黑质及脑桥被盖核,使唤醒系统受损,可促进睡眠障碍的发生,从而影响白天觉醒,造成睡眠过多。多巴胺能药物严重不足常常导致夜间"关期",出现夜间冻结导致翻身困难,僵直、震颤、清晨肌张力障碍,不宁腿综合征、睡眠中周期性腿动以及快速动眼睡眠行为障碍等均可影响睡眠,这些症状共同促进了睡眠障碍的发生。

（1）失眠:失眠是帕金森病患者最常见睡眠障碍类型,主要表现为入睡困难、睡眠维持困难和早醒。睡眠片段化是帕金森病患者出现最早、持续最久的睡眠异常,其特点是每晚醒 2～5 次,高于正常人的 1～2 次,夜间 30%～40% 的时间处于清醒状态,白天患者有疲乏、睡眠不足、头昏等提示夜间睡眠不足表现。

（2）日间睡眠过多:日间睡眠过多表现差异较大,表现特点是夜间清醒、白天嗜睡或缓慢睡眠,为夜间睡眠障碍所致。不宁腿综合征引起的睡眠剥脱、运动障碍或痛性痉挛是嗜睡的常见原因,夜间失眠也与严重的白天嗜睡相关。而另一部分表现为睡眠发作即突然发生的不可克制的睡眠,与发作性睡病类似,表现为无先兆的、发作性的、不可抗拒的睡眠,一般持续几秒钟;表现为不合时宜的日间睡眠、疲乏,例如在驾车时突然入睡。日间睡眠过多影响患者的认知和运动功能,其发生与多巴胺能药物使用时间长、剂量高、幻觉多、高龄及疾病晚期夜尿增多有关,此外,抑郁、睡眠呼吸暂停和辅助睡眠药物、抗抑郁药物也影响日间睡眠过多。

（3）快速动眼睡眠障碍（REM sleep behavior disorder，RBD）：快速动眼睡眠行为障碍既是帕金森病的临床表现，也是帕金森病发展的危险因素，快速动眼睡眠障碍患者最终发展为帕金森病的风险为 80%～90%。其临床表现主要为睡梦中出现各种复杂的行为异常，可有噩梦或生动的梦境，多为猛烈粗暴动作，例如过度咬紧牙关、踢腿、抽打等，常常掉下床，甚至危害自身和他人安全。帕金森病患者快速动眼相睡眠行为障碍的出现与新皮质、边缘皮质和丘脑的胆碱能神经元丢失有关，与帕金森病的 Braak 病理分级临床 Ⅰ、Ⅱ期病变始于嗅球和延髓，并向上发展一致，快速动眼睡眠障碍也与幻觉、直立性低血压和痴呆等非运动症状有关。鉴别具有快速动眼睡眠障碍的帕金森病患者很重要，因为它对患者和患者的家人都有潜在的危险，并且存在有效的治疗。

（4）不宁腿综合征（restless leg syndrome，RLS）：不宁腿综合征临床表现主要为因腿部不适诱发腿部异常活动并伴腿部难以描述的不适感，促使患者通过移动或行走来缓解不适，常常影响睡眠。不宁腿综合征的病理生理学尚不确定，目前认为与铁缺乏有关，铁缺乏导致中枢神经系统多巴胺能系统功能失调、阿片系统功能异常、下肢局部血液循环障碍，皮质下功能异常如间脑 - 脊髓多巴胺能通路多巴胺减少，可使正常运动传导通路发生改变，中枢神经系统抑制冲动减少，下位神经元敏感性增高，从而诱发不宁腿综合征。此外，不宁腿综合征与疼痛增加有关。

4. 其他症状

（1）嗅觉障碍：嗅觉障碍的神经退行性过程起始于节后自主神经纤维至脑干迷走神经，扩散至嗅觉神经元。嗅觉障碍可分为嗅觉觉察障碍、嗅觉识别障碍、嗅觉鉴别障碍和嗅觉记忆障碍。嗅觉觉察障碍是指人体所能感知到的最低嗅素浓度阈值提高；嗅觉识别障碍是指鉴定阈上气味能力的异常；嗅觉鉴别障碍是指受试者区分出两种或以上气味的障碍；嗅觉记忆障碍是指人体闻到某种气味后，间隔一定时间再次辨认出这种气味的能力下降或丧失。嗅觉障碍是帕金森病一个常见的临床症状，它归因于嗅区 α - 突触核蛋白的早期沉积，主要影响其中枢嗅觉通路。在气味变化识别方面，一定程度的缺损可能归因于海马功能障碍。帕金森病患者出现嗅觉障碍也可能是痴呆早期的危险因素。

（2）疼痛：帕金森疼痛分为 6 类：肌肉骨骼性疼痛、神经根性疼痛、肌张力障碍相关性疼痛、中枢性疼痛、静坐不能性疼痛及其他形式的疼痛。肌肉骨骼性疼痛常在"开"期更为明显，肌肉骨骼性疼痛可分为肌肉痉挛性疼痛及关节疼痛，前者以发生在肩周、小腿及脊柱旁的肌肉为主，后者多发于肩关节、膝关节、踝关节及髋关节。肌张力障碍相关性疼痛与持续性的不自主运动有关，长时间的姿势异常导致局部肌肉的痉挛而引发疼痛感，可表现为阵发性、自发性或由特定动作诱发；神经根性疼痛为局限于某一神经或神经根所支配区域的放射性疼痛，多表现为手指或脚趾的麻木感和针刺感；中枢性疼痛表现形式多样，可为持续性的钝痛、针刺样疼痛、烧灼痛或束带痛，或为短暂性的刀割样或电击样疼痛，发作时疼痛程度多为中至重度；静坐不能性疼痛为患者主观上烦躁不安，须时刻移动或改变姿势，表现为无法控制的静坐不能、反复走动及原地踏步。帕金森病疼痛主要与中枢传导通路的改变有关。黑质通过传出神经通路与杏仁核、前额叶皮质及扣带回皮质相联系，而且这些结构又与情绪诱发的疼痛紧密相关。

（3）疲劳：帕金森患者的疲劳与心脏交感神经功能障碍有关，可能由于心脏交感神经功能障碍导致失神经支配后不能使心脏进行有效收缩，造成患者呼吸不畅，产生疲劳。当路易小体沉积于下位脑干,如中缝核、网状核,可引起帕金森病患者出现疲劳和自主神经功能障碍,因此,帕金森病患者的疲劳与自主神经功能障碍可能存在共同的病理生理基础,自主神经功能障碍越明显,疲劳越严重。

(4)体重减轻:大约52%的帕金森病患者体重明显下降,这可能是由于能量摄入减少或能量消耗增加所致。目前增加的能量消耗是一个非常有争议的问题,研究表明由于缺乏体力活动导致能量消耗减少15%,而另一些消耗则表明静息能量消耗增加20%～40%。因此,帕金森病患者的体重减轻在很大程度上是无法解释的。

(5)关节和骨骼畸形:关节和骨骼畸形是帕金森病患者长期疼痛的最常见原因。关节和骨骼畸形的典型表现是脊柱侧弯,背痛,骨质疏松症,骨折和关节痛。随着帕金森病进展和年龄增加,骨质疏松症持续恶化。导致骨质疏松症的因素众多,日光暴露减少导致维生素 D 缺乏,以及下丘脑功能障碍增加骨钙素;维生素 K 缺乏导致骨矿物质密度降低和骨质量减少,也可导致骨质疏松;由体重减轻引起的低体重指数也与骨质疏松症,跌倒和骨折相关。帕金森病患者的骨折是常见的,因为步态功能障碍导致跌倒的风险增加,老年帕金森病骨质疏松患者最常见的骨折部位是股骨颈,这也是非帕金森病患者常见的骨折部位,然而,帕金森病患者骨质疏松症的风险更高。帕金森病患者比一般骨质疏松症患者更容易跌倒和骨折。

(四)治疗

1. 帕金森病抑郁　帕金森病抑郁焦虑患者应行抗抑郁、焦虑治疗,以改善生活质量。帕金森病患者出现幻视、错觉等精神病性症状时,应依次考虑减量或停用苯海索、金刚烷胺、多巴胺受体激动剂或单胺氧化酶 -B 抑制剂;若症状仍无改善,则将左旋多巴逐渐减量;若采取以上措施仍有症状或锥体外系症状恶化,则宜选择疗效确切、锥体外系不良反应小的非经典抗精神病药物,并争取以最小剂量获得最佳疗效。多巴胺替代疗法与抗精神病治疗是一对矛盾,一种症状的改善可能导致另一种症状的恶化,治疗中应遵循的原则是尽可能用最少的多巴胺能药物控制运动症状,用最低的抗精神病药物剂量控制精神病性症状。普拉克索、三环类抗抑郁药可用于帕金森病抑郁治疗。其他 SSRI 及 SNRI 类抗抑郁药,由于不良反应较轻,也可考虑用于帕金森病抑郁的治疗,司来吉兰在帕金森病患者中也有潜在的抗抑郁疗效。

2. 焦虑　目前尚缺乏伴焦虑帕金森病患者药物治疗的循证医学证据。帕金森病患者焦虑一般与抑郁伴发,故抗抑郁治疗可以改善患者的焦虑症状,对于中度焦虑,可以使用苯二氮䓬类药品,如劳拉西泮或地西泮。但要关注一些潜在的不良反应,如镇静状态,加重认知功能障碍,平衡障碍增加跌倒风险。

3. 精神病性障碍　氯氮平能明显改善帕金森病患者临床整体印象评(CGI)、简短精神评分量表评分(BPRS)以及阳性症状评分,且无加重锥体外系症状的不良反应,还可以改善某些患者的运动功能。该药物最重要的不良反应为粒细胞减少,因而服用该药物的患者应定期复查粒细胞绝对值。

4. 认知功能障碍　主要是对症治疗,目前尚无改变疾病进程的药物。胆碱酯酶抑制剂可能有助于改善临床症状,在改善帕金森病痴呆患者行为症状、提高日常生活活动能力和减轻照料者负担方面的作用突出,但易出现震颤加重和胃肠道不良反应。美金刚可改善整体认知功能,亦有加重幻觉和神经精神症状的报道,帕金森病患者常出现幻视和妄想等精神症状,尤其是疾病晚期阶段,患者对抗帕金森病药物不良反应敏感,因此,应适当调整药物剂量。抗胆碱能药出现精神症状,应首先考虑停药。若无法停用导致精神症状的抗帕金森病药时,应考虑减量。需要药物控制精神症状时,推荐小剂量喹硫平和氯氮平,但应警惕运动症状加重以及心血管事件和死亡风险。

5. 强迫性行为 治疗强迫性行为的常用药物以氯米帕明和 SSRI 类药物两种为主。其中氯米帕明已经被证明对强迫症的治疗有效,同样 SSRI 类药物对治疗强迫症具有同等疗效,该类药物以氟西汀、舍曲林为代表;但是氯米帕明的不良反应较 SSRI 类药物强,因此治疗强迫性行为的首选药物为 SSRI 类药物。针对当前难对抗性的强迫症,在服用 SSRI 类药物的同时联合服用非典型类抗精神病药物,能使 SSRI 的疗效增强,因此目前精神病学界将这种联合用药作为治疗难治性强迫症最有疗效的用药方法之一。

6. 睡眠障碍 针对帕金森病运动障碍引起的睡眠障碍,可以通过治疗帕金森病来改善睡眠质量及白天觉醒时间,防止过度治疗可能加重失眠或诱发生动的梦境。规范调整左旋多巴的剂量和服药次数,或在前晚左旋多巴应用基础上增加儿茶酚胺 -O- 甲基转移酶抑制剂均可达到控制夜间运动症状的效果。持续的多巴胺受体激动剂可用于控制夜间症状波动,睡前多巴胺缓释剂有助于改善帕金森病清晨的肌张力障碍,添加儿茶酚胺 -O- 甲基转移酶抑制剂如托卡朋可以延长多巴胺药物的有效作用时间。卡麦角林在控制早晨运动不能和清晨肌张力障碍上更有效。对于左旋多巴药物缓释剂引起的日间睡眠过多,改服起效快的药物后可得到缓解;多巴胺受体激动剂导致睡眠发作和夜间生动梦境的患者,应尽可能减少用药剂量或避免此类药物的应用。失眠患者可以采用小剂量、间断、短期用镇静催眠药,应根据睡眠障碍的类型选择用药,目前苯二氮䓬类和唑吡坦类是最常用的,但老年人容易出现日间睡眠过多和认知障碍,长期服用还可能出现药物依赖,特别是苯二氮䓬类。酒石酸唑吡坦短期服用不仅可以治疗失眠,还可改善清晨僵直、整体睡眠和睡眠后精力恢复,是临床上治疗失眠的常用药物。不宁腿综合征的治疗首选苯二氮䓬类和多巴胺受体激动剂。临床上极少应用手术来治疗帕金森病导致的睡眠障碍,手术有较高风险,其疗效也不确定。

7. 膀胱尿道功能障碍 膀胱尿道功能障碍的治疗原则是早期诊断,缓解症状,充分排空膀胱,尽可能促进膀胱功能的恢复,避免尿失禁及预防尿路感染。左旋多巴可影响 β - 肾上腺素能活性,降低逼尿肌的张力,提高膀胱的顺应性,从而改善排尿功能紊乱的症状。对逼尿肌反射亢进引起的尿频、尿急可服用抗胆碱制剂,如奥昔布宁,它可作用于膀胱逼尿肌,降低膀胱内压。但该药口服时不良反应明显,表现为口干、嗜睡、视物模糊等,限制了奥昔布宁的临床应用。对尿潴留或残余尿多的患者,自理能力较强者可以进行间歇性导尿,使其排空膀胱,可以使膀胱周期性扩张与排空,维持膀胱近似生理状态,促进膀胱功能的恢复。对一些膀胱尿道功能障碍伴有前列腺增生症(BPH)等下尿路梗阻疾患的患者,视其具体情况可以采取经尿道前列腺电切术(TURP)、经尿道膀胱颈切开、经尿道外括约肌切开。

8. 便秘 对帕金森病便秘的治疗,应首先采取非药物治疗方法,建议患者增加液体摄入量,同时增加膳食纤维的摄入,鼓励患者进行日常运动及有氧运动。治疗便秘的药物主要有 4 类:分别为溶剂型泻药(欧车前,麦麸,甲基纤维素等),渗透性泻药(聚乙二醇,乳果糖),刺激性泻药(比沙可啶,番泻叶等),促动力药(普芦卡必利等)。在非药物治疗便秘无改善时,采用更积极的治疗方案是必要的。溶剂型泻药和渗透性泻药优于其他类泻药,安全性较好,并可长期使用。当这两种泻药无效时可应用刺激性泻药,但不宜长期使用,长期服用可能引起电解质紊乱或吸收障碍。美国运动障碍学会根据循证医学更新了治疗帕金森病便秘药物,推荐聚乙二醇作为可能有效的和可能有用的治疗帕金森病便秘的药物。当口服药物无效时,可以尝试使用开塞露等药物灌肠。

9. 直立性低血压　直立性低血压的标准治疗,首先是扩充血容量。在血容量不足的情况下,应用血管收缩药物是无效的。液体的摄入应控制在 1.25～2.50L/d,盐的补充也是必要的。米多君是唯一一个被美国 FDA 批准的治疗直立性低血压的药物,其主要不良反应为卧位高血压、感觉异常(包括令人讨厌的麻刺感)和走路不稳。米多君改善直立性低血压呈剂量依赖性,但同时也使卧位血压增高,这一效应限制了米多君的应用。氟氢可的松可增加 α-肾上腺素能受体的敏感性并使钠水潴留,增加血容量,亦可用于直立性低血压治疗。其他用于治疗直立性低血压的药物还有育亨宾、吲哚美辛、生长抑素、氢化麦角胺等,但这些药物治疗直立性低血压的效果目前仍有争议。

10. 疲劳　非药物治疗主要包括改善睡眠,提高睡眠质量,加强锻炼,增加交流,避免情绪低落,以及针灸、理疗、按摩治疗。药物治疗包括抗帕金森病药物、抗抑郁药物、兴奋剂。应用左旋多巴减轻运动症状,对减轻身体上的疲劳和活动下降有帮助,但对于治疗一般的疲劳和减少刺激和精神疲劳可能没有效果。疲劳和抑郁都有情绪低落,有时很难区分,抗抑郁治疗也有一定作用,舍曲林、氟西汀、文拉法辛等针对抑郁的治疗可以同时改善精神和身体上的疲劳。低剂量的兴奋剂治疗患者可以耐受,且常常有效。哌甲酯,一种多巴胺转运体阻滞剂,多个研究证明是可以有效改善疲劳的药物。莫达非尼对于日间过度嗜睡有明显改善作用,也可以减少躯体的易疲劳性,但对疲劳的改善仍有争议,然而少数患者称服用莫达非尼对疲劳有改善,或许可以针对个体进行用药。

11. 疼痛　帕金森病疼痛首选的治疗就是抗帕金森病治疗。由于僵直可能是造成帕金森病伤害性疼痛的首要原因,所以抗帕金森病药物对与症状波动相关的肌肉骨骼痛的效果是最显著的。对于混合痛及帕金森神经病理性疼痛,抗帕金森病治疗可能也有一定的效果。除了抗帕金森病药物以外,镇痛药对帕金森病疼痛尤其是肌肉骨骼痛也是非常有效的,临床上常用的镇痛药有 NSAID 及阿片类镇痛药。对于帕金森病的神经病理性疼痛以及一些混合痛,抗帕金森病药物及镇痛药效果均不理想,可以试用抗惊厥药(如加巴喷丁、普瑞巴林、卡马西平、拉莫三嗪等)和三环类抗抑郁药。药物治疗对于早期帕金森病患者的疼痛症状疗效较好,而中晚期患者疗效不佳。在临床中恰恰是中晚期帕金森病患者疼痛的发生率高而且程度重,所以药物的应用有限。脑深部电刺激最初应用于帕金森病患者,主要是改善运动症状,近年来的一些研究发现,DBS 对非运动症状(包括疼痛)亦有很好的疗效。有很多研究证实,DBS 对于缓解帕金森疼痛效果显著,尤其是病程长、症状重且药物治疗效果不佳的患者。

(韩婧洋　谢安木)

第二节　继发性帕金森综合征

病例分析 1

现病史:患者,张××,女,65 岁,因"双上肢震颤、动作缓慢 1 个月"就诊。患者 1 个月前无明显诱因出现双上肢轻微震颤,持物时尤为明显,紧张时加重,伴有动作缓慢,做家务时笨拙，走路步子变小变慢，无肢体无力、麻木及二便障碍。未治疗，今日来诊。发病来，饮食可，夜间睡眠好，无翻身困难，无多梦及大喊大叫，体重无明显变化。

既往史及个人史：高血压病 10 年，近 2 年一直服用缬沙坦，80mg，每天 1 次，血压控制可；脑供血不足、反复发作头晕病史 1 年余，4 个月前开始服用氟桂利嗪 5mg，每晚 1 次至今。否认毒物接触史，无烟酒嗜好。否认遗传性家族史。

体格检查：体温 36.4℃，脉搏 70 次 /min，呼吸 18 次 /min，血压：卧位 135/86mmHg，立位 138/86mmHg。神志清，精神可，言语稍慢，高级智能正常，面部表情少。脑神经检查未见明显异常。双上肢可见轻微姿势性震颤，四肢动作缓慢，肌力 V 级，肌张力增高，呈齿轮样强直，腱反射（++），病理征（-）。双侧感觉无异常，指鼻试验、轮替运动、跟 - 膝 - 胫试验完成可。站立时稍前屈体位，行走缓慢，无前冲，联带动作减少，无转身困难。

辅助检查：化验血常规、肝功、肾功、甲功检查均正常。

头颅 MRI：幕上脑白质血管源性脱髓鞘（Fazekas 1 级），老年性脑改变。

病史特点

女性，65 岁，双上肢震颤、动作缓慢 1 个月。因脑供血不足，有连续服用氟桂利嗪的用药史 4 个月。

阳性体征：言语稍慢，面部表情少。双上肢可见轻微姿势性震颤，四肢动作缓慢，肌张力增高，呈齿轮样强直。站立时稍前屈体位，行走缓慢，联带动作减少。

头颅 MRI：幕上脑白质血管源性脱髓鞘（Fazekas 1 级），老年性脑改变。

诊断

药物性帕金森综合征、高血压病。

定位诊断：锥体外系：双上肢姿势性震颤，四肢肌张力增高，齿轮样强直。行走缓慢，联带动作减少。

定性诊断：亚急性起病，进展较快，帕金森样表现，病前连续服用氟桂利嗪 3 个月，双侧起病，姿势性震颤，治疗上对抗胆碱能药反应较好，符合药物性帕金森综合征临床诊断。

鉴别诊断

1. 原发性帕金森病　帕金森病患者为慢性隐匿起病，症状呈非对称性，多为单侧起病，缓慢进展，呈 N 形发展至对侧，震颤主要为 4 ～ 6 Hz 静止性震颤。对多巴胺能药物反应良好。

2. 血管性帕金森综合征　患者发病年龄相对较晚，既往多有脑梗死等脑血管病发作史及高血压、高血脂、糖尿病等血管病危险因素，主要表现为双下肢步态障碍或偏侧肢体运动障碍，震颤相对少见，存在脑血管病损害的证据：常伴有与脑血管病变相对应的假性延髓性麻痹、腱反射活跃、锥体束征、情感失控等脑局灶性症状。头颅 CT、MRI 示皮质或者白质的血管性损害，多位于壳核、苍白球、脑干、额叶白质及分水岭区等处。对多巴胺能药物疗效不佳。

治疗

1. 停用氟桂利嗪；

2. 盐酸苯海索 1mg,每日 3 次。

治疗 2 周后复查,患者震颤症状消失,行动缓慢明显改善。

处理方案及理由:患者门诊就诊,为进一步明确诊断,详细询问病史及体格检查,完善相关辅助检查。患者有连续应用氟桂利嗪用药史 4 个月,出现双上肢姿势性震颤、动作缓慢 1 个月,症状对称,病情进展较快,四肢肌张力明显增高。血液化验及头颅 MRI 检查具有一定的鉴别诊断价值,考虑钙离子拮抗剂氟桂利嗪导致的药物性帕金森综合征可能性比较大,因此停药,并加用小剂量的抗胆碱能药物盐酸苯海索治疗,收到较满意的疗效。

要点与讨论

药物是造成帕金森综合征最常见原因之一,药源性帕金森综合征(DIP)是与药物应用有关出现的震颤、肌张力增强和运动减少为主要临床表现的综合征。目前已知临床上多种药物可引起帕金森综合征,包括抗精神病药物、钙通道阻滞剂、抗高血压药、胃肠用药等,这些药物通过影响多巴胺的摄取、代谢导致帕金森综合征。

DIP 在老年人中更易发生,尤其是老年女性多见。起病较快、进展迅速是 DIP 的特点。多数病例是在长期或反复使用上述药物过程中出现症状,多为双侧性症状。可表现为静止性震颤 / 姿势性震颤、肌强直、动作迟缓、运动减少、姿势不稳等锥体外系症状。还可出现静坐不能,口、下颌及肢体的不自主运动等迟发性运动障碍表现。

DIP 的治疗原则是一旦出现症状应减少用药剂量或换用其他相对副作用较小的药物治疗原发病,选择适当的药物对症治疗。相对于帕金森病而言,抗胆碱能药能明显改善患者帕金森综合征,优于多巴类药物。也可试用 H_1 受体拮抗药异丙嗪,具有抗组胺、增强 γ - 氨基丁酸的功能、抗胆碱等作用,使超敏的多巴胺受体脱敏,改善 DIP 症状。

病例分析 2

现病史:患者,于 ××,男,73 岁,因"动作缓慢、行走不稳 1 年"就诊。患者 1 年前无明显诱因出现动作缓慢,行走不稳,走路时抬不起脚,步子变小变慢,向前冲,曾摔倒 2 次,时有口角流涎,无明显肢体震颤,无明显肢体无力、麻木,无言语不清,因未在意未给予治疗,今日来诊。自发病来,饮食可,夜间睡眠不佳,无翻身困难,无多梦及大喊大叫,便秘,尿频、尿急,体重无明显变化。

既往史及个人史:高血压病、冠心病病史 20 余年,长期服用硝苯地平、美托洛尔等药物治疗,血压控制于 140～150/90mmHg 左右。否认毒物接触史,无烟酒嗜好。否认遗传性家族史。

体格检查:体温 36.2℃,脉搏 60 次 /min,呼吸 18 次 /min,血压:卧位 145/90mmHg,立位 140/86mmHg,神志清,精神可,言语稍慢,表情呆滞,记忆力、计算力减退。行走不稳,冻结步态,小碎步,上肢联带动作减少,转身困难。脑神经检查未见明显异常。四肢动作缓慢,肌力 Ⅴ 级,肌张力增高,呈铅管样强直,腱反射(+++),右巴氏征(+),双掌颌反射(+)。双侧感觉无异常,指鼻试验、轮替运动、跟 - 膝 - 胫试验完成可。

辅助检查:化验血常规、肝功、肾功、电解质、甲功检查均正常。血 TC:6.18mmol/L,TG:1.68mmol/L,HDL:1.34mmol/L,LDL:4.36mmol/L。

头颅 MRI:双侧基底节区多发腔隙性梗死灶,幕上脑白质血管源性脱髓鞘(Fazekas 2

级),脑萎缩。

病史特点

老年男性,慢性起病,动作缓慢、行走不稳 1 年。既往高血压病、冠心病病史 20 余年。

阳性体征:言语稍慢,表情呆滞,记忆力、计算力减退。行走不稳,冻结步态,小碎步,上肢联带动作减少,转身困难。四肢动作缓慢,肌张力增高,呈铅管样强直,腱反射活跃,右侧巴氏征(+),双掌颌反射(+)。

辅助检查:血 TC,LDL 增高;头颅 MRI 显示双侧基底节区多发腔隙性梗死灶,幕上脑白质血管源性脱髓鞘(Fazekas 2 级),脑萎缩。

诊断

血管性帕金森综合征、高血压病、冠心病。

定位诊断:累及锥体外系、锥体系、大脑皮层:高级智能减退,冻结步态,小碎步,上肢联带动作减少,四肢动作缓慢,肌张力增高,腱反射活跃,病理征(+),掌颌反射(+)。

定性诊断:慢性起病,既往高血压病、冠心病等血管危险因素,帕金森样表现,双侧起病,下肢明显,头颅 MRI 示白质血管性损害,对多巴胺能药物疗效不佳。考虑血管性帕金森综合征临床诊断。

鉴别诊断

1. 原发性帕金森病　帕金森病患者多为单侧起病,症状呈非对称性,缓慢进展,呈 N 形发展至对侧,除运动迟缓及肌强直,常常出现静止性震颤;多无锥体束征及假性延髓性麻痹,病程早期少见痴呆、尿失禁;多数患者多巴胺能药物治疗有效;头颅 MRI 或 CT 检查多无异常或皮质下脑白质损害较轻。

2. 进行性核上性麻痹　患者除运动迟缓、肌强直、认知功能减退、冻结步态及姿势平衡障碍等症状外,多有眼球上下视障碍,轴性张力增高明显,颈后仰,头颅磁共振可见中脑被盖、顶盖区萎缩呈"蜂鸟征"。

治疗

入院后完善相关检查,健康宣教,继续服用阿司匹林、他汀、降压药物及改善循环等综合治疗,并给予抗帕金森病药物治疗,多巴丝肼逐渐加量至 0.125g 每日 3 次,患者僵硬、行动迟缓稍有改善,行走仍转身困难、冻结步态,后加用司来吉兰 2.5mg,每日 2 次(早、中),逐渐加量至 5mg,每日 2 次(早、中),效果仍不满意。

处理方案及理由:患者入院后,为进一步明确诊断,详细询问病史及体格检查,完善相关辅助检查,其中头颅 MRI 显示双侧基底节区多发腔隙性梗死灶,幕上脑白质血管源性脱髓鞘(Fazekas 2 级),脑萎缩,具有一定的临床诊断和鉴别诊断价值。考虑患者血管性帕金森综合征,在抗血小板、控制血压、调脂等血管病治疗基础上,增加抗帕金森病药物多巴丝肼治疗,患者对药物反应欠佳,仅僵硬、行动迟缓稍有改善,仍转身困难、冻结步态,后加用司来吉兰,效果仍不明显。

要点与讨论

血管性帕金森综合征（VP）是继发性帕金森综合征的常见类型。其病理学特征是血管因素所致的脑损害表现，病变主要累及皮质下脑白质、基底节区、丘脑和中脑。与帕金森病的不同的是，VP既没有严重的中脑黑质多巴胺能神经元脱失，也没有路易小体形成。

VP发病年龄较晚，男性多于女性，大多合并脑血管病危险因素，如高血压、冠状动脉粥样硬化性心脏病、高脂血症、糖尿病等。VP起病形式和病情进展差异较大，一般分两种类型：大约1/3由于中脑黑质或基底节区的脑梗死或脑出血，急性起病或1年内出现卒中对侧肢体以少动 - 强直为主要表现的偏侧帕金森综合征，对左旋多巴治疗反应较好；约2/3由于皮质下脑白质病变，隐匿性起病，表现为双下肢步态障碍，表现为步伐变小、缓慢、不稳，"冻结（freezing）"现象，病情逐渐进展，伴随小便失禁和认知障碍逐渐加重，常见假性延髓性麻痹、膝腱反射活跃、锥体束征等症状，通常没有典型的帕金森样震颤。CT或MRI主要显示广泛的脑室周围白质损害。

部分患者脑血管病变损害了黑质纹状体通路，多巴胺能药物可以改善帕金森综合征，但效果不如帕金森病。由脑白质病变引起的帕金森综合征，多巴胺能药物以及其他的抗帕金森病药物疗效欠佳。

继发性帕金森综合征（Parkinson syndrome，PS）是指由各种明确原因导致临床产生锥体外系病征的类似原发性帕金森病的运动障碍性疾病。1884年Brissand首先提出了PS的概念，指出其多病因性，常见病因有感染、中毒、药物、动脉硬化、脑血管病和脑外伤等。PS可为疾病的主要临床表现，也可以仅仅是广泛的神经系统体征的一部分，与痴呆、共济失调及运动功能减退同时出现。尽管PS机制不同，但它们似乎都通过干扰正常多巴胺的产生及传递进而出现帕金森综合征。本章仅对其中最重要的帕金森综合征类型进行介绍。

一、感染和感染后因素所致的帕金森综合征

多种感染和感染后因素如病毒、梅毒、真菌、原虫感染、艾滋病（AIDS）及Creutzfeldt-Jakob病（CJD）等均可导致PS。

（一）脑炎后帕金森综合征

传染性病原体的接触，曾经一度被认为是帕金森病的病因，脑炎后帕金森综合征（post-encephalitic Parkinsonism，PEP）则被认为是帕金森病的首要原因。1917—1928年全球暴发昏睡性脑炎（encephalitis lethargica，EL），也称von Economo脑炎。1917年von Economo和Cruchets首先描述了出现在澳大利亚和法国的昏睡性脑炎，1918年后昏睡性脑炎传播至英国、德国及澳洲的其他国家，以后又蔓延到北美及非洲。患昏睡性脑炎后，许多患者产生了类似帕金森病的后遗症，称为PEP。1930年后随着昏睡性脑炎的自然消失，新发病例锐减，仅有类似疾病散发，其病原体尚未查明，推测可能与免疫性流感有关。但由其他类型脑炎引起的PS仍可见到，如流行性乙型脑炎、B型柯萨奇病毒脑炎、麻疹性脑炎、流行性斑疹伤寒脑炎等。

昏睡性脑炎患者约50%的存活者发展成PS。病毒感染引起的急性炎症过程可侵犯神经系统几乎所有的部位，尤其是中脑和间脑。病理可见大脑皮质轻度萎缩，尾状核、苍白球、丘脑、导水管周围灰质等处神经元脱失，黑质与蓝斑色素减退，黑质细胞明显脱失，其黑质黑

色素细胞脱失较帕金森病更为显著。血管周围单核细胞浸润,大部分黑质被胶质瘢痕所替代,少数存活的黑质细胞可出现神经原纤维缠结(neurofibrillary tangle,NFT)和神经元中 tau 蛋白(微管蛋白)的异常聚积。锥体束及薄束中部可见变性改变,脊髓前角细胞可见颗粒空泡变性。与帕金森病不同的是在黑质、脑干神经核、下丘脑等部位出现明显的 Alzheimer 原纤维变化。

昏睡性脑炎死亡率可高达 1/3,急性期出现脑炎常见的发热、头痛、意识障碍等症状。典型病例早期出现嗜睡状态,可持续数天乃至数周,有时出现睡眠节律明显改变、谵妄、兴奋等症状,也可出现不同程度的呼吸异常。虽然脑神经受损少见,但经常出现眼球运动异常。急性期也常出现肌阵挛性发作、肌张力障碍等不自主运动。急性期过后数月、数年,有时甚至 10 多年后才出现帕金森综合征。与帕金森病相比,其病程进展非常缓慢,症状常在不知不觉中出现。有一半昏睡性脑炎患者在患病 5 年后发展至 PS,约 80% 的患者在发病 10 年后出现 PS 症状。但亦有少数患者在昏睡性脑炎的急性期即可出现 PS 症状。PEP 的运动障碍症状与帕金森病有相似之处,症状常累及单侧肢体或者局限于面部,可伴有斜颈及肌张力异常,但自主神经症状(如出汗过多、流涎过多、皮脂外溢、瞳孔异常等)更常见,并可见颇具特征性的痛性眼球上转发作,称为动眼危象(oculogyric crisis),是一种发作性两眼向上或向一侧窜动的不自主性眼肌痉挛动作。在其他脑炎后是否呈现与上述同样的病症,仍有疑问。有报道日本脑炎后遗症的神经症状程度较轻,自主神经症状、震颤等少见。

日本脑炎、Ⅰ型单纯疱疹病毒脑炎、柯萨奇Ⅱ型病毒脑炎、A 型流感病毒脑炎、脊髓炎病毒和巨细胞病毒脑炎、HIV 病毒脑炎等感染均可导致 PS。日本脑炎不仅累及皮质、丘脑、脑干和脊髓,而且在一些病例中主要累及黑质,临床上表现为典型的帕金森综合征。一部分完全康复的西尼罗河脑炎患者常合并震颤、肌阵挛、帕金森综合征。这些病毒所致的帕金森综合征症状一般较轻,表现为一过性,也不会出现动眼危象。日本脑炎即使康复,80% 会留有后遗症,13.5% 的患者表现为帕金森综合征。现在由于日本普及了预防接种,日本脑炎的发病率已明显降低,作为后遗症表现为帕金森综合征的病例已非常少见。

根据病前有明显脑炎病史及其临床表现,脑脊液检查有炎性改变,诊断不难。但临床上仅从罕见的散在性发病、后遗症呈现的症状方面很难诊断 PEP。脑脊液中出现寡克隆 IgG 带有诊断价值,而帕金森病在脑脊液中不出现寡克隆 IgG 带,这对于 PEP 与帕金森病的鉴别有价值。

本病的治疗与帕金森病相同。在左旋多巴(L-Dopa)应用于治疗 PS 之前,颠茄碱(belladonna alkaloids)是治疗 PEP 的最有效药物,现在以应用复方 L-Dopa 及多巴胺受体激动剂为主,但也有学者认为复方 L-Dopa 治疗效果较差。

(二)HIV 感染所致的帕金森综合征

约 30% 的 AIDS 患者有神经系统损害,尸解 80% 有神经病理变化。其脑炎的病理改变是以多核巨细胞为特征的多神经胶质小结分布在基底节和大脑白质。所致的脑部病变可表现为齿轮样肌强直,运动减少及姿势不稳等,但 AIDS 出现典型 PS 症状的甚少。约半数 AIDS 患者出现艾滋病-痴呆复合征(AIDS-dementia complex),症状呈隐袭出现,表现为进行性痴呆,知觉和行为障碍,明显的步态不稳和共济失调,震颤及双下肢无力。晚期表现为严重的痴呆、截瘫和括约肌障碍等。Mirsattari 等报道 115 例 HIV 感染患者中,仅 10 例具有 PS 表现,主要表现为运动迟缓与姿势障碍,2 例有肌强直。也有报道急性对称性的 PS 症状作为 HIV 感染患者的首发症状,一般没有静止性震颤。

左旋多巴可改善 HIV 感染所致的 PDS 症状,而联合抗逆转录病毒疗法(cART)的治疗效果往往更好。

(三)梅毒感染所致的帕金森综合征

神经梅毒(neurosyphilis)是由苍白密螺旋体侵袭中枢神经系统导致的慢性感染性疾病,可累及脑实质、脑膜、脊髓或血管。据报道 10% 未经治疗或治疗不完全的早期梅毒可最终发展为神经梅毒。其临床表现复杂多样而无特异性,几乎包括神经病学中的所有各种症状与体征。神经梅毒累及锥体外系时可出现震颤、肌强直、姿势障碍、舞蹈症及肌张力障碍等运动障碍。

神经梅毒所致的 PS 在间质型或实质型梅毒时期均可出现。其机制仍有争议,目前认为可能的机制为:①增生性动脉内膜炎导致深穿支动脉易形成血栓,当脑梗死或者脑供血不足累及脑和脑干的深部结构,如基底节可出现急性 PS 的症状和体征;②梅毒感染侵入脑实质,神经细胞变性坏死,皮质 – 基底节区通路的多巴胺传递或代谢障碍,即与脑炎后导致中脑受累而引起的帕金森综合征相似。

该病的诊断主要依靠病史、特征性的脑脊液异常、梅毒血清学检查阳性等综合考虑。治疗上,患者对左旋多巴治疗反应不佳,而梅毒治疗有效。早期诊断、早期治疗可显著改善预后。

(四)Creutzfeldt–Jakob 病所致的帕金森综合征

Creutzfeldt-Jakob 病(CJD)即皮质纹状体脊髓变性,是一种快速进行性痴呆伴锥体外系和锥体束损害的一种疾病。CJD 呈全球性分布,年发病率为 1/100 万人口。其病因为外源性朊蛋白感染和内源性朊蛋白基因突变。病变可累及皮质、基底节、小脑及脊髓,出现星形胶质细胞增生,神经细胞萎缩脱失,海绵状变性等病理改变。

CJD 临床上表现为进行性智能减退,锥体系、锥体外系、小脑及下运动神经元受损症状,约 56% 的患者有锥体外系症状。本病的特点是肌阵挛突出,可伴有强直、震颤和舞蹈指划动作,也可出现共济失调、构音障碍和失语。CJD 明确诊断依赖于脑组织检查。周期性脑电图改变是 CJD 诊断的重要标准之一,见于 60% 的患者,具有相对特异性,只有大约 9% 的假阳性。影像学改变对 CJD 的诊断也是非常有益的,DWI-MRI 检测 CJD 异常信号的灵敏度最高,双侧纹状体、丘脑、大脑皮层可见异常高信号改变。脑脊液中 14-3-3 蛋白在 CJD 诊断上具有较高的特异性(92%),但在其他急性起病的神经系统疾病,如脑炎、卒中或癫痫发作时也会升高,排除这些疾病后其具有较高的诊断价值。CJD 是一种致死性疾病,目前尚无对因治疗措施,主要是支持和对症治疗。

二、毒素所致的帕金森综合征

锰、一氧化碳、1- 甲基 -4- 苯基 -1,2,3,6- 四氢吡啶(MPTP)、二硫化碳、氰化物、甲醛、汞等多种化学物质均可导致以强直及运动减少为特征的 PS,现对锰中毒、一氧化碳中毒、MPTP 所致 PS 的发病因素及机制介绍如下。

(一)锰中毒所致的帕金森综合征

锰是人体必需的微量元素,也是一种污染环境的神经毒物。锰中毒引起 PS 的最为常见的原因为职业性锰中毒,长期吸入锰粉尘、烟雾和蒸气,如冶炼锰铁、制造含锰的合金钢、高锰酸钾制造、含锰焊接、电池制造、印染工业以及农业锰肥料使用等;此外误食高锰酸钾、长期饮用高锰含量的水引起锰中毒或严重肝功能障碍患者因肝脏清除锰能力下降导致体内锰蓄积,也是锰中毒引起 PS 的重要原因。锰中毒大多为慢性中毒,若长期暴露于高浓度锰粉尘中,症状便会缓慢出现。锰的蒸气、烟雾、粉尘,主要由呼吸道进入体内,很快由血液分布到各组织细胞,多蓄积在线粒体多的器官内,如脑、心、肺等组织内,约 50% 以上的锰随粪便排除。锰中毒引起 PS 的机制主要为高浓度锰及高价锰离子(Mn^{3+})导致的神经递质代谢紊乱、突触传导功能障碍、自由基损伤、细胞凋亡、脑内微量元素失衡,使得 DA 合成减少。其病理损害以丘脑、苍白球、壳核和尾状核最显著,可使这些部位的神经细胞变性,并以黑质多巴胺能神经元变性最常见,同时锰中毒也可导致苍白球、尾状核的非 DA 能神经元变性,一般无 Lewy 体出现。

锰中毒发展缓慢,但有蓄积性,脱离接触后 PS 症状仍可继续发展。早期常出现类神经症和自主神经功能障碍,病情继续发展可出现明显的锥体外系损害的症状。1837 年 Couper 首次报道了慢性锰中毒,他描述了 5 例在锰矿工作的矿工出现类似帕金森病的临床症状。患者通常在接触锰 1~2 年后隐袭发病,锰矿工人慢性中毒的早期症状不确定而多样,表现头痛、头昏、记忆力减退,注意力不集中、失眠、多梦,部分患者情绪不稳定、易怒、欣快及幻觉。可出现食欲减退、恶心、流涎增多、上腹部不适、多汗、四肢发沉、心悸等。这些症状常是一过性,之后出现帕金森综合征,肌张力障碍等锥体外系症状。患者表现为言语含糊不清,步态障碍,动作缓慢,表情淡漠。主要体征是肌强直和运动迟缓,肌张力增高以躯干和下肢为主,表现为特殊的步态,并可伴有肢体的痛性痉挛。其他的体征包括锥体束受损,共济失调及痴呆等。不同于帕金森病,锰中毒的特征是双侧、对称性,震颤通常是运动性震颤,震颤的频率往往较高,在作出各种姿势和运动过程中会出现震颤,而非静止性震颤。患者在疾病早期出现肌张力障碍和姿势不稳,不像帕金森病的前倾式的小碎步,而代之以大且宽基底的步伐(wide base gait),尤其以转身和倒退走路困难明显。此外,锰中毒的运动障碍为肌张力不全,走路类似“雄鸡步”(cock walk),常以脚趾尖走路、手肘弯曲、肩膀抬高、脊椎挺直。1993 年 Nelson 等首次发现锰中毒患者头颅 MRI 表现为两侧苍白球、纹状体和黑质网状带对称性 T_1WI 高信号,而 T_2WI 信号正常,提示锰在上述脑区蓄积。苍白球指数(pallidal index,PI)可用来半定量分析评价脑内锰蓄积水平,PI 等于矢状面 T_1WI 的苍白球信号强度值与额叶白质信号强度值之比率乘以 100。脑 MRI 信号强度对锰暴露十分敏感,有助于了解锰在脑的蓄积与消除。而 ^{18}F-6- 氟 -L- 多巴(^{18}F-FDOPA)-PET 显示,不同于帕金森病患者黑质致密带和纹状体神经元摄取降低,锰中毒患者虽基底节受损,但对 ^{18}F-F-DOPA 摄取却是正常的,说明锰中毒患者的黑质 - 纹状体通路是正常的。

锰中毒治疗主要是驱锰治疗和对症治疗。依地酸钙钠、二巯丁二酸钠有一定疗效。部分患者用左旋多巴治疗有效,其中 1/4 患者可恢复正常。锥体外系后遗症状使用左旋多巴治疗无效时,将留下永久后遗症。

(二)一氧化碳中毒所致的帕金森综合征

一氧化碳中毒是常见的急性中毒之一,可分为生活性中毒和生产性中毒。由于火灾事故,在被封闭的场所火炉取暖以及自杀导致吸入煤气、机动车排放尾气、炼钢、炼焦、矿井爆炸等均可发生一氧化碳中毒。轻度一氧化碳中毒患者离开中毒现场吸入新鲜空气,经过治疗后,多数症状可完全消失。中重度中毒患者经抢救,绝大多数意识可恢复,全身症状逐渐好转。部分患者在中毒症状缓解、意识障碍恢复后,经过 2~60 天左右的“假愈期”,再度出现以痴呆、精神异常和锥体外系损伤为主的脑功能障碍,称为一氧化碳中毒后迟发性脑病(delayed encephalopathy after carbon monoxide poisoning,DEACMP)。

DEACMP 的病变部位大部分在大脑白质区,双侧苍白球及基底节区,极少发生在大脑皮层及小脑。目前认为其病理机制主要由于急性一氧化碳中毒后大脑缺氧导致继发性微血管损害,微血管壁细胞肿胀变性而通透性增加,血液从血管壁渗出或静脉内淤血,闭塞性血管内膜炎和微血栓形成,导致脑神经细胞坏死,脑白质脱髓鞘改变。由于苍白球固有的代谢敏感性,如高氧耗和高铁含量,使苍白球成为缺氧时易受损部位。

DEACMP 的发生与患者年龄、中毒程度、昏迷时间、中毒后治疗是否及时等多种因素相关。中毒程度重、昏迷时间越长,脑缺氧越严重,发生 DEACMP 的危险性越高。老年人应激能力下降,对缺氧耐受力差,常常合并脑动脉硬化,中毒后白质脱髓鞘迅速,修复缓慢,更容易发生 DEACMP,有些高龄患者可在急性期意识障碍开始恢复后紧接着出现精神症状和锥体外系症状及痴呆。DEACMP 临床上出现的锥体外系症状主要表现为全身肌强直、运动减少、上肢摆动减少、慌张步态、面具脸等,一般无震颤,偶尔可见静止性震颤。也可出现认知功能障碍及焦虑、抑郁等精神症状。影像学检查 CT 和 MRI 可显示双侧苍白球损害及脑白质脱髓鞘改变。

一氧化碳中毒急性期应实施正确的治疗,意识障碍持续时间在 8 小时以内者预后较好。高压氧治疗能够有效解离碳氧血红蛋白,提高线粒体膜电位,增加体内能量产生,并抑制细胞凋亡,对于出现意识障碍的重症病例应立即进行高压氧治疗。早期、足够疗程的高压氧治疗可有效减少 DEACMP 的发生,降低 DEACMP 患者的死亡率及伤残率。应用改善血液循环的药物有一定疗效,肾上腺糖皮质激素、脱水剂可能有益于重症患者。*L*-Dopa 和抗胆碱能药有助于改善 DEACMP 患者的锥体外系症状。

(三)MPTP 所致的帕金森综合征

19 世纪 80 年代初期美国有若干年轻吸毒者突然出现类似原发性帕金森病的临床表现,经调查系一种人工合成的吡啶衍生物 1- 甲基 -4- 苯基 -1,2,3,6- 四氢吡啶(MPTP)导致的中毒。MPTP 为白色无味的粉末,目前被广泛作为制造黑质 - 纹状体损害的工具毒,用于帕金森病的相关研究。MPTP 可以导致人及动物出现临床表现与帕金森病区别不大的 PDS(尤其是灵长类动物),病理、生化研究也证实 MPTP 在人和非人灵长类动物引起的改变同人类帕金森病的表现也极其相似,表现为黑质致密部、尾状核、壳核多巴胺能神经元变性,但未发现 Lewy 小体。

Davis 于 1979 年报道一名 23 岁大学生在注射自己合成的强镇痛剂 MPPP 后出现了明显的肌强直、震颤、面无表情等 PDS 症状,用 *L*-Dopa 及溴隐亭治疗后症状明显改善,其原因是他在合成 MPPP 时改变了合成条件,无意中产生了副产品 MPTP。此后,Tetrud 和 Langston 报道 22 例 MPTP 所致的轻症 PS 患者,其临床表现和早期帕金森病相似。但 MPTP 中毒的发病存在显著的个体差异。文献报道 400 例暴露于 MPTP 的静注毒品患者,仅 7 例患者发展至中至重度 PS。这些患者均在 2 周之内出现了进行性加重的 PDS 症状,包括运动迟缓、肌强直、静止性震颤和姿势不稳。其他帕金森病症状如屈曲性姿势、慌张步态、写字过小症、联合运动障碍、面具脸、冻结等亦可出现。但未发现有痴呆、锥体束征、小脑及感觉障碍症状。

所有患者对 *L*-Dopa 治疗反应良好,但长期应用 *L*-Dopa 所致的并发症如运动障碍、症状波动及精神症状常在数周至数月内出现,而帕金森病患者通常在应用 *L*-Dopa 几年后才出现。有 3 例 MPTP 所致的帕金森综合征患者,曾接受胎儿中脑富含多巴胺组织的移植术,术后 1~2 年出现显著的运动功能改善和纹状体摄取氟多巴的增加,这与帕金森病患者检查结果一致。

三、药源性帕金森综合征

药物是造成帕金森综合征最常见原因之一,药源性帕金森综合征(drug-induced parkinsonism,DIP)是与药物应用有关的震颤、肌张力增强和运动减少为主要临床表现的综合征。

(一)引起 PS 的常见药物及机制

目前已知临床上多种药物可引起 PS,包括抗精神病药物、钙通道阻滞剂、抗高血压药、胃肠用药等,这些药物通过影响多巴胺的摄取、代谢导致 PS。

1. 抗精神病药物　自从 20 世纪 50 年代氯丙嗪被应用于治疗精神病以来,抗精神病药物导致的 PS 逐渐增多,也被人们逐步认识。据报道在使用抗精神病药物的患者中帕金森综合征发生率为 20%~40%。其中主要是以氯丙嗪为代表的吩噻嗪类及以氟哌啶醇为代表的丁酰苯类,而过量或持续使用中枢多巴胺受体阻断剂舒必利、硫必利可使中枢多巴胺代谢加速,也可导致帕金森综合征。此外,抗躁狂症药物碳酸锂、抗忧郁剂等多种药物也可导致药源性帕金森综合征。

抗精神病药物主要是作用于突触后膜的受体上,通过阻断多巴胺能纹状体黑质传导途径,使纹状体中的多巴胺降低 20% 以上,多巴胺－乙酰胆碱功能失衡,导致 PS。抗精神病药物对多巴胺的拮抗作用主要通过抑制腺苷环化酶和抑制多巴胺激动剂与受体结合两条途径实现。但至今尚不能确定药物剂量和用药时间与 DIP 发生之间的确切关系。临床上发现某些患者使用了相对较小剂量的神经安定剂时,在数天内即发生 DIP。然而,另外一些患者数年内保持服用相对较大剂量的神经安定剂发生 DIP 机会与普通人群发生帕金森病相似。在所有抗精神病药物中,氯氮平的锥体外系不良反应最小,这可能与氯氮平相对特异的多巴胺受体拮抗作用有关。

有关 DIP 的个体敏感性的发生机制尚不清楚,可能与性别、年龄、遗传等多种因素相关。女性应用抗精神类药物后出现运动障碍、迟发性运动障碍和 DIP 的机会更多,其原因可能是与激素相关多巴胺受体拮抗有关。有作者认为可能与生化代谢和/或遗传因素有关。据报道,人类白细胞抗原 B44 在 DIP 患者中很常见,提示 DIP 的发生可能与遗传因素有关。DIP 与患者的年龄也有明显的关系,DIP 及迟发性运动障碍症状更多地发生于中老年患者。Saltz 等报道 215 例 55 岁以上应用神经安定剂治疗的精神病患者,用药 43 周后,103 例患者出现了不同程度的 DIP 症状。在这些 DIP 患者中,40% 表现为迟发性运动障碍,部分患者先后出现了不同程度的 DIP 症状及迟发性运动障碍症状,而 12% 的患者始终未出现 DIP 症状。很难解释药物导致的运动减少症状和运动增多症状同时出现在同一患者身上。Seeman 等认为,DIP 和迟发性运动障碍均可能与突触前膜的多巴胺受体的不同亚型有关。中老年精神病患者由于与年龄相关的脑内多巴胺能神经元变性以及药物代谢功能减退可能与神经安定剂的敏感性增高或者多巴胺受体功能状态发生改变有关。

2. 钙通道阻滞剂　20 世纪 80 年代以来,具有选择性扩张脑血管作用的钙通道阻滞剂氟桂利嗪、桂利嗪广泛用于治疗眩晕、偏头痛、耳鸣等多种疾病,并出现了由此产生的帕金森综合征。钙通道阻滞剂通过阻滞钙的生物效应影响 DA 递质的传递,引起 PDS。应用桂利嗪可使灵长类动物产生帕金森样症状。其机制可能是这些钙通道阻滞剂通过突触前或者突触后机制导致了抗多巴胺能作用,甚至在停药数月后这一作用仍持续存在。1987 年日本报道氟桂利嗪引起帕金森综合征占全部服用该药患者的 20%,有脑卒中既往史者甚至高达

50%。Negrotti 等认为钙通道阻滞剂导致的 DIP 可能有遗传机制,因为在 DIP 患者的亲属中,运动障碍疾病的发生率较高,并证实氟桂利嗪既可直接竞争性拮抗纹状体 DA 能 D₂ 受体又可使单胺能及 5- 羟色胺能神经元的酪氨酸羟化酶丢失而致 DA 耗竭,降低 DA 神经环路的递质传递。此外,文献报道钙通道阻滞剂维拉帕米也可引起药源性帕金森综合征。

3. 降压药　萝芙木类降压药物利血平、甲基多巴也可导致帕金森综合征。由于近年这些药物已不被作为常规降压药物,由此致病的帕金森综合征有所减少。利血平能够阻碍多巴胺摄取与储存,使多巴胺耗竭。甲基多巴的化学结构与左旋多巴近似,在体内能与左旋多巴竞争,其代谢产物作为假性递质争占多巴胺的受体,降低多巴胺的浓度,导致 PS 发生或加重帕金森病症状。此外,速效降压药二氮嗪(氯甲苯噻嗪)亦可引起帕金森综合征。

4. 消化系统药物　某些消化系统药物如胃肠动力药甲氧氯普胺、H₂ 受体拮抗剂西咪替丁,可通过血脑屏障,作用于中枢神经系统,阻断突触后 DA 能 D₂ 受体,导致 PS。甲氧氯普胺为普鲁卡因衍生物,属 DA 受体拮抗剂,作用于延髓催吐化学感受区及外周 DA 受体,具有较强的中枢镇吐作用和胃肠道兴奋作用。甲氧氯普胺通过作用于黑质 - 纹状体通路,阻断 D₂ 受体,内源性的 DA 不能与其结合,胆碱能神经相对占优势,锥体外系的运动协调功能受到破坏。西咪替丁则通过抑制黑质和黑质 - 纹状体通路中某些微粒体酶,从而使纹状体中的 DA 含量减少。尽管多潘立酮的血脑脊液屏障渗透力差,对脑内 DA 受体几乎无拮抗作用,仍有报道该药可引起 PS、迟缓性运动障碍等锥体外系症状,可能与个体差异及其阻断 DA 受体致纹状体中 DA 含量减少有关。

5. 其他药物　除上述几类药物外,文献报道抗心律失常药胺碘酮、氯贝胆碱、新斯的明等胆碱能药物、左氧氟沙星、两性霉素 B、氟尿嘧啶等均可引起 PDS。

(二)临床表现

DIP 在老年人中更易发生,尤其是老年女性多见。起病较快、进展迅速是 DIP 的特点。多数病例是在长期或反复使用上述药物过程中出现症状,多表现为双侧性症状。抗精神病药物导致 DIP 的症状与原发性帕金森病相似,表现为服用抗精神病药物两周或更长时间后出现静止性震颤、肌强直、动作迟缓、运动减少、姿势不稳等 EPS 症状。症状中运动徐缓及肌强直明显,静止性震颤少,姿势性震颤也可出现,出汗等自主神经症状较明显,还出现静坐不能,口、下颌及肢体的不自主运动等迟发性运动障碍表现,亦可出现动眼危象。

(三)诊断及鉴别诊断

根据患者有应用抗精神病等药物史;出现类似原发性帕金森病的症状和体征,发病较快,进展迅速;停用抗精神病药物数周或数月后症状减轻;对左旋多巴类制剂反应不敏感,抗胆碱能药如盐酸苯海索有效等特征,可考虑 DIP 诊断。

DIP 主要与原发性帕金森病鉴别:帕金森病患者起病时症状通常出现于一侧肢体,呈 N 形顺序进展,双侧症状呈不对称性,震颤主要为静止性震颤。而 DIP 患者的症状通常是双侧对称的,震颤类型可以是姿势性或静止性震颤,病情多发展较快,偶有缓慢发病。DIP 症状多随原因药物的加减而波动。停止原因药物后症状好转,继续应用则加重;而帕金森病的症状会延续并逐渐加重。如停用抗精神病药物后,其所致的 DIP 多在 3 ~ 10 周改善或消失,但少数 DIP 患者的症状可能持续较长的一段时间,甚至数年。

(四)治疗及预后

为减少 DIP 的发生或症状加重,临床上尽可能地不使用导致 DIP 的药物,或缓慢加量,使用最低有效剂量。临床上需要应用抗精神病药物时,可酌情选用副作用较小的药物,如甲硫哒嗪、氯氮平、利培酮等;需应用止吐药时,可以应用外周多巴胺受体拮抗剂多潘立酮代替常用的甲氧氯普胺,减少 DIP 的发生。

DIP 的治疗原则是一旦出现症状应减少用药剂量或换用其他相对副作用较小的药物治疗原发病,选择适当的药物对症治疗。常用的抗帕金森病药均可用于 DIP 的治疗。相对于治疗帕金森病而言,抗胆碱能药能明显改善抗精神病药导致的帕金森综合征,优于多巴类药物。并且左旋多巴类增加多巴胺,有使精神症状恶化的可能,应慎重使用。异丙嗪是 H_1 受体拮抗药,能透过血脑屏障,具有抗组胺、增强 γ-氨基丁酸的功能、抗胆碱等作用,能使超敏的多巴胺受体脱敏,改善 DIP 症状。另有报道吡哆醇能减轻 DIP 症状及迟发性运动障碍,还可试用金刚烷胺等药物,合并静坐不能的患者加用氯硝西泮。

尽管传统认为 DIP 是可逆的,多数患者停用原因药物后症状逐渐改善或消失,但有一些患者停药后症状持续存在。Rajput 等报道 11% 的神经安定剂诱发的 PSD 停药康复后在后续死亡尸体解剖证实与帕金森病患者的中脑和基底节区的病理改变相一致,这意味着撤药后持续存在的 PS 有可能会发展成亚临床、迟发型帕金森病。Brooks 等报道 7 例 DIP 患者进行了 PET 检查,2 例患者的壳核 [18]F- 多巴摄取明显降低,其余 5 例患者未见异常,2 例 PET 异常的 DIP 患者出现持续的帕金森样症状,需坚持应用左旋多巴治疗,其病程与帕金森病相似。Lorberboym 对 20 例 DIP 患者的调查研究发现,有 11 例患者 SPECT 出现潜在的可导致黑质纹状体功能障碍的异常信号,提示其 PS 可能与潜在的帕金森病相关。

四、血管性帕金森综合征

血管性帕金森综合征(vascular parkinsonism,VP)是 PDS 的常见类型。1929 年 Critchley 首先描述了高血压老年患者表现出的肌强直、面具脸和小步态等类似帕金森病的症状,认为其病因为基底节区多发性血管性病变,并将其命名为动脉硬化性帕金森综合征(arteriosclerotic parkinsonism),但随后的数十年中血管性因素在帕金森综合征中的作用备受争议。随着临床病理学研究进展,CT 和 MRI 等影像技术亦可清晰显示脑白质损害、脑梗死和脑出血等病变,血管性因素在帕金森综合征中的作用逐渐得到认可。VP 确切的发病率和患病率并不清楚。依据不同的帕金森综合征研究人群,VP 占 2%～12%。

(一)病理改变

VP 病理学特征是存在血管因素所致的脑损害表现,主要为缺血,出血较为罕见;主要病变部位累及皮质下脑白质、基底节区、丘脑和中脑。与帕金森病的区别是,VP 既没有严重的中脑黑质多巴胺能神经元脱失,也没有路易小体形成。需要注意的是,帕金森病也可合并 WML 等脑血管损害,但经病理学确诊的帕金森病只有 1.4%～3.0% 合并脑血管损害,而且脑血管损害与帕金森病的步态障碍并无关联。

(二)临床表现

VP 发病年龄较帕金森病晚,60～70 岁以后发病者多见,大多合并脑血管病危险因素,如高血压、冠状动脉粥样硬化性心脏病、高脂血症、糖尿病等。Kalra 等荟萃分析了 25 篇 VP 文献,发现 VP 发病年龄比帕金森病大 4～10 岁,男性多于女性,病程持续时间较短。VP 起病形式和病情进展差异较大,一般分两种类型:大约 1/3 由于中脑黑质或基底节区的脑梗死或脑出血,急性起病或 1 年内出现卒中对侧肢体以少动－强直为主要表现的偏侧帕金森综合征,对左旋多巴治疗反应较好;约 2/3 由于皮质下脑白质病变,隐匿性起病,表现为双下肢步态障碍,病情逐渐进展,伴随小便失禁和认知障碍逐渐加重,通常没有典型的帕金森样震颤,多巴胺能药物疗效欠佳。VP 常以步态异常为首发症状,典型临床特征是双下肢帕金森综合征,即双侧对称性的步态障碍,表现为步伐变小、缓慢、不稳,"冻结(freezing)"现象,也称"磁性足反应"(magnetic foot response),即患者起步极其困难,想迈步但迈不开,双足似粘在地面上一般,但一旦开始行走后,其行走近乎正常,停止行走或转身后再次出现起步困难现象。肌强直、姿势不稳、跌倒、假性延髓性麻痹、膝腱反射活跃、锥体束征等也较为常见。双上肢相对正常,行走时双上肢摆动无异常;少数患者双上肢也可受累,表现为腱反射活跃和姿势性震颤,但静止性震颤罕见。也有患者表现为双侧掌颌反射阳性。认知障碍尤其是痴呆和小便失禁是最常见的非运动症状,少数患者甚至需要留置尿管。此外,体位性低血压、便秘、疲劳、睡眠障碍及情感障碍也有报道,罕见嗅觉障碍及视幻觉。

(三)神经影像学检查

CT 或 MRI 主要显示广泛的脑室周围白质损害。CT 为低密度影,MRI 为 T_1 等或偏低信号、液体衰减反转恢复序列(FLAIR)和 T_2 高信号的病灶,伴有基底节区和丘脑为主的腔隙以及第三脑室、侧脑室扩大。脑 SPECT 检查也对 VP 的诊断有益,相对帕金森病来说,VP 患者突触前纹状体多巴胺转运体通常不出现异常。帕金森病患者经颅超声检查显示有黑质超声回波增强的现象,而研究显示 VP 患者并无黑质超声波回声增强表现,但多普勒或双功能超声却可发现多数 VP 患者有脑血管狭窄,因此认为对黑质的经颅超声结合多普勒/双功能超声成像有助于 VP 诊断。

(四)诊断与鉴别诊断

目前 VP 还没有公认的临床诊断。其诊断应根据病史、症状、体征、影像学检查、药物疗效评价等综合考虑,并应排除其他原因引起的 PDS。首先确定帕金森综合征诊断,存在 4 个帕金森病症状(震颤、肌强直、运动徐缓、步态障碍)中的 2 个,主要表现为双下肢步态障碍或偏侧肢体运动障碍,震颤相对于帕金森病患者少见;其次存在脑血管病损害的证据:VP 患者既往多有短暂性脑缺血发作(TIA)或脑梗死等脑血管病发作史,发病年龄较帕金森病患者大,常伴有与脑血管病变相对应的假性延髓性麻痹、锥体束征、情感失控等脑局灶性症状。大多数患者有高血压、高脂血症、心律失常、颅内外大血管粥样硬化或糖尿病史。头颅 CT、MRI 示皮质或者白质的血管性损害,多位于壳核、苍白球、脑干、额叶白质及分水岭区等处。最后,明确帕金森综合征与脑血管病损害有因果关系:通过询问病史、体格检查、实验室和头颅影像学检查确定帕金森综合征与脑血管病损害有因果关系,并与其他可表现为帕金森综合征、步态异常及认知障碍的疾病相鉴别。

帕金森病是 VP 最容易被误诊的疾病。帕金森病患者症状呈非对称性,多为单侧起病,缓慢进展,呈 N 形至对侧,可有典型的 4～6 Hz 静止性震颤;多无锥体束征及假性延髓性麻痹,病程早期少见痴呆、尿失禁;多数患者多巴胺能药物治疗有效;头颅 MRI 或 CT 检查多无异常或皮质下脑白质损害较轻。VP 除了要和帕金森病鉴别外,还要考虑下列疾病:其他类型的继发性帕金森综合征(由药物、感染、中毒、外伤、正常压力脑积水等明确病因所致)、帕金森叠加综合征(如进行性核上性麻痹、皮质基底节变性、多系统萎缩等、路易体痴呆)以及一些伴有帕金森样表现的遗传变性性疾病(如肝豆状核变性、亨廷顿舞蹈病等),一般都有其不同的特点,较容易鉴别。

(五)治疗

部分患者脑血管病变损害了黑质纹状体通路,多巴胺能药物可以改善帕金森综合征,但效果不如帕金森病。由脑白质病变引起的帕金森综合征,多巴胺能药物以及其他的抗帕金森病药物疗效欠佳。文献报道,应用重复经颅磁刺激(repetitive transcranial magnetic stimulation,rTMS)治疗 VP,可改善患者步态障碍。丘脑底核脑深部电刺激和康复治疗是否有效还缺乏系统的研究。

由脑梗死或脑出血引起的急性 VP 应按照我国急性缺血性脑卒中或脑出血诊治指南进行卒中的急性期处理,并进行相应的二级预防。对于由脑白质损害引起的慢性 VP,抗血小板治疗还缺乏系统研究。通过控制各种血管性危险因素,是否可以有效地延缓 VP 的进展,尚有待研究。但是,严格控制各种血管性危险因素对防治卒中及认知障碍是有益的。进行力所能及的锻炼和康复训练,有利于维持患者的运动功能和防止肢体痉挛。

五、外伤性帕金森综合征

PS 可为颅脑外伤的后遗症,在频繁遭受脑外伤的患者中较多见,也可见于拳击运动员,称为拳击性脑病(pugilistic encephalopathy)或 Hemon 综合征,由 Martland 于 1928 年首先详细描述。本病是由于反复脑部外伤所致,临床表现为精神障碍、痴呆及震颤、肌强直等 PS 症状。对于单次头部外伤,罕见 PS,除非严重到可以导致昏迷或植物状态,或导致脑干穿透伤,或硬膜下血肿压迫脑干。

流行病学研究发现,拳击运动员多在职业生涯后期或者退出拳坛几年甚至几十年发病,且发病率随年龄增大而升高,发病率约为 17%。拳击者头部承受的大部分击打导致头部旋转加剧,不仅会导致硬膜下血肿、皮下出血、长纤维传导束弥漫性轴索损害,而且会累及颞叶皮质、脑干,尤其是黑质。其病理改变为脑部呈弥漫性损害,大脑皮质、海马、小脑神经细胞脱失,胶质细胞特别是星形胶质细胞增生及瘢痕形成、透明隔腔形成。黑质、壳核、豆状核、苍白球等处亦可见神经元脱失。在双侧大脑皮质、脑干和小脑,还可见大量弥漫性分布的神经原纤维缠结(NFTs),但未见 Lewy 小体和淀粉样斑块沉积。但 1990 年 Roberts 等应用免疫组织化学方法对脑组织检测发现,阿尔茨海默病患者脑组织中 β-淀粉样蛋白沉积也可见于拳击者的脑组织中,认为该物质在脑内的沉积可能与本病的痴呆及精神障碍有关。

本病呈隐匿起病,病情逐渐进展,发病年龄多在 20～30 岁。通常外伤后帕金森综合征出现与帕金森病相似的锥体外系症状。但典型症状齐全的病例少见。齿轮样强直通常发生在早期,少动、震颤也在此后出现,但程度较轻且常伴有精神症状和痴呆。典型病例的病程可分三期:第一期主要表现为情感障碍和性格改变等精神障碍;第二期表现社交能力减弱,精神障碍继续恶化,并出现遗忘、构音障碍、注意力、判断力、计算力减退和帕金森综合征;第三期表现全面性智能减退直至出现痴呆、锥体束征和小脑征。症状的轻重与拳击运动员的经历、比赛次数密切相关。脑电图检查可显示非特异性慢波。头颅 CT、MRI 检查不能提示明确的病灶。反映脑桥至中脑传导功能的脑干听觉诱发电位显示 Ⅰ～Ⅴ波时间延长,特别是Ⅲ～Ⅴ波时间延长。

大多数外伤性帕金森综合征患者对多巴类药物的反应较好,也可应用多巴胺受体激动剂治疗。出现精神症状的患者可以用安定类药物治疗。本病的病程相对缓慢,预后比帕金森病理想。

六、正常颅压脑积水

正常压力脑积水(NPH)这一概念最早由 Adams 和 Hakim 于 1965 年提出,是指以步态障碍、认知障碍和尿失禁三联征为临床表现,影像学检查具有脑室扩大而脑脊液压力正常的一组临床综合征。该病很容易被误诊为老年痴呆、帕金森综合征,但随着多学科协作研究的广泛开展,早期给予脑脊液分流术(VPS)可明显改善患者的临床症状,临床上对该病的认识及相关研究逐步深入。

(一)NPH 的分类

临床上根据有无明确病因,NPH 分为特发性 NPH(iNPH)和继发性 NPH(sNPH)两类。继发于蛛网膜下腔出血、颅脑外伤、脑膜炎、颅内肿瘤等疾病的是 sNPH,其中以蛛网膜下腔出血最常见。有些 NPH 患者没有明确的病因,称为 iNPH,推测可能是由于颅内静脉系统顺应性降低,蛛网膜颗粒功能受损、室管膜细胞异常增生及结构破坏等原因,导致脑室系统异常改变,脑脊液循环或吸收障碍所致。两类 NPH 均无脑室系统中脑脊液流通不畅的情况。两者在临床上最大的区别在于发病年龄,sNPH 的发病年龄主要依原发病的发病年龄特点而定;而 iNPH 的发病年龄多为成年,以 45 岁以上者居多,通常随着年龄增大患病率大幅增加。有研究表明,日本 61 岁以上人群"基于 MRI 影像支持的可能 iNPH 患病率"平均为 1.1%。而在某些特定人群,如疑似帕金森综合征而就诊的人群中,患病率则高达 19%。

(二)临床特征

NPH 的典型临床表现为步态障碍、认知障碍和尿失禁,即 Hakim 三联征。其中步态障碍最为常见,其次是认知障碍,仅有少数表现为尿失禁,仅有一半患者同时具有三联征。

步态障碍往往表现为步距增宽,行走缓慢且摇摆不稳、步幅小,起步和转弯困难,但行走时摆臂功能正常。在疾病的早期,步态障碍症状不明显;晚期则行走困难,甚至完全不能行走。部分患者临床表现类似于帕金森综合征,除步态障碍外,常常伴有运动迟缓、弯曲姿势,也可出现肌强直、帕金森样震颤等症状。但与帕金森病相比,NPH 下肢在仰卧位及坐位功能正常,震颤相对少见。

NPH 认知障碍表现为精神运动迟缓、淡漠,焦虑,抑郁,幻觉等精神症状,以及包括注意力、记忆力、计算力、视空间功能以及执行功能等多种认知功能障碍等。患者日常生活能力降低,是临床常见的痴呆类型之一。但上述症状可有波动性或短期加重,通过手术治疗能够完全或部分恢复,故被称为可逆性痴呆。

NPH 患者的尿失禁是由于患者的中枢抑制系统部分或全部失用,导致逼尿肌过度活跃亢奋所致。尿频和尿急在疾病早期即可出现,随着疾病进展,可出现完全尿失禁,甚至粪便失禁,也可出现尿潴留。

此外,患者尚可伴有其他临床表现,如头痛、头晕、眩晕、睡眠时间延长和性功能障碍等。

(三)影像学及其他辅助检查

NPH 的典型影像学表现是脑室相对于大脑沟回不成比例的增宽,Evan 指数(额角最大宽度/颅骨最大宽度值)> 0.3。冠状位可见侧裂池以上及中线两侧脑沟及狭窄的蛛网膜下腔,多见于额叶后部及顶叶,与之形成鲜明对照的是侧裂池、大脑凸面下部(侧裂池以下)及腹侧脑沟脑池增宽,形成本病特有的"蛛网膜下腔不成比例扩大的脑积水",即"DESH 征"。患者可有脑萎缩,但其海马萎缩及海马旁沟增宽较 Alzheimer 病患者轻。

脑脊液放液试验:通过腰椎穿刺释放一定量的脑脊液后观察临床症状有无改善的一种方法,是辅助诊断 iNPH 和预判手术效果的有效方法。分为单次腰穿放液试验(Tap 试验)及持续腰大池放液试验(external lumbar drainage,ELD)。Tap 试验推荐每次释放脑脊液 30~50ml,脑脊液释放不足以达到以上标准时则腰椎穿刺终压 0 为终止点。放液后临床症状改善,尤其是步态障碍好转,则预示分流术效果良好,可以作为预测分流术疗效的指标。ELD 试验目前被视为更敏感的预测试验,尤其对 Tap test 阴性的患者,建议释放脑脊液的量为 150~200ml/d,连续引流 72 小时。Marmarou 等统计 151 例疑似 iNPH 患者,表现为步态障碍和脑室扩张,伴有或不伴有痴呆或尿失禁症状,在 ELD 后有 66% 的患者症状得以改善。

(四)NPH 诊断及鉴别诊断

iNPH 早期患者临床症状轻微,可能仅表现为步态不稳、反应迟钝。目前尚缺乏一种有效诊断方法。常在检查其他疾病或者可疑临床表现情况下才怀疑 iNPH。临床表现和影像学检查是诊断此病的必要条件,同时需要排除帕金森病、阿尔茨海默病、血管性痴呆、继发性脑积水疾病等。

2016 年国内学者将 iNPH 分为 3 个诊断级别:临床可疑、临床诊断和临床确诊。临床可疑是指:缓慢起病,存在典型的步态障碍、认知功能障碍、尿失禁三联征中至少 1 种症状;影像检查显示无其他原因引起的脑室扩大等改变;腰椎穿刺测压证实 ICP ≤ 200mmH$_2$O,脑脊液生化和常规的结果正常;排除可能引起类似临床表现的其他疾病。临床诊断是指符合上述临床可疑 iNPH 的诊断标准,若脑脊液放液试验后患者症状改善,和/或脑脊液持续引流后患者症状改善,则考虑为临床诊断。临床确诊是指临床可疑或临床诊断患者接受分流手术后症状明显改善者。

(五)NPH 治疗

迄今为止,外科手术是仍是 NPH 最有效的治疗措施,早期手术可明显改善患者的病情及预后。因此,一旦诊断,经充分评估并排除有严重基础疾病不能耐受手术等禁忌证,应尽早手术治疗。目前主要的手术方法为脑脊液分流术,包括脑室 - 腹腔分流术、脑室 - 心房分流术、腰大池 - 腹腔分流术及内镜下第三脑室造瘘术等,其中以侧脑室 - 腹腔分流术为首选。随着各项技术的不断进步和完善,在临床上对 NPH 患者的症状改善率达 60% 以上,且对于各项典型症状均有良好的缓解效果。

常见的手术并发症有手术操作相关的及分流装置相关的并发症,包括感染、肠粘连梗阻、肠穿孔、颅内出血、硬膜下出血、颅内静脉血栓、癫痫及分流管阻塞、断裂、脱出等,需要注意预防治疗。

(马爱军)

第三节　多系统萎缩

病例分析

现病史:患者,姜××,女,58 岁,因"右下肢僵硬疼痛感 6 年,颈部及左侧肢体僵硬感 1 年余"入院。患者入院前 6 年无明显诱因下出现全身疼痛,部位不定,就诊后考虑"更年期综合征",未予特殊处理。1 年后自觉右下肢肢体僵硬感,伴有活动欠灵活,行走时向前略倾斜,去某医院就诊后查头颅 CT 示"腔隙性脑梗死",予一定处理(具体不详),自觉症状稍有好转,但行走时僵硬感仍存在;数月后再至医院就诊,考虑"帕金森病",予"多巴丝肼 1/4 片(62.5mg),3 次/d",治疗后患者自觉肢体僵硬感略有好转,但行走仍有迟缓,且时向前跌倒,未予特殊处理,持续多巴丝肼治疗(剂量同前);入院前1年开始出现吞咽困难,颈部亦有僵硬感,抬头略困难,同时左侧肢体也出现僵硬感、肌肉抽痛,外院再次就诊后给予增加"多巴丝肼、卡左双多巴控释片及恩他卡朋片"等治疗(具体不详),患者服药后症状无明显好转。入院前1个月患者行走明显受限,易跌倒,需搀扶下才能行走,遂至我院。门诊以"帕金森综合征"收住。本次发病来,患者精神差,进食需帮助,便秘明显,尿频,夜眠尚可,但多梦,时有大喊大叫,否认拳打脚踢,体重无明显变化。

既往史: 否认高血压、糖尿病等慢性疾病史,无外伤及中毒史,有青霉素过敏史。

体格检查: 体温36.8℃,脉搏100次/min,呼吸20次/min,血压111/66mmHg。卧立位血压检测:卧位:血压114/64mmHg,心率86次/min;立位1分钟:血压90/57mmHg,心率96次/min;立位3分钟:血压82/51mmHg,心率96次/min;立位5分钟:血压95/58mmHg,心率96次/min。

神经系统检查: 神清,精神可,MMSE 26分,言语含糊,流涎,定时定向力可,计算力可。双侧瞳孔等大等圆,对光反射灵敏,眼球各项活动正常,无眼震。两侧额纹对称,双侧鼻唇沟对称,伸舌居中。四肢肌张力增高,呈铅管样,四肢肌力5级,四肢腱反射(++)。双侧掌颌反射(+)、双侧巴氏征(+)、Chaddock征(+),双手轮替动作慢,跟膝胫试验(−),小步态,直线行走无法完成。四肢深浅感觉正常。

实验室及影像学检查: 血常规:白细胞计数$4.90×10^9$/L,中性粒细胞% 49.1%↓,淋巴细胞39.0%,红细胞计数$3.93×10^{12}$/L,血红蛋白124g/L,血小板计数$273×10^9$/L;血糖:4.87mmol/L;心肌蛋白:天门冬氨酸氨基转移酶9IU/L,乳酸脱氢酶123IU/L,肌酸激酶39IU/L,CK−MB质量0.7ng/ml,肌红蛋白定量18.3ng/ml,肌钙蛋白I 0.01ng/ml;脑利钠肽前体:5.3pg/ml;肝功能:丙氨酸氨基转移酶4↓IU/L,天门冬氨酸氨基转移酶11IU/L,碱性磷酸酶64IU/L,γ−谷氨酰转肽酶8IU/L,总胆红素12.3μmol/L,直接胆红素2.7μmol/L,总蛋白62g/L,白蛋白40g/L;肾功能:尿素4.1mmol/L,肌酐59μmol/L;肌电图:肌电图示肛门括约肌EMG呈神经源性电损害,颈肌肌张力障碍;头颅MRI:双侧额叶少许腔隙灶;部分空蝶鞍。

病史特点

女性,58岁,慢性起病,肢体僵硬活动缓慢为主要症状,并伴有行走不稳,吞咽困难等。

阳性体征: 言语含糊,饮水呛咳,四肢及躯干肌张力增高,双侧掌颌反射(+)、双侧巴氏征(+)、Chaddock征(+),双手轮替动作慢,双上肢联带动作少,姿势反应差,直线行走无法完成。

辅助检查: 卧立位血压检测阳性,肌电图示肛门括约肌EMG呈神经源性电损害;头颅MRI:无明显异常。

诊断

多系统萎缩(P型)。

定位诊断: 锥体外系:四肢及躯干铅管样强直、双上肢联带动作少;锥体系:双侧病理征阳性;脑干:直线行走无法完成,饮水呛咳、双侧掌颌反射(+)。

自主神经系统: 立卧位血压收缩压下降超过30mmHg。

定性诊断：慢性起病，帕金森样表现，同时有自主神经、锥体束及脑干受累，辅助检查亦发现肛门括约肌肌电图呈神经源性损害，治疗上对左旋多巴反应差，符合多系统萎缩的临床诊断。

鉴别诊断

1. 多系统萎缩-C型　可出现锥体外系及锥体系和自主神经功能受损表现，但小脑性共济失调症状和体征明显，可出现眼球震颤、小脑性语言，头颅磁共振可见小脑或脑干萎缩，脑干可有十字征表现。

2. 继发性帕金森综合征　常继发于血管性、药物性、中毒、外伤等因素。老年人基底节区多发性腔隙性梗死亦可引起血管性帕金森综合征，常有高血压动脉硬化及多次脑卒中病史，但多以双下肢肌张力增高为主，行走缓慢明显，无自主神经受累；药物性主要由吩噻嗪类、甲氧氯普胺、利血平等药物引起，常有大量药物的长期服用史；中毒性以一氧化碳和锰中毒多见，有相关病史；外伤性多见频繁脑震荡或重大车祸史，常有脑震荡病史。目前该患者无上述继发性因素暂不考虑。

3. 进行性核上性麻痹　多有眼球上下视障碍，明显的平衡障碍，易跌倒，轴性张力增高明显，颈后仰，可有认知功能减退，自主神经功能障碍相对较轻，头颅磁共振可见中脑被盖、顶盖区萎缩呈"蜂鸟征"。

4. 皮质基底节变性　单肢起病，肌强直明显，可伴有肌张力障碍，有"异己手"征，失用明显、显著认知功能障碍，复合感觉受累明显，头颅MRI可见脑萎缩。

治疗

入院后完善相关检查，健康宣教，继续抗帕金森病综合治疗，增加多巴丝肼量至1片/次，3次/d(饭前1小时)，加用司来吉兰0.5片/次，2次/d(早、中)，逐渐加量至1片/次，2次/d(早、中)，患者症状无明显好转，行走仍需搀扶；后患者出现头晕，站起时加重，考虑有直立性低血压，遂加用盐酸米多君1片/次，2次/d，立位血压升至102/62mmHg，头晕症状有好转。

处理方案及理由：患者入院后，为进一步明确诊断，详细询问病史及体格检查，完善相关辅助检查，其中卧立位血压检测、肛门括约肌肌电图、头颅MRI具有一定的临床诊断和鉴别诊断价值。后增加抗帕金森病药物剂量和种类，患者对药物无明显反应，后患者出现立卧位低血压，以盐酸米多君加用调整血压，必要时可应用弹力袜。患者对药物反应差，治疗以对症治疗为主，加强护理，防治跌倒和误吸，避免褥疮和吸入性肺炎，在防护下适当进行康复运动。

要点与讨论

多系统萎缩(MSA)是一组原因不明、累及锥体外系、小脑和自主神经系统等多部位的神经系统变性疾病。其年发病率为0.6/10万，患病率约(1.9～4.9)/10万，无明显的性别差异。在50岁以上人群中，多系统萎缩的年发病率为(3～5)/10万，本病平均发病年龄为54岁，80%的患者在出现运动障碍症状后5年内活动受限，只有20%的患者存活期可超过12年，其平均生存时间为6年。

尚无明确环境因素可导致MSA，一般认为MSA是一种散发性疾病，然而近期研究显示遗传因素在MSA发病过程中起一定作用。可能参与MSA发病相关的基因包括：编码辅酶Q10的基因 *COQ2*、*SHC2*、*SNCA* 等，其可发生不同类型的突变。

MSA 基本病理表现为神经元缺失和胶质细胞增生,病变范围广泛,多发生在下橄榄核、脑桥核、小脑、黑质、蓝斑、苍白球、下运动神经元和皮层锥体神经元处。其病理学特征为少突胶质细胞的 α-突触核蛋白包涵体。

MSA 诊断为临床上的难点,目前常用的临床诊断标准以 2008 年美国神经病学会的 MSA 诊断第二次专家共识为主要依据。该专家共识定义了 3 种不同程度的 MSA 诊断:确认 MSA、很可能 MSA 以及可能 MSA。确认 MSA 诊断需经病理证实少突胶质细胞胞质中存在 α-突触核蛋白包涵体,以及橄榄体脑桥小脑萎缩或纹状体黑质变性。很可能 MSA 定义为:发病年龄 > 30 岁,散发性、进展性疾病,伴有严重自主神经功能障碍,左旋多巴治疗效果不佳的帕金森综合征或小脑共济失调。可能 MSA 定义为:散发性、进展性疾病,伴有帕金森综合征或小脑共济失调,外加一项提示自主神经功能衰竭的症状。现今 MSA 的诊断主要基于病史和神经系统体格检查,其他的辅助检查仅用于参考和鉴别诊断。

MSA 目前尚无特效疗法,主要以对症治疗、精心护理和康复训练为主。对症治疗需关注立卧位低血压、排尿障碍、排便无力、睡眠障碍、僵直少动和行走不稳等,避免外伤和褥疮及吸入性肺炎。

多系统萎缩(multiple-system atrophy,MSA)是一种少见的中老年起病,累及锥体外系、锥体系、小脑、皮质以及自主神经系统等多系统的病因不明的散发性进行性神经系统变性疾病。临床主要表现为帕金森综合征、小脑性共济失调、锥体束征,特别是早期出现严重的自主神经功能障碍包括泌尿系统和心血管系统。不同患者各系统受累时间先后不同,造成的临床表现也各不相同。因临床症状复杂多变,MSA 可能会被误诊为帕金森病(PD)或原发性晚发型小脑性共济失调及其他非典型帕金森综合征。有研究表明自主神经功能障碍是大多数 MSA 早期临床的突出表现,所以 MSA 诊断需要强调对自主神经功能障碍的早期识别。随着疾病的进展,MSA 患者均最终出现中枢神经系统多个解剖结构的病理损伤和临床表现,且在多巴胺能药物反应及动态影像学改变等方面也有其较明显的临床特征,迄今缺乏有效的治疗手段。

1900 年 Dejerine 和 Thomsa 首次提出橄榄体-脑桥-小脑萎缩(OPCA)。1960 年 Shy 和 Drager 报道严重的自主神经系统功能障碍伴严重的帕金森病症状及共济失调的病例并命名为 Shy-Drager 综合征(Shy-Drager syndrome,SDS)。同年,Van der Eecken 等人关于纹状体-黑质变性(striatonigral degeneration,SND)的研究随后发表。1969 年 Graham 和 Oppenheimer 首次提出 MSA 一词,包括三个亚型:以帕金森病症状为主的 SND、以小脑性共济失调为主的 OPCA 和以自主神经系统功能障碍为主的 SDS。1989 年随着 MSA 病理性标志物-α-突触核蛋白(α-synuclein)阳性的少突胶质细胞包涵体的发现,有关三个亚型实为同一疾病不同表现的推测被证实。1998 年 Gilman 等将 MSA 改分为两型并沿用至今,以帕金森综合征为突出表现的定义为 MSA-P 型,用以替代 SND;以小脑症状为突出表现称为 MSA-C 型。MSA 的自主神经症状多伴有帕金森病症状和/或小脑性共济失调症状,故取消 SDS 分型。2003 年欧洲 MSA 研究组建立了统一 MSA 评估量表。2015 年,提出 MSA 关键性特征是早期出现严重的自主神经功能衰竭。

一、流行病学

MSA 是一种罕见疾病,平均年发病率约为(0.6~0.7)/10 万,50 岁以上人群年发病率

3/10 万。患病率约为（3.4～4.9）/10 万,40 岁以上人群患病率 7.8/10 万。在一项包含了 433 例经病理证实的 MSA 荟萃分析中,平均发病年龄 54 岁(帕金森病平均发病年龄 60 岁)。本病无性别差异及种族差异。有研究报道 MSA-P 型在欧洲、北美、韩国多见 [MSA-P∶MSA-C 为 (2～4)∶1], 而 MSA-C 型在日本多见(MSA-P∶MSA-C 为 1∶5)。国内 MSA-C 型为主 [MSA-P∶MSA-C=1∶(2～3)]。其地区差异是否与遗传因素或环境因素有关尚未明确。从起病至死亡的自然病程为 6～10 年,较帕金森病病程(约为 13.2 年)短,意大利及英国曾有学者报道数例 MSA 患者病程超过 15 年。从发病到需要辅助行走、依赖轮椅、卧床不起和死亡的平均时间分别为 3、5、8 和 9 年。猝死和感染(肺炎和泌尿系感染)为 MSA 患者最常见的死亡原因。

二、病因及发病机制

病因与发病机制不明。目前 MSA 被认为是散发性疾病,尚无明确的环境危险因素。1991 年北美的一项研究显示有机化学试剂、塑料制品、添加剂、农药及金属的职业暴露可能会增加 MSA 的发病风险。2005 年欧洲的一项多中心研究显示 MSA 可能与农业工作的职业暴露有关。但是在随后的多项研究中并未得到一致的结果。MSA 患者吸烟史及饮酒史均较少见。也有研究提示 MSA 可能与帕金森病存在病理生理上的联系。

近年来研究发现 MSA 有遗传易感性。在少数欧洲及日本家系中 MSA 为常染色体显性遗传或隐性遗传。在日本的 MSA 家系及散发性病例中发现了辅酶 Q10 合成酶的基因 COQ2 的突变。MSA 的发病还可能与 SHC2 基因拷贝数的丢失及 α-synuclein 的编码基因 SNCA 的多态位点 rs11931074 有关,但这些结果仍待进一步证实。

三、病理

MSA 患者尸检肉眼可见额叶皮质的轻度萎缩及小脑、小脑中脚及脑桥不同程度的萎缩。MSA 的基本病理特征为脊髓中间外侧柱、脑桥桥横纤维、脑桥基底部核团、延髓下橄榄核、小脑中脚、小脑半球、中脑黑质、苍白球、壳核等处神经元缺失和胶质细胞增生及特定白质纤维的变性。具体则为:①神经元缺失和轴突变性;②少突胶质细胞胞质 α-synuclein 阳性的包涵体,也可见于少数胶质和神经元细胞核、神经元胞质等;③脱髓鞘伴胶质细胞增生。不同脑区神经元缺失程度及包涵体分布范围则与 MSA 亚型息息相关。α-synuclein 阳性的少突胶质细胞胞质包涵体是 MSA 最主要的组织学标志物,其主要组成部分是异常折叠的 α-synuclein。因此 MSA 也被认为是一种突触核蛋白病。

MSA 的发病机制尚未明确。大量研究提示少突胶质细胞病变起了重要的作用。有假说提出 α-synuclein 的朊蛋白样传播模型。在 α-synuclein 聚集之前,维持髓鞘完整性的主要成分 p25α 再分布进入少突胶质细胞内,随后出现少突胶质细胞肿胀以及 α-synuclein 的异常摄取或过表达。而和 p25α 之间的相互作用会加速 α-synuclein 的磷酸化及聚集,最终导致 α-synuclein 寡聚体及包涵体形成。包涵体形成后影响少突胶质细胞神经营养功能并激活小胶质细胞。邻近的神经元摄取失活的少突胶质细胞释放的进入细胞外间隙的错误折叠的 α-synuclein,形成神经元性包涵体,最终导致神经炎症、少突胶质细胞的神经营养支持功能的丧失以及神经元失活,促进神经元的死亡及星形细胞的反应性增生。α-synuclein 就以这种朊蛋白样的传播方式累及其他功能性连接的脑区,最终导致典型的 MSA。

四、临床表现

MSA 主要表现为帕金森病症状、自主神经功能障碍、小脑性共济失调及锥体束征,以上症状可呈不同形式组合。值得注意的是,超过半数的患者在运动症状出现前数月乃至数年有前驱症状,包括性功能障碍、尿失禁、体位性低血压、吸气性喘鸣及快速眼动期睡眠行为障碍(RBD)等。

(一)运动症状

MSA 的运动症状主要分为两类:MSA-P 的帕金森病症状和 MSA-C 的小脑性共济失调。

MSA-P 以运动迟缓及肌强直最为常见。29% 的患者以震颤为主要表现,但"搓丸样"震颤少见,半数患者出现不规则的姿势性或动作性震颤。大部分患者对左旋多巴治疗反应差,约 40% 的患者早期使用左旋多巴治疗短暂有效,而长时间应用 90% 患者治疗反应差,甚至有 50% 的患者出现头面部及颈部肌肉的药源性肌张力障碍。

5% 的 MSA 首发症状为小脑性共济失调,常见步态共济失调,伴小脑性构音障碍、肢体共济失调或小脑性眼球运动障碍、意向性震颤。小脑性眼球运动障碍有多种表现,疾病早期较难见到,疾病晚期则表现为持续性凝视诱发的眼震。震颤、锥体束征及肌阵挛则较为少见。

16%~42% 患者出现姿势异常,包括脊柱弯曲、严重的颈部前屈、手足肌张力障碍等。相较于帕金森病典型的语调变低及发音单调,MSA-P 可表现为语调变高且谈话多有重复言语,MSA-C 患者则为典型的小脑性构音障碍。MSA 晚期则可见反复发作的跌倒、构音障碍、流涎以及吞咽困难。

(二)非运动症状

自主神经功能障碍作为首发症状出现在 40%~75% 的患者中,且较帕金森病表现全面、程度较重,最终 97% 的患者都伴有自主神经功能障碍。最常受累的部位包括泌尿生殖系统以及心血管系统。男性常见勃起障碍(37%~48% 为首发症状),女性表现为外生殖器敏感度降低(47%)。MSA 引起的泌尿系统功能障碍包括尿频、尿急、尿失禁,少数可见膀胱排空障碍。男性患者常伴前列腺肥大,泌尿系统功能障碍易被误认为前列腺疾病所致,因此需注意前列腺病变程度与排尿障碍的严重程度是否匹配,若前列腺病变较轻而排尿障碍严重(如尿失禁)或症状呈进行性加重,则提示可能是 MSA 自主神经病变所致。

心血管系统发生率较泌尿生殖功能障碍低,程度轻。主要表现为严重的体位性低血压,即体位改变(从卧位到立位)3 分钟内收缩压下降 30mmHg 或舒张压下降 15mmHg 以上。患者可出现反复晕厥、头晕、视物模糊、恶心、乏力等症状。半数患者会伴有餐后低血压,或仰卧位/夜间高血压。

睡眠及呼吸系统功能紊乱在 MSA 中也较为常见。将近 2/3 的患者会出现 RBD,梦境多生动且与暴力行为有关。另外还有白天过度嗜睡、不宁腿综合征。50% 患者出现白天/夜间吸气性喘鸣,晚期患者更多见。40% 的患者会出现睡眠呼吸暂停,常与夜间吸气性喘鸣同时存在。打鼾可出现在发病前或伴随疾病进展新发。

其他自主神经功能障碍还包括便秘、瞳孔运动异常以及泌汗和体温调节功能异常。MSA 的认知功能改变少见且较帕金森病良好,但可出现额叶功能障碍、注意力缺陷、行为异常以及情绪失控。抑郁及焦虑可见于 40% 左右的患者。

表 9-7 是多系统萎缩的各种临床症状与病理改变的关系。

表 9-7　多系统萎缩的各种临床症状与病理改变的关系

临床症状	主要病变部位
勃起功能障碍	$S_2 \sim S_4$ 脊髓中间外侧细胞柱;Onuf 核;下丘脑的室旁核
排尿功能障碍	蓝斑;脑桥排尿中枢;壳核和黑质。小脑浦肯野细胞;迷走神经背运动核;$S_2 \sim S_4$ 脊髓中间外侧细胞柱;Onuf 核
情感淡漠	额叶皮层;节后胆碱能纤维
体位性低血压	延髓心血管中心中枢(孤束核、迷走神经背核等)交感神经节;节后肾上腺素能纤维
夜间喘鸣和阻塞性睡眠呼吸暂停	疑核神经元;脑桥核和被盖背外侧核;中缝核 5-羟色胺能神经元;吸气时声带肌肉发生肌张力障碍
中枢性低通气	孤束核;中缝核和弓状核
快速眼动睡眠行为障碍	脑桥核
白天过度嗜睡	神经系统参与觉醒调节受损:多巴胺中脑导水管周围灰质系统
嗅觉检测、鉴定和辨别	嗅球、嗅囊;自主神经衰竭对鼻黏膜间接影响;小脑变性干扰对气味相关的信息识别

五、临床分型

基于 MSA 的首发临床表现,在其研究历史上出现过 SND、OPCA 及 SDS 等命名。而这些命名在 1998 年美国神经病学会第一版诊断标准中被 MSA 和其亚型所替代,但这些术语仍有助于理解本病的研究历史(表 9-8)。目前 MSA 主要分为 MSA-P 和 MSA-C 两个亚型。

表 9-8　MSA 的历史命名及目前对应分型

历史命名	基本特征	缩写及现今命名
SND	以帕金森病表现为主	MSA-P
OPCA	以小脑性共济失调为主	MSA-C
SDS	以自主神经系统功能障碍为主	在美国神经病学会于 1998 年发布的第一版诊断标准中,命名为 MSA-A(A=autonomic dysfunction subtype)。但是在其 2008 年的第二版诊断标准中已不再使用该分型命名

六、辅助检查

(一)卧立位血压检测

目前体位性低血压的诊断标准不一,但针对 MSA,医学界比较公认的是采用美国神经病学会(American Academy of Neuroscience,AAN)2008 年的诊断标准:从卧位转为站立位后 3 分钟内出现收缩压下降≥ 30mmHg 和 / 或舒张压下降≥ 15mmHg。

(二)神经电生理检查

肛门括约肌肌电图检查:可检出不同程度的神经源性损害,包括平均时限延长、自发电位、纤颤电位、正锐波等,目前认为这些与骶髓前角细胞的选择性损伤及星形胶质细胞增生有关,而 onuf 核处受累尤其显著,从而导致括约肌的横纹肌失神经支配。值得注意的是,此类肌电图表现并无显著特异性,在可导致括约肌肌肉失神经支配及再支配的病理过程中均可出现。临床工作中,帕金森病在运动症状出现 5 年内其肛门括约肌肌电图常无显著异常,因此可以用此来鉴别 MSA 与原发性帕金森病。

(三)影像学检查

目前的影像学检查多缺乏必要的特异性及敏感性,然而临床工作中仍可以利用多种影像学技术来辅助诊断 MSA。

头颅磁共振(magnetic resonance imaging,MRI)检查,MSA-P 患者可见壳核、橄榄体、小脑中脚或小脑的萎缩,相对特异的影像学表现为壳核的"裂隙征",在 T_2 加权像上表现为壳核背外侧边缘高信号而壳核低信号,见图 9-3。这可能是由于壳核神经细胞缺失、胶质细胞增生造成壳核和外囊之间形成组织间隙,或者由病理性铁沉积和反应性小胶质细胞增生和星形胶质细胞增生导致。需要注意的是,MSA-P 患者在常规 1.5T 场强下该影像表现较为明显,但在高场强(3.0T) T_2 加权像下正常人也可出现"裂隙征"。MSA-C 患者可见壳核、小脑中脚或橄榄体的萎缩,相对特异的影像学表现为"十字征",在 T_2 加权像上橄榄体十字形高信号影,见图 9-4。尽管"裂隙征"和"十字征"也可见于其他疾病,但在疑似 MSA 的病例中,此影像学表现仍有支持诊断的价值。

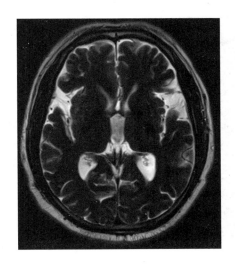

图 9-3　裂隙征

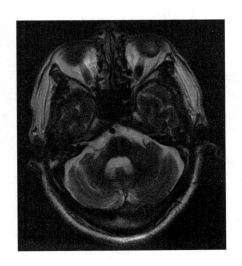

图 9-4　十字征

扩散加权成像（diffusion weighted imaging，DWI）序列中，MSA-P 患者壳核扩散系数增高，MSA-C 患者小脑与小脑中脚扩散系数增高。尽管该现象也能在进行性核上性麻痹（PSP）患者中见到，但研究显示可以利用其来监测 MSA 疾病的进展。

单光子发射计算机断层成像术（single-photon emission computed tomography，SPECT）和正电子发射断层成像术（positron emission tomography，PET）示黑质纹状体突触前多巴胺能神经元去神经支配及突触后多巴胺能受体减少，有助于 MSA-P 与帕金森病的鉴别。

^{18}F-FDG-PET 壳核、脑干及小脑的葡萄糖代谢率降低。可以此鉴别 MSA-P 与帕金森病。壳核的葡萄糖代谢率降低，可以此辅助诊断 MSA-C。

经颅多普勒（transcranial doppler，TCD）豆状核高回声信号，纹状体黑质回声信号正常，可以此鉴别 MSA-P 与帕金森病。

（四）基因检测

在共济失调为主要临床表现时，可检测与脆性 X 相关震颤/共济失调综合征（fragile X–associated tremor/ataxia syndrome，FXTAS）、Friedreich 共济失调、脊髓小脑性共济失调 1、2、3、6、17 型相关的基因突变来进行鉴别诊断。

（五）评分量表

统一 MSA 评分量表（UMSARS）共包括病史回顾（12 项）、运动功能评分（14 项）、自主神经功能和整体失能评分 4 部分，可用于 MSA 症状严重程度和疾病进展的评估（见第十六章附录部分）。

七、诊断及鉴别诊断

（一）诊断

目前 MSA 常用的临床诊断标准以 AAN 于 2008 年发布的第二版诊断标准为主要依据。该诊断标准基于自主神经功能障碍、帕金森综合征、小脑功能障碍和锥体束损害 4 种功能障碍的组合及其严重程度，将 MSA 分为确诊 MSA（definite MSA）、很可能 MSA（probable MSA）以及可能 MSA（possible MSA）3 种诊断。目前 MSA 的诊断主要基于病史和神经系统体格检查，其他的辅助检查仅用于参考和鉴别诊断（表 9-9）。

表 9-9　MSA 的诊断标准

确诊 MSA
经病理检查证实：
1. 中枢神经系统广泛存在 α- 突触核蛋白阳性的少突胶质细胞包涵体
2. 橄榄体、脑桥、小脑萎缩或纹状体、黑质变性

很可能 MSA

散发、进展性，成年（30 岁以上）起病，并具备以下特征：

1. 具有下面两项之一

（1）左旋多巴反应不良性帕金森综合征（运动迟缓，伴肌强直、震颤或姿势不稳）

（2）小脑功能障碍（步态共济失调，伴小脑性构音障碍、肢体共济失调或小脑性眼动障碍）

2. 至少有 1 项以下自主神经功能障碍的表现

（1）尿失禁（不能控制膀胱排尿，男性合并勃起功能障碍）

（2）体位性低血压（站立 3 min 收缩压下降 ≥ 30mmHg 和/或舒张压下降 ≥ 15 mmHg）

续表

可能 MSA

散发、进展性,成年(30 岁以上)起病,并具备以下特征:

1. 具有下面两项之一

(1)左旋多巴反应不良性帕金森综合征(运动迟缓,伴肌强直、震颤或姿势不稳)

(2)小脑功能障碍(步态共济失调,伴小脑性构音障碍、肢体共济失调或小脑性眼动障碍)

2. 至少有下列 1 项自主神经功能不全的表现

(1)无其他病因可以解释的尿急、尿频或膀胱排空障碍,勃起功能障碍(男性)

(2)体位性低血压(但未达到"很可能的"MSA 的诊断标准)

3. 至少有 1 项下列表现

(1)可能的 MSA-P 或 MSA-C:①巴宾斯基征阳性,伴腱反射活跃;②喘鸣

(2)可能的 MSA-P:①进展迅速的帕金森综合征;②对左旋多巴不敏感;③运动症状发作 3 年内出现姿势不稳;④小脑功能障碍;⑤运动症状发作 5 年内出现吞咽困难;⑥MRI 表现为壳核、小脑中脚、脑桥或小脑萎缩;⑦^{18}F-FDG-PET 表现为壳核、脑干或小脑低代谢

(3)可能的 MSA-C:①帕金森综合征;②MRI 表现为壳核、小脑中脚或脑桥萎缩;③^{18}F-FDG-PET 表现为壳核、脑干或小脑低代谢;④sPECT 或 PET 表现为黑质纹状体突触前多巴胺能纤维去神经改变

支持 MSA 诊断及不支持 MSA 诊断的证据

支持:	不支持:
·口面部肌张力障碍	·典型的"搓丸样"静息性震颤
·非对称性颈项前屈	·临床表现显著的其他神经病变
·躯干前屈和/或 Pisa 综合征(侧弓反张)	·非药物引发的幻觉
·肢体挛缩	·发病年龄>75 岁
·吸气性喘鸣	·共济失调或帕金森综合征家族史
·严重的语言障碍	·痴呆
·新发或加重的打鼾	·提示多发性硬化的脑白质损害
·手足冰冷	
·病理性哭笑	
·姿势性/运动性震颤	

(二)鉴别诊断

在疾病早期,特别是临床上只表现为单一系统症状时,MSA 各亚型需要与其临床表现相似的其他疾病进行鉴别诊断。

1. **帕金森病**　MSA-P 在疾病早期易被误诊为帕金森病。如何鉴别 MSA 与原发性帕金森病及非典型帕金森综合征在 MSA 的诊治中意义重大(表 9-10,9-11)。

表 9-10　MSA 与帕金森病的鉴别诊断

疾病特征	MSA	帕金森病
对左旋多巴治疗反应	反应差,仅 30% 患者初始应用有效,随后在长时间应用中 90% 患者反应差,甚至有 50% 的患者会出现头面部及颈部肌肉的药源性肌张力障碍	反应良好
对纹状体-黑质影响	突触前以及突触后黑质中的多巴胺能神经元胞体以及纹状体中的靶细胞多巴胺能受体减少	突触前
运动障碍发作部位	帕金森病表现影响双侧	起病常表现为单侧,运动障碍可出现于双侧
症状的进展	快	慢
姿势障碍及跌倒	出现早,进展快	出现晚,进展慢
致残性	相对较快的致残性	相对较慢的致残性
言语功能异常	30% 患者会有严重的言语功能异常可见严重的构音障碍	较少受累
呼吸系统功能障碍	吸气性喘鸣,睡眠性呼吸暂停	少见
少突胶质细胞胞质包涵体	有	无
体温调节,皮肤血流量	肢体冰冷	正常
尾核-壳核的多巴胺摄取率(PET)	尾核、壳核均有下降	壳核摄取率下降,尾核有小幅度的下降
可乐定生长激素激发试验	生长激素水平无变化下丘脑-垂体通路功能障碍	生长激素水平升高通路功能未受损

表 9-11　帕金森病与 MSA 非运动症状(NMS)之间的鉴别

	RBD	勃起障碍	泌尿障碍	体位性低血压	呼吸功能障碍/喘鸣	嗅觉
MSA-NMS	+	+	+	+	+	-
PD-NMS	+	-	-	-	-	+

2. **单纯性自主神经衰竭**　单纯性自主神经衰竭无中枢神经系统受累,在机体多个部位均可见路易小体沉积,在心脏处尤为明显,此特点为 MSA 所不具有。而血浆去甲肾上腺素水平降低也提示单纯性自主神经衰竭。

3. **进行性核上性麻痹**　表现为步态姿势障碍、核上性眼肌麻痹、假性延髓性麻痹、运动迟缓和肌强直,震颤表现不明显,一般无自主神经功能障碍。检查眼球的水平运动及垂直运动有助于鉴别,而两者在自主神经功能检测中对药物性及生理性刺激的反应也不相同。

4. **脆性 X 相关震颤 / 共济失调综合征(FXTAS)**　表现为进行性小脑共济失调、震颤、智力衰退、帕金森综合征和自主神经异常,与 MSA 有一定相似之处,但 FXTAS 多有明显的智力障碍,且由 *FMR1* 基因前突变引起,基因检测有助于鉴别。

5. **皮质基底节变性(CBD)**　CBD 可出现严重的认知功能障碍,并有异己手(肢)综合征、失用、皮质感觉障碍、不对称性肌强直、刺激敏感的肌阵挛。

八、治疗

MSA 目前尚无特效疗法,无逆转或是延迟进展的有效治疗。

(一)对症治疗

1. **运动症状**　针对 MSA-C 中的共济失调及步态障碍目前无有效的治疗方法,而 MSA-P 中帕金森病症状对左旋多巴治疗反应也不佳。但某些患者使用左旋多巴其症状相较未使用时仍有所缓解,因此疑似 MSA 的患者可试用左旋多巴,使用时需与外周多巴脱羧酶抑制剂联用(如左旋多巴－卡比多巴),剂量递增至1000mg/d 且在 3 个月后患者仍能耐受。在判断左旋多巴治疗无效之前,左旋多巴每日总剂量必须维持在 900～1000mg。同时需注意的是,左旋多巴的剂量应缓慢增加,最大限度地减少体位性低血压、水肿、恶心等症状的加重。金刚烷胺可以 300mg/d 剂量尝试治疗,但研究显示其效果不如左旋多巴,患者症状若无缓解应立即停药。左旋多巴治疗反应差的患者也常对多巴功能受体激动剂治疗反应不佳,目前多巴胺能受体激动剂的使用仍受到限制,其改善运动症状效果不佳,且常会加重体位性低血压及睡眠障碍。

局部肉毒毒素注射对缓解颈部肌张力障碍与眼睑痉挛等局部肌张力障碍具有疗效。但在使用肉毒毒素治疗前应先利用肌电图鉴别患者肌张力障碍的原因,防止加重病情。

小脑性共济失调的治疗无特异。氯硝西泮可能有助于缓解肌阵挛或动作性震颤。辅助性神经康复治疗,包括康复锻炼、物理治疗以及言语治疗可能有所帮助。

同时还需监测患者吞咽困难症状的进展,以评估是否需要留置鼻胃管。

2. **非运动症状**

(1)泌尿生殖系统症状:由于逼尿肌反射亢进导致的尿急、尿失禁可采用抗胆碱药物治疗,可用奥昔布宁 2.5～5mg 每日 3 次或是托特罗定 2～4mg 每日 1 次,需注意这两种药物在某些患者中可引起精神症状并加重便秘。药物治疗无效的患者可尝试使用逼尿肌局部肉毒素注射疗法。残余尿量＞100ml/d 的尿潴留患者可应用间断置管治疗。男性勃起功能障碍可使用西地那非。高纤维、低蛋白饮食可帮助预防便秘。

(2)体位性低血压:应给予患者一定的日常行为教育,包括避免触发因素(快速体位改变、饱食、用力活动、暴露于过热的环境)、增加水盐摄入以保持血容量、少食多餐以避免餐后低血压的发生、物理干预(调高床头角度10°～20°、从卧位转为坐位时应缓慢行动、使用弹力袜和 / 或腹部绷带)。严重体位性低血压患者需考虑氢氟可的松等药物治疗。氢氟可的松药效持续时间长且绝大部分伴有自主神经功能障碍患者皆可耐受。但使用氢氟可的松应需严密监测患者水肿、坐位高血压及卧位高血压等不良反应的发生,如出现这些不良症状,则必须考虑停药或减少剂量,在使用较高剂量氢氟可的松时还需注意补充钾盐。通常 0.1mg 每天 1 次,最大剂量不超过 0.3mg 每日 1 次。心衰、肾衰竭及高血压是其禁忌证。米多君起始剂量 5mg 每日 3 次,逐渐加量至 10mg 每日 3 次,注意卧位高血压的发生,通常使用后 1 小时即可升高收缩压 10～15mmHg。屈昔多巴初始可用 100mg 每日 3 次,最大剂量可增加至 600mg 每日 3 次,典型不良反应包括头痛、眩晕、恶心和高血压(发生率是 5%～10%)。溴吡斯的明也可用于升高血压,但其升压幅度较小,通常 30～60mg 每日 2 次或 3 次。多潘立酮 10mg 每日 3 次的效果可能优于氟氢可的松,但目前作用机制尚不清楚。育亨宾或可尝试使用。

(3)呼吸系统功能障碍及睡眠障碍:对于伴有吸气性喘鸣及呼吸睡眠暂停的患者,目前持续正压通气或双水平正压通气治疗为一线选择。对于严重喘鸣已威胁生命的患者,需考虑气管造口术。睡前服用小剂量氯硝西泮 0.25mg 或褪黑素 3～12mg 可用于治疗严重 RBD。但是患者若已经出现睡眠呼吸暂停则应慎用氯硝西泮及其他镇静催眠药物。

(4)抑郁:MSA 伴认知功能障碍通常无需特殊治疗,但对于具有严重抑郁、焦虑或情绪失控等精神症状的患者常需要进行药物干预。临床建议使用选择性 5- 羟色胺再摄取抑制剂,其疗效较强且不会加重体位性低血压和尿潴留等非运动症状。

(二)疾病修饰治疗

MSA 目前尚无有效的疾病修饰治疗及神经保护性药物。目前研究集中在开发 MSA 特异性生物标志物以帮助早期诊断及招募患者进行疾病修饰药物研究。也有研究显示选择性 5- 羟色胺再摄取抑制剂盐酸舍曲林可减少 α-synuclein 的聚集,为 MSA 一种全新的治疗策略。总之,加速干预靶点的开发和生物标志物的发掘有利于未来进一步研究。

九、预后

MSA 的运动症状和非运动症状会在 10 年内进行性加重,而发病初期进展更为明显。据统计,患者在运动症状出现 2.5 年内会并发自主神经系统功能障碍,3 年内行走需要帮助,3.5～5 年内需要轮椅,5～8 年内患者通常完全卧床。本病平均生存时间为 6～10 年,极少数患者则可存活达 15 年以上。

患者的死亡原因常为支气管肺炎、泌尿系统感染或猝死。研究表明疾病亚型为 MSA-P、泌尿系统功能障碍、发病年龄高、早期出现自主神经系统功能障碍、女性、疾病进展快等因素预示着患者生存时间短。

(谭玉燕 刘 军)

第四节 进行性核上性眼肌麻痹

病例分析

主诉:呛咳、行走不稳 10 年,眼球活动障碍 7 年。

现病史:男性,70 岁,2002 年始出现饮水呛咳,并无明显诱因下向后摔倒,同时述有颈部不适感,当地医院考虑"颈椎病、多发性脑梗死、假性延髓性麻痹",给予牵引治疗2年,无明显缓解。2004年患者摔倒及饮水呛咳较前明显加重。2005年出现站立时身体后倾,眼球不能下视,行走时左脚尖着地,饮水呛咳较前亦有所加重,外院考虑"帕金森病",给予多巴丝肼1/3片3次/d,服用约1年余后,症状仍无明显缓解。2007年行走时左脚尖着地,且左侧肢体乏力感较前加重,行走时左下肢呈拖步,左上肢僵硬,不能持物,并出现言语费力,进食固体及液体均有呛咳,伴有表情淡漠,兴趣减少,易早醒。后症状进行性加重致不能独立行走,同时出现双眼上视困难。至2010年只能进食糊状、流质饮食,并有夜间盗汗现象和尖叫声,常反复出现咳嗽、咳痰、活动后气急。患者渐不能站立,无言语,呛咳明显,躯干僵硬,颈部明显后仰,遂于2012年12月收治入院。自患病以来,患者精神、饮食、睡眠差,体重有减轻约10kg。

既往史:有"慢性支气管炎"病史20余年。1997年有"脑梗死"病史,遗留左上肢乏力。有"左前臂骨折"外伤史。1994年发现有"高血压病",最高血压220/125mmHg,现服用缬沙坦80mg每天1次。

内科系统体格检查:体温:36.8℃,脉搏:88次/min,呼吸:18次/min,血压:160/86mmHg,心肺腹基本无异常。

神经系统专科检查:神志清楚,面具脸,表情淡漠,无言语,反应迟钝。双侧瞳孔直径3mm,对光反应存在,双眼向左右注视时有轻微动作,向上下视活动不能。左侧鼻唇沟浅,伸舌居中,咽反射减弱,颈部呈过伸位。四肢肌张力均明显增高,呈铅管样强直,左上肢屈曲在胸前,不能活动。颈部张力增高,躯干肌张力高,四肢肌力检查无法配合完成。右上肢肱二头肌、肱三头肌、桡骨膜反射(+),左侧肱二头肌、肱三头肌、桡骨膜反射(+++);右下肢膝、踝反射(++),左下肢膝反射(+++),左下肢踝反射(++)。站立不能,在家属扶持下站立时左下肢脚尖着地,外旋位,紧贴右足后跟。左侧Babinski、Chaddock征(+),右Chaddock征(+)。共济运动无法完成。脑膜刺激征阴性。

辅助检查:血常规、肝、肾功能、电解质、血糖、血脂均正常。头颅MRI大脑萎缩,中脑萎缩。

诊断

定位诊断:患者表现为饮水呛咳,双眼垂直运动障碍,颈部不适、颈部张力高呈后仰状态,姿势不稳,易向后倒,四肢铅管样强直,提示轴性及肢体肌张力增高,定位在中脑及锥体外系。左侧腱反射亢进和病理征阳性可以用右侧陈旧性脑梗死解释;右侧Chaddock征阳性提示锥体系亦受累。

定性诊断:老年男性,缓慢起病,进行性加重,主要表现为双眼垂直运动障碍,明显的轴性肌张力增高,姿势步态异常,呛咳,言语不能,淡漠,对左旋多巴治疗效果差,结合头颅MRI提示中脑萎缩,诊断考虑进行性核上性麻痹(progressive supranuclear palsy,PSP)。

鉴别诊断

1. **原发性帕金森病** 起病时多不对称,表现为静止性震颤、运动迟缓、四肢肌张力增高,跌倒在后期发生,且多为向前跌倒,步态为慌张步态,对左旋多巴治疗敏感,不出现锥体束受累以及眼球垂直运动障碍,此病可以排除。

2. 多系统萎缩-P型(MSA-P)　可出现肌强直、运动迟缓等帕金森综合征的表现,也可有构音障碍,但不出现尤其早期没有眼球垂直运动障碍;同时,头颅 MRI 可见壳核萎缩,而非中脑萎缩。该患者早期即出现眼球运动障碍和姿势步态异常,可排除 MSA-P。

治疗及预后

本病目前尚无有效治疗,PSP 主要是对症治疗和康复训练。复方左旋多巴及 DA 受体激动剂可尝试缓解帕金森综合征的表现,复方左旋多巴的有效率不超过 50%,且持续时间多短于 1 年。金刚烷胺亦可试用,但其作用时间更短,仅数周至数个月,且对眼球运动障碍无作用。注射肉毒杆菌毒素 A 可改善 PSP 的眼睑痉挛及其他局灶性肌张力障碍。抑郁患者可尝试三环抗抑郁药,如阿米替林或阿普唑仑,选择性 5-羟色胺再摄取抑制剂(SSRIs),如氟西汀等,对提高患者的生命质量也有一定的作用。认知功能衰退患者可以试用胆碱酯酶抑制剂。步态训练、躯干的康复训练和语言训练对于维持患者社会功能、延缓致残有帮助。PSP 预后不良,发病后的平均存活期约 5.9~9.7 年。主要的死因是肺部感染,其次是肺栓塞、心肌梗死、心衰及泌尿系感染。对于疾病后期的患者有必要加强护理和家庭护理的培训。

要点与讨论

典型的 PSP 诊断并不困难,主要依据为典型的眼球垂直运动障碍,姿势步态异常,构音障碍等。但早期诊断,尤其在眼球运动障碍出现之前诊断尤为不易。并非所有患者都以眼球运动障碍为早期表现;姿势不稳,尤其是易向后倒也能成为早期诊断的线索。有一种疾病,可以有 PSP 样表现,尽管罕见,但能治疗,这就是中枢 Whipple 病。这是一种由 Whipple 菌引起的慢性感染性疾病,表现为体重减轻,腹泻,关节痛;累及中枢神经系统的特征性表现为垂直性眼球运动障碍;眼-咀嚼肌节律性运动及眼-面骨骼肌节律性运动;还可以表现为进行性认知功能障碍。MRI 表现为非特异性的基底节异常信号,脑脊液 PCR 可以明确。

PSP 由 Posey 首先报道,至 1946 年被列为独立的神经疾病单元,1964 年 Steele 详细描述了本病的临床病理特征。PSP 的典型病理改变为脑桥及中脑的神经元变性及神经原纤维缠结(NFT)的形成。本病呈全球性分布,人群患病率为 1.5/100 万,约为帕金森病的 1%,也有报道年发病率为(3~4)/100 万,Golbe 等(1998)认为年发病率为 1.4/10 万。

PSP 的典型大体病理变化为中脑和脑桥被盖萎缩,黑质和蓝斑色素减退;病变累及丘脑底核、红核、黑质、上丘、大脑导水管周围灰质及海马,小脑齿状核、纹状体、苍白球、中脑网状结构、蓝斑亦可受累;晚期动眼、滑车、外展神经核亦受累。镜下可见黑质、苍白球、四叠体的上丘、丘脑底核、导水管周围的白质可见明显的病理改变,呈特征性分布的、致密的 NFT 和神经纤维网丝形成;提示 PSP 可能源于细胞骨架功能的异常。

进行性核上性眼肌麻痹(PSP)是一种较为常见的非典型帕金森综合征,临床表现变异较大,通常开始于中年晚期,主要表现为垂直性核上性眼肌麻痹、步态障碍、姿势不稳、易向后摔倒、构音障碍、吞咽困难、肌强直以及额叶认知障碍等症状,对左旋多巴治疗不敏感。其中典型 PSP(Richardson7S syndrome)约占 2/3,其他早期表现不典型,需与帕金森病(PD)、多系统萎缩(MSA)、皮质基底节变性(CBD)、额颞叶痴呆(FTD)等神经退行性病相鉴别。PSP 的诊断仍以病理诊断为"金标准",临床尚缺乏客观的生物学标志,极易被误诊。

一、流行病学

文献报道日本的患病率为(2～17)/10万,高于欧美的(3.1～6.5)/10万的患病率,而我国目前尚无确切的流行病学资料。PSP的发病年龄一般为50～70岁,50岁前发病相对少见,平均发病年龄约为62岁(大于帕金森病的平均发病年龄)。国内报道男性多于女性,国外研究无性别差异。PSP进展迅速,大多数患者发病后3～4年需要依靠他人护理,疾病从诊断至死亡的时间一般为6～10年,平均生存期7年。

二、病因及发病机制

病因不明。虽然有部分家系报道,但临床上多见散发病例。除年龄之外,目前认为与遗传及环境因素均有关系。病毒感染、头部损伤尚未确定为PSP的危险因素。在关岛和瓜德罗普,患有类似PSP综合征的地理群集现象可能与环境因素有关。毒物暴露与本病的关系尚不明确,有两项小型病例系列研究报道了13例PSP患者中有12例曾有有机溶剂环境暴露史。有研究报道,教育程度较低可能增加PSP的患病风险,但亦有研究得到了相反的结果。

尽管PSP是一种散发性疾病,但一些研究提示遗传因素可能起一定作用,为PSP的家族聚集性提供了重要线索。一项全基因组关联研究报道了微管相关蛋白tau基因(microtubule-associated protein tau,MAPT)的两个独立变异型会导致PSP风险增加。此外,另一些基因(如STX6、EIF2AK3和MOBP)可导致PSP风险升高。

三、病理

PSP主要病变部位在中脑,肉眼可见广泛性脑萎缩。前额皮质及丘脑底核、苍白球、红核、黑质、上丘、顶盖前区、中脑导水管周围灰质、动眼神经核、小脑齿状核、脑桥背侧部等皮质下结构中出现神经元缺失、胶质细胞增生,星形胶质细胞、少突胶质细胞和神经元有tau蛋白阳性丝状包涵体。PSP神经元中的tau蛋白细胞质包涵体为球状神经原纤维缠结,但并非PSP的特异性表现(也见于阿尔茨海默病、脑炎后帕金森综合征、拳击手痴呆,以及关岛震颤麻痹痴呆综合征)。少突胶质细胞中的tau蛋白阳性包涵体为"螺旋小体",而星形胶质细胞内的tau蛋白阳性包涵体则为"簇状星形胶质细胞"。在tau蛋白病变中唯有PSP 3种细胞类型均受累。有研究报道PSP的病理学改变可见于脊髓,这或许是排尿障碍的基础。

PSP的神经原纤维缠结由直径15nm的单直丝组成,为球形,且未发现老年斑,而阿尔茨海默病(AD)则主要为双螺旋丝。其他伴tau蛋白病理改变的神经退行性疾病中,缠结为火焰状。PSP神经原纤维缠结的主要由异常磷酸化的tau蛋白组成。正常的脑tau蛋白包括6种异构体,这些异构体由17号染色体上同一个tau基因选择性剪切生成。MAPT外显子10的选择性剪切产生有3个重复(3R)或4个重复(4R)tau蛋白微管结合结构域的亚型。3R-tau和4R-tau的含量大致相等,这种稳态的破坏可导致神经变性。各种因素引起的tau蛋白的异常磷酸化影响微管功能、损害轴突运输,导致tau蛋白聚集形成神经原纤维缠结。PSP神经原纤维缠结主要成分是4R-tau蛋白,不同于AD的3R-tau蛋白为主。病理性tau蛋白在中枢神经系统中的分布和严重程度与PSP患者的临床表现密切相关。

四、临床特点

本病隐袭起病,进行性加重,一般早期症状为姿势不稳,反复跌倒,也有以构音障碍起病,认知障碍出现较晚。典型的临床表现为姿势不稳、轴性肌张力增高、垂直性核上性眼肌麻痹、假性延髓性麻痹、痴呆等。虽然典型 PSP 以其特征性的临床表现具有较高的辨识度,但随着研究的深入,发现 PSP 的临床表现变异性很大,一些病理确诊的 PSP 患者临床表现并不典型,从而构成多种变异型。

1. 姿势不稳和跌倒　典型 PSP 患者步态僵硬、步基增宽,易于出现步态蹒跚和踌躇,膝盖和躯干有过伸展倾向(与原发性帕金森病的屈曲姿势相反),且双臂有轻微外展。患者步距和步基不等。转身时,不同于帕金森病中出现的整个身体转动,患者倾向于绕躯干轴线转动。跌倒时易向后摔。当姿势不稳和跌倒是 PSP 的唯一特征时,姿势反射检查异常(后拉试验阳性)可能是查体时唯一体征。

2. 眼球运动异常　核上性眼肌瘫痪或麻痹是 PSP 的标志,约 75% 患者出现,主要表现对称性眼球垂直运动障碍。部分患者病程 10 年以上才会出现,平均出现时间为 3~4 年。首先出现垂直扫视变慢,随后出现扫视范围受限。往往先向下注视障碍,继而上视运动困难,最后出现水平运动受限。垂直凝视受损通常引起阅读障碍、进餐时洒落食物,以及行走时被绊倒。眼部追踪运动呈缓慢性、急动性、辨距过小伴注视不稳定。其他异常包括注视过程存在扫视侵入(方波急跳)、视动性眼球震颤消失(尤其是在垂直方向上)、会聚不能、眼睑痉挛,以及开睑失用症。罕有眨眼、面部肌张力障碍和凝视异常同时出现。

3. 运动症状　PSP 患者躯干肌的肌强直通常较四肢肌更为明显,尤其是颈部和上部躯干。颈部肌张力障碍是本病的重要症状,表现颈部过伸、仰脸、下颌突出的特殊姿势。然而颈部过伸仅见于不到 25% 的病例。其他形式的肌张力障碍包括眼睑痉挛以及更为罕见的肢体或偏身肌张力障碍。开睑失用症可能被误诊为眼睑痉挛,可根据有无强力闭眼进行鉴别。因肌张力障碍,面部会呈现僵硬、不动、皱褶很深,表现为惊恐面容表情。

与帕金森病相比,除早期出现跌倒外,PSP 患者罕见静止性震颤,病程早期易出现步态不稳和步态冻结,动作迟缓伴有明显写字过小症。此外,对左旋多巴无反应、反应差或反应快速减弱也是 PSP 的一种典型特征。少数 PSP 在疾病早期对多巴胺能药物有中度反应,但大部分患者无反应。事实上对某些患者来说,左旋多巴还会加重步态和平衡障碍。

4. 认知和行为异常　主要涉及额叶功能障碍,患者表现为抽象思维受损、口语流利性下降、持续重复行为以及额叶行为障碍如计划、解决问题、观念形成能力差,语言欠流利、有模仿语言、模仿动作。执行功能障碍可能是部分 PSP 患者主诉症状,也是该病后期特征性症状。Dubois 等提出用"鼓掌征"测试 PSP 患者,让患者快速鼓掌三下即停,PSP 患者三下之后不能主动停止,说明其运动执行功能较差。

认知障碍也出现在 PSP 患者中,主要表现为定向力、注意力和计算力、语言功能、执行能力较差,在某个纳入 311 例 PSP 患者的队列中,约 57% 患者整体认知受损,而单一领域或多个认知域受损各占 40%,额叶功能受损见于 62% 的患者。早期出现认知功能受损者占 50%。

思维情感障碍也常见于 PSP 患者。在一项纳入 22 例 PSP 患者的病例研究中,最常见的是情感淡漠(91%)、脱抑制(36%)、病理性心境恶劣(18%)以及焦虑(18%)。一项纳入 188 例 PSP 患者的研究表明,50% 的患者存在抑郁,37% 的患者存在焦虑,而另一项纳入 74 例 PSP 患者的研究则报道 24% 的患者有强迫症状。

假性延髓性麻痹是 PSP 的另一个典型特点。常表现为特征性的嘶哑性呻吟声伴有呜咽。约有 1/3 的 PSP 患者出现锥体束征,包括反射亢进和巴宾斯基征。面部和颌反射亢进。舌肌紧缩且动作迟缓。痉挛性构音障碍、发声困难和吞咽困难在该病的中期至后期较为严重。也经常观察到持续眼动和命名障碍（而并非真性失语）。

5. 睡眠障碍 多表现为入睡或维持睡眠困难。对 10 例中度至重度 PSP 患者进行了多导睡眠图评估后发现存在显著睡眠异常，所有患者均有显著的失眠期（2～6 小时）。明显的肌强直可导致患者无法在床上保持舒适的睡姿，从而使睡眠障碍进一步加剧。快速眼动睡眠行为障碍（rapid eye movement sleep behavior disorder, RBD）则很少与 PSP 有关。

五、临床分型

（一）PSP 理查森型

PSP 理查森型（PSP-Richardson syndrome, PSP-RS）约占 PSP 的 2/3，多在 40 岁以后起病，其特征性表现为轴性肌张力增高、假性延髓性麻痹、严重的姿势不稳伴早期跌倒、对称性多巴抵抗的运动不能及认知功能障碍。其中垂直核上性眼肌麻痹是最具有诊断价值的体征，早期可表现为视物模糊，双眼垂直性追随动作迟缓，逐渐发展成为完全性垂直凝视麻痹。姿势不稳伴向后跌倒则更多见且常发生于病程 1 年内。但也有临床早期即出现垂直核上性眼肌麻痹，晚期甚至始终未出现姿势不稳者。PSP-RS 的认知功能以额叶功能障碍为主，表现为情感淡漠、轻度去抑制，以及执行功能减退，平均病程为 6～8 年。

（二）PSP 帕金森综合征型

PSP 帕金森综合征型（PSP-Parkinsonism, PSP-P）约占 PSP 的近 1/3，PSP-P 脑 tau 蛋白病理改变的分布范围及严重程度都不如 RS 型患者，跌倒及认知功能障碍较 RS 型出现晚。临床早期（2 年内）很难与帕金森病鉴别，可以表现为非对称性或对称性起病、动作迟缓、肌强直甚至静止性震颤等，早期短暂的左旋多巴治疗有效，随访 6 年以上临床表现与 RS 型相似。平均病程为 9～12 年。

（三）PSP 纯少动伴冻结步态型

PSP 纯少动伴冻结步态型（PSP-pure akinesia with gait freezing, PSP-PAGF）早期即出现起步蹒跚和冻结步态，但发病 5 年内震颤、强直、痴呆及眼动异常不明显，跌倒出现较晚，偶尔伴语音低下和"小写症"。其病程可超过 13 年，可能延迟至 9 年甚至后期也不出现 PSP 典型症状。

（四）PSP 皮质基底节综合征型

PSP 皮质基底节综合征型（PSP-corticobasal syndrome, PSP-CBS）同时具有皮质和基底节受累的表现，多为不对称的肢体肌张力增高、动作迟缓、皮质感觉缺失、肌阵挛、观念运动性失用和异己肢现象。这些症状类似 CBD，但病理却出现 PSP tau 蛋白沉积，所以也有人将 PSP、Pick 病、AD、FTD 等泛素蛋白阳性的疾病总称为皮质基底节综合征。此类 PSP 患者后期可以出现核上性凝视麻痹和跌倒，病程与 RS 型相当。

（五）PSP 非流利性变异型原发性进行性失语

PSP 非流利性变异型原发性进行性失语（PSP-non-fluent variant primary progressive aphasia, PSP-nfvPPA）临床早期表现为自发性言语欠流利、言语音律障碍、错语、语法缺失及颜面部失用，与进行性非流利性失语患者相比，其情景记忆和行为习惯缺失更严重。后期可以出现典型 PSP 症状，病理上以前额叶萎缩比中脑萎缩更严重。

（六）PSP 小脑共济失调型

PSP 小脑共济失调型（PSP-cerebellar ataxia, PSP-C）以小脑性共济失调为首发及主要症状,与 MSA-C 相比其发病年龄更晚,更多出现跌倒和凝视麻痹,同时无自主神经异常表现。

(七)PSP 行为变异型额颞叶痴呆

PSP 行为变异型额颞叶痴呆(PSP-behavioral variant frontotemporal dementia,PSP-bvFTD)有 5%～20% 以行为异常和认知功能障碍为主要临床表现,其与 FTD 很难鉴别,平均病程为 8 年。

六、辅助检查

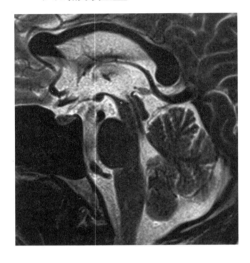

图 9-5　蜂鸟征

1. **影像学检查**　CT 和 MRI 提示患者大脑广泛性萎缩和脑干萎缩,以中脑最为突出,第三脑室扩大,而脑桥和小脑萎缩不明显。有研究显示 MRI 正中矢状位上,中脑萎缩使中脑、脑桥和小脑看起来像蜂鸟的形状,称为“蜂鸟”征,见图 9-5。

也有人认为小脑上脚萎缩是 PSP 的特殊病理表现。多项研究采用体积测量法以尝试评估这一萎缩模式的特征,并得出了以下观察结果:PSP 患者的中脑的前后径明显短于帕金森病患者。PSP 患者的平均中脑面积($56mm^2$)明显小于帕金森病患者($103mm^2$)或 MSA 患者($97mm^2$)。与对照组及经病理证实的 MSA 和帕金森病相比,PSP 组患者的正中矢状位脑桥与中脑面积之比明显更高,可准确地区分这 3 种疾病。另有研究表明磁共振帕金森综合征指数(magnetic resonance-parkinsonism index,MRPI)可用于 PSP、帕金森病及其他非典型帕金森综合征(如 MSA)的鉴别诊断。MRPI 需要测量 MRI 矢状位 T_1 加权的脑桥(P)和中脑(M)面积、小脑中脚(middle cerebellar peduncle,MCP)宽度,以及冠状位 MRI 上的小脑上脚(superior cerebellar peduncle,SCP)宽度。MRPI 计算公式为:MRPI=(P/M)×(MCP/SCP)。然而在临床实践中,上述方法在 PSP 诊断与鉴别诊断中的效用仍有待明确。

正电子发射断层造影术(positron emission tomography,PET)扫描结果显示额叶尤其靠中线部、扣带回前部、基底节、中脑代谢减低,其中中脑、丘脑代谢减低占 71%,这与 PSP 的病理变化部位相似,中脑葡萄糖代谢降低是 PSP 的最早征象,此后,随着疾病的进展尾状核、壳核和前额叶皮层的代谢活性出现下降。

2. **电生理**　虽然 PSP 患者脑干听觉诱发电位(brainstem auditory evoked potentials,BAER)和对电刺激的瞬目反射正常,但对正中神经电刺激有额肌反应同时缺少眼轮匝肌反应。而其他的帕金森综合征患者眼轮匝肌和额肌同步反应。

3. **嗅觉检查**　PSP 患者的嗅觉相对保留有助于区分 PSP 和帕金森病,后者的特点是病程早期出现嗅觉减退。

4. **潜在的疾病标志物**　目前尚无可靠的诊断标记物。PSP 血液、尿常规、脑脊液(CSF)常规检查无明显异常。潜在的 PSP 标志物包括 CSF 中的神经递质和脑代谢产物。一项研究发现,在 14 例伴有明显帕金森综合征症状的 PSP 患者中,CSF 高香草酸(中枢神经系统多巴胺的主要代谢产物)水平低于正常值。另一项研究显示 PSP 患者 CSF tau 蛋白水平显著低于 CBD 和健康对照组。CSF 可检测到长链（55kD）和短链（33kD）两种形式的 tau 蛋白，并且有研究发现 PSP 的 CSF 短链 tau 蛋白与长链 tau 蛋白的比值显著低于正常对照组和其他神经退行性病组。

七、诊断标准

1. 诊断所需条件

（1）纳入条件

    a. 隐匿起病，病程逐渐进展。

    b. 发病年龄≥ 30 岁。

    c. 临床症状：临床症状为并列条件可以同时具有或单独存在。

        1）姿势不稳：①病程第 1 年出现明显的反复跌倒；② 1 年后出现反复跌倒。

        2）病程 2 年内出现：①垂直性核上性向下或向上扫视缓慢；②凝视麻痹。

        3）病程 2 年后出现：①垂直性核上性向下或向上扫视缓慢；②凝视麻痹。

（2）支持条件

    a. 中轴性肌强直或多巴抵抗的帕金森综合征。

    b. 早期的吞咽困难或构音障碍。

    c. 存在额叶认知功能障碍、冻结步态、非流利性失语或假性延髓性麻痹等无法用排除条件中所列疾病解释的临床表现。

    d. 头颅 MRI：正中矢状位 T_1WI MRI：

        1）表现为以中脑萎缩为主的特征性征象：中脑背盖上缘平坦及蜂鸟征；

        2）磁共振帕金森综合征指数（magnetic resonance parkinsonism index，MRPI）＝脑桥与中脑的面积比值 × 小脑中脚 / 小脑上脚宽度比值＞ 13.55；

        3）中脑和脑桥长轴的垂直线比值＜ 0.52 或中脑长轴垂直线＜ 9.35mm。

    e. 嗅觉检查和心脏间碘苄胍（MIBG）闪烁显像正常。

（3）排除条件

    a. 有其他帕金森综合征病史。

    b. 与多巴胺能药物无关的幻觉和妄想。

    c. 严重不对称性帕金森综合征。

    d. 采用多巴胺受体拮抗剂或多巴胺耗竭剂治疗，且剂量和时间过程与药物诱导的帕金森综合征一致。

    e. 神经影像学有结构损害的依据（如基底核或脑干梗死、占位性病变等）。

    f. 阿尔茨海默型皮质性痴呆。

    g. 局限性额叶或颞叶萎缩。

    h. 早期出现明显小脑共济失调。

    i. 早期显著的自主神经功能障碍。

2. 诊断标准

（1）临床确诊的 PSP-RS：具备纳入条件中的 a、b、c1）①和 2）②及支持条件 d 中的两项；无排除条件。

（2）很可能的 PSP-RS：具备纳入条件中的 a、b、c1）①和 2）①及支持条件 e；无排除条件。

（3）很可能的 PSP-P：具备纳入条件中的 a、b、c3）①或②和支持条件 a、e；无排除条件。

(4)可能的 PSP：具备纳入条件中的 a、b、c1)②或 2)①，或 3)①，伴有支持条件 a、b、c 其中一项；无排除条件 a～f。

八、治疗

尚无特效疗法，没有可以逆转或延缓 PSP 病程的治疗手段。

（一）药物治疗

PSP 对左旋多巴治疗反应差或反应不持久，可有助鉴别 PSP 和原发性帕金森病。数项小型回顾性研究表明左旋多巴治疗可提供一定程度的、短暂的获益，但总体来说很小，且仅见于早期阶段。也有研究称可改善约 10%PSP 的强直少动症状，且不会出现运动并发症，但治疗有效时间约 2 年甚至更短。PSP 患者使用左旋多巴的常见副作用是幻视，但也有异动症、口下颌肌张力障碍和开睑失用症的报道。肉毒杆菌毒素注射剂可有效治疗不同形式的局部肌张力障碍和流涎。金刚烷胺可为少数病例提供短暂的治疗性获益，同时也可有助于治疗流涎和异动症，但对认知功能有影响。与安慰剂或左旋多巴相比，唑吡坦可使 10 例 PSP 中有 2 例出现症状改善。目前已有一些研究评估阿米替林的效果，但结果不一致。据一项纳入 12 例 PSP 患者的研究报道美西麦角改善了患者的吞咽困难。也有研究称去甲肾上腺素和乙酰胆碱的替代治疗可能不会改善 PSP 患者的症状，而 GABA 能药物可能改善运动症状。曾有 1 例报道患者通过 DBS 手术使帕金森病样症状有所好转。

（二）康复治疗

构音障碍的具体治疗模式包括面部锻炼、书面交流和使用语音键盘。吞咽困难的治疗包括头部姿势摆放、膳食改变以及在较晚期病例中采用的经皮胃造瘘术。

早期辅助疗法对于促进患者较长期独立完成日常生活活动至关重要。棱镜镜片可使眼外肌运动严重受限的患者能够自行阅读和进食。眼睑支持器（单独使用或联合肉毒毒素治疗），可能有助于治疗开睑失用症和眼睑痉挛，上述症状严重时足以导致患者功能性失明。除了佩戴深色眼睛以缓解畏光，还以使用人工泪液治疗瞬目频率降低。

除了提倡使用助行器（如加重型助行器）外，还可进行步态和平衡训练。额叶功能障碍联合姿势不稳导致 PSP 的治疗出现明显的困难，使患者面临更高的跌倒风险。通过使用带激光、视觉提示、节奏提示及弧形转弯的助行器，可改善步态冻结。

（三）其他干预措施

对部分帕金森病患者有所帮助的电休克疗法，也已用于少量 PSP 患者，但效果不一。早期个案报道表明，神经外科治疗（包括苍白球切开术、丘脑底核或苍白球深部脑刺激术）获益不大。在一份病例报告中，脚桥核的深部脑刺激可使 PSP 患者的帕金森综合征症状有所好转。

（四）研究性治疗

PSP 疾病修饰疗法的研究集中于具有 tau 蛋白活性的药物。其中一种可以抑制糖原合成酶激酶 3β 的药物（如 tideglusib），可对 tau 蛋白过度磷酸化发挥作用。而神经保护剂 davunetide 可维持微管功能、减少 tau 蛋白磷酸化并抑制细胞凋亡。

九、预后

PSP 病情进展迅速，大部分患者自症状出现后 3 年或 4 年内生活不能自理。患者死亡中位时间为诊断后的 6～12 年。此外，患者生活质量显著下降。对于非典型的 PSP，跌倒发作、眼球运动异常较晚提示预后好于 Richardson 型 PSP。

（王　瑛　刘　军）

第五节　皮质基底节变性

病例分析

主诉:右上肢笨拙、不自主抖动四年伴智能减退半年。

现病史:男性,66 岁,2013 年初无明显诱因下出现右上肢不自主抖动,安静时易出现,同时伴有右手动作笨拙,写字、拿筷子、穿衣服等活动时不灵活。此后上述症状进行性加重,持物时、运动时右上肢不自主抖动也可出现,尤其突然外界声音刺激或被意外触及时容易诱发剧烈抖动,打掉周围物品,患者静止时右上肢屈曲,不能伸直,睡眠时不自主活动消失。于外院就诊,诊断"帕金森综合征",予"多巴丝肼 125mg 3 次 /d",症状无明显好转。2015 年病情逐渐加重,右上肢不能写字、持筷、穿衣,刷牙,改为用左手吃饭、做家务,并出现言语欠流利,讲话费力,表情动作少,家属反映认知功能尚可。右下肢上下楼费力,行动不灵活,短步距,拖拽感,有冻结步态,常被地上的障碍物绊倒。先后增加多巴丝肼剂量至 1 粒 4 次 /d,加服金刚烷胺、普拉克索等,症状未见明显改善。2016 年患者右上肢僵硬加重,伴不自主抬举,右手握住物体不能放松,干扰对侧肢体活动,不能按指令完成特定动作。半年前患者记忆力明显减退,反应迟钝,性格改变。遂于 2017 年 1 月收治入院。自发病以来,患者无头痛、头晕,无恶心、呕吐,无饮水呛咳、吞咽困难,无耳鸣、听力下降等症状,患者精神、饮食、睡眠尚可。

既往史:体健,否认高血压、糖尿病等慢性疾病史,无外伤及中毒史,否认烟酒史,药品过敏史,否认家族遗传史。

查体:内科系统体格检查:体温:36.7℃,脉搏:73 次 /min,呼吸:17 次 /min,血压:115/68mmHg,心肺腹基本无异常。神经系统专科检查:精神智能状态:神志清楚,面具脸,表情淡漠,言语含糊,反应迟钝,记忆力、计算力、定向力减退。MMSE 量表评分为 15 分。脑神经:双侧瞳孔直径 2mm,对光反应存在,双眼活动正常,双侧鼻唇沟对称,伸舌居中,咽反射正常。运动系统:右手无法完成指令动作,四肢及颈部肌张力均明显增高,呈齿轮样强直,右侧肢体肌张力增高明显,四肢肌力 5 级,左手动作易被右手干扰,右上肢肩关节外展,肘关节、腕关节、指关节屈曲强直,被动伸直肢体时出现剧烈抖动(肌阵挛)。左上肢无明显肌阵挛,右上肢远端痛触觉较对侧减退,双下肢浅感觉对称,双侧关节位置觉正常,右侧图形觉减退,左侧正常。反射:双上肢肱二头肌、肱三头肌、桡骨膜反射(+),双下肢膝反射(+++),左下肢踝反射(+++)。步态:异常,步子小,步基宽。病理征:双侧 Babinski、Chaddock 征(+)。共济运动:无法完成。脑膜刺激征:阴性。

辅助检查:血常规、肝、肾功能、电解质、血糖、血脂均正常。头颅 MRI:双侧额叶少许腔隙灶萎缩,左侧额顶叶萎缩较右侧明显。

诊断

定位诊断:患者表现为反应迟钝,记忆力、计算力、定向力减退,右手无法完成指令动作(失用),左手动作易被右手干扰(异己手),右侧图形觉减退,定位于皮层(右侧额顶叶),四肢及颈部肌张力均明显增高,呈齿轮样强直,右侧肢体肌张力增高明显伴肌阵挛,定位于锥体外系。双下肢腱反射增强,双侧 Chaddock 征阳性提示锥体系亦受累。

定性诊断:老年男性,缓慢起病,进行性加重,主要表现为不对称性帕金森综合征、肌张力障碍、肌痉挛等运动症状以及失用异己肢、皮层感觉缺失、认知障碍等高级皮层功能损害症状。对左旋多巴治疗效果差,诊断考虑皮质基底节变性(corticobasal degeneration,CBD)。

鉴别诊断

1. 原发性帕金森病(PD) 起病时多不对称,表现为静止性震颤、运动迟缓、四肢肌张力增高,跌倒在后期发生,且多为向前跌倒,步态为慌张步态,对左旋多巴治疗敏感,不出现锥体束受累,也不会出现失用、异己手、皮质感觉缺失等高级皮层症状,亦不会表现不对称大脑皮质额顶叶的萎缩,此病可以排除。

2. 进行性核上性麻痹(progressive supranuclear palsy,PSP) 与 CBD 均可出现肌强直、姿势不稳、垂直性眼肌麻痹等表现,也可有构音障碍,但 PSP 往往早期即有眼球垂直运动障碍;PSP 的强直主要累及躯干伸肌和肢体近端、多为对称性,很少出现 CBD 患者中常出现的失用、肌阵挛、皮质感觉障碍、异己手。同时,PSP 头颅 MRI 可见中脑萎缩、伴第三脑室后部扩大。该患者可排除 PSP。

治疗及预后

尚无特效疗法,没有治疗手段可以逆转或延缓 CBD 的自然病程。CBD 的一个特征是对左旋多巴反应不佳,仅部分患者有轻度疗效,可将其作诊断性筛查工具。其他抗帕金森病药物治疗均无效如多巴胺受体激动剂、单胺氧化酶 -B 抑制剂司来吉兰和金刚烷胺。普萘洛尔对早期运动性震颤有效,但后期特别当震颤变成肌阵挛时疗效较差。巴氯芬可能对肌强直和肌张力障碍有用,某些情况下氯硝西泮对肌阵挛有帮助。近年来有报道左乙拉西坦对肌阵挛有效,而肉毒毒素可一定程度地缓解肢体的肌张力障碍性痉挛和疼痛。抗胆碱能药物无效,且耐受性较差。患者应该逐渐(如慢慢地在 1 ~ 2 周期间)停用任何被证明无效的药物,减少副作用。不应突然停用多巴胺能药物。抑郁常见,应早期识别给予 5- 羟色胺再摄取抑制剂治疗。对于有认知功能障碍的患者,可使用胆碱酯酶抑制剂(如多奈哌齐、卡巴拉汀或加兰他敏)。应使用步行器辅助以防止跌倒,当平衡功能受累至导致跌倒的程度时,应该使用轮椅。物理治疗和营养支持治疗对患者也很重要。物理治疗可能帮助一些有平衡和步态功能障碍的患者,以及有助于肌张力障碍肢体的活动度和体位摆放。矫形夹板也可能减少挛缩和减轻紧钳的手指压在手掌上的压力。CBD 是一种不可避免进展至死亡的神经变性疾病,但其自然病程在个体患者中可能差异很大。中位生存期分别为 5.5 年和 7.9 年(范围为 2 ~ 12.5 年)。最常见的死因是运动不能或吞咽困难导致的并发症,如肺炎和脓毒症。

要点与讨论

病理确诊的 CBD 患者出现的运动症状概率由高到低一次为:肢体强直、行动迟缓、姿势异常、跌倒、步态异常、躯干强直、震颤、肢体肌张力障碍、肌阵挛;皮层症状由高到低为:认知功能障碍、行为异常、肢体失用、失语、抑郁、皮质感觉缺失、异己手。另外,还可以有些伴有眼球异常运动,反射异常,言语改变。CBD 的临床亚型主要包括 4 个:分别为 CBS(37.1%)、额叶行为空间综合征(13.8%)、非流利性原发性进行性失语(4.8%)、进行性核上性麻痹综合征(23.3%)。CBD还可以表现为其他的临床亚型,还有8%表现为AD样痴呆,5%患者表现为上述临床亚型的混合表现。对于很可能的CBS:特征为不对称性表现并且满足以下至少2项运动症状:①肢体肌强直或运动困难,②肢体肌张力障碍,③肢体肌阵挛,再加以下中的2项高级皮层症状:④口颊或肢体失用症,⑤皮质感觉缺陷,⑥异己肢体现象。该患者符合不对称症状,表现肢体肌强直,右上肢肌张力明显增高伴肌阵挛,满足3项运动症状;同时表现右上肢失用及异己手,右侧图形觉减退等3项高级皮层症状,故可诊断为很可能的CBS。对于诊断很可能CBD需满足:①隐袭起病,逐渐进展;②症状持续至少一年;起病年龄>50岁;③无家族史;④符合亚型:很可能CBS或FBS或naPPA加上至少1个CBS特征(①~⑥);⑤排除Tau蛋白相关基因突变。该患者满足①~④项标准,若进一步进行基因筛查排除Tau蛋白相关基因突变,便可诊断为很可能CBD。对于CBD鉴别诊断若患者为恶性病程,快速进展,需考虑PGRN基因突变的FTD-TDP43及朊蛋白病等可能;若为急性起病,阶梯式加重,应考虑脑血管疾病;若隐袭起病,病程长,对左旋多巴有持续反应性,应考虑帕金森病;早期出现垂直眼肌麻痹,步态障碍及跌倒,需考虑PSP;遗忘症状明显及AD相关基因突变需排除AD,超过预期年龄的认知能力下降、日常生活活动相对保留,表明轻度认知障碍,除了AD,包括血管性痴呆、DLB及FTLD,潜在可逆性病因,如代谢性(维生素B12缺乏)、内分泌性(甲状腺功能减退)、中毒性(药物反应)、结构性病变(原发性或转移性脑肿瘤)及精神疾病(抑郁症)也必须排除在外;MAPT基因突变或PGRN基因突变应考虑FTD及原发性进行性失语可能。

CBD最早由Rebeiz等于1968年报道。1990年以来随着Gallyas银染和tau蛋白免疫组化的应用,CBD的病理学报道越来越多。CBD发病率和患病率尚无定论,有报道称年发病率为(0.62~0.92)/10万,患病率为(5~7)/10万。本病发病年龄45~77.2岁,平均年龄63.7岁,病程2.2~12.5年,平均6.6年,男性约占53%。临床上拟诊CBD的最早发病年龄为28岁,而病理学确诊的CBD的最早发病年龄为45岁。

皮层和纹状体tau蛋白阳性神经元和胶质细胞(尤其是星形细胞斑块和线状突起)是CBD核心病理特征。CBD病理表现为不对称额顶叶萎缩,受累皮质广泛神经元丢失、神经胶质增生、气球样神经元、神经元色素消失,由神经丝组成,伴偏心的细胞核及尼氏体几乎完全丧失。皮质、纹状体、苍白球、丘脑底核和脑干的神经元中不同程度地发现神经原纤维缠结,而海马、枕叶皮质,以及下部和内侧颞叶皮质不存在。CBD中皮质下神经原纤维缠结的分布类似于PSP,但是CBD的纤维缠结更具丝状外观,而不是PSP的典型球状外观。皮层萎缩通常位于中央沟周围区。皮质下神经核不同程度受累,且黑质致密部显示严重神经元缺失。

皮质基底节变性(corticobasal degeneration,CBD)是一种罕见的神经变性疾病,以临床及病理学基础定义。CBD主要表现为以不对称性额顶叶皮质及基底节病变为基础的不对称性帕金森综合征、肌张力障碍、肌痉挛等运动症状以及失用、失语、异己肢、皮层感觉缺失、认知障碍、性格/行为改变等高级皮层功能损害症状。CBD属于tau蛋白质病,病理表现为过度磷酸化的tau蛋白广泛分布于神经元及胶质细胞。CBD最早由Rebeiz等于1968年报道。1990年以来随着Gallyas银染和tau蛋白免疫组化的应用,CBD的病理学报道越来越多,加深了对该病的认识。

一、流行病学

CBD 发病率和患病率尚无定论,有报道称年发病率约为(0.62～0.92)/10 万,患病率为(5～7)/10 万。本病发病年龄45～77.2 岁,平均年龄63.7 岁,病程2.2～12.5 年,平均6.6 年,男性约占53%。临床上拟诊 CBD 的最早发病年龄为 28 岁,而病理学确诊的 CBD 的最早发病年龄为 45 岁。

二、病因及发病机制

CBD 多为散发,极少数有家族史。遗传因素可能起一定作用,尚无证据表明中毒或感染等因素与 CBD 发病相关。异常构型的 tau 蛋白是 CBD 和 PSP 的共同神经病理学特征。虽然 CBD 和 PSP 被认为是散发性疾病,但两者都与 H1 tau 单倍型纯合子的频率升高有关。CBD 的 tau 蛋白相关病变主要出现于胼胝体和矢状窦旁脑回和中央旁脑回,PSP 则集中在皮质下区域。在 CBD 中,tau 蛋白组织病理学与皮质萎缩的区域有关。

Tau 主要表达于神经元,与轴突运输和神经元微管稳定有关。Tau 蛋白的异常磷酸化会干扰微管功能、损害轴突运输并导致 tau 蛋白聚合形成神经原纤维缠结。正常的脑 tau 蛋白有 6 种亚型,它们均由 17 号染色体 tau 蛋白基因选择性剪切而成。MAPT 外显子 10 的选择性剪切产生有 3 个重复(3R)或 4 个重复(4R)tau 蛋白微管结合结构域的亚型。3R-tau 和 4R-tau 的含量大致相等,这种稳态的破坏可导致神经变性。4R-tau 与 CBD 和 PSP 相关。3R-tau 与一些其他 tau 蛋白病变如 AD 相关。

一些学者认为 CBD 与 PSP 疾病虽然临床症状不甚相同,但事实上为同一种疾病,或者至少在遗传上相关。

三、病理

CBD 病理表现为不对称额顶叶萎缩,受累皮质广泛神经元丢失、神经胶质增生、气球样神经元、神经元色素消失,由神经丝组成,伴偏心的细胞核及尼氏体几乎完全丧失。皮质、纹状体、苍白球、丘脑底核和脑干的神经元中不同程度地发现神经原纤维缠结,而海马、枕叶皮质,以及下部和内侧颞叶皮质不存在。CBD 中皮质下神经原纤维缠结的分布类似于 PSP,但是 CBD 的纤维缠结更具丝状外观,而不是 PSP 的典型球状外观。皮层萎缩通常位于中央沟周围区。皮质下神经核不同程度受累,且黑质致密部显示严重神经元缺失。皮层和纹状体 tau 蛋白阳性神经元和胶质细胞(尤其是星形细胞斑块和线状突起)是 CBD 核心病理特征。但有研究称 PSP 也可表现类似的星形细胞斑块。此外,tau 蛋白阳性神经胶质病变和气球样神经元在 Pick 病和 PSP 中也有报道,缺乏诊断特异性,不是 CBD 关键的病理特征。只有无大量 Pick 小体和球形神经原纤维缠结时才支持诊断 CBD。

皮质基底节变性的病理诊断标准:核心特征:①局部皮质神经元丢失;②黑质神经元丢失;③皮质和纹状体 Gallyas/tau 阳性神经元和胶质病灶,尤其星形胶质细胞斑和线样突起。支持特征:①皮层萎缩;②萎缩的皮层可见气球样神经元;③ Tau 阳性少突胶质细胞螺旋体。

四、临床表现

CBD 临床主要表现皮质基底节综合征(corticobasal syndrome,CBS),呈进展性的不对称运动障碍。单侧或明显不对称的肢体强直和运动迟缓是最常见的表现,最初常累及单个肢体,包括运动不能、肌强直、肌张力障碍、局灶性肌阵挛、观念运动性失用症以及异己肢体等症状。此外,认知损害是 CBD 的常见表现,包括执行功能障碍、失语症、失用症、行为改变和视觉空间功能障碍,而情节记忆相对保留。

CBS 运动症状:帕金森综合征和左旋多巴治疗反应差,步态异常、跌倒和姿势不稳,肌张力障碍,肌阵挛,构音障碍 / 吞咽困难

CBS 高级皮层症状:失用,异己手现象,皮层感觉缺失,视空间现象,认知障碍 / 行为改变,神经心理特征。

1. 运动和步态受累　最常见的运动特征(初诊发生率和总体发生率)如下:肢体肌强直(57% 和 85%),运动徐缓或肢体笨拙(48% 和 76%),姿势不稳(41% 和 78%),跌倒(36% 和 75%),异常步态(33% 和 73%),反射亢进(30% 和 50%),轴性肌强直(27% 和 69%),震颤(20% 和 39%),肢体肌张力障碍(20% 和 38%),肌阵挛(15% 和 27%)。

运动症状常始于单个肢体。肌强直较严重,伴或不伴铅管样 / 齿轮样强直。虽然有时可见轴性肌强直(PSP 的典型特征),但肢体肌强直明显更严重,最终累及全部四肢。

CBD 的步态障碍多变,可表现为与帕金森病(PD)类似的徐缓、短步距和拖曳,伴受累上肢协同摆臂减少,也可出现阔基或冻结步态。步态异常有时继发于下肢失用,导致跌倒和步行困难。姿势不稳可出现在整个病程任何阶段。

39% 患者在病情进展中出现不明原因震颤,CBD 的震颤表型缺乏特点,与帕金森病典型的静止性震颤不同,表现为静止性、姿势性和动作性震颤同时存在,震颤频率更快(6～8Hz),具有不规律和急跳(jerk)的特征,低幅度肌阵挛可能与震颤混淆,缺乏或短暂的左旋多巴治疗反应,同时左旋多巴诱导的运动障碍少见。

CBD 患者有时会出现局灶的肌痉挛,可与震颤叠加,也可单独发生,多出现在上肢,也可出现在面部。肌阵挛具有明确的临床和电生理特征,可由感觉 / 运动刺激或者受累肢体的活动(例如触摸、针刺、手指轻拍、惊吓)诱发,表现患侧肢体剧烈抖动。肌阵挛很可能与增强的长环反射(其通路与典型的皮层反射性肌阵挛不同)有关,因在自主运动或感觉刺激时更明显,也称为"刺激敏感性肌阵挛"。

典型的肌张力障碍发生在 CBS 发病 2 年内,最常影响上肢,然后发展为偏侧肌张力障碍或影响到对侧,但很少从下肢开始,头、颈和躯干肌张力障碍少见。典型肌张力障碍表现为上臂、前臂、腕和掌指关节的外展和屈曲,伴指间关节伸展。下肢表现为髋的屈曲和内旋,伴屈膝和足内翻。部分患者受累肢体可呈一种特殊的肌张力障碍姿势:肩内收、肘及腕关节屈曲及部分手指屈曲呈抓握状,有时伴一个或多个手指伸直状。

2. 构音障碍和吞咽困难　CBD、帕金森病和其他神经变性病自发病发展到构音障碍和吞咽困难的时间不同。CBD 构音障碍突出,且通常是早期表现。其特征是混合性和多样的,表现为音量降低、单一音调、波动性言语清晰度、浅吸气和慢速言语不时伴快语速。

3. 眼球运动功能障碍　CBD 患者的眼跟踪运动呈现为缓慢和扫视性,表现为水平扫视速度保留但潜伏期增加,需要数个步骤才可视及目标。CBD 患者的垂直眼扫视通常正常,部分 CBS 患者在晚期可表现为较轻程度的垂直扫视减慢,与 PSP 患者相比仅轻微受累。但也有研究报道部分 CBD 可表现明显的眼球垂直运动障碍,方波急跳在 PSP 而不是 CBD 患者最常见,反复的眼震电图检查可能有助于鉴别 CBD 和 PSP。

4. 高级皮层功能障碍　常见的高级皮质功能障碍(就诊时和在整个病程中的发生率)如下:认知损害(52% 和 70%),行为改变(46% 和 55%),肢体失用症(45% 和 81%),失语症(40% 和 52%),抑郁(26% 和 51%),皮质感觉丧失(25% 和 27%),异己肢体(22% 和 30%)。

认知功能与精神障碍:认知损害病程早中晚期均可出现,可表现在不同认知区域。CBD 最常见的是执行、记忆损害,但不具有特异性,不易与其他变性病相鉴别。视空间障碍在 CBD 中可表现非常突出,复杂的皮层视空间现象,包括视觉忽略,视觉失认,视觉共济失调 (Blint 综合征),见于 CBD 少见表型,称为 PCA,更常见于 AD 中。行为改变在 CBD 中也很常见,常见表现包括淡漠、怪异或反社会行为、人格改变、易激惹、去抑制和性亢进,但却很少见幻觉。言语生成障碍,尤其非流利性失语是非常常见的特征,额叶执行功能障碍也常见。患者表现"反应迟钝"或"抽象思维困难",字母分类流畅测试表现差。尤其与行为改变相关的执行功能障碍常见。

失用症:在 CBD 患者中可观察到不同类型的失用症,观念运动性失用(不知道怎么做)是 CBD 最常见的形式。优势大脑半球和运动辅助区的单侧损害可引起双侧症状。患者诉说忘了或不知道怎样用患肢完成例如穿脱衣,解系扣子,写字,画画,使用牙刷、筷子、钥匙、工具等任务。不会脚跟对脚尖走直线,上下楼梯困难。典型在一侧上肢开始,少数在下肢或口面部开始。观念性失用(不知道做什么)更常见于 AD 中,也能见于 CBD 晚期。模仿无意义的姿势最早受累,随后累及模仿象征性姿势(比如敬礼等),最后使用物品能力受损。失用症可发生于病程的任何时候,包括出现在肌张力障碍和肌阵挛等运动症状之前。在这种情况下,仅失用症就可导致手失去功能。失用症也可出现于运动症状发生之后,肢体张力障碍、运动迟缓及僵硬症状给失用的评估及诊断带来困难。CBD 患者也可出现睁闭眼失用,凝视失用,口舌失用,而"睁眼失用"常被认为是眼睑痉挛所致而非真正失用,凝视失用时水平和垂直运动同样受累,听指令凝视和自发扫视分离,视动性眼震保留。虽然失用也可以出现在其他的神经变性病中,但严重的不对称肢体失用却是 CBD 较为特殊的表现。

失用症通常伴有皮质感觉丧失。皮层躯体感觉缺失常表现为感觉及视觉的忽视。典型的症状早期包括受累肢体麻木、痒感、或感觉缺失。随着病情进展,图形觉、两点辨别觉和实体觉减退。

失语:包括命名、Broca 和经皮质运动性语,但是没有感觉性失语。从轻度音韵损害到严重的进行性非流利型失语症。CBD 失语患者可发展为缄默症。同时存在言语失用症与进行性非流利型失语导致构音障碍和韵律错误。进行性非流利型失语有时见于其他 tau 蛋白病变,包括额颞叶痴呆和 AD。与以运动障碍为首发症状的患者相比,以认知障碍发病的 CBD 患者更早出现失语症。以运动障碍发病的 CBD 患者,随着疾病进展通常也会出现失语症。无明显失语表现的患者,往往有潜在的言语障碍。甚至一些患者出现失写症,常常与找词困难及单词句子复述障碍有关。

异己肢体现象:可累及臂或腿部,受累肢体有自己的意愿,不能控制异己手的运动,并且感觉受累肢体不属于自己。肢体脱离个体的随意控制而运动,除了简单的悬停,不自主的抓握、摸索动作,双手动作冲突等还可有复杂的动作。异己手并非 CBD 特有,还见于许多其他疾病,比如脑卒中(病灶累及胼胝体和额叶)、CJD 等。与额叶或胼胝体病变不同,CBD 异己手现象固执的运动少见,特别在疾病早期,更多是表现为反复不自主漂移或漂浮动作并呈现古怪的姿势,尤其在闭眼和分散注意力时。

五、辅助检查

1. **影像学** CBD 早期阶段,CT 和 MRI 脑影像学检查结果可能正常。随着疾病进展,影像学检查多数可观察到不对称性皮质萎缩。局灶性萎缩主要累及额叶后部和顶叶区域,并伴侧脑室扩张,也可检测到胼胝体萎缩。萎缩的皮质和皮质下白质 T_2 加权像呈高信号,某些情况下壳核和苍白球呈轻微的低信号,而基底节其余部分的信号正常。

PET 可见额、顶、颞叶及基底节局灶性脑血流减少或葡萄糖代谢减低,尤其是症状较重侧的对侧,额顶叶胆碱酯酶兴奋性降低。SPECT 示脑、尾状核、壳核的脑血流呈特异性减少,黑质纹状体多巴胺功能障碍,纹状体内 ^{18}F-dopa 摄取减少(F-dopa PET),多巴胺 D_2 突触后受体结合放射性 ^{123}I 减低。

2. 电生理检查 脑电图起初正常,在随后的病程中,脑电图可能显示 δ 和 θ 波频率变慢,有时伴有随激活操作(如过度通气和光驱动)增强的尖波。约 50% 的 CBD 患者有肌阵挛,在肌阵挛之前无棘波或尖波。

肌电图可有助于显示 CBD 超短潜伏期、刺激 – 敏感性肌阵挛。虽然肌阵挛有很多原因,但 CBD 的肌阵挛活动是动作或者反射引起的,而非自发性。肌电图可显示同时激活的拮抗肌短时(25 ～ 50ms)肌肉放电,且成簇发生。

体感诱发电位检查在 CBD 中多为异常,少数情况下显示电位增强且与肌阵挛无关联。

六、诊断标准

拟诊 CBS:特征为不对称性表现并且满足以下至少 2 项:①肢体肌强直或运动不能,②肢体肌张力障碍,③肢体肌阵挛;再加以下中的 2 项:④口颊或肢体失用症,⑤皮质感觉缺陷,⑥异己肢体现象(不只是简单的悬停)。

疑诊 CBS:可能为对称性并且至少有以下 1 项特征:①肢体肌强直或运动不能,②肢体肌张力障碍,③肢体肌阵挛;再加以下中的 1 项:④口颊或肢体失用症,⑤皮质感觉缺陷,⑥异己肢体现象(不只是简单的悬停)。

额叶行为 – 空间综合征(frontal behavioral–spatial syndrome,FBS):有以下 2 项特征:①执行功能障碍;②行为或人格改变;③视觉空间缺陷。

原发性进行性失语的非流利型 / 失语法型变异型(nonfluent/agrammatic variant of primary progressive aphasia,naPPA):特征为费力、语法失能的言语,加上以下至少 1 项:①语法 / 句子理解能力受损伴相对保留的单个词理解力;或者②探索发音(groping),发音扭曲(言语失用症)。

PSP 综合征:具有以下 3 项特征:①轴性或对称性肢体肌强直或运动不能;②姿势不稳或跌倒;③尿失禁;④行为改变;⑤核上性垂直凝视麻痹或垂直扫视速度降低。

对拟诊散发性 CBD 更具特异性的临床研究标准如下:

(1)表现为起病隐匿和逐步进展。

(2)症状持续最少 1 年。

(3)发病年龄大于等于 50 岁。

(4)允许表型为:①拟诊 CBS,或者②FBS 或 naPPA 加上至少 1 项 CBS 特征(以上①～⑥项)。

(5)排除标准包括累及 2 个或更多亲属的家族史和 / 或影响 tau 蛋白的基因突变(如 *MAPT* 基因)。

疑诊 CBD 的限制性较小的临床标准如下:

(1)表现为起病隐匿和逐步进展。

(2)症状持续最少 1 年。

(3)无最小年龄要求。

（4）允许表型为：①疑诊 CBS，或②FBS 或 naPPA，或③PSPS 加上至少 1 项 CBS 特征（以上①～⑥项）。

（5）无需排除家族史或影响 tau 蛋白的基因突变。

拟诊散发性 CBD 和疑诊 CBD 的共同排除标准如下：

（1）路易体病的证据，如典型的 4Hz 帕金森病静止性震颤、对左旋多巴治疗反应极好且持续，或出现幻觉。

（2）多系统萎缩的证据，如自主神经功能障碍或显著的小脑征。

（3）肌萎缩侧索硬化症的证据，如上运动神经元体征和下运动神经元体征均存在。

（4）原发性进行性失语的语义性或少词性变异型。

（5）提示局灶性病因的结构性病变。

（6）颗粒体蛋白（granulin）突变或血浆颗粒蛋白前体（progranulin）水平降低；*TDP-43* 突变；*FUS* 突变（即，额颞叶痴呆和肌萎缩侧索硬化症的遗传变异型）。

（7）AD 的证据，如脑脊液中 β 淀粉样肽 42 与 tau 蛋白的比值低，或淀粉样蛋白 PET 示踪剂检测结果呈阳性，或有提示 AD 的基因突变（如早老蛋白或淀粉样前体蛋白）。

CBD 诊断的病理学标准需要检测到皮质和纹状体（尾状核和壳核）的神经元、神经胶质和细胞突的特征性 tau 蛋白免疫反应性病变，特别是白质及灰质内均存在的星形胶质细胞斑块和丝状病变，合并局灶性皮质区域和黑质中的神经元丧失。支持性特征包括气球样皮质神经元、皮质萎缩和 tau 蛋白阳性少突胶质细胞螺旋小体。

七、治疗

尚无特效疗法，没有治疗手段可以逆转或延缓 CBD 的自然病程。

CBD 的一个特征是对左旋多巴反应不佳，可将其作诊断性筛查工具。此外，对于常出现于 CBD 患者中的帕金森综合征，左旋多巴疗法可能提供某种程度的短暂益处。然而，这种益处程度较低，且仅见于少数 CBD 患者。有时在停药时该效果表现的更明显。用于帕金森综合征的备选药物，如多巴胺受体激动剂、单胺氧化酶 -B 抑制剂司来吉兰和金刚烷胺，其治疗反应甚至更低。

可用于治疗震颤的药物包括普萘洛尔、氯硝西泮、加巴喷丁、托吡酯和扑米酮。巴氯芬和抗胆碱能药可能对肌强直和肌张力障碍有用，某些情况下氯硝西泮对肌阵挛有帮助。据报道，肉毒毒素可一定程度地缓解肢体的肌张力障碍性痉挛和疼痛。遗憾的是，这些治疗药物的效果较低。患者应该逐渐（如慢慢地在 1-2 周期间）停用任何被证明无效的药物，减少副作用。不应突然停用多巴胺能药物。

抑郁常见，应早期识别以便给予适当的治疗。

对于有认知功能障碍的患者，可使用胆碱酯酶抑制剂（如多奈哌齐、卡巴拉汀或加兰他敏）。

应使用步行器辅助以防止跌倒，当平衡功能受累至导致跌倒的程度时，应该使用轮椅。作业疗法可有益于协助患者使用进食和梳理的器具及其他适应性措施。物理治疗可能帮助一些有平衡和步态功能障碍的患者，以及有助于肌张力障碍肢体的活动度和体位摆放。矫形夹板也可能减少挛缩和减轻紧箍的手指压在手掌上的压力。

八、预后

CBD 是一种不可避免进展至死亡的神经变性疾病，但其自然病程在个体患者中可能差异很大。在两项报道共 29 例经病理学证实的 CBD 患者中,中位生存期分别为 5.5 年和 7.9 年(范围为 2～12.5 年)最常见的死因是运动不能或吞咽困难导致的并发症,如肺炎和脓毒症。

(康文岩　刘　军)

第六节　路易体痴呆

病例分析

现病史:患者,钱 ××,男,61 岁,因"行动迟缓 2 年,加重半年伴视幻觉 2 个月"入院。患者 2 年前无明显诱因下出现动作迟缓,双上肢偶有细微震颤,曾予外院诊断为"帕金森病",给予多巴丝肼治疗后反应欠佳,后自行停用多巴丝肼。患者同时出现头部昏涨感,紧箍样头痛,自觉行走欠稳。近半年来,行动迟缓呈进行性加重,头晕头痛也加重,思维反应较前迟钝,日间思睡,不愿做事,再次就诊予外院,考虑"焦虑抑郁状态",予西酞普兰治疗,患者服用 2 个月后自觉情绪有所好转,后因"左肾结石"于外院手术后曾发生一过性呼之不应,自行停药。近 2 个月来,患者在女儿家时出现至少 2 次视幻觉,表现为女婿在客厅时,患者说有很多人在客厅开会,有活动人影,后发现是玩偶放置于沙发上;第二次为患者将婴儿车上冰袋看成老太太坐在车上,并对其笑。另外曾将地板上反光看成水汽及蒸气。患者自 8 年前夜晚睡眠时出现噩梦、多话伴打人行为。近半年出现便秘。

既往史:患者有高脂血症病史,服用瑞舒伐他汀调脂。否认高血压、糖尿病、冠心病等病史。患者既往饮酒 2～3 次 / 周,每次约 1 斤黄酒,目前已戒酒约 1 年。否认遗传性家族史。

体格检查:体温 36.9℃,脉搏 62 次 /min,呼吸 18 次 /min,血压 126/88mmHg。立卧位血压检测:卧位:血压 130/85mmHg,心率 70 次 /min;立位即刻:血压 130/85mmHg,心率 69 次 /min;立位 1 分钟:血压 120/90mmHg,心率 72 次 /min;立位 3 分钟:血压 115/80mmHg,心率 79 次 /min;立位 5 分钟:血压 120/80mmHg,心率 78 次 /min。

神经系统检查:神清,面部表情少,口齿含糊不流利,语速慢。双眼球活动可。眼震(-)。双鼻唇沟等。双软腭抬举可,悬雍垂居中,伸舌居中,见舌肌震颤,无舌肌萎缩。双上肢肌张力增高,见细微震颤,双下肢肌张力可。四肢肌力 V 级,患者起床困难,躯干较僵硬。站立时稍前屈体位,走步时无前冲,联带动作稍减少,无转身困难。双侧指鼻试验、轮替运动、跟 - 膝 - 胫动作完成可,直线行走不能,Romberg 征(+)。双侧肱二头肌反射(+++),双侧肱三头肌反射(+++),双侧桡骨膜反射(++),双侧掌颌反射(+/-),双侧 Hoffman 征(-),双下肢膝反射(+),双侧踝反射(++)。双侧 Babinski sign(-)。双侧针刺觉对称存在。颈软,无抵抗。MMSE:21 分。MoCA:16 分(涉及记忆、视觉感知、视空间及执行功能异常)。GAD-7:11 分。PHQ-9:17 分。PHQ-15:12 分。

实验室及影像学检查:血常规、尿常规、粪常规 + 隐血:(-)。生化血脂:(-)。维生素 B12(-),叶酸:2.49ng/ml。糖化血红蛋白(-)。HIV-Ab(-)。RPR(-)。甲状腺功能(-)。肿瘤指标(-)。血沉(-)。凝血(-)。乙肝定量:HBc-Ab(+),HBe-Ab(+),HBsAg(+),余(-)。心电图:窦性心动过缓,HR55 次 /min。胸部 CT: 右肺尖部隔旁气肿。彩超:前列腺钙化灶,甲状腺双叶实性结节,双肾结石,胆囊息肉,双侧颈动脉粥样硬化伴斑块形成,双下肢动脉硬化伴斑块形成。心脏超声（−）。脑电图：中度异常脑电图。δ 频段前部能量增高，右侧显著，θ 频段能量增高。头颅 MRI：双侧额叶多发缺血灶。轻度脑白质病，脑萎缩。MRA（−）。SPECT：大脑右侧顶叶血流灌注减低，右侧脑室旁腔隙性梗死。睡眠监测（呼吸、心率和血氧）：单纯鼾症，无低氧血症。

病史特点

男性，61 岁，慢性起病，表现为动作迟缓，有进行性加重趋势，并逐渐出现显著的视幻觉和思维反应迟钝。

阳性体征：面部表情少，口齿含糊不流利，语速慢。舌肌震颤，双上肢肌张力增高，见细微震颤，站立时稍前屈体位，联带动作稍减少，直线行走不能，Romberg 征（＋）。双侧肱二头肌反射（＋＋＋），双侧肱三头肌反射（＋＋＋），双侧桡骨膜反射（＋＋），双侧掌颌反射（＋/−），双侧踝反射（＋＋）。

辅助检查：脑电图：中度异常脑电图。δ 频段前部能量增高，右侧显著，θ 频段能量增高。头颅 MRI：双侧额叶多发缺血灶。轻度脑白质病，脑萎缩。MRA（−）。SPECT：大脑右侧顶叶血流灌注减低，右侧脑室旁腔隙性梗死。MMSE：21 分。MoCa：16 分（涉及记忆、视觉感知、视空间及执行功能异常）。GAD-7：11 分。PHQ-9：17 分。PHQ-15：12 分。

诊断

路易体痴呆，快眼动睡眠行为障碍可能，焦虑抑郁状态，动脉粥样硬化，乙型肝炎。

定位诊断：患者肢体、躯干和面部动作迟缓、双上肢肌张力增高、细微震颤、起床困难、躯干较僵硬、站立时略前屈体位、联带运动稍减少，考虑定位于锥体外系；患者有焦虑抑郁和多维度认知功能下降，结合间歇性视幻觉和视错觉，考虑定位高级皮层累及认知和情感。

定性诊断：患者起病隐匿，慢性病程，进行性加重，考虑为神经变性疾病。结合患者双侧起病的锥体外系症状以及视幻觉，且多巴丝肼治疗疗效欠佳，考虑帕金森综合征、路易体痴呆可能。

鉴别诊断

1. **帕金森病和 PPD**　帕金森病多单侧肢体起病，震颤多以静止性震颤为主，对多巴胺能药物反应良好，早期一般无明显痴呆表现和视幻觉等精神症状。该患者帕金森综合征表现双侧肢体基本对称（双上肢肌张力增高和以姿位性震颤为主的细微震颤）、帕金森综合征表现以中轴为主，多巴丝肼治疗后动作缓慢和肌张力等改善不是特别明显，更符合 DLB 的帕金森综合征。且患者起病 2 年出现明显的视幻觉和认知下降，因此更倾向于 DLB。

2. **多系统萎缩**　可表现为锥体外系症状，另外，还可有小脑、锥体系、自主神经系统受累，认知功能异常一般出现较晚。自主神经功能障碍一般较早出现。该患者自主神经功能出现偏晚，便秘是最近半年出现的，且患者立卧位血压（−）。结合患者在病程相对早期出现了比较明显的各个维度认知功能下降和波动性视幻觉，故不考虑 MSA。

3. **AD**　AD 临床症状以情景记忆力减退为主，表现为近事遗忘。该患者认知障碍中，记忆力下降不是最突出的，MMSE 和 MoCa 提示涉及记忆、视觉感知、视空间及执行功能异常的多个维度的认知功能障碍。AD 没有明显波动性，早期较少出现幻觉和帕金森样症状，

DLB 则常有视幻觉和视觉空间障碍并伴有锥体外系症状。鲜明的视幻觉是 DLB 的一个重要特征。另外,从病理学上,DLB 和 RBD 都是共核蛋白病,而 AD 是 tau 蛋白病,伴有 RBD 的痴呆患者在诊断时倾向于诊断为 DLB,而不是 AD。

4. 血管性认知功能障碍 症状波动性进展或阶梯样恶化,有神经系统定位体征,影像学可见多发的脑血管性病灶。该患者既往病史、影像学等检查均不支持。

治疗

患者入院后完善相关检查,予开塞露通便、补充叶酸、多巴丝肼 62.5mg 3 次 /d 改善锥体外系症状,石杉碱甲片 0.1mg 2 次 /d 改善认知,盐酸舍曲林片 50mg 每晚 1 次调节情绪,拜阿司匹林和瑞舒伐他汀钙片软化斑块等治疗。患者头晕症状明显好转,动作迟缓略有改善。

处理方案及理由:患者入院后,经详细病史询问和体格检查及相关辅助检查,考虑 DLB 诊断可能。针对其帕金森样表现给予多巴丝肼治疗,但考虑到患者有间歇性视幻觉,而多巴胺能药物可诱发视幻觉,故以小剂量开始用药;患者确诊痴呆,考虑到胆碱酯酶抑制剂有时可加重锥体外系症状,因此先予石杉碱甲片改善认知功能。患者有明显抑郁焦虑,给予 5-HT 再摄取抑制药盐酸舍曲林片对症治疗。DLB 患者对于神经安定剂高敏,会使约半数 DLB 患者会发生锥体外系症状加重,且有发生神经阻滞剂恶性综合征的风险,甚至可能危及患者生命,对疑诊为 DLB 的患者用药需谨慎。患者经治疗后,头晕症状明显好转,动作迟缓略改善,予出院后门诊随诊。

要点与讨论

路易体痴呆(DLB)在神经变性疾病相关痴呆中发病率仅次于 AD,DLB 的患病率占老年痴呆患者的 0.3%~24.4%,且发病随年龄的增长而增长。

DLB 的发病机制尚不明确。DLB 的特征病理结构是皮质型路易小体,由 α-突触核蛋白组成,主要分布在扣带回、岛叶皮质、杏仁核和额叶皮质。结构影像学上,DLB 的中脑可见明显受累,Meynert 基底核萎缩以及脑桥中部背侧灰质萎缩,在扣带回中后部、颞枕叶上部及额极外侧部萎缩明显。内侧颞叶结构相对保留轻度萎缩是其主要鉴别点。功能 MRI 特征有基于任务的颞上回功能活性增强而高级视皮质区域的功能活性下降。DLB 基底节区多巴胺能活性显著降低是最主要的影像学特征。

DLB 临床诊断的必要特征是痴呆。具体定义是指影响到正常社交和工作生活能力的渐进性认知功能下降。在疾病的早期此症状可能不显著或断断续续不持久,但在疾病的进展过程中通常会发生。DLB 的核心临床特征包括波动性认知功能障碍、视幻觉、帕金森样症状和快动眼睡眠期异常行为。DLB 在临床上表现各异,需与 AD、PD、PDD、血管性痴呆、帕金森叠加综合征、精神分裂症、抑郁症、短暂性缺血性脑病、心源性晕厥等进行鉴别。目前确诊 DLB 仍然依靠尸检,仍未发现脑脊液或分子生物学方面的生物标志物。

目前对 DLB 没有特效治疗,主要为对症治疗,因此临床上 DLB 临床前期表现的识别至关重要,尽量做到早发现、早诊断、早干预、早治疗。对症治疗的过程中可能加重其他症状,如多巴胺能药物可诱发视幻觉;胆碱酯酶抑制剂有时可加重锥体外系症状。因此,治疗上仍需要把握主要症状,慎重选药,遵循个体化原则治疗。

　　在神经变性疾病痴呆中,路易体痴呆(dementia with Lewy body,DLB)的发病率仅次于阿尔茨海默病(AD)。DLB 的患病率占老年痴呆患者的 0.3%～24.4%,且随年龄的增长,DLB 的患病率逐渐增加,65 岁以上老年人 DLB 的发病率为每年(0.5～1.6)/1000,占年新发痴呆患者总数的 3.2%～7.1%。大量数据显示,路易体痴呆的发病年龄较晚,男性略多于女性,国内与国外统计数据结果无明显偏差。

一、病因及病理生理学

　　路易小体最初在 1912 年由德国学者 Frederick Lewy 在原发性帕金森病患者大脑黑质细胞胞质中发现并命名,该蛋白小体是一种嗜苏木精伊红的酸性圆形小体,有清亮放射状圆晕,主要分布在脑干神经核团(如黑质、蓝斑、Meynert 基底核、下丘脑),α-突触核蛋白是其主要初级结构。

　　DLB 的特征病理结构是皮质型路易小体,与帕金森病路易小体相同的是,皮质路易小体也由 α-突触核蛋白组成,但直径较帕金森病路易体小,无典型的同心圆结构,缺乏清亮光环,主要分布在扣带回、岛叶皮质、杏仁核和额叶皮质;但此类皮质型路易小体在帕金森病、皮质基底节变性(CBD)、tau 蛋白病和多系统萎缩(MSA)患者的脑组织中也可检出,因此皮质型路易小体的检出只是特征因素而不是判别因素。

　　DLB 的发病机制尚不明确,路易小体本身是否具有毒性有待进一步研究。目前已知,路易小体是错误折叠、错误翻译或修饰、错误剪接等形成的错误蛋白聚集沉淀形成的包涵体类似物,其中 α-突触核蛋白具有磷酸化和泛素化酶的特性,提示可能与清除错误折叠蛋白的系统有关,尚不能确定这种路易小体型沉积是一种阻止进一步神经变性的良性沉积,还是导致神经元损伤或致死的罪魁祸首。

　　最近研究表明,另一种蛋白质 TDP-43 沉积也是 AD、DLB、关岛帕金森与肌萎缩侧索硬化症复合体、额-颞叶痴呆的共同病理特征,提示除 α-突触核蛋白以外,此类痴呆疾病还有其他蛋白作用机制。同时 DLB 还时常伴有 AD 的病理表现,与 AD 不同之处在于,DLB 多是老年斑(SP),神经原纤维缠结(NFT)较少见。DLB 的另一相对特异性病变特征是对海马 CA2～CA3 区、Meynert 基底核、杏仁核的泛素和轴索 α-突触核蛋白染色呈阳性。

　　在基因层面,目前已知的是 DLB 与 *PARK11* 基因密切相关,相比于帕金森病与 AD,DLB 其实并没有被认为具有很强的遗传性,其病例往往是偶发无家族聚集性。但与 AD 相同的是,如果遗传了载脂蛋白 E(APOE)的 ε4 等位基因,将具有很高的发病风险。

　　宏观上看,在结构影像学上,DLB 的中脑可见明显受累,Meynert 基底核萎缩以及脑桥中部背侧灰质萎缩,在扣带回中后部,颞枕叶上部及额极外侧部萎缩明显。内侧颞叶结构相对保留轻度萎缩是其主要鉴别点。功能 MRI 特征有基于任务的颞上回功能活性增强而高级视皮质区域的功能活性下降。静息态则呈现楔前叶和注意相关脑区、壳核与额叶、颞叶与顶叶连接活性增强,前额叶和视皮质连接活性下降。DLB 患者的 DAT-SPECT 检测通常显示纹状体 DAT 摄取减少。同时枕叶也常呈低代谢改变,累及视觉皮质、楔前叶和视觉联合皮质,使用脑灌注成像或 ^{18}FDG-PET 都可以见到明显偏暗。DLB 还具有影像学上的"扣带回岛征(cingulate island sign,CIS)",这是指在进行 PET 成像观察到枕叶和视觉联合皮质葡萄糖代谢减弱亮度降低的同时,还能看到扣带回后部的葡萄糖代谢上升,产生高于周围区域的信号特征。DLB 基底节区多巴胺能活性显著降低是最主要的影像学特征。

二、临床表现

2017 年 DLB 的最新诊断标准将临床表现分为 3 类:必要特征(essential)、核心临床特征(core clinical features)、支持性临床特征(supportive clinical feature);除此之外还有两类生物标记物:提示性标记物(indicative biomarkers)、支持性标记物(supportive biomarkers)。

(一)必要特征

DLB 的必要特征是痴呆。具体定义是指影响到正常社交和工作生活能力的渐进性认知功能下降。在疾病的早期此症状可能不显著或断断续续不持久,但在疾病的进展过程中通常会发生。

(二)核心临床特征

(1)波动性认知功能障碍:DLB 患者的认知功能障碍主要表现在认知、注意力和觉醒的无意识变化,表现为典型的谵妄。经常出现行为不一致、语无伦次、注意力不集中或意识改变。DLB 患者画钟、搭积木等实验上会出现明显障碍,与 AD 患者相比要更加困难。早期出现严重的认知功能减退多见于病理上的 AD/LB 变异型,病理上多伴 AD 特征。与 AD 相比早期可能保留记忆力,临床上单纯根据认知功能损害特点来鉴别两病非常困难,应仔细询问病史,看护人往往会描述患者白天昏昏欲睡,周期性意识混乱,眼睛经常凝视远方。同时 DLB 患者的近事记忆力减退症状不明显,以远期记忆损害为主。认知功能损害常出现在疾病早期且呈波动性,患者表现可在数周内甚至一天内数分钟到数小时有较大变化,注意力和警觉性的波动尤为突出。警觉的波动性表现为警觉的清晰度降低及意识模糊与正常警觉状态交替出现,无明显规律性和节律性,表现为状态的时好时坏,时而清醒时而糊涂。

(2)视幻觉:DLB 的视幻觉生动鲜明并可重复出现,幻觉形象通常形成度很高,常为有特征的人、儿童或动物。在疾病早期就可出现,并可持续到病程晚期,对于诊断 DLB 有重要的指示意义,但在临床上易被误诊为精神分裂症,需结合其他临床表现加以区分。此外患者在服用抗帕金森病药物过程中也可诱发视幻觉。有研究发现,视幻觉可能与 DLB 患者颞叶前部、下部及杏仁体 LB 的密度有关。脑功能成像则通常会显示为视皮层血流量和功能异常。同时也有研究者认为,视幻觉的出现预示着患者使用胆碱酯酶抑制剂将取得很好的疗效。视幻觉产生的幻觉和错觉有很大可能会导致患者出现激惹或进攻等异常行为。在疾病晚期,随着认知功能损害的进一步加重,患者可出现 Capgras 综合征,即妄想身边的配偶或照料者已被他人冒充取代。

(3)帕金森样症状:即锥体外系功能障碍。此类症状的出现并不是由于抗多巴胺能药物或卒中出现的,而是自发出现与黑质细胞变性和黑质纹状体多巴胺能投射纤维的减少相关。早期出现严重的锥体外系症状多见于不伴有 AD 的病理单纯型 DLB。常见手足和面部运动迟缓、肌张力增高、步态障碍和面具脸,主要的锥体外系症状多为对称性的,静止性震颤较少见。与帕金森病相比,DLB 的轴性强直和面具脸要更为严重且 DLB 对多巴胺能药物反应不佳。DLB 患者的认知功能障碍和帕金森样症状多在 1 年内相继出现,痴呆与帕金森病症状出现较紧凑,如果痴呆在锥体外系症状出现后 1 年以上才发生,临床上则考虑为帕金森病痴呆(PDD)。

(4)快速动眼睡眠期异常行为(RBD):发生于快速动眼睡眠期,以睡眠中行为异常、肌肉松弛间断缺失为特点,表现为躯体活动和痉挛增多,可有复杂剧烈的肢体或躯干运动如系扣、摆臂、喊叫、拳打脚踢、打人等,可持续数秒到数分钟,多发生在入睡 90 分钟后和睡眠近结束时。伴梦境回忆(有些患者醒来可回忆起生动清晰的梦境)、多导睡眠描记图显示睡眠期间颏下或肢体肌张力增高。RBD一般发生于痴呆出现前数年,常为DLB的一个先驱征候,可较认知功能障碍早出现。RBD被认为是该病的高危因素,研究发现,大部分伴有REM期睡眠障碍的痴呆患者最终转归为DLB。

(三)支持性临床特征

神经安定剂的高敏感性:由于DLB患者脑内多巴胺能神经元缺失和纹状体 D_2 受体异常,神经安定剂对 D_2 受体的拮抗阻滞作用会使约半数DLB患者会发生锥体外系症状加重,意识不清,甚至可能危及患者生命。DLB患者对神经安定药的敏感性损伤不可逆,且有发生神经阻滞剂恶性综合征的风险,因此不推荐用于实验性诊断。对疑诊为DLB的患者用药需谨慎,同时告知患者及其家属发生高敏反应的风险。此外还有姿势不稳,反复跌倒和晕厥,一过性原因不明的意识丧失;严重自主神经功能障碍,如便秘、体位性低血压、尿失禁;过度嗜睡尤其是日间极度嗜睡;嗅觉减退;其他形式幻觉;系统性的妄想;淡漠,焦虑或抑郁。

(四)提示性标记物

多巴胺能转运体的功能成像在SPECT-PET成像上显示基底节区DAT摄取减少。DLB患者的多巴胺能转运体(DAT)功能下降,而AD患者DAT功能正常,此条可作为鉴别两病的依据之一。

心脏扫描心肌碘-123间碘苄胍([I-123]MIBG)闪烁显像异常,摄入减低,该检查可以量化节后心脏交感神经,DLB的心脏节后交感神经减少,而AD并不减少,该检查对于鉴别两病有高度敏感性和特异度。

除上面两项以外还有多导睡眠监测(PSG)下显示没有肌张力弛缓(atonia)的REM睡眠。如果PSG显示一个痴呆患者的REM睡眠不伴随肌张力弛缓,且有RBD病史,那么他将有90%的可能性有synuclein蛋白病变,即使在没有核心症状和其他标记物的情况下也足以支撑诊断为可能的(probable)DLB。

(五)支持性标记物

神经影像学CT或MRI扫描显示颞叶内侧结构相对保留。功能神经影像SPECT/PET灌注或代谢显像显示枕叶视皮质代谢广泛降低,伴或不伴FDG-PET显像的扣带回岛征。脑电图(EEG)显示显著的后头部慢波伴周期性 pre-α/θ 节律改变。DLB的特征EEG改变是弥漫 θ 节律背景下,后头部更为显著的 θ 或 δ 波,所以对于波动性认知障碍、意识改变的患者,伴有全脑弥漫慢波但不是典型DLB脑电图改变时,还要考虑到代谢性脑病、非惊厥持续状态这些情况。

三、辅助检查

在临床表现部分有提到影像学检查,如CT或MRI扫描显示弥漫性脑萎缩但海马及颞叶中部结构相对保留;SPECT-PET影像显示枕叶视皮层代谢低下,心脏成像显示心肌间碘苄胍摄取减低等,都有助于DLB的诊断和鉴别诊断。SPECT-PET上还可进行多巴胺能转运体DAT功能扫描,DLB可见DAT活性下降。

其他如认知功能评价和精神症状方面,应酌情选择不同的量表进行评估,如筛选量表(MMSE等)、综合评估量表(韦氏成人智力量表、CDR、GDS、AD评估量表等)、特定的认知功能检查(记忆、执行功能等)、精神行为量表(神经精神问卷、Hamilton抑郁量表、老年抑郁量表)等。在DLB相关的痴呆筛查方面,最有影响力的量表是MMSE和蒙特利尔认知评估。

同时因 DLB 中与记忆和命名相关的注意力、执行功能和视觉处理缺陷是典型的,所以对注意力和执行功能的测量,可以将 DLB 与 AD 和正常老化区分开来,并预测从轻度认知障碍(MCI)到 DLB 的进展,这样的测量包括对处理速度和分散/交替注意力的测试,例如 Stroop 任务、trail making 任务、语音流畅性,以及一些将反应时间计算机化的任务。DLB 的空间和感知困难常发生在早期,比较有用的辅助诊断的策略可以通过让患者进行图形复制的任务,例如复制交叉的五边形或复杂的图形;或视觉装配任务,如积木设计、拼图任务;空间匹配任务,如线定向、大小匹配任务;还有知觉辨别任务,如不完整的数字、不完整的字母、幻像任务等。

此外还应常规检查血常规、肝肾功能、甲状腺功能、叶酸及维生素 B12 水平。检查脑脊液中的 tau 蛋白和 β 淀粉样肽等有助于诊断。可进行脑电图、认知诱发电位等电生理检查。

神经病理学检查和基因学检查也可以提高诊断的准确性。

四、诊断

根据 2017 年 DLB 诊断标准,很可能(probable)的 DLB 的诊断需要:两个或更多的核心临床特征,有或没有提示性标记物均可;或只有一个核心临床特征但是伴有一个或更多的提示性标记物;很可能的 DLB 不能仅仅凭借生物标记物确定。

诊断为可能(possible)的 DLB 需要:①只有一个核心临床特征,没有提示性标记物证据,或②一个或更多的提示性标记物但是没有核心临床特征。

当存在任何可部分或全部解释临床症状相关的其他躯体疾病或脑部疾病包括脑血管病情况下虽然不能排除 DLB 的可能,但可能因为混杂或多种病理改变导致出现类似 DLB 的临床症状,因此不能作为支持 DLB 的诊断;此外当帕金森样症状作为唯一的核心临床特征首次出现在严重痴呆阶段时,也不支持诊断为 DLB。

在 DLB 的诊断方面目前确诊仍然依靠尸检,仍未发现脑脊液或分子生物学方面的生物标志物。血浆表皮生长因子、载脂蛋白 A1、胞内或胞外 α - 突触核蛋白的浓度测定仍待进一步研究,均尚未被证明是一种生物标志物,而 Aβ、tau 和磷酸化 tau 的测量可能更有助于预测认知能力下降。葡糖脑苷酶(GBA)突变在 DLB 中被过度表达,但大多数 DLB 个体没有。在临床环境中并不推荐基因检测,无论是为了确诊还是为了预测疾病,目前的基因研究都应该局限于研究环境。

五、鉴别诊断

DLB 在临床上表现各异,需与阿尔茨海默病(AD)、帕金森病(PD)、帕金森病痴呆(PDD)、血管性痴呆、帕金森叠加综合征、精神分裂症、抑郁症、短暂性缺血性脑病、心源性晕厥等进行鉴别。

(一)阿尔茨海默病

临床症状以情景记忆力减退为主,表现为近事遗忘,疾病早中期可保留早期记忆。DLB 为记忆提取障碍而不是记忆形成障碍,所以表现为远期记忆障碍,而且这种障碍是有波动性的,DLB 状态好的时候测试的近事记忆可以没有明显障碍。胆碱酯酶抑制剂对 DLB 的效果也比 AD 的疗效好。AD 没有明显波动性,早期较少出现幻觉和帕金森样症状,DLB 则常有视幻觉和视觉空间障碍并伴有锥体外系症状。AD 的病理特征主要为老年斑和神经纤维缠结,皮质或皮质下路易体罕见,路易体痴呆则病理上特征为皮质路易体出现,常见老年斑,但神经纤维缠结较少见。AD 在 CT 或 MRI 示弥漫性皮质萎缩,以内侧颞叶和海马萎缩最明显,而 DLB 则显示弥漫性皮质萎缩但海马及颞叶中部结构相对保留,其原因主要是内侧颞叶的萎缩与 β 淀粉样斑块沉积有显著相关性而与路易体沉积关系不大。AD 纹状体多巴胺转运蛋白活性正常,DLB 患者的多巴胺能转运体(DAT)功能下降。DLB 心脏扫描心肌碘 -123 间碘苄胍([I-123]MIBG)摄入减低,AD 则无,该检查可以量化节后心脏交感神经,DLB 的心脏节后交感神经减少,而 AD 并不减少,对于鉴别两病有高度敏感性和特异度。此外,伴有 RBD 的痴呆患者在诊断时倾向于诊断为 DLB,而不是 AD。

(二)帕金森病

原发性帕金森病早期一般无明显痴呆表现和视幻觉等精神症状,初期症状多呈双侧不对称性,对多巴胺能药物反应良好。DLB 患者的帕金森样症状主要为强直和运动减少,静止性震颤少见。与帕金森病相比,DLB 的轴性强直和面具脸要更为严重,且 DLB 对多巴胺能药物反应不佳。

(三)帕金森病痴呆

PDD 与 DLB 目前主要以锥体外系症状和痴呆出现的时间顺序进行辨别。PDD 患者的认知功能障碍多在帕金森样症状出现 1 年以上出现。通过 MRI 也可发现,DLB 的顶叶、颞叶及枕叶灰质萎缩较 PDD 更为严重,但用于诊断存在参照物无法取得的困难。近来也有研究使用经颅超声检查鉴别 PDD 和 DLB,发现 PDD 和 DLB 的典型超声表现为黑质部回声增强,根据范围大小、不对称性和黑质回声增强和患者发病年限的关系,可能可以鉴别 PDD 和 DLB,但需要后续更多研究加以支持。

(四)帕金森叠加综合征

主要需与进行性核上性麻痹、皮质基底节变性、多系统萎缩进行鉴别。中轴性肌张力增高、垂直性眼肌运动麻痹、重度姿势不稳导致频繁地摔倒是进行性核上性麻痹患者的特征表现,上下视麻痹是临床特征症状。皮质基底节变性患者主要表现为一侧肢体的帕金森样症状、运动减少、意向性震颤、皮层复合觉缺失、失用等,病理上除了锥体外系变性还伴有额顶叶的皮层萎缩。这两者均无视幻觉与精神症状。多系统萎缩又称纹状体黑质变性,与典型帕金森极其相似,患者的认知功能损害较少见,程度相对轻,症状主要与小脑、脑干、壳核、尾状核的萎缩有关。体位性低血压综合征与橄榄桥小脑萎缩都体现为严重的小脑症状,较容易与 DLB 进行区分。

(五)精神分裂症

精神分裂症患者早期较少出现痴呆和锥体外系症状,虽然都可能出现视幻觉,但精神病患者通常无法区分幻觉和真实,但 DLB 患者有可能能够辨别并意识到视幻觉的存在。DLB 患者的精神症状可能是在抗精神症状药物治疗过程中加剧的,而精神分裂症患者则相反。

六、治疗

对 DLB 的治疗主要为对症治疗,本病预后较差,因此临床上 DLB 临床前期表现的识别至关重要,尽量做到早发现、早诊断、早干预、早治疗。对症治疗的过程中可能加重其他症状,如多巴胺能药物可诱发视幻觉;胆碱酯酶抑制剂有时可加重锥体外系症状。因此,治疗上仍需要把握主要症状,慎重选药,遵循个体化原则治疗。

（一）非药物治疗

应结合心理治疗、鼓励患者开展适度体育锻炼、增加社交,改善患者的认知、精神、运动系统和自主神经功能症状,减轻药物的不良反应和心理抵抗。对有运动障碍的 DLB 患者,建议其看护者注意家居安全,需增加安全防护装置,撤除一些易导致摔绊的物品,如地毯、地面小型立件。对于伴有 RBD 的患者,避免在床上放置尖锐、易伤人物品,床旁铺软垫等防止自伤、伤人和摔伤等。对伴有体位性低血压的患者,可考虑将床头摇高、穿弹力袜、停用降压药等方法缓解血压的变化。治疗过程中注意预防继发感染、脱水和代谢紊乱等。

（二）药物治疗

药物治疗主要针对运动障碍、精神症状和认知功能障碍。难以同时缓解三征,应抓大放小,厘清主次矛盾。

1. **抗帕金森病药**　首选左旋多巴单药治疗,维持治疗选用最小有效剂量。患者治疗过程中如果出现幻觉或是体位性低血压等不良反应,应减到最小有效剂量或停药。使用左旋多巴可能出现不良反应如视幻觉、错觉、直立性低血压和胃肠道不适,且临床实践提示左旋多巴用于 DLB 远较帕金森病疗效差,因为 DLB 的锥体外系症状较轻,并且左旋多巴可能造成注意力下降和幻觉,如果锥体外系症状不影响日常生活或工作,一般不建议使用左旋多巴。禁用抗胆碱能药物如盐酸苯海索等,因其可引起患者认知功能障碍的恶化和谵妄。多巴胺受体激动药可能造成嗜睡,其应用受限。

2. **胆碱酯酶抑制剂（AChEI）**　在治疗 DLB 认知功能与精神症状方面,AChEI 是非常有效的一线药物,这可能和 DLB 患者脑内胆碱能神经元的丢失有关,皮质胆碱能递质的降低经常会导致智能减退和视幻觉。不良反应主要是胃肠道症状如恶心、呕吐和腹泻。目前 AChEI 针对 DLB 的治疗药物包括多奈哌齐、利凡斯的明和加兰他敏等。研究表明,AChEI 对 DLB 的疗效比 AD 好,原因是 DLB 具有相对 AD 更早更显著的中枢胆碱能低下。患者通常对 AChEI 的耐受良好,但也有个别报道 AChEI 会加重帕金森病症状。

3. **抗精神症状药物**　如果出现幻觉和妄想,要考虑到可能是多巴胺能药物不良反应,要首先逐渐减少用药剂量。对于精神症状严重的患者,如果胆碱酯酶抑制剂对视幻觉等症状控制的效果不佳,可使用非典型抗精神病药,避免使用典型抗精神病药（如氟哌啶醇等）。非典型新型抗精神病药如喹硫平、氯氮平、利培酮、氯硝西泮等的使用建议小剂量开始,逐渐滴定到最小有效剂量。氯氮平还有可能会引起粒细胞减少症,用药过程需定期监测心电图和血常规等。神经安定药用于幻觉和错觉的治疗有很大可能会加重锥体外系症状,包括强直、运动减少、意识不清和跌倒,虽然新型非典型抗精神病药物的不良反应的报道率显著减低,但依然有很大引起帕金森病症状加重的风险。

4. **抗抑郁药**　对伴有抑郁症状的患者,可考虑选择性 5-HT 再摄取抑制药如氟西汀、舍曲林、帕罗西汀和多受体抗抑郁药,不建议使用三环类抗抑郁药,避免联合用药。

5. **睡眠障碍药物**　睡眠障碍,尤其是伴 RBD 患者可在睡前谨慎应用小剂量氯硝西泮（0.25～1.00mg）。但患者如果没有伤到自己或看护者,可不进行治疗。对于严重的患者,可选用苯二氮䓬类药物或褪黑素干预。但需要注意的是,苯二氮䓬类药物有加重认知功能障碍的风险。

6. **其他**　目前 DLB 新药研究方向主要是抑制 α-突触核蛋白原纤维和寡聚体的形成,破坏已形成小体的稳定性及尽可能实现靶向治疗。据报道姜黄、烟碱、乙醇相关性多酚类物质、维生素 A 可以抑制 α-突触核蛋白的形成,并且可以使已经形成的 α-突触核蛋白在体外 pH 为 7.5,37℃条件下失去稳定性。雌三醇也有抑制 α-突触核蛋白的聚集和使已形成物不稳定的作用。其他如神经营养类药物、神经保护药物、抗氧化药、中药、干细胞疗法等尚缺乏足够临床证据的支持。

（吴云成）

第七节　血卟啉病

病例分析

现病史：患者,女,25 岁,因"反复发作性腹痛 21 个月余,肢体无力 10 个月"入院。患者入院前 2 年无明显诱因出现反复腹痛,位于中上腹,剧烈疼痛,发作与进食无关,伴排便不畅,无呕血黑便,无畏寒发热,于当地医院普外科就诊,腹部 CT 示部分肠管扩张积气,给予解痉药物治疗不能缓解,给予禁食、肠外营养支持等治疗症状好转后出院;出院后患者腹痛症状仍反复发作,1 年半前行胃肠造影示肠腔积气,胃镜示慢性胃炎,小肠镜未见异常,考虑结肠冗长导致的不全性肠梗阻,给予禁食、补液、肠外营养治疗后好转;后腹痛症状再次发作入院,精神科会诊诊断为抑郁发作,给予"文拉法辛、奥氮平、氯硝西泮、百乐眠、脑安颗粒"等药物治疗,好转后出院;11 个月前患者再发腹痛,入住心理科,住院期间出现全身乏力,站起费力,症状逐渐加重,不能独立起床行走,伴咳嗽咳痰困难,EMG 示双上肢神经源性损害(累及运动神经轴索),EEG 示轻度异常。脑脊液中糖、氯化物、蛋白定量、细胞学未见异常,诊断为 Guillain-Barré 综合征。随后症状加重,并发重症肺炎,转入 ICU,行气管插管切开、抗感染(美罗培南 + 万古霉素)、丙种球蛋白等治疗 5 个月后,转入普通病房行康复治疗,四肢活动有所好转,遗留四肢远端无力及四肢末梢麻木,出院后继续行康复治疗;1 周前,患者无明显诱因再次出现下腹痛。患者自发病以来,精神、饮食、睡眠差,大小便无明显异常,体重减轻。

既往史：否认高血压、糖尿病等慢性疾病史,无外伤及中毒史,否认家族中有类似疾病。

体格检查：发育正常,体形消瘦。皮肤黏膜无黄染无皮疹。心肺听诊无明显异常。腹软,无压痛及反跳痛。神经系统检查:意识清,精神萎靡。双侧瞳孔等大等圆,直径 3mm,直接间接对光反射灵敏,眼球各方向运动正常,无眼震及复视。四肢近端肌力 V⁻级,远端肌力 Ⅲ～Ⅳ级。四肢肌张力偏低。双上肢腱反射(+),双下肢腱反射(-)。双侧病理征(-)。深感觉正常,双下肢末端长袜套样痛觉减退。双侧指鼻、跟-膝-胫试验稳准。颈软,脑膜刺激征(-)。

实验室及影像学检查：血常规:Hb106.0g/L,红细胞计数 $3.60×10^{12}$/L,WBC6.28×10⁹/L。肝肾功能:天门冬氨酸氨基转移酶 49U/L,乳酸脱氢酶 320U/L,肌酸激酶 2995U/L,尿酸 447μmol/L,总蛋白 59.9g/L,前蛋白 115mg/L。尿常规、粪便常规、自身抗体、免疫组合未见异常。血清神经节苷脂抗体、副瘤综合征抗体均阴性。尿标本置阳光下暴晒变色成紫红色。头颅 MRI+MRA 未见异常,双侧海马平扫未见异常。蝶骨电极 EEG 未见异常。EMG 示多发性神经受损,累及运动、感觉纤维。

病史特点

女性,25 岁,缓慢起病,反复发作性下腹痛,伴肢体无力。

阳性体征：四肢近端肌力 Ⅴ⁻ 级,远端肌力 Ⅲ～Ⅳ级。四肢肌张力偏低。双上肢腱反射(＋),双下肢腱反射(－)。双下肢末端长袜套样痛觉减退。

辅助检查：尿标本置阳光下暴晒变色成紫红色,尿卟胆原阳性。头颅 MRI+MRA 未见异常,双侧海马平扫未见异常。蝶骨电极 EEG 未见异常。EMG 示多发性神经受损,累及运动、感觉纤维。腹部 CT、胃肠镜未见器质性改变。

诊断

急性间歇性血卟啉病(AIP)。

定位诊断：周围神经:脑神经查体无异常,四肢远端肌力下降,双下肢末端长袜套样痛觉减退,双上肢腱反射(＋),双下肢腱反射(－),双侧病理征(－)。深感觉正常。无尿便障碍。

定性诊断：患者无明显器质性病变下反复发作性腹痛,且伴随周围神经损害症状,尿标本置阳光下暴晒变色成紫红色。符合急性间歇性血卟啉病诊断,完善尿卟胆原及基因检测。

鉴别诊断

1. **急腹症** 可为间歇性或持续性腹痛,常有腹部脏器的器质性改变,尿卟胆原阴性,不伴周围神经损害症状。

2. **铅中毒** 有明确的铅接触史,可有腹痛、皮肤改变、神经精神症状,血及尿中铅升高,尿卟胆原阴性,尿色光照下无改变。

3. **吉兰-巴雷综合征** 常有急性感染史,可为腹泻腹痛症状,四肢远端袜套样运动感觉障碍,肌电图 F 波异常或消失,腱反射减弱或消失。

4. **急性脊髓炎** 急性起病,常有感染或预防接种史,数小时或数日内出现脊髓横贯性损害,肌电图可正常或呈失神经改变,急性期脑脊液动力学试验一般无梗阻,脑脊液白细胞增多,以单核和淋巴细胞为主,蛋白含量正常或轻度增高,脊髓 MRI 可见异常信号。

治疗

入院后给予口服 50% 葡萄糖及静脉滴注 10% 葡萄糖、镇痛等治疗,症状缓解后出院。后患者外院回报尿卟胆原阳性,基因检测结果回报:HMBS 杂合子,确诊为急性间歇性血卟啉病。

处理方案及理由：患者无器质性改变情况下反复发作腹痛,同时伴有周围神经损害,入院后取尿标本置阳光下暴晒变色成紫红色,考虑血卟啉病可能,给予高糖及对症治疗,症状缓解,外院送检回报尿卟胆原阳性,基因检测结果回报:HMBS 杂合子,确诊为急性间歇性血卟啉病。患者反复腹痛可能终身伴随,药物、压力、饥饿、吸烟、酗酒、感染等诱发,应尽量避免;高碳水化合物或输液治疗可下调 ALA 合成酶活性,减少卟啉和卟啉前体的产生。

要点与讨论

血卟啉病(porphyria)是由于血红素生物合成途径中代谢相关酶缺乏或功能异常导致卟啉代谢紊乱而引起的一类罕见的代谢疾病,常累及神经系统及皮肤系统,可表现为光感性皮肤损害、腹痛及神经损害症状等。

急性间歇性血卟啉病（AIP）通常为常染色体显性遗传，但由于此类疾病外显率低且临床表现非特异性，临床诊断比较困难。在瑞典北部以外的欧洲地区，急性间歇性血卟啉病的发病率约为1/75 000；而瑞典北部的发病率则高达1/1000。混合型血卟啉病在欧洲的发病率约为急性间歇性血卟啉病的一半，由于奠基者效应在南美地区较为高发。急性发作在青春期前和更年期后较为少见，高峰期在20～30岁之间，女性比男性高发。

怀疑急性血卟啉病时，应首先检测尿液中的PBG含量。由于特异性差，尿液中的卟啉含量升高对疾病的诊断意义不大。当胆色素原含量超过正常上限的10倍时，即可诊断为血卟啉病，应立刻采取治疗措施，同时进一步明确疾病分型。等离子体荧光发射光谱法是急性血卟啉病分型诊断的首选方法，当峰值处于624～628nm时，即可确诊为混合性血卟啉病；但由于急性间歇性血卟啉病和遗传性粪卟啉病的吸收峰均为620nm，这种方法并不能将两者有效的区分开来。检测粪便中的卟啉含量对于这两种亚型具有鉴别意义。遗传性粪卟啉病患者的粪便中总卟啉含量升高，以粪卟啉升高为主，且Ⅲ型粪卟啉／Ⅰ型粪卟啉的比值大于2.0；而急性间歇性血卟啉病患者粪便中的总卟啉含量是正常的。混合型血卟啉病患者粪便中的总卟啉含量也升高，以原卟啉升高为主。此外，检测胆色素原脱氨酶活性，当其下降大于50%时，即可确诊为急性间歇性血卟啉病。对于潜在的携带者进行家族筛查有助于预防急性发作，DNA分析是检测基因突变的"金标准"。

治疗原则为确诊后尽早治疗，控制潜在感染，纠正低卡路里饮食及对症支持治疗，同时避免诱发因素尤其是不当药物的使用，如雌激素和孕激素。主要为对症支持治疗，高热量饮食或静脉输注高糖，静脉给予人源高铁血红素，对于重症患者，肝移植不失为一种有效的治疗手段。

血卟啉病（porphyria）是由于血红素生物合成途径中代谢相关酶缺乏或功能异常导致卟啉代谢紊乱而引起的一类罕见的代谢疾病，常累及神经系统及皮肤系统，可表现为光感性皮肤损害、腹痛及神经损害症状等。

血红素的合成过程始于线粒体，δ-氨基-γ-酮戊酸（ALA）合成酶催化甘氨酸和琥珀酸辅酶A合成5-氨基酮戊酸（ALA），ALA从线粒体转入胞质中，两个ALA分子在ALA脱水酶作用下合成卟胆原（PBG），四分子的PBG在PBG脱氨酶作用下聚合生成羟甲基胆色素（HMB），生理状态下细胞内的酶催化HMB环化生成尿卟啉原Ⅲ，少部分生成尿卟啉原Ⅰ。尿卟啉原Ⅲ经脱羧酶作用生成粪卟啉原Ⅲ，后经粪卟啉原Ⅲ氧化酶作用转化为原卟啉原Ⅲ，其在原卟啉原Ⅲ氧化酶作用下生成原卟啉原Ⅸ（PP），最后血红素合成酶（即铁螯合酶）催化亚铁离子与PP合成血红素。此过程中任一环节相关的酶异常都可能引起相应亚型的血卟啉病。

尽管所有细胞均能合成血红素用于细胞内呼吸和氧化还原反应，但血红素的主要来源是红系细胞和肝实质细胞。在红系细胞中，血红素和珠蛋白结合形成血红蛋白；在肝实质细胞中，血红素被进一步合成为细胞色素及血红素蛋白（haemoproteins）。根据血红素前体物质异常合成或蓄积的主要组织部位，可将卟啉病分为肝性血卟啉病和红细胞生成性血卟啉病两大类。肝性血卟啉病根据临床表现的急剧程度又被分为急性和慢性两类，其中急性肝性血卟啉病包括急性间歇性血卟啉病（AIP）和遗传性粪卟啉病（HCP）、混合型血卟啉病（VP）及ALA脱水酶缺乏性血卟啉病（ALADP）；慢性肝性血卟啉病包括迟发性皮肤型卟啉病（PCT）和肝性红细胞生成性卟啉病（HEP）。红细胞生成性卟啉病可分为先天性红细胞生成性血卟啉病（CEP）和红细胞生成性原卟啉病（EPP）。其中较常累及神经系统的亚型包括急性间歇性血卟啉病（AIP）、遗传性粪卟啉病（HCP）和混合型血卟啉病（VP），这三种类型通常为常染色体显性遗传；但也均有罕见的隐性遗传的纯合子病例报道。此外，常染色体隐性遗传的 ALA 脱水酶缺乏性血卟啉病（ALADP）患者也伴有神经损害症状，但此类患者极为罕见。

血卟啉病的亚型多种多样，按临床表现可分为急性血卟啉病、皮肤损害性血卟啉病和罕见的隐性遗传性卟啉病。急性血卟啉病包括 AIP、HCP 和 VP；皮肤损害性血卟啉病包括 HCP、VP、EPP 和 X 染色体连锁遗传的显性红细胞性原卟啉病；罕见的隐性遗传性卟啉病则包括 CEP、HEP 和其他罕见的隐性急性肝卟啉症。本文将按照临床表现进行详细的介绍。

一、急性遗传性血卟啉病

1. **流行病学** 急性间歇性血卟啉病（AIP）、遗传性粪卟啉病（HCP）和混合型血卟啉病（VP）通常为常染色体显性遗传，但由于此类疾病外显率低且临床表现非特异性，临床诊断比较困难。在瑞典北部以外的欧洲地区，急性间歇性血卟啉病的发病率约为 1/75 000；而瑞典北部的发病率则高达 1/1000。混合型血卟啉病在欧洲的发病率约为急性间歇性血卟啉病的一半，由于奠基者效应在南美地区较为高发。急性发作在青春期前和更年期后较为少见，高峰期在 20～30 岁之间，女性比男性高发。

2. **发病机制** 现有假说认为，肝脏过度蓄积的 ALA 及 PBG 具有神经毒性，导致神经系统受损。月经周期激素波动、禁食、抽烟、感染和药物等因素，均可诱导 5- 氨基酮戊酸合酶（ALAS-1）生成增加或血红素合成需求量增加使肝脏 ALAS-1 反馈抑制减弱，导致 ALA 和 PBG 蓄积增多，引起临床症状急性发作。此外，有研究发现，当患者出现肝功能受损或合并慢性营养不良时，转录因子过氧化物酶体增殖物激活受体 α（PPARα）和过氧化物酶体增殖物激活受体 γ 共激活因子 1α（PGC-1α）的水平增加，可能具有上调 ALAS1 转录水平的作用。

3. **临床表现** 多数患者一生中仅有一次或几次发作，10% 以下的患者表现为反复多次的急性发作。急性发作期一般不超过 1～2 周。前驱期常表现为轻度的行为变化，如焦虑、坐立不安和失眠。急性发作期表现为严重的腹痛，也可表现为背部或大腿的疼痛，常伴有恶心、呕吐和便秘。当发作期持续较长时，胃肠道不适常常引起体重减轻。交感神经活动增强如心动过速、大量出汗和血压升高也十分常见。体格检查多无明显异常，X 线检查可显示轻度的肠梗阻表现。剧烈的呕吐可引起脱水和电解质失衡。40% 的患者由于异常的抗利尿激素分泌综合征出现低钠血症，严重时可引起抽搐。急性发作期可出现癫痫发作，这可以是一种原发的临床症状，也可由低钠血症或低镁血症引起。急性发作期患者的尿液可为红色或黑色。光感性皮肤损害仅见于遗传性粪卟啉病（5%）和混合型血卟啉病（60%），急性间歇性血卟啉病无皮肤损害。

20%～30% 的患者可出现精神症状，如焦虑、抑郁、定向障碍、幻觉、妄想和精神错乱。部分患者在急性发作前可有精神紧张、烦躁不安、易激惹、梦魇，甚至出现幻觉、认知障碍等症状，且对于同一患者，每次发作时可出现不同的精神症状。急性发作期神经病变出现相对较晚，主要为运动症状。常表现为肢体肌肉疼痛、近端肌肉无力，上肢比下肢更常见。也可出现局部的肢体轻瘫。肌肉无力可逐渐发展为四肢瘫痪、呼吸肌和延髓性麻痹,危及生命。肢体瘫痪可逐渐恢复,部分患者可留下后遗症。此外,也可出现锥体症状、小脑症状、暂时性失明或意识障碍。

此外,无论是携带者或有临床表现者,罹患高血压、肝细胞癌和慢性肾功能衰竭的风险都比普通人增高。

4. 诊断 怀疑急性血卟啉病时,应首先检测尿液中的 PBG 含量。检测尿液中的 ALA 有助于区别引起腹痛的其他代谢性疾病,如铅中毒和罕见的 ALA 脱水酶缺乏卟啉病。尿液中的 PBG 和 ALA 在这三种急性血卟啉病中均升高,但急性间歇性血卟啉病比遗传性粪卟啉病和混合型血卟啉病升高更明显,持续时间更长。由于特异性差,尿液中的卟啉含量升高对疾病的诊断意义不大。当胆色素原含量超过正常上限的 10 倍时,即可诊断为血卟啉病,应立刻采取治疗措施,同时进一步明确疾病分型。

等离子体荧光发射光谱法是急性血卟啉病分型诊断的首选方法,当峰值处于 624～628nm 时,即可确诊为混合性血卟啉病;但由于急性间歇性血卟啉病和遗传性粪卟啉病的吸收峰均为 620nm,这种方法并不能将两者有效的区分开来。检测粪便中的卟啉含量对于这两种亚型具有鉴别意义。遗传性粪卟啉病患者的粪便中总卟啉含量升高,以粪卟啉升高为主,且Ⅲ型粪卟啉/Ⅰ型粪卟啉的比值大于 2.0;而急性间歇性血卟啉病患者粪便中的总卟啉含量是正常的。混合型血卟啉病患者粪便中的总卟啉含量也升高,以原卟啉升高为主。此外,检测胆色素原脱氨酶活性,当其下降大于 50% 时,即可确诊为急性间歇性血卟啉病。

对于潜在的携带者进行家族筛查有助于预防急性发作,DNA 分析是检测基因突变的"金标准"。与血卟啉病相关的基因已被识别,引起疾病的基因突变类型也已被发现。在人类基因突变数据库(human gene mutation database)可以查询到定期更新的基因突变列表。

5. 治疗 治疗原则为确诊后尽早治疗,控制潜在感染,纠正低卡路里饮食及对症支持治疗,同时避免诱发因素尤其是不当药物的使用,如雌激素和孕前激素。此外,这一原则对于无临床症状的携带者也同样适用。

(1)对症支持治疗:大剂量的阿片类药物联合止吐剂和吩噻嗪类药物,是常用的对症治疗手段。呕吐严重时,可给予高热量饮食或者静脉给予 5% 的葡萄糖等渗盐溶液。保持体液平衡,避免大量使用低渗葡萄糖溶液而导致的低钠血症及抽搐发作。心血管系统的并发症较为少见,如出现心动过速和高血压,可给予 β 受体拮抗剂治疗。当出现肾上腺素危象时,如严重的高血压、高血压脑病、抽搐、脑内缺血性改变时,静脉给予硫酸镁有效。出现肋间肌麻痹时应及时建立人工气道辅助呼吸。

(2)特异性治疗:静脉给予人源高铁血红素,能够抑制 ALA 合酶的合成并减少尿液中的 ALA 和 PBG,是治疗血卟啉病的特异性手段。大部分患者在用药 5 天内可逐步缓解,但并不能逆转已经形成的神经损害,因此及早用药十分关键。给予 1:1 稀释的 4%～20% 的人源性血清白蛋白能够增加血红素的稳定性和溶解性,降低静脉损伤的风险。少数患者(< 10%)无明显诱因下可反复急性发作,此类患者病情严重,需要定期静脉给予人源性高铁血红素治疗。部分患者在数次静脉给药治疗后,浅静脉系统损坏,将不得不采用永久留置静脉导管的方法,这也会带来许多并发症。

(3)肝移植:少数急性间歇性血卟啉病患者,接受肝移植后,尿液中 ALA 和 PBG 恢复至正常浓度,急性发作消失,生活质量明显提高。因此,对于严重的急性间歇性血卟啉病患者,肝移植不失为一种有效的治疗手段。

二、皮肤卟啉症

（一）迟发性皮肤卟啉症

遗传性粪卟啉病（HCP）、混合型血卟啉病（VP）和迟发性皮肤卟啉症（PCT）都具有慢性皮肤光感性损害的特点。PCT 是血卟啉病中最常见的亚型，其临床表现仅限于皮肤损害；而 HCP 和 VP 除皮肤损害外，还可伴有神经系统损害。

1. 流行病学 75% 迟发性皮肤卟啉症为散发性，无家族史；25% 为遗传性，由 *UROD* 基因缺陷导致尿卟啉原脱羧酶活性降低 50% 引起，这是一种低外显率的常染色体显性遗传病。遗传型较散发型起病年龄更早。能够引起肝脏尿卟啉原脱羧酶活性降低的因素，均是血卟啉病的危险因素，包括酗酒、雌激素、丙型病毒性肝炎，以及艾滋病毒感染和遗传性血色素沉着病等。Meta 分析显示，与野生型相比，HFE C282Y 和 H63D 不同的基因型组合的发病风险增高 3～48 倍。肝脏活检常常发现铁沉积。转铁蛋白、血清铁和铁蛋白含量通常增加。此外，TFRC1 和 *CYP1A2* 基因的多态性也与迟发性皮肤卟啉症的发病率增高相关。

2. 发病机制与病理 迟发皮肤性卟啉病是因尿卟啉原Ⅲ脱羧酶缺乏导致血红素合成障碍，大量卟啉类化合物沉积在皮肤组织，其所含的吡咯环化学结构是一种内源性光致敏剂，具有特殊吸收光谱，以波长 405nm 最明显，吸收光波后通过各种生物化学分子结构转换，促进膜结构脂质过氧化和蛋白质、核酸的氧化反应，皮肤溶酶体破坏导致光感性皮肤损害。

病理组织学检查可见表皮下水疱，细胞数量减少；基底膜下有多层膜分布，真皮层血管内外有玻璃样物质沉积。免疫化学染色显示血管壁附近有免疫球蛋白、纤维蛋白原和补体沉积。这些均表明皮肤损伤的病理基础是真皮层的血管受损。

3. 临床表现 皮肤损害仅限于暴露在阳光下的区域，如手背部、面部和颈部，部分女性的腿部和脚部也可出现皮肤损害。皮肤脆性增加是特异性改变，轻微的上皮受损表面很快被硬皮所覆盖。继发感染十分常见。大疱、水疱或小疱需要几周的时间才能痊愈。在出现大疱损害的皮肤区域，可再发白疹，常见于手背部。多毛症常见于上颊部、耳部和手臂。暴露于阳光下的皮肤区域常发生色素沉着。皮肤损害因季节而异，夏秋季皮肤损害更明显。少数迟发性皮肤卟啉症患者可有眼部并发症，如眼部疼痛和畏光。此类患者可伴有不同程度的肝功能损害，尤其是有过度饮酒史者。不过，在酒精性肝硬化患者中，迟发性皮肤卟啉症十分罕见。迟发皮肤性卟啉病尿液中卟啉化合物明显升高。

4. 诊断 根据临床表现、病理组织学检查及实验室检查作出相应的诊断。

5. 治疗 迟发皮肤性卟啉病患者应禁止饮酒，尽量避免日光暴露，必要时可采用皮肤防护措施。如果未合并遗传性血红蛋白病，每周 2 次给予小剂量氯喹 100～200mg，可加快卟啉化合物的肝脏代谢及尿液排泄，迟发性皮肤卟啉症患者病情完全缓解需要 6～12 个月，大部分患者预后较好。为预防复发，需监测尿中卟啉浓度、铁负荷及肝功能。

（二）红细胞生成性原血卟啉病

1. 病理机制 红细胞生成性原血卟啉病（EEP）主要因血红素合成最后一步催化酶血红素合成酶部分缺陷所致。红细胞生成性原血卟啉病的遗传模式复杂，绝大多数由 *FECH* 基因突变所致，该基因缺陷可引起亚铁螯合酶的活性降低。游离的原卟啉主要在红细胞中沉积，其次是组织如皮肤和肝脏或生物液体如胆汁和粪便中，从而导致光感性疼痛和潜在的肝脏并发症。

2. 临床表现 红细胞生成性原血卟啉病最常见的临床表现是季节性急性光感性皮肤损害。光感性损害通常在儿童早期出现,少数病例成年后才出现。红细胞生成性原血卟啉病的光感性皮肤损害表现为在阳光暴露后的皮肤灼痛、刺痛和瘙痒感。光感性损害可在阳光暴露几分钟内就出现,冷水可减轻这种急性灼痛。皮肤水肿和红斑在阳光照射后可立即出现,慢性损害如手部皮肤损害和面部蜡状瘢痕常见。季节性手掌皮肤角化病见于部分 *FECH* 基因突变患者。许多患者伴有轻微的小细胞低色素性贫血。尽管红细胞生成性原血卟啉病是一种良性疾病,但 10%~20% 患者有肝损害。原卟啉可形成胆结石,故患者的胆石症风险增大。肝细胞和胆小管内原卟啉的沉积导致细胞损伤、胆汁淤积和细胞溶解,从而引起肝功能受损。约 2% 患者可快速进展为不可逆性淤胆型肝衰竭。

3. 诊断 由于原卟啉是脂溶性的,因此尿中的卟啉含量并未增加。诊断基于红细胞中游离原卟啉含量的大量增加。有临床症状者血液卟啉荧光分析显示 634nm 处有明显的吸收峰。此外,其有核细胞线粒体内的亚铁螯合酶活性降低至正常值的 10%~35%;无临床症状的携带者,亚铁螯合酶活性降低至正常值的 50%。基因检测有助于红细胞生成性原血卟啉病的确诊。

4. 鉴别诊断 一种血卟啉病亚型和红细胞生成性原血卟啉病非常相似,其红细胞内也有大量的原卟啉沉积,其中 40% 的原卟啉与锌离子结合;但其亚铁螯合酶的活性正常。这种新型的血卟啉病叫作 X 染色体连锁遗传的显性红细胞性原卟啉病,是由于 ALAS2 活性升高所致。前述其他与 ALAS2 相关的病变,均为 ALAS2 活性缺失所致,而 X 染色体连锁遗传的显性红细胞性原卟啉病的 ALAS2 活性则是异常升高,超过人体血红素合成的生理需要,从而引起肝功能异常和皮肤光感性损害。

5. 治疗 避免阳光照射是红细胞生成性原血卟啉病最有效的预防措施。防晒的衣服、局部使用隔离防晒霜或 UVB 光疗均可减轻光感性损害。阿法诺肽(afamelanotide)一种黑色素细胞刺激激素类似物,被认为可以诱导具有光保护作用的表皮黑色素形成。每天口服 β-胡萝卜素(75~200mg)对三分之一患者可提高其光耐受性,但在吸烟者中则产生相反的效果。定期检测肝功能有助于及时发现肝损害。出现肝损害时,可以给予考来烯胺(一种阴离子交换树脂,可消耗肝原卟啉)或者活性炭治疗,但疗效尚不确切。肝功能损害严重时,可考虑肝移植。

三、罕见的隐性遗传性卟啉病

(一)先天性红细胞生成性卟啉病

先天性红细胞生成性卟啉病(CEP)是罕见隐性遗传性卟啉病中相对最常见的一种类型,是由尿卟啉原Ⅲ合酶(UROS)酶活性显著降低引起的,呈常染色体隐性遗传。UROS 酶活性降低导致病理性尿卟啉原Ⅰ和粪卟啉原的过度蓄积。

遗传学研究表明 *UROS* 基因有不同类型的突变。40% 的高加索人均有 p.Cys73Arg 错义突变。此外,先天性红细胞生成性卟啉病常继发于 GATA-1 红系特异性转录因子突变。

先天性红细胞生成性卟啉病的临床表现包括光感性损害和慢性溶血,严重程度不一。多数患者有严重的光感性损害,表现为疱,残留瘢痕,甚至导致光损害局部皮肤损毁而难以辨认。继发性感染可导致瘢痕、畸形甚至是手指脚趾的损毁。红牙,骨营养不良,骨溶解和骨质疏松几乎见于所有患者。尿布上的红色尿液在早期即可提示先天性红细胞生成性卟啉病。中至重度的溶血和脾功能亢进提示红细胞内血红素的代谢异常。表型异质性是先天性红细胞生成性卟啉病的典型特征。成年迟发型仅仅表现为轻中度的皮肤损害。极严重的先天性红细胞生成性卟啉病常常起始于胚胎形成过程,由于严重的溶血性贫血导致胎儿水肿和死亡。与新生儿黄疸鉴别十分重要,对新生儿黄疸起治疗作用的光疗将对 CEP 患儿产生严重的损害。同种异体骨髓移植是目前最有效的治疗方法。最重要的支持治疗就是避免阳光和紫外线照射。贫血严重者可输血,脾切除可减少输血需求。基因治疗目前仍待进一步研究。

(二)肝红细胞生成性卟啉病

肝红细胞生成性卟啉病(HEP)是尿卟啉原脱羧酶活性缺失所致,迄今仅有 34 例报道。肝红细胞生成性卟啉病不同于先天性红细胞生成性卟啉病,更倾向于肝性血卟啉病,其临床表现为婴儿或儿童期出现红色尿液,皮肤可出现疱疹、瘢痕,可伴有多毛症。多毛症是部分病例的最主要特征。红细胞内的血卟啉含量增多,以原卟啉增多为主。部分患者也伴有溶血性贫血和脾肿大。值得注意的是,肝红细胞生成性卟啉病的生物化学改变与迟发性皮肤卟啉症相似。最重要的治疗措施是避光;放血疗法和氯喹对于该亚型疗效并不明显。

(三)罕见的隐性急性肝卟啉症

ALA 脱水酶缺乏性血卟啉病(ALADP)、急性间歇性血卟啉病(AIP)、遗传性粪卟啉病(HCP)和混合型血卟啉病(VP)这四种亚型,均有罕见的隐性遗传病例报道。通常婴幼儿时期即可出现症状,比如尿布上的尿液可为橙黄色。与通常的急性间歇性血卟啉病患者不同,纯合子隐性遗传的儿童可有脑穿通畸形、严重的发育迟缓、神经功能受损、白内障、精神运动障碍、共济失调和抽搐症状。隐性遗传的混合型血卟啉病患者,表现为皮肤损害及手部骨骼异常,部分患者身体矮小、智力低下和抽搐症状。纯合子遗传性粪卟啉病有两种类型,一种患者年龄小,表现为光敏性皮肤、智力低下、神经系统受损及精神运动迟滞;另一种类型被称为严重的血卟啉症(harderoporphyria),患者出生时就表现出严重的黄疸和溶血性贫血,不伴神经受损症状。隐性遗传的纯合型 ALA 脱水酶缺乏性血卟啉病,为 ALAD 基因突变造成的,童年或成年发病,神经系统症状突出,常表现为慢性神经受损及急性发作。此类患者尿中 ALA 和粪卟啉显著升高,红细胞中 ALA 脱水酶活性显著降低。

综上,血卟啉病较为罕见,临床上容易误诊,需要与急腹症、铅中毒、获得性卟啉尿等鉴别。目前有关文献不多,病变累全身多系统多脏器,临床表现缺乏特异性,容易误诊而延误治疗。应提高对该病认识,对于无明显原因出现神经系统症状、腹痛、皮肤损害或排出血尿的暗红色小便,应考虑卟啉病可能,早期治疗能改善预后。

(寇　梁　王　涛)

第八节　肌张力障碍

病例分析

现病史:患者,吴××,女,37 岁,因"头部不自主向右扭转伴后仰 7 个月余"就诊。患者 7 个月前无明显诱因下出现头颈部酸痛不适,患者未重视,1 周后出现头不自主向右扭转伴后仰,伴右肩轻度抬高,偶有"YES"样震颤,紧张时加重,夜间睡眠时症状消失,用手轻触右侧面颊时症状明显减轻,无肢体僵硬、动作缓慢和行走困难。曾就诊于外院,考虑"颈部肌张力障碍",予口服巴氯芬 10mg 2 次 /d,患者自觉症状无明显改善,患者发病以来精神可,二便正常,睡眠差,入睡困难,体重无明显变化。

既往史:否认高血压、糖尿病等慢性疾病史,无外伤及中毒史,否认过敏史。

家族史:否认家族中类似疾病发作史。

神经系统查体:神志清,语言流利,双侧瞳孔等大等圆,对光反射灵敏,眼球各项活动正常,无眼震。两侧额纹对称,双侧鼻唇沟对称,伸舌居中。头部不自主向右扭转伴后仰,右肩较左肩稍高,颈部有"YES"样震颤,书写字体可清晰辨认。四肢肌张力正常,双侧轮替运动完成好,四肢肌力 V 级,行走步态未见异常。双侧深浅感觉正常存在,四肢腱反射对称,病理反射(-)。TWSTRS 评分 43 分,Tsui 评分 9 分。

辅助检查:血常规、肝肾功能、电解质、凝血功能、甲状腺功能、铜蓝蛋白等未见明显异常。棘红细胞检查正常。心电图提示窦性心律不齐。头颅 MRI:两侧半卵圆区点状缺血灶。颈椎 MRI:颈椎退行性改变,$C_3 \sim C_4$、$C_4 \sim C_5$ 轻度椎间盘突出。

诊断

颈部肌张力障碍。

定位诊断:锥体外系:患者主要表现为颈部不自主运动,伴有震颤,故考虑定位在锥体外系。

定性诊断:颈部肌张力障碍:患者为青年女性,急性起病,主要表现为颈部不自主运动,紧张时加重,夜间睡眠时症状消失,有"感觉诡计"现象,符合颈部肌张力障碍诊断。

鉴别诊断

1. 颈椎骨关节畸形　颈部外伤、肿瘤等疾病可导致颈椎骨关节畸形,进而表现为头颈部姿势异常,但此类患者多数表现为颈部固定的异常姿势,不伴有震颤,不伴有感觉诡计现象。

2. 心因性肌张力障碍　是心因性运动障碍的一种形式,诊断线索包括常与感觉不适同时出现、缺乏感觉诡计和动作特异性,无人观察时好转、暗示下急性加重、应用心理治疗、强烈暗示、安慰剂或物理治疗可好转甚至痊愈。

治疗

1. 入院后予巴氯芬 10mg 2 次 /d,苯海索 2mg 3 次 /d,氯硝西泮 1mg 每晚一次口服,症状改善不明显,3 天后将苯海索剂量逐渐增加,每天增加 2mg,第 6 天苯海索剂量为 4mg 3 次 /d,患者颈部震颤症状好转,但颈部扭转及后仰症状改善不明显。

2. 第 7 天在肌电导引下在右侧头夹肌、肩胛提肌、斜角肌及左侧胸锁乳突肌内共注射肉毒毒素 A200U,治疗后 13 天起效,治疗 1 个月后症状显著改善,TWSTRS 评分 17 分,Tsui 评分 3 分。

处理方案及理由:患者入院后,为进一步明确诊断,详细询问病史及体格检查,完善相关辅助检查,其中肌电图、头颅 MRI 具有一定的临床诊断和鉴别诊断价值。治疗给予减轻肌张力的药物如巴氯芬及治疗锥体外系症状的药物抗胆碱能药物盐酸苯海索治疗,并给予肉毒素治疗,对肌张力障碍有良好的疗效。

要点与讨论

肌张力障碍是一种运动障碍,其特征是持续性或间歇性肌肉收缩引起的异常运动和/或姿势,常常重复出现。肌张力障碍性运动一般为模式化的扭曲动作,可以呈震颤样。肌张力障碍常常因随意动作诱发或加重,伴有肌肉兴奋的泛化。肌张力障碍是运动增多类运动障碍病的常见类型。

全身型原发性肌张力障碍的发病率在美国明尼苏达州罗彻斯特人群中为3.4/10万;在东欧犹太人中的发病率为6.8/10万,这一数字是罗彻斯特总人群发病率的两倍;德系犹太人的发病率可能更高,在1/6000～1/2000,可能与该类人群起源于带有DYT1基因突变的一群祖辈有关。局灶型肌张力障碍整体较全身型更为常见。

肌张力障碍根据病因分为原发性(包括单纯原发性、叠加性原发性和发作性原发性肌张力障碍)、遗传变性和继发性(或其他系统性疾病相关)肌张力障碍。

肌张力障碍作为不自主运动的一种形式,具有以下临床特点:不自主运动、动作特异性、感觉诡计、镜像肌张力障碍、零点、泛化、肌张力障碍性震颤等。

肌张力障碍的诊断可分为3步:即首先明确是否为肌张力障碍性运动,其次肌张力障碍是否为获得性,最后明确肌张力障碍是遗传性或特发性。基因检测对于肌张力障碍诊断具有重要意义。注意鉴别心因性肌张力障碍。

目前对于大多数肌张力障碍,尚无有效的病因治疗方法,主要采用对症治疗。临床治疗的目标包括减少不自主运动、纠正异常姿势、减轻疼痛、改善功能和提高生活质量。临床上应根据肌张力障碍患者的具体情况,权衡利弊,选择支持和物理康复治疗、口服药物、肉毒毒素注射和手术等综合措施,实现个体功能和生活质量的最大改善。

最早关于肌张力障碍(dystonia)的描述可以追溯到19世纪末期。1911年,德国神经病学家Oppenheim首次提出"肌张力障碍"的命名,并以"变形性肌张力障碍(dystonia musculorum deformans)"强调其肌张力变化特征。同年,Flatau和Sterling根据此类疾病的临床表现,建议命名为"进行性扭转痉挛(progressive torsion spasm)",并发现其具有遗传特性。由于扭转痉挛并非肌张力障碍最常见的临床表型,且Oppenheim定义的"肌张力障碍"概念包含Flatau和Sterling描述的部分临床特征,故"肌张力障碍"的名称最终为神经病学家们所接受,并沿用至今。

一、定义

1984年,国际肌张力障碍医学研究基金会(DMRF)顾问委员会提出肌张力障碍的定义:肌张力障碍是一种不自主性、持续性肌肉收缩引起的扭曲、重复动作或异常姿势综合征。这一定义作为肌张力障碍的经典描述,至今仍广泛应用。然而,该定义主要关注"持续性肌肉收缩",把持续时间较短的肌肉收缩排除在外;关于运动的模式化和刻板性、运动诱发及泛化现象等肌张力障碍的具体特征并未见明确描述。因此,2013年,Albanese等提出肌张力障碍的新定义:肌张力障碍是一种运动障碍,其特征是持续性或间歇性肌肉收缩引起的异常运动或/和姿势,常常重复出现。肌张力障碍性运动一般为模式化的扭曲动作,可以呈震颤样。肌张力障碍常常因随意动作诱发或加重,伴有肌肉兴奋的泛化。

肌张力障碍是运动增多类运动障碍病的常见类型。其本身既可以是一种具有独特表现的运动症状,与震颤、舞蹈、抽动、肌阵挛等同属不自主运动;也可以是一种独立的疾病或综合征,其中肌张力障碍症状是唯一或主要的临床表现。

二、流行病学

肌张力障碍的类型很多,且有种族差异。全身型原发性肌张力障碍的发病率在明尼苏达州罗彻斯特人群中为 3.4/10 万;在东欧犹太人中的发病率约为 6.8/10 万,这一数字是罗彻斯特总人群发病率的两倍;德系犹太人的发病率可能更高,在 1/6000 ~ 1/2000,可能与该类人群起源于带有 DYT1 基因突变的一群祖辈有关。

局灶型肌张力障碍整体较全身型更为常见,日本人群中局灶型肌张力障碍的患病率为 6.12/10 万 ~ 14.4/10 万,这一结果显著低于明尼苏达州罗彻斯特的研究所得到的 30/10 万。局灶型肢体肌张力异常在印度的患病率则更高,为 49.06/10 万。而在英格兰北部,局灶型肌张力障碍患病率为 12/10 万,全身型肌张力障碍患病率则为 1.6/10 万。欧洲研究者联盟曾发表过研究结果:局灶型肌张力障碍患病率为 11.7/10 万,节段型及全身型原发性肌张力障碍的患病率为 3.5/10 万。

三、病因及分类

肌张力障碍疾病谱复杂,其临床分类也随着研究的进展和认识的提高而变化。早在 1976 年,Fahn 和 Eldridge 首次将肌张力障碍分为原发性(有或无遗传性)、继发性(有其他遗传性神经系统疾病或明确病因)和心因性肌张力障碍。Fahn 等分别于 1987 和 1988 年提出以发病年龄(早发型 ≤ 26 岁、晚发型 > 26 岁)、症状分布(局灶性、节段性、多灶性、偏身性、全身性)和病因(原发性肌张力障碍、继发性肌张力障碍、肌张力障碍叠加综合征、遗传变性肌张力障碍、其他神经系统疾病表现)为基础的分类方法。2004 年,Bressman 将病因分类精简,仅分为原发性(包括常染色体显性遗传性或其他遗传因素导致)和继发性(包括肌张力障碍叠加综合征和变性病相关、病因复杂和 / 或病因不明、其他获得性)肌张力障碍。2011 年,欧洲神经科学协会联盟(EFNS)指南将肌张力障碍根据病因分为原发性(包括单纯原发性、叠加性原发性和发作性原发性肌张力障碍)、遗传变性和继发性(或其他系统性疾病相关)肌张力障碍。随着原发性肌张力障碍遗传因素不断被发现,据基因连锁定位的先后顺序,将遗传因素导致的肌张力障碍命名为 DYTn,目前已明确 27 种亚型,即 DYT 1 ~ 27(http://omim.org/)。肌张力障碍临床分类的变化既体现出不同临床分类标准的特点,也反映出研究者们对肌张力障碍复杂表现和病因认识的逐步深入。

目前,任意一种单一临床分类方法均不能满足肌张力障碍基础与临床研究的需要。鉴于此,Albanese 等于 2013 年提出肌张力障碍新的临床分类标准,根据临床特征和病因两个主体进行分类,新标准旨在为所有类型肌张力障碍患者提供实用性临床信息,并指导诊断与治疗及开展后续研究。

(一)根据临床特征分类

临床特征的分类依据包括发病年龄、症状分布、时间模式、伴随症状等,具体分类见表 9-12。

表 9-12　肌张力障碍根据临床特征分类

分类依据	描述
按起病年龄分类	• 婴幼儿期(出生到 2 岁) • 儿童期(3～12 岁) • 青少年期(13～20 岁) • 成人早期(21～40 岁) • 成人晚期(> 40 岁)
按症状分布分类	• 局灶型(focal dystonia):只有一个身体区域受累。如眼睑痉挛、口下颌肌张力障碍、颈部肌张力障碍、喉部肌张力障碍和书写痉挛 • 节段型(segmental dystonia):2 个或 2 个以上相邻的身体区域受累,如颅段肌张力障碍、双上肢肌张力障碍 • 多灶型(multifocal dystonia):2 个不相邻或 2 个以上(相邻或不相邻)的身体区域受累 • 偏身型(hemidystonia):半侧身体受累,常为对侧半球、特别是基底节损害所致 • 全身型(generalized dystonia):躯干和至少 2 个其他部位受累
按时间模式分类	• 疾病进程 (1)稳定型 (2)进展型 • 症状的波动性 (1)持续型:肌张力障碍几乎以同等程度持续存在 (2)动作特异型:肌张力障碍只在特定的活动或任务中出现 (3)昼夜波动型:肌张力障碍的持续时间、严重程度和临床表现在一天中具有波动性变化 (4)发作型:突然出现的肌张力障碍动作,通常由某种因素诱发,往往自发缓解。发作性肌张力障碍依据诱发因素的不同分为 3 种主要形式:①发作性运动诱发的运动障碍,由突然的动作诱发;②发作性过度运动诱发的运动障碍,由跑步、游泳等持续运动诱发;③发作性非运动诱发的运动障碍,可因饮用酒、茶、咖啡或饥饿、疲劳、情绪波动等诱发
按伴随症状分类	• 单纯型:肌张力障碍是唯一的运动症状,可伴有肌张力障碍性震颤 • 复合型:肌张力障碍合并其他运动障碍,如肌阵挛或帕金森综合征 • 复杂型:肌张力障碍合并其他神经系统或全身系统疾病表现

(二)根据病因分类

形态学研究和遗传学研究是判断肌张力障碍病因的两种重要手段,可以相互补充,具体分类见表 9-13。

表 9-13 肌张力障碍根据病因分类

分类依据	描述
神经系统病理	• 有神经退行性病变证据:如神经元缺失 • 有结构性病变证据:如非进展性神经发育异常或获得性病变 • 无神经退行病性变或结构性病变证据
遗传性或获得性	• 遗传性 (1)常染色体显性遗传 (2)常染色体隐性遗传 (3)X 染色体连锁隐性遗传 (4)线粒体遗传 • 获得性(已明确致病原因) (1)围产期脑损伤 (2)感染:病毒性脑炎、昏睡性脑炎、亚急性硬化性全脑炎、HIV 感染、其他(结核、梅毒等) (3)药物:左旋多巴、多巴胺受体激动剂、神经安定类药物(多巴胺受体拮抗剂)、抗惊厥药、钙拮抗剂 (4)中毒:锰、钴、氰化物、甲醇等 (5)血管性:梗死、出血、动静脉畸形(包括动脉瘤) (6)肿瘤:脑肿瘤、副肿瘤性脑炎 (7)脑损伤:外伤、手术、电击伤 (8)免疫:系统性免疫病、自身免疫性脑炎 (9)心因性 • 特发性(病因未明) (1)散发性 (2)家族性

四、病理生理学

肌张力障碍是一种病理生理复杂、机制未明的运动障碍病。一般认为,肌张力障碍患者主要的病理生理学异常特点为:感觉运动皮层系统的抑制机制中多个水平的兴奋性"减低"以及脑干、脊髓水平感觉运动回路神经联系可塑性的"升高"。其中,基底节 - 丘脑 - 皮层环路的功能失衡是引发肌张力障碍的主要环节。苍白球对丘脑的抑制功能的减低导致运动时内侧叶及前额叶过度活跃,初级运动皮层活跃不足,致使运动筹划紊乱和输出增加且不协调,由此影响脊髓和脑干中间神经元的兴奋性,使其抑制功能减弱和紊乱,最终引起肌肉的不自主过度收缩或运动不协调。

另外一方面,一系列临床现象表明,感觉功能可以明显地影响肌张力障碍的发生,肌张力障碍的患者经常可以表现出"感觉诡计"(sensory trick)现象,患者用手轻微触摸身体的某一部位可以明显地控制肌肉痉挛和姿势异常,使身体恢复到正常位置。因此,感觉反馈传入冲动对局部肌张力障碍有明显的影响。发生在不同水平的感觉反馈功能紊乱,可使得大脑在运动调节和功能整合方面出现偏差,从而导致异常运动。

五、临床表现

肌张力障碍作为不自主运动的一种形式,具有以下临床特点:

1. **不自主运动(involuntary movement)**　肌肉的某一部分、某块肌肉或某些肌群出现的不自主收缩,是患者意识清楚而不能自行控制的骨骼肌动作。

2. **动作特异性(action-specific)**　部分肌张力障碍患者的不自主运动仅在特定动作或执行特定任务时出现,以局灶型肌张力障碍多见,如书写痉挛、音乐家痉挛、高尔夫球肘等。

3. **缓解技巧(感觉诡计)(alleviating maneuvers/sensory tricks)**　专门用于纠正异常姿势或缓解肌张力障碍性运动的随意动作,通常是涉及或针对受累部位的简单动作,但不是用力对抗肌张力障碍症状。

4. **镜像肌张力障碍(mirror dystonia)**　一侧肢体运动时诱发对侧肢体出现的相似姿势或运动,具有肌张力障碍的特点,常在受累较严重的一侧出现。

5. **零点(null point)**　异常的肌张力障碍性姿势在无抵抗下充分展现的身体位置,此处是肌肉持续收缩的高峰,呈现稳定的异常姿势。

6. **泛化(overflow)**　随意动作时,肌肉收缩的范围扩大至邻近或远隔肌肉,是非主观意愿性肌肉收缩,常在肌张力障碍性运动的高峰出现。

7. **肌张力障碍性震颤(dystonic tremor)**　一种自发的振荡性、节律性模式化运动,常具有方向性,多不持续,由肌张力障碍性肌肉收缩导致,试图维持原有(正常)姿势时常使之加重。

六、辅助检查

(一)遗传学检测

基因诊断方面,遗传性肌张力障碍基因检测的策略为:首先考虑主要症状特征,其次考虑起病年龄和遗传方式等因素,综合考虑筛选候选基因进行检测,并针对候选致病基因选取相应的检测技术,必要时可选择新一代高通量测序技术。

对于单纯型肌张力障碍,当以全身型表现为主时,应考虑 DYT-TOR1A、DYT-THAP1、DYT-HPCA、DYT-TUBB4 等亚型,尤其对于起病年龄小于 26 岁或者有早发患病亲属的患者,应首选检测 *TOR1A* 基因,其次检测 *THAP* 基因,之后可结合具体遗传方式和临床特点进行相应基因的检测。而当以局灶型和节段型表现为主时,尤其是颅颈段受累明显时,应考虑 DYT-GNAL、DYT-ANO3、DYT-COL6A3 等亚型,并优先检测 *GNAL* 基因。

对于复合型肌张力障碍,应对早发、诊断不明的患者优先考虑 DYT-GCH1、DYT-TH 等亚型,并进行基因诊断。当持续性肌张力障碍主要伴随肌阵挛时,应考虑 DYT-SGCE、DYT-CACNA1B、DYT-KCTD17 等亚型;进行基因诊断时,应首选检测 *SGCE* 基因,其次需结合具体遗传方式和临床特点进行相应基因的检测。而当以伴随帕金森综合征表现为主时,应考虑 DYT-TAF1、DYT-ATP1A3、DYT-PRKRA、DYT-GCH1、DYT-TH 等亚型,但值得注意的是 PARK-Parkin、PARK-PINK1、PARK-DJ1 也常出现类似表现。

对于发作性肌张力障碍,根据诱发因素的不同,应选择检测相应的基因。如以随意运动为主要诱发因素,则首选 *PRRT2* 基因进行检测,再次检测 *SLC2A1*、*MR-1* 基因;如无明显随意运动诱发,则首选检测 *MR-1* 基因,再次检测 *PRRT2*、*SLC2A1*、*KCNMA1* 基因;如以持续运动为主要诱发因素,则首先检测 *SLC2A1* 基因,再次检测 *PRRT2*、*MR-1* 基因。

此外,当患者的临床特点提示神经变性、遗传代谢等相关的复杂型肌张力障碍时,需完善相关疾病的致病基因的检测。随二代测序技术不断进步,系统的致病基因检测成本显著降低,在遗传因素筛查上越来越具有优势。

(二)神经生理检测

在某些仅凭临床特征不足以诊断的病例,对其异常表现应用神经生理检测手段进行观察、分析是辅助诊断的有利工具。

(三)脑影像学检查

1. 对成人发病、诊断明确的遗传性或特发性肌张力障碍患者不推荐进行常规的脑影像学检查,因为检查显示无异常所见。

2. 筛查或排除获得性肌张力障碍需行脑影像学检查,特别是肌张力障碍症状累及较为广泛的儿童或青少年患者。

3. 除非怀疑脑钙化,脑 MRI 检查对肌张力障碍的诊断价值要优于脑 CT。磁敏感加权成像(susceptibility weighted imaging,SWI)或 T_2* 对于脑组织铁沉积神经变性病的诊断价值优于常规 MRI。

4. 目前没有证据显示更复杂、高超的影像学技术,包括脑容量形态测量、弥散加权成像、功能磁共振对肌张力障碍的诊断或分类具有任何价值。但 MRI 中的一些特殊序列如 SWI 或 T_2*、弥散张量成像等可能有助于脑深部电刺激中靶点定位。

七、诊断

肌张力障碍是一种具有特殊表现形式的不自主运动,多以异常的表情姿势和不自主的变换动作而引人注目。肌张力障碍所累及肌肉的范围和肌肉收缩强度变化很大,因而临床表现各异。但某些特征性表现有助于肌张力障碍与其他形式的运动障碍的鉴别,主要有以下几点:

1. 肌张力障碍时不自主运动的速度可快可慢,可以不规则或有节律,但在收缩的顶峰状态有短时持续,呈现为一种奇异动作或特殊姿势。

2. 不自主动作易累及头颈部肌肉(如眼轮匝肌、口轮匝肌、胸锁乳突肌、头颈夹肌等),躯干肌,肢体的旋前肌、指腕屈肌、趾伸肌和跖屈肌等。

3. 发作间歇时间不定,但异常运动的方向及模式几乎不变,受累的肌群较为恒定,肌力不受影响。

4. 不自主动作在随意运动时加重,在休息睡眠时减轻或消失,可呈现进行性加重,晚期症状持续受累肌群广泛,可呈固定扭曲痉挛畸形。

5. 症状常因精神紧张、生气、疲劳而加重。

识别肌张力障碍首先可以从速度、节律、幅度等运动特征与其他不自主运动相区别。肌张力障碍的受累肌群相对恒定,具有模式化和重复性,不同于舞蹈以肢体远端为主,不规则、无节律、变化多端的动作;肌张力障碍收缩的顶峰状态有短时持续,可呈现奇异表情或异常姿势,肌肉收缩的持续性不同于肌阵挛和抽动时单个、短暂的抽搐样动作;肌张力障碍的异常动作非感觉不适所驱动,不同于抽动的感觉驱动及短暂可被抑制性。肌张力障碍常合并震颤或早期表现为震颤,常具有方向性且多伴异常姿势。

肌张力障碍不同于痉挛状态和肌僵直。痉挛状态是上运动神经元损害的表现,牵张反射增强,肌张力呈折刀样增高,伴有腱反射亢进和病理反射阳性。肌僵直常见于帕金森综合征,以运动减少或运动迟缓为突出表现,肌张力呈铅管样或齿轮样增高。而肌张力障碍是主动肌和拮抗肌收缩不协调,引起扭曲运动和异常姿势,以运动增多为特点。

除了运动特征外,肌张力障碍的临床特点也有助于肌张力障碍性运动的判断。其中缓解技巧和动作特异性是肌张力障碍的特征性表现,具有诊断意义,零点、镜像现象也可见于其他情况,但在肌张力障碍中常见,可以作为辅助诊断的依据。

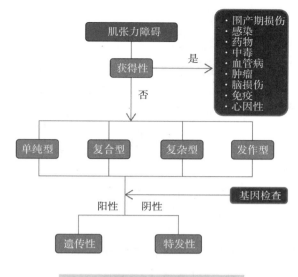

图 9-6　肌张力障碍的诊断步骤

肌张力障碍的诊断可分为 3 步:即首先明确是否为肌张力障碍性运动,其次肌张力障碍是否为获得性,最后明确肌张力障碍是遗传性或特发性(图 9-6)。

八、鉴别诊断

(一)器质性假性肌张力障碍

眼部感染、干眼症和眼睑下垂应与眼睑痉挛鉴别;牙关紧闭或颞下颌关节病变应与口-下颌肌张力障碍鉴别;颈椎骨关节畸形,外伤、疼痛、感染或眩晕所致强迫头位,先天性肌性斜颈或第Ⅳ脑神经麻痹形成的代偿性姿势等应与颈部肌张力障碍鉴别;掌腱膜挛缩、扳机指、低钙血症等应与手部肌张力障碍鉴别。其他需鉴别的还有脊柱侧弯、僵人综合征、后颅窝肿瘤、脊髓空洞症、裂孔疝-斜颈综合征(Sandifer 综合征)、Satoyoshi 综合征、神经肌肉病等表现的不正常姿势或动作。

(二)获得性肌张力障碍

以下临床线索往往提示获得性肌张力障碍:①起病突然,病程早期进展迅速;②持续性偏身型肌张力障碍;③儿童期颅段起病;④成人起病的下肢或全身型肌张力障碍;⑤早期出现固定的姿势异常;⑥除肌张力障碍外存在其他神经系统体征;⑦早期出现语言功能障碍,如构音障碍、口吃;⑧混合性运动障碍伴神经系统异常,如痴呆、癫痫、视觉障碍、共济失调、肌无力、肌萎缩、反射消失、感觉缺失、自主神经功能障碍。

(三)心因性肌张力障碍

是心因性运动障碍的一种形式,诊断线索包括常与感觉不适同时出现、缺乏感觉诡计和动作特异性、假性无力、假性感觉症状、多重的躯体症状、自我伤害、古怪的运动或假性发作、明显的精神疾病、无人观察时好转、暗示下急性加重、应用心理治疗、强烈暗示、安慰剂或物理治疗可好转甚至痊愈。

九、治疗

目前对于大多数肌张力障碍,尚无有效的病因治疗方法,主要采用对症治疗。临床治疗的目标包括减少不自主运动、纠正异常姿势、减轻疼痛、改善功能和提高生活质量。临床上应根据肌张力障碍患者的具体情况,权衡利弊,选择支持和物理康复治疗、口服药物、肉毒毒素注射和手术等综合措施,实现个体功能和生活质量的最大改善。

(一)支持和物理康复治疗

首先要进行心理疏导,充分与患者及家属沟通,理解疾病的性质,建立对治疗的合理预期。避免过度焦虑、紧张、情绪波动,提高自我控制能力。佩戴墨镜、眼镜支架或颈托,使用矫形器械等可以强化缓解技巧,有助于减轻病程早期的局部症状。有经验的治疗师采用制动治疗、感觉训练等治疗方法,对于手部肌张力障碍有一定疗效。多项重复经颅磁刺激的研究发现,低频、针对特定皮层如运动前区的多次治疗,可以改善功能,但疗效持续时间短,可以用于辅助治疗。生物反馈治疗、脊髓刺激治疗也有助于减轻症状,改善功能。可选择或结合应用祖国传统医学、理疗、体疗、按摩及太极拳、气功等行之有效的方法。

(二)病因治疗

明确肌张力障碍的病因,对其长期、根本的治疗最为关键,目前仅对一些获得性肌张力障碍采用特异性治疗,如药物诱发的病例可及时停药并应用拮抗剂治疗,由抗精神病药物引起的急性肌张力障碍主要使用抗胆碱能药物。此外与 Wilson 病相关的肌张力障碍综合征可用 D- 青霉胺或硫酸锌促进铜盐排泄及阻止肠道吸收,多巴反应性肌张力障碍可用左旋多巴替代治疗。

(三)药物治疗

1. 口服药物 肌张力障碍是一组病因不同、表现多样的综合征,患者的临床表现受多种因素的影响,病情常呈现波动性变化,部分患者可能自行缓解,故药物疗效比较及评价较为困难。多数治疗经验是在运动障碍疾病研究中心进行开放性研究的基础上获得,口服药物的有效性及安全性证据等级普遍偏低,缺乏大样本随机对照研究。目前的研究认为一般常规剂量的口服药疗效轻微或短暂,常需要大剂量治疗才能改善运动症状,但同时出现难以耐受的不良反应,如嗜睡、反应迟钝、口干、胃肠道不适、情绪异常等,成人耐受性尤其差。探索性的口服药物治疗常无确切、持久的疗效。

(1)抗胆碱能药物:BoNT 出现以前,抗胆碱能药物是治疗肌张力障碍的主要药物,包括苯海索、普罗吩胺、苯扎托品等。证明该类药物治疗肌张力障碍的有效性及安全性的高质量随机对照研究数量非常有限。已有的研究表明,苯海索可用于全身型和节段型肌张力障碍,对儿童和青少年可能更为适宜。对应用抗精神病药物所致的迟发性运动障碍,抗胆碱能药物常有较好疗效。对抗精神病药物、甲氧氯普胺等引起的急性肌张力障碍,主要也使用抗胆碱能药物。

抗胆碱能药物不良反应的出现与血药浓度无关,但随年龄的增长而增多。外周不良反应包括口干、视物模糊和尿潴留,可以联用外周胆碱酯酶抑制剂(如格隆溴铵)减轻。中枢不良反应包括记忆减退、意识混乱、镇静、精神异常、舞蹈和失眠等。如果治疗没有带来任何获益,或出现了严重不良反应,应停止抗胆碱能药物的治疗。停用时应该逐渐减量,避免出现撤药反应。

(2)抗癫痫药:包括卡马西平、苯妥英钠等,主要对发作性运动诱发性运动障碍有效。有

2项Ⅳ级证据的双盲随机交叉研究,报道口服氨己烯酸和丙戊酸钠治疗肌张力障碍,由于样本数量太少而缺乏循证价值。不良反应包括过敏、镇静、共济失调等。

（3）苯二氮䓬类药物:如氯硝西泮,常用于治疗肌张力障碍,但尚未在对照研究中进行过评估。回顾性研究发现,氯硝西泮1.5～12mg/d可以使21%的颈部肌张力障碍患者获益。对于颈部肌张力障碍性头部震颤可能有效。小样本研究观察到对眼睑痉挛的治疗获益。对肌阵挛性肌张力障碍有效。通常起始剂量为每晚0.5mg,缓慢增加剂量至起效或出现副作用,剂量最高可达8mg。不良反应包括镇静、抑郁、意识混乱和药物依赖等。

（4）多巴胺受体拮抗剂和多巴胺耗竭剂:开放性研究报道应用经典抗精神病药如氟哌啶醇或匹莫齐特可以缓解肌张力障碍症状,但缺乏对照研究证据。经典抗精神病药物的副作用包括药物诱导的帕金森综合征和迟发性运动障碍。非典型抗精神病药物如氯氮平和喹硫平,治疗全身型肌张力障碍、颅段肌张力障碍和口下颌肌张力障碍可能有效,但小样本开放性研究的结论并不一致。非典型抗精神病药物的副作用包括镇静、直立性低血压、癫痫发作和代谢综合征（糖尿病、血脂异常、高血压及肥胖）。氯氮平的副作用还包括粒细胞缺乏,需要密切监测血象。

多巴胺耗竭剂丁苯那嗪通过抑制囊泡单胺转运蛋白2耗竭单胺,同时还具有多巴胺受体拮抗剂特性。一项随机双盲交叉试验显示丁苯那嗪治疗肌张力障碍有效。其他回顾性研究发现,丁苯那嗪（50～75mg）单药或与其他药物联用可使25%～67%的肌张力障碍不自主运动中度－显著减少,约44%的患者疗效持续超过3年。副作用包括镇静、抑郁、帕金森综合征、静坐不能、紧张和失眠。

（5）多巴胺能药物:包括左旋多巴及多巴胺受体激动剂。儿童期发病,全身及节段型肌张力障碍,治疗应首选左旋多巴;小剂量开始50～75 mg/d,必要时逐渐加量,试用至少4周如无效可停药,以排除DRD。在左旋多巴诊断性治疗疗效确定后继续长期治疗,根据临床反应进行剂量调整。

（6）肌松剂:巴氯芬为GABA受体激动剂。回顾性研究显示巴氯芬40～180mg/d可使20%～47%的肌张力障碍患者获得中度－显著改善,但缺乏对照研究。成人获益不如儿童。巴氯芬应以小剂量开始,5mg,每日3次,缓慢增加剂量。常见副作用包括头晕、镇静、恶心和泌尿系统症状,偶有意识混乱、幻觉和偏执等不良反应报道。巴氯芬的突然停药可能导致精神症状、惊厥或肌张力障碍明显加重。

关于口服药治疗推荐要点:

（1）抗胆碱能药物如苯海索可用于全身型和节段型肌张力障碍,对儿童和青少年更为适合。

（2）抗癫痫药如卡马西平、苯妥英钠主要用于治疗发作性运动诱发性运动障碍。

（3）儿童起病的全身型和节段型肌张力障碍患者治疗应首选多巴胺能药物进行诊断性治疗。

（4）对应用抗精神病药物所致的迟发性肌张力障碍以及对抗精神病药物、甲氧氯普胺等引起的急性肌张力障碍,可以应用抗胆碱能药物。

（5）苯二氮䓬类药物、多巴胺受体拮抗剂、肌松剂虽然有一定临床用药经验,但尚缺乏对照研究证据。

2. 肉毒毒素治疗　肉毒毒素是厌氧肉毒梭状芽胞杆菌产生的大分子复合蛋白,具有化学去神经支配作用,可迅速消除或缓解肌肉痉挛,重建主动肌与拮抗肌之间的力量平衡,改善肌肉异常或过度收缩相关的疼痛、震颤、姿势异常、运动障碍等表现,明显提高患者的生活质量,已成为治疗肌张力障碍的有效手段。

多项Ⅰ级证据和Ⅱ级证据研究证明肉毒毒素显著改善颈部肌张力障碍的严重程度,减轻头颈部异常运动,缓解颈部疼痛及肌张力障碍相关的颈部震颤,提高生活质量。与治疗相关的不良事件包括吞咽困难、颈部无力、注射部位局部疼痛和口干。1项Ⅰ级证据和3项Ⅱ级证据研究证实肉毒毒素可以改善眼睑痉挛患者的痉挛程度,改善眼部不适症状,提高日常生活能力。肉毒毒素治疗眼睑痉挛的不良反应通常轻微,包括上睑下垂、视物模糊、睑裂闭合不全等。由于肉毒毒素治疗颈部肌张力障碍和眼睑痉挛的安全性和有效性已被充分证实,AAN和EFNS专家将肉毒毒素推荐作为颈部肌张力障碍和眼睑痉挛的一线治疗。在肉毒毒素治疗其他局灶型肌张力障碍方面,一项Ⅰ级证据研究显示肉毒毒素能够明显改善内收型痉挛性构音障碍,1项Ⅱ级证据研究表明肉毒毒素可改善口下颌肌张力障碍的严重程度,1项Ⅰ级证据和3项Ⅱ级证据研究表明肉毒毒素注射可考虑用于治疗书写痉挛等上肢局灶型肌张力障碍,1项Ⅱ级证据研究报道肉毒毒素治疗下肢肌张力障碍获得症状改善。

肉毒毒素一般于注射后3～14天起效,作用持续3～6个月。少数患者在肉毒毒素治疗后,临床症状可以长期缓解,甚至完全消失,但是绝大多数患者在单次治疗数月后疗效减退,需要再次注射以维持疗效。1项长期随诊研究观察了每年至少治疗1次、至少连续治疗12年的患者,在多次治疗后,患者的总体疗效、最佳疗效及最佳疗效的持续时间均优于首次治疗;疗效的潜伏期、持续时间和不良反应也有改善。其他的多项研究也证实了肉毒毒素长期治疗的安全性和有效性。少数患者长期治疗后出现疗效减退情况,首先应确定治疗方案是否恰当、肌肉选择是否准确、注射剂量是否充分。在排除上述影响因素后要考虑继发无效的可能。肉毒毒素中和性抗体的产生是导致继发无效的重要原因。目前认为大剂量、频繁注射是产生抗体的主要危险因素,长期治疗应采用最低有效剂量,原则上治疗间隔不少于3个月。

肉毒毒素产品属于生物制品,相同血清型的不同肉毒毒素产品总体作用机制相似,但因制造工艺不同、药理学特性不同以及临床特性不同,各产品之间没有剂量等效性,无固定剂量换算关系。每个肉毒毒素产品都应该被视为一个独立的剂型,应参照该品牌的产品说明书和随机对照研究的剂量进行临床应用。

关于肉毒毒素治疗的推荐要点:

(1)肉毒毒素是颈部肌张力障碍的一线治疗(A级)。

(2)肉毒毒素治疗眼睑痉挛疗效肯定(B级),专家认为是眼睑痉挛的一线选择。

(3)肉毒毒素治疗内收型喉部肌张力障碍有效(B级),但对于外展型喉部肌张力障碍的疗效证据不足。

(4)肉毒毒素治疗口下颌肌张力障碍可能有效(C级)。

(5)肉毒毒素可以改善上肢肌张力障碍中书写痉挛患者的书写功能(B级),但对于下肢肌张力障碍的疗效证据不足。

(6)肉毒毒素的长期治疗安全有效。需要注意掌握肉毒毒素的剂量和间隔时间以降低中和性抗体产生的风险。

(7)表浅肌肉可以徒手定位,应用肌电图、电刺激和超声等引导定位可以提高注射准确性。

3. 鞘内注射巴氯芬　鞘内注射巴氯芬应用于严重的全身型肌张力障碍,特别是伴有严重痉挛状态的患者可能从中受益。总体上不同中心的治疗结果变化很大。目前所有报道都是Ⅳ级证据，没有证据支持该项治疗优于其他治疗。手术本身风险不大，但需要频繁更换给药泵和随访，存在药物相关的不良反应、可能的感染和长期使用装置故障等问题。目前认为对于获得性肌张力障碍合并痉挛状态的患者可以试用。

（四）手术治疗

1. 脑深部电刺激（deep brain stimulation，DBS）　对内侧苍白球（GPi）或丘脑底核（STN）持续电刺激已应用于各种肌张力障碍的治疗。多项研究评估了DBS治疗肌张力障碍的疗效，肌张力障碍运动评分改善34%～88%，残疾评分改善40%～50%，主要针对口服药物或肉毒毒素治疗效果不理想的原发性全身型或节段型肌张力障碍以及颈部肌张力障碍患者。儿童原发性全身型肌张力障碍可以从GPi-DBS中明显获益，DYT1型肌张力障碍可改善40%～90%，成人非DYT1型原发性全身型肌张力障碍患者也能达到相似的获益。一项比较STN和GPi治疗全身型和局灶型肌张力障碍的疗效研究显示STN靶点在BFMDRS评分改善上优于GPi。副作用主要为GPi刺激后抑郁较多，而STN刺激后运动增多较多。DBS植入后肌张力障碍性动作可能在术后即刻或数小时至数日内改善，而肌张力障碍性姿势一般需经过数周至数月才能延迟改善。研究显示迟发性运动障碍适合GPi-DBS治疗，并且与原发性肌张力障碍有相似的获益，但其他类型继发性肌张力障碍的改善不如原发性肌张力障碍。在上肢肌张力障碍以及以肌张力障碍为主要表现的神经棘红细胞增多症、泛酸激酶相关神经变性病中也有治疗成功的报道，但还需要大样本研究证实。

遗传性或特发性单纯型累及全身或节段的肌张力障碍是DBS的最佳适应证，特别是儿童起病的DYT1型全身型或节段型肌张力障碍，可优先考虑DBS治疗。药物难治性颈部肌张力障碍也适合DBS治疗。在获得性肌张力障碍中，药物性迟发性肌张力障碍适用于DBS治疗。以肌张力障碍为主要表现神经棘红细胞增多症、泛酸激酶相关的神经变性病可以尝试DBS治疗。

2. 选择性痉挛肌肉切除术和周围神经切断术　既往针对颈部肌张力障碍，根据头颈部的异常姿势，确定参与痉挛的肌肉并手术切除。由于痉挛肌肉选择性切除术创伤大，疗效欠佳且易复发，目前已很少应用。选择性周围神经切除术主要包括硬脊膜下神经根切断术和硬脊膜外周围神经切断术。传统的Bertrand选择性神经切断术将C_1～C_6后支及副神经切断，并发症包括颈部活动受限、稳定性下降、吞咽困难、颈部皮肤麻木等，改良后术式包括硬脊膜下C_1～C_2前根、硬脊膜外C_3～C_6后支和对侧副神经胸锁乳突肌分支切断疗效提高，并发症减少。针对旋转型和侧倾型颈部肌张力障碍，还可应用三联法即选择型周围神经切断术联合颈后痉挛肌肉切除术。英国国立临床研究院于2004年8月发表了选择性外周神经切除术用于痉挛性斜颈的治疗指南，适用于药物治疗或反复肉毒毒素注射疗效欠佳的颈部肌张力障碍，必要时可以附加肌肉切除术。术后痉挛模式可能发生转变导致疗效欠佳，合并显著的肌张力障碍性动作（迅速、肌阵挛样）或头部震颤者亦不适合这种治疗。

3. 射频毁损　在DBS应用以前，单侧或双侧丘脑或苍白球立体定向射频毁损一直是难治性肌张力障碍首选的外科治疗，目前已被DBS所替代。只有少量研究比较丘脑毁损术和苍白球毁损术的疗效。一项32例原发性或继发性肌张力障碍的回顾性研究显示，原发性肌张力障碍采用苍白球毁损术的长期预后明显优于丘脑毁损术。而继发性肌张力障碍无论接受何种手术都只有部分改善，2种手术方式的预后没有差别。双侧丘脑毁损术常并发吞咽困难、构音障碍等。由于双侧射频毁损手术出现严重不良反应的风险较高，目前不再推荐。

关于手术治疗的推荐要点：

（1）DBS 可用于口服药治疗效果欠佳的单纯型（特发性或遗传性）全身型肌张力障碍（A 级）。

（2）DBS 可用于口服药或肉毒毒素治疗效果欠佳的单纯型（特发性或遗传性）节段型肌张力障碍（A 级）。

（3）DBS 可用于口服药或肉毒毒素治疗效果欠佳的单纯型（特发性或遗传性）颈部肌张力障碍（B 级）。

（4）DBS 可用于治疗中重度药物性迟发性肌张力障碍（C 级）。

（5）对于诊断明确的 DYT1 全身型或节段型肌张力障碍可以优先考虑 DBS 手术。

（6）DBS 手术前应注意除外多巴反应性肌张力障碍、发作性肌张力障碍等。

（7）口服药或肉毒毒素治疗效果欠佳的单纯型（特发性或遗传性）颈部肌张力障碍还可以考虑选择性周围神经切断术。

（五）肌张力障碍治疗的基本原则

1. 全身型肌张力障碍　对于全身型肌张力障碍首选口服药物治疗，通常为经验性用药。如对左旋多巴疗效显著则提示多巴反应性肌张力障碍的可能。抗胆碱能药物如苯海索可能有效，并且在儿童中耐受良好。如果单独应用抗胆碱能药物疗效不足，可联合应用肌松剂或苯二氮䓬类药物。

对于不能耐受口服药物或不能获益的遗传性或特发性单纯型患者，适合 DBS 治疗。

康复治疗是重要的辅助治疗手段，在预防和治疗肌肉挛缩、优化功能和减轻局部症状方面发挥重要作用。

2. 局灶型或节段型肌张力障碍　大多数局灶型和节段型肌张力障碍口服药物疗效欠佳，可首选肉毒毒素注射。口服药与肉毒毒素联合应用可能增加疗效、延长注射间隔。

肉毒毒素治疗效果欠佳的单纯型（遗传性或特发性）、节段型和颈部肌张力障碍适合 DBS 手术，上肢肌张力障碍可以试用 DBS。

康复治疗是局灶型或节段型肌张力障碍有效的辅助治疗手段。

（靳令经　滕　飞）

第九节　共济失调

病例分析

现病史：严××，男，63 岁，因"头晕、视物模糊 13 年，行走不稳 9 年"入院。患者 13 年前无明显诱因出现头晕、头痛，颅内灼热感，行走时明显，与体位无关，伴有视物模糊、视物呈双，性功能下降，未予重视，未治疗；9 年前出现行走不稳，踩棉花感，步伐变小，向左倾倒，转弯费力，逐渐加重，伴有情绪低落，外院就诊考虑多系统萎缩，曾服药治疗（具体药物不详），无明显疗效后停用。6 年前出现颈部及双下肢僵硬感，解系扣子、皮带、刷牙、洗脸等精细动作变慢；3 年前出现反复向后跌倒，20～30 次／年，曾服用多巴丝肼 1 个月（剂量不详），自觉服药后头晕遂停药。2 年前上述症状加重，行走困难，拄拐助行，出现便秘，2 天 1 次，未使用通便药物；近 2 个月来出现尿频，排尿困难，起夜次数增多，约 5 次 / 晚。病程中无明显肢体抖动，无嗅觉减退、睡眠行为障碍、饮水呛咳、记忆力下降，目前未服药。患者自发病以来神志清，精神差，睡眠差，二便如上述，体重无明显变化。

既往史： 儿时脑外伤史；38 年前下肢外伤史，遗留会阴区韧带损伤；食管息肉穿孔修补术后 13 年。戒烟、戒酒 13 年。家族史：大哥及四弟走路不稳。

体格检查： 血压 124/80mmHg，神清，构音障碍，高级神经皮层功能正常。双侧瞳孔等大等圆，直径 3mm，双侧瞳孔直接及间接对光反射灵敏，左眼外展不全，余眼球各向运动充分，双眼可见水平及垂直眼震。余脑神经查体未见异常。四肢肌容积正常，双上肢肌力Ⅴ级，双下肢肌力Ⅳ级，四肢肌张力稍高。双侧针刺觉及音叉振动觉对称。左侧指鼻欠稳准，轮替缓慢，双侧跟膝胫试验欠稳准，双上肢可见轻微姿势性震颤，闭目难立征睁闭眼均不稳。行走时躯干稍前倾，慌张步态，双上肢联带动作减少，后拉试验阴性。四肢腱反射对称引出。双侧掌颌反射、Hoffmann 征阴性。双侧 Babinski 征阴性。颈软，脑膜刺激征阴性。

实验室及影像学检查： 头颅 MRI（2009，外院）：阅片可见小脑萎缩。入院检查：头颅 MRI（2017-10-25）：脑干及小脑萎缩，双侧颞叶轻度萎缩可能性大。眼科复视相（2017-10）：左眼外直肌不全麻痹。肛门括约肌肌电图（2017-10）：肛门括约肌神经源性损害。残余尿超声（2017-10）：残余尿量 < 5ml。直立倾斜试验（2017-10）：可疑阳性。震颤分析（2017-10）：右侧肢体可见细小无规律抖动。动态突变 -SCA 三核苷酸重复检测（2017-10-27）：*ATXN3* 基因编码区 CAG 重复次数异常，为 26/67，符合 SCA3 致病特征。

病史特点

男性，63 岁，慢性病程，视物成双、自主神经功能异常、行走不稳、运动迟缓、肢体僵硬等主要症状。家族中大哥及四弟走路不稳。

阳性体征： 构音障碍，左眼外展不全，双眼可见水平及垂直眼震。余脑神经查体未见异常。双下肢肌力Ⅳ级，四肢肌张力稍高。左侧指鼻欠稳准，轮替缓慢，双上肢可见轻微姿势性震颤，闭目难立征睁闭眼均不稳。行走时躯干稍前倾，慌张步态，双上肢联带动作减少。

辅助检查： 头颅 MRI：脑干及小脑萎缩，双侧颞叶轻度萎缩可能性大。眼科复视相：左眼外直肌不全麻痹。肛门括约肌肌电图示神经源性损害。直立倾斜试验可疑阳性。动态突变 -SCA 三核苷酸重复检测：*ATXN3* 基因编码区 CAG 重复次数异常，为 26/67，符合 SCA3 致病特征。

诊断

脊髓小脑共济失调 3 型。

定位诊断： 自主神经系统：患者表现为头晕，性功能障碍，便秘，尿频，排尿困难，肛门括约肌肌电图示肛门括约肌神经源性损害，直立倾斜试验可疑阳性，考虑自主神经系统受累。

小脑及其联络纤维：患者表现为行走不稳，向左倾倒，查体可见水平及垂直方向眼震，左侧指鼻欠稳准，双侧跟膝胫试验欠稳准，闭目难立征，睁闭眼均不稳，考虑小脑及其联络纤维受累。

外展神经核及其周围结构周围神经：患者视物成双，查体左眼外展不全，眼科复视相：左眼外直肌不全麻痹，展神经核性眼肌麻痹，后核间性眼肌麻痹及展神经麻痹均可能出现以上表现。

锥体外系（黑质 - 纹状体系统）：患者临床表现为颈部及双下肢僵硬感，解系扣子、皮带、刷牙、洗脸等精细动作变慢，查体可见运动迟缓、四肢肌张力增高，符合运动减少 - 肌张力增高综合征，故定位于锥体外系的黑质 - 纹状体系统。

定性诊断：患者老年男性，慢性病程，临床表现为共济失调，眼外肌麻痹、自主神经功能异常及锥体外系症状。家族中大哥及四弟走路不稳。结合 MRI 检查发现小脑、脑干萎缩，结合基因诊断，动态突变 -SCA 三核苷酸重复检测：*ATXN3* 基因编码区 CAG 重复次数异常，为 26/67，符合 SCA3 致病特征，可确诊。

鉴别诊断

1. 多系统萎缩　散发成人起病，可有自主神经功能障碍，锥体外系症状对多巴胺能药物反应不佳，及小脑共济失调，头颅 MRI 可出现小脑及脑干萎缩，部分患者可见"十字征"，但眼外肌麻痹不常见，且无共济失调家族史。

2. 进行性核上性麻痹　多有垂直方向眼球上下视困难，核上性眼肌麻痹，可有锥体外系症状，轴性肌张力增高，姿势不稳，易向后跌倒，认知障碍。头颅 MRI 示中脑背盖上缘平坦及"蜂鸟征"。外直肌麻痹为非核上性，早期出现显著的自主神经功能障碍为排除条件。

3. 发作性共济失调　常染色体显性遗传，发作性病程，常儿童起病，也可青年起病，EA2 最常见。

4. Friedreich 共济失调　常染色体隐性遗传性，共济失调中发病率最高，儿童或青少年起病，进行性共济失调，MRI 示脊髓萎缩，可有心脏损害，脊柱侧弯，弓形足，糖尿病，*FRDA* 基因 GAA 异常扩增。

5. 共济失调 - 毛细血管扩张症　常染色体隐性遗传，共济失调，眼球异常运动，可在眼部结膜、皮肤出现毛细血管扩张。

6. 伴眼球运动不能共济失调　常染色体隐性遗传，伴有眼球活动障碍，周围神经病。

7. 维生素 E 缺乏的共济失调　常为常染色体隐性遗传，2～25 岁起病，除共济失调外，头部震颤较明显，血清维生素 E 缺乏，维生素 E 治疗效果较好。

治疗

入院完善相关检查，予多巴丝肼 62.5mg，2 次 /d（早晚餐前 1 小时服用），改善肌僵直、运动迟缓等症状；口服莫沙必利 5mg，2 次 /d（早晚餐前 1.5 小时）助消化。患者夜间入睡困难，继续口服艾司唑仑 1mg，睡前服用。

处理方案及理由：患者入院后，为进一步明确诊断，详细询问病史及进行体格检查，完善相关检查，其中头颅 MRI 可明确颅内小脑及脑干萎缩，动态突变 -SCA 三核苷酸重复检测为确诊检查，肛门括约肌肌电图、直立倾斜试验、残余尿超声协助评估自主神经功能受累情况，眼科检查明确患者复视情况，患者存在锥体外系症状多巴胺能药物测评评估药物反应。治疗以对症治疗为主，嘱加强看护，减少饮水呛咳、误吸，避免摔倒等意外事件，多巴丝肼 62.5mg 测评：最大改善率为服药后 2 小时 UPDRS Ⅲ评分 18 分，改善率 45%，无直立性低血压。故予多巴丝肼 62.5mg，2 次 /d（早晚餐前 1 小时服用），改善肌僵直、运动迟缓等症状；口服莫沙必利 5mg，2 次 /d（早晚餐前 1.5 小时）助消化。予艾司唑仑改善睡眠。

要点与讨论

遗传性共济失调是一大类具有高度临床和遗传异质性、病死率和病残率较高的遗传性神经系统退行性疾病。其中遗传方式以常染色体显性遗传（AD）为主，部分可呈现常染色体隐性遗传（AR），极少数为 X- 连锁遗传（X-linked）和线粒体遗传（mitochondrial）；散发病例亦不少见。脊髓小脑性共济失调（spinocerebellar ataxia，SCA）是遗传性共济失调的主要类型，其共同特征是中年发病，常染色体显性遗传和共济失调。脊髓小脑性共济失调患病率为 0.0/10 万～5.6/10 万，平均约 2.7/10 万。病理改变以小脑、脊髓和脑干变性为主。

SCA 绝大多数是由相应的基因外显子 CAG 拷贝数异常扩增产生多聚谷氨酰胺所致，SCA 各亚型的临床表现仍有差异，如有的伴有眼肌麻痹，有的伴有视网膜色素变性，病理损害部位和程度也有所不同，这提示除了多聚谷氨酰胺毒性作用之外，可能还有其他因素参与发病。

脊髓小脑共济失调的各亚型的症状相似，交替重叠，其共同临床表现是隐匿起病、缓慢进展、首发症状多为下肢共济失调、意向性震颤、眼震等；检查可见肌张力障碍、腱反射亢进、病理反射阳性、痉挛步态和震颤觉、本体感觉丧失。均有遗传早现现象，即在同一 SCA 家系中发病年龄逐代提前，症状逐代加重，是 SCA 非常突出的表现。一般起病后 10～20 年患者不能行走。

脊髓小脑性共济失调诊断根据其共性症状，除外遗传性共济失调的非遗传性病因，结合 MRI 检查发现小脑、脑干萎缩，结合基因诊断，可确诊。用 PCR 方法可准确判断其亚型及 CAG 扩增次数。

目前尚无能完全阻止遗传性共济失调病情进展的治疗，临床治疗仍以经验性对症治疗为主，主要目标是减轻症状、缓解病情进展，维持日常生活自理能力。

遗传性共济失调是一大类具有高度临床和遗传异质性、病死率和病残率较高的遗传性神经系统退行性疾病。其中遗传方式以常染色体显性遗传（AD）为主，部分可呈现常染色体隐性遗传（AR），极少数为 X- 连锁遗传（X-linked）和线粒体遗传（mitochondrial）；散发病例亦不少见。脊髓小脑性共济失调（spinocerebellar ataxia，SCA）是遗传性共济失调的主要类型，其共同特征是中年发病，常染色体显性遗传和共济失调。病理改变以小脑、脊髓和脑干变性为主，其机制与多聚谷氨酰胺选择性损害小脑、脊髓、脑干的神经细胞和神经胶质细胞有关。近年来，大部分 SCA 亚型有了明确的基因定位和克隆，超过 40 种基因型，其中 SCA3/MJD 最常见，占 20.4%～90%，SCA3 的临床表型包括进行性进展的共济失调、构音障碍、锥体束征、帕金森样表现、周围神经病、眼外肌麻痹、"牛跟征"、面舌肌纤颤、肌萎缩和锥体外系症状，少数患者还可合并痴呆。

一、流行病学

常染色体显性遗传的共济失调是最常见的遗传性共济失调，脊髓小脑性共济失调患病率为 0.0/10 万～5.6/10 万，平均约 2.7/10 万。多于青少年期和中年期发病。近年来，大部分 SCA 亚型有了明确的基因定位和克隆，超过 40 种基因型。奠基者效应可导致不同亚型的 SCA 在不同地理区域人群中的发病率的差异。SCA3/MJD（Machado-Joseph disease）是最常见的 SCA 亚型，其次是 SCA2 和 SCA6。SCA3 在葡萄牙、日本和德国更为常见。SCA12 在印度东部常见，但在世界其他地区少见。常染色体隐性遗传的共济失调患病率约为 0.0/10 万～7.7/10 万，平均约 3.3/10 万。常染色体隐性遗传的共济失调中，Friedreich 共济失调是最常见的，其次是动眼失用症和毛细血管扩张性共济失调综合征。

二、病因及发病机制

SCA 绝大多数是由相应的基因外显子 CAG 拷贝数异常扩增产生多聚谷氨酰胺所致。每一 SCA 亚型的基因位于不同的染色体,有不同的基因结构和突变部位,例如 SCA$_1$ 基因位于染色体 6q22-23,基因组跨度 450kb,cDNA 长 11kb,含 9 个外显子,编码 816 个氨基酸残基 ataxia-1 蛋白,该蛋白位于细胞核质中;CAG 突变位于第 4 号外显子,扩增后的拷贝数介于 61～89 之间,正常人 12～41;SCA3 是我国最常见的 SCA 亚型。

SCA 有共同的突变机制,即外显子中 CAG 拷贝数异常扩增,产生多聚谷氨酰胺,获得新的毒性功能,共同的突变机制也是造成 SCA 各亚型的临床表现雷同的原因。然而,SCA 各亚型的临床表现仍有差异,如有的伴有眼肌麻痹,有的伴有视网膜色素变性,病理损害部位和程度也有所不同,这提示除了多聚谷氨酰胺毒性作用之外,可能还有其他因素参与发病。

三、病理

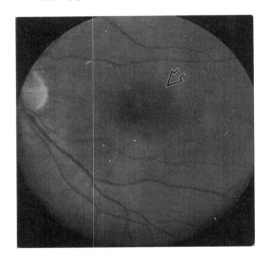

图 9-7　SCA 视网膜神经细胞变性

肉眼可见小脑半球和蚓部萎缩,小脑重量减轻;脑干萎缩变小,以脑桥及下橄榄核明显;脊髓的颈段和上胸段明显萎缩。显微镜下主要为小脑、脑桥、下橄榄核细胞脱失伴胶质增生,小脑浦肯野细胞脱失,颗粒细胞数量明显减少,小脑上脚和齿状核细胞变性。基底核及脑神经运动核(Ⅲ、Ⅳ、Ⅵ、Ⅶ、Ⅻ)细胞变性脱失;脊髓 Clarke 柱,脊髓前脚细胞和后柱细胞均可受累;小脑白质及三对小脑脚纤维脱髓鞘,橄榄小脑束、桥小脑束、橄榄脊髓束、皮质脊髓束及脊髓小脑纤维脱髓鞘或轴索变性。

SCA 除有以上共同病变外,各亚型有不同特点,如 SCA3 主要损害脑桥和脊髓小脑束,SCA7 的特征是视网膜神经细胞变性(图 9-7)。

四、临床表现

脊髓小脑共济失调是高度遗传异质性疾病,各亚型的症状相似,交替重叠,其共同临床表现是:隐匿起病、缓慢进展、首发症状多为下肢共济失调、意向性震颤、眼震等;检查可见肌张力障碍、腱反射亢进、病理反射阳性、痉挛步态和震颤觉、本体感觉丧失。均有遗传早现现象,即在同一 SCA 家系中发病年龄逐代提前,症状逐代加重,是 SCA 非常突出的表现。一般起病后 10～20 年患者不能行走。

五、临床分型

Harding 根据有无眼肌麻痹、锥体外系症状及视网膜色素变性归纳为三组,即 ADCA Ⅰ

型、Ⅱ型和Ⅲ型。既往研究者尝试使 Harding 分型与 SCA 基因诊断建立联系。但目前,学界更多直接根据基因突变位点为 SCA 分型。遗传性脊髓小脑性共济失调基因分型及临床特征详见表 9-15。

1. 一般在 30～40 岁隐匿起病,缓慢进展,但也有儿童期及 70 岁起病者。

2. 首发症状多为下肢共济失调,走路摇晃,突然跌倒,发音困难;继而出现双手笨拙、意向性震颤、眼震、眼慢扫视运动、痴呆和远端肌肉萎缩;检查可见肌张力障碍、腱反射亢进、病理反射阳性、痉挛步态和震颤觉、本体感觉丧失。

3. 均有遗传早现现象,即在同一 SCA 家系中发病年龄逐代提前,症状逐代加重,是 SCA 非常突出的表现。一般起病后 10～20 年患者不能行走。

六、辅助检查

1. CT 或 MRI 示小脑和脑干萎缩,尤其是脑桥和小脑中脚萎缩。

2. 神经电生理学检查 部分患者可出现脑干诱发电位异常,肌电图示周围神经损害,眼球运动检测及眼震点图异常。

3. 脑脊液检查正常。

4. 血清学检测 血清化合物检测多无明显异常。

5. 确诊及区分亚型 可用外周血白细胞进行 PCR 分析,检测相应基因 CAG 扩增的情况。

七、诊断及鉴别诊断

(一)诊断

诊断脊髓小脑性共济失调首先需符合遗传性共济失调的主要诊断特征。遗传性共济失调的诊断主要依据两项共同特征,一是缓慢发生(少数为急性发作或间歇性发作)和发展对称性共济失调,二是有家族遗传史。诊断遗传性共济失调的一般顺序:首先需确认患者的主要临床特征是共济失调,并收集家族史资料;其次排除非遗传性病因,并检测有无特定的生化指标异常,最后进行基因学检测。

具体诊断方法为:①确定共济失调综合征并确定其遗传特点。眼震、吟诗样语言、辨距不良、震颤和步态失调等为小脑主要体征,同时可伴痴呆、锥体束征,以及脊髓、周围神经损害体征。根据临床表现确定为进行性共济失调后还应详细收集家族史,根据家族遗传学特点确定其遗传类型。②排除非遗传性病因。许多神经系统获得性疾病亦可导致进行性平衡障碍,但无家族史可鉴别。首先需逐一排除非遗传性病因(表 9-14)。

脊髓小脑性共济失调根据共性症状,除外遗传性共济失调的非遗传性病因,结合 MRI 检查发现小脑、脑干萎缩,结合基因诊断,可确诊。用 PCR 方法可准确判断其亚型及 CAG 扩增次数。

在患者有阳性小脑共济失调家族史时,基因检测是最有效的明确病因和诊断共济失调亚型的检测方法。表 9-15 所示遗传性脊髓小脑性共济失调的基因分型和临床特征。可根据表 9-15 所示的鉴别临床症状进行分步基因筛查。但大多数情况下,可一次检测目前所有已知 SCA 致病基因。

表 9-14　遗传性共济失调的非遗传性病因

疾病类型	病因
1. 变性性共济失调	1. 多系统萎缩 2. 原发性晚发小脑共济失调
2. 获得性共济失调	1. 卒中(脑梗死、脑出血) 2. 中毒:酒精、药物(抗癫痫药物、锂盐、抗肿瘤药物、环孢素、甲硝唑片)、重金属、有机溶剂 3. 免疫介导性:多发性硬化、小脑共济失调伴抗谷氨酸脱羧酶抗体、谷蛋白共济失调、Miller-Fisher 综合征、系统性红斑狼疮、干燥综合征、Cogan 综合征、甲状腺炎、副肿瘤综合征 4. 感染 / 感染后疾病(脓肿、小脑炎) 5. 创伤 6. 肿瘤(小脑肿瘤、转移性肿瘤) 7. 内分泌异常(甲状腺功能减退)、结构性疾病(Chiari 疾病、发育异常)

表 9-15　遗传性脊髓小脑性共济失调基因分型

亚型	鉴别症状	致病基因	及突变蛋白
SCA1	锥体束征,周围神经病变	*ATXN1*	CAG 重复, ataxin-1
SCA2	慢眼动,肌阵挛更少见,反射消失	*ATXN2*	CAG 重复, ataxin-2
SCA3 (MJD)	慢眼动,持续凝视,锥体外系体征,周围神经病变	*ATXN3*	CAG 重复, ataxin-3(MJD1)
SCA4	感觉神经病	16q22.1	
SCA5	起病早但进展缓慢	*SPTBN2*	Beta Ⅲ血影蛋白
SCA6	可能存在起病晚,病情较轻,可能缺少家族史,眼震	*CACNA1A*	CAG 重复, alpha 1A P/Q 钙通道亚基
SCA7	黄斑退行性病变	*ATXN7*	CAG 重复, ataxin-7
SCA8	病情较轻	*ATXN8* *ATXN8OS*	CTG*CAG 重复
SCA10	抽搐	*ATXN10*	ATTCT 重复, ataxin-10
SCA11	病情较轻	*TTBK2*	Tau 微管蛋白 激酶-2
SCA12	震撼,痴呆	*PPP2R2B*	CAG 重复, 蛋白磷酸酶 2A
SCA13	精神发育迟滞	*KCNC3*	电压门控钾离子通道 KCNC3
SCA14	间断肌阵挛,起病早	*PRKCG*	蛋白激酶 C gmma

续表

亚型	鉴别症状	致病基因及突变蛋白	
SCA15/16	进展缓慢	*ITPR1*	肌醇 1,4,5- 三磷酸受体 1
SCA17	步态共济失调,痴呆	*TBP*	CAG 重复, TATA 结合蛋白
SCA18	锥体束征,无力,感觉性轴索神经病	7q22-q32	
SCA19/22	小脑综合征,认知障碍,肌阵挛	*KCND3* 基因	电压门控钾离子通道 Kv4.3
SCA20	上颚震颤,发音困难	11q12	
SCA21	认知障碍	*TMEM240*	跨膜蛋白 240
SCA23	远端感觉缺损	*PDYN*	强啡肽原
SCA24	隐性遗传	1p36	
SCA25	感觉神经病,面部抽搐,胃肠道症状	2p21-p13	
SCA26	单纯小脑性共济失调	EEF2	EEF2
SCA27	认知障碍	*FGF14*	成纤维细胞生长因子 14
SCA28	眼外肌麻痹,眼睑下垂	*AFG3L2*	线粒体 AAA 蛋白酶催化亚基
SCA29	起病早,非进展性共济失调	3p26	
SCA30	进展缓慢,相对单纯的共济失调	4q34.3-q35.1	
SCA31	肌张力下降	*BEAN*	(TGGAA)重复
SCA32	认知障碍,男性无精睾丸萎缩患者	7q32-q33	
SCA34	皮肤病变	*ELOVL4*	ELOVL 脂肪酸延长酶 4
SCA35	起病晚,躯干及肢体共济失调	*TGM6*	谷氨酰胺转氨酶 6
SCA36	起病晚,躯干共济失调,构音障碍,各种类型的运动员疾病和神经感音性耳聋	*NOP56*	GGCCTG 重复
SCA37	起病晚,跌倒,构音障碍,笨拙,眼球垂直异常运动	1p32	
SCA38	缓慢进展单纯性小脑性共济失调	*ELOVL5*	ELOVL 脂肪酸延长酶 5
SCA40	反射亢进和肌强直	*ATN1*	CAG 重复,atrophin-1

(二)鉴别诊断

首先,共济失调的鉴别诊断可按照表 9-14 除外遗传性共济失调的非遗传性病因。遗传性共济失调可根据家族遗传史确定遗传类型,鉴别诊断如下:

1. **发作性共济失调**　常染色体显性遗传,呈发作性,EA2 最常见。

2. **Friedreich 共济失调**　常染色体隐性遗传性,共济失调中发病率最高,儿童或青少年起病,进行性共济失调,MRI 示脊髓萎缩,可有心脏损害,脊柱侧弯,弓形足,糖尿病,*FRDA* 基因 GAA 异常扩增。

3. **共济失调毛细血管扩张症** 常染色体隐性遗传,共济失调,眼球异常运动,可在眼部结膜、皮肤出现毛细血管扩张。

4. **伴眼球运动不能共济失调** 常染色体隐性遗传,伴有眼球活动障碍,周围神经病。

5. **维生素 E 缺乏的共济失调** 常为常染色体隐性遗传,2～25 岁起病,除共济失调外,头部震颤较明显,血清维生素 E 缺乏,维生素 E 治疗效果较好。

6. **肝豆状核变性** 常染色体隐性遗传,伴角膜 K-F 环,肝硬化,血清铜蓝蛋白下降。

7. **腓骨肌萎缩症** 常染色体隐性遗传,可在少年期发病,缓慢发生的双下肢无力,伴有腓骨肌萎缩。

8. **肾上腺脑白质营养不良** 儿童起病的 X 连锁性共济失调患者,首先应该检测。

八、治疗

目前尚无能完全阻止遗传性共济失调病情进展的治疗,临床治疗仍以经验性对症治疗为主,主要目标是减轻症状、缓解病情进展,维持日常生活自理能力。

1. **运动障碍的治疗** 左旋多巴可缓解强直及其他锥体外系症状,氯苯胺丁酸可减轻痉挛,金刚烷胺改善共济失调,毒扁豆碱或胞磷胆碱促进乙酰胆碱合成等,共济失调伴肌阵挛首选氯硝西泮。

2. **认知功能及精神障碍治疗** 认知障碍目前无有效药物,早期心理治疗策略包括认知行为干预治疗。抑郁状态患者首选选择性血清再吸收抑郁药物(SSRI),米氮平也有一定效果,喹硫平常用于并发幻觉者。伴有躁狂患者,可选用如丙戊酸钠、碳酸锂等心情稳定药物。

3. **营养保护治疗** 可试用神经营养药物如 ATP、辅酶 A。肌酐和 B 族维生素等。

4. **手术治疗** 可行视丘损毁术。

5. 理疗、康复及功能锻炼可有裨益。

九、预后

因无有效的治疗,对症治疗不能改变病程的进展,故预后不良。遗传咨询和产前诊断可减少患儿的出生。

(满雪冯涛)

第十节 肝豆状核变性

病例分析

现病史:患者,王××,36 岁,因"言语不清,走路不稳 24 年,加重 1 年"入院。患者 24 年前无明显诱因出现言语不清,说话尚连贯,时有流涎,伴走路不稳,无头痛头晕,无吞咽困难、饮水呛咳,无肢体麻木,于当地医院就诊,诊断为"肝豆状核变性",给予"硫酸锌""二巯丁二酸"等治疗后,症状有所改善。近 1 年来,上述症状加重,同时出现厌食,四肢乏力,今为求进一步诊治入住我科。患者自发病以来,饮食睡眠差,大小便正常,体重下降 10kg。

既往(家族)史:否认风湿病及心脏病史,否认慢性化学品／毒品接触史;父母健在,家人尚未发现同样病史。

内科检查：体温 36.3℃，脉搏 72 次 /min，呼吸 18 次 /min，血压 146/79mmHg。神志清楚，发育正常，皮肤黏膜无黄染，未见蜘蛛痣，双肺呼吸音清，未闻及干湿性啰音，心律齐，各瓣膜听诊区未闻及病理性杂音。腹软，无压痛及反跳痛，脐周未见蛇头样静脉曲张，肝脾无肿大。双下肢无水肿。

神经系统检查：神志清晰，尚合作，记忆力、定向力、计算能力和理解能力可，额纹对称，眼睑无下垂、闭合障碍，角膜反射正常。双侧瞳孔等大等圆，直径 2.5mm，对光反射存在。眼球活动自如，无眼震。双侧鼻唇沟对称，口角流涎，声音低沉含糊，伸舌居中，咽反射减弱。颈软，四肢肌力 5 级，肌张力正常，深浅感觉尚正常，双侧腱反射（+）。双侧指鼻、跟膝胫试验完成差，病理征未引出。

实验室及影像学检查：

血常规：WBC $3.44×10^9$/L，RBC $4.78×10^{12}$/L，Hb 135g/L，PLT $88×10^9$/L，N 51.4%，CRP 1.86mg/L。

血生化：TB 11.62μmol/L，ALT 59 IU/L，AST 33IU/L，乳酸脱氢酶 149IU/L，Cr 71μmol/L，ALB 40.85g/L。铜蓝蛋白 < 0.095g/L（低）。

头颅 MRI 检查：多发脑软化灶（双侧基底节区）；双侧额叶信号改变，考虑脱髓鞘改变；脑萎缩，双侧额叶为著。

腹部彩超检查：肝硬化，脾稍大，胆囊息肉样病变，前列腺增大并钙化。

眼科检查裂隙灯下可见 K-F 环。

病史特点

临床表现：发病年龄早，病史长，以神经系统症状首发，主要表现为锥体外系症状（步态异常），延髓性麻痹症状（构音障碍，吞咽困难）。

辅助检查：具有特异性异常，包括：铜蓝蛋白 < 0.095g/L（低）；裂隙灯下可见 K-F 环；腹部彩超检查提示肝硬化，脾大。

诊断

肝豆状核变性（脑型）。

诊断依据：青少年起病，有脑、肝、角膜多脏器受累，以神经系统症状为主，神经系统表现为精神认知功能障碍等，肝实质弥漫性病变，角膜 K-F 环，铜蓝蛋白减低。

鉴别诊断

患者以神经系统症状缓慢起病，并以病性发作急性加重，锥体外系症状、精神认知功能障碍较明显，需与以下疾病相鉴别：

1. **病毒性脑炎**　患者以精神认知功能障碍及锥体外系症状起病，需考虑有无病毒性脑炎，但病毒性脑炎一般为急性病程，常累及为额颞叶，而本患者慢性病程，铜生化检查正常和角膜 K-F 环阴性及短期内抗炎治疗效果明显可鉴别。

2. **小舞蹈病**　多发生在儿童和青少年，病前常有 A 组 β 溶血性链球菌感染史，如上呼吸道感染、咽喉炎等，可同时有关节炎、心脏病、血沉增快等急性风湿病表现，主要表现为性格改变，行为异常和舞蹈样不自主动作，常有挤眉弄眼、噘嘴伸舌等面部不自主动作，该病不具有铜代谢障碍的生化异常，可与鉴别。

3. 帕金森病　帕金森病由于具有肌张力增高、运动迟缓和震颤等锥体外系症状需与脑型肝豆状核变性相鉴别,晚发型肝豆状核变性(超过 40 岁发病),易误诊为帕金森病,而少年型帕金森病也易误诊为脑型肝豆状核变性,帕金森病并无铜代谢障碍,脑部影像学也无特征性改变,这两项有助于与肝豆状核变性的鉴别。

治疗

注意饮食,避免进食含铜高的食物,如:小米、草莓、豆类、坚果类、薯类、菠菜、南瓜、虾蟹类、贝类、巧克力及动物肝脏、血等。住院后继续应用口服青霉胺及二巯丁二酸驱铜、硫酸锌阻止铜吸收,多烯磷脂酰胆碱胶囊改善肝功能及神经保护治疗,康复科会诊后给予吞咽功能及躯体运动锻炼。定期检测血尿常规、肝肾功能、24 小时尿酮等;症状明显好转后转门诊继续治疗。

处理方案及理由: 一旦诊断明确为肝豆状核变性,应当立即进行积极治疗,若不治疗,多数肝豆状核变性患者将在发病数年后致残甚至死亡,应遵从"早期治疗、终身治疗"的原则。

(1)饮食控制,低铜饮食,避免食用含铜量高的食物(如肝脏、贝壳类、虾蟹、巧克力、蚕豆、坚果等)。

(2)药物治疗:青霉胺、二巯丁二酸胶囊、二巯基丙磺酸针剂、三乙烯－羟化四甲胺、锌剂等,以及中药治疗,给予患者二巯丙磺钠驱铜。

(3)对症治疗:有震颤和肌强直时可口服苯海索;局灶性肌张力障碍必要时可以肉毒毒素局部注射治疗;有舞蹈样动作和手足徐动症者,可选用氯硝西泮、氟哌啶醇;对于精神症状明显者可服用抗精神病药物喹硫平、奥氮平等非典型抗精神病药治疗;伴发抑郁者可用抗抑郁药物;护肝治疗药物应长期应用;目前也强调"护脑"神经保护治疗,包括神经节苷脂GM-1,丁苯酞胶囊清除自由基保护线粒体功能。

(4)手术治疗:对于有严重脾功能亢进者可行脾切除术,严重肝功能障碍者可考虑肝移植治疗。

要点与讨论

肝豆状核变性是一种常染色体隐性遗传的铜代谢障碍性疾病,亦称 Wilson 病(WD),人群患病率为 $(0.5 \sim 3)$ / 万。本病通常发生于儿童期和青少年期,发病年龄多在 $5 \sim 35$ 岁。病情缓慢发展,可有阶段性缓解或加重,亦有进展迅速者。主要症状为脑症状和肝症状。脑症状主要为锥体外系和精神症状,部分有锥体系症状;大部分病例肝脏损害症状隐匿、进展较缓慢。低血清铜蓝蛋白、高尿铜和高肝铜最有诊断价值。对疑似 WD 可给予青霉胺负荷试验,成人意义更为显著;角膜色素环及 K-F 环是本病的重要体征,尤其脑型出现率达 95%以上。患者具有锥体外系症状(脑型肝豆状核变性)或肝病症状(肝型肝豆状核变性),K-F环阳性,血清铜蓝蛋白明显低于正常下限,加上 24 小时尿酮大于 $100 \mu g$,可临床确诊为WD,不需进一步的基因等检查。WD 的治疗可分为减少铜摄入和增加铜排出两个方面,避免进食含铜量高的食物,应用药物驱铜,针对锥体外系症状和精神认知症状采取对症治疗,必要时可行脾切除及肝移植术。本病应早诊断、早治疗,提高生活质量及生存期,避免致残或死亡。

肝豆状核变性,又称威尔逊病(Wilson disease,WD),是与铜代谢障碍有关的常染色体隐性遗传病,由 ATP7B 铜结合蛋白的功能缺陷所致。WD 发病隐匿,临床表现复杂多样,可累及肝脏、神经系统、肾脏、骨关节及血液系统等,首诊科室多,早期常易发生漏诊和误诊。WD是少数经过规范治疗后病情可以有效控制的神经遗传病,尤以早期治疗预后更佳。研究表明,经基因筛查确诊的 WD 患者在症状出现前就给予规范治疗及饮食控制,患者可长期保持无症状,生活质量及寿命较正常人无异。

一、病因及发病机制

WD 的病因和发病机制十分复杂,先后提出了多种学说,但因均未能满意解释而被否定。1985 年 WD 基因被精确定位于 13q14.3,1993 年 WD 基因被克隆。WD 是基因突变导致的遗传性疾病,其基因突变的数目众多,已达 295 种,而且突变的类型相当复杂,纯合突变较少而复合杂合突变多见。目前证实 ATP7B 基因突变是本病的主要原因,ATP7B 基因主要在肝脏表达,表达产物 P 型铜转运 ATP 酶(ATP7B 酶)位于肝细胞高尔基体,负责肝细胞内的铜转运。由于其功能部分或全部丧失,不能将过多的铜离子从细胞内转运出去,使过量铜离子在肝、脑、肾、角膜等组织沉积而致病。

二、病理

病理改变主要累及肝、脑、肾、角膜等处。肝脏外表及切面均可见大小不等的结节或假小叶,病变明显者像坏死后肝硬化,肝细胞常有脂肪变性,并含铜颗粒。电镜下可见肝细胞内线粒体变致密,线粒体嵴消失,粗面内质网断裂。脑部以壳核最明显,其次为苍白球及尾状核,大脑皮质亦可受累。壳核最早发生变性,然后病变范围逐渐扩大到上述诸结构。壳核萎缩,岛叶皮质内陷,壳核及尾状核色素沉着加深,严重者可形成空洞。镜检可见壳核内神经元和髓鞘纤维显著减少乃至消失,胶质细胞增生。其他受累部位亦可见类似变化,在角膜边缘后弹力层及内皮细胞质内,有棕黄色的细小铜颗粒沉积。

三、临床表现

WD 的临床表现千变万化,早期、及时的诊断非常重要。虽然大部分人的症状出现在青少年时期或成年的早期,但 WD 最开始出现症状的年龄跨度很长,可以从十几岁至 40～50 岁。神经系统症状一般在肝脏症状出现的 10 年后,但是也有部分患者以神经系统损害为首发和主要表现,肝脏损伤轻微或无明显异常。这两种主要的临床表现有相当大的重叠。因为临床表现与其他常见的、年龄相关的疾病类似,非典型的、晚发型患者给诊断带来极大的挑战。

约 40% 以肝脏症状起病,40%～50% 以神经系统症状起病,约 10% 患者以精神症状起病。然而,大部分患者是以肝脏及神经系统症状同时起病,约 10% 患者在诊断该病时无任何临床表现,通常在例行实验室检查中无意被发现,如不能用其他原因解释的肝脏转氨酶水平增高。

1. **肝脏表现** 肝脏受累程度可以从无症状状态到危及生命的肝衰竭,约 5% 的患者可从看似正常的状态迅速发展至暴发性的肝脏受损。无症状性 WD 患者一般只有肝转氨酶水平升高和在肝活检中发现肝细胞脂肪变性。表现为肝病症状的 WD 患者与急性病毒性肝炎或自身免疫性肝炎很相似;因为溶血所致的短暂性黄疸发作也许是患者最初的临床表现,除黄疸外,患者可无其他任何肝病表现。

2. **神经系统表现** 早期的神经系统表现可能很轻微且呈非特异性,如注意力集中障碍、协调性差、书写改变、言语含糊、流涎等,这些症状可能是间断发作的,在疾病的早期,神经系统查体可无明显阳性体征。患者可被诊断为躯体化症状或心理性疾病,因为不能及时接受螯合剂治疗,患者可能面临潜在的灾难性结局。更多显著的神经系统异常包括构音障碍、肌张力障碍、震颤和帕金森病样表现。然而，这些症状大部分出现在疾病后期，构音障碍出现在绝大部分 WD 患者中。很多以神经系统症状为主要表现的患者没有任何明显的肝病症状。

震颤是 WD 最常见的神经系统症状，见于 22%～55% 的患者。WD 中典型的震颤被描述为肢体近端扑翼样震颤，一般出现于患者伸展其手臂时。伸展的时间越长，其振幅越大，很多患者出现巨大振幅的扑动震颤。然后，更多患者出现典型的姿势性和动作性震颤，很容易与特发性震颤混淆，特发性震颤出现在 0.5%～5% 的正常人群。

肌张力障碍是 WD 患者的另一个常见神经系统表现，见于 10%～65% 的 WD 患者。肌张力障碍主要表现为躯体多个部位的异常姿势，常伴有颤搐或扭曲运动。肌张力障碍可以是局灶性的，如眼睑痉挛、痉挛性斜颈；也可呈节段性，头面部节段型肌张力障碍通常合并有严重的发声困难、构音障碍、强笑、吞咽困难等。晚期 WD 可发展至全身型肌张力障碍，表现为躯干、颈、四肢的异常姿势，这些症状逐渐发展致骨骼发生继发性改变，并最终使患者丧失行走能力。

运动迟缓合并肌强直表面上看似帕金森病（Parkinson's disease，PD），但 WD 患者很少为单侧起病。帕金森病患者常有面具脸合并声音低沉、写字过小征、冻结步态等特点。

3. **精神症状**　WD 第三种最常见的症状为精神行为异常，不过这些症状通常为非特异性，可以表现为从抑郁到急性精神病性发作。精神病性发作约见于 10% 的 WD 患者，经常被误诊为精神分裂症或双相情感障碍。常有行为和性格的改变，如注意力缺陷、强迫性或冲动性行为和冷漠。总体来说，大约有一半被诊断为 WD 的患者存在明显的精神问题。也有部分患者（10%～20%），仅仅单纯表现为精神症状，无神经系统或肝脏异常表现，这部分患者因为早期未被区分，他们的诊断平均被延迟 2 年以上。

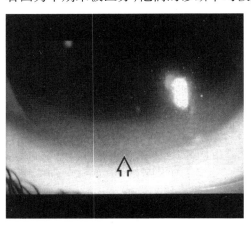

图 9-8　K-F 环

4. **眼部异常**　眼部异常很常见，但通常不被患者察觉，但在诊断中起很重要的支持作用。最重要的体征为 K-F 环（图 9-8），这是铜沉积在角膜上的表现。位于角膜与巩膜交界处，在角膜的内表面上，呈绿褐色或金褐色，宽约 1.3mm，肉眼可见，但早期需使用裂隙灯才能看见。一些患者的环不是完整的，可以在 6 点和 12 点位置看见增多的色素沉积。K-F 环几乎不出现于慢性胆汁淤积的患者，所以对 WD 的诊断有非常重要的支持作用。不过，也有些患者虽已出现明显临床表现，但 K-F 环缺失，约一半仅表现为肝病症状的 WD 患者没有 K-F 环。表现为神经系统症状的 WD 患者几乎都有 K-F 环，仅有 10% 的患者裂隙灯检查是正常的。

WD 作为一种常染色体隐性障碍疾病，男女患病无明显差异，但是不同性别其表型差异比较明显。以肝病形式起病的患者通常见于女性，同时，女性出现症状的时间比男性晚 2 年。研究发现，女性在铜过载程度上与男性没有明显差异，推测雌激素可能是导致性别差异的影响因素。

5. **其他临床表现**　WD 的其他临床表现相对少见，如果没有肝豆状核退行性病变的依据很难被辨认为 WD。氨基酸尿、肾结石、关节病、不成熟的骨质疏松症、心肌病等曾均被作为 WD 不典型的临床表现报道。

四、诊断

因 WD 发病年龄跨度较大,临床表现缺乏特异性等特点,早期诊断需要一个高度怀疑的指标。对疾病的延迟认识将导致肝脏和神经系统症状的持续恶化,而且这会影响疾病的整体预后。如果出现的第一个症状与其治疗的时间间隔小于 1 个月,患者的治疗效果是最好的。如果患者延误诊断的时间延长至 1～6 个月,只有五分之一的患者可以达到一个仅有轻度残疾的较好的预后。然而,现状是从症状出现到正确诊断和适当治疗的平均时间约为 1 年,这是很多 WD 患者出现神经功能障碍或不可逆的结构性肝损害的原因之一。

综上,WD 的诊断仍然主要基于实验室检查和临床表型。目前有 2 套诊断算法已经发表并且被广泛运用,包括诊断的评分系统。然而,这两套系统对于以肝病症状为主要表现的患者来说很难与其他肝脏疾病鉴别。以神经症状或精神症状为主要表现的 WD 患者因为异常的铜代谢相对清晰,因此不难与其他疾病鉴别。

1. 血清铜蓝蛋白　血清铜蓝蛋白水平是诊断 WD 的第一步。血清铜蓝蛋白水平小于 20mg/dl 被认定为 WD 的诊断标准,但其阳性率非常低,只有 5.9%。血清铜蓝蛋白是主要的铜结合蛋白,体内 > 90% 的铜与此结合。铜蓝蛋白以能结合铜的全铜蓝蛋白和不能结合铜的前铜蓝蛋白两种形式存在。现在的检测方法几乎都是基于抗体的放射免疫法,而这种方法不能区分这两种铜蓝蛋白的亚型,导致过高地评估了血清中的铜结合蛋白。也许可以通过酶法测定其活性来测定血清中铜蓝蛋白的含量,这种方法可区分前铜蓝蛋白和全铜蓝蛋白,但很难广泛运用。

极低水平的铜蓝蛋白水平(< 5mg/dl)高度提示 WD,但这种情况也可以见于其他铜代谢障碍疾病,如铜缺陷和血清铜蓝蛋白缺乏症,该病是一种罕见的常染色体隐性遗传疾病,由铜蓝蛋白编码基因突变所致。血清铜蓝蛋白缺乏症的临床表现与 WD 很相似但是其病理生理机制却是铁过多。另外一种导致低血清铜蓝蛋白的疾病是 Menkes 病,该病是一种 X-连锁性染色体隐性遗传性铜转运障碍,与 *ATP7A* 基因突变有关。

2. 微量铜

(1)尿铜:所有怀疑 WD 诊断的患者均应做 24 小时尿铜化验,该检查也可以单独作为 WD 的诊断标准,需要使用非铜器皿收集尿液。传统上认为 24 小时尿铜 > 100 μg/24h 具有诊断意义。但是,慢性胆汁淤滞的患者或自身免疫性肝炎患者 24 小时尿铜也可以有阳性表现,需要更多的检查来鉴别 WD 与其他肝病。

正常 24 小时尿铜量不同的实验室其结果不同,但一般都小于 40 μg/24h 或 50 μg/24h,24 小时尿铜量小于上述值可排外 WD 的诊断。尿铜介于 40/50 μg/24h 与 100 μg/24h 之间的患者需做进一步的检查。但是患有 WD 的儿童,其 24 小时尿铜量可能低于 40/50 μg/24h,故儿童患者尿铜小于 40/50 μg/24h 不能排除 WD 的诊断。24 小时尿铜测定同时可用于治疗的监测。

D- 青霉胺试验已被应用于 24 小时尿铜阳性边界线的患者,但该试验仅限于有肝病表现的儿童。在收集尿液前给予 500mg *D*- 青霉胺,12 小时后再给予一次,可以促进铜尿的产生,如果尿铜大于 1600 μg/24h 则具有诊断意义。该试验不适用于鉴别无症状性 WD 患者。

(2)肝铜量:肝铜含量的测定被认为是诊断 WD 的"金标准",在以肝脏损害为主要表现的患者中有重要价值,而以神经精神症状为主要表现的 WD 患者则主要依靠 24 小时尿铜定量。肝铜含量 > 250 μg/g(4.0 μmol/g 组织)干重被认为具有诊断价值。正常肝铜含量几乎不超过 50 μg/g(0.8 μmol/g 组织)干重。

(3)血清铜:潜在的实验室 WD 标志物还有血清铜含量。血清铜包括结合铜和游离铜,因为其在正常人体内含量不一,且其与主要血浆铜结合蛋白含量类似,故单独的总含铜量对 WD 的诊断无很大帮助。大部分实验室认为血清铜的正常含量为 65～140 μg/dl(10～22 μmol/L)。不过,一项重要的发现提示游离铜可以反映铜的代谢,因为只有游离铜才具有生物活性。在正常条件下,总铜的 5%～15% 为游离铜,游离铜也可以作为治疗的监测指标。

血清中非铜蓝蛋白－结合铜的浓度也被提议作为 WD 的诊断实验。在大部分未治疗的患者中该值一般大于 25 μg/dl(250 μg/L),但是该情况在急性肝损伤的患者中也会出现,其特异性不高。正常人的含量一般为 10～15 μg/dl,游离铜 < 5 μg/dl 提示铜缺乏,也可见于已治疗的 WD 患者中。

一项综合利用这些临床表现及实验室特征的评分系统已经形成,这项评分系统包括 K-F 环的出现、神经病学和神经影像学特征、溶血性贫血、升高的肝酶以及 24 小时尿铜含量、降低的血浆铜蓝蛋白和基因突变的分析。总分大于 4 分高度提示 WD,2～3 分之间考虑可能的 WD,意味着需做进一步的检查来确定。将该评分系统应用于一项 142 例的肝病儿童中发现具有 98.14% 的敏感性和 96.59% 的特异度,阳性预测价值为 94.64%,阴性预测价值为 98.83%。

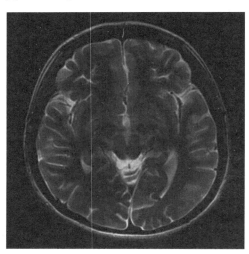

图 9-9　熊猫征

3. 影像学　结构影像学和功能影像学可能对 WD 的诊断也有帮助。CT 异常率约 85%,CT 显示双侧豆状核对称性低密度影有诊断价值,常见侧脑室和第 III 脑室轻度扩大、大脑和小脑沟回变宽、脑干萎缩、红核及齿状核低密度。对于每一个神经系统异常的 WD 患者,磁共振检查(MRI)常可发现脑部异常信号。MRI 可见双侧豆状核对称性受累,这些异常信号可扩散至脑干。围绕着红核和黑质的中脑高信号呈"熊猫征"(图 9-9),通常见于 WD 患者。不过,这些异常均为非特异性改变,WD 的诊断需要其他的实验室检查来进一步确认。

正电子发射断层扫描(PET):WD 患者可显示脑局部葡萄糖代谢率(rCMRG)降低,豆状核明显。rCMRG 改变可早于 CT 改变,对 WD 早期诊断有价值。

骨关节 X 线检查:约 96% 患者骨关节 X 线异常,双腕关节最常受损,表现骨质疏松、骨关节炎、骨软化、关节周围或关节内钙化、自发性骨折和脊椎骨软骨炎等。

WD 患者的肝脏超声、CT 和 MRI 通常提示非特异性的肝损害、肝炎和肝硬化。

通过上述检查仍不能明确 WD 诊断的患者可通过基因检测来进一步确认。

4. WD 的基因　WD 是一种常染色体隐性遗传疾病,*ATP7B* 基因突变导致铜转运蛋白腺苷三磷酸酶2(ATPase2)缺乏。该酶在铜的代谢中起双重作用,对内其作用为将铜转运至高尔基复合体,供给需要铜作为辅因子的蛋白,当细胞内铜过量时它的作用可作出调整。ATP7B通过改变其在肝细胞表面的位置来促进铜排泄至胆汁。所以,*ATP7B* 基因功能的丧失将导致铜的异常分布及铜负荷量增加。

随着基因测序方法的进步和生物信息学方法的提高,基因突变检查技术也得以发展,在一项队列研究中,WD的实验室诊断率高达98%。其他的一些研究提示成功检出率稍低,约68.5%,同时有7%的患者没有发现基因突变。只有当两个等位基因的突变被确认才可以确诊WD。基因定量检测可以弥补基因序列分析不能识别的WD患者。所以,基因检测阴性不能完全除外WD的诊断,仍然需要一些其他检查来协助诊断。

除了 *ATP7B* 基因,还有一些其他的基因型可能也参与了WD的发病。将 *ATP7B* 基因敲除通常会导致肝衰竭暴发、早期出现临床表现,提示基因功能的丧失将导致早期铜负荷增加。与此相反,携带有 *H714Q* 基因突变的患者其临床症状出现时间相对较晚,通常表现为神经系统症状,这种突变,大约见于20%的患者。在高加索人中,最常见的突变基因为 *H1069Q*,约占所有突变人群的40%,尤其是在东欧和德国等地区更常见。该突变的纯合型发生神经系统(51.7%)或肝脏病变症状(48.3%)的概率类似。

在某些条件下,WD的基因诊断很有帮助,但是因为一些挑战和诊断陷阱,使其很难成为一项常规检查。通过实验室的评估不能确诊但又怀疑WD的患者可以从基因诊断中获益,但是只有检测到突变的等位基因才能确诊。阴性的检测结果可能会降低WD诊断的可能性,但临床确实存在部分确诊的WD患者其突变未被检测到。< 10岁的儿童其24小时尿铜或肝铜含量无明显诊断意义,基因分析可帮助确诊或排除诊断。

五、治疗

未经治疗的WD患者最终将导致肝脏、神经或精神损害,或由它们产生的各种并发症。治疗的目标是降低铜负荷,当铜含量降至正常水平时建立铜的负性平衡;第二步是维持铜的水平,避免医源性铜缺乏。除非患者已进行肝移植,治疗需终生维持。治疗主要包括如下措施:

1. 一般治疗　减少食物含铜量(< 1mg/d),限制富含铜的饮食,如坚果类、巧克力、豌豆、蚕豆、玉米、香菇、贝壳和螺类、蜜糖、动物肝和血等。高氨基酸、高蛋白饮食能促进尿铜排泄。

2. 药物治疗　包括驱铜药、阻止肠道对铜吸收与促进排铜药,患者应选择一种适宜药物终生服药。一些女性患者怀孕期神经系统症状进展,铜代谢无明显变化。尽管WD患者铜代谢障碍无法彻底治疗,但阻断铜沉积病理过程,神经系统体征可得到一定程度改善,K-F环消失,肝功能恢复等。铜螯合物(copper chelating agent)包括:

(1)驱铜药:各种驱铜药物均为铜络合剂,通过与血液及组织中的铜形成无毒的复合体从尿排出。

1)*D*- 青霉胺(*D*-penicillamine):为治疗WD的首选药物,可络合血液及组织中过量游离铜而从尿中排出,在肝中与铜形成无毒复合物,消除游离铜毒性,诱导肝细胞合成有去铜毒作用的金属铜硫蛋白(copper metallothionein)。成人剂量1.0～1.5g/d,儿童20mg/(kg·d)口服,3次/d。首次使用应做青霉素皮试。有时需数月起效,动态观察血清铜代谢水平及裂隙灯检查K-F环作为疗效监测指标。少数患者有发热、药疹、白细胞减少、肌无力及震颤等暂时加重现象,极少数发生骨髓抑制、狼疮样综合征、肾病综合征等严重毒副作用。终止治疗后无毒复合物会解离重新产生毒性,应与患者和家属交代突然停药可使病情加重,经常听取患者用药反应。中、重度 WD 患者用足量 D- 青霉胺治疗,症状也常不能在数周或数月内好转,10%～50% 的患者用 D- 青霉胺后神经系统体征仍会加重,重要的是不能中断用药。曾报道一例 WD 患者中断治疗后数周突然死亡,可能与铜在心脏传导系统沉积有关。少数患者在治疗开始时易出现痫性发作。

2)三亚乙基四胺(曲恩汀):也是一种络合剂,其疗效和药理作用与 D- 青霉胺基本相同,成人用量为 1.2g/d,相比于青霉胺,该药耐受性更好,副作用小,基本不发生肾病综合征,可用于使用青霉胺出现毒性反应的患者。

3)其他络合剂:①二巯基丙醇(BAL):成人 2.5～5mg/(kg·d),分 1～2 次深部肌内注射。20 世纪 50～60 年代曾用于治疗 WD,副作用较多,目前很少应用;②二巯基丁二酸钠(Na-DMS):是含有双巯基低毒高效重金属络合剂,能结合血中游离铜、组织中与酶系统结合的铜离子,形成解离及毒性低的硫醇化合物经尿排出。溶于 10% 葡萄糖液 40ml 缓慢静脉注射,每次 1g,1～2 次 /d,5～7 日为一疗程,间断用几个疗程,排铜效果优于 BAL,副作用较小,包括牙龈出血及鼻出血、口臭、头痛、恶心、乏力及四肢酸痛等;③二巯丙磺酸(DMPS):解毒作用与 BAL 相似,排铜效果较 BAL 强,毒性较低;多数患者用驱铜剂(decopperingagent)后神经系统症状可获改善。为防止贫血应同时服用维生素 B6(pyridoxine)20mg,3 次 /d。

(2)阻止铜吸收

1)锌剂:竞争抑制铜在肠道吸收,增加粪铜和尿铜排泄。常用锌剂如醋酸锌(zinc acetate)100～150mg/d,3 次 /d,餐前 1 小时服用;硫酸锌、葡萄糖酸锌及甘草锌等也可选用。偶有恶心、呕吐等轻度副作用。锌剂一般用于维持治疗。在怀孕期间使用也是安全和有效的,这是唯一一种在怀孕期间不需要调整剂量的药物,控制不佳的 WD 患者通常面临不孕或早期流产。因此,孕期妇女在整个怀孕期间需保持良好的铜平衡,避免急性肝衰竭或新的神经缺损症状出现。也有使用曲恩汀和 D- 青霉胺成功度过孕期的报道,在孕期需下调25%～50% 的螯合剂剂量,同时需每月监测尿铜,直至分娩。

2)四硫钼酸盐(tetrathiomolybdate,TM):在肠黏膜中形成铜与白蛋白的复合物,后者不能被肠吸收而随粪便排出。另能限制肠黏膜对铜的吸收。剂量为 20～60mg,每日 6 次。由于过量的钼可能滞留在肝、脾及骨髓内,故不能用作维持治疗。四硫钼酸盐没有被美国FDA 批准使用,但自 2008 年后被允许在欧洲小部分范围内使用。关于四硫钼酸盐的研究仍在继续,并且已经显示几项潜在的优势,也许是一种很有前景的药物,尤其是用于治疗以神经系统症状为主要表现的 WD 患者。

3. 中医治疗 中医认为本病属肝阴不足,肝风内动,可用肝豆片 1 号及肝豆汤,由大黄、黄连、姜黄、金钱草、泽泻和三七等组成,中药具有利尿排铜作用而对 WD 有效,少数患者服药后出现腹泻、腹痛,其他不良反应少。但须强调的是单独使用中药治疗 WD,效果常不满意。推荐用于症状前患者、早期或轻症患者、儿童患者以及长期维持治疗者。

4. 对症治疗 肌强直和震颤可用盐酸苯海索或金刚烷胺,症状明显可用复方 L-dopa;精神症状明显可用抗精神病药,抑郁症状明显可用抗抑郁药,智力减退可用促智药。无论有无肝损害,均需护肝治疗,可用葡醛内酯、肌苷及维生素 C 等。

5. 手术治疗 包括脾切除和肝移植。脾切除适用于:严重脾功能亢进患者,长期白细胞和血小板显著减少,经常出血和 / 或感染。经各种治疗无效的严重病例可考虑肝移植。以肝脏症状为主要表现的患者当其进展至失代偿性肝硬化或暴发性肝衰竭时,肝移植是唯一有效的治疗方法。然而,对于以神经系统症状为主要临床表现的患者,肝移植治疗仍有争议。利用野生型 ATP7B 预处理的肝移植代表 WD 的一种治疗,但是使用该治疗的患者也需要终身的免疫抑制剂治疗。

6. 其他　新的治疗趋势是器官特异性螯合剂,铜代谢最主要的器官是肝脏,所以作用于肝细胞内的特异性铜螯合剂特别被期待。这种螯合细胞内铜的螯合剂可以避免非特异性的系统性损伤。现有的螯合剂都不能穿过血脑屏障,中枢神经系统铜的清除需要先被移至外周然后才能被清除。基于细胞的治疗是另外一种有效促进肝胆内铜排泄的潜在方法。如果转基因 *ATP7B* 表达能在肝内存活时间足够长,用载体导入功能性 *ATP7B* 基因将会发展为治愈 WD 的一种方法。

六、结论

一些有前景的新治疗方法,包括细胞靶向螯合剂、基于细胞和基因的治疗等,将彻底改革我们对 WD 患者的治疗。然而,及时、早期的临床诊断仍然是主要的挑战。如果一个患者未被考虑 WD,他的诊断很容易被漏掉,并面临灾难性的后果。

(刘兴媛　王　涛)

第十一节　多巴反应性肌张力障碍

病例分析

现病史:患者,李 ××,14 岁,因"行走困难 1 年"就诊。1 年前出现行走困难,双下肢僵硬,弯腿困难。症状逐渐加重,逐渐出现双上肢僵硬,活动不灵活,伴双手不自主抖动,写字困难。3 个月前出现言语稍含糊。以上症状晨起轻,下午傍晚症状加重。发病以来睡眠可,无嗅觉障碍,无体位性头晕,大小便正常。曾就诊于外院,考虑"肌张力障碍",给予巴氯芬治疗,疗效不明显,为求进一步系统治疗,来我科就诊,以"锥体外系综合征"收入院。

既往史:体健,无家族类似病史。患者足月顺产,无出生窒息史。生长发育与同龄人无明显差异,发病前学习、体育成绩可。否认服用抗精神病药物及一氧化碳中毒史。

神经系统检查:神清,言语稍含糊,脑神经检查未见异常。四肢肌力 5 级,肌张力增高,双上肢可见姿势性震颤,四肢腱反射偏活跃,双侧巴氏征(-)。双上肢指鼻可,轮替动作慢。行走速度缓慢,右下肢拖地,躯干稍左偏。后拉试验阴性。颈软,无抵抗。

实验室及影像学检查:血常规、尿常规、粪常规、凝血检查、甲状腺功能、生化检查、蛋白电泳、抗 O、类风湿因子、糖化血红蛋白、血液系统检查正常。血清铜蓝蛋白:正常范围。头颅 MRI:未见明显异常。多巴丝肼 62.5mg 测评:2 小时自评症状改善 90%。*DYT5(GCH1)* 基因:存在致病性点突变。*DYT5* 基因 exon 4 序列异常,第 538 位碱基由 C 突变为 C/T,该突变导致基因 180 号密码子由 CAA 变成 CAA/TAA,该突变为未报道的 SNP 位点,编码的氨基酸发生变化,由谷氨酰胺变为谷氨酰胺和终止密码子。

病史特点

患者,青少年女性,隐匿起病,慢性进展性病程,临床表现为行走困难、肢体僵硬,运动迟缓,书写困难。

阳性体征:四肢肌张力增高,运动迟缓,行走右下肢拖地,躯干稍左偏。

辅助检查:DYT5(GCH1)基因存在致病突变。

诊断

多巴反应性肌张力障碍。

定位诊断:锥体外系(黑质-纹状体系统)。

患者临床表现为行走困难,双下肢僵硬,运动迟缓,双上肢僵硬,精细动作差,伴双手不自主抖动,写字困难,近期出现构音障碍。查体:神清,言语稍含糊,四肢肌力正常,双下肢肌张力明显增高,双上肢肌张力轻度增高,双上肢可见姿势性震颤,四肢腱反射偏活跃,双侧巴氏征(-)。共济可,轮替动作慢。行走速度缓慢,右下肢拖地,躯干稍左偏。后拉试验阴性。上述表现符合锥体外系受累表现,符合运动减少-肌张力增高综合征,定位于锥体外系的黑质-纹状体系统。

定性诊断:多巴反应性肌张力障碍。患者青少年女性,隐匿起病,慢性进展性病程,临床表现为行走困难、肢体僵硬,运动迟缓,书写困难。查体可见四肢肌张力增高,运动迟缓,行走右下肢拖地,躯干稍左偏,符合帕金森综合征-肌张力障碍综合征的诊断。患者对小剂量左旋多巴反应佳,DYT5(GCH1)基因存在致病突变,该突变导致编码的氨基酸发生变化,由谷氨酰胺变为谷氨酰胺和终止密码子。因此诊断为多巴反应性肌张力障碍。

鉴别诊断

1. 遗传性帕金森病　Parkin、PINK1、PARK7基因突变是导致青少年帕金森综合征的常见遗传性因素,呈常染色体隐性遗传,确诊需基因筛查。

2. 其他遗传和变性病　包括多巴反应性肌张力障碍、肝豆状核变性、亨廷顿舞蹈病、脊髓小脑共济失调、快速起病肌张力障碍-帕金森综合征、神经棘红细胞增多症、线粒体疾病、神经元核内包涵体病、Gaucher病。

3. 感染、免疫　包括系统性红斑狼疮、感染性疾病。系统性红斑狼疮(SIE)是一种可累及全身各种组织及脏器的自身免疫性疾病,出现中枢神经系统病变称为狼疮性脑病(NPLE)。以帕金森综合征为主要临床表现的NPLE罕见。系统性红斑狼疮所致青少年帕金森综合征主要表现为少动-僵直和震颤。

4. 结构性病变、中毒、药物　结构性病变包括肿瘤、脑积水、脑卒中、桥外髓鞘溶解等。多巴胺受体拮抗剂是药物性帕金森综合征最为常见且最具有代表性的药物,多巴胺受体拮抗剂通过阻断中脑边缘系统通路和中脑黑质通路来发挥抗精神病作用,通过阻断黑质纹状体通路的多巴胺受体来减退多巴胺功能。多巴胺受体拮抗剂包括吩噻嗪类药物(奋乃静、氟奋乃静、三氟丙嗪、三氟拉嗪等)、丁酰苯类(氟哌啶醇)、苯甲酰胺衍生物。

治疗

给予多巴丝肼62.5mg每日1次,1天后患者症状大部分缓解,1周后行走困难基本消失。

处理方案及理由:在DRD的治疗方面,绝大多数患者对左旋多巴单药治疗呈现明显而持续的疗效。DRD对小剂量多巴制剂的良好反应性既可用于治疗,又有助于对可疑DRD的诊断。本患者给予多巴丝肼62.5mg每日1次,效果良好。

要点与讨论

DRD 是一组以肌张力障碍和帕金森综合征为主要症状、对抗胆碱能制剂和左旋多巴有特效的运动障碍疾病。按遗传方式不同,DRD 分为常染色体显性遗传(autosomal dominant,AD)和常染色体隐性遗传(autosomal recessive,AR),女性外显率(约 45%)大于男性(约 15%)。

AD DRD 由于 GCH1 基因异常,导致黑质纹状体多巴胺能神经元中 GCH1 活性部分下降所致。GCH1 是 GTP 合成四氢生物蝶呤(tetrahydro—biopterin,BH)的起始酶和限速酶。

诊断依赖病史体征,目前多采用 Segawa 和 Nygaard 的标准:①儿童期起病,成年期起病少见;②女性患者较多见;③临床表现以肌张力障碍为主,儿童期多以一侧下肢或足部的肌张力障碍、步态异常、震颤等为首发症状,成年发病者多以帕金森病样表现为首发症状;④症状多有明显的晨轻暮重现象;⑤小剂量多巴制剂有明显疗效,长期服用无明显副作用;⑥有阳性家族史,大部分患者常染色体显性遗传,少数呈隐性遗传,部分病例呈散发性;⑦如未经多巴制剂治疗,肌张力障碍在 15 岁以前进展较快,随后进展减慢,到 30 岁左右相对稳定。其中⑤为临床 DRD 的必备条件。

患者对小剂量左旋多巴有持久疗效。

1976 年,Segawa 首先报道一组疾病,其特征是症状的日间波动,早晨近乎正常而午后有明显的运动障碍,又称为 Segawa 病。1988 年,Nygaard 等总结了一组以肌张力障碍和帕金森综合征为主要症状、对抗胆碱能制剂和左旋多巴有特效的患者,并提出了多巴反应性肌张力障碍(DRD)的概念。DRD 约占儿童期发病肌张力障碍患者的 5%~10%。女性多见,为男性的 2~4 倍。

一、遗传方式

按遗传方式不同,DRD 分为常染色体显性遗传(autosomal dominant,AD)和常染色体隐性遗传(autosomal recessive,AR),前者多见。DRD 致病基因外显率不完全(约 31%),女性外显率(约 45%)大于男性(约 15%)。AD DRD 为编码三磷酸鸟苷环化水解酶 I(GTP-cyclohydrolase I,GCH1)的基因突变,导致 GCH1 活性降低,从而使得多巴胺的合成减少,多巴胺功能不足,导致肌张力障碍及帕金森综合征候群。GCH1 基因有相当高的自发突变率,可以解释部分散发病例。AR DRD 可能与酪氨酸羟化酶(tyrosine hydroxylase,TH)基因突变有关,一般病情较重,有高苯丙氨酸血症,可有类似痉挛性截瘫的表现。50%~60% 的 DRD 患者存在 GCH1 基因和 TH 基因突变,大约一半的 DRD 患者无家族史或 GCH1 或 TH 基因突变。

二、发病机制

AD DRD 由于 GCH1 基因异常,导致黑质纹状体多巴胺能神经元中 GCH1 活性部分下降所致。GCH1 是 GTP 合成四氢生物蝶呤(tetrahydro—biopterin,BH)的起始酶和限速酶。BH 作为芳香族氨基酸羟化酶的必需辅因子,参与它们活性的调节。因此,GCH1 基因的缺陷,会影响苯丙氨酸代谢和单胺类神经递质的合成,出现临床症状。

三、临床表现

起病年龄从婴儿期至 12 岁不等,平均 6 岁,个别患者可延迟至 50~60 岁发病。女性多于男性,女男比例约为 4:1。女性在临床表现方面,典型的 DRD 临床特点为:①儿童期起病;②下肢开始的肌张力障碍,逐渐进展为全身的肌张力障碍和帕金森综合征;③呈日间波动性,晨轻暮重,运动后加重;④无帕金森性静止性震颤;⑤对左旋多巴具有明显而持续的药物反应,且无任何不良反应。并且由于黑质纹状体多巴胺能神经元末端的酪氨酸羟化酶活性呈增龄性变化:在儿童早期活性最高,30岁前随着年龄的增长呈指数减低,自40岁后酪氨酸羟化酶活性稳定,不再随年龄而变化,DRD的临床表现常随年龄呈现出规律性演变。由于黑质纹状体多巴胺能神经元功能的左右不对称性,患者症状也可表现出左右不对称性。

四、诊断

诊断依赖病史体征,目前多采用 Segawa 和 Nygaard 的标准:①儿童期起病,成年期起病少见;②女性患者较多见;③临床表现以肌张力障碍为主,儿童期多以一侧下肢或足部的肌张力障碍、步态异常、震颤等为首发症状,成年发病者多以帕金森病样表现为首发症状;④症状多有明显的晨轻暮重现象;⑤小剂量多巴制剂有明显疗效,长期服用无明显副作用;⑥有阳性家族史,大部分患者常染色体显性遗传,少数呈隐性遗传,部分病例呈散发性;⑦如未经多巴制剂治疗,肌张力障碍在15岁以前进展较快,随后进展减慢,到30岁左右相对稳定。其中⑤为临床 DRD 的必备条件。

五、鉴别诊断

DRD 患者临床上易被误诊为脑瘫及痉挛性截瘫、少年性帕金森病、Wilson 病、心因性疾病等。脑瘫患者多有围产期损伤史;痉挛性截瘫原因众多,临床表现可分为单纯型、复杂型,对左旋多巴疗效欠佳;青少年性帕金森病患者常出现药物诱导的肢体舞蹈性运动障碍及疗效减退现象;DRD 患者无认知功能障碍,无肝脏肿大及角膜 K-F 环,无血清铜蓝蛋白及血清铜降低,无头颅 MRI、肝脏 B 超异常,有助于与 Wilson 病鉴别;心理精神因素则在试用多巴制剂无效、其他各项检查无异后方可考虑。

六、辅助检查

常规检查包括血尿便常规、生化等无异常;影像学方面,DRD 患者无脑结构异常,因此头颅 CT 和/或 MRI 扫描正常。

七、治疗

在 DRD 的治疗方面,绝大多数患者对左旋多巴单药治疗呈现明显而持续的疗效。DRD 对小剂量多巴制剂的良好反应性既可用于治疗,又有助于对可疑 DRD 的诊断。一般从小剂量左旋多巴 25～50mg/d 开始治疗,逐步增大剂量至临床症状改善,如剂量增至 100mg,每日 3 次仍无效,可排除 DRD 诊断。

(马凌燕　冯　涛)

第十二节　迟发性运动障碍

病例分析

现病史:患者,王××,女,55岁,因"口周不自主运动半年"就诊。患者半年前出现口周不自主运动,主要表现为不自主伸舌、撇嘴,吸吮、咀嚼,同时言语含糊,并影响进食,偶有舌咬伤,生活受到严重影响。无眼周肌肉、颈部及其他肢体不自主运动,四肢活动不受影响,可正常行走。患者曾就诊于外院,考虑"运动障碍",未规律诊治。为求进一步系统治疗,来我科就诊,以"运动障碍"收入院。

既往史:精神障碍病史,至今服用氯丙嗪3年,症状控制可。既往否认烟酒不良嗜好,否认家族性遗传性病史。否认高血压、糖尿病等慢性疾病史,无外伤及中毒史。

体格检查:体温36.5℃,脉搏85次/min,呼吸20次/min,血压120/66mmHg。

神经系统检查:神志清,言语含糊,智能检查正常。可见不自主伸舌、撇嘴活动,口、面肌群有持久而反复的多动,状如吸吮、咀嚼,双手可见不自主姿势性震颤,双侧轮替运动可,双侧指鼻及跟-膝-胫试验稳准,四肢肌张力正常,四肢肌力Ⅴ级,双侧针刺痛觉检查正常存在,双侧Babinski Sign(-),颈软,无抵抗。

实验室及影像学检查:血常规、尿常规、粪常规、凝血检查、甲状腺功能、生化检查、蛋白电泳、抗O、类风湿因子、糖化血红蛋白、血液系统检查正常。

血棘红细胞检测:正常范围;甲状腺功能、免疫指标:正常范围。

肌电图:未见神经源性及肌源性损害。

黑质超声:黑质回声强度Ⅱ级。

头颅MRI平扫:未见明显异常。

亨廷顿舞蹈病基因筛查:阴性。

病史特点

女性,55岁,隐匿起病,慢性病程,临床表现为口周不自主运动,伴言语含糊、双手震颤。

阳性体征:口周不自主运动,撇嘴,吸吮、咀嚼样,受累部位局限,四肢未受累。

辅助检查,常规检查,包括血常规、尿常规、粪常规、凝血检查、甲状腺功能、生化检查、蛋白电泳、抗O、类风湿因子、糖化血红蛋白、血液系统检查正常。血棘红细胞检测(光镜+电镜):正常范围;甲状腺功能、免疫指标:正常范围。头颅MRI平扫未见明显异常。亨廷顿舞蹈病基因筛查:阴性。

诊断

迟发性运动障碍。

定位诊断:锥体外系(尾状核、壳核为主)。

患者临床表现为口周不自主运动,无规律性,伴言语含糊,偶有舌咬伤,查体:可见不自主伸舌、撇嘴活动,口、面肌群有持久而反复的多动,状如吸吮、咀嚼,双手可见不自主姿势性震颤,定位于锥体外系。患者四肢未见不自主运动,口周出现运动增多,属于运动增多综合征,考虑尾状核、壳核受累为主。

定性诊断:迟发性运动障碍。

诊断依据:患者中老年女性,隐匿起病,慢性病程,临床表现为口周不自主运动,伴言语含糊、双手震颤。查体可见口周不自主运动,撇嘴,吸吮、咀嚼样,受累部位局限,四肢未受累。辅助检查方面,常规检查,包括血常规、尿常规、粪常规、凝血检查、甲状腺功能、生化检查、蛋白电泳、抗O、类风湿因子、糖化血红蛋白、血液系统检查正常。血棘红细胞检测(光镜+电镜):正常范围;甲状腺功能、免疫指标:正常范围。头颅MRI平扫未见明显异常。亨廷顿舞蹈病基因筛查：阴性。结合患者既往精神障碍、服用氯丙嗪病史，但无家族类似病史，根据迟发性运动障碍的诊断标准，考虑迟发性运动障碍可能性大。

迟发性运动障碍的诊断标准： 至少累计应用抗精神病药物 3 个月，可以是连续用药，也可以是间断用药；在身体 1 个或多个部位存在至少"中度"异常不自主运动，或在身体 2 个或多个部位存在至少"轻度"异常不自主运动，并排除其他可引起异常不自主运动的疾病。

鉴别诊断

1. 原发性肌张力障碍 肌张力障碍特征是持续性或间歇性肌肉收缩，可引起异常运动和/或姿势，常常重复出现肌张力障碍性运动，一般有其模式，有扭曲动作，并且可伴有震颤。在大多数情况下肌张力障碍既有异常运动、又有异常姿势。目前原发性肌张力障碍原因不明，发病机制尚不能确定，可能与基因突变或遗传易感性相关。

2. 棘红细胞增多症 神经棘红细胞增多症（NA）是一组罕见的多系统受累的遗传性疾病，一般患病率为（1～5）/10 万，患者表现为外周血棘红细胞增多和进行性基底节退行性改变。该病与基因突变有关，可呈常染色体显性或隐性遗传。临床主要表现为进行性舞蹈样运动障碍、精神症状、锥体外系症状、认知功能下降以及其他多系统损害，包括肌病和周围神经病等。其中临床症状以口面部不自主运动、肢体舞蹈症最常见。

该患者临床症状需考虑棘红细胞增多症的可能，因此对其血液进行光镜及电镜棘红细胞数量检查，均在正常范围内。辅助检查亦不支持，因此可排除棘红细胞增多症的诊断。

3. 亨廷顿舞蹈病 亨廷顿舞蹈病是一种罕见的常染色体显性遗传病，一般在中年发病，出现运动、认知和精神方面的症状。临床上起病隐匿，进展缓慢，主要临床症状通常分为三大类，包括运动症状、认知功能障碍及精神障碍。HD 可发病于各个年龄段，男女无明显差别，但以 35～50 岁常见，病程多为 15～20 年。亨廷顿舞蹈病的舞蹈症状表现为短暂不能控制的装鬼脸、点头，随病情加重，不随意运动进行性加重，出现典型的舞蹈样不自主运动、吞咽困难、构音障碍。头颅 MRI 可见尾状核头及皮层萎缩。该患者需考虑亨廷顿舞蹈病可能，但该患者症状局限，四肢活动相对正常，亨廷顿舞蹈病基因检测阴性，可排除亨廷顿舞蹈病的诊断。

治疗

给予氯硝西泮 1mg，一日三次，不自主运动较前有所减轻。

处理方案及理由： 药物治疗方面，氯硝西泮可能改善迟发性运动障碍，可作为治疗选择（B 级证据）。

要点与讨论

迟发性运动障碍（tardive dyskinesia，TD）是一组由多巴胺（DA）受体拮抗剂引起的迟发的运动障碍，发病率报道不一，因药物种类、剂量、疗程及个体差异不同，多见于服用抗精神病药 1～2 年以上，最早 3～6 个月即可出现。国内报道发生率 21.7%，国外报道多数为 15%～20%。

TD 的病理生理学仍未完全明确。目前普遍认可的病理生理学机制包括 DA 受体超敏、γ-氨基丁酸（GABA）能神经元功能异常、胆碱能功能缺陷、神经变性、突触可塑性适应不良、自适应神经信号缺陷、遗传易感性等。

TD 的诊断标准为：至少累计应用抗精神病药物 3 个月，可以是连续用药，也可以是间断用药;在身体1个或多个部位存在至少"中度"异常不自主运动,或在身体2个或多个部位存在至少"轻度"异常不自主运动,并排除其他可引起异常不自主运动的疾病。

目前无有效治疗方法,主要在于预防。

迟发性运动障碍(tardive dyskinesia,TD)是一组由多巴胺(DA)受体拮抗剂引起的迟发的运动障碍,是一种特殊而持久的锥体外系反应,主要表现为口、唇、舌、面部不自主运动,以及伴有肢体和躯干舞蹈样运动和肌张力障碍。

1957年Schonecker M首次报道了应用氯丙嗪治疗的患者出现口面部不自主运动,称为"阵发性运动障碍"(paroxysmal dyskinesia)。TD的概念首先由Faurbye A于1964年提出,其突出特征为开始应用致病药物与发生异常不自主运动之间有一定的时间延迟,因此命名为"迟发"。

一、流行病学

发病率报道不一,因药物种类、剂量、疗程及个体差异不同,多见于服用抗精神病药1~2年以上,最早3~6个月即可出现。国内报道发生率21.7%,国外报道多数为15%~20%。Meta分析显示,成人服用经典抗精神病药后TD发生率7.7%,患病率为32.4%;服用非经典抗精神病药后TD发生率2.9%,患病率为13.1%。TD大多不可逆,症状可持续存在。

文献报道在应用抗精神病药物治疗的门诊精神分裂症患者中TD的发生率约为30%。TD发生率大约每年5%,5年累积发生率为20%~25%。

二、病因及发病机制

主要因长期服用DA-R阻滞剂如抗精神病药、止吐药(甲氧氯普胺)和抗眩晕药(丙氯拉嗪)等引起。典型与非典型抗精神病药物均可引起,典型抗精神病药物发生率高于非典型抗精神病药物。与药物种类、剂量及持续时间呈相关性,目前认为剂量越高,TD发生率越高;多在服药后1~2年出现,也有少数患者数周即可发生。

发病机制目前尚不明确,有以下几种假说:①多巴胺能受体增敏学说;②神经元变性学说;③纹状体调节障碍;④遗传基因多态性等。

其他易感因素包括遗传、年龄、性别、情感障碍、非白种人等。目前认为患病率和严重程度与年龄呈明显线性关系,女性比男性发生率高。

三、病理生理学

TD的病理生理学仍未完全明确。目前普遍认可的病理生理学机制包括DA受体超敏、γ-氨基丁酸(GABA)能神经元功能异常、胆碱能功能缺陷、神经变性、突触可塑性适应不良、自适应神经信号缺陷、遗传易感性等。

1. DA受体超敏　多数抗精神病药物阻断DA受体,引起D_2受体功能上调,导致DA受体功能超敏。由于D_2受体是抑制性受体,在中型多棘神经元表达,继而投射到间接通路,其超敏可引起内侧苍白球及丘脑底核的脱抑制,产生各种运动障碍。

2. GABA能神经元功能异常　纹状体的GABA能中间神经元在通常情况下负责维持直接与间接纹状体苍白球通路的平衡,暴露于抗精神病药物后导致平衡破坏,可引起运动障碍。

3. 神经变性　抗精神病药物可增加脂质过氧化反应及自由基生成,引起神经元受损及不同神经递质系统的变性。动物实验及对 TD 患者的尸检神经病理学研究发现,长期应用抗精神病药物后导致脑结构改变,出现神经元脱失及基底节胶质细胞增生。

4. **遗传易患性** 临床发现许多服用抗精神病药物多年的患者不发生 TD,而服用同种药物剂量发生 TD 的患者其严重程度及临床表现也各不相同,提示具有个体差异和遗传易患性。一些候选基因可提示 TD 的易患倾向,如 DA D_3、D_2、5-HT$_{2A}$ 受体、MnSOD、儿茶酚胺 -O- 甲基转移酶(COMT)及其他基因多态性与 TD 相关联。

四、临床表现

TD 症状常常发生于持续应用抗精神病药物后的 1~2 年,发生于 3 个月内罕见。起病隐匿,通常在数日到数周症状发展完全,然后症状趋于稳定,呈慢性状态但微起伏的病程。其严重程度可从常被患者忽视的轻微不自主运动到致残。临床表现以不自主的、有节律的刻板运动为主要特征。多数表现为"口 - 舌 - 颊三联征",即口、唇、舌面部不自主运动,如舌头不自主在口中转,不自主咀嚼动作等。可表现肢体不自主摆动、无目的抽动、舞蹈样指划动作、手足徐动、四肢躯干的扭转性运动等。

五、辅助检查

常规检查包括血常规、生化、免疫、甲状腺功能等指标均在正常范围,神经系统检查包括头颅 MRI、脑电图、肌电图等均无特异性表现。

六、诊断

TD 的诊断标准为:至少累计应用抗精神病药物 3 个月,可以是连续用药,也可以是间断用药;在身体 1 个或多个部位存在至少"中度"异常不自主运动,或在身体 2 个或多个部位存在至少"轻度"异常不自主运动,并排除其他可引起异常不自主运动的疾病。

七、鉴别诊断

1. **神经系统疾病** 许多神经系统疾病,如亨廷顿舞蹈病、肝豆状核变性、棘红细胞增多症等,可伴有运动障碍,可表现为舞蹈样动作。但常有相应的症状及神经系统阳性体征,必要时可进行神经影像学检查、血铜检测等以明确诊断。

2. **缺齿性运动障碍** 老年无牙患者可出现口面部运动障碍,但无神经系统疾病,应注意鉴别。

3. **急性撤药综合征** 急性撤药综合征为长期应用抗精神病药物的儿童突然撤药后出现的舞蹈样运动,症状通常在停药后的数日或数周出现。DSM-V 认为,急性撤药综合征的运动障碍在时间上是有限的,即持续时间少于 4~8 周,运动障碍持续存在超过此时间段则应考虑为 TD。

八、治疗

目前无有效治疗方法,主要在于预防。尽可能避免服用任何 DA 阻断剂,除必须使用外,如抑郁、焦虑、胃肠疾病及偏头痛和睡眠障碍等其他神经疾病可换用其他药物治疗。尽可能使用非典型抗精神病药。

停用抗精神病药物对 TD 的长期效果证据有限,且不同的研究得出的结论不同。一项对 36 例 TD 患者研究发现,停用抗精神病药物 10 周后,运动障碍和烦躁不安明显加重,导致 33% 的患者恢复原用抗精神病药物治疗。另一项对慢性精神分裂症患者的研究发现,随机分为安慰剂组及常规注射氟奋乃静组,6 周后 TD 及精神症状无显著恶化。其他的短期研究也发现,在停用抗精神病药物最初几周内 TD 恶化。

一般认为非典型抗精神病药物引起 TD 的倾向小,提示从典型换为非典型抗精神病药物可减轻 TD 症状,但目前的证据有限,仅有 IV 级研究且结果不一。从典型换为非典型抗精神病药物可减轻 TDS 症状的证据不足。

药物治疗方面,氯硝西泮可能改善症状,可作为治疗选择(B 级证据)。利培酮可改善 TD,尽管其可掩盖症状,但由于其本身可引起 TD,不作为推荐治疗。金刚烷胺及丁苯那嗪可作为 TD 的治疗选择(C 级证据)。地尔硫草不能作为 TD 的治疗选择(B 级证据)。加兰他敏不能作为治疗选择(C 级证据)。有关乙酰唑胺、溴隐亭、维生素 B_1、巴氯芬、维生素 E、维生素 B_6、司来吉兰、氯氮平、奥氮平、褪黑激素、硝苯地平、Fluperlapine、舒必利、氟哌噻吨、奋乃静、氟哌啶醇、左乙拉西坦、喹硫平、齐拉西酮、舍吲哚、阿立哌唑、丁螺环酮、益肝散、苯海索、A 型肉毒毒素、电休克治疗、α-甲基多巴、利血平、苍白球深部脑电刺激治疗 TDS 的证据不足(U 级证据),停用致病药物或由典型抗精神病药物换成非典型抗精神病药物治疗 TDS 的证据不足(U 级证据)。

(马凌燕 肖卫忠 冯 涛)

第十三节 发作性运动障碍

病例分析

现病史:李××,男,16 岁,主诉"发作性双手不自主扭动 4 年余",主要表现为自患者 12 岁起,出现突然发作的双手不自主扭动,多于起立时突然发作,持续数十秒后可自行缓解,发作过程中患者意识清,偶伴有面部肌肉不自主扭动,一日可发作数次。发作前有时可有双手麻木感,紧握双手有时可减少发作。近两年发作次数较之前减少。

家族史:患者足月顺产,无外伤、癫痫病史,无中毒以及手术外伤史。其父亲年轻时有类似发作。表现为双上肢及面部肌肉不自主扭动,成人以后发作明显减少,30 岁后基本无发作。

神经系统检查:神志清,言语表达流畅,智力发育正常,脑神经检查未见异常,四肢肌张力正常,双侧轮替运动完成好,四肢肌力 V 级,行走姿势步态未见异常。双侧深浅感觉正常存在,生理反射存在,病理反射(−)。

辅助检查:血常规、生化检查、自身免疫检测指标、甲状腺功能、血清铜蓝蛋白、头颅 MRI 及脑电图未见明显异常。

病史特点

男性,16 岁,发作性起病,表现为双手不自主扭动,查体未见明显阳性体征,其父有类似发作史,辅助检查未见明显异常。

诊断

发作性运动诱发性运动障碍（PKD）。

鉴别诊断

1. 癫痫　多青少年起病，可表现为反复发作的肢体抽动，多伴有意识障碍，脑电图可见癫痫波，抗癫痫治疗有效。

2. 抽动秽语综合征　多青少年起病，多表现为头部、肢体的不自主扭动，多伴有爆发性喉音、或骂人词句为特征的锥体外系疾病表现，典型表现为多发性抽动不自主发声、言语及行为障碍，可伴有强迫观念、人格障碍。

3. 癔症　多有强烈的心理因素诱发，可表现为不同形式的肢体扭动，药物治疗多无明显效果。

治疗

卡马西平，0.1g，3 次 /d，口服，效果控制很好，随访至今未有发作。

处理方案及理由：患者入院后，经详细病史询问和体格检查及相关辅助检查，考虑发作性运动诱发性运动障碍诊断可能。针对其发作性运动诱发性运动障碍表现给予卡马西平治疗，而卡马西平可诱发皮疹等副作用，故以小剂量开始用药；该病注意鉴别癫痫发作及其他运动障碍，予出院后门诊随诊。

要点与讨论

发作性运动障碍（paroxysmal dyskinesia），又称发作性运动障碍综合征，是指一种突发的不自主的异常运动或姿势障碍，包括局部、节段或全身性肌张力障碍、舞蹈或投掷症、手足徐动等不同组合，可重复出现，持续数秒至数小时；发作期通常意识清楚，发作间歇期正常并无异常神经系统体征的一组症状群。有四种亚型，以发作性运动诱发性运动障碍最经典也最多见，发病率约为 1/15 万。

其发病机制暂不明确，多有遗传因素，其可能与癫痫发病机制有部分重叠，其诊断多依靠患者提供的病史及临床表现，发作间期多无明显异常，辅助检查多无明显异常，故多为排他性诊断。部分病例抗癫痫药物治疗有效，其发作频率多随年龄增加而减少。

发作性运动障碍（paroxysmal dyskinesia），又称发作性运动障碍综合征，是指一种突发的不自主的异常运动或姿势障碍，包括局部、节段或全身性肌张力障碍、舞蹈或投掷症、手足徐动等不同组合，可重复出现，持续数秒至数小时；发作期通常意识清楚，发作间歇期正常并无异常神经系统体征的一组症状群。大多数患者有阳性家族史，但有散发性及继发于其他疾病的病例，由于大多数病例发作间期神经检查正常，诊断多依靠患者提供的病史及观察发作时的表现，故常有诊断延迟，易误诊为其他非器质性疾病。

1940 年，Mount 和 Reback 在描述一个 23 岁的患者时，首先出现了 paroxysmal dystonic choreoathetosis。1967 年，Kertesz 描述了一种新的情景性疾病，称为"阵发性运动性手足徐动症（PKC）"。在 1968 年，Richards 和 Barnett 将"肌张力障碍"添加到描述中，因此被称为阵发性肌张力障碍（PDC）。1977 年，Lance 将其描述为"paroxysmal exercise-induced dyskinesia（PED）"，即发作性运动诱导运动障碍。

一、分类及流行病学

1977 年，Lance 报道了 12 例家族性发作性肌张力障碍性舞蹈手足徐动症(PDC)，并回顾分析了已报道的 100 例病例，根据发作的持续时间建议将其分类为：①发作性肌张力障碍性舞蹈手足徐动症(PDC)，发作时间持续 2 分钟~4 小时；②发作性运动诱发性舞蹈手足徐动症(PKC)，被突然的自主运动所诱发，发作时间，数秒~5 分钟；③中间型，被持续的运动所诱发，发作持续 5~30 分钟。1994 年，在 Lance 分类的基础上，Faun 将其调整，分为：①运动诱发性发作性舞蹈手足徐动症(PKC)；②非运动诱发性发作性舞蹈手足徐动症(NPKC)；③中间型 PKC；④睡眠诱发性发作性运动障碍(PHD)；⑤婴儿良性发作性肌张力障碍/斜颈；⑥混合型。但此分类只考虑运动诱发的发作是短程、而非运动诱发的发作是长程的情况，故不是很全面。因此，1995 年，Demirkiran 和 Jankovic 根据诱发因素、发作症状、发作时间和病因学将发作性异常运动分成 3 类：①发作性运动诱发性运动障碍(paroxysmal kinesigenic dyskinesia，PKD)；②发作性非运动诱发性运动障碍(paroxysmal nonkinesigenic dyskinesia，PNKD)；③发作性过度运动导致的运动障碍(paroxysmal exercise-induced dyskinesia，PED)。2011 年，Sohn 和 Lee 报道了第四种类型，即发作性睡眠诱导性运动障碍(paroxysmal hypnogenic dyskinesia，PHD)。

既往认为发作性运动障碍是一类罕见的疾病，四种亚型的发病率各不相同。其中，以发作性运动诱发性运动障碍最经典也最多见，发病率约为 1/15 万，发作性非运动诱发性运动障碍次之，约为 1/100 万，而发作性过度运动导致的运动障碍和发作性睡眠诱导性运动障碍更少见。但近年来，随着发作性运动障碍基因定位研究的完善，对该类疾病的报道有增多的趋势，近 10 年来国内文献，报道相关病例的论文有近 20 篇，报道病例有 100 余例，提示本病并不罕见。

二、分类临床表现及诊治

(一)发作性运动诱发性运动障碍

发作性运动诱发性运动障碍(PKD)是由突然的运动引发的一种运动障碍，是阵发性运动障碍中最常见的一种。1967 年 Kertesz 描述第一例 PKD 病例，此后相继有学者报道了一些病例，并做了深入研究。原发性 PKD 的发病年龄为 6 个月~33 岁，以 7~15 岁青少年高发，在家族性病例中，男女比例为(2~4)：1，但在散发性病例中，男女比例为(4~8)：1。最常见的诱发因素为静止状态下突发的自主运动，如起立，但运动速度的变化、动作幅度的改变或在某一持续动作中加入其他动作也可诱发，其他因素如焦虑、紧张、惊吓、应激、过度换气、闪光刺激、生理期、冷热改变均可诱发。约 70% 的患者发病前可有先兆，如不易解释的全身感觉及受累部位开始有肌肉紧张、局部发麻、发凉、刺痛感、沉重感，有些患者可通过减慢运动或握紧手指预防发作。发作类型通常表现为单侧或双侧不对称发作，累及肢体、面部、颈部、躯干；以肌张力不全、手足徐动、舞蹈样动作或者任何这些过度运动障碍相结合的发作为特点，以肌张力障碍最常见。同一家系的 PKD 患者临床表现多相似。约 30% 患者发作时累及面部肌肉，出现挤眉弄眼和构音障碍。发作频率不等，发作次数最少 1~21 次/年，发作频繁者几乎每天都有，每天可达上百次，随着年龄增加发作次数逐渐减少，甚至完全消失。发作持续时间多短暂，多为数秒，95% 的患者很少超过 1 分钟，长时间发作要考虑其他因素。

2004 年 Bruno 等人提出 PKD 临床诊断标准：①明确的运动源性诱发因素；②发作持续时间小于 1 分钟；③发作期间意识清晰；④发病年龄 1~20 岁，如有家族史，发病年龄可适当放宽;⑤神经系统检查和神经电生理学检查正常,且排除其他疾病;⑥苯妥英钠或卡马西平能有效控制发作。

PKD的病理生理机制还存在争议,该病究竟是一种癫痫综合征还是一种继发于基底节功能障碍的非癫性的运动异常?许多学者根据PKD的发作性、无进展性和有时伴有前驱症状及抗癫痫药有效的特点把PKD看作是累及丘脑和基底节的一种反射性癫痫。如,国外一项83例PKD的回顾分析表明PKD患者中癫痫的发生率是8%;另有报道发现,在有家族史的PKD患者中,癫痫的发生率高于散发的患者;Swoboda等报道11个家系,其中9个家系有婴儿惊厥史,而这些患者可发展或不发展为PKD。包新华等人对6例PKD患儿进行视频脑电图检查,其中3例记录到癫痫发作,1例表现为发作期波幅降低,后期表现高波幅慢波,3例发作间期有棘慢波。近年来,随着基因定位研究的进展,有报道发现PKD的基因定位与良性婴儿惊厥的基因定位有部分重叠,且一部分良性婴儿惊厥的患者在儿童期后出现PKD,称为婴儿型惊厥和舞蹈手足徐动症(ICCA),这些都提示PKD与癫痫有关。Lombroso等人应用侵入脑电图发现1例PKD患者的辅助运动区皮层和尾状核联合的癫样放电,因此,他认为是辅助运动区皮层的癫样放电通过兴奋皮层－尾状核之间的多巴胺能神经,导致基底节功能异常而出现PKD发作。也有人认为,PKD的发病机制与基底节病变有关。有些学者根据其发作时的特征性表现和正常的脑电图认为PKD与多巴胺能系统的功能异常有关,可能是由于锥体外系和一些联系通路的不成熟而阵发性的脱离纹状体控制产生的一种释放现象。Franssen等报道了1例PKD患者异常的伴随负变异(contingent negative variation,CNV)在用苯妥英钠治疗后恢复正常,提示可能存在前额叶基底节通路的功能紊乱。Sinichiro等认为PKD发作时可能有多巴胺能系的异常。在PKD患者中,年龄增大,且严重发作的患者用L-Dopa治疗有效。一些病例随年龄增长发作减少的情况可能与随年龄增长黑质纹状体的多巴胺神经元减少有关。Yamashiro等报道关于PKD的皮质体感诱发电位研究中表示,发现皮质兴奋没有增高,P_{22}和N_{33}波正常,从而认为PKD的发作来自基底节通路。单光子发射计算机体层摄影术(SPECT)检查发现,发作时对侧基底节的血流显著增加,提示发作时基底节过度活动。还有学者认为,PKD为一种离子通道病。如,Lubbers等人报道1例发作性共济失调患者有PKD发作,故认为本病为离子通道病,且与钾离子通道有关,其致病基因被定位于第十六号染色体p11.2-q12.1。同时,卡马西平治疗PKD有效,而卡马西平可使细胞膜钠通道失活。

PKD的病因可为遗传性,其家族性病例多呈常染色体显性遗传,伴不完全外显。部分患者可合并婴儿惊厥、良性家族性婴儿惊厥(BFIS)、婴儿惊厥伴阵发性舞蹈手足徐动症(ICCA)、偏头痛(migraine)、偏瘫型偏头痛、发作性共济失调等发作性疾病。目前共发现3个与PKD有关的致病基因或位点:*PRRT2*、*SCN8A*、*EKD3*。*PRRT2*基因首次在2011年被证实为家族性PKD的致病基因,基因定位于16p11.2,包含有4个外显子,该基因的热点突变为c.649dupC(p.R217PfsX8)。*PRRT2*基因编码的富含脯氨酸跨膜蛋白-2(prolinerich transmembrane protein 2,PRRT2),是由340个氨基酸组成的一次跨膜蛋白,其N末端较长朝向胞内,C末端较短朝向胞外。PRRT2表达于神经元突触,并通过与突触结合蛋白(synaptotagmin/2,Sytl/2)相互作用参与钙离子的快速识别机制,从而介导神经递质的同步释放。有研究发现,在新生小鼠突触发育过程中,PRRT2的表达水平随生长发育呈动态变化。*PRRT2*基因突变基因型与表型间的关系尚不十分明确。在已报道的PKD家系中,*PRRT2*基因突变占91%,而其在散发患者中仅占35%,且散发患者多为单纯性PKD。2015

年 Huang 等人对 110 例中国大陆 PKD 患者进行调查研究,结果显示,与非 *PRRT2* 基因突变者相比,*PRRT2* 基因突变与发病年龄的早晚、是否有 PKD 阳性家族史、复杂型 PKD 及发作持续时间长具有相关性,而与发作形式、受累肢体侧及对抗癫痫药物的疗效反应等方面没有明显相关。因此,对具有阳性家族史的 PKD 患者,应首先进行 *PRRT2* 基因筛查,并优先筛查热点突变 c.649dupC。而在继发性 PKD 中,多发性硬化可能是最常见的病因;其他病因包括脑外伤、脑卒中、脑炎、围产期缺氧、甲状旁腺功能减退(甲旁减)、假性甲旁低、甲状腺功能亢进(甲亢)、进行性核上性眼肌瘫痪、非酮性高血糖症和糖尿病等。

对 PKD 患者行 EEG 检查发现,发作时正常者约 29%,发作时异常者约 2%,发作间歇期正常者约 84%,发作间歇异常者约 16%,绝大多数患者的 EEG 检查无阳性改变。部分患者行 SPECT 检查时可见基底节灌注异常,可表现为灌注的增加或减低。

在治疗方面,小剂量抗癫痫药对 PKD 有效,如卡马西平 7～15mg/(kg·d)或苯妥英 5mg/(kg·d)均能明显减少甚至终止发作。其他如乙酰唑胺、托吡酯、苯巴比妥同样有效;苯二氮䓬类对 HIV- 相关的 PKD 有益。

(二)发作性非运动诱发性运动障碍

早在 1940 年,Mount 和 Reback 就报道了自发的累及肢体的舞蹈手足徐动症的病例,描述其可以由酒、咖啡、疲劳和吸烟所诱发,有阳性家族史,发作持续分钟至数小时,每日发作 2～3 次;将之命名为家族性发作性舞蹈手足徐动症。1977 年,Lance 在分类中采用 PDC 描述此类疾病。1988 年,Bressman 等人报道 1 例散发病例,开始使用发作性非运动诱发性肌张力障碍来命名这种非运动诱发性发作。1995 年,Demirkiran 等在新的分类中使用了 PNKD 来描述此类疾病以强调这种发作并不只限于舞蹈手足徐动症。与 PKD 不同的是,发作性非运动诱发性运动障碍(PKND)多为自发发作,原发性 PNKD 以儿童多见,多数在儿童期或青少年期,平均 8 岁,在呈家族性起病的病例中,男性略多,但继发性 PNKD 年龄范围较大。与 PKD 不同的是,其发作先兆少见,有些病例也有感觉先兆如肌肉紧张、麻木刺痛感和感觉异常。诱发因素包括应激、兴奋、疲劳、饮酒、咖啡、茶、热和冷等;女性在月经期或排卵期多发。发作类型多是以肌张力不全、手足徐动、舞蹈样动作或者任何这些运动障碍相组合。通常单侧,但有时可以是双侧的,不对称的,发作多累及肢体、面部、颈部和躯干肌肉,发作严重时有构音障碍、跌倒等从而干扰日常活动。发作频率多数为每年几次或每周几次,随着年龄的增长而减少。持续时间通常为数分钟至数小时,但一般小于 1 小时。同一家系的不同患者的发作频率、持续时间以及临床表现各不相同,这可能与其发病年龄、遗传物质的修饰及环境因素等有关。患者多于青春期达到发作高峰,20 岁后发作频率明显减少,部分女性患者在妊娠期间发作频率显著减少甚至消失。约 47% 患者具有偏头痛病史。Bruno 等人提出 PNKD 临床诊断标准:①婴儿或幼儿期发病;②神经系统检查正常,且排除其他继发性因素;③饮用咖啡、酒精等可诱发;④不自主肌张力障碍表现,包括肌张力异常、舞蹈症或混合型发作;⑤发作持续时间:10 分钟～1 小时,不超过 4 小时;⑥家族性 PNKD:有家族史者符合上述 1～5 条标准。

PNKD 的发病机制尚不明确。研究者发现 PNKD 患者合成与储存多巴胺的能力下降,出现突触后多巴胺受体数量和亲和力的慢性上调,因此考虑其发病与多巴胺等系统的异常相关。Lombroso 等人在 1 例 PNKD 患者的研究中使用 ^{18}F-Dopa 和 ^{11}C-Raclopride PET 进行扫描,发现其纹状体突触前的多巴脱羧酶密度减低,且突触后多巴胺 D_2 受体密度增加。同时,对于 PNKD 患者来说,摄入酒或者咖啡,能刺激黑质纹状体多巴胺的过度释放,而过度释放的多巴胺作用于功能上调的受体可以引起 PNKD 发作。部分患者对多巴胺促效剂的治疗有效同样支持这一观点,即抑制是由于多巴胺减少造成的受体上调造成的。此外作用于 γ-氨基丁酸(GABA)能系统的药物(苯二氮䓬类)对一些病例有效提示 GABA 系统的异常可能也与 PKND 发病有关。另外,PNKD 的基因被定位于第二号染色体 q31-36 上,而该部位邻近一组钠通道基因,因此提示 PKND 很可能也是一种离子通道病。

PNKD 的发病同样以家族性病例为主,其遗传方式多为常染色体显性遗传,并伴有不完全外显。相关致病基因包括:*PNKD*(*MR-1*)、*PRRT2*、*KCNMA1* 和 *SLC2A1*。绝大多数 PNKD 家系的致病基因为 *PNKD*(*MR-1*)。目前共发现 3 种 *PNKD* 的热点突变,分别为 c.20C>T/p.Ala7Val、c.26C>T/p. Ala9Val 和 c.97G>C/p.Ala33Pro 突变。因此,对具有阳性家族史的 PNKD 患者,应首先进行 *PNKD*(*MR-1*)基因筛查,并优先筛查 1 号外显子。而继发性 PKND 常见的病因仍然是多发性硬化,其他病因包括脑炎、围产期缺氧、胱氨酸尿症、甲状旁腺功能减退、假性甲旁低、甲亢、甲状腺毒症、短暂脑缺血发作、头外伤、低血糖、基底节钙化、获得性免疫缺陷综合征(AIDS)、糖尿病、脑膜瘤卒中、Leigh 综合征和使用多巴胺阻滞剂等。

PKND 患者行 EEG 检查时,普通脑电描记发作期或发作间期正常,但侵袭性脑电描记可以记录到尾状核放电。行 SPECT 检查可见基底节高灌注。而 PET 检查显示纹状体突触前多巴脱羧酶活性降低、突触后 D_2 受体密度增加。

PKND 治疗困难,对抗癫痫药反应不佳。但有报道用氯硝西泮、丙戊酸治疗有效。氟哌啶醇、加巴喷丁、乙酰唑胺以及 *L*-dopa 治疗轻微有效。苯二氮䓬类药物对部分患者有效,它的作用机制是通过激活黑质和苍白球的 GABA 受体进而影响纹状体突触前多巴胺的合成和释放。发作时短暂的睡眠和进食大蒜对某些患者也可减轻发作,但因缺乏特效治疗,多数患者不得不通过避免诱发因素来防止发作。

(三)发作性过度运动导致的运动障碍

Lance 在 1977 年报道了第一个 PED 家系,有 3 例患者出现由持续运动诱发的持续 5～30 分钟的肌张力障碍,因其发作时间介于 PKC 与 PDC 之间,既不能被突然的运动诱发,也不能被饮酒、焦虑、刺激和冷热等因素诱发,所以他认为 PED 是一种中间类型的 PDC。后由于此类型多在长时间运动后发生,故 1995 年,Demirkiran 将其命名为发作性过度运动导致的运动障碍(PED),表明其可由延长的运动诱发,例如 5～15 分钟的走路或跑步可以诱发。以后的病例中,散发性病例多于家族性病例。PED 的发病年龄跨度较大,从 2～30 岁均可发病,平均年龄 5 岁,多在儿童期发病,散发性病例中男女发病率约相等,但在家族性病例中,女性多见。发作诱因包括肢体被动运动,讲话、咀嚼、应激、热、冷、月经期、饮酒可促发。发作类型有肌张力不全、手足徐动、舞蹈样动作,偏侧肌张力障碍最常见。另外,PED 患者可存在不同程度的认知功能障碍,伴发症状包括偏头痛、交替性偏瘫、癫痫和共济失调;可以合并中央颞区癫痫与书写痉挛(rolandic epilepsy and writer's cramp,RE-PED-WC),或青少年型帕金森病。持续时间多为 5～30 分钟,也可有更长时间的发作。目前 PED 的临床诊断标准尚未明确。

目前,PED 的病理生理机制也不明确。但许多学者认为编码离子通道的某一未知基因的突变可能是该病的病因。它究竟是一种独立的疾病还是 PNKD 的变异型只能等待基因研究的结果来确认。

与 PKD 及 PNKD 相反,PED 的临床发病以散发性病例为主,仅约 10% 的患者存在家族史。家族性 PED 的遗传方式为常染色体显性遗传,无遗传早现,相关的致病基因有 *SLC2A1*(*1p34.2*)、*PRRT2*、*PNKD*(*MR-1*)、*GCHl*(*14q22.2*)和 *ECHSl*(*10q26.3*)等。其中,*SLC2A1*(*GLUT1*)

基因突变中绝大多数为 de novo 突变。热点突变包括 R333、R126 和 R169 等。*SLC2A1* 基因突变型与表型之间的关系尚不明确，但 PED 患者中存在 *SLC2A1* 基因突变者不超过 20%，因此，对临床诊断 PED 患者，除了进行 *SLC2A1* 基因筛查外，还应进行其他相关致病基因筛查。

对 PED 患者的 SPECT 研究显示其额叶皮层和基底节存在低灌注而小脑存在高灌注。脑脊液可见 HVA 与 5-hydroxyindoleacetic 的增加，而脑脊液与血清中 Glu 比值降低。

PED 至今仍没有令人满意的治疗方法，抗惊厥药物如苯妥英钠、苯巴比妥、氯硝西泮、卡马西平无效，左旋多巴、色氨酸、乙酰唑胺对少数病例有效，皮质类固醇对个别病例有效。生酮饮食（高脂、低碳水化合物、适当蛋白质）对 PED 治疗有益，而约 20% 病例对左旋多巴治疗有效。

（四）发作性睡眠诱导性运动障碍

发作性睡眠诱导性运动障碍（PHD）表现为运动障碍在睡眠周期中的非快动眼睡眠期（NREM）发生，其发生率极低，仅有数例报道。通常发生在儿童，男性比女性约为 4:1。PHD 不随年龄增长而发作减少，少数病例可自发中止。诱发因素包括应激、活动增加和月经期。发作类型有肌张力不全、手足徐动、舞蹈样动作，一般发生在 NREM 的 Ⅱ 期而且在觉醒之后发生。患者睁开眼睛，以舞动样动作和肌张力不全的姿势剧烈的移动肢体和躯干，肢体的远端可呈舞蹈手足徐动，发作后常常入睡，但醒后能想起发作情形。伴随症状包括呼吸不规则、不自主发声或心动过速。通常每次持续 20～50 秒，也有数例持续超过 5 分钟的报道。发作频率不等，可以每夜 4～5 次，也可 1 年数次。应激、活动增加以及生理期可以加重 PHD 的发作。

目前多数学者认为 PHD 是一种起源于额叶的癫痫，本质可能是夜间额叶癫痫（nocturnal frontal lobe epilepsy，NFLE）。NFLE 是一类以睡眠相关性额叶运动性发作为主要特征的临床综合征，多出现于非快速眼动睡眠（NREM）Ⅱ 期。临床以散发性病例为主，家族性病例多呈常染色体显性遗传性夜间额叶癫痫（autosomal dominant nocturnal frontal lobe epilepsy，ADNFLE），后者是人类发现的第一类与特定基因相关的癫痫。另外，Arroyo 等人报道了 2 例 NPD 患者，其 MRI 检查发现存在额叶的发育不良病灶，其中 1 例 SPECT 的结果显示该病灶在发作时和发作间期存在灌注的异常。Lombroso 等人报道 1 例患 PHD 的 5 岁男孩，其在手术切除了右侧额叶的发育不良病灶后终止了发作。

PHD 可为常染色体显性遗传，基因突变包括常染色体 20q13.2-q13.3 上的烟酸性乙酰胆碱亚型受体 α4（CHRNA4）的突变，以及乙酰胆碱亚型受体 CHRNB2 突变。

大多数病例对卡马西平治疗有效，有一些对苯妥英钠有效，苯巴比妥和苯妥英钠合用有效，乙酰唑胺也有效。

（五）其他不典型分类

1. **惊跳综合征**　由惊跳诱导的痛性痉挛性运动。患者有一种多度惊跳反应，继以短时全身性变硬，以致跌倒。患者无意识丧失，从儿童期起病。

2. **惊跳癫痫**　由惊跳诱导的不对称性强直型痛性发作，可持续 1.5 分钟，基础病因常为新生儿期窒息，患者常伴有一侧偏瘫及学习障碍。

3. **发作性共济失调**　亦可表现为阵发性运动障碍。可分两种亚型，EA1 和 EA2。EA1 型多累及中枢神经系统和周围神经，表现为发作性小脑性共济失调，持续时间数秒到数分钟，诱发因素包括惊吓、运动、突然的运动以及应激，同时，与持久的间歇性肌纤维颤搐有关。部分患者有时和 PKD 有关，不伴有眼球震颤，也有散发病例的报道，其发病通常在儿童期，乙酰唑胺、苯妥英钠和丙戊酸效果好。EA2 型多为常染色体显性遗传，也有部分散发病例。

发作持续时间 15 分钟到数小时或数天,诱发因素包括紧张、乙醇、碳水化合物或咖啡因等,常伴有间歇性眼球震颤,很少伴有眩晕、恶心、复视、头痛、意识错乱、幻觉以及出汗。有些患者发展到轻度进行性小脑性共济失调、辨距不良和构音障碍。发病年龄通常在儿童期或青少年,发作频率不固定,有的患者随着年龄增长而减低,对乙酰唑胺有效,磁共振可发现小脑萎缩。

三、诊断及鉴别诊断

发作性运动障碍的临床诊断主要依据患者的临床表现,因此,在诊断时,应详细了解患者的起病年龄、发作特点、诱因、缓解规律、既往病史、家族史,并进行完整的神经系统体格检查。此外,应当与癫痫、抽动、癔症、异常睡眠等疾病相鉴别,根据实际情况完善相关辅助检查,如血电解质、甲状腺功能、头颅磁共振、脑电图、多导睡眠监测、脑脊液生化检查以及认知功能检测等。

原发性发作性运动障碍是一排他性诊断,具有以下表现者多提示为原发性:①发作性运动障碍的临床表现;②发作期多无意识障碍;③发作间期正常;④除外继发性因素。原发性发作性运动障碍多为家族性,因此,在条件允许的情况下,应对患者及其家族成员进行必要的遗传学检测,尤其应注意对育龄期妇女进行产前基因检测,这样有助于降低后代患病风险。遗传学检测结果并不影响临床诊断,但明确遗传学特点有助于选择合适的治疗方法以及判断疾病预后。近年来,发作性运动障碍的遗传学和基因定位研究已获得一定进展,其中PKD、PNKD 和 PED 的主要遗传学基础已被阐明,但在各型发作性运动障碍疾病之间具有一定的遗传学交叉。因此有学者建议同时用"临床诊断"与"遗传学诊断"进行描述,在为原发性发作性运动障碍的诊治提供更多信息,并为未来的研究与发展奠定基础。

虽然发作性运动障碍的致病机制尚未完全明了,但随着研究的不断深入,其临床症状复杂多样及遗传异质性将被解开,也将给发作性运动障碍新致病基因的发现、基因产物和药物的研究提供新的思考方向。

（丁　俭　张克忠）

第十四节　帕金森综合征急症

病例分析

现病史:患者,女性,68 岁,因"运动障碍 2 天,发热、意识改变 1 天"入院。患者 2 天前无明显诱因出现严重的持续性全身异动症,四肢不自主舞蹈样运动,双下肢运动幅度大且更剧烈,类似投掷运动,行走困难,易跌倒。1 天前发热,体温最高达 40.6℃,发热无明显规律。随后出现意识改变,反应迟钝,嗜睡,话语含糊,进食少。无咳嗽、腹泻及头痛,无抽搐。既往有帕金森病病史 12 年,有运动波动、双相异动症,过去几个月有频繁且生动的幻觉。既往用药"多巴丝肼 125mg 4 次 /d,卡左双多巴控释片 125mg 1 次 /d,恩他卡朋片 200mg 4 次 /d,盐酸普拉克索 1mg 4 次 /d,金刚烷胺 200mg 1 次 /d"。发病期间抗帕金森病治疗方案未改变,未停药或减量。至我院急诊求诊,急诊以"运动障碍查因"入住我院。

起病以来,患者精神差,进食需帮助,便秘明显,尿频,夜间烦躁不安,体重无明显变化。

既往史:否认高血压、糖尿病等慢性疾病史,无外伤及中毒史,无过敏史。

体格检查：体温：40.2℃，脉搏：110 次 /min，血压：110/68mmHg，呼吸：21 次 /min。双肺呼吸音粗，左下肺可闻及少许细湿啰音。心率 110 次 /min，律齐，无杂音。腹平软，无压痛、反跳痛，肝脾未扪及。神经科查体：神志嗜睡，面具脸，吐词不清，张嘴受限，余脑神经（－）。颈部肌张力高，四肢肌张力齿轮样增高，尤以左侧肢体为重。四肢疼痛刺激可见活动。四肢偶有舞蹈样动作。腱反射（＋），病理征、克氏征、布氏征均阴性。感觉及共济运动检查不合作。

实验室及影像学检查：白细胞计数 13.30×10⁹/L，中性粒细胞 % 87.8%，肌酸激酶 1455IU/L（正常值 26～140IU/L），乳酸脱氢酶 311IU/L（109～245IU/L），天门冬氨酸氨基转移酶 162U/L（正常值 8～40U/L），丙氨酸氨基转移酶 96U/L（正常值 5～35U/L），肌酐 302.3μmol/L（正常值 44.0～106.0μmol/L），尿素氮 13.8mmol/L（正常值 2.9～8.2mmol/L），Na^+131.4 mmol/L（正常值 136～145mmol/L），Cl^-95.4mmol/L（正常值 96～108mmol/L），余生化检查均在正常范围内，脑脊液检查结果正常。血液、脑脊液、尿液细菌培养均阴性。胸部 X 线未见明显异常。

头颅 MRI：双侧额叶腔隙性脑梗死；部分空蝶鞍。

病史特点

女性患者，68 岁，急性起病，严重的持续全身性异动症、发热及意识改变为主要症状，伴有生动幻觉。

阳性体征：发热，嗜睡，面具脸。言语含糊，四肢及躯干肌张力增高，四肢有不自主舞蹈样运动。

辅助检查：血、尿、脑脊液培养均阴性；头颅 MRI：无明显异常。

诊断

异动症－高热综合征。

鉴别诊断

1. 帕金森综合征高热综合征（PHS）　在原有帕金森综合征基础上发生。PHS 主要见于突然减少或停用抗帕金森药物，也可因感染、高温天气、脱水状态、代谢紊乱、DBS 患者无意关闭刺激器诱发。PHS 多以发热为首发症状，临床特点是体温过高、自主神经功能紊乱、意识状态改变、严重的肌强直和血清肌酸激酶升高。PHS 具有异动症－高热综合征（DHS）的一些特征，不同的是 DHS 中异动症占主要地位。持续性异动症可以导致肌肉肌酸激酶和肌红蛋白增加到正常上限的 10 倍以上，因而危及合并有严重心脏疾患的患者并可能导致肾衰竭。

2. 神经阻滞剂恶性综合征（NMS）　NMS 是由神经阻滞剂引起的医源性运动障碍，有较高的死亡率（5%～20%），通常出现在开始应用神经阻滞剂或药物剂量增加后。NMS 的临床表现与 DHS 部分相同，包括发热、肌强直、自主神经功能紊乱和意识障碍。NMS 最常见的运动障碍是肌强直且以躯干为主，其他如肌张力障碍和舞蹈症也可能出现，典型的发热最低为 38℃甚至更高。因该患者在发病期间并未使用或增加神经阻滞剂，不予以考虑。

3. 急性帕金森综合征　为急性发作的帕金森样改变，多种病因可造成急性帕金森综合征。最常见的病因是多巴胺受体拮抗剂如抗精神病药物的使用。该患者既往帕金森病诊断明确，有双向异动症，无急性帕金森综合征的相应病因。

4. 血清素综合征　血清素综合征一般是由于两种或多种增加 5－羟色胺能活性或浓度

的药物联合使用所致。临床表现为不自主异常运动,尤其是肌阵挛和震颤,可伴有眼震、易激惹或出汗、肌张力增高、体温升高等。但在血清素综合征中,发热、肌酸激酶升高和感觉系统改变不明显,而肌阵挛、胃肠道症状、寒战样震颤、反射亢进和瞳孔扩大更为明显。起病急、反射亢进伴不明原因的肌阵挛是诊断血清素综合征有价值的线索。

治疗

将患者转至重症监护室治疗,密切监测患者的代谢紊乱及液体需求,治疗上积极对症,予以对乙酰氨基酚和物理解热措施降温处理。普拉克索逐渐减量并在5天内停用,加用小剂量喹硫平(25mg/d),其余抗帕金森药物治疗保持不变。患者的临床情况逐步改善。住院期间密切监测肾功能,患者体温和肌酸激酶水平在几天内恢复正常,全身异动症的严重程度大大降低。幻觉几乎完全缓解。出院后2个月,患者异动症的情况随抗帕金森药物的使用而波动。

处理方案及理由:本患者原有帕金森病,服用抗帕金森药物,出现突发的急性运动障碍,伴有高热,首先诊断异动症 – 高热综合征,治疗上首要的是控制症状高热及加用非经典抗精神病药物喹硫平控制运动障碍,同时寻找病因。因此,到重症监护室治疗非常有必要。

要点与讨论

这个案例说明了帕金森病异动症中的紧急情况。患者具有帕金森高热综合征的一些临床特征,例如体温过高、横纹肌溶解和意识状态改变,但不同之处在于严重的异动症而非肌强直,在临床表现中占主导地位。异动症 – 高热综合征反映了帕金森病患者持续剧烈全身性异动症可能诱发的最严重并发症。横纹肌溶解症在异动症帕金森病患者中很少见。在我们的患者中,全身性的异动症导致横纹肌溶解和体温过高,从而加剧了她的精神症状。不过,在这种情况下观察到的意识改变以及突出的幻觉,不仅与高热有关,而且主要与过度的多巴胺能刺激有关,这也是造成异动症的原因。因此,涉及纹状体和其他多巴胺能结构(例如中脑皮质激素系统)的异常高的多巴胺能刺激可能是该患者临床表现的主要病理生理机制。与帕金森高热综合征相反,异动症 – 高热综合征应该通过减少多巴胺能药物,特别是减少多巴胺激动剂来治疗。快速识别和治疗这种潜在的前兆性异动症非常重要。

帕金森综合征通常起病缓慢,逐渐进展,很少有需要紧急处理的情况。当帕金森综合征急性或亚急性起病,或原有帕金森综合征症状急性加重时,统称为帕金森综合征急症。帕金森综合征急症可能在数小时至数天快速发展,未经积极治疗可引发更严重的并发症,如静脉血栓形成、吸入性肺炎、肺栓塞、肾衰竭等,死亡率较高。

一、帕金森病急性加重

帕金森病(PD)是一种以震颤、肌强直、运动迟缓、姿势步态异常为特点的神经退行性疾病,急性加重较为少见,有三项研究对帕金森病患者急诊入院原因进行调查,与帕金森病相关的有:创伤/跌倒13%~27%,运动波动/异动症8%和精神障碍8%。帕金森病中运动症状的急剧恶化与疾病进展无关,通常是由于同时存在的并发症如泌尿或呼吸道感染,代谢紊乱或神经系统疾病(硬膜下血肿、脊髓损伤、脑肿瘤等)。

(一)严重的运动波动

左旋多巴治疗≥9年的帕金森病患者中约有70%出现运动波动,几乎所有早发型帕金森病患者在治疗不到十年的时间里发生运动波动。帕金森病的运动波动通常不重也无需紧急干预,然而一些患者表现出非常严重的"关期",尤其是在突发、伴有严重运动不能、自主神经功能紊乱和精神症状如焦虑和恐慌的情况下,需要寻找可能的诱发或加重因素,包括感染(尿路感染、肺部感染)、代谢紊乱、多巴胺能药物改变或抗多巴胺能药物使用等,对于有跌倒病史或病情突然恶化的患者,应考虑硬膜下血肿。解决的办法包括:日常剂量左旋多巴压碎/溶解服用、换用左旋多巴控释片或分散片、皮下注射多巴胺受体激动剂、加用单胺氧化酶B(MAOB)抑制剂、儿茶酚-O-甲基转移酶(COMT)抑制剂以及脑深部电刺激(DBS)术。有报道氯氮平治疗可使患者"关期"严重程度降低,可能的机制为氯氮平能够介导对D_2受体的脱抑制,发挥明显的抗帕金森作用。

(二)帕金森综合征高热综合征和异动症-高热综合征

帕金森综合征高热综合征(PHS)类似于神经阻滞剂恶性综合征(NMS),区别是PHS在原有帕金森综合征基础上发生。PHS主要见于突然减少或停用抗帕金森药物,研究显示PHS出现在撤药后平均92.72小时,虽然停用任何抗帕金森药物都可导致PHS,但停用左旋多巴是最常见的原因。停药最常见的因素包括服药不配合、因并发症住院而停药及DBS术前停药。PHS也可因感染、高温天气、脱水状态、代谢紊乱、DBS患者无意关闭刺激器诱发,甚至在不调整药物治疗的帕金森病患者上也可发生PHS。PHS多以发热为首发症状,临床特点是体温过高、自主神经功能紊乱、意识状态改变、严重的肌强直和血清肌酸激酶升高。PHS潜在的致死性并发症包括静脉血栓形成、肺栓塞、吸入性肺炎和肾衰竭。PHS的治疗取决于及早识别,PHS患者应在重症监护室治疗,密切监测患者的代谢紊乱及液体需求,治疗上积极对症以及合理的多巴胺能治疗重建。每天1g的类固醇(3天)冲击治疗能缩短患者的恢复时间。偶尔丹曲林治疗是必要的。

异动症-高热综合征(DHS)是伴随帕金森病发生的严重运动障碍,常导致肌肉疲劳、横纹肌溶解、高热和神志不清。DHS具有PHS的一些特征,不同的是DHS中异动症占主要地位。持续性异动症可以导致肌肉肌酸激酶和肌红蛋白增加到正常上限的10倍以上,因而危及合并有严重心脏疾患的患者并可能导致肾衰竭。DHS可能是帕金森病患者持续性全身异动症最严重的并发症。这种综合征可能由于感染、抗帕金森药物治疗改变、炎热天气或脱水引起,过量的多巴胺能刺激似乎是决定异动症程度的一个重要因素,应通过减少多巴胺能药物,特别是多巴胺激动剂来治疗,但DHS在减少多巴胺能药物剂量时应更慎重。

(三)帕金森病急性精神障碍

在帕金森病整个病程中,多达一半的病例曾发生精神症状,精神障碍在帕金森病痴呆患者中则更为常见。急性精神障碍也是帕金森病患者常见的住院原因。精神障碍中的急性帕金森综合征通常出现在紧张症(catatonia)和转换障碍情况下,表现为强烈的躁动、紧张症、刻板动作、精神病和自主神经功能紊乱,平均持续8天。视幻觉比听幻觉更为常见,且通常由复杂的、成形的视觉图像构成,往往不具威胁性,比如不熟悉的人或动物,幻觉和轻度妄想可以在家中治疗。当患者对幻觉作出强烈反应以致自身/他人处于危险境地,尤其合并偏执性妄想时可构成更大的威胁,需要住院治疗。尽管帕金森综合征可表现为非常严重的抑郁,但通常不是急性发作。帕金森病急性精神障碍可能因代谢紊乱、感染(尿路感染,肺炎)以及药物治疗改变而发生。

精神症状的紧急治疗需要多方面的干预。对于代谢性或感染性疾病需彻底治疗。应立即停止使用非必要精神药物,应减少对运动功能不敏感的抗帕金森病药物(抗胆碱能、金刚烷胺、多巴胺激动剂、儿茶酚-O-甲基转移酶抑制剂、单胺氧化酶B抑制剂),推荐的停药顺序依次为抗胆碱能药,司来吉兰,多巴胺激动剂,金刚烷胺和 COMT 抑制剂。如果患者仍处于烦躁状态,可能需要将左旋多巴的每日剂量降低致使患者活动受限(应逐渐减量以减少 PHS 的风险)。对自身 / 他人有潜在威胁的患者可用苯二氮䓬类药物如地西泮口服 / 肠外给药,当苯二氮䓬类药物不足以控制症状时,可加用抗精神病药物如氯氮平和喹硫平。氯氮平治疗证据充分,富马酸喹硫平治疗尚缺乏足够证据,但由于氯氮平存在粒细胞缺乏症的风险,需要频繁地监测血常规,可用喹硫平替代。其他抗精神病药物,无论典型还是非典型(氟哌啶醇、阿立哌唑、齐拉西酮、利培酮和奥氮平),都可能导致严重的运动功能恶化,不应用于治疗帕金森病精神病。

(四)神经阻滞剂恶性综合征

神经阻滞剂恶性综合征(NMS)是一个非常广泛的定义,是由神经阻滞剂导致的医源性障碍。尽管 NMS 的发生率很低,仅有 0.2%,但因其有较高的死亡率(5%～20%),因而对任何急性帕金森综合征合并发热的患者,应考虑 NMS。NMS 在中青年男性患者中风险更高。临床表现包括肌强直、发热、精神状态改变、自主神经异常和其他运动障碍(震颤、肌张力障碍、肌阵挛)。异常的实验室结果包括白细胞增多和肌酸激酶升高,急性期反应物(acute phase reactants)白蛋白和血清铁降低。其并发症包括横纹肌溶解导致肾衰竭,胸廓顺应性下降导致呼吸衰竭,吸入性肺炎,深静脉血栓形成,压疮等。其中肺栓塞、肺炎、肾衰竭可导致患者死亡。NMS 通常出现在开始应用神经阻滞剂或剂量增加后,患者在 48～72 小时内情况加重,持续 7～14 天。几乎所有的典型及非典型神经阻滞剂均可引起 NMS。氟哌啶醇在已报道致 NMS 的病因中占半数,氟奋乃静和氯丙嗪也是常见的病因。非典型神经阻滞剂治疗的患者 NMS 发生率低,最低的是应用奥氮平和利培酮。止吐药(如甲氧氯普胺和丙氯拉嗪)、抗抑郁药(包括三环类抗抑郁剂)、选择性血清素再摄取抑制剂和锂盐也可导致 NMS,单独或联合使用均有导致类似 NMS 综合征的报道。对接受镇静药物治疗的患者来说,NMS 可在任何时候发生,但往往在初始用药或用量增加后相对较短时间发生。

治疗的关键包括停用相应的神经阻滞剂并使用多巴胺能药物治疗。溴隐亭、丹曲林为常用治疗药物,其中丹曲林为非特异性肌松剂,能减轻肌强直并最大限度减少横纹肌溶解。联合治疗有效,治疗一般持续 7～10 天(取决于致病药物半衰期)。至少 2 周后才能再次开始神经阻滞治疗,若神经阻滞治疗过早开始,约三分之一患者可复发。此外,左旋多巴、金刚烷胺、罗替高汀、麦角乙脲、阿扑吗啡、碳酸锂和非麦角类多巴胺激动剂都可用于 NMS 的治疗。对于需要立即治疗的精神病患者或对药物治疗无反应患者,可采用电休克疗法。

(五)其他

左旋多巴吸收障碍:帕金森患者胃排空通常轻度延迟,若伴发胃肠道疾病会进一步延缓左旋多巴通过幽门,导致空肠部位吸收减少,这种急性或亚急性左旋多巴减少会导致帕金森综合征的急性加重。此时应同时诊断并治疗胃肠道疾病。在急性运动不能的帕金森综合征患者中,如果伴有腹痛、情绪低落和胃食管反流等情况或较之前恶化,应高度怀疑胃轻瘫导致左旋多巴吸收障碍的可能。帕金森综合征患者胃轻瘫也见于急性十二指肠溃疡和肠扭转。除了治疗原发性胃肠疾病,促胃肠动力药如多潘立酮有利于左旋多巴的吸收。用碳酸饮料或含有咖啡因的饮料服用左旋多巴可以使其容易通过胃并促进其吸收,经皮给药如罗替高汀有效。

外科手术:经历大手术的患者通常在术后出现病情恶化,常为轻 - 中度恶化,偶可见严重恶化,伴有运动不能。引起帕金森病术后恶化最常见的是关节手术,这种情况与左旋多巴吸收障碍无关,与对多巴胺能药物的无反应性有关。尽管如此,还是应该尝试多种可选择的途径进行多巴胺能药物治疗,并告知拟手术患者可能的术后病情加重。从对药物不应答到重新获得药物反应通常需要 2～7 天。DBS 围手术期、术中及术后都可发生急性帕金森综合征。另一方面与肠内营养有关,持续经胃管进食高蛋白食物会影响左旋多巴的吸收,将持续注入改为间断胃管内团注食物,并在间期分次给予左旋多巴以改善术后的病情恶化。也应注意术后避免使用多巴胺阻滞性止吐剂或抗精神病类药物,以避免病情加重。

二、急性帕金森综合征

帕金森综合征作为神经退行性疾病的一部分,起病隐匿且进展缓慢,当帕金森综合征在几天至几周内迅速发展,应考虑继发性原因,患者所使用的药物、有无器质性损伤以及特征性检查发现至关重要。急性重症帕金森综合征并不常见,而最常见的病因是暴露于强效多巴胺受体拮抗剂,其他罕见的原因包括中毒、急性脑积水和感染等。急性帕金森综合征的病因见表 9-16。

表 9-16 急性帕金森综合征病因

| **药物因素** |
| 神经阻滞剂 |
| 止吐药(甲氧氯普胺、丙氯拉嗪) |
| 抗惊厥药、抗癫痫药 |
| 抗抑郁药 |
| 化疗药物 |
| **中毒因素** |
| CO |
| 有机磷杀虫剂 |
| 甲醇、乙二醇 |
| 二硫化碳 |
| MPTP |
| 锰 |
| 氰化物 |
| 双硫仑 |
| 镉、环氧乙烷 |
| **结构性因素** |
| 硬膜下血肿 |
| 脑积水 |
| 卒中 |
| **感染因素** |
| 病毒性脑炎 |
| HIV |
| Whipple 病 |
| **代谢因素** |
| 脑桥中央髓鞘溶解 |
| 脑桥外髓鞘溶解 |
| 糖尿病尿毒症 |
| 肝性脑病 |
| **遗传因素** |
| 快发性肌张力障碍帕金森综合征 |
| Wilson 病 |
| **功能性因素** |

(一) 药物因素

多巴胺受体拮抗剂通常导致非帕金森病患者发展为急性帕金森综合征,或使帕金森病患者原本症状迅速恶化,尤其是大剂量应用后,可导致急性或亚急性运动不能。典型的抗精神病药如氟哌啶醇最易导致严重的运动不能。在原发性帕金森综合征患者中,低剂量的镇静药物甚至非典型的神经阻滞剂也可导致急性帕金森综合征,如使用丙氯拉嗪或甲氧氯普胺也存在这种潜在的风险。抗抑郁药,包括三环类抗抑郁药、选择性 5- 羟色胺再摄取抑制剂和锂盐,均有导致急性运动不能的恶性综合征的报道。化疗药物导致的帕金森综合征对左旋多巴非常敏感。少数经骨髓移植和化疗的儿童患者会发展为急性帕金森综合征,有时在移植后几小时或 2～3 个月发生。文献中有各种抗癌药物导致的急性帕金森综合征的报道,一些对左旋多巴反应极好,帕金森综合征亦不是持续存在。少数累及神经系统的系统性狼疮患者也有急性帕金森综合征的报道。

药物诱导的帕金森综合征:应用多巴胺阻滞剂,包括典型的神经阻滞剂,非典型神经阻滞剂和多巴胺受体拮抗止吐药都能导致急性起病的帕金森综合征尤其是大剂量应用时。很多药物,如选择性血清素摄取抑制剂、丙戊酸、胺碘酮和某些化疗药,偶尔可明显加重原有帕金森患者的症状。钙通道阻滞剂、桂利嗪和氟桂利嗪,由于明显的多巴胺受体拮抗作用可以导致帕金森综合征。药物诱导的帕金森综合征多双侧对称、震颤轻但与原发性帕金森病类似。多巴胺转运体的 SPECT 成像可帮助明确是药物引起的短暂性帕金森综合征还是潜伏的帕金森病。对于是否停用这些药物,需要全面的权衡利弊,当用药治疗严重精神疾病时,停药几乎不可能。即使停药,帕金森综合征也需要数天至数周甚至数月才得以改善。一旦停用药物应立即给予抗胆碱能药物或金刚烷胺,若无效,可考虑连续使用左旋多巴,但要注意精神症状加重。化疗药物导致的帕金森综合征对左旋多巴非常敏感。

(二) 中毒因素

有不少非工业毒物可以诱导急性帕金森综合征,比如经历过急性、威胁生命的 CO 中毒,从昏迷中恢复后可能发展为帕金森综合征,CO 也可导致亚急性帕金森综合征,一项大规模病例研究纳入 242 例 CO 中毒患者,约 10% 的患者在急性暴露后经过 2～26 周(平均 4 周)的潜伏期,发展为帕金森综合征。CO 中毒急性期采用高压氧治疗可以减少神经系统后遗症,但缺少相应的对照研究。误服或职业暴露于有机磷杀虫剂可导致急性的、可逆的帕金森综合征,对这些患者,左旋多巴的效果不如金刚烷胺和多巴胺激动剂。过量摄入乙二醇或甲醇可能导致急性帕金森综合征的运动障碍,通常伴有基底节出血坏死,左旋多巴可以改善与这两种毒物接触相关的强直和运动迟缓。酒精戒断导致帕金森综合征的报道非常罕见,1 年或多年的随访结果表明,这种戒断反应并非早发的亚临床帕金森病被掩盖。帕金森综合征在撤药的早期出现,有时不足 1 周就得以解决。可能的机制是纹状体多巴胺或多巴胺受体对酒精的代谢效应。1- 甲基 -4- 苯基 -1,2,3,6- 四氢吡啶(MPTP)被 Langston 及其同事确定为导致旧金山静脉药物滥用者严重急性帕金森综合征的病源,表明 MPTP 亦可诱导急性帕金森综合征,MPTP 目前被普遍用于建立帕金森病动物模型。锰中毒后可发展为亚急性或慢性病程的帕金森综合征。镉以及环氧乙烷,双硫仑以及氰化物毒物也是另外一些导致急性帕金森综合征的罕见病因。此外,急性帕金森综合征也可能是罕见昆虫蜇伤的并发症,急性帕金森综合征可发生在黄蜂蜇伤后的 3 天内,随后的 6 个月逐渐恶化,并伴有黑质纹状体通路变性。

（三）结构因素

脑积水和卒中是急性帕金森综合征两个最常见的结构性因素,尽管两者发展为急性帕金森综合征的情况均很少见。急性帕金森综合征可与急性脑积水同时发生,也可出现在长期脑积水患者放置分流管或进行旁路修正术后。急性脑积水突发急性帕金森综合征可能是由于迅速扩大的脑室压力动力学改变造成对黑质的直接压迫或剪切力所致。旁路修正术或引流管置入引起的帕金森综合征可能是由于脑室迅速缩小及随后的中脑扭曲,分流术后所有的症状都是由于中脑机械性扭曲造成的。急性帕金森综合征与脑室急剧扩张的急性脑积水相关的患者,应该实施分流术以挽救生命。对于以上急性、慢性脑积水或旁路修正术相关的帕金森综合征患者,无论短期还是长期运用左旋多巴均有效。

单次卒中后出现急性帕金森综合征非常罕见,影像学研究发现,主要涉及辅助运动区或扣带回大面积梗死。另外额叶卒中也可导致帕金森急症。有趣的是,豆状核的卒中不造成或很少造成急性帕金森综合征。累及纹状体或黑质的急性脑梗死也可造成急性帕金森综合征。血管性帕金森综合征的定义指的是双侧大脑半球弥散性小血管缺血性病变引起逐渐加重的帕金森综合征表现。大动脉梗死经数天至数月后可出现单侧或双侧帕金森综合征,纹状体梗死相对常见,但仅有一小部分出现帕金森综合征,帕金森综合征也可出现在黑质梗死后。脑干脑桥核梗死可导致急性起病的冻结步态。用左旋多巴治疗梗死相关的帕金森综合征,对于病变部位位于黑质或接近黑质的患者最有效。有趣的是,累及丘脑结节动脉的卒中可以改善帕金森综合征的震颤,推测可能通过损害丘脑腹外侧核,类似于治疗性的丘脑腹外侧核损毁术或此部位的 DBS。

（四）感染因素

任何感染,无论是病毒还是细菌感染,都能使现有的神经症状加重,包括帕金森综合征症状,尤其是中重度帕金森病患者。一项关于住院帕金森患者的调查证实感染是帕金森病患者住院最常见的原因,而感染中,肺炎最为常见,其次是泌尿道感染。帕金森病患者出现不明原因恶化时一定要考虑到隐匿性感染,有近期感染病史或同时出现癫痫发作、发热、或严重嗜睡时应考虑感染因素。抗帕金森药物如苯海索和左旋多巴,在病毒感染急性期可以改善帕金森综合征的症状。

有报道称急性或亚急性帕金森综合征可能是几种不同类型的病毒性脑炎的并发症,包括由 I 型单纯疱疹病毒、西尼罗河病毒、柯萨奇 B2 病毒、日本乙型脑炎、圣路易脑炎病毒、HIV 引起的脑炎和流行性甲型脑炎（又称昏睡性脑炎,近来研究发现,部分患者脑脊液寡克隆区带阳性,并对类固醇激素治疗有效,提出该病可能为一种感染后的中枢神经系统自身免疫病）。感染相关性帕金森综合征的治疗首先是应用适当抗病毒或抗生素治疗潜在病毒或细菌感染,对帕金森综合征本身而言,标准抗帕金森药物通常有效,伴有抗基底神经节抗体的感染对免疫调节治疗有效,如皮质醇。

（五）代谢因素

一位 66 岁患者因过快纠正低钠血症导致进展性帕金森综合征,MRI 提示有中央脑桥髓鞘溶解,患者对低剂量的左旋多巴即有反应。另一例类似的事件伴随有锥体束征。帕金森综合征并不是中央髓鞘溶解的典型特征,基底节缺氧可能是导致帕金森综合征或肌张力障碍的原因。这种情况很少见且通常发生在重大颅脑损伤后。亦有脑桥外髓鞘溶解导致帕金森综合征的报道,脑桥外的其他部位出现渗透性脱髓鞘,当涉及尾状核和壳核时,表现为帕金森综合征,多巴胺能药物治疗有效。糖尿病、尿毒症与肝性脑病亦可导致急性帕金森综合征。

(六)遗传因素

快速发病的肌张力障碍性帕金森综合征(RDP)是一种常染色体显性遗传病,常急性或亚急性发病,肌张力障碍和帕金森综合征发生时间短则数分钟,长可达 30 天。RDP 突然发病,进展迅速,自头部向下肢发展,延髓症状突出,但无震颤,以此可与原发性帕金森病鉴别,阳性家族史有利于诊断,但此病常染色体显性基因的外显率不同。绝大多数 RDP 发病年龄小于 30 岁,事实上一半的患者低于 20 岁发病。发病诱因包括发热、创伤和精神病学事件。此类患者对多巴胺能药物治疗通常无效,不过,RDP 病情仅轻度进展,极少有恶化。Wilson 病又称肝豆状核变性,于 1911 年由 Wilson 首次报道,是一种以青少年发病为主的常染色体隐性遗传病,铜代谢障碍并在体内积聚。肝豆状核变性急性失代偿可引起急性帕金森综合征,常以震颤、肌张力增高、发声和吞咽困难等为主。

急性帕金森综合征的治疗依赖于病因的确定,并予以积极对因、对症治疗。突触前(左旋多巴)和突触后(多巴胺激动剂、金刚烷胺)药物均有成功使用的报道。严重运动及吞咽功能受损的患者初始治疗以左旋多巴为最佳,因其作用快且副作用少;怀疑有突触后结构损伤的患者应接受多巴胺受体激动剂治疗;若吞咽功能受损,胃肠外给药如麦角乙脲或阿扑吗啡注射(国内无)均可使用;对有严重失神经支配的患者(如病毒介导的帕金森综合征),高剂量左旋多巴治疗可能诱发持久的异动症。当左旋多巴无效时,可考虑给予肾功能正常患者每天试用 200～400mg 金刚烷胺。大多数急性帕金森综合征患者在数月内会有所改善,左旋多巴可以逐渐减少甚至最终停用。部分急性帕金森综合征患者也可能自行改善。

(银思珈　王　涛)

第十五节　不安腿综合征

病例分析

现病史:患者,张 ××,女,55 岁,因"阵发性双下肢不适感 1 年"就诊,主要表现为阵发性双侧小腿深部难以忍受的、非疼痛性不适感,不适感多数难以描述,在夜间安静休息或卧床时诱发,白天未发作,发作时症状可因拍打、揉捏或活动得到暂时缓解。刚开始时症状轻,持续数秒至数分钟,尚不影响睡眠,随后逐渐加重,近 2 个月需不停行走方能缓解,影响睡眠。有时伴入睡困难,易惊醒,醒后下肢便难以保持同一位置,伴烦躁不安。

既往史:既往帕金森病 5 年,现多巴丝肼片 1/2 片 3 次 /d,恩他卡朋片 200mg 3 次 /d,否认烟酒不良嗜好,否认家族性遗传性病史。

体格检查:体温 36.5℃,脉搏 78 次 /min,呼吸 18 次 /min,血压 122/66mmHg。心率 78 次 /min,心律齐,各瓣膜听诊区未闻及病理性杂音。双肺呼吸音清,未闻及干湿性啰音。腹软,无压痛或反跳痛,肝脾肋下未触及。

神经系统检查:神志清,面具脸,言语流利,略焦虑,智能检查正常。脑神经检查未见异常。双手可见不自主震颤,左手震颤明显,双侧轮替运动差,双侧指鼻及跟－膝－胫试验稳、准,左侧肢体肌张力增高,四肢肌力 V 级,双侧针刺痛觉检查正常存在,双侧 Babinski sign(－),颈软,无抵抗。

实验室及影像学检查:血常规:WBC $4.4×10^9$/L,中性粒细胞 % 61.00%,淋巴细胞

29.30%，RBC 4.5×10^{12}/L，HGB 138g/L，血小板计数 283.00×10^9/L。生化检查：血糖：5.09mmol/L；天门冬氨酸氨基转移酶 20.7IU/L，丙氨酸氨基转移酶 13.1IU/L，乳酸脱氢酶 205.0 IU/L，碱性磷酸酶 59.0IU/L，γ-谷氨酰转肽酶 15.3IU/L，总胆红素 20.1μmol/L，直接胆红素 6.5μmol/L，间接胆红素 13.6μmol/L，总蛋白 70.4g/L，白蛋白 40g/L；尿素 5.47mmol/L，肌酐 90.8μmol/L，肌酸激酶 99.0IU/L，CK-MB 质量 16.0ng/ml，血钾 3.98mmol/L，血钠 145mmol/L，血氯 105mmol/L，血钙 2.26mmol/L，血磷 1.36mmol/L。免疫学检查：抗核抗体：阴性，抗 ds-DNA 抗体：阴性，抗 Sm 抗体：阴性，抗 SSA 抗体：阴性，抗心磷脂抗体：阴性，血沉：11mm/1h。下肢血管超声：双下肢动脉粥样硬化并斑块形成，各血管管腔内血流通畅，充盈良好。肌电图：胫神经、腓总神经、股神经、腓肠神经及腓浅神经：神经末梢潜伏期正常，MCV 正常，CAMP 波幅正常，F 波平均潜伏期正常，出现率正常。头颅 MRI：幕上白质散在点片状长 T_1 长 T_2 高 Flair 信号，DWI 呈等信号。余部脑实质内未见明显异常信号。脑室、脑池、脑沟增宽。

病史特点

女性，55 岁，慢性起病，主要症状为夜间休息或卧床时双下肢阵发性不适，活动后可缓解。既往帕金森病。

神经系统检查可见面具脸，静止性震颤，肌张力增高，轮替运动差。

辅助检查：血常规：未见贫血；生化：血糖、肾功等正常；头颅 MRI：未见异常。

诊断

不安腿综合征；帕金森病。

鉴别诊断

1. 周围神经病变及神经根病　可以表现为肢体麻木、疼痛等不适感，运动神经受损时伴肢体无力，神经系统查体可见浅感觉减退，肌电图可以发现感觉和／或运动神经传导速度异常，有时伴轴突损害。

2. 肌炎　亚急性或慢性起病，病前多伴前驱感染史，以肌无力、疼痛为主要表现的自身免疫性疾病，表现为对称性四肢近端肌肉无力、肌肉触压痛，可合并类风湿性关节炎、系统性红斑狼疮、恶性肿瘤等。辅助检查可见血清肌酸激酶、乳酸脱氢酶明显增高。神经肌电图检查提示肌源性和神经源性损害。

3. 关节炎　关节炎患者局限在关节或有关节红斑，辅助检查可见血沉增快等，关节 X 线、CT 可见骨质破坏、关节积液等。

4. 肌肉痉挛　也叫"腿抽筋"，是肌肉自发的强制性收缩，寒冷、剧烈运动、出汗过多、过度疲劳、缺钙等易诱发肌肉痉挛。发作时疼痛难忍，可以看到并触到肌肉结节。

5. 静脉淤血和下肢水肿　可表现为四肢肿胀。

治疗

入院后完善相关检查，继续口服多巴丝肼片及恩他卡朋，治疗量不变，同时给予普拉克索 0.125mg 后，双下肢不适感发作减少，睡眠改善。

处理方案及理由：患者入院后，为进一步明确诊断，详细询问病史，完善相关辅助检查，血常规示红细胞及血红蛋白正常,排除贫血;肌电图检查正常,排除周围神经病;血清肌酸激酶及乳酸脱氢酶正常,排除肌炎;下肢血管超声检查未见明显异常,排除下肢静脉血栓;免疫指标检查排除关节炎。结合患者既往帕金森病病史,因此考虑为不安腿综合征可能性大,给予普拉克索治疗后,患者双下肢阵发性不适逐渐减轻,睡眠改善。

要点与讨论

不安腿综合征(restless legs syndrome,RLS),是一种常见的感觉运动疾病,主要表现为双下肢的不适感,症状在休息或静止时开始或加重,活动时减轻,并且呈现昼夜节律性,在夜间会加重。RLS 可以是特发性的,也可以继发于缺铁、妊娠、神经系统疾病、肾衰竭和帕金森病(Parkinson disease,PD)等。RLS 被认为是帕金森病运动症状出现之前表型的高危因素之一,并且 RLS 可能预测更高的帕金森病发病年龄和良性运动症状的进展过程。另一方面,在合并 RLS 的帕金森病患者中,75% 以上是在帕金森病诊断和治疗后,尤其是在帕金森病发作的前 5 年内出现 RLS 症状。目前尚不明确 RLS 是帕金森病的早期症状之一,晚期并发症,还是仅仅是偶然性发生。虽然 RLS 和帕金森病有不同的发病机制和临床进展及表现,但都可以用多巴胺能药物治疗。

RLS 的病理生理学仍未完全明确。目前普遍认可的病理生理学机制包括遗传变异、异常,铁代谢,多巴胺功能障碍,和中枢阿片系统。

临床特点为发生在双下肢,局限在膝盖远端和小腿后部的异常感觉,大腿和上肢有时也会出现。RLS 有昼夜节律紊乱的临床特点,症状通常在夜间发生,半夜后逐渐达到高峰,在卧床 15～30 分钟内出现,但在清晨及白天消失。

原发性 RLS 的神经系统检查是正常的,继发性 RLS 可能发现血清铁蛋白、转铁蛋白、血清铁结合力、肾功能、血糖等异常。

RLS 的诊断是基于患者及家属的病史描述,没有客观的生物学指标。2012 年国际不安腿综合征研究组修订制定诊断标准中的必要的诊断标准,必须具备以下 5 项:①活动双下肢的强烈愿望,常伴随着双下肢不适感,或不适感导致了活动欲望;②强烈的活动欲望,以及任何伴随的不适感,于休息或不活动时出现,如卧位或坐位时,于休息或不活动时加重;③持续活动时,比如行走或伸展腿时,强烈的活动欲望和伴随的不适感可以得到部分或完全缓解;④强烈的活动欲望和伴随的不适感于傍晚或夜间加重,或仅出现在傍晚或夜间;⑤以上这些临床表现不能单纯由另一种疾病解释,比如肌痛、静脉瘀滞、下肢水肿、关节炎、下肢痉挛、体位不适和习惯性拍打足部等。

RLS 的治疗主要包括药物治疗和非药物治疗。非药物治疗包括改变生活方式,改善睡眠,避免药物影响和纠正缺铁贫血等。一线治疗药物推荐多巴胺受体激动剂,如普拉克索,罗匹尼罗。可能的一线药物是 α2-δ 钙通道激动剂,如加巴喷丁,普瑞巴林。选择一线药物时应主要考虑其副作用。

不安腿综合征(restless legs syndrome,RLS),是一种常见的感觉运动疾病,主要表现为双下肢的不适感,症状在休息或静止时开始或加重,活动时减轻,并且呈现昼夜节律性,在夜间会加重。RLS 也是常见的帕金森病非运动症状之一。

1685 年英国解剖学家和医师 Thomas Willis 第一次描述了 RLS 的症状,于 1944 年瑞典医师 Karl Axel Ekbom,研究并描述了 RLS 的所有临床特点,并首先命名"RLS",因此,RLS

也称为 Willis-Ekbom disease（WED）。

一、流行病学

最近的流行病学分析,不同的国家一般人群的患病率是 3.9%～15% 不等。在白种人中,RLS 的患病率为 7%～10%,而亚洲人群的发病率低,在 0.1%～12% 之间。RLS 在西方国家更为常见。美国、加拿大和欧洲（英国、西班牙、德国、意大利）的患病率分别为 10%、10%～15% 和 5.5%,我国的患病率估计在 1.2%～5%。不同人种之间的差异显著性可能是由于不同的遗传背景、种族、地理、环境影响,包括自然环境和饮食习惯等所致。

随着年龄的增长,RLS 患病率和严重程度同时增加,提示神经退行性过程在 RLS 发生中发挥重要的作用。老年生活方式,心血管系统和代谢系统衰老化可能与 RLS 有关。在成年人中,男女患病比例为 1:2,可能与雌激素、孕激素水平有关。

从儿童到 90 岁老人都可以发生 RLS,虽然临床中就诊及诊断的多为成年人,但儿童患病率不低,38%～45% 的成年患者在 20 岁之前出现过症状。但儿童中 RLS 没有性别差异。成人性别差异可能因为妊娠所致,因为未经产妇与男性有同样的 RLS 患病率。儿童 RLS 患者的睡眠、情绪、认知和生活质量明显受到影响。多动症、抑郁症状和焦虑是儿童 RLS 患者常见的合并症。

RLS 可以是特发性的,也可以与缺铁、神经系统疾病、肾衰竭和帕金森病（Parkinson disease,PD）有关。目前报道,RLS 在帕金森病中的患病率在 0～52% 之间不等,可以在帕金森病发病之前或之后出现。RLS 被认为是帕金森病运动症状出现之前表型的高危因素之一,并且 RLS 可能预测更高的帕金森病发病年龄和良性运动症状的进展过程。另一方面,在合并 RLS 的帕金森病患者中,75% 以上是在帕金森病诊断和治疗后,尤其是在帕金森病发作的前 5 年内出现 RLS 症状。目前尚不明确 RLS 是帕金森病的早期症状之一,晚期并发症,还是仅仅是偶然性发生。虽然 RLS 和帕金森病有不同的发病机制和临床进展及表现,但都可以用多巴胺能药物治疗。

二、病因及分类

RLS 一般包括两个类:原发性 RLS（primary RLS）和继发性 RLS（secondary RLS）。

（一）原发性 RLS 病因

原发性 RLS 是特发性的,病因不明确。在特发性 RLS 中,40.9%～92% 有家族史,说明遗传因素在原发性 RLS 中的重要作用。目前认为 *BTBD9*、*Meis1*、*MAP2K5*、*LBXCOR1* 等基因可能跟不安腿综合征有关。

（二）继发性 RLS 病因

大多数继发性 RLS 是在 40 岁后发病,继发性 RLS 与多种神经系统疾病、缺铁、妊娠或慢性肾功能衰竭有关。

1. **缺铁**　25% 的重度 RLS 可以合并血清铁水平降低。症状的严重程度与血清铁蛋白水平相关。RLS 患者 CSF 中检测到铁和铁蛋白水平降低,转铁蛋白水平升高。而在正常情况下,大脑对外周铁的变化没有反应。这可能是部分 RLS 患者血清铁正常或过负荷,而脑脊液铁下降的原因。

2. **妊娠**　在西方国家 15%～25% 的孕妇患有 RLS。妊娠期 RLS 患病高峰期主要发生在妊娠第 3 个月,并于分娩后 1 个月缓解。调查显示,未经产妇女与同龄男性患病风险相同,而女性患病风险与怀孕次数相关。妊娠女性患病风险较高的原因尚不清楚,可能与妊娠后对铁的需求增加,导致缺铁有关。其他因素包括催乳素、孕酮和雌激素等水平改变、叶酸缺乏和胎儿生长引起的神经牵拉和受压。妊娠后期的焦虑、失眠和疲劳可能也是原因之一。

3. **终末期肾功能不全血液透析**　20%～30% 血液透析的患者合并 RLS,且症状较重,同时肌肉萎缩、心脑血管事件和死亡率风险均增加。患者缺铁可能导致贫血,影响多巴胺代谢,导致 RLS、尿毒症相关周围神经病和高钙血症。

4. **其他病因**　包括风湿性疾病、糖尿病、帕金森病、Ⅱ 型遗传性运动感觉神经病、Ⅰ/Ⅱ型脊髓小脑性共济失调,多发性硬化,自身免疫性疾病(包括舍格伦综合征,类风湿性关节炎)等。流行病学研究还表明,卒中后患者的 RLS 患病率显著增加,特别是锥体束和基底节 - 脑干系统损害,影响运动功能的患者。某些药物可以引起或加重 RLS 症状,如抗抑郁药和抗精神病药,多巴胺能药物,以及帕金森患者服用多巴胺受体激动剂的累积效应等。已明确可以引起 RLS 的药物有:西酞普兰,氟西汀,左旋多巴/卡比多巴和培高利特,甲状腺素,米安色林,米氮平,奥氮平,曲马多。

根据症状出现的年龄,RLS 还可以分为早发性 RLS(发病年龄小于 45 岁)和迟发性 RLS(发病年龄大于 45 岁)。早发性 RLS 发病高峰在 20～40 岁之间,通常是家族性的,病程进展缓慢并伴随周期性缓解。迟发性 RLS 可能迅速进展,症状更重。儿科易误诊为"生长痛",相对的缺铁状态和肾功能衰竭会加重儿童 RLS。

三、病理生理学

RLS 的病理生理学仍未完全明确。目前普遍认可的病理生理学机制包括遗传变异、异常铁代谢、多巴胺功能障碍和中枢阿片系统功能障碍。

1. **遗传因素**　早发性原发性 RLS 是常染色体显性遗传的家族性疾病。全基因组关联研究(GWAS)已确定了 *BTBD9*、*MEIS1*、*PTPRD*、*MAP2K5*、*SKOR1* 和 *TOX3.1* 的基因单核苷酸多态性与 RLS 有关,其中 *MEIS1* 是 RLS 的最强的危险因素。

2. **在特发性 RLS 中,多巴胺能系统功能紊乱和大脑特定区域铁储存减少**　神经病理影像显示黑质、丘脑等区域铁储存减少,同时多巴胺相对过量,但两者的因果关系尚不明确。铁储存减少的可能机制是通过血脑屏障的铁转运功能失调。血脑屏障的内皮细胞为脑储存铁,RLS 可能是由于血管内皮细胞中储存的铁不足以满足生理需求所致。RLS 的多巴胺活动亢进呈昼夜节律性,早晨和白天的相对亢进,傍晚和夜间相对降低。多巴胺受体下调,夜间多巴胺活性相对降低,可能导致夜间出现 RLS 症状时多巴胺缺乏。在傍晚和夜间应用多巴胺能药物可以纠正这种多巴胺相对减少的状态,但长期应用只会进一步下调多巴胺受体,使病情恶化。

3. 钙/磷比失衡、贫血、功能性缺铁和亚临床周围神经病变可能参与尿毒症 RLS 的病理生理过程。

4. 维生素 D 缺乏和钙代谢,先兆子痫,既往家族史,血清铁和铁蛋白水平降低,雌激素水平升高也可能与妊娠伴发 RLS 有关。

四、临床表现

临床特点为发生在双下肢,局限在膝盖远端和小腿后部的异常感觉,大腿和上肢有时也会出现。患者常主诉在异常的感觉源自下肢深部,如骨骼或肌肉,而不是浅表皮肤。症状通常累及双下肢,并交替出现,很少是单侧肢体。异常感觉通常难以描述,有些患者描述为虫爬样、针刺样、瘙痒或烧灼样等,一般无疼痛感,皮肤接触不敏感。RLS 的主要临床特征是因下肢不适,迫切的无法抗拒的要活动腿的感觉。

RLS 有昼夜节律紊乱的临床特点,症状通常在夜间发生,半夜后逐渐达到高峰,在卧床 15~30 分钟内出现,但在清晨及白天消失。在严重的情况下,白天接近傍晚坐着的时候也会出现,影响社交活动。研究表明,褪黑激素的分泌增加要早于 RLS 患者出现感觉和运动症状,表明褪黑素可能通过抑制中枢神经系统多巴胺分泌引起 RLS。RLS 症状的强度峰值是在核心体温下降阶段,这是昼夜节律的另一个标志,而核心体温升高时则降低。在一般情况下,患者会坐立不安,在床上活动,踢腿或按摩腿部可以缓解。症状较重的患者会被迫下床行走,以缓解症状。有时感觉症状可能具有误导性,例如,患者可能会把局限于膝盖的异常感觉当作“关节炎”,但是症状只在晚上和休息后出现,行走后改善。如果患者主诉腿部或少数为手臂不适发生在晚上,则考虑患者为 RLS。RLS 症状的程度轻重不一,轻者持续数秒至数分钟,活动后缓解,重者导致失眠。发作频率轻者偶尔出现,重者可每天发作。

80%~90% 的 RLS 患者伴发睡眠周期性肢体运动(periodic limb movement of sleep,PLMS),是主要发生在腿部的刻板动作,表现为大脚趾伸展,伴随着踝关节、膝关节和有时为髋关节的部分屈曲动作,每次持续 0.5~5 秒,每 20~40 秒出现 1 次,可以不对称,或非同步发生,有时累及上肢。PLMS 与心率增快和血压升高有关,可能会增加患心血管疾病的风险,但没有确切的证据。然而,合并 PLMS 不是诊断 RLS 的必要条件。

五、辅助检查

原发性 RLS 的神经系统检查是正常的,患者就诊时无任何症状,但多可从患者的家庭录像中发现 PLMS。辅助检查可以排除一些继发性病因,主要包括血清铁蛋白、转铁蛋白、血清铁结合力、肾功能、血糖等;某些情况下可能需要检查头颅 MRI、脑电图、肌电图、多导睡眠图、腰椎 CT 或 MRI、下肢血管彩超等。

颅脑磁共振: 严重的 RLS 患者的黑质和壳核中铁含量降低,红核、丘脑和苍白球亦降低。

六、诊断

RLS 的诊断是基于患者及家属的病史描述,没有客观的生物学指标。

诊断标准经历了多次修订,在以往的诊断标准的基础上,2003 年美国国立卫生研究院/国际 RLS 研究组(NIH/IRLSSG)颁布了 4 项必备条件,重点强调了迫切移动双腿的重要性(表 9-17),但不能排除“模仿”RLS 的疾病,如抽筋、体位不适和局部腿部病变等情况。

表 9-17　2003 年 NIH/IRLSSG 诊断标准

诊断 RLS 的 4 项必备条件:
1. 活动双下肢的强烈愿望,伴随着双下肢不适感,或不适感导致了活动欲望
2. 上述症状在休息或不活动时开始或恶化,如躺着或坐着
3. 症状可以部分或完全缓解的运动,如行走或伸展腿
4. 傍晚或晚上的症状比白天严重,或者只发生在傍晚或晚上出现

于是在2012年修订诊断标准时提出,要排除与RLS类似的症状,如肌痛、静脉瘀滞、下肢水肿、关节炎、习惯性拍足等(表9-18)。并且增加了RLS的临床意义,强调RLS在职业、教育或其他重要领域对患者社会功能的影响。与成人不同,儿童的RLS主要是强调对行为和教育领域的影响。

表9-18 2012修订制定诊断标准(国际不安腿综合征研究组,2012)

RLS必要的诊断标准(必须具备以下5项)
The necessary diagnostic of RLS(5 items must be available)
1. 活动双下肢的强烈愿望,常伴随着双下肢不适感,或不适感导致了活动欲望
2. 强烈的活动欲望,以及任何伴随的不适感,于休息或不活动时出现,如卧位或坐位时;于休息或不活动时加重
3. 持续活动时,比如行走或伸展腿时,强烈的活动欲望和伴随的不适感可以得到部分或完全缓解
4. 强烈的活动欲望和伴随的不适感于傍晚或夜间加重,或仅出现在傍晚或夜间
5. 以上这些临床表现不能单纯由另一种疾病解释,比如肌痛、静脉瘀滞、下肢水肿、关节炎、下肢痉挛、体位不适和习惯性拍打足部等

RLS临床病程分类
Specifiers for clinical course of RLS
(A)间歇性RLS:是指最近一年内未经治疗的患者,出现RLS的频率平均每周少于2次,一生中至少出现有5次
(B)慢性持续性RLS:是指最近一年内未经治疗的患者,出现RLS的频率平均每周2次或以上

RLS临床意义分类
Specifiers for clinical significance of RLS
在睡眠、精力/活力、日常活动、行为、认知或情绪方面,RLS的症状会对社会、职业、教育或其他重要的功能领域造成重大的痛苦或损害

不包括在诊断标准中,但临床表现可能进一步支持诊断RLS的条件包括:①家族史的RLS;②表现为PLMS;③多巴胺治疗反应良好。在儿童中RLS的诊断较难,易误诊为生长痛或注意缺陷多动障碍。

RLS的研究中经常使用国际不安腿综合征量表,包括10个问题,每个问题有0~4分五个相应的得分,(总分0~40),分数越高表明RLS越重,改善超过3分被认为有临床意义。

RLS-6量表包括六项,可以分别评估白天和黑夜的症状,包括白天嗜睡,睡眠的满意度,入睡时RLS严重程度,夜间的时候,白天坐着或躺着的时候,白天活动的时候。每一个项目评分都是0~10分(见第十六章附录部分)。

七、鉴别诊断

下列疾病比较常见,可以不同程度的模仿RLS,需与之鉴别。

(一)肌肉痉挛

肌肉痉挛时可以看到并触到肌肉结节。

(二)体位性不适

可以通过位置变换来缓解。

(三)关节炎

关节炎患者局限在关节或有关节红斑。

(四)肌痛

表现为肌肉酸痛。

(五)周围神经病变及神经根病

和 RLS 一样都会出现麻木,但通过神经系统查体可以发现感觉减退,肌电图可以发现感觉和/或运动神经传导速度异常,有时伴轴突损害。

(六)静脉淤血和下肢水肿

可表现为四肢肿胀。

其余还包括腿局部损伤、习惯性地拍足/腿摇摆、焦虑和药物引起的静坐不能等。

不常见的疾病有颈椎病、肌病、血管性或神经性跛行、体位性静坐不能等。

八、治疗

RLS 的治疗主要包括药物治疗和非药物治疗。

(一)一般治疗

改变生活方式,避免药物影响和纠正缺铁(铁蛋白< 75ng/ml 或铁/总铁结合力比值< 20%)。睡眠剥夺、饮酒或吸烟、运动减弱或药物(多巴胺拮抗剂、抗组胺药或血清素抗抑郁药、阿片类药物停药或失血)等生活方式可能导致或加重 RLS。应该对患者进行详细的询问。肾衰竭患者每日缩短透析时间、铁置换、运动、按摩和热敷等都可以缓解症状。

(二)药物治疗

1. **一线治疗药物**　多巴胺受体激动剂,包括普拉克索,罗匹尼罗。不推荐应用培高利特和卡麦角林,因其增加瓣膜性心脏病的风险。罗匹尼罗起效快,持续时间短,而罗替戈汀透皮贴剂,血药浓度稳定,持续时间可达一天,耐受性良好,且加重 RLS 的风险相对较低。一项荟萃分析提示,普拉克索能改善中度到重度原发性 RLS 的症状,且优于罗匹尼罗。罗替戈汀可以短期改善终末期肾脏疾病(ESRD)患者的 PLMS 和 RLS 症状。

2. **可能的一线药物**　α2-δ 钙通道激动剂,如加巴喷丁,普瑞巴林。对患有严重睡眠障碍、伴发失眠、焦虑、疼痛或既往有冲动控制障碍(ICD)病史的患者可以应用 α2-δ 钙通道激动剂进行初始治疗。

选择这两种一线药物时应主要考虑其副作用。多巴胺受体激动剂可引起嗜睡和冲动控制障碍(ICDs),如强迫性赌博或饮食过度;而 α2-δ 激动剂常见的副作用是体重增加、头晕、步态不稳等。因此,对于 RLS 症状非常严重、超重、伴发抑郁、跌倒风险或认知障碍的患者,多巴胺受体激动剂作为初始治疗的一线药物。而对于重度睡眠障碍伴发焦虑,RLS 相关的疼痛,或 ICD 病史的患者,选择而 α2-δ 激动剂作为一线药物。但多巴胺受体激动剂使用时间的延长,可能会加重 RLS 的症状。表 9-19 是以上几种药物的总结。

表 9-19　RLS 推荐治疗药物

药物		推荐级别		平均剂量（mg/d）	常见副作用
		短期 [a]	长期 [b]		
多巴胺受体激动剂	非麦角类 普拉克索	A	B	0.125～0.75	嗜睡、恶心、失眠
	罗匹尼罗	A	B	0.25～4.0	恶心、呕吐、头痛、头晕、疲劳
	罗替戈汀	A	B	0.5，1，2，或 3	恶心、头痛、疲劳
	麦角类 培高利特 卡麦角林	只适用于难治性 RLS		不详	非常严重的副作用：纤维化和心瓣膜病
α2-δ 激动剂	左旋多巴	A	B	≤200	恶心、症状加重或无效
	加巴喷丁	A	A	600～1800	嗜睡、头晕、头痛
	普瑞巴林	A	证据不足	≈300	头晕、嗜睡、疲劳、恶心

a 短期治疗≤6 个月；b 长期治疗≥1 年

3. 二线药物　阿片类药物，可以有效地治疗 RLS，但副作用大，比如呼吸抑制和便秘，容易成瘾，因此不建议作为首选治疗药物。

4. 其他药物治疗　包括多巴胺能药物（吡贝地尔）、抗惊厥药（加巴喷丁）、阿片类药物（曲马多、美沙酮）、铁剂、催眠和镇静剂、叶酸、维生素 B_{12}、镁、维生素 E、肉毒毒素、物理疗法、光疗和有氧运动，可以作为治疗并发症、改善症状的辅助治疗措施。

5. 抑郁症是 RLS 常见的合并症，选择性 5-羟色胺再摄取抑制剂（SSRIs）和三环类抗抑郁药（TCAs）会使 RLS 恶化，因此要谨慎治疗 RLS 患者的抑郁症。安非他酮是一种新型抗抑郁药，不加重 RLS 的症状，因此 RLS 合并抑郁症时，可选择安非他酮。

6. 妊娠期和哺乳期女性 RLS　治疗首选非药物治疗，向妊娠期女性健康宣教，RLS 是妊娠期间的自然过程，分娩后缓解或消失。建议适度运动和避免缺铁、少动等可能加重 RLS 的危险因素。应检测铁蛋白水平，当血清铁蛋白＜75 μg/L 时，应口服或静脉补充铁剂；当血清铁蛋白＞75 μg/L，合并难治性 RLS 时，应考虑药物治疗（表 9-20）。

表 9-20　妊娠期及哺乳期女性 RLS 的药物治疗

	治疗原则
妊娠期女性	卡比多巴 25～50 mg 或左旋多巴 100～200 mg，傍晚或夜间服用 氯硝西泮 0.25～1 mg，傍晚服用 非常严重或难治性 RLS：小剂量的羟考酮 定期重新评估用药，分娩时重新评估用药
哺乳期女性	重新评估铁蛋白水平 加巴喷丁：300～900mg，傍晚或晚上服用 氯硝西泮 0.25～1 mg，傍晚服用 非常严重或难治性 RLS：低剂量曲马多

RLS 治疗失败主要表现为无效和加重,其可能原因是 RLS 症状随时间的自然加重或中枢神经系统对慢性药物治疗的代偿反应。症状加重指的是 RLS 患者在某些药物长期治疗后症状恶化。多巴胺能药物和曲马多都有一定程度的增强作用,与药物的剂量和持续时间以及铁缺乏等个体因素有关。左旋多巴的症状增强发生率最高,高达 60%～80%。此外,短效多巴胺能药物治疗(普拉克索,罗匹尼罗)症状增强的发生率高于长效多巴胺能药物(罗替戈汀,卡麦角林),可能的原因是长效多巴胺能药物能在早期掩盖症状。为了防止症状增强的发生,轻度 RLS 可以选用 α2-δ 钙通道激动剂,选择最低有效剂量的多巴胺能药物以降低和延迟增强的发生。治疗 RLS 增强并不是增加多巴胺能药物的剂量,而是联合非多巴胺能药物,延缓药效的降低,减少药物的副作用,防止增强的发生。

(三)非药物治疗

1. **改善睡眠**,纠正睡眠剥夺、睡眠障碍及可以导致失眠的一切危险因素。

2. **阻塞性睡眠呼吸暂停低通气综合征(OSAS)**　常见但容易被忽视,早期治疗阻塞性睡眠呼吸暂停综合征有助于改善 RLS 患者的睡眠。

3. **其他的非药物治疗**　包括高频经颅磁刺激等,可以缓解 RLS 的运动症状及睡眠障碍,是无创和安全的,没有副作用,对 RLS 的药物治疗起辅助作用。

(杨丽英　谢安木)

第十六节　泛素激酶相关神经变性病

病例分析

现病史:患者,男,53 岁,因"双手进行性震颤 28 年"入院。患者于 28 年前无明显诱因出现双手震颤,逐渐进展,早期饮酒可改善震颤,后饮酒无效。因震颤加重,患者于 40 岁时停止工作与驾驶,生活尚能自理。无肢体僵硬,无运动迟缓,无步态障碍或认知功能下降。50 岁时首次出现构音障碍与左臂不自主姿势。对多种药物治疗无反应,包括普萘洛尔、扑米酮、氯硝西泮、左旋多巴、普拉克索、司来吉兰、金刚烷胺和巴氯芬。仅苯海索有轻微改善作用。今为进一步诊治,门诊以"震颤、构音障碍查因"收住院。起病以来,睡眠食欲尚可,大小便正常,体重未见明显减轻。

既往史:否认高血压、糖尿病等慢性疾病史,无外伤及中毒史,无过敏史。

家族史:无震颤、运动障碍或神经系统疾病的家族史。47 岁与 54 岁的姐妹均无症状。两个女儿分别 30 岁与 32 岁,均身体健康。父亲于 70 岁死于癌症,母亲 64 岁时死于癌症,父母非近亲结婚。

体格检查:体温:36.6℃,脉搏:74 次/min,血压:124/72mmHg,呼吸:20 次/min。双肺呼吸音清,未闻及哮鸣音及干湿性啰音。心率 74 次/min,律齐,无杂音。腹平软,无压痛、反跳痛,肝脾未扪及。

神经科查体:神志清楚,构音障碍,双侧瞳孔等大等圆,直径 3mm,对光反应灵敏,眼球活动正常,角膜 K-F 环(-),余脑神经(-)。双手粗大姿势性和动作性震颤,可被左臂肌张力障碍中断。四肢肌力正常、肌张力未见明显增高,疼痛刺激可见活动。四肢腱反射(++++),双侧巴氏征(+)、克氏征、布氏征均阴性。感觉及共济运动检查正常。

实验室及影像学检查:MMSE 评分为 30/30 分,认知评估揭示患者存在执行功能障碍

（go-no-go，拳边掌测试和生成命名困难）。血尿便常规、肝肾功能电解质、血糖血脂、心肌酶谱、甲状腺功能、甲状旁腺激素、降钙素、输血前四项、血浆铜蓝蛋白、24 小时尿铜、铁蛋白水平均正常。眼科检查：眼底检查阴性，未见 Kayser-Fleischer 环，无视网膜病变或视神经萎缩。脑 MRI T_2 像显示双侧苍白球低信号，双侧苍白球前内侧出现相对高信号，呈典型"虎眼征"。颅脑 CT 显示无基底节钙化或高密度影。基因检测结果：*PANK2* 基因外显子 6 中的两个杂合突变，G1561A 基于使用 5' 端甲硫氨酸起始位点在氨基酸 521 处甘氨酸被精氨酸取代（G521R），A1585G 在氨基酸 529 位异亮氨酸被缬氨酸取代（I529V）。患者的家庭成员未进行进一步的病史及临床评估或基因检测。

病史特点

中年男性，病情进展缓慢，以双手进行性震颤，构音障碍与左臂不自主姿势为主要症状，药物治疗无效。

阳性体征：构音障碍，双手粗大姿势性和动作性震颤，可被左臂肌张力障碍中断。四肢肌力正常、肌张力未见明显增高，四肢腱反射（++++），双侧巴氏征（+）。

辅助检查：执行功能障碍，K-F 环（-），脑 MRI T_2 像显示双侧苍白球低信号，双侧苍白球前内侧出现相对高信号，呈典型的"虎眼征"。颅脑 CT 显示无基底节钙化或高密度影。基因检测结果示 *PANK2* 基因 G521R 和 I529V 突变。

诊断

非典型泛素激酶相关神经变性病。

鉴别诊断

1. 早发型帕金森病　早发型帕金森病具有较明确的遗传易感性和家族聚集性。首发症状不典型，以强直、运动迟缓多见。有些早发型帕金森患者的发病形式较为特殊，尤其是少年型帕金森综合征，可以肌张力障碍形式发病，特别是足部肌张力障碍。病程进展较慢，对药物反应较好，但早期便可发生运动并发症，如异动症、"开关"现象等。MRI 与基因检测亦可进行鉴别。

2. 原发性家族性脑钙化症　患者在双侧基底节、小脑或其他脑区存在病理性钙沉积，类似于"虎眼征"，CT 可发现钙化灶。临床表现有帕金森综合征、构音障碍、运动障碍和认知障碍。钙沉积物在基底节和大脑皮层随时间而累积，可将其与泛素激酶相关神经变性病（PKAN）区别开来。

3. 遗传性铜蓝蛋白缺乏症　为铜蓝蛋白基因突变引起常染色体隐性遗传病。受影响的个体在内脏中也有铁沉积且在疾病进展相对早期发展为糖尿病。患者表现为锥体外系症状，进行性记忆减退，有视网膜变性，在视网膜色素上皮中具有特征性黄色混浊。可根据血清中检测不到铜蓝蛋白、锥体外系症状、痴呆、糖尿病等作出诊断。

4. 进行性核上性麻痹　发病年龄一般为 50～70 岁（平均 66 岁），其他常见特征包括假性延髓性麻痹，垂直性核上性眼肌麻痹，颈后仰，复视，畏光和共济失调。MRI 检查可显示中脑及脑桥萎缩，中脑上缘平坦或凹陷，似蜂鸟鸟嘴，称为蜂鸟征。

治疗

入院后予以营养神经、改善细胞代谢、改善震颤等对症支持治疗，患者症状稍有改善。

　　处理方案及理由：本患者根据典型临床表现、虎眼征及基因检测，诊断明确。治疗上无特殊治疗，主要是对症治疗震颤。

要点与讨论

　　PKAN 是脑组织铁沉积神经变性病（NBIA）最为常见的疾病类型之一，既往称为 Hallervorden-Spatz 综合征或苍白球黑质色素变性，是罕见的常染色体隐性神经系统变性疾病，患病率为（1～3）/100 万。该病的特征在于肌张力障碍、步态异常、震颤及舞蹈动作等锥体外系症状和智力下降。PKAN 分为经典型（早发型）和非典（晚发型）。其中经典型多见，约 3/4 的 PKAN 患者为经典型 PKAN，平均发病年龄 3～4 岁；非典型 PKAN 平均发病年龄约为 14 岁。

　　经典型 PKAN 的典型特征为笨拙、步态异常、运动或全身发育迟缓，肌张力障碍和痉挛，约 2/3 的经典型 PKAN 患者因视网膜色素变性而发生视觉障碍。非典型 PKAN 可能存在言语障碍或神经精神症状，为其特征性表现。运动受累程度较轻，肌张力障碍较经典型而言轻。非经典型 PKAN 起病的杂合基因突变临床表现形式多样，起病形式亦多样。

　　PKAN 最常由编码线粒体泛酸激酶（PANK2）的基因在 20p13-p12.3 处突变导致，突变位点是 G512R（1561G → A），另外还有 T528M（1583C → T）、S471N（1432G → A）、R451stop（1351C → T）、Q150stop（448C → T）、T234A（700A → G）、G219V（656G → T）等。患者的基因检测结果显示杂合 *PANK2* 突变与非典型 PKAN 之间的关联。既往研究表明 G521R 突变的 PANK2 在体外实验中丧失可检测的催化活性，表明这种突变可能导致无效基因产生。单个 G521R 突变导致 PANK2 催化活性降低 50% 以上，此外，PANK2 催化活性的部分降低可能增加其对突变的易感性。I529V 突变导致的细微变化可能影响 PANK2 的功能。该患者的表型，尤其是迟发性和缓慢进展，可能与 PANK2 活性的部分缺陷有关。

　　泛素激酶相关神经变性病（pantothenate kinase-associated neurodegeneration，PKAN）是一种常染色体隐性遗传病，由编码线粒体泛酸激酶（PANK2）的基因在 20p13-p12.3 处突变导致。其病理特点为大脑中铁的异常沉积，是铁沉积性神经变性病的主要亚型（占 50% 以上），也称脑铁沉积变性病 1 型（NBIA1）。致病基因 *PANK2* 于 2001 年确定，并将此病由 Hallervorden-Spatz 综合征更名为 PKAN。临床表现以肌张力障碍、步态异常、震颤及舞蹈动作等锥体外系症状和智力下降为主要特征，目前尚无治愈方法。临床症状一般进展 10～12 年，患者一般在发病后的 10～20 年之内死亡，很少有患者能存活 30 年。药物治疗主要以改善症状、延缓病情进展、提高生活质量为目的。本病较为罕见，目前尚无发病率的完整数据，基于人群观察到的病例，PKAN 的患病率为（1～3）/100 万。

　　1922 年，Julius Hallervorden 和 Hugo Spatz 报道了 1 个有 12 位兄弟姐妹的家系，其中 5 位具有肌张力障碍，构音障碍，智力障碍和步态障碍。发病年龄为 7～9 岁，均在 16～27 岁死亡。病理学检查发现这些患者的苍白球和黑质网状部有铁沉积，苍白球中存在脱髓鞘，苍白球系统和大脑皮质中广泛存在轴突肿胀。随后，一些学者也描述了具有相似临床和病理改变的患者，以往的文献中采用术语"Hallervorden-Spatz 病"（HSS）/ 苍白球黑质红核色素变性 / 进行性苍白球变性综合征来表述这一类疾病。因 Hallervorden 和 Spatz 这两位德国神经病理学家的纳粹战争罪，Hallervorden-Spatz 综合征被重新命名。具有 HSS 表型的患者被确定是由于泛酸激酶 2（PANK2）这一致病基因突变而导致泛酸激酶相关神经变性（PKAN），PKAN 这一术语被引入。

一、病理

PKAN 主要影响中枢神经系统,其典型的病理三联征包括:铁沉积、球状轴突、苍白球胶质增生。早期大量剖检工作发现铁沉积引起的苍白球和黑质网状部锈褐色色素沉着,是 PKAN 突出的神经病理特征。苍白球和黑质网状区域具有 3 倍于正常区域的铁,但全脑铁含量未见增加,且全身铁代谢正常。在所有的 PKAN 病例中,含铁巨噬细胞显著;此区域也发现神经胶质细胞增生。在 PKAN 中,球状体(被认为是肿胀的轴突)在苍白球系统以及大脑的白质灰质区都可以观察到,显微镜下显示的球状轴突和髓鞘变性是 PKAN 另一独特的病理学特点。PKAN 的病理学主要局限于苍白球,邻近结构(内侧壳核、内囊)和皮层下白质受到的影响小。这种高度选择性病理损伤的潜在机制尚不得而知。没有观察到 Lewy 小体和其他 α-突触核蛋白异常,无神经纤维缠结和 tau 蛋白阳性突起。

与头颅 MRI 的检查结果一致,PKAN 患者靶向苍白球的神经退行性病理改变显著,MRI 上记录的双侧苍白球 T_2 低信号与组织学上发现铁沉积绝对相关。此外,双侧苍白球前内侧观察到明显星形胶质细胞增生、小胶质细胞激活、水肿以及脑实质稀疏改变可能是 T_2 像上高信号的原因。

二、病因及发病机制

PKAN 归因于 *PANK2* 基因突变导致 PANK2 蛋白的缺乏或完全缺失。人类泛酸激酶基因包括 *PANK1*、*PANK2*、*PANK3* 和 *PANK4*,编码产生四种功能性泛酸激酶蛋白。*PANK2* 是真核基因家族成员,经 7 个外显子编码产生 1.85kb 的转录产物,由 *PANK2* 编码的 PANK2 蛋白定位于线粒体并受到严格的调控。PANK2 首先转移到细胞核,然后定位至线粒体膜间。它的核内作用仍然不确定,可能会影响组蛋白的乙酰化或去乙酰化反应。经典的 PKAN 由位于 20 号染色体 20p12.3-p13 的 *PANK2* 基因突变所致,*PANK2* 基因突变通常由无效突变与错义突变引起,除了染色体 20p13-p12.3 上 *PANK2* 基因的双等位基因突变,也有复合杂合突变的病例报道,且该杂合个体确实发展为非典型的 PKAN。

PANK2 是辅酶 A(CoA)生物合成中必需的线粒体调节酶。*PANK2* 编码的蛋白质通过催化泛酸(维生素 B5)的磷酸化以产生磷酸泛酸盐作为控制 CoA 合成的第一个调节步骤。CoA 是重要的能量代谢物质,对脂肪酸代谢至关重要,脂肪酸代谢在膜脂合成和脂质 β 氧化作用中必需,其缺乏被认为在具有高能量需要和髓鞘维持需求的细胞中表现最明显,如视网膜视杆细胞和苍白球神经元。PKAN 另一典型病理表现球状轴突可能由神经元能量代谢不足引起轴突运输或膜完整性缺陷导致。尸检结果支持这一点,尽管 PANK2 广泛表达,并且在 CoA 代谢中起重要作用,但 PKAN 主要影响中枢神经系统,且主要局限于苍白球,偶尔存在疾病的外周表现(如脂质异常,棘红细胞增多症)。

PKAN 确切的病理生理学尚未阐明,目前认为可能的发病机制有:① CoA 缺乏和半胱氨酸毒性学说:*PANK2* 基因突变导致 PANK2 蛋白不足或缺乏,造成 CoA 生成不足,进而导致中枢神经系统内 CoA 严重缺乏、脂肪酸 β-氧化受阻和酮体形成障碍,导致能量合成障碍和生物膜合成障碍,而视网膜杆状体光感受器需要不断产生新的膜结构以维持正常功能,经典型 PKAN 患者中视网膜病变常见可能由此导致;PANK2 缺乏导致其作用底物 N-泛酰半胱氨酸和游离半胱氨酸等蓄积,苍白球区半胱氨酸浓度增高已经在 PKAN 患者中得到证实。过多的 N-泛酰半胱氨酸和游离半胱氨酸可直接发挥细胞毒性作用,或通过氧化自由价铁,产生大量自由基和氧化应激反应,还可结合金属离子形成复合物聚积于脑内,从而发挥间接的细胞毒性作用。②线粒体损伤学说:PANK2 主要表达于线粒体,*PANK2* 基因突变导致 N- 乙酰半胱氨酸和含有 N- 乙酰半胱氨酸的中间产物聚集在线粒体上,在铁存在条件下,聚集的 N- 乙酰半胱氨酸快速自身氧化;同时游离的 N- 乙酰半胱氨酸加剧了由铁诱导的脂质过氧化反应,进一步导致自由基生成增加和膜蛋白合成障碍,最终导致细胞损伤和凋亡。苍白球和视网膜耗氧量大、代谢高,CoA 生成不足时易受氧化损伤;此外,苍白球和视网膜组织的不饱和脂肪酸含量高也是易氧化损伤的原因。最近的一项研究发现,载有 PKAN 的个体,其苍白球中前述的泛素化蛋白质聚集体中的载脂蛋白 E 富集,与该区域的梗死个体的组织学改变相似。这一新发现表明,苍白球中的组织或细胞缺氧 / 缺血性损伤可能是 PKAN 发病机制的基础。

不同家族的临床异质性归因于不同的基因突变类型,症状较轻的非典型 PKAN 与最初部分保留的 PANK2 功能相关。然而,研究发现,仅在 PANK2 活性和发病年龄之间存在相关性,而与疾病进展速度或任何特定基因型 – 表型不存在相关性。

三、临床特点

根据患者发病年龄及病程进展快慢可分为两型。

经典型 PKAN:出现在儿童早期,又称早发型,经典型 PKAN 的临床特征常高度一致:通常 6 岁前发病,平均发病年龄 3～4 岁,疾病进展迅速,多于发病后 10～15 年内失去独立行走能力。经典型 PKAN 最常见的症状是下肢肌张力障碍和痉挛所致的步态障碍,以及视网膜病变导致的视野受限。有些儿童发育迟缓,发育迟缓主要体现在运动发育,偶为全身性。疾病早期注意缺陷、多动障碍及足尖行走亦常见。

神经系统表现:经典型 PKAN 主要以锥体外系受累为特点,包括儿童早期进行性肌张力障碍和痉挛、肌强直、构音障碍和舞蹈手足徐动症,运动功能迅速减退。颅肌和肢体肌张力障碍较为常见,分别导致复发性舌外伤和非创伤性长骨骨折合并末端骨应力和骨量减少。皮质脊髓束受累也很常见,包括痉挛状态、反射亢进和伸趾征象。震颤少见,癫痫发作罕见。

视网膜色素变性:经典型 PKAN 患者中约三分之二患有视网膜色素变性。视网膜病变常发生在疾病早期,尽管在进行视网膜电图和视野测试前通常不会发现视网膜病变。视网膜变性与经典型 PKAN 的进展一致,最初为夜盲症,随后外周视野逐渐丧失,甚至最终失明。眼底改变包括视网膜斑点状改变,骨针状色素性视网膜病变,明显的脉络膜血管和“牛眼”样黄斑病变。首诊眼科检查正常的个体通常不会在之后再发生视网膜病变。异常的眼球运动,包括垂直扫视和扫视追踪异常较常见。在一项研究中,10 名 PKAN 患者中 8 名患有虹膜麻痹。PKAN 中视神经萎缩极少见。

非典型 PKAN:又为晚发型,通常 10 岁以上发病(平均发病年龄 13.6 岁),病程进展相对缓慢,通常在发病后 15～40 年失去独立行走能力。言语障碍和精神障碍(抑郁、情绪冲动或暴力倾向)为较特异的症状。言语障碍包括语言重复(重复单词或短语),言语快速(单词和 / 或短语的快速发言)和构音障碍(表达不清晰,话语含糊)。

肌张力障碍和肌强直所导致的运动障碍和步态异常仍是非典型 PKAN 后期的主要症状,有运动受累的个体在儿童期和青春期经常被描述为行动笨拙。痉挛、反射亢进和皮质脊髓束受累等其他表现也较为常见,并最终限制患者行走,此时较易与帕金森病中的冻结步态相混淆。神经损伤较早发型轻,进展速度相较缓慢。有的患者可以始终表现单一症状,如舞蹈症状及进展迅速的痴呆。与早发型 PKAN 不同,肢体震颤、偏身投掷运动在晚发型 PKAN 患者中常见。视网膜病变在非典型 PKAN 中很少见,且视神经萎缩与非典型 PKAN 无关。

少数患者,血清蛋白电泳显示前 β-脂蛋白明显减少,外周血可见棘红细胞增多,视网膜检查有视网膜色素变性,头颅 MRI 显示有铁沉积,这种表现被称为 HARP(hypoprebetalipoproteinemia, acanthocytosis, retinitis pigmentosa and pallidal degeneration)综合征,是 PKAN 的一个特殊亚型,极为罕见。对临床诊断 PKAN 的患者应进行血清棘红细胞和血清蛋白电泳检查,以期发现 PKAN 罕见的临床亚型。

目前尚未观察到 PKAN 有明确的基因型-表型的相关性。然而,具有两个无效突变(预测没有 PANK2 产生)的个体具有经典型 PKAN 表现。致病突变的其他组合(如无效/错义,纯合错义或复合杂合错义)产生不可预测的经典型或非典型表型。致病性错义变体 p.Gly521Arg 的纯合性突变始终表现为经典型 PKAN,然而,与其他常见等位基因的纯合性突变相关的表型不可预测。三分之二的 PKAN 患者是复合杂合子,临床病程不可预测。

四、实验室检查

实验室检查没有特异性,血清铁,血清铁蛋白、血清铜、血清铜蓝蛋白、血常规、肝肾功能均可在正常范围。部分患者有棘红细胞增多,血浆 β 脂蛋白含量降低或缺失。

五、影像学检查

CT 扫描在 PKAN 的诊断中帮助不大,但部分患者可提示基底节区低密度影和脑萎缩;没有脑萎缩的患者中基底节区钙化也有被报道。

SPECT 扫描:[123] 碘-β-甲酯基-3β-4-氟苯基-脱品烷 SPECT 扫描和 [123] 碘-碘苯甲酰胺 SPECT 扫描被用于 PKAN 的诊断。多巴胺转运体 SPECT 成像通常是正常的,经颅超声检查可显示黑质和豆状核高回声。

头颅 MRI(≥ 1.5T)检查具有重要价值,特征性表现为在 T_2WI 上双侧苍白球对称性的周边区域信号减低,而中央内侧区域信号增高,与周围铁沉积、中央神经胶质增生和水肿的病理改变一致,称为"虎眼征"。尽管"虎眼征"是 PKAN 高度特异的影像学表现,其他的神经变性疾病如多系统萎缩和神经铁蛋白病也可出现所谓的虎眼征,常不典型,轮廓不规则和/或中央高信号外侧移位。如而 CT 上显示苍白球钙化也可能是 PKAN 的另一个影像学特征。

苍白球内侧缘线性高信号是最早的 T_2WI 信号改变,这一现象明显早于 SWI 序列上的铁沉积改变。儿童患者早期 T_2WI 主要表现为孤立性高信号。在成年患者中,早期高信号中心由于铁沉积造成信号显著降低,导致中央和周围区域之间的差异性信号丢失。随着年龄的增长,SWI 上的低信号从苍白球内侧至外侧逐渐发展,内侧苍白球与前内侧黑质和丘脑底核的纤维连接在 SWI 上明显为低信号。

注意:①在疾病早期阶段,特征性影像学标志可能缺乏,MRI 随访很有必要;②高信号区域被铁取代,随着时间推移转变为更均匀的低信号;③一些有虎眼征的个体具有线粒体膜蛋白相关性神经变性病(MPAN)的诊断。

六、诊断

患者具有下列临床表现时应考虑 PKAN。
①肌张力障碍;②构音障碍;③痉挛;④舞蹈手足徐动症;⑤帕金森综合征;⑥反射亢进;

⑦伸趾征；⑧在第一至第三个十年发病；⑨步态改变 / 行走不能；⑩视网膜色素变性；⑪ 智力和发育障碍，主要在非常年轻患病的患者中。

诊断 PKAN 的标志性特征包括：

经典型 10 岁以前发病，非典型 10～30 岁发病；

经典型发病10～15年间病情进展并失去行走能力，非经典型发病15～40年出现行走不能；

锥体外系受累的证据，包括以下一项或多项：肌张力障碍，强直，舞蹈手足徐动症；

具有明确的脑部 MRI "虎眼征"（图 9-10）；

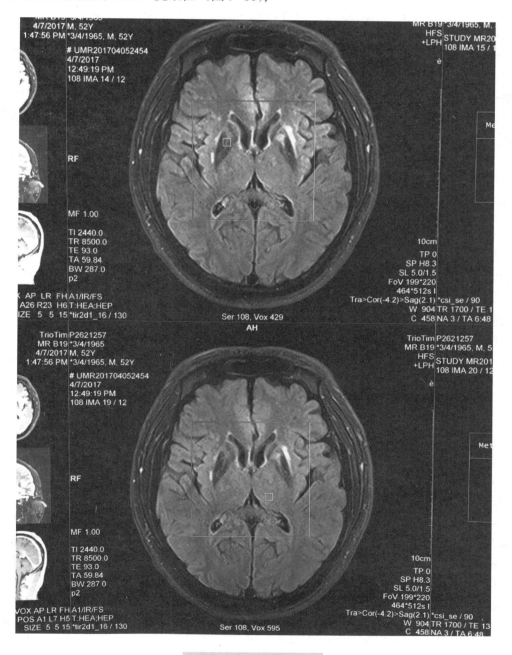

图 9-10　MRI "虎眼征"

皮质脊髓束受累（痉挛，伸趾征）；

视网膜色素变性或视神经萎缩；

常染色体隐性遗传的阳性家族史；

血浆前 β 脂蛋白低或不存在；

棘红细胞增多。

影像学表现：头颅 MRI 的 T_2 像呈典型"虎眼征"，苍白球中心区域呈高信号，周边表现为低信号。

实验室检查：无特异性，极少患者观察到棘红细胞增多、血浆 β 脂蛋白含量降低或缺失。

排除诊断：①血浆铜蓝蛋白浓度或铜代谢异常；②电子显微镜、酶分析或存在与这种症状相关基因的致病变异体，证实神经元蜡样脂褐质沉积症；③以癫痫为主要表现；④严重的视网膜退行性变或视力损害在其他症状前发生；⑤存在亨廷顿舞蹈病或其他常染色体显性遗传病的家族史；⑥ β‑己糖胺酶 A 缺乏或 GM1 半乳糖苷酶缺乏；⑦外周神经系统球体的病理证据，表明 PLA2G6 相关的神经变性病（PLAN）或 MPAN。

根据患者较为典型的锥体外系症状、病情进展情况、头颅 MRI 并结合 *PANK2* 基因检测（基因检测一般包括单基因检测、多基因芯片检测和更为全面的基因组测定），可诊断 PKAN。家族史符合常染色体隐性遗传有助于诊断。

七、鉴别诊断

非 PKAN 的 NBIA：NBIA 被定义为进行性锥体外系受损的一组疾病，包括 10 个疾病亚型，PKAN 是其中最为常见的一种形式。通过以下发现可以将 PKAN 与其他形式的 NBIA 区分开来：

在大多数非 PKAN 的 NBIA 个体中，脑 MRI T_2 像上苍白球均为低信号，表明铁含量高。这种表现不同于"虎眼征"，且与 PANK2 中致病变体无关。然而在 MPAN 中，苍白球内侧和外侧之间中间髓质层的高信号条纹可能与虎眼征相似。在神经铁蛋白变性病和遗传性铜蓝蛋白缺乏症中可见铁沉积在红核和齿状核中。小脑萎缩在 PLAN 中很常见。在 PKAN 和 β 螺旋蛋白相关性神经变性病（BPAN）中均有通过 CT 扫描检测到的苍白球双侧钙化的报告。

PKAN 中未见癫痫发作，可根据某些非 PKAN NBIA 的癫痫发作进行鉴别。

与经典型 PKAN 的鉴别：

X 染色体连锁智力障碍与 Dandy-Walker 综合征：与经典型 PKAN 不同，受影响的儿童具有严重的智力残疾。大脑 MRI 可排除这种诊断。

α‑L‑ 岩藻糖苷贮积症：患儿具有粗糙的面部特征和与溶酶体贮积病一致的内脏肿大。尽管在一些个体中有 T_2 像苍白球高信号，尚无"虎眼征"表现。α‑L‑ 岩藻糖苷贮积症由组织岩藻糖苷酶 α‑L1（FUCA1）中致病变体引起，并以常染色体隐性方式遗传。

Leigh 综合征：T_2 像苍白球的对称性高信号与"虎眼征"类似，但缺乏由铁累积引起的周围低信号。且对称性高信号在基底节的其他部位也经常发生，以此可与 PKAN 鉴别。

婴儿神经轴索营养不良（INAD）：是一种常染色体隐性遗传疾病，大多在 2 岁前发病。临床表现多样，多有智力和运动减退、共济失调和步态不稳，婴幼儿时期发病大多有视神经萎缩。部分个体在苍白球和黑质中显示低信号，但没有特征"虎眼征"表现，小脑萎缩常见。

在 INAD 中,球状神经轴突存在于外周神经系统中,而在 PKAN 球状神经轴突仅位于中枢神经系统。目前发现 INAD 的致病基因位于 *PLA2G6*。

与非典型 PKAN 的鉴别:

早发型帕金森病:包括 parkin 相关青少年帕金森病和 PLA2G6 相关性肌张力障碍 - 帕金森病,最初表现与非典型 PKAN 类似,发病年龄在 20 ~ 40 岁之间,且肌张力障碍、运动迟缓和静止性震颤是其常见特征。

原发性家族性脑钙化症:为常染色体显性遗传病。患者在基底节中存在异常钙沉积,包括苍白球,类似于"虎眼征"。临床表现有帕金森综合征、构音障碍、肌张力障碍、痉挛,与 PKAN 表现类似。钙沉积物在基底节和大脑皮层随时间而累积可以将其与 PKAN 区别开来。已报道 *PDGFB*、*PDGFRB*、*SLC20A2* 和 *MYORG* 是原发性家族性脑钙化症的致病基因。

遗传性铜蓝蛋白缺乏症:受影响的个体在内脏中也有铁沉积,且在疾病进展相对早期发展为糖尿病。患者有视网膜变性,在视网膜色素上皮中具有特征性的黄色混浊。

神经铁蛋白变性病:通常表现为 40 ~ 50 岁出现的不自主运动,并且没有表现出在 PKAN 中观察到的构音障碍。

进行性核上性麻痹:发病年龄为一般为 50 ~ 70 岁(平均 66 岁),其他常见特征包括垂直性核上性眼肌麻痹,颈后仰,复视和畏光,这些都不是 PKAN 的特征。进行性核上性麻痹是由 MAPT 中的致病变体引起的。

八、治疗

PKAN 的治疗以对症为主,目前尚无治愈或阻止疾病进展的方法,药物及手术仅可改善患者临床症状,延缓病程进展。抗胆碱能药物、苯二氮䓬类药物、肉毒杆菌毒素、口服和鞘内注射巴氯芬等可以有效改善肌张力障碍及肢体痉挛状态。流涎和构音障碍很难处理,使用药物甲溴东莨菪碱治疗过度流涎或许有效,治疗肌强直和阵挛的药物可尝试用来治疗构音障碍,语言治疗可能有效。晚期的吞咽障碍患者可能需要置入胃管或采用胃造瘘术。

一些数据表明,铁螯合剂作为疾病修饰疗法可以减缓 PKAN 的发展,尽管通过定量 MRI 评估,铁螯合剂的使用可以降低脑铁水平,但临床益处有限或没有益处。DBS 手术治疗也能有效改善肌张力障碍及痉挛状态,有研究证实伴有脑铁沉积神经变性病的肌张力障碍可以通过双侧苍白球(GPi)DBS 得到改善,尽管这种改善程度并不如原发性全身肌张力障碍或其他继发性肌张力障碍明显。对于四肢症状重(prominent appendicular symptoms)的 PKAN 患者丘脑底核(STN)可作为候选的治疗靶点。有一例报道晚发型 PKAN 患者接受口服 fosmetpantotenate(RE-024)替代疗法获得较好的临床疗效,目前仍在对此药物进行有效性和安全性评估,预计 2022 年完成。

九、预后

PKAN 是一种进行性疾病,病情进展速度与发病年龄相关,早发患者的病情进展更迅速。随着疾病进展,肌张力障碍和痉挛状态会影响患儿的行走能力。在疾病后期,由于吞咽困难,患儿常需鼻饲喂养。最终多因误吸、肺炎及营养不良等并发症而死亡。经典型 PKAN 患者未治疗的平均生存期约为 11.18 ± 7.8 年。有阳性家族史的家族成员应进行遗传咨询,以帮助其作出明智的医疗及个人决定。

(银思珈 王 涛)

第十七节　GM1 神经节苷脂沉积症

病例分析

现病史：患儿，王××，女，3 岁，因"进行性智能下降、行走不稳 8 个月余"入院。患儿入院前 8 个月余开始无明显诱因逐渐出现智能进行性下降，渐不会讲话，只会叫，原本已学会的技能渐丧失，四肢不灵活，双上肢屈曲，行走不稳，走路时步基宽，易摔跤。患儿自发病以来，进食差，精神差，大小便无明显变化，体重下降约 1.5kg。

既往史：患儿系第一胎，足月顺产，母亲妊娠期及分娩过程无异常。患儿自幼发育较同龄儿稍差，未诊治。否认其他病史，否认外伤及中毒史，否认食物药物过敏史。

家族史：患儿父母非近亲结婚，祖籍均为山东，双方家族中均无异常病史。

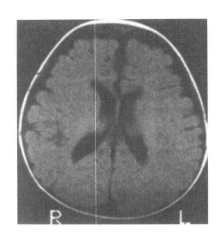

图 9-11　患者颅脑 CT 显示脑白质发育不良，弥漫性脑萎缩

体格检查：体温 36.8℃，脉搏 108 次 /min，呼吸 20 次 /min，血压 92/56mmHg。

神经系统检查：神志清楚，面容无明显异常，骨骼无畸形，运动性失语，接触差，双瞳孔等大等圆，对光反应灵敏，无眼震，眼底正常，两侧额纹对称，双侧鼻唇沟对称，伸舌不能配合。四肢肌力查体不配合，双上肢屈曲，四肢肌张力高，双侧巴氏征（+），Chaddock 征（+），四肢共济差，行走时呈共济失调步态，感觉查体不能配合。

实验室及影像学检查：血常规：血白细胞 6.9×10^9/L，血红蛋白 103g/L，血小板 171×10^9/L；尿液常规化验未见异常；血清丙氨酸氨基转移酶（ALT）133IU/L，天门冬氨酸氨基转移酶（AST）106IU/L，碱性磷酸酶（ALP）342IU/L，血糖 5.21mmol/L，碳酸氢根 20.7mmol/L，血氨 13.0μmol/L，乳酸 2.0mmol/L，β-羟丁酸 0.38mmol/L，肾功能、血清电解质正常；血浆氨基酸分析、尿有机酸分析（气相色谱 / 质谱联用分析）未见异常。外周血白细胞 β-半乳糖苷酶活性 10.4nmol/（mg·h）蛋白 [正常对照为 88～204nmol/（mg·h）蛋白]。腰椎穿刺示颅内压及脑脊液化验无明显异常。颅脑 CT 示脑白质发育不良，弥漫性脑萎缩（图 9-11）。肝脾 B 超未见明显异常。

病史特点

患儿女，3 岁，慢性起病，逐渐加重，主要症状为智能下降、运动发育落后、行走不稳等。

阳性体征：运动性失语，双上肢屈曲，四肢肌张力高，双侧巴氏征（+），Chaddock 征（+），四肢共济差，行走时呈共济失调步态。

辅助检查：肝功能异常，血白细胞 β-半乳糖苷酶活性明显下降；颅脑 CT 示脑白质发育不良，弥漫性脑萎缩。

诊断

GM1 神经节苷脂沉积症（Ⅱ型）。

定位诊断：皮层：智能下降，运动性失语；锥体外系：四肢肌张力高，双上肢屈曲；锥体系：双侧巴氏征（＋），Chaddock 征（＋）；小脑：四肢共济差，行走时呈共济失调步态。

定性诊断：慢性起病，以智能障碍及行走不稳为主要表现，中枢神经系统多部位受累，辅助检查发现肝功能损害及血白细胞 β－半乳糖苷酶活性明显下降，另外患儿父母的血白细胞 β－半乳糖苷酶活性均为 54.8nmol/（mg·h）蛋白。符合 GM1 神经节苷脂沉积症Ⅱ型的诊断。

鉴别诊断

1. 黏多糖贮积症Ⅰ型（Hurler 病）　发病年龄通常为 0.5～1 岁，临床表现为发育迟缓、智力低下；面容丑陋，头大、颈短、鼻梁扁平，唇厚、舌大，胸廓畸形，脊柱后突；关节强直，指宽而短，髋关节挛缩，腹部膨隆，肝脾肿大，营养不良等。实验室检查可见白细胞和骨髓血细胞中有异染的大小不等、形状各异的深染颗粒（Reilly 颗粒），尿中含大量酸性黏多糖，白细胞、成纤维细胞和尿中缺乏 α－艾杜糖醛酸酶。

2. GM2 神经节苷脂沉积症　常染色体隐性遗传病，是由于 β－氨基己糖苷酶缺陷所致。经典类型是 Tay-Sachs 病，是由于氨基己糖苷酶 A 亚型活性完全丧失所致，多于出生后 6 个月左右发病，临床表现为发育迟滞、倦怠、衰弱、头大、惊吓反应、癫痫发作、失明、失语，黄斑部樱桃红点等，不合并器官肿大，大部分患儿在幼儿期以植物状态去世。确诊 GM2 神经节苷脂沉积症依赖于直接测定血清或白细胞中氨基己糖苷酶的活性。

3. Wilson 病　即肝豆状核变性，是铜代谢障碍导致脑基底节变性和肝功能损害的常染色体隐性遗传病。通常发生于儿童期或青少年期，临床表现为进行性加重的锥体外系症状（包括震颤、构音障碍、肌张力障碍、舞蹈样动作等）、眼部损害（K-F 环）、精神症状（注意力和记忆力减退、反应迟钝、智能障碍、情绪不稳等）、肝脏损害（多表现为非特异性慢性肝病综合征）、肾脏损害、血液系统损害等。病情进展可出现广泛的神经系统损害的表现，包括小脑性共济失调、病理征、腱反射亢进、延髓性麻痹、癫痫等。血清铜蓝蛋白测定明显降低是本病的重要诊断依据。颅脑 CT 可显示双侧豆状核对称性低密度影。

4. Machado-Joseph 病　又称 Azorean 病，是一种常染色体显性遗传病，是遗传性脊髓小脑性共济失调中的一种（SCA3）。临床表现为小脑性共济失调、锥体束征、肌张力异常及强直等锥体外系综合征、四肢肌萎缩和感觉障碍、眼外肌瘫痪和眼球震颤等。头颅 MRI 可见脑干和小脑萎缩，脑干在 T_2 加权像上可见高信号影。通过基因测序即可确定 SCA3 的诊断。

治疗及随访

给予保肝、营养支持及功能训练、加强护理等多种方法治疗无效，患儿病情呈进行性加重，渐出现全身痉挛性瘫痪，不能行走，食欲差，反复发生呼吸道感染，于 4 岁 9 个月时死于肺部感染、呼吸衰竭。

要点与讨论

GM1 神经节苷脂沉积症（GM1 gangliosidosis）是由于溶酶体酸性 β－半乳糖苷酶缺乏，阻断了 GM1 的降解过程，致使 GM1 在神经细胞、内脏器官、骨组织的溶酶体中沉积，进而破坏细胞和脏器出现相应的临床表现。β-半乳糖苷酶有 A、B 和 C 三种同工酶。依照同工酶缺乏的种类和程度将 GM1 神经节苷脂沉积症分为 3 型：Ⅰ型（婴儿型）为同工酶 A、B 和 C 均缺乏，所以病情重，进展快；Ⅱ型（幼年型）为同工酶 B 和 C 缺乏，其脑中 β-半乳糖苷酶缺乏与Ⅰ型相似，而肝和成纤维细胞中酶缺乏较Ⅰ型轻；Ⅲ型（少年型）：缺乏类型不明确，可能为不完全酶缺乏。

临床上如果遇到神经节苷脂异常沉积的表现如面部畸形、牙龈增生、角膜浑浊、眼底樱桃红斑、骨骼异常、肝脾肿大、空泡化淋巴细胞等合并精神运动症状，就要疑诊 GM1 神经节苷脂沉积症。确诊主要依赖于对成纤维细胞、白细胞或血清中 β-半乳糖苷酶活性的测定。

GM1 神经节苷脂沉积症的患者预后不良，到目前为止仍无有效治疗措施，只能进行对症和支持治疗，包括营养支持、康复训练及系统护理等。

神经节苷脂是一种含神经酰胺的复杂糖脂，其中的神经酰胺与不同数量的单糖和唾液酸残基相连。Svennerholm 命名法中对神经节苷脂的命名做如下规定："G" 代表 "神经节苷脂"，下一个字母代表唾液酸残基的数量（A 代表含有 0 个唾液酸残基，M、D、T 分别代表含有 1 个、2 个及 3 个唾液酸残基），最后一个数字代表单糖残基的数目（1 代表含有 4 个单糖残基，2 代表含有 3 个单糖残基，3 代表含有 2 个单糖残基），比如 GM1 代表含有 1 个唾液酸残基和 4 个单糖残基的神经节苷脂，称为单涎酸糖酰胺四己糖节苷脂。所有细胞膜中都含有神经节苷脂，但在神经细胞中的含量最多，人体脑组织内至少含有 10 种不同结构的神经节苷脂，GM1 是其中最主要的一种。其正常的生理功能尚不完全清楚，但可能会影响细胞膜表面的钙离子浓度及与毒素的结合。每一种神经节苷脂都必须经过一系列水解酶的作用逐步降解（图 9-12），代谢过程中的任何一种酶缺陷都将造成相应神经节苷脂在组织中的沉积，进而破坏细胞结构，影响脏器功能而出现相应的临床表现，即为神经节苷脂沉积症。神经节苷脂沉积病（gangliosidosis）是一组常染色体隐性遗传病，临床上有不同的亚型。根据沉积的神经节苷脂种类不同，本组疾病可分为 GM1 神经节苷脂沉积症、GM2 神经节苷脂沉积症和 GM3 神经节苷脂沉积症和 Farber 病。

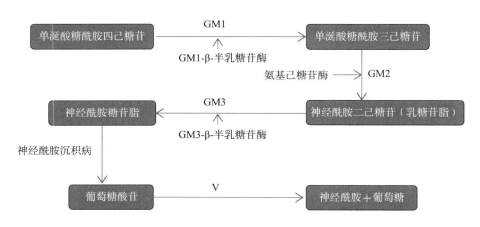

图 9-12 神经节苷脂代谢途径

其中，GM1 神经节苷脂沉积症（GM1 gangliosidosis）是由于溶酶体酸性 β-半乳糖苷酶缺乏，阻断了 GM1 的降解过程，致使 GM1 在神经细胞、内脏器官、骨组织的溶酶体中沉积，进而破坏细胞和脏器出现相应的临床表现。每 100 000～2 000 000 个活产儿中约有 1 个患病,而在巴西、罗马和马耳他地区的患病率更高,分别可达 1∶17 000、1∶10 000 和 1∶3700。

一、病因及发病机制

β-半乳糖苷酶是溶酶体酶的一种,在溶酶体内与保护蛋白/组织蛋白酶 A(PPCA)和神经氨酸酶形成复合体,其正常的生理功能是水解 GM1 神经节苷脂、糖蛋白和黏多糖的 β-半乳糖残基。β-半乳糖苷酶有 A、B 和 C 三种同工酶。依照同工酶缺乏的种类和程度将 GM1 神经节苷脂沉积症分为 3 型:Ⅰ 型(婴儿型)为同工酶 A、B 和 C 均缺乏,所以病情重,进展快;Ⅱ 型(幼年型)为同工酶 B 和 C 缺乏,其脑中 β-半乳糖苷酶缺乏与 Ⅰ 型相似,而肝和成纤维细胞中酶缺乏较 Ⅰ 型轻;Ⅲ 型(少年型):缺乏类型不明确,可能为不完全酶缺乏。婴儿型、幼年型及少年型患者中残余 β-半乳糖苷酶的活性分别为正常人的 0.07%～1.3%、0.3%～4.8% 及 9%。半乳糖唾液酸苷贮积症及 GM1 神经节苷脂沉积病的共同特点是在白细胞和成纤维细胞中的 β-半乳糖苷酶都是无活性的,但是前者血浆或血清中的 β-半乳糖苷酶是有活性的,这有别于 GM1 神经节苷脂沉积病。

GM1 神经节苷脂异常沉积而导致相应临床表现的病理生理机制尚不完全明确,可能与神经细胞凋亡、轴浆运输异常、炎性反应、线粒体功能异常等有关。

GM1 神经节苷脂沉积症是常染色体隐性遗传病,编码 β-半乳糖苷酶的基因(GLB1)位于 3 号染色体短臂(3p21.33),含有 16 个外显子,通过转录过程生成两种信使 RNA(mRNA):一种编码溶酶体酶,大小为 2.5kb;一种编码弹性蛋白结合蛋白(elastin binding protein,EBP),大小为 2.0kb。目前在 GLB1 中共发现了 102 种突变,其中包括 78 种错义/无义突变,10 种剪接突变,7 种插入突变和 7 种缺失突变。不同患者的基因突变类型不同,临床表现也不尽相同。

二、病理

Ⅰ 型在病理上可见到淋巴细胞空泡变性(图 9-13),在严重空泡变性的区域通常可见到神经细胞坏死和脱髓鞘伴少突胶质细胞增生和小胶质细胞增生。

三、临床表现

GM1 神经节苷脂沉积症临床表现的严重程度与残余酶的活性呈反比,残余酶的活性越低,则临床表现越严重。临床上如果遇到神经节苷脂异常沉积的表现如面部畸形、牙龈增生、角膜浑浊、眼底樱桃红斑、骨骼异常、肝脾肿大、空泡化淋巴细胞等合并精神运动症状,就要疑诊 GM1 神经节苷脂沉积症。

GM1 神经节苷脂沉积症根据临床表现分为 3 种亚型:① Ⅰ 型或称婴儿型:酶活性非常低

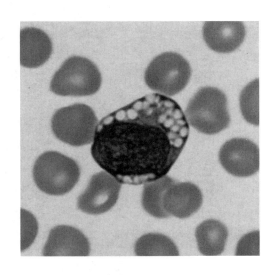

图 9-13　淋巴细胞空泡变性

或者完全无活性,是全身性 GM1 沉积病,脑和内脏器官都有 GM1 的异常沉积。多于出生后至六个月内发病,表现为喂养困难、生长发育迟缓,对外界反应差,全身肌张力减低,水肿,肝脾肿大,逐渐出现特征性异常外貌如方头、鼻梁凹陷、耳位低、舌体大、面部多毛、齿龈增生等,与黏多糖贮积症Ⅰ型(Hurler病)相似,病儿不能注视,有眼球震颤,听觉过敏,拥抱反射加强,早期即出现严重惊厥,约1/2病儿有樱桃红斑。骨骼系统异常可表现为脊柱后弯,关节挛缩,爪形手等。晚期肌张力增高,呈去大脑强直状态,对外界反应消失。X线片上可见多发性骨发育不良。疾病迅速进展,多于1~2岁因继发感染死亡。②Ⅱ型,又称幼年型或晚发婴儿型,多于出生后7个月到3岁发病,首发症状常是站姿异常,听觉过敏,惊跳反射增强,生长发育落后,继而肌张力进行性低下,腱反射亢进,上肢运动不稳、不能独坐、独站、言语不清,走路不稳,逐渐发展至痴呆、失语、惊厥、痉挛性四肢瘫痪,病情进展较慢。本型与Ⅰ型不同之处在于多无特殊容貌,肝、脾肿大不明显,无樱桃红斑,骨骼改变不明显。常于3~10岁内死于继发感染。③Ⅲ型,又称少年型,多在3~30岁之间发病,因为糖脂类物质在基底节区局限性沉积,主要是在尾状核,其次在杏仁核和苍白球沉积而出现相应的临床表现。这类患者在出生时及早期的运动和精神智能发育多是正常的,在儿童期或者青春期出现缓慢进展的痴呆伴有明显的帕金森病样症状和锥体外系表现,尤其是肌张力障碍(97%),以及步态异常、构音障碍等。常以肌张力改变和构音障碍为首发症状。病情进展缓慢,可长达数十年。智能轻度受损,多无共济失调、肌阵挛或癫痫发作;不伴面容异常、肝脾肿大;无视网膜、角膜病变。骨骼X线片大多无特殊发现。

在婴儿型和幼年型患者中,中枢神经系统的受累是广泛的多部位的,因此临床表现多样复杂,而在少年型患者中中枢神经系统受累是局限性的。同样,骨骼系统受累在婴儿型患者中是广泛的,而在幼年型和少年型患者中则不明显。少年型GM1神经节苷脂沉积症的残余酶活性要高于婴儿型或者幼年型。

有学者通过搜索medline数据库中所有报道的各型GM1神经节苷脂沉积症共209例,其中130例婴儿型,23例幼年型,56例少年型,总结了各种常见临床特征的出现率如表9-21。从表9-21中可以看出所有病例都出现了中枢神经系统受累的临床表现。在婴儿型中,神经节苷脂在神经系统外异常沉积的表现出现率较高,外貌异常87%,眼底樱桃红斑59%,肝脾肿大85%,骨骼异常82%,但也不是在所有患者中均出现。其中眼底樱桃红斑、肝脾肿大和骨骼异常的发生率要高于幼年型。在这三型GM1神经节苷脂沉积病中均有报道心肌病,发生率可达1/3左右。约有6%的婴儿型患者出生时即有脑积水,另外有少数几例出现广泛胎斑或血管角质瘤。

表9-21 婴儿型、幼儿型和成人型GM1神经节苷脂沉积病的临床表现

	婴儿型 (130例)	幼年型 (23例)	少年型 (56例)
孕期			
脑积水	6%	–	–
宫内生长迟缓	1%	–	–
全身表现			
外貌异常	87%	66%	28%
局限性水肿	2%	–	–
神经系统表现			
肌张力低	96%	50%	–
肌张力高	3%	4%	–
运动发育迟缓/智力低下	100%	96%	–

续表

	婴儿型 （130例）	幼年型 （23例）	少年型 （56例）
癫痫	9%	18%	3%
锥体外系症状	–	–	64%
肌张力障碍	–	–	22%
步态异常	–	–	44%
言语障碍			33%
其他系统表现			
眼底樱桃红斑	59%	18%	4%
心肌病	34%	38%	38%
肝脾肿大	85%	30%	4%
骨骼异常	82%	69%	95%

四、诊断

GM1 神经节苷脂沉积症的诊断主要依赖于对成纤维细胞、白细胞或血清中 β-半乳糖苷酶活性的测定。国内高淑英等发现血清中 β-半乳糖苷酶的活性不如白细胞中稳定，因此建议测定白细胞和皮肤成纤维细胞中的酶活性值。另外，在患儿尿中可见硫酸角质素排出。

病理上发现空泡化淋巴细胞是诊断 GM1 神经节苷脂沉积病较为有价值的线索之一。临床上遇到具有上述表现的可疑患者而标准方法测定 β-半乳糖苷酶活性正常时，可能存在激活蛋白缺陷，这种情况下需要更专业的检查来确诊包括组织活检及脂质分析等。在电镜下可能发现活检组织呈现出特征性的多层胞浆体。在婴儿型 GM1 神经节苷脂沉积病中可见到多发性成骨异常；通过腹部超声、CT 或 MRI 可发现脏器肿大。在婴儿型患者中，颅脑 CT 可显示基底节密度增高，头颅 MRI 通常表现为弥漫性脑白质信号改变，在基底节区可能也会有轻微的异常改变。幼年型患者的颅脑影像学检查可表现为大脑半球和基底节区脑组织结构的萎缩，伴基底节和白质轻微的信号改变。

五、鉴别诊断

（一）黏多糖贮积症 I 型（Hurler 病）

GM1 神经节苷脂沉积症患儿的异常外表与黏多糖贮积症 I 型类似而容易与 Hurler 病混淆，因此过去又被称为假性 Hurler 病。黏多糖贮积症是溶酶体贮积病的一种，是因为溶酶体内的不同水解酶缺乏，导致黏多糖在体内多个脏器和组织中堆积而致病，临床上有不同的亚型。黏多糖贮积症 I 型是由于 α-艾杜糖醛酸酶基因突变，导致 α-艾杜糖醛酸酶活性降低或丧失所致，又称为 α-艾杜糖醛酸酶缺乏症，是常染色体隐性遗传病，发病年龄通常为 0.5～1 岁。临床表现为发育迟缓、智力低下；面容丑陋，头大、颈短、鼻梁扁平，唇厚、舌大，胸廓畸形，脊柱后突；关节强直，指宽而短，髋关节挛缩，腹部膨隆，肝脾肿大，营养不良等。根据上述临床表现和 X 线骨片的异常发现，结合实验室检查可见：白细胞和骨髓血细胞中有异染的大小不等、形状各异的深染颗粒（Reilly 颗粒），尿中含大量酸性黏多糖，白细胞、成纤维细胞和尿中缺乏 α-艾杜糖醛酸酶，则可确诊该病。另外，组织活检后在电镜下分析的结果有助于鉴别这两种疾病，GM1 神经节苷脂沉积症主要为膜性胞浆体，外无单位膜包绕，而 Hurler 病则以空泡样结构和斑马体样沉积物为主,沉积物最外层为单位膜。

(二)GM2 神经节苷脂沉积症

是另外一种神经节苷脂沉积症,也是一种常染色体隐性遗传病,伴完全外显率。由于 β-氨基己糖苷酶缺陷,导致 GM2 分子所结合的 N-乙酰半乳糖(NANA)不能被水解脱离,造成 GM2 降解障碍而沉积在体内致病。β-氨基己糖苷酶包括几种亚型:A 亚型由 α 和 β 两种亚单位构成,B 亚型由两个 β 亚单位组成,S 亚型由两个 α 亚单位组成。*HEXA* 基因位于 15q23-24,编码 α 亚单位,*HEXB* 基因位于 5q13,编码 β 亚单位。GM2 神经节苷脂沉积症婴儿型的经典类型是 Tay-Sachs 病,是由于氨基己糖苷酶 A 亚型活性完全丧失所致;另外还有 Sandhoff 病,是由于氨基己糖苷酶 A 亚型和 B 亚型同时缺乏所致。Tay-Sachs 病多于出生后 6 个月左右发病,临床表现为发育迟滞、倦怠、衰弱、头大、惊吓反应、癫痫发作、失明、失语、黄斑部樱桃红点等,不合并器官肿大,大部分患儿在幼儿期以植物状态去世。除上述婴儿型外,临床上也可见到晚婴儿型、青少年型和成年型,上述类型统称为晚发型,是由于部分氨基己糖苷酶 A 缺乏所致,其表现不像婴儿型临床表现有规律,但一般以智力障碍为首发症状,合并精神异常、锥体束征和锥体外系受损的表现,眼底很少见到樱桃红点。确诊 GM2 神经节苷脂沉积症依赖对血清或白细胞中的酶进行分析,即直接测定血清或白细胞中氨基己糖苷酶的活性。

(三)原发性扭转性肌张力障碍

在少年型 GM1 神经节苷脂沉积症患者中,肌张力障碍是一种较为常见的表现,而在婴儿型中常见的表现如面部外貌异常或骨骼系统异常、角膜浑浊、视网膜樱桃红斑等很少见,因此在早期可能与原发型扭转性肌张力障碍较难鉴别。原发性扭转性肌张力障碍可以是遗传性的,也可以是散发的,肌张力障碍可出现在身体的一个或多个部位,根据发病年龄可进一步分型:儿童型(10～12 岁),青少年型(13～20 岁),成年型(20 岁以上)。儿童期发病者,病情往往较重,通常由下肢开始,多数发展到累及全身。成年期发病的肌张力障碍,病情往往较轻,极少由下肢开始发病,青少年期发病的肌张力障碍可由上肢或下肢开始发病,严重程度介于两者之间。在 GM1 神经节苷脂沉积症的患者中,早期出现言语障碍和面部肌张力障碍可能是与原发性扭转性肌张力障碍的一个重要鉴别点。辅助检查方面,原发性扭转性肌张力障碍的患者头颅 MRI 检查多为正常的,如果在头颅 MRI 上发现基底节区异常信号改变,则提示肌张力改变为继发性的。90.9% 的成人型 GM1 神经节苷脂沉积症的患者头颅 MRI 可有异常发现,表现为双侧对称的尾状核 T_2 加权像高信号,以上的影像学检查结果也有助于两者的鉴别。

(四)Wilson 病

即肝豆状核变性,是铜代谢障碍导致脑基底节变性和肝功能损害的常染色体隐性遗传病。致病基因 *ATP7B* 定位于染色体 13q14.3,编码一种由 1411 个氨基酸组成的铜转运 P 型 ATP 酶。*ATP7B* 基因突变导致 ATP 酶功能减弱或消失,引致血清铜蓝蛋白合成减少以及胆道排铜障碍。通常发生于儿童期或青少年期,临床表现为进行性加重的锥体外系症状(包括震颤、构音障碍、肌张力障碍、舞蹈样动作等)、眼部损害(K-F 环)、精神症状(注意力和记忆力减退、反应迟钝、智能障碍、情绪不稳等)、肝脏损害(多表现为非特异性慢性肝病综合征,如倦怠、乏力、食欲不振、肝区疼痛、肝大或缩小、黄疸等)、肾脏损害、血液系统损害等。病情进展可出现广泛的神经系统损害的表现,包括小脑性共济失调、病理征、腱反射亢进、延髓性麻痹、癫痫等。血清铜蓝蛋白测定明显降低是本病的重要诊断依据。另外,在影像学检查方面,颅脑 CT 可显示双侧豆状核对称性低密度影。头颅 MRI 比 CT 特异性更高,表现为豆状核(尤其壳核)、尾状核、中脑和脑桥、丘脑、小脑及额叶皮质 T_1 加权像低信号和 T_2 加权像高信号,或壳核和尾状核在 T_2 加权像显示高低混杂信号,还可有不同程度的脑沟增宽、脑室扩大等。通过上述临床表现、血清铜蓝蛋白降低及颅脑影像学特点,可与 GM1 神经节苷脂沉积症鉴别。

(五)Leigh 病

又称为亚急性坏死性脑脊髓病(subacute necrotizing encephalomyelopathy,SNEM),因英国精神病学家 Archibald Denis Leigh 于 1951 年首次报道而得名,是一种罕见的神经代谢性遗传疾病,与多种基因的缺陷有关,其中包括丙酮酸脱氢酶,呼吸链酶复合物 Ⅰ,Ⅱ,Ⅳ 和 Ⅴ 等相关的基因。根据不同的致病基因缺陷,遗传方式可能是 X- 连锁显性遗传,常染色体隐性遗传或母系遗传。也可能是散发的。多婴儿期或儿童期发病,但也可发生在青少年和成人。患者通常在出生时正常,在数月内至两岁时开始出现症状。初期症状包括失去生活的基本技能包括吸吮,走路和说话等。可伴有其他临床表现,如烦躁不安,食欲不振和癫痫等。最终会出现视力、心肾或呼吸系统的并发症。头颅 MRI 检查结果与 GM1 神经节苷脂沉积症不同,T_2 加权像上除了壳核以外,在脑干也可见到 FLAIR 高信号。

(六)Machado - Joseph 病

又称 Azorean 病,是一种常染色体显性遗传病,是遗传性脊髓小脑性共济失调中的一种(SCA3),Machado-Joseph 病基因(*MJDl*)定位于染色体 14q32.1 区,该基因第 3 外显子靠近 3′端的一段是不稳定 CAG 重复序列(C:胞嘧啶;A:腺嘌呤;G:鸟嘌呤),编码 MJDl 基因产物 ataxin-3,即多聚谷氨酰胺链,患者的 CAG 拷贝数是 60~84(正常 CAG 拷贝数是 14~47),其编码的多聚谷氨酰胺链可能是本病发病的蛋白质基础,对神经系统有毒性作用。临床表现为小脑性共济失调、锥体束征、肌张力异常及强直等锥体外系综合征、四肢肌萎缩和感觉障碍、眼外肌瘫痪和眼球震颤等。头颅 MRI 可见脑干和小脑萎缩,脑干在 T_2 加权像上可见高信号影。通过基因测定即可确定 SCA3 的诊断。

(七)可引起肌张力障碍的其他神经系统疾病

包括各种脑血管疾病,中枢神经系统感染,戊二酸血症及其他疾病等,均需要注意与 GM1 神经节苷脂沉积症鉴别。

六、治疗策略

到目前为止,临床上对 GM1 神经节苷脂沉积症的患者仍然只能进行对症和支持治疗。除了营养支持、康复训练及系统护理之外,学者们已经对如下多种治疗方法进行了探索和研究,包括骨髓移植(bone marrow transplantation,BMT)、基因治疗和底物剥夺疗法等。小型动物和大型动物 GM1 神经节苷脂沉积症模型的建立促进了试验治疗方法的研究和发展。目前已经在猫、狗、绵羊和小牛中建立了 GM1 神经节苷脂沉积症的动物模型。此外,已经通过同源重组和胚胎干细胞技术建立了缺乏功能性 β- 半乳糖苷酶基因的老鼠模型。

有学者曾经尝试对一例幼年型 GM1 神经节苷脂沉积症患者进行同种异体骨髓移植。然而,尽管患者血白细胞中的 β- 半乳糖苷酶水平完全恢复正常,但是神经系统症状还是逐渐恶化。

在啮齿类动物中对抑制神经节苷脂生物合成的亚氨基糖进行研究发现,其可减少神经节苷脂在中枢神经系统的沉积,提示基质剥夺疗法可能是 GM1 神经节苷脂沉积症的一种潜在有效的早期干预治疗方式。

基因治疗对于单基因缺陷所致的神经退行性疾病而言是一种非常有前景的治疗方式。通过对鼠静脉注射表达鼠 β－半乳糖苷酶的腺病毒载体或者脑室内注射表达 β－半乳糖苷酶的腺相关病毒后,可观察到酶活性的改善和鞘糖脂沉积的减少。

虽然在动物模型中进行了如上的探索,但是,这些治疗途径并没有在患者身上证实有效,尚不能在临床治疗中应用。相比之下,最近发现的一种应用化学伴侣(小分子的蛋白稳定剂)的治疗方式有可能更快的应用于临床。这种治疗方式的原理是应用一种化学伴侣(N-octyl-4-epi-b-valienamine,NOEV)来稳定变异的 β－半乳糖苷酶蛋白以恢复酶的活性。给予携带变异基因的老鼠口服 NOEV 治疗后可明显提升 β－半乳糖苷酶的活性,减少中枢神经系统中 GM1 神经节苷脂的含量,避免神经系统结构退行性改变。但是,其治疗机制决定了这种治疗只对能表达一定水平的 β－半乳糖苷酶的患者有效。对于未来的治疗研究而言,非常重要的一点是具备可以评估干预方法效果的生物标志物。因此,有学者提出应用脑脊液生物标志物(包括 GM1 神经节苷脂浓度、天门冬氨酸氨基转移酶、乳酸脱氢酶、神经元特异性烯醇化酶和髓鞘碱性蛋白等)和颅脑质子磁共振波波谱分析指标(N-乙酰天门冬氨酸、肌醇)来评估和判断 GM1 神经节苷脂沉积症的这些治疗策略的效果。

七、预后

由于本病目前尚无有效的治疗手段,预后不良。根据三型 GM1 神经节苷脂沉积症的临床特点可以看出,发病越早的患者,病情进展越快。通过抗惊厥药物等对症治疗及营养支持等治疗,部分患者症状可暂时缓解,但神经系统的损害仍呈持续进展,可出现吞咽困难、饮水呛咳等,反复发生呼吸道感染;另外,患者免疫力低下,骨髓、肝、脾、肺等多脏器神经节苷脂沉积,也容易合并肺部感染、多脏器损害,多数患者死于肺炎、呼吸衰竭等并发症。

因此,通过获取胎盘绒毛细胞、羊水细胞等进行 β－半乳糖苷酶活性的测定或电镜检查、基因分析等,对本病进行产前诊断,及时终止异常妊娠,减少患儿的出生显得十分重要。这种方式在国内外已经取得了成功的经验。另外,通过基因筛查,可对人群中的杂合子进行过筛,在犹太人中,通过婚前基因筛查进行婚姻指导,避免杂合子婚配,有效地减少了 GM1 神经节苷脂沉积症的发病率,值得借鉴。

(刘丽君　谢安木)

第十八节　自身免疫性脑炎的锥体外系表现

病例分析

现病史:患者,王××,男,52 岁,因"记忆力减退 1 个月,肢体抖动 20 余天"入院。患者 1 个月前无明显诱因渐出现记忆力下降,对刚发生的事及刚说过的话无法回忆,曾出现过视幻觉,伴随听幻觉,无发热、头晕。20 余天前出现头部屈曲、口角左歪抽动、左肘迅速屈曲向上抬臂、同时左下肢抖动,持续 0.5～3 秒,每天发作十几次,发作时手中东西掉地,同时出现意识不清,胡言乱语。自发病以来无发热,体重无明显变化,大小便无明显异常。

既往史:平素身体健康,否认高血压病史、糖尿病史、冠心病史,否认输血史,否认药物、食物过敏史,预防接种史按计划进行,否认外伤史。个人史及家族史无特殊。

体格检查:体温 36.5℃,脉搏 78 次/min,呼吸 18 次/min,血压 120/70mmHg,内科查体未见异常。

神经系统查体:神清,简单对答未见明显异常,近期记忆力欠佳,地点定向力欠佳,理解力、判断力未见明显异常,脑神经检查未见异常,四肢肌力肌张力正常,腱反射无明显亢进或减弱,深浅感觉未见明显异常,共济运动未见明显异常,脑膜刺激征阴性,双侧病理征未引出。

实验室及影像学检查:患者入院后查血、尿、便常规未见异常,血沉、凝血功能、肝肾功能、血氨、血糖、血脂未见明显异常,血钠 125mmol/L(正常值 135~145mmol/L),甲状腺功能及甲状腺相关抗体、免疫学指标、肿瘤标志物等均未见明显异常。血结核抗体、TB-SPOT 阴性。脑脊液压力、常规、生化未见明显异常,血清及脑脊液抗富亮氨酸胶质瘤失活 1 蛋白(LGI1)抗体阳性,未检出抗 N-甲基-D-天门冬氨酸受体(NMDAR)抗体及其他自身免疫性脑炎相关抗体。头颅 MRI:双侧颞叶内侧稍长 T_1 长 T_2 信号,FLAIR 高信号。脑电图示轻度弥漫性慢波。PET 可见内侧颞叶呈高代谢。

病史特点

男性,52 岁,亚急性起病,记忆力减退 1 个月,肢体抖动 20 余天为主要症状。

阳性体征:主要表现为高级智能减退。

辅助检查:血钠 125mmol/L。头颅 MRI:双侧颞叶内侧稍长 T_1 长 T_2 信号,FLAIR 高信号。脑电图示轻度弥漫性慢波。PET 可见内侧颞叶呈高代谢。血清及脑脊液抗富亮氨酸胶质瘤失活 1 蛋白(LGI1)抗体阳性。

诊断

①LGI1 抗体边缘性脑炎;②面臂肌张力障碍发作;③低钠血症。

定位诊断:双侧颞叶。

定性诊断:①亚急性起病,进行性加重。②临床符合边缘性脑炎,同时出现典型面-臂及张力障碍表现。③低钠血症,脑脊液白细胞数正常。④头颅 MRI:双侧颞叶内侧异常信号。PET 可见内侧颞叶呈高代谢。⑤脑电图异常。⑥血清和脑脊液抗 LGI1 抗体阳性。符合 LGI1 抗体边缘性脑炎的临床诊断。

鉴别诊断

1. **病毒性脑炎** 急性起病,有剧烈头痛、发热、呕吐、颈项强直、典型的脑膜刺激征如 Kernig 征阳性,并有全身不适、咽痛、畏光、眩晕、精神萎靡、感觉异常、肌痛、腹痛及寒战等。脑脊液可见白细胞数轻度增高,单核细胞增高为主,脑脊液蛋白轻度增高,血清或脑脊液病毒抗体阳性。

2. **结核性脑膜炎** 患者有其他部位结核病史,如肺结核病史。多数急性或亚急性起病。主要表现为发热、头痛、呕吐、全身乏力、食欲不振、精神差、脑膜刺激征阳性,病程后期可出现脑神经、脑实质受累表现,如复视、肢体瘫、昏迷、癫痫发作、脑疝等。外周血白细胞计数增高、血沉增快、皮肤结核菌素试验、结核抗体、TB-SPOT 阳性或胸部 CT 可见活动性或陈旧性结核感染证据。脑脊液压力增高,外观无色透明或微黄,静置后可有薄膜形成;淋巴细胞显著增多,蛋白增高,糖及氯化物下降,脑脊液涂片抗酸染色可见结核菌。头颅 CT 或 MRI

主要表现为脑膜强化,也可发现梗阻性脑积水、脑梗死、结核球等。

3. 化脓性脑膜炎 急性起病,主要表现为发热、头痛、呕吐,查体有脑膜刺激征,脑脊液压力明显升高,白细胞明显升高,多核细胞增高为主,蛋白明显增高。脑脊液细菌涂片检出病原菌或细菌培养阳性等可确诊。

治疗

入院后予静脉用糖皮质激素和丙种球蛋白治疗,并给予限水、补钠及对症支持治疗。患者不自主运动症状较前明显减少,认知功能较入院前好转,幻视、幻听亦减少。

处理方案及理由:患者入院后,为进一步明确诊断,详细询问病史及体格检查,完善相关辅助检查,其中典型面 - 臂肌张力障碍表现,低钠血症,头颅 MRI、PET、脑电图表现,特别是血清和脑脊液抗 LGI1 抗体阳性具有一定的临床诊断和鉴别诊断价值。入院后给予免疫抑制治疗及对症支持治疗后,患者症状明显好转。

要点与讨论

LGI1 抗体相关边缘性脑炎是近年来发现的一种新型自身免疫相关边缘叶脑炎(limbic encephalitis,LE)。目前研究发现,LGI1 抗体相关脑炎好发于中老年男性,单项病程为主。该病很少被认为与恶性肿瘤相关,极少数可见胸腺瘤、小细胞肺癌或前列腺癌,也有合并急性髓性白血病病例报道。

该病主要临床表现包括急性或亚急性出现的以近期记忆减退为主要表现的认知功能障碍,思维混乱、幻觉、性格改变等精神行为异常,癫痫发作。本病具有诊断意义的发作类型为面 - 臂肌张力障碍发作(faciobrachial dystonic seizure,FBDS),表现为单侧手臂及面部乃至下肢的频繁、短暂的肌张力障碍样不自主动作,其发作时间短暂,一般仅数秒,发作频繁者可达每日数十次;可伴有双侧肌张力障碍样发作、感觉异常先兆、愣神、意识改变等。部分患者合并语言障碍、睡眠障碍、小脑性共济失调和抗利尿激素分泌不当综合征(顽固性低钠血症)等。

实验室检查:脑脊液检查:多数患者腰椎穿刺压力正常,脑脊液白细胞数正常或者轻度升高,脑脊液寡克隆区带可呈阳性。头颅 MRI:多数可见单侧或者双侧颞叶内侧(杏仁体与海马)异常信号,部分可见杏仁体肥大,以 FLAIR 像敏感,部分患者可见基底节区异常信号。PET 可见内侧颞叶与基底节区呈高代谢。脑电图:FBDS 发作期脑电图异常比例仅占 21%～30%,FBDS 发作间期可表现为轻度弥漫性慢波或双侧额颞叶慢波,也可完全正常。血清和 / 或脑脊液抗 LGI1 抗体阳性。

有研究表明,早期免疫治疗是改善 LGI1 抗体相关边缘性脑炎患者预后的关键因素之一。本病治疗首选糖皮质激素,若单用激素效果不佳或功能障碍较重时,应联合应用丙种球蛋白或血浆置换等。对症支持治疗包括控制癫痫发作、纠正电解质紊乱等。

边缘性脑炎,1961 年首次被描述,其临床特点主要表现为急性或亚急性起病的癫痫发作、认知功能减退和精神行为异常,部分患者伴有异常的不自主动作。部分边缘性脑炎患者中发现传染性病原体如单纯疱疹病毒感染的存在,但相当数量的患者没有明显的中枢神经系统感染的证据。继抗 N- 甲基 -D- 天冬氨酸受体(NMDAR)抗体和后续新抗体的发现,免疫治疗有效表明异常的免疫反应参与了该类疾病的发病机制。这些自身抗体不仅影响边缘结构,还影响中枢神经系统其他脑区,因此该类疾病更多的称之为自身免疫性脑炎(autoimmune encephalitis,AE)。

一、病因、发病机制

AE 根据抗原的位置不同,可分为细胞内抗原与细胞表面抗原两种。该分类与不同的临床特征尤其是肿瘤相关,并与免疫治疗反应性相关。

抗细胞内抗原抗体相关的 AE 包括:抗 Hu 抗体相关的脑炎、抗 Yo 抗体相关的脑炎、抗 Ri 抗体相关的脑炎、抗 Ma2 抗体相关的脑炎、抗脑衰蛋白反应调节蛋白 -5(CV2/CRMP5)抗体脑炎、抗谷氨酸脱羧酶(GAD)抗体脑炎及抗神经元突触囊泡(amphiphysin)抗体相关的脑炎等。其主要发病机制与细胞毒性 T 细胞介导的细胞免疫相关,脑组织有神经元特异性 $CD8^+T$ 细胞浸润,常合并肿瘤,最常见的为小细胞肺癌,其次为睾丸生殖细胞肿瘤、乳腺癌、胸腺瘤、神经母细胞瘤或畸胎瘤等。常导致不可逆的神经元损害,对免疫治疗反应较差。值得提出的是,GAD 虽为细胞内抗原,但该病较少合并肿瘤,常合并其他自身免疫性疾病存在,例如小脑性共济失调、僵人综合征、1 型糖尿病等,且对免疫治疗反应较好。

抗神经元细胞表面或突触蛋白抗体相关的 AE 主要包括:抗 N- 甲基 -D- 天冬氨酸受体(NMDAR)脑炎、抗富亮氨酸胶质瘤失活 1 蛋白(LGI1)受体脑炎、抗 α - 氨基 -3- 羟基 -5- 甲基 -4- 异唑丙酸受体(AMPAR)抗体脑炎、抗 γ - 氨基丁酸受体(GABAR)脑炎。另外包括抗接触蛋白相关蛋白 2(CASPR2)抗体脑炎、抗甘氨酸(Gly)受体抗体脑炎、抗多巴胺 2 型受体抗体(D_2R)相关基底节脑炎、抗 IgLON5 抗体相关脑病等。其发病机制主要与抗体介导的体液免疫反应相关,很少有脑组织炎症浸润。该类疾病合并肿瘤的概率较小,对免疫治疗的反应性一般较好。

二、临床表现

1. 前驱症状与前驱事件　抗 NMDAR 脑炎常见发热、头痛等前驱症状,偶可发生于单纯疱疹病毒性脑炎等之后。

2. 主要症状　包括精神行为异常、认知障碍、近事记忆力下降、癫痫发作、言语障碍、运动障碍、不自主运动、意识水平下降与昏迷、自主神经功能障碍等。自主神经功能障碍包括:窦性心动过速、泌涎增多、窦性心动过缓、低血压、中枢性发热、体温过低和中枢性低通气等。其他症状:睡眠障碍、CNS 局灶性损害、周围神经和神经肌肉接头受累等。

3. 不同类型的 AE 相关的不自主运动症状　不同类型的 AE 表现出不同的不自主运动症状,该类不自主运动大致可分为两类,即运动过多、肌张力减低和运动减少、肌张力增高症状。某些不自主运动症状是某种 AE 的特征性表现,如面 - 臂肌张力障碍发作(faciobrachial dystonic seizure,FBDS)是 LGI1 特征性发作症状,表现为单侧手臂及面部乃至下肢的频繁、短暂的肌张力障碍样不自主动作,其发作时间短暂,一般仅数秒,发作频繁者可达每日数十次;可伴有双侧肌张力障碍样发作、感觉异常先兆、愣神、意识改变等。抗 NMDAR 抗体脑炎可表现出顽固性的口 - 舌 - 面异常运动、间歇性的眼偏视或协同障碍、舞蹈样运动、手足徐动样动作、肌张力不全、强制性的下颌张开闭合(可导致口唇、舌或牙齿自伤)等不自主运动症状。抗 Hu 抗体脑炎和抗 CV2 脑炎有典型的舞蹈样动作。抗 D2R 抗体脑炎临床表现为以帕金森综合征、肌张力障碍和舞蹈病为特征的运动障碍等。

目前认为 AE 相关的不自主运动症状与针对神经系统抗原的异常免疫反应相关,此种异常运动可以发生在各个年龄。不自主运动症状与常见的 AE 关系见表 9-22。

表 9-22 自身免疫性脑炎不自主运动症状

分类	不自主运动症状	自身免疫性脑炎类型
运动过多	舞蹈症	抗 CV2 抗体脑炎 抗 Hu 抗体脑炎 抗 NMDAR 抗体脑炎 抗 DR2 抗体脑炎 抗 IgLON5 抗体脑炎
	手足徐动症	抗 CV2 抗体脑炎 抗 Hu 抗体脑炎 抗 NMDAR 抗体脑炎
	肌张力障碍	抗 NMDAR 抗体脑炎 抗 LGI1 抗体脑炎 抗 D2R 抗体脑炎 抗 Ri 抗体脑炎
运动减少	帕金森样症状	抗 Ma2 抗体脑炎 抗 Ri 抗体脑炎 抗 GAD 抗体脑炎 抗 D2R 抗体脑炎

三、辅助检查

具有以下 1 个或者多个的辅助检查发现,或者合并相关肿瘤。

(1)脑脊液异常:脑脊液白细胞增多($> 5 \times 10^6$/L);或者脑脊液细胞学呈淋巴细胞性炎症;或者脑脊液寡克隆区带阳性。

(2)神经影像学或者电生理异常:MRI 边缘系统 T_2 或者 FLAIR 异常信号,单侧或者双侧,或者其他区域的 T_2 或者 FLAIR 异常信号(除外非特异性白质改变和卒中);或者头正电子发射计算机断层显像(positron emission tomography,PET)示边缘系统高代谢改变,或者多发的皮质和 / 或基底节的高代谢;或者脑电图异常:局灶性癫痫或者癫痫样放电(位于颞叶或者颞叶以外),或者弥漫或者多灶分布的慢波节律。

(3)与 AE 相关的特定类型的肿瘤,例如边缘性脑炎合并小细胞肺癌,抗 NMDAR 脑炎合并畸胎瘤。

四、确诊试验

抗细胞内抗原或神经元表面抗原的自身抗体阳性是诊断该病的确诊依据。联合应用免疫组化(immunohistochemistry,IHC)和基于细胞底物的试验(cell based assay,CBA),同时检测血清和脑脊液的抗体可明显提高该病的敏感性和特异度。

五、各型自身免疫性脑炎的临床特点

(一)抗细胞内抗体相关的脑炎

1. 抗 Hu 抗体相关的边缘叶脑炎 抗 Hu 抗体又称抗神经元胞核抗体 I 型(anti-neuronal

nuclear antibody type I, ANNA-1), 可在神经系统的各个部位表达, 病变主要累及边缘系统, 亦可累及脑干、小脑、脊髓等部位, 主要临床特点为: ①急性或亚急性起病。②临床表现: 近记忆力减退、精神行为异常及癫痫发作, 也常常累及小脑, 表现为亚急性小脑变性; 还可累及周围神经, 表现为亚急性感觉神经元病或感觉/运动神经元病; 部分患者伴有不自主运动, 其中舞蹈症为最常见的类型, 也可以存在眼阵挛-肌阵挛。少见的有 Lambert-Eaton 综合征、皮肌炎、抗利尿激素分泌异常综合征(SIADH)、脑干脑炎等。③实验室检查: 头颅 MRI 可以变化多端, 可以累及颞叶、小脑或脑干, 最常见 T₂/FLAIR 表现的高信号。脑电图示异常改变。脑脊液检查淋巴细胞正常或稍增多、蛋白正常或轻度增高, 鞘内合成指数可增高或可见寡克隆区带。肿瘤学: 近 3/4 的患者合并小细胞肺癌。血液和/或脑脊液抗 Hu 抗体阳性。

2. 抗 Ma2 抗体相关的边缘叶脑炎　主要临床特点为: ①急性或亚急性起病, 通常发生于年龄 < 40 岁的男性; ②临床表现: 幻觉、记忆缺失和癫痫是其特征性的表现, 此外还可有上位脑干(如眼球运动异常, 尤其是垂直眼肌麻痹, 运动迟缓)和间脑功能障碍(如睡眠障碍, 内分泌紊乱等)的症状; ③实验室检查: 头颅 MRI 主要表现为颞叶、丘脑或脑干等部位异常信号。脑电图示异常。脑脊液检查多为轻度炎性反应改变伴有轻度蛋白升高, 也可常规生化无异常。肿瘤学: 常见于睾丸肿瘤。血清和/或脑脊液抗 Ma2 抗体阳性。

3. 抗 CV2 抗体相关的边缘叶脑炎　该病罕见, 主要累及双侧纹状体, 其临床特点为: ①急性或亚急性起病, 中年多发, 且男女发病率相等。②临床表现: 除常见的边缘性脑炎症状外, 还可能包括小脑性共济失调、周围神经病、舞蹈病、葡萄膜炎, 还可出现强迫行为和认知功能下降。其中舞蹈样运动为其典型的临床表现。③实验室检查: 头颅 MRI 表现为双侧纹状体异常信号。脑电图示异常。肿瘤学: 最常见的与之相关的肿瘤是小细胞肺癌和胸腺瘤, 也可能检测到睾丸癌。血清和/或脑脊液 CV2/CRMP-5 抗体阳性。

4. 抗 GAD 抗体相关的边缘叶脑炎　其主要临床特点除有典型的边缘叶受损表现外, 也可以合并僵人综合征、小脑性共济失调、重症肌无力和癫痫。该病较少合并肿瘤, 常合并其他自身免疫性疾病存在, 例如 1 型糖尿病, 血清和/或脑脊液抗 GAD 抗体阳性。

5. 其他少见的抗细胞内抗原抗体相关的边缘叶脑炎　包括抗 Yo, 抗 Ri 及抗 Amphiphysin, 此种疾病极其少见。抗 Ri 抗体临床症状可以表现为共济失调和斜视眼球震颤-肌阵挛综合征, 常合并小细胞肺癌和乳腺癌; 抗 Yo 抗体临床症状可以表现为亚急性小脑变性或边缘系统症状, 其常见于卵巢肿瘤或乳腺癌; 抗 Amphiphysin 常常见于小细胞肺癌及乳腺癌, 临床症状常常表现为僵人综合征、小脑综合征、脊髓病、肌阵挛及周围神经病。

(二)抗细胞膜或细胞表面受体抗体相关的边缘叶脑炎

1. 抗 NMDAR 抗体脑炎　该病可发生于任何年龄, 最常见于青少年及儿童, 尤其是青少年女性多见, 但 45 岁以上的患者则以男性好发。部分患者合并肿瘤, 其常常合并肿瘤为卵巢畸胎瘤。急性起病, 一般在 2 周至数周内达高峰。患者具有相似的临床进展, 主要分为 5 期: ①前驱期: 多为非特异性感染症状阶段, 包括头疼、呕吐、发热或上呼吸道症状。②精神症状期: 通常发病 2 周内可出现精神症状, 表现为焦虑、躁狂、谵妄、行为异常、幻觉、错觉或精神行为异常; 有时表现为社交退缩、刻板行为, 通常伴有言语障碍, 有时伴有近记忆障碍, 通常因为患者言语障碍而影响患者评价。此期常常有明显的精神症状而被误诊为精神类疾病。③无反应期: 通常表现为分离性无反应状态, 如抵抗睁眼动作、对疼痛刺激无应答、言语减少和模仿言语、脑干反射正常, 但当存在视觉威胁时眼睛并不会出现躲避动作。此期可以伴发低通气, 约 66% 的成年存在中枢性低通气。④运动过多期: 主要表现为不自主运动和自主神经功能紊乱。其中典型不自主运动症状包括:顽固性的口-舌-面异常运动、间歇性的眼偏视或协同障碍、舞蹈样运动、手足徐动样动作、肌张力不全、强制性的下颌张开闭合(可导致口唇、舌或牙齿自伤)。自主神经功能失调常见表现为高热、中枢性肺通气不足、勃起障碍、高血压、低血压、唾液分泌过多、心动过缓、心动过速等。也可出现癫痫发作,可在疾病的任何阶段发生,但多见于疾病的早期。⑤恢复期:抗 NMDA 抗体脑炎的恢复与症状出现的顺序相反。在恢复阶段或者急性症状过后,患者仍可能存在记忆障碍、精神症状及行为异常等症状,这些症状改善可能持续几个月。

实验室检查:①脑脊液检查:腰椎穿刺压力正常或者升高,超过 300mmH$_2$O 者少见。脑脊液白细胞数轻度升高或者正常,少数超过 100×10^6/L,脑脊液细胞学多呈淋巴细胞性炎症,偶可见中性粒细胞、浆细胞。脑脊液蛋白轻度升高,寡克隆区带可呈阳性。②头颅 MRI:可无明显异常,或者仅有散在的皮质、皮质下点片状 FLAIR 和 T$_2$ 高信号;部分患者可见边缘系统病灶,病灶分布也可超出边缘系统的范围;少数病例兼有 CNS 炎性脱髓鞘病的影像学特点,大脑白质或者脑干受累。③ PET 可见双侧枕叶代谢明显减低,伴额叶与基底节代谢升高。④脑电图:呈弥漫或者多灶的慢波,偶尔可见癫痫波,异常 δ 刷是该病较特异性的脑电图改变,多见于重症患者。⑤肿瘤学:卵巢畸胎瘤在青年女性患者中较常见,中国女性抗 NMDAR 脑炎患者卵巢畸胎瘤的发生率为 14.3%～47.8%,在重症患者中比例较高,卵巢超声和盆腔 CT 有助于发现卵巢畸胎瘤,卵巢微小畸胎瘤的影像学检查可以为阴性。男性患者合并肿瘤者罕见。⑥血清和/或脑脊液抗 NMDAR 抗体阳性。

2. 抗 LGI1 抗体相关的边缘叶脑炎　①多见于中老年人,男性多于女性。该病很少被认为与恶性肿瘤相关,极少数可见胸腺瘤、小细胞肺癌或前列腺癌,也有合并急性髓性白血病病例报道。多数呈急性或者亚急性起病。②主要症状包括:癫痫发作、近事记忆力下降、精神行为异常。癫痫发作:以各种形式的颞叶癫痫常见,先兆以竖毛发作("起鸡皮疙瘩"感)多见;面-臂肌张力障碍发作(faciobrachial dystonic seizure,FBDS)是该病特征性发作症状,表现为单侧手臂及面部乃至下肢的频繁、短暂的肌张力障碍样不自主动作,其发作时间短暂,一般仅数秒,发作频繁者可达每日数十次;可伴有双侧肌张力障碍样发作、感觉异常先兆、愣神、意识改变等。部分患者合并语言障碍、睡眠障碍、小脑性共济失调和抗利尿激素分泌不当综合征(顽固性低钠血症)等。③实验室检查:脑脊液检查:多数患者腰椎穿刺压力正常,脑脊液白细胞数正常或者轻度升高,脑脊液寡克隆区带可呈阳性。头颅 MRI:多数可见单侧或者双侧颞叶内侧(杏仁体与海马)异常信号,部分可见杏仁体肥大,以 FLAIR 像敏感,部分患者可见基底节区异常信号。PET 可见内侧颞叶与基底节区呈高代谢。脑电图:FBDS 发作期脑电图异常比例仅占 21%～30%,FBDS 发作间期可表现为轻度弥漫性慢波或双侧额颞叶慢波,也可完全正常。血清和/或脑脊液抗 LGI1 抗体阳性。

3. 抗 GABABR 抗体相关脑炎　①主要见于中老年,男性多于女性。急性起病,多在数天至数周内达高峰。②主要症状包括癫痫发作、精神行为异常、近事记忆力下降。严重且难治的癫痫发作是该病主要的特点,以全面强直阵挛性发作为主,抗癫痫药物通常无效,可迅速进展为癫痫持续状态。少数患者可以合并语言障碍、睡眠障碍和小脑性共济失调。③实验室检查:脑脊液检查:多数腰椎穿刺压力正常,少数压力升高。脑脊液白细胞数轻度升高或者正常,脑脊液细胞学呈淋巴细胞性炎症,脑脊液蛋白轻度升高,脑脊液寡克隆区带可呈阳性。多数患者头颅 MRI 可见双侧或者单侧的颞叶内侧(海马、杏仁体)病灶。脑电图:可见颞叶起源的癫痫放电,以及弥漫或者散在分布的慢波。肿瘤学检查:约 1/3 患者合并小细胞肺癌,这部分患者可有抗 Hu 抗体阳性,胸部 CT 与 PET 可提示肺部恶性肿瘤。血清和 / 或脑脊液抗 GABABR 抗体阳性。

4. 抗 GABAAR 抗体相关脑炎 ①主要发生在儿童及青少年患者。②主要临床表现为难治性癫痫、癫痫持续状态、部分性癫痫持续状态,伴行为异常。③实验室检查:头颅 MRI 显示广泛的皮质 – 皮质下信号异常。极少合并肿瘤,偶可见胸腺瘤。血清和 / 或脑脊液抗 GABAAR 抗体阳性。

5. 抗 CASPR2 抗体相关脑炎 该病罕见,临床特点如下:①发病年龄中位数在 60 岁左右。②临床表现为癫痫发作、精神行为异常、近事记忆力下降。部分或者表现为肌颤搐、肌强直等周围神经过度兴奋的表现,可伴有神经痛。莫旺综合征:由抗 CASPR2 抗体介导的周围神经过度兴奋伴脑病,表现为肌颤搐、肌强直、精神行为异常、波动性谵妄、失眠、多汗、心律失常等自主神经功能障碍以及消瘦等,可以发生猝死。③实验室检查:神经电生理检查:在放松状态下,可见自发的持续快速的二联、三联或者多联的运动单位放电活动,肌颤搐电位和纤颤电位较常见。F 波检测可见后放电现象,重复神经电刺激可有后放电现象。脑电图可见弥漫分布的慢波。少数患者合并肿瘤,例如胸腺瘤。血清和 / 或脑脊液抗 CASPR2 抗体阳性。

6. 抗 IgLON5 抗体相关脑病 该病罕见。临床特点如下:①发病年龄的中位数在 60 岁左右。②以睡眠障碍和运动障碍为主要表现,出现行走不稳、共济失调、构音障碍、吞咽障碍、中枢性低通气、舞蹈样动作、口面部不自主运动等。③神经影像学与常规脑脊液检查无特殊发现。同步视频多导睡眠图可见阻塞性睡眠呼吸暂停、喘鸣、快速眼球运动期睡眠行为障碍,也可见非快速眼球运动期和快速眼球运动期均出现的异常运动、睡眠结构异常。基因检测:*HLA-DRB1*1001* 和(或)*HLA-DQB1*0501* 异常。神经病理学检查:可见神经元丢失与 tau 蛋白沉积,以脑干被盖与下丘脑受累明显。

7. 抗 AMPAR 抗体相关脑炎 抗 AMPAR 抗体脑炎临床较少见:①该病好发于中年女性。②典型临床表现包括意识障碍、近记忆缺失和癫痫发作等。③实验室检查:头颅 MRI 示单侧内侧颞叶 T_2 以及 FLAIR 像高信号改变,部分患者可有海马及弥漫性皮质层萎缩。脑电图检查:可正常,也可出现尖波、慢波异常。肿瘤学:64% 的患者可合并肺癌、乳腺癌及胸腺疾病。血清和 / 或脑脊液 AMPAR 抗体可为阳性。

8. 抗 GlyR 抗体脑炎 ①该病多以亚急性起病,病情常迅速恶化导致患者死亡。②其最典型的表现是伴有肌强直和肌阵挛的进展性脑脊髓炎(progressive encephalomyelitis with rigidity and myoclonus,PERM),其他表现包括僵人综合征、脑神经、脑干受累或出现长束征,表现为共济失调、眩晕、动眼神经麻痹、构音障碍、吞咽困难、肌无力、肌萎缩、腱反射消失等。此外还可出现自主神经紊乱,如大量出汗、心动过慢、呼吸不稳等,患者甚至可因自主神经功能紊乱导致死亡。③少数患者伴发肿瘤(胸腺瘤和淋巴瘤)。血清和 / 或脑脊液抗 GlyR 抗体阳性。

9. 抗 D2R 抗体脑炎 ①该病多发生于 0.4～15 岁的儿童;②临床表现为以帕金森综合征、肌张力障碍和舞蹈病为特征的运动障碍,情绪异常、注意力缺陷等精神症状,以及睡眠障碍、缄默症、意识水平减低等;③头颅 MRI 示基底节区异常信号。血清或 / 和脑脊液抗 D2R 抗体阳性。

六、鉴别诊断

1. 感染性疾病 包括病毒性脑炎,例如单纯疱疹病毒性脑炎与流行性乙型脑炎等,神经梅毒、细菌、真菌和寄生虫所致的中枢神经系统感染、Creutzfeldt-Jakob 病等以及免疫抑制剂或抗肿瘤药物相关的机会性感染性疾病。病毒性脑炎急性期脑脊液抗 NMDAR 抗体阴性。对抗神经元抗体阴性的 AE，可试用阿昔洛韦抗病毒治疗。少数单纯疱疹病毒性脑炎患者在恢复期重新出现脑炎症状，此时脑脊液病毒核酸转阴而抗 NMDAR 抗体呈阳性，属于感染后 AE。

2. **代谢性与中毒性脑病**　包括 Wernicke 脑病、肝性脑病和肺性脑病等代谢性脑病；青霉素类或者喹诺酮类等抗生素、化疗药物或免疫抑制剂等引起的中毒性脑病，放射性脑病等。

3. **CNS 肿瘤**　尤其是弥漫性或者多灶性的脑肿瘤，如大脑胶质瘤病、原发 CNS 淋巴瘤、转移瘤等。

4. **遗传性疾病**　包括线粒体脑病、甲基丙二酸血症、肾上腺脑白质营养不良等。

5. **神经系统变性病**　包括路易体痴呆、多系统萎缩和遗传性小脑变性等。

七、治疗

AE 的治疗包括免疫治疗、对癫痫发作、精神症状和不自主运动等症状的对症治疗、支持治疗、康复治疗。合并肿瘤者进行切除肿瘤等抗肿瘤治疗。

(一)免疫治疗

分为一线免疫治疗、二线免疫治疗、长程免疫治疗。对于一线和二线治疗无效的患者，最新研究的新的治疗方法在难治性疾病患者中可能有效。一线免疫治疗包括糖皮质激素、静脉注射免疫球蛋白(IVIg)和血浆交换。二线免疫药物包括利妥昔单抗与静脉用环磷酰胺，主要用于一线免疫治疗效果不佳的患者。长程免疫治疗药物包括吗替麦考酚酯与硫唑嘌呤等，主要用于复发病例，也可以用于一线免疫治疗效果不佳的患者和肿瘤阴性的抗 NMDAR脑炎患者。对于一线和二线治疗无效的患者，包括白细胞介素 −6(IL-6)抑制剂托珠单抗、蛋白酶体抑制剂硼替佐米和低剂量 IL-2 等新疗法在难治性疾病患者中显示出了良好的效果。对可能的 AE，也可酌情试用一线免疫治疗药物。AE 的一线和二线治疗能明显改善大多数患者的临床预后，包括许多患者的完全恢复。

1. **一线治疗**

(1)糖皮质激素:糖皮质激素是一线治疗的首选药物，一般采用糖皮质激素冲击治疗，方法为:甲泼尼龙 1000mg/d，连续静脉滴注 3 天，然后改为 500mg/d，静脉滴注 3 天。而后可减量为甲泼尼龙 40～80mg/d，静脉滴注 2 周；或者改为口服醋酸泼尼松 1mg/(kg·d)，2 周(或者口服甲泼尼龙，按 5mg 醋酸泼尼松＝ 4mg 甲泼尼龙)；之后每 2 周减 5mg。对于轻症患者，可以不采用冲击治疗而直接采用口服激素。口服激素总疗程为 6 个月左右。在减停激素的过程中需要评估脑炎的活动性，注意病情波动与复发，同时注意激素的副作用。

(2)IVIg:根据患者体重按总量 2g/kg，分 3～5 天静脉滴注。对于重症患者，建议与激素联合使用，可每 2～4 周重复应用 IVIg。重复或者多轮 IVIg 适用于重症 AE 患者和复发性 AE 患者。大多数与 IVIg 有关的副作用是轻微和短暂的。有选择性 IgA 缺乏症的患者有过敏反应的风险，但发生率比较低。

(3)血浆交换:可与激素联合使用。在静脉注射免疫球蛋白之后不宜立即进行血浆交换。血浆交换可能难以作用于鞘内自身抗体合成。对于脑脊液抗体阳性而血清抗体阴性的病例，血浆交换疗效有待证实。

2. **二线治疗**　对某些一线治疗效果不佳的 AE 患者，可启用二线免疫治疗。但何时启用二线治疗目前尚无共识和标准。目前的专家意见是，如果在一线治疗的 10～14 天内没有出现明显的改善迹象，就可以对患者进行二线治疗。具体启用二线治疗时间应因人而异，应根据患者疾病严重程度、对一线治疗的反应、是否存在复发、以及其他临床情况综合判断。

（1）利妥昔单抗：按 375mg/m² 体表面积静脉滴注，每周 1 次，根据外周血 CD20 阳性的 B 细胞水平，共给药 3～4 次，至清除外周血 CD20 细胞为止。如果一线治疗无显著效果，可以在其后 1～2 周使用利妥昔单抗。利妥昔单抗可增加慢性病毒感染的风险，如乙型肝炎，在治疗开始前应考虑血清学筛查试验。另外，进行性多灶性白质脑病是利妥昔单抗罕见的中枢神经系统并发症，在治疗的 AE 患者中尚未报道。

（2）静脉注射环磷酰胺：按 750mg/m² 体表面积，溶于 100ml 生理盐水，静脉滴注，时间超过 1 小时，每 4 周 1 次。病情缓解后停用。其副作用主要是骨髓抑制、不孕、出血性膀胱炎、增加恶性肿瘤风险等。

3. 长程免疫治疗

（1）吗替麦考酚酯：口服剂量 1 000～2 000mg/d，至少 1 年。主要用于复发的患者，也可用于一线免疫治疗效果不佳的 AE 患者，以及肿瘤阴性的重症抗 NMDAR 脑炎患者。

（2）硫唑嘌呤：口服起始总剂量为 1～1.5mg/kg，一天一次或一天两次，最大剂量为 2～3mg/（kg·d），至少 1 年。主要用于预防复发。

4. 新的治疗药物　研究显示，对于一线和二线治疗无效的患者，包括白细胞介素-6（IL-6）抑制剂托珠单抗、蛋白酶体抑制剂硼替佐米和低剂量 IL-2 等新疗法在难治性疾病患者中显示出了良好的效果。但这些结论需要增加更大的样本量进行进一步的研究来证实。

（1）白细胞介素-6（IL-6）抑制剂托珠单抗：起始剂量 4mg/kg，一月一次，逐渐增加到 8mg/kg。其副作用主要是增加了感染的风险，其他包括中性粒细胞计数减少、血小板降低、肝酶升高、脂质水平升高等，因此需定期检查血常规、肝功和血脂水平等。

（2）蛋白酶体抑制剂硼替佐米：目前无标准剂量。

（3）低剂量 IL-2：150 万 U/d，分四次皮下注射，间隔 3 周。其副作用为中性粒细胞计数下降、肠梗阻、嗜酸性细胞计数增多等。

（二）肿瘤的治疗

抗 NMDAR 脑炎患者一经发现卵巢畸胎瘤应尽快予以切除。对于未发现肿瘤且年龄≥12 岁的女性抗 NMDAR 脑炎患者，建议病后 4 年内每 6～12 个月进行一次盆腔超声检查。AE 患者如果合并恶性肿瘤，应由相关专科进行手术、化疗与放疗等综合抗肿瘤治疗；在抗肿瘤治疗期间一般需要维持对 AE 的免疫治疗，以一线免疫治疗为主。

（三）癫痫症状的控制

AE 的癫痫发作一般对抗癫痫药物反应较差。可选用广谱抗癫痫药物，例如苯二氮䓬类、丙戊酸钠、左乙拉西坦、拉莫三嗪和托吡酯等。终止癫痫持续状态的一线抗癫痫药物包括地西泮静脉推注或者咪达唑仑肌内注射；二线药物包括静脉用丙戊酸钠；三线药物包括丙泊酚与咪达唑仑。丙泊酚可用于终止抗 NMDAR 脑炎患者难治性癫痫持续状态。恢复期 AE 患者一般不需要长期维持抗癫痫药物治疗。需要注意的情况包括：奥卡西平可能诱发或者加重低钠血症；抗 LGI1 抗体相关脑炎患者的特异性不良反应发生率较高，如果使用卡马西平、奥卡西平、拉莫三嗪等药物，需要特别注意不良反应。

（四）精神症状的控制

可以选用药物包括奥氮平、氯硝西泮、丙戊酸钠、氟哌啶醇和喹硫平等药物。需要注意药物对意识水平的影响和锥体外系的不良反应等;免疫治疗起效后应及时减停抗精神病药物。

(五)不自主运动的治疗

主要是对症及对因治疗,对症治疗主要是针对病因不明确的异常运动治疗,而由异常的免疫反应所致的不自主运动症状主要给予对因治疗。

八、预后

目前,很多研究显示多种生物标记物可用于 AE 的早期诊断,并判断对药物的治疗反应、预后和复发。在一项抗 NMDAR 脑炎的研究中,第一次 CSF 中低白细胞计数与 6 个月的良好预后相关。另一项研究显示,抗 NMDAR 脑炎的高抗体滴度与预后差和 / 或畸胎瘤的发生率有关,但抗体滴度并不能完全反映临床预后,因抗体滴度在临床症状恢复后很长一段时间仍可被检测到,另外,抗体滴度与抗 LGI1 脑炎与其他脑炎的预后无明显相关性。另一项研究发现,在抗 NMDAR 脑炎患者疾病早期,CSF 中 C-X-C 基序趋化因子 13(CXCL13)水平明显升高,且高水平的 CXCL13 与治疗效果差和临床复发有关。然而,CXCL13 并不是抗 NMDAR 脑炎的特异性生物标志物,在许多感染性和脱髓鞘脑炎中也呈上升趋势。

总体来说细胞内抗原抗体相关性边缘性脑炎由于脑组织 T 细胞浸润明显,故免疫治疗效果较差。而抗神经元细胞表面或突触蛋白抗体相关脑炎总体预后良好。患者早期接受免疫治疗和非重症患者的预后较好。是否有不自主运动并不影响患者的近期临床症状及远期随访症状。合并不自主运动的患者给予对症支持治疗和对因治疗后临床症状能够得到明显的改善。

(张英英　谢安木)

第十九节　肿瘤后帕金森综合征

病例分析 1

现病史:患者,刘 ××,男性,61 岁,患者因"行动迟缓伴震颤 10 年余"入院。患者 10 年前出现行动迟缓,乏力,未去医院就诊,5 年前由于症状逐渐加重,出现左上肢震颤,肢体僵硬,行走困难,就诊于当地神经内科门诊,考虑"帕金森病"可能,予"多巴丝肼 1/2 片(125mg),3 次 /d",治疗,患者自觉肢体僵硬感略有好转,持续多巴丝肼治疗(剂量同前);之后多次门诊多次调整药物,一直服用治疗帕金森病药物,即左旋多巴和多巴受体激动剂等,服用抗帕金森病的药物的种类和剂量逐渐增加,但帕金森综合征没有很好的改善。后来患者住院治疗,患者自发病以来,患者精神可,进食正常,偶有便秘,尿频,夜眠尚可,体重无明显变化。

既往史:否认高血压、糖尿病等慢性疾病史,无头部外伤及中毒史,否认药物过敏史。

体格检查:体温 36.3℃,脉搏 86 次 /min,呼吸 17 次 /min,血压 121/76mmHg。卧立位血压检测:卧位:血压 119/68mmHg,心率 80 次 /min;立位 1 分钟:血压 111/63mmHg,心率 85 次 /min;立位 3 分钟:血压 116/70mmHg,心率 88 次 /min;立位 5 分钟:血压 121/72mmHg,心率 86 次 /min。

神经系统检查:神清,精神可,面部表情少,言语可,定时定向力可,计算力可。双侧瞳孔等大等圆,对光反射灵敏,眼球各项活动正常,无眼震。两侧额纹对称,双侧鼻唇沟对称,伸舌居中。左上肢可见静止性震颤和姿势性震颤,肌张力增高,四肢肌力 5 级,四肢腱反射(++)。双侧巴氏征(−)、Chaddock 征(−),双手对指、轮替动作慢,跟膝胫试验(−),小步态。四肢深浅感觉正常。

实验室及影像学检查:

血常规:白细胞计数 6.30×10⁹/L,中性粒细胞 % 61.1%,淋巴细胞 30.0%,红细胞计数 4.93×10¹²/L,血红蛋白 135g/L,血小板计数 296×10⁹/L 血糖:5.87mmol/L;心肌蛋白:乳酸脱氢酶 125IU/L,肌酸激酶 387U/L,CK−MB 0.6ng/ml,肌红蛋白定量 18.3ng/ml,肌钙蛋白 I 0.003ng/ml;肝功能:丙氨酸氨基转移酶 418.4IU/L,天门冬氨酸氨基转移酶 16.2IU/L,碱性磷酸酶 64IU/L,γ−谷氨酰转肽酶 8IU/L,总胆红素 12.3 μmol/L,直接胆红素 2.7 μmol/L,总蛋白 62g/L,白蛋白 40g/L;肾功能:尿素 48.1mmol/L,肌酐 100 μmol/L;完善脑 CT 扫描与增强扫描发现右额颞叶的直径为 6cm 脑膜瘤,周围水肿严重。

病史特点

男性,61 岁,慢性起病,行动迟缓为主要症状,并伴有静止性震颤和姿势性震颤,肌强直等。

阳性体征:面部表情少,左上肢可见静止性震颤和姿势性震颤,肌张力增高,四肢肌力 5 级,四肢腱反射(++)。双侧巴氏征(−)、双手对指、轮替动作慢,跟膝胫试验(−),小步态。四肢深浅感觉正常。

辅助检查:CT 扫描与增强扫描发现右额颞叶的直径为 6cm 脑膜瘤,周围水肿严重。

诊断

肿瘤后帕金森综合征。

鉴别诊断

1. 多系统萎缩 主要表现为帕金森病症状、自主神经功能障碍、小脑性共济失调及锥体束征,以上症状可呈不同形式组合。值得注意的是,超过半数的患者在运动症状出现前数月乃至数年有前驱症状,包括性功能障碍、尿失禁、体位性低血压、吸气性喘鸣及快速眼动期睡眠行为障碍(RBD)等。

2. 其他继发性帕金森综合征 常继发于血管性、药物性、中毒、外伤等因素。老年人基底节区多发性腔隙性梗死亦可引起血管性帕金森综合征,常有高血压动脉硬化及多次脑卒中病史,但多以双下肢肌张力增高为主,行走缓慢明显,无自主神经受累;药物性主要由吩噻嗪类、甲氧氯普胺、利血平等药物引起,常有大量药物的长期服用史;中毒性以一氧化碳和锰中毒多见,有相关病史;外伤性多见频繁脑震荡或重大车祸史,常有脑震荡病史。目前该患者无上述继发性因素暂不考虑。

3. 进行性核上性麻痹 多有眼球上下视障碍,明显的平衡障碍,易跌倒,轴性张力增高明显,颈后仰,可有认知功能减退,自主神经功能障碍相对较轻,头颅磁共振可见中脑被盖、顶盖区萎缩呈"蜂鸟征"。

4. 皮质基底节变性 单肢起病,肌强直明显,可伴有肌张力障碍,有"异己手"征,失用明显、显著认知功能障碍,复合感觉受累明显,头颅 MRI 可见脑萎缩。

治疗

患者接受了手术治疗,术后病理显示脑膜瘤,患者手术顺利,术后5天起患者帕金森综合征有所改善,40天后,症状改善明显。手术后1年随访,患者状态良好,没有帕金森综合征以及其他神经系统的表现,复查颅脑CT未见肿瘤复发。

病例分析2

现病史:患者,男,70岁,患者因"走路困难5年,加重伴嗜睡、记忆力减退、尿失禁1个月余"入院。患者5年前起出现走路困难,慌张步态,肢体僵硬,于当地医院行颅脑CT未见异常,考虑为"帕金森综合征"可能。先后服用金刚烷胺、左旋多巴治疗,自觉症状稍有好转。持续服用治疗帕金森病药物,即左旋多巴和多巴受体激动剂等,帕金森综合征有改善。1个月前骑自行车外出摔倒,呕吐一次,为非喷射性。自摔倒后患者症状加剧,明显嗜睡,不能上班,记忆力减退,尿失禁。

既往史:否认高血压、糖尿病等慢性疾病史,无头部外伤及中毒史,否认药物过敏史。

体格检查:脉搏86次/min,血压100/75 mmHg,全身浅表淋巴结未触及。意识清,言语少,表情呆板,高级智能减退,不知儿子多大岁数,不知当天的年月日,不知道简单的加减数。双侧瞳孔等大等圆,对光反射灵敏,眼球各项活动正常,无眼震。两侧额纹对称,双侧鼻唇沟对称,伸舌居中。双上肢轻度齿轮状肌张力增高,颈抵抗可疑,克氏征(+)。

实验室及影像学检查:WBC 6.0×10^9/L,RBC 3.95×10^{12}/L,PLT 150×10^9/L,血红蛋白131g/L,淋巴细胞比率0.116,中性粒细胞比率0.884,淋巴细胞计数 0.7×10^9/L。中性粒细胞计数 5.3×10^9/L。头颅MRI示双额叶占位性病变并周围大面积水肿。

病史特点

男性,61岁,慢性起病,走路困难,慌张步态,肢体僵硬为主要症状。

阳性体征:表情呆板,高级智能减退,双上肢轻度齿轮状肌张力增高,颈抵抗可疑,克氏征(+)。

辅助检查:头颅MRI示双额叶占位性病变并周围大面积水肿。

诊断

肿瘤后帕金森综合征。

治疗

于脑外科急诊行开颅额叶肿瘤切除术。病理回报为"非何杰金淋巴瘤",诊断为原发性颅内淋巴瘤、帕金森综合征。术后患者继续行化疗及放疗。

病例分析、处理方案及理由

以上两个病例是肿瘤引起的帕金森综合征,肿瘤引起的帕金森综合征比较少见,文献报道额、颞、顶叶大脑镰旁、中脑及基底节区脑膜瘤、胶质瘤、上皮样囊肿均可致帕金森综合征,其机制可能为:①肿瘤直接压迫、浸润黑质-纹状体系统;②肿瘤侵犯运动前区皮质或中脑,阻断了皮质至基底节区的纤维联系;③肿瘤改变了基底节区单胺类递质传递功能或因影响了血液供给而导致黑质纹状体变性。越来越多的流行病学研究表明帕金森综合征与癌症之间存在一定联系,但具体关系尚不明确。多数研究表明,与一般人群相比,帕金森综合征患者的癌症发病风险降低,主要包括直肠癌、膀胱癌、前列腺癌、恶性血液病、肺癌、非黑色素瘤皮肤癌等。也有少数癌症在帕金森综合征患者中发生风险高于普通人。肿瘤引发的帕金森综合征,首先先对因治疗,手术切除,其次是放疗化疗尽量把肿瘤细胞消除,最后是针对不自主运动对症治疗。

要点与讨论

　　帕金森综合征是指各种原因(脑血管病、脑动脉硬化、感染、中毒、外伤、药物、肿瘤以及遗传变性等)造成的以运动迟缓为主的一组临床综合征,主要表现为震颤、肌僵直、运动迟缓和姿势不稳等。临床表现除了和帕金森病相同外,多伴有原发病遗留下的表现,如癫痫、偏瘫、头痛、共济失调、眼球运动障碍、言语不清、体位性低血压、痴呆等。本病可发生于任何年龄组。包括原发性帕金森病、帕金森叠加综合征、继发性帕金森综合征和遗传变性病性帕金森综合征。其中原发性帕金森病是一种逐渐进展的神经变性病,目前尚无法治愈。其病因和发病机制尚未完全阐明,年龄、环境因素、遗传因素、免疫力降低和神经炎症反应等均在帕金森综合征的发病中起一定作用。肿瘤是细胞克隆性异常增殖形成的恶性疾病,是多种危险因素参与下癌基因激活和 / 或抑癌基因失活的共同作用结果。

　　帕金森综合征与癌症是常见老年性疾病,不仅严重影响患者的生活质量,也给家庭和社会带来沉重负担,已经成为严重影响人类特别是老年人健康的重要疾病。目前,帕金森综合征与癌症的关系逐渐被学者重视,学者们通过流行病学研究探讨帕金森综合征与癌症发生之间的联系,并从中找出可能存在的机制以及影响因素。

一、流行病学

　　关于帕金森综合征及癌症的流行病学研究已经进行了数十年。通过从英国所有医院信息库及死者资料中搜索信息,进行数据统计,Ong 等学者发现 219 194 例患者在确诊帕金森综合征后罹患原发性恶性肿瘤的相对危险度为 0.92(95% CI 0.91～0.93),提示帕金森综合征患者癌症发病率降低。在研究的 30 种癌症中,有 11 种癌症发病风险降低,且在统计学上与帕金森综合征相关,其中包括吸烟相关癌症如肺癌、膀胱癌,还包括与吸烟无关的癌症如结直肠癌、非霍奇金淋巴瘤。发病危险提高的癌症有 6 种,包括脑及脑膜恶性肿瘤、乳腺癌、黑色素瘤、肾及输尿管癌。通过对 1964—2009 年记录的帕金森综合征患者进行癌症发病率的评估,Wirdefeldt 等学者发现吸烟相关癌症的发病率下降(危险指数 HR=0.87),而黑色素瘤的患病风险无论是在诊断帕金森综合征之前还是之后均增高。Rugbjerg 等学者通过对既往数据再次分析,发现帕金森综合征患者癌症风险总体是降低的,标准化发病率比 SIR=0.86,其中吸烟相关癌症(SIR=0.65)和吸烟无关癌症(SIR=0.79)发病风险与总体结果保持一致,除了恶性黑色素瘤(SIR=1.41)、非黑色素瘤皮肤癌(SIR=1.29)及女性乳腺癌(SIR=1.17)在帕金森综合征患者中风险增加。不同流行病学研究的设计类型及不同样本含量大小的研究证实了大多数帕金森综合征患者癌症的发病风险降低。Bajaj 等学者的 *mata* 分析,包括 29 个有意义的流行病研究,纳入 107 598 例帕金森综合征患者,在排除皮肤肿瘤(RR=0.69,95% CI 0.62～0.78)之后,帕金森综合征患者的总体癌症发病风险降低(RR=0.73,95% CI 0.63～0.83)。另一个包含 55 304 例帕金森综合征患者的 *mata* 分析得出相似的结论,帕金森综合征患者的癌症患病率显著降低($ES=0.83$,95% CI 0.76～0.91)。

从上述流行病学研究可以看到,帕金森综合征与大多数癌症之间存在负相关的联系,包括吸烟相关癌症和与吸烟无关癌症;黑色素瘤、乳腺癌等除外,它们在帕金森综合征患者中发生风险增加。帕金森综合征的主要病理改变是细胞凋亡,而癌症则是细胞增殖,对应细胞生长发育的两个极端。两者同时发生的机制尚不明确,学者们为此提出许多理论猜想。

目前,样本量最大的帕金森综合征与癌症的流行病学数据来自于丹麦的研究课题。研究人员通过查阅丹麦国家的医院登记,共得到从 1977—2006 年被诊断为帕金森综合征的患者 2000 例,并对其进行了随访。该研究表明,与一般人群相比,帕金森综合征患者的总体癌症标准化发病比是 0.86(95% CI 0.83～0.90)。Vanacore 等学者对 1987—1992 年之间确诊的 10 322 例帕金森综合征患者进行癌症死亡率检查,共有 448 例患者死于癌症,平均随访 5.7 年,并且帕金森综合征患者总体癌症死亡率与一般人群相比显著性降低(标准化死亡比 56,95% CI 51～61)。但也有研究得到了与上述研究不同的结果。Elbaz 等学者一项历史性队列研究表明,帕金森综合征患者的总体癌症发病风险与对照组相比升高($RR=1.64$,95% CI 1.15～2.35,$p=0.007$),其中非黑色素皮肤癌发病风险显著性升高($RR=1.76$,95% CI 1.07～2.89,$p=0.03$),而将非黑色素皮肤癌排除后,帕金森综合征患者癌症发病风险降低。但由于帕金森综合征患者本身具有较高的死亡率,部分人认为,帕金森综合征患者的总体癌症发病率降低是因为其生存时间明显缩短,在癌症发病之前患者已经因为帕金森综合征恶化而死亡,因此导致总体癌症的发病风险降低。另一方面,对于帕金森综合征患者而言,其体检频率较普通人群频繁,在体检中发现的一些病理生理改变能够及时得到治疗,对于癌症具有缓解和抑制作用,从而导致总体癌症发病率的降低。同时,帕金森综合征患者的治疗也有可能影响癌症的发病风险。

尽管上述讨论可能是队列随访研究中的帕金森综合征患者癌症风险降低的部分因素,但它们不能解释病例对照研究中的帕金森综合征患者发病之前癌症发病风险的降低,即在帕金森综合征患者确诊之前,其癌症发病率同样会降低。D'Aeliod 等学者的病例对照研究,包括 222 例帕金森综合征患者,并按年龄性别进行 1:1 配对,对帕金森综合征确诊之前的肿瘤发病情况进行分析,多变量分析表明帕金森综合征与肿瘤之间存在负相关关系(调整后 $OR=0.3$,95% CI 0.2～0.7,$p=0.004$),与对照组相比,病例组良性肿瘤(调整后 $OR=0.3$,95% CI 0.1～0.7)和恶性肿瘤(调整后 $OR=0.5$,95% CI 0.1～2.1)的发病率均降低。Driuer 等学者的一项巢式病例对照研究,对 22 071 例男性医生参与者进行 22 年随访并进行健康对比分析,研究结果表明,在帕金森综合征确诊前后总体癌症发病风险降低,癌症死亡风险也会降低。一项关于癌症与神经退行性疾病的研究表明,与对照组相比,帕金森综合征患者的总体癌症发病率具有显著区别(帕金森综合征确诊之前 $RR=0.7$,95% CI 0.70～0.82;帕金森综合征确诊之后 $RR=0.61$,95% CI 0.52～0.70)。

有关研究表明,帕金森综合征与乳腺癌的发病风险并没有显著联系,但这并不是绝对的。一些研究表明,帕金森综合征患者乳腺癌的发病风险升高。而在大多数的帕金森综合征与癌症的流行病学研究中,帕金森综合征患者的黑色素瘤的发病风险增加。Minami 等学者对 1985—1992 年年龄不大于 80 岁的 288 例帕金森综合征患者人群队列的死亡率和发病率进行评估,与一般人群相比,男性和女性的总体癌症发病率降低,但女性中乳腺癌的发病率升高。Ong 等根据 1999—2011 年英格兰医院记录和死亡数据收集,创建两组队列,一组为患帕金森综合征患者队列,另一组为不患帕金森综合征的正常人队列,对两组队列进行回顾性研究。结果表明,帕金森综合征患者中乳腺癌和黑色素瘤发病风险增加。在 Rugbjrg 研究中,帕金森综合征患者中乳腺癌、黑色素瘤和非黑色素皮肤癌的发病风险增加,证实了这 3 种癌症可能与帕金森综合征共享某些危险因素。

众所周知,乳腺组织中雌激素的积累会使乳腺癌的发病风险增加。大量的临床流行病学调查结果表明内源性雌激素水平持续升高或外源性补充雌激素均使乳腺癌发生率明显增加,体外研究结果也表明雌激素促进乳腺细胞的转化与雌激素受体阳性乳腺肿瘤细胞的增殖与侵袭。同时,有研究表明,雌激素具有神经保护,从而防止帕金森综合征的发生。理论上,这种保护作用能够解释女性中帕金森综合征的发病率较低的现象,并在这些理论基础上找到帕金森综合征和乳腺癌之间的负相关关系。但在实际研究过程中,女性帕金森综合征患者中的乳腺癌发病率增加,这就表明,女性帕金森综合征中的乳腺癌发病的增加可能是除雌激素以外的其他原因造成的。

目前研究表明帕金森综合征与黑色素瘤有关。黑质多巴胺能神经元大量丢失见于帕金森综合征患者,多巴胺的合成底物为左旋酪氨酸。黑色素主要聚集在皮肤、毛发,形成肤色、发色,它的合成同样以左旋酪氨酸为底物,且两者拥有共同的中间产物,以及共同的生化过程。

恶性黑色素瘤是由皮肤和其他器官黑素细胞产生的肿瘤。虽其发病率低,但其恶性度高,转移发生早,死亡率高。在帕金森综合征病与癌症的流行病学研究中,整体上,帕金森综合征与癌症之间具有负相关关系,但帕金森综合征患者中黑色素瘤的发病风险显著增加。虽然流行病学证据已证明,帕金森综合征和恶性黑色素瘤之间的正相关关系,但目前尚缺乏实验室证据。有关研究表明,帕金森综合征与恶性黑色素瘤之间的关系是通过酪氨酸通路连接,这条通路对多巴胺和黑色素的合成是至关重要的,帕金森综合征患者的多巴胺减少可能引起酪氨酸通路的改变,从而引起黑色素的表达增加诱导黑色素瘤。另一方面,某些报道提出,帕金森综合征患者中黑色素瘤发病风险升高是由于左旋多巴的应用。而在 Olsen 等学者的报道中,在帕金森综合征确诊之前黑色素瘤的发病风险也增加,从而否定黑色素瘤的发病风险的增加是由于帕金森综合征的治疗引起的结论。α - 突触核蛋白(α -synclein, α -syn)参与帕金森综合征及恶性黑色素瘤的发病机制。α -syn 是参与帕金森综合征形成的一种蛋白,它在黑质纹状体神经元内沉积,是路易小体的重要组成成分。α -syn 同样分布在交感神经节、肠道神经系统、迷走神经、肾上腺髓质及皮肤等部位。研究表明黑色素瘤细胞内高表达 α -syn。尽管存在于多巴胺能神经元及黑色素瘤细胞,但 α -syn 的作用却不相同。Pan 等学者用紫外光(UVB)照射黑色素瘤细胞系 A375、SK-MEL-28 及多巴胺能神经元细胞系 SH-SY5Y、PC12,发现四种细胞系均受刺激合成黑色素。当黑色素瘤细胞表达 α -syn 后,UVB 照射后细胞中黑色素含量下降,提示在黑色素瘤细胞中 α -syn 抑制黑色素的合成。但是当多巴胺能神经元过高表达 α -syn 后,黑色素的含量却是上升的。由此认为 α -syn 影响帕金森综合征与黑色素瘤发生是通过不同作用原理进行的。Israeli 等学者在表达人类 A53T 突变 α -syn 的转基因帕金森综合征模型小鼠上发现黑色素瘤细胞系 B16 可以在其体内生长,而且在黑色素瘤细胞中发现了 α -syn。

丹麦的一项病例对照研究显示帕金森发病数年至数十年前,恶性黑色素瘤发生风险明显升高。我们有理由猜测帕金森综合征与黑色素瘤之间存在共同的遗传学基础。为了验证该猜想,Gao 等学者对美国两项队列研究 HPFS 以及 NHS 的参与者进行统计,发现一级亲属有黑色素瘤病史的参与者帕金森综合征发生的风险提高。Kareus 等学者调查了 2998 例因帕金森综合征去世的患者及他们的三级亲属,发现各级亲属中黑色素瘤的风险均增高。

不仅如此,黑色素瘤患者及他们的三级亲属中因帕金森综合征死亡的风险同样增高。二、三级亲属与先证者拥有相同环境因素的可能性较小,该因素可基本排除,说明遗传因素起决定性作用。黑色素皮质激素受体 1(melanocortin 1 receptor,MClR)基因 *MClR* 基因主要调控人类色素表型,其突变可产生红色毛发表型,增加皮肤黑色素瘤发生风险。MClR 同样在神经元中表达,它被发现可以诱导 NURRl 表达,NURRl 则是黑质多巴胺能神经元生长的必要因素。学者们测定帕金森综合征患者 *MC1R* 基因突变类型发现,p.R160W 突变可能与帕金森综合征风险增加有关。

左旋多巴是黑质纹状体多巴胺以及皮肤细胞黑色素合成的底物,自 1972 年 Skibba 提出左旋多巴导致帕金森综合征患者黑色素瘤复发,左旋多巴的致癌副作用被提及。在 DATATOP 试验中,Constantinesell 等学者观察到与一般人群相比,服用左旋多巴的人黑色素瘤发生率升高,但是服用药物前后黑色素瘤发生率相近,说明帕金森综合征患者发生黑色素瘤的风险与左旋多巴关系不大。

大量流行病学研究结果告诉我们帕金森综合征与癌症之间是相互关联的。无论是黑色素瘤还是其他癌症,遗传基因影响着它们在帕金森综合征患者中的发生,这些基因可以是与帕金森综合征发病相关基因,也可以是与癌症相关基因,但基因是如何诱导或者抑制癌症发生仍需要我们进一步研究。环境因素如吸烟等在其中起到了一定的作用,吸烟对于帕金森综合征患者具有保护作用,防止癌症的发生,且吸烟可降低帕金森综合征发生的风险。帕金森综合征治疗药物的影响同样不能忽视,药物是否有致癌作用仍需要我们继续研究。目前而言,我们关于帕金森综合征与癌症的研究主要集中在黑色素瘤,前列腺癌、乳腺癌等相关文献较少。在生物学方面,关于帕金森综合征和癌症关系的多数观点仍是猜想阶段,缺乏确切的实验室理论支持。因此,在进一步研究过程中,应针对两者可能的共同危险因素和共享的生物通路或基因进行深入探讨。同时,应将流行病学调查与实验室证据相结合,相互验证从而得到两者之间更确切的关系。除此以外,应该有更多的动物实验来验证帕金森综合征与癌症之间的关系。这样可帮助我们更好地了解帕金森综合征发病机制,也可降低帕金森综合征患者并发癌症的风险,减轻医疗负担。

二、发病机制

(一)遗传因素

富亮氨酸重复激酶 2(*LRRK2*)基因:*LRRK2* 基因被认为是散发型或家族型帕金森综合征的重要危险因素,其突变也被认为是常染色体显性遗传帕金森综合征最常见的病因。文献报道在携带有 *LRRK2* 突变的帕金森综合征患者中非皮肤癌确诊比例(23%)与非携带者(12%)相比增高。Ruiz-Martlnez 等对帕金森综合征患者中 *LRRK2* 两种突变 R1441G 和 G2019s 携带者做了调查,结果显示:R1441G 突变与血液系统肿瘤的发生风险升高有关,G2019S 突变组非皮肤癌发生率高,但后者差异无统计学意义,不过仍能给我们一定提示作用。加上之前文献报道称在黑色素瘤患者中 *LRRK2* G2019S 突变未见过表达现象,我们可推断 *LRRK2* 基因突变可能是非皮肤癌的易感基因,在癌症形成中起着某种作用。*LRRK2* 基因可以编码 MAPKKK 蛋白,该蛋白拥有激酶及 GTP 酶结构域,在肿瘤生长中起着作用。G2019S 突变导致编码蛋白甘氨酸被丝氨酸取代,蛋白弹性消失,激酶处于更加活化的形态。而一些癌症突变的研究中,细胞增殖正是被认为与激酶活性增加有关。Mortiboys 等对 1041 例乳腺癌患者进行 *LRRK2* G2019S 基因测定发现无 1 例阳性,并得出结论不伴有帕金森综合征的情况下,*LRRK2* G2019S 突变不是乳腺癌的危险因素。那么可能该突变基因仅在帕金森综合征存在时引发乳腺癌患病率的升高。

帕金森蛋白 2(*PARK2*)基因:*PARK2* 基因可以编码 E3 泛素连接酶,它的突变被认为是常染色体隐性遗传早期发作帕金森综合征的主要原因之一。*PARK2* 在细胞生长及存活过程中起调节作用,这些过程就包括细胞周期、代谢、应激反应等。*PARK2* 突变后使其野生型的生长抑制作用消失,成为参与肺癌发生的候选基因。Xiong 等通过研究 4 个出现过肺癌患者的白种人家系,发现 *PARK2* 突变在这些家系中对个体的影响范围比肺癌基因组组织研究并报道的突变基因的致癌作用范围还要大,提示 *PARK2* 突变可作为肺癌的遗传易感因素。

CASP3 基因多发头颈鳞状细胞癌(HNSCC),已知与吸烟、饮酒关系密切,CASP3 可能增加 HNSCC 易感性,CASP3 表达增多与口腔癌症相关,研究表明 *CASP3* 的激活可能是帕金森综合征发生重要的起始步骤。*PARP1* 基因活化后诱导产生凋亡介导因子(AIF),引起细胞死亡。Aldo 等对一名同时患有帕金森综合征与 HNSCC 的患者的外周血进行 *CASP3* 及 *PARP1* 的测定,与 3 例健康人对照,结果患者体内两种基因表达增高,因为两者均参与细胞凋亡过程,且 *CASP3* 已被发现与帕金森综合征发生密切相关,因此,有理由认为两者是帕金森综合征与 HNSCC 同时发生的关键因素。关于帕金森综合征与 HNSCC 并发的报道较少,AldoE 为我们提供了很好的参考,但是 *CASP3* 及 *PARP1* 的作用有待我们进一步的研究调查。

除此以外,帕金森综合征的敏感基因如 *PRKN* 被发现具有抑癌基因作用,它的失活或低表达可能诱导癌症发生。*DJ-1* 被认为与早发帕金森综合征相关,在前列腺、肺以及乳腺癌中发现该基因过表达,同时,它也参与调节抑癌基因 *PTEN* 的表达。

(二)药物因素

最近,一项在台湾进行的流行病学调查显示:癌症发生风险在服用麦角衍生的多巴胺受体激动剂的患者中是增高的,尤以肝癌的发病风险大大提高。在 STRIDE-PD 研究中,学者发现 9 例接受左旋多巴 / 卡比多巴联合恩他卡朋的帕金森综合征患者罹患了前列腺癌,所占比例 3.7%,未联合服用恩他卡朋患者仅有 2 名发生前列腺癌(0.9%),前列腺癌发生率有所提高。因此认为恩他卡朋有诱导前列腺癌发生的可能。但 Korhonen 等的研究结果提示恩他卡朋的应用并未增加前列腺癌发生风险 [风险比(hazard ratio,*HR*):1.05,95% *CI* 0.76～1.44 及病死率(0.93,0.43～1.98)]。两者矛盾的结果可能与研究中参与者的人数、人种、地区以及实验偏倚等有关。

帕金森综合征患者的总体癌症发病率显著降低,两者在吸烟与不吸烟相关癌症之间呈现出明显的负相关关系。在 Fois 等的报道中,吸烟相关癌症的 *RRs* 显著降低,例如肺癌(帕金森综合征确诊之前,*RRs*=0.5,95% *CI* 0.4～0.7;帕金森综合征确诊之后,*RRs*=0.5,95% *CI* 0.4～0.8),而不吸烟相关癌症的 *RRs* 同样降低,例如结肠癌(帕金森综合征确诊之前,*RRs*=0.7,95% *CI* 0.6～0.9;帕金森综合征确诊之后,*RRs*=0.5,95% *CI* 0.4～0.8)。Olsen 等的研究选取了丹麦国家登记的在 1977—1998 年间被诊断为帕金森综合征病的 14 088 例患者,对其癌症发病情况进行统计,其癌症发病率是普通人群标准化癌症发病率的 0.88(95% *CI* 0.8～0.9),并得出吸烟相关癌症显著下降,例如肺癌(*SIR*=0.38)、喉癌(*SIR*=0.47)、膀胱癌(*SIR*=0.52)等,而不吸烟相关癌症的风险也适度降低。Bajaj 等的 meta 分析中也得到相似的结论,在排除皮肤肿瘤(*RR*=0.69,95% *CI* 0.62～0.78)之后,帕金森综合征患者中吸烟相关癌症(*RR*=0.61,95% *CI* 0.58～0.65)和不吸烟相关癌症(*RR*=0.76,95% *CI* 0.65～0.89)的发病风险显著降低。虽然在帕金森综合征患者中,吸烟相关癌症和不吸烟相关癌症的发病风险均降低,但前者的下降比例比后者更加明显。在 Driver 等学者的报道中指出,帕金森综合征患者与吸烟相关癌症(OR=0.74,95% CI 0.35～1.57)和不吸烟相关癌症(OR=0.88,95% CI 0.59～1.32)具有负相关关系,但吸烟相关癌症比不吸烟相关癌症下降更明显。在 Bajaj 等学者的 meta 分析中也得到相似的结论。通过上述结论,可以得出帕金森综合征与吸烟之间有一定的联系。吸烟可能对帕金森病提供一种潜在的神经保护机制,其机制可能是尼古丁会刺激大脑多巴胺系统并有一些其他有益于帕金森综合征的症状。同时,尼古丁有一定还原性,可以防止氧化应激对脑的损伤,预防老年痴呆症和帕金森综合征的发生。Olsen 等学者报道也支持烟草烟雾成分抑制或延缓帕金森综合征发展的假说。

(三)共享基因或通路

一些与家族性帕金森综合征相关的基因,例如 *PARKIN* 和 *UCHL1*,在神经细胞中通常用来参与细胞的加工和清除,但同时也调节细胞的分裂周期。泛素－蛋白酶体系统(UPS)是细胞内蛋白质降解的主要途径,参与细胞内 80% 以上蛋白质的降解。细胞的多种生理过程都需要蛋白的泛素化作用参与,如:蛋白质的转运、各种细胞器的产生、内质网蛋白质的调控、细胞周期过程、细胞增殖和分化、细胞凋亡等。有关研究表明,泛素－蛋白酶体系统在帕金森综合征和癌症中具有重要作用,泛素－蛋白酶体系统的功能障碍导致胞内蛋白质的积累从而形成路易小体,这是帕金森综合征标志性的病理特点;而在癌症中,泛素－蛋白酶体系统的功能通常被上调。

(四)共同危险因素

在生物学研究上发现某些有趣的现象,癌症是不受控制的细胞无限增殖的疾病,而帕金森综合征的特点是细胞非正常的凋亡。有关研究表明,神经退行性疾病与癌症之间可能的联系主要有两个方面,一方面共享一些基因或生物通路如泛素－蛋白酶体系统、Pin1、P53 等,被异常调节到不同方向从而引起不同的疾病;另一方面是相同的病理生理的异常状态,但发展为不同的结果,包括线粒体病理生理机制功能异常、氧化应激和 DNA 损伤等。通过这些共享基因和生物通路以及异常的病理生理状态,人们推测帕金森综合征患者的某些生物因素可能对癌症起保护作用。

DNA 损伤的增加会促进细胞进入分裂周期,在肿瘤形成和神经退行性疾病中具有相似现象。在神经退行性疾病的"二次突变"理论中提出,氧化应激和有丝分裂异常会促进神经元进入分裂周期。然而癌细胞可以逃脱细胞周期位点从而开始不受控制增殖,而神经元可以进行有丝分裂但并不能成功。对于两种结果发生的机制目前尚不清楚。

三、临床表现

可以发生在任何年龄组,多见于 50 岁以后发病,临床上帕金森综合征除了具有和帕金森病相同的表现,如运动迟缓、肌张力增高、震颤、姿势步态异常等以外,往往还有肿瘤引起的神经系统的临床表现,如头痛、头晕、癫痫、偏瘫、精神障碍等。

1. **震颤**　多表现为静止性震颤,表现为规律性的手指屈曲和拇指对掌运动,其频率为 4～6Hz,幅度不定,以粗大震颤为多。震颤在静止时明显,精神紧张时加重,做随意动作时减轻,睡眠时消失。在疾病晚期,震颤变为经常性,做随意运动时亦不减轻或停止。

2. **肌强直(rigidity)**　帕金森病的肌强直系锥体外系性肌张力增高,即伸肌和屈肌的张力同时增高。当腕、肘关节被动运动时,检查者感受到的阻力增高是均匀一致的,如患者合并有震颤,则在伸屈肢体时可感到在均匀阻力上出现断续的停顿。帕金森综合征患者常因肌强直严重而出现腰痛及肩、髋关节疼痛,尤其在老年患者有时易被误诊为骨关节病或其他疾病等。

3. 运动迟缓　运动迟缓是帕金森综合征一种特殊的运动障碍。患者可表现多种动作的缓慢,随意运动减少,尤以开始动作时为甚。如坐下时不能起立,起床、翻身、解系纽扣或鞋带、穿鞋袜或衣裤、洗脸和刷牙等日常活动均发生困难。由于臂肌和手部肌肉的强直,使患者上肢不能做精细动作,表现为书写困难,所写的字弯弯曲曲、越写越小。面部表情肌少动,表现为面部无表情、不眨眼、双眼凝视。

4. 姿势步态异常　患者常表现为头前倾、躯干俯屈、肘关节屈曲、腕关节伸直、前臂内收、髋和膝关节略弯曲,手部亦呈特殊姿势,表现为指间关节伸直、手指内收、拇指呈对掌位置。患者走路转弯时平衡障碍极为明显,此时因躯干和颈部肌肉强直,必须采取连续原地小步行走,使躯干和头部一起转动。步态异常最为突出,表现为走路拖步、迈步时身体前倾,行走时自动摆臂动作减少或消失。

肿瘤后帕金森综合征除上述临床症状,还表现为肿瘤所侵犯部位出现的临床症状,这些临床症状可由肿瘤本身引起,也可由肿瘤相关的继发因素(瘤周水肿、脑积水、颅内重要结构移位等)引起;症状、体征的出现和进展与肿瘤所在部位及病理性质有关。

四、辅助检查

(一)实验室检查

主要是通过用免疫学、生物学及化学的方法检测患者的组织、体液和排泄物中的蛋白质、酶、核酸或代谢产物等肿瘤标记物来进行定性诊断。目前常用的有肺癌肿瘤标记物群(CEA、Cyfra21-1、NSE 等)、消化道肿瘤标记物群(CEA、CA199、CA242、CA724 等)、CA153(乳腺癌等)、CA125(卵巢癌等)、AFP(肝癌等)、PSA(前列腺癌等)、HCG(绒毛膜癌等)。

(二)神经影像学检查

(1)平扫 CT 和增强 CT:可用来辅助诊断颅脑、胸部及腹部等占位性病变。

(2)磁共振成像一般需先平扫再增强扫描,对颅脑肿瘤的诊断有重要的价值。颅脑多数肿瘤为长 T_1 低信号和长 T_2 高信号,脂肪瘤、颅咽管瘤、胶样囊肿可为 T_1WI 高信号,畸胎瘤 T_1WI 为高、低混杂信号;信号强度均匀者多为良性肿瘤,不均匀者多为恶性肿瘤。肿瘤的形态:凸面脑膜瘤呈球形、颅底脑膜瘤呈盘状、施万细胞瘤呈哑铃状、脂肪瘤呈条状。肿瘤的结构:均匀多为良性病变,信号混杂多为恶性病变。肿瘤增强的有无及强弱表示血脑屏障是否被破坏及其破坏程度,以及肿瘤的血供情况;增强的范围不一定表示肿瘤的实际大小,特别是脑实质内浸润性生长的肿瘤;脑实质外的脑膜瘤、施万细胞瘤常显著增强。肿瘤周围水肿 MRI 对水肿的显示优于 CT;T_1WI 为低信号,T_2WI 为高信号;恶性胶质瘤水肿常明显,可通过胼胝体累及对侧半球;转移瘤也常引起明显水肿。

(3)磁共振功能成像和代谢成像:磁共振波谱分析可用来鉴别颅脑病变是否为肿瘤,并可对胶质瘤进行分级。

(4)神经核医学检查:①正电子发射体层扫描(PET)可用于诊断肿瘤,并可区分良性或恶性肿瘤(代谢高低);②单光子发射体层扫描(SPECT)判断肿瘤的生长是否活跃、肿瘤的恶性程度。采用 PET 或 SPECT 进行特定的放射性核素检测,可显示脑内多巴胺转运体(DAT)功能显著降低,多巴胺递质合成减少以及 D_2 型多巴胺受体活性早期超敏、晚期低敏等,对早期诊断、鉴别诊断有一定价值。

（三）活检术

取一小部分病变组织送病理活检，经甲醛固定、石蜡包埋、切片、HE 染色，明确诊断，以便临床择期采取相应的手术或其他治疗措施。例如与 CT、MRI、PET、SPECT 和 fMRI 相结合的颅脑立体定向活检术，某些内脏器官通过内镜钳取的材料如通过胃镜取胃黏膜病变、纤维支气管镜取肺病变，以便确诊是否是癌，然后再行手术等治疗。

（四）基因诊断

采用 DNA 印记技术（Southern blot）、PCR、DNA 序列分析等可能发现基因突变。

五、诊断

诊断帕金森综合征基于 3 个核心运动症状，即必备运动迟缓和至少存在静止性震颤或肌强直 2 项症状的 1 项。对所有核心运动症状的检查必须按照统一帕金森病评估量表（UPDRS）中所描述的方法进行。

帕金森综合征的核心运动症状：

1. 运动迟缓　即运动缓慢和在持续运动中运动幅度或速度的下降（或者逐渐出现迟疑、犹豫或暂停）。该项可通过 MDS-UPDRS 中手指敲击（3.4）、手部运动（3.5）、旋前—旋后运动（3.6）、脚趾敲击（3.7）和足部拍打（3.8）来评定。在可以出现运动迟缓症状的各个部位（包括发声、面部、步态、中轴、四肢）中，肢体运动迟缓是确立帕金森综合征诊断所必需的。

2. 肌强直　即当患者处于放松体位时，四肢及颈部主要关节的被动运动缓慢。强直特指"铅管样"抵抗，不伴有"铅管样"抵抗而单独出现的"齿轮样"强直是不满足强直的最低判定标准的。

3. 静止性震颤　即肢体处于完全静止状态时出现 4～6Hz 震颤（运动起始后被抑制）。单独的运动性和姿势性震颤（MDS-UPDRS 中 3.15 和 3.16）不满足帕金森综合征的诊断标准。

其次引起帕金森综合征的肿瘤的诊断主要通过患者的病史、症状和体征以及上述辅助检查来诊断。

六、治疗

1. 药物治疗　对于肿瘤后帕金森综合征，药物治疗是帕金森综合征重要的治疗方法，疾病早期无需特殊治疗，应鼓励患者进行适度的活动如体育锻炼，若疾病影响患者的日常生活和工作能力时可进行药物治疗，尽可能地维持低剂量，增加剂量应缓慢；治疗应注意个体化，使临床症状得以改善。

（1）抗胆碱药：对震颤和肌强直有效，对运动迟缓改善较差。适于震颤突出且年龄较轻的患者。常用药物为盐酸苯海索（artane），每次 1～2mg，每日 3 次口服。

（2）金刚烷胺（amantadine）：能改善帕金森综合征患者的震颤、肌强直和运动迟缓等症状，常规剂量每次 100mg，每日 2 次。副作用较少见，如不宁、失眠、头晕、头痛、恶心、下肢网状青斑、踝部水肿等。癫痫患者慎用，哺乳期妇女禁用。

（3）左旋多巴：左旋多巴治疗可以改善帕金森综合征患者的临床症状。治疗自小剂量开始，最初每次 125mg 口服，每日 3 次。每隔 1 周增量 250mg/d，同时服药次数逐渐增至每日 4～5 次。患者的需求量和对副作用的耐受程度差异很大。常用的维持量为 1.5～4.0g/d，最大剂量不应超过 5.0g/d。

（4）多巴胺受体激动剂：多巴胺受体激动剂通过直接刺激突触后膜多巴胺受体而发挥作用，改善帕金森综合征患者的临床运动症状。

2. 外科治疗手术治疗　对于肿瘤后帕金森综合征患者，发现肿瘤后应尽早行外科手术。手术治疗可改善患者的帕金森综合征症状，但术后有些患者仍需继续服药改善帕金森综合征症状。

3. 康复治疗　对改善肿瘤后帕金森综合征症状有一定作用，通过对此类患者进行走路及各种日常生活的训练和指导可改善患者生活质量。帕金森综合征症状较重的晚期卧床者应加强护理，减少并发症的发生。康复治疗包括面部肌肉的锻炼，语言锻炼，手部、四肢及躯干的锻炼，松弛呼吸肌的锻炼，步态平衡的锻炼及姿势恢复锻炼等。

七、预后

肿瘤后帕金森综合征患者生存期取决于所患肿瘤的类型。若能得到及时诊断和正确治疗，多数患者仍能继续工作，生活质量较好。但疾病的晚期，由于肿瘤的影响及严重的肌强直、全身僵硬终致患者卧床。

（侯炳辉　谢安木）

第二十节　亨廷顿舞蹈病

病例分析

现病史：患者，王××，女性，33岁，因"全身不自主动作1年余"入院。患者1年前逐渐出现口面部及四肢不自主动作，表现为伸舌努嘴做鬼脸，四肢及躯干舞蹈样动作，以面部症状为主，舞蹈样动作在入睡后消失。并逐渐出现记忆力减退，伴情绪低落，疑心重，脾气暴躁，时常与家属吵架。

既往史：体健，无吸烟或饮酒史。

家族史：先证者祖父，65岁开始出现手足不自主运动，卒殁年龄及死因不详。先证者之父，50岁开始出现头颈不自主运动，65岁左右死于"脑出血"。先证者大叔父，47岁开始出现手足不自主运动，62岁死于"肺炎"。先证者二叔父，48岁开始出现行走不稳伴双手不自主运动，57岁死于"外伤性脑出血"。先证者堂弟，现年36岁，近1个月时有手指不自主伸曲表现，因症状轻微，未引起重视。

体格检查：体温36.2℃，脉搏72次/min，呼吸16次/min，血压140/80mmHg，意识清楚，吐词不清，记忆力、计算力下降，定向力尚正常。双侧鼻唇沟对称，咽反射存在，软腭上抬正常，伸舌居中。口角无歪斜，伸舌居中。四肢肌力5级，肌张力减低。四肢可见不自主运动，无感觉障碍，双侧指鼻试验稳准。四肢反射（++），双侧Hoffman征（−），双侧Babinski征（−），Chaddock征（−）。颈软。

实验室及影像学检查：简易精神状态检查表（MMSE）18分（文化程度小学）。头颅MRI提示脑萎缩。基因检测：对患者及其堂弟的 *IT15* 基因含CAG重复序列部分进行扩增，并对扩增产物测序，结果显示其数目均＞40次，支持亨廷顿舞蹈病诊断。该家系其他成员因某些原因未行基因检测。

病史特点

女性,33 岁,慢性起病,全身不自主运动为主要症状,伴有精神症状。阳性家族史。

阳性体征:皮层高级功能下降,言语不利,肌张力减低,四肢可见不自主运动。

辅助检查:认知功能下降。患者及堂弟基因检测显示亨廷顿病。头颅 MRI 提示脑萎缩。

诊断

亨廷顿病。

定位诊断:锥体外系,新纹状体:患者运动增多,肌张力下降;大脑皮层:患者记忆力、计算力下降。

定性诊断:慢性起病,不自主运动表现,同时伴有认知功能下降。辅助检查发现明确的认知功能下降。头颅 MRI 有萎缩。有家族遗传病史,基因检测支持亨廷顿病诊断。符合亨廷顿病的临床诊断。

鉴别诊断

1. 小舞蹈病　又称风湿性舞蹈病或 Sydenham 舞蹈病,多见于 5～15 岁女童,表现为不自主、无规律的急速舞蹈动作,肌张力降低和精神障碍。青春期后发病率迅速下降,偶有成年妇女发病,主要为孕妇。脑炎、白喉、水痘、麻疹、百日咳等感染以及系统性红斑狼疮和一氧化碳中毒等偶可引起本病。

2. 棘红细胞增多症　以口面部不自主运动、肢体舞蹈症(酷似慢性进行性舞蹈病)最常见。常表现为进食困难,步态不稳,时有自咬唇、舌等。其他运动障碍有肌张力障碍、运动不能性肌强直、抽动症、帕金森综合征(PS)等。

治疗

入院后完善相关检查,健康宣教。给予丁苯那嗪,初次剂量为每日清晨 1 次,12.5mg,1 周后增至每日 2 次,每次 12.5mg。舞蹈症状略有好转。治疗以对症治疗为主,加强护理,防治跌倒和误吸,在防护下适当进行康复运动。

处理方案及理由:本病属于遗传病,主要是对症治疗,应用丁苯那嗪治疗舞蹈症状,后期加用改善智能的药物。如果有癫痫发作应用抗癫痫治疗。

要点与讨论

亨廷顿舞蹈病(Huntington disease,HD)是一种罕见的全外显性的常染色体显性遗传病,由位于 4 号染色体 4p16.3 区域的 *IT-15* 基因内 CAG 三核苷酸重复序列异常扩增所致。本病见于各种族人群,其中以白种人最多见,其患病率为(5～7)/10 万,而亚洲人患病率较低,在日本约为 0.5/10 万。在中国文献中以前只有少数的个案报道。平均发病年龄为 40 岁。HD 患者的主要病变部位是在尾状核和豆状核,然后是大脑皮层(主要是在前叶),以及内侧苍白球、丘脑、下丘脑。HD 的临床症状涉及舞蹈、认知障碍和精神症状三大方面的功能障碍,以及其他非特异性表现。HD 的病程可分为 3 期。早期以抑郁、易激惹、难以解决复杂问题等轻度认知障碍和精神症状为主。中期出现明显的运动障碍,以舞蹈样症状为主,可有吞咽困难、平衡障碍、跌倒和体重减轻。晚期患者多卧床不起,舞蹈样症状可加重,但常被肌强直、肌张力失常和运动迟缓所取代;患者的所有日常生活均需依靠他人料理。

迄今为止,尚无任何治疗措施可延缓 HD 病程进展。目前 HD 的临床治疗仍以经验性治疗为主导,主要目标为控制症状、提高生活质量。舞蹈样症状目前多使用不良反应相对较小的第二代抗精神病药,如奥氮平(olanzapine)、利培酮(risperidone)和喹硫平(quetiapine)。其他运动症状对症治疗。抑郁可用西酞普兰、舍曲林、帕罗西汀等,躁狂可用心境稳定剂等治疗。

一、流行病学

本病见于各种族人群,其中以白种人最多见,其患病率为(5～7)/10 万,而亚洲人患病率较低,在日本约为 0.5/10 万。在中国文献中以前只有少数的个案报道。

平均发病年龄为 40 岁,青少年(＜20 岁)和老年(＞70 岁)也有发病,男女发病差异无统计学意义,发病后生存期 15～20 年。本病在东方人中较少见,这种差异是由于 HTT 位点的基因异质性所致。基因诊断学技术大大提高了疾病的诊断率,特别是对老年人群中晚发型亨廷顿病的确诊,因为这些患者通常无家族史,且这些患者痴呆和其他神经变性疾病发生率高,临床诊断较为困难。

二、病因及发病机制

HTT 负责编码亨廷顿蛋白,其内有一个 PolyQ 的部分,而这一部分是由重复 CAG 三核苷酸重复序列所编码。正常人群中这一重复序列的长度为 6～35 个重复,如果扩增超过 40 个重复序列,则会导致发病,出现运动症状。而如果在 36～39 之间,一部分患者会发病,一些患者会继续保持无症状状态。

亨廷顿蛋白可在全身广泛表达,但根据细胞类型不同表达水平不同,在细胞核和胞质内均可存在。亨廷顿蛋白的正常功能尚未完全明确,包括其对神经系统发育的影响,对脑源性神经生长因子(BDNF)的产生和转运的作用以及对细胞黏附的影响。

大量研究数据显示亨廷顿蛋白片段化(fragmentation)可能是其发病的首个关键性步骤。不同类型细胞间亨廷顿蛋白片段的相对浓度部分依赖于 HTT 表达的水平;在神经元中表达高于胶质细胞。亨廷顿蛋白具有多个修饰位点,其翻译后修饰过程可被扩增的 PolyQ 片段所影响,从而反过来影响其毒性作用。

三、病理

HD 患者的主要病变部位是在尾状核和豆状核,然后是大脑皮层(主要是在前叶),以及内侧苍白球、丘脑、下丘脑。这些病变会导致严重的全脑萎缩,与同龄正常对照组相比较,脑体积减少高达 30%。早在确诊发病的多年以前,就可以检测到尾状核的变化和脑体积的减少。在大脑中表达的变异 HTT 蛋白通过不同分子机制导致神经功能退化。变异蛋白不仅能促使该蛋白的异常功能增加而且能导致正常功能丧失。

虽然多年来我们就发现了变异 HTT 蛋白会产生积聚,然而对有关蛋白积聚是否对神经元有害或者蛋白积聚仅是对变异 HTT 蛋白毒性产生的保护作用,目前尚未有定论。正常 HTT 蛋白本身具有多种细胞功能,HTT 蛋白变异则导致这些功能障碍。蛋白变异常常首先表现为相关基因的表达异常,已有研究显示 HD 纹状体中有关神经传导的基因出现表达异常。另外,CAG 的异常重复可以大规模影响分子间的相互作用,导致细胞内蛋白运输紊乱。例如与线粒体形态和功能稳定相关的蛋白相互作用的紊乱,常导致能量供应不足和神经退化。HTT 蛋白变异不仅能打乱线粒体功能相关蛋白的基因调节,而且还可与和线粒体膜表面的蛋白反应,损伤呼吸链功能,妨碍线粒体固定到微管,影响线粒体动态融合与分裂并使钙传输增加。变异蛋白也可抑制自噬功能,促进凋亡,改变神经营养供能及细胞胞质内的生物和信号合成。

四、临床表现

HD的临床症状涉及运动、认知和精神三大方面的功能障碍,以及其他非特异性表现。

1. 运动障碍 包括不自主运动的出现和自主运动障碍,以舞蹈样症状为典型,此外还常见肌张力障碍(斜颈、角弓反张、弓足等)、姿势反射消失、运动迟缓和肌强直。自主运动障碍比不自主运动更影响生活质量,导致手灵巧度降低、言语不清、吞咽困难、平衡障碍和跌倒。在疾病晚期,随着自主运动障碍的加重和肌强直的出现,舞蹈样症状逐渐减轻。

2. 认知障碍 思维加工缓慢,执行功能退化。表现为任务执行困难,短时记忆受损,知觉歪曲,智力迟钝。患者常对自身的认知减退缺乏自知,随着疾病进展,可发展为痴呆。

3. 精神障碍 最常见者为抑郁,它作为疾病的一种症状出现,而非仅仅是对患病的心理反应。其他精神症状包括躁狂、强迫症状、焦虑、冲动、社会退缩,较少见的有性欲亢进和精神分裂症状。在疾病晚期,患者面部表情和声音的变化将增加上述症状的识别难度。HD患者中存在自杀倾向者不在少数。

4. 非特异性症状 主要涉及睡眠-觉醒周期紊乱和体重减轻(但无食欲减退)。

五、临床分期

HD的病程可粗略分为3期。早期:症状轻微,以抑郁、易激惹、难以解决复杂问题等轻度认知障碍和精神症状为主,可有轻微的不自主运动,如眼球扫视运动障碍,患者有独立生活能力。中期:出现明显的运动障碍,以舞蹈样症状为主,自主运动障碍进行性加重,可有吞咽困难、平衡障碍、跌倒和体重减轻,认知功能进一步减退,此期患者的社会功能受损,但基本生活能力尚得到保留。晚期:患者多卧床不起,舞蹈样症状可加重,但常被肌强直、肌张力失常和运动迟缓所取代;患者的所有日常生活均需依靠他人料理。精神症状在病程各时期均可存在,而在晚期常变得不易识别。

六、辅助检查

影像学特点:头颅MRI和CT可显示中晚期HD患者的基底节萎缩,以尾状核头部萎缩最明显,双侧侧脑室前角扩大,但早期HD的影像学结果多正常。

基因学检测:其作用为诊断性或预测性的。如果患者出现典型HD症状,最有用的诊断性检测为CAG重复序列。如果检测结果为阴性,患者应被转诊至运动障碍专家处进一步检查症状出现的原因。

七、诊断及鉴别诊断

1. 诊断 亨廷顿的诊断主要基于临床评估、家族史以及对CAG重复扩增序列的基因学检测。疾病典型的三联征包括运动障碍(主要表现为舞蹈症)、认知功能(比如注意力等)以及神经精神症状(如淡漠)。神经影像学检查可用于支持诊断,主要是排除其他疾病。

阳性家族史对HD的诊断具有关键意义。详细的神经系统检查和认知功能、精神状态的评估为诊断所必需。HD特征性的神经体征如舞蹈样症状最具诊断价值。认知功能的评估可选择语言流畅度检查和符号－数字模式测验等。抑郁等精神症状也应详细评估。应注意鉴别由 HD 以外的疾病引起的上述症状，如舞蹈病棘红细胞增多症、小舞蹈病、妊娠性舞蹈病、神经梅毒、齿状红核苍白球萎缩、肝豆状核变性、皮克病、神经元蜡样脂褐质沉积症、多系统萎缩、良性家族性舞蹈病等。影像学检查（MRI、CT）不可单独作为诊断依据，但阳性发现有参考价值。根据阳性家族史和特征性的运动、认知和精神症状，可对本病作出临床诊断。如无阳性家族史，或症状不典型，可通过基因测试而确诊。但须注意在极少数情况下，基因测试可能出现假阴性。

基因诊断：根据美国医学遗传学会（ACMG）制定的 HD 基因测试技术标准与指南（2004版），HD 的基因测试方法为：以聚合酶链反应（PCR）或 Southern 印迹杂交法配合 DNA 测序，检测 IT-15 基因 CAG 重复次数。正常基因的 CAG 重复次数 ≤ 26；当 CAG 重复次数为 27～35 时，尚不足以引起临床症状，但基因不稳定，在通过精子传递给下一代时，可出现 CAG 重复次数的扩增；当 CAG 重复次数为 36～39 时，具备不完全外显率，部分携带者可不发病或推迟发病时间；当 CAG 重复次数 ≥ 40 时，具备完全外显率，所有携带者均发病。CAG 重复次数和发病时间存在负相关。HD 基因测试阳性定义为至少 1 个等位基因的 CAG 重复次数 ≥ 40，具有 99% 以上的敏感度和 100% 的特异度。

2. 鉴别诊断

（1）类亨廷顿病 -1：临床上罕见。是朊蛋白基因（PRNP）8 肽编码区（51～91 号氨基酸）中一杂合的 168bp 或 192bp（8 个氨基酸的重复扩增）的插入引起，属于遗传性朊蛋白病的一种。主要临床表现与 HD 类似，家系中亦可有不典型 HD 表现或无舞蹈症状的患病成员。起病年龄为 20～53 岁，病程 8.9～11.4 年。

类亨廷顿病 -2：在南非、美国、巴西等国家和地区报道较多，单倍体研究发现，几乎所有的患者祖先均为非洲裔。在南非 HD 样表现的黑人患者中，15% 为类亨廷顿病。临床表现与 HD 相似，84% 患者可有舞蹈样动作，平均起病年龄 41 岁（12～66 岁），病程约 20 年。该疾病编码亲联蛋白 3 的 JPH3 基因上 CTGCAG 核苷酸重复扩增引起。CTGCAG 重复序列数与类亨廷顿病 -2 起病年龄成反比。正常人群中，CTGCAG 重复数为 6～28 次，而在类亨廷顿病 -2 患者中，重复数为 44～57 次，该重复数在传代中不稳定，可能扩增。

（2）类亨廷顿病 -4：类亨廷顿病 -4 即脊髓小脑性共济失调 17 型（spinocerebellar ataxia 17，SCA17）。由 TATAbox 结合蛋白（TBP）基因上 CAG/CAA 重复序列扩增引起。该重复序列数正常为 25～40 次，患者为 49～66 次，而 41～48 次携带者的外显率降低。起病年龄为 19～48 岁，起病年龄年和 CAG/CAA 重复数成反比。临床表现较丰富，以小脑性共济失调表现为主，而锥体外系表现、锥体束征、癫痫、痴呆和精神症状也可能突出。

（3）齿状核红核苍白球丘脑底核萎缩（dentatorubral—pallidoluysian atrophy，DRPLA）：DRPLA 在日本人群中多见，中国人群中也有报道。该病由 atrophin1（ATN1）基因上 CAG 重复序列扩增引起。正常 CAG 重复序列数为 8～25 次，而 DRPLA 患者为 49～88 次。传代过程中可出现不稳定扩增，起病年龄与 CAG 重复数成反比。早发型患者临床表现主要是舞蹈样动作、共济失调、肌阵挛癫痫和认知障碍；而晚发型患者则以较轻的共济失调为主要表现。家系成员间可存在临床异质性。

（4）神经系统铁蛋白病（neuroferritinopathy）：在英国坎伯兰人群中多见，法国和中国人群中也有报道。编码铁蛋白轻链的 FTL 基因突变引起该疾病。该病属于脑组织铁沉积性神经变性疾病的一种，基因突变引起病理性铁沉积及铁蛋白包涵体。舞蹈样动作和肌张力障碍（口及下颌肌张力障碍突出）最常见，还可有帕金森病样表现、言语障碍、痉挛、小脑性共济失调、额叶综合征、痴呆和精神症状。血清铁蛋白可降低，MRI示脑中异常铁沉积，基底节囊变，双侧苍白球坏死。外显率为100%。目前仅报道了10个致病突变，集中于4号外显子上。

（5）舞蹈-棘红细胞增多症（chorea-acanthocytosis，ChAc）：ChAc是神经棘红细胞增多症中的一种。中青年起病，临床表现以舞蹈动作为主，一些患者也可表现为帕金森病样症状，肌张力障碍常见，主要在口面部及舌部，导致构音障碍和吞咽困难，引起体重下降。认知功能下降和精神症状也较常见。半数患者伴癫痫，也可伴有肌病，表现为进行性远端肌无力和肌萎缩。平均起病年龄30岁左右。头颅MRI有尾状核萎缩。电镜检查外周血发现棘红细胞增多（＞3%）。大部分患者血清肌酸激酶升高。还可伴有周围神经病。致病基因 *VPS13A* 包含74个外显子，突变分布较分散，包括点突变、移码突变、无义突变、剪接突变以及大片段重复缺失。诊断ChAc需要行基因检测，如无条件行基因检测，可基于特征性的临床表现、外周血电镜发现棘红细胞（＞3%）和血脂检测拟诊。男性患者需注意是否为McLeod综合征，后者表型可与ChAc类似。

McLeod 综合征：是神经棘红细胞增多症中一种，临床与ChAc类似，有舞蹈样动作、癫痫、周围神经病和肌病，也有肝酶和肌酶升高。扩张性心肌病和心律失常是该病特征，可能导致突然死亡。为X连锁隐性遗传。

（6）泛素激酶相关的神经变性病（pantothenate kinase-associated neurodegeneration，PKAN）：PKAN 即 Hallervorden-Spatz 综合征，是最常见的 NBIA。典型的 PKAN 临床表现主要为锥体外系症状，包括口面部在内的全身型肌张力障碍，帕金森病样强直，痴呆导致的行为改变以及视网膜色素变性，平均起病年龄为 3～4 岁（0.5～12 岁），进展较快。不典型 PKAN 起病年龄相对晚，平均起病年龄为 13.6 岁（1～28 岁），进展相对较慢，以言语障碍为主要表现，包括重复言语、语言急速和构音障碍，可有舞蹈样动作。角弓反张是 PKAN 特征性表现。头颅 MRI 示检测出铁沉积，表现为 T_2 加权上苍白球内侧中央高信号，伴周围低信号（铁沉积），称为"虎眼征"，是 PKAN 特征性表现，在疾病早期就会出现。

八、治疗

（一）治疗原则

迄今为止，尚无任何治疗措施可延缓 HD 病程进展。多项大规模系统回顾显示 HD 的现有药物干预效果均不明确，因此国际上有关 HD 治疗仍缺少循证指南依据。目前 HD 的临床治疗仍以经验性治疗为主导，主要目标为控制症状、提高生活质量。因 HD 的症状随病程进展而变化，故须适时调整用药方案。多数药物有显著不良反应（尤其对认知功能的影响），应从小剂量滴定，尽量避免多药联合。美国亨廷顿舞蹈病协会（HDSA）的治疗建议是：强调 HD 的综合性治疗，药物治疗应与心理、社会和环境支持相协同，在疾病的不同阶段各有侧重。

1. 早期　此期的重点在于心理教育和社会支持，帮助患者调整心态，接受患病事实，获得对疾病的清楚认识。药物治疗主要针对睡眠问题和精神症状，轻微的运动障碍无需过多干预。

2. 中期　患者的运动障碍日益明显，影响生活，并开始出现人格与行为变化，须借助药物与非药物治疗控制运动与精神症状。

3. 晚期　患者的运动、认知及精神障碍进一步加重，逐渐丧失行走、交谈、进食等各种能力，最终活动不能、肌无力和营养不良而死亡，典型的直接死因为肺炎和心力衰竭。此期患者需要全面监护。由于舞蹈样症状减轻，应停用抗舞蹈病药物，以免加重运动迟缓等症状。

此时患者情绪识别难度增大,可经验性应用抗抑郁药。睡眠障碍可非常显著,需要安眠药的辅助。吞咽困难常见,可采用经皮内镜下胃造口术(PEG)建立肠内营养通道。

(二)运动障碍的治疗

1. **舞蹈样症状** 首先评估症状是否严重影响生活,如干扰自主运动、造成跌倒或引起巨大心理压力。如无上述影响,可暂不予治疗。如需治疗,首选非药物干预,消除加重舞蹈样症状的诱因,如焦虑、抑郁等,创造安静、可控的环境,采取相应防护跌倒等措施。也可考虑使用可能的神经保护药物,如辅酶 Q10、肌酸和米诺环素等。对症治疗常用抗精神病药和多巴胺耗竭剂。第一代抗精神病药,如氟哌啶醇、舒必利,从小剂量开始,逐渐加量,以减少副作用。目前多使用不良反应相对较小的第二代抗精神病药,如奥氮平(olanzapine)、利培酮(risperidone)和喹硫平(quetiapine)。其中奥氮平除可减轻舞蹈样症状外,部分有益于步态障碍、精神症状以及睡眠的改善。近年来,多巴胺耗竭剂丁苯那嗪(tetrabenazine)受到推荐。临床试验表明丁苯那嗪具有较好的控制舞蹈样症状、改善运动能力的效应,不良反应比抗精神病药轻,但也可导致帕金森样症状,加重抑郁和自杀倾向。初次剂量为每日清晨 1 次,12.5mg,1 周后增至每日 2 次,每次 12.5mg,后每周增加 12.5mg/d 的速度,提高剂量以获得最佳耐受。当剂量达 37.5mg/d 以上时,应分为 3 次服用,最大剂量不超过 100mg/d。目前临床治疗舞蹈样症状,首选丁苯那嗪,如患者因抑郁等精神症状严重不能耐受,或用药后疗效不佳,可代之以第二代抗精神病药,其中首推奥氮平。必须注意上述药物应随着病程进展逐渐减量直至停药,因舞蹈样症状在 HD 晚期常消失,继续用药反而会加重其他运动障碍。

2. **肌强直、痉挛与肌张力失常** 常在 HD 晚期出现。治疗常用苯二氮䓬类药物,如氯硝西泮或巴氯芬,可缓解肌强直,但会加重运动迟缓。替扎尼定(tizanidine)对肌痉挛有效。抗帕金森病药物可改善运动迟缓和肌强直,常用金刚烷胺、左旋多巴和卡比多巴或溴隐亭。上述药物均可诱发谵妄,用药数月后可能失效。

3. **肌阵挛、抽搐与癫痫** 多见于青少年 HD。肌阵挛治疗可使用氯硝西泮或丙戊酸盐。抽搐可选抗精神病药、苯二氮䓬类药物或选择性 5-羟色胺再摄取抑制剂(SSRI)。青少年 HD 伴癫痫者首选丙戊酸盐。

4. **其他症状** 夜间磨牙可用肉毒毒素(botulinum toxin)治疗。构音障碍尚无有效对症药物,且可因抗舞蹈病药物的使用而恶化,非药物干预措施包括创造安静的环境、给予患者充足的说话时间,以及借助文字和其他非言语线索以易化沟通。跌倒的预防措施包括药物治疗各种运动障碍,但尽量少用抗精神病药和苯二氮䓬类药物;改善生活环境,如设护栏、避免台阶的使用等,以及对患者坐、立、行和跌倒时的自我防护提供行为训练。

(三)认知障碍的治疗

尚无有效药物治疗 HD 的认知障碍,通常借助心理治疗,如认知行为疗法等加以干预。在疾病早期提前学习认知策略有助于此后出现认知障碍时的积极应对。制订详细而有规律的日常活动计划表可补偿患者的行为组织能力和记忆的衰退,并改善其行为启动困难的症状。针对患者注意力差,指导其改变工作环境,减轻工作负担。HD 患者可出现不同程度的交流障碍,包括语言组织、启动及流畅输出困难,改善措施包括使用简单句、以选择性提问代替开放性提问等。HD 患者常对自身的认知障碍采取否认态度,这种否认是由于大脑额叶与基底节间通路受损所致,可称为"器质性否认"。否认可导致冲动行为,看护者应予以足够重视。

(四)精神障碍的治疗

1. **抑郁** HD 患者的抑郁可采取与其他抑郁症患者相同的药物治疗。首选选择性

SSRI,如西酞普兰、舍曲林、帕罗西汀等。建议从小剂量开始渐增,SSRI 类药物对易激惹、情感淡漠、强迫等精神症状也有一定疗效。其他抗抑郁药有米氮平(mirtazzepine)、文拉法辛(venlafaxine)和奈法唑酮(nefazodone)等。三环类如丙米嗪或阿米替林等也是治疗 HD 患者抑郁的重要药物,因有镇静作用,故常在睡前给药。当抑郁合并妄想、幻觉或显著的情绪激动时,可联合小剂量抗精神病药,如奥氮平和喹硫平等,或劳拉西泮等短效苯二氮䓬类药物。当药物治疗无效时,可采用电休克疗法。

2. **躁狂**　伴有躁狂的 HD 患者常用心境稳定剂治疗。抗惊厥药,如丙戊酸盐或卡马西平,应从小剂量开始渐增。上述药物可能造成肝功能异常和血白细胞减少,用药期间应注意监控。

3. **强迫症状**　可用 SSRI 类抗抑郁药治疗,也可使用前述抗精神病药。

4. **精神分裂样症状**　在 HD 患者少见,一旦发生,可采用前述抗精神病药治疗。

5. **谵妄**　晚期 HD 易发生谵妄,常见原因有药物不良反应(苯二氮䓬类、抗胆碱能药物、酒精和违禁药品等)、脱水、呼吸道或泌尿道感染以及跌倒造成的硬脑膜下血肿。发现并消除致病因素是治疗的关键,小剂量抗精神病药可暂时控制症状。

6. **其他症状**　对于易激惹的 HD 患者,应以识别和消除诱因、创造安静环境和提供情感支持为主,辅以 SSRI 类抗抑郁药、心境稳定剂、小剂量抗精神病药或长效苯二氮䓬类药物(如氯硝西泮)。情感淡漠有时很难和抑郁区分,治疗也可考虑 SSRI 类药物,或者使用精神兴奋药,如哌甲酯(methylphenidate)、匹莫林(pemoline)或右苯丙胺(dextroamphetamine),但后一类药物须警惕易激惹症状的加重。焦虑在 HD 患者中很常见,良好的环境支持可减轻症状,药物治疗以 SSRI 类为主,可谨慎辅以苯二氮䓬类药物,注意防止诱发谵妄和跌倒。也可使用非苯二氮䓬类抗焦虑药,如丁螺环酮(buspirone)。

(五)非特异性症状的治疗

HD 患者多存在睡眠 - 觉醒周期紊乱。睡眠问题可能由抑郁、躁狂等情绪障碍所引发,纠正情绪障碍将有效改善睡眠。可在睡前服用小剂量抗精神病药以控制睡眠中的舞蹈样症状。保持良好的睡眠习惯,固定作息时间和睡眠场所,以及白天积极参加活动以保持清醒,均有助于调整睡眠 - 觉醒周期。可考虑的药物有镇静性抗抑郁药,如曲唑酮。

九、预后

目前尚无阻止或延迟 HD 发展的方法。本病通常持续 10～20 年,女性患者一般病程较长。大约一半患者的死亡与本病无关,自杀在患者死亡中占一定比例。

(柳　竹　苏东宁　冯　涛)

第二十一节　特发性震颤

病例分析

现病史:李××,男,50 岁,因"双手震颤 10 余年"入院。患者入院前 10 余年开始出现双手震颤,持物或活动时明显,静止状态下缓解或消失,偶有出现头部不自主摆动,饮酒时上述症状可有轻度缓解。无肢体僵硬、动作缓慢和行走困难。检查甲状腺功能、铜蓝蛋白、头颅 MRI 等未见异常。症状呈缓慢进行性加重,近 2 年出现明显的书写困难,影响饮水等日常生活。曾前后诊断为"焦虑症"、"帕金森病"等予抗抑郁药物、左旋多巴类制剂治疗无效。症状呈缓慢进行性加重。

既往史:否认高血压、糖尿病等慢性疾病史,无外伤及中毒史。

家族史:其母亲和一个哥哥有类似"上肢震颤"病史,母亲 80 岁和哥哥 52 岁仍健在。

体格检查:体温 36.8℃,脉搏 80 次 /min,呼吸 16 次 /min,血压 120/80mmHg。双眼 K-F 环(-)。

神经系统查体:神志清,脑神经检查未见异常,头部可见轻度震颤,双手可见姿势性和意向性震颤,无明显静止性震颤,书写字体不能清晰辨认。四肢肌张力正常,双侧轮替运动完成好,四肢肌力 V 级,行走姿势步态未见异常。双侧深浅感觉正常存在,四肢腱反射(++),病理反射(-)。

实验室及影像学检查:三大常规、甲状腺功能、铜蓝蛋白、头颅 MRI 均未见异常。肌电图:双上肢做姿势性动作时可见 8Hz 的节律性群放电位。

病史特点

男性,50 岁,慢性起病,缓慢进行性加重。双上肢震颤为主要症状,持物或活动时明显,饮酒症状可轻度缓解。

阳性体征:头部可见轻度震颤,双手可见姿势性和意向性震颤,书写字体不能清晰辨认。无肌张力增高和动作迟缓体征。

辅助检查:双上肢做姿势性动作时可见 8Hz 的节律性群放电位。头颅 MRI:无明显异常。甲状腺功能、铜蓝蛋白、头颅 MRI 均未见异常。

诊断

特发性震颤。

定位诊断:锥体外系:双上肢姿势性和意向性震颤,锥体束征(-)。

定性诊断:神经变性疾病:慢性起病,缓慢进行性加重,头颅 MRI 未见异常。

鉴别诊断

1. 帕金森病　可出现肢体震颤,但以静止性震颤为主,活动后减轻,震颤频率为 4~6Hz,同时伴有动作迟缓和肌张力增高等体征。饮用酒精无效,服用左旋多巴类制剂治疗症状可缓解。

2. 肝豆状核变性　可出现肢体姿势性或动作性震颤,但检查可发现双眼 K-F 环阳性,实验室检查可发现铜蓝蛋白水平下降,头颅 MRI 可提示基底节等部位异常信号。

3. 小脑性震颤　主要为上肢和下肢的意向性震颤,常伴有小脑的其他体征,如共济失调、轮替运动异常、辨距不良等。

4. 甲状腺功能亢进　可出现肢体姿势性或动作性震颤,但实验室检查可发现甲状腺功能异常。

5. 焦虑症　可出现肢体震颤,但常伴有心烦、失眠等焦虑症状,肌电图提示震颤无明显的节律性。

治疗

入院后完善相关检查,健康宣教,加强肢体康复训练,给予盐酸阿罗洛尔片 5mg 2 次 /d,第二周无明显副作用开始增量至 10mg 2 次 /d,治疗 2～3 周后头部和双上肢震颤稍有轻度缓解。

处理方案及理由:患者入院后,为进一步明确诊断,详细询问病史及体格检查,完善相关辅助检查,其中神经系统查体和肌电图检查具有一定的临床诊断和鉴别诊断价值。后小剂量加用 β 受体拮抗剂(盐酸阿罗洛尔片),观察一周无心率明显减慢等副作用,增量至 10mg 2 次 /d 维持治疗,同时进行肢体精细动作的康复训练,治疗 2～3 周后患者头部和双上肢震颤稍有轻度缓解。

要点与讨论

特发性震颤(ET)也称原发性震颤,是一种常见的运动障碍性疾病,临床上以上肢远端的姿势性或动作性震颤为特点,可伴有头部、口面部或声音震颤,无肢体肌张力增高及动作迟缓。多数病例震颤在饮酒后暂时消失,但次日加重。ET 在 65 岁以上人群中的患病率是 4.6%,95 岁以上人群中的患病率可能高达 21.7%,男性的患病率高于女性。该病进展缓慢,患者在疾病早期震颤可以短时间内自我控制,对活动的影响不明显。在发病 10～20 年后会影响活动,随年龄增长严重程度增加,以致出现书写、饮食、穿衣和言语等日常活动的能力受损。

遗传因素是 ET 发病的重要因素。家族性震颤发病年龄比散发病例早,提示早发的 ET 更容易受遗传易感性的影响,遗传易感性能明显影响临床亚型特征。然而,目前导致 ET 的基因仍未明确,其发病可能与染色体 3ql3.1 上的 *FET1* 或 *ETM1* 基因,染色体 2p22-p25 上的 *ETM2* 基因,以及 *etm1231*、*APOB*、*DRD3*、*LINGO1* 等基因有关。

本病的确切发病机制仍不清楚,病理解剖没有特异性改变,异常振动的中枢神经系统起源位置尚不清楚,因此推测中枢性振荡器被外周反射增强或抑制,导致异常调节震颤的产生和震颤幅度的改变。

ET 诊断为临床上的难点,目前常用的临床诊断标准为 1998 年美国国立卫生研究院 ET 协会诊断标准和 2009 年中国 ET 的诊断标准,2018 年国际帕金森病和运动障碍学会震颤工作组共识声明对 ET 诊断做了如下补充说明。ET 诊断:①表现为双上肢运动性震颤的孤立性震颤综合征;②至少 3 年病程;③可伴或不伴有其他部位的震颤(如头部、声音或下肢);④没有其他神经系统体征:如肌张力障碍、共济失调或帕金森综合征。ET 综合征诊断:指具有 ET 特征的震颤及伴有其他神经系统体征,如蹒跚步态(直线连足行走)障碍、可疑的肌张力障碍样姿势、记忆障碍,或其他轻度异常的神经系统体征但不足以确立其他综合征分类或诊断。ET 伴静止性震颤也归为此类。ET 的诊断主要基于病史和神经系统体格检查,其他的辅助检查仅用于参考和鉴别诊断。

ET 药物疗效不显著,早期致残性不高的患者可无需治疗。普萘洛尔 - 阿罗洛尔和扑米酮是治疗 ET 的首选初始用药,当单药治疗无效时可联合应用;A 型肉毒毒素多点肌内注射可能对头部或声音震颤患者有效;手术治疗则适用于症状严重、药物难治性的患者。

特发性震颤(essential tremor,ET)也称原发性震颤,是一种常见的运动障碍性疾病,临床上以上肢远端的姿势性或动作性震颤为特点,可伴有头部、口面部或声音震颤,30%～50% 的 ET 患者有家族史 - 震颤在注意力集中、精神紧张、疲劳、饥饿时加重,多数病例在饮酒后暂时消失,次日加重,这也是 ET 的临床特征。

　　ET 的病因尚不明确,直到意大利锡耶纳大学的医学教授 Pietro Burresi 在 1874 年首次提出该病,这种震颤才开始受到关注。他描述了一例 18 岁男性患者,该患者在进行随意运动时有严重上肢震颤和头部震颤。尽管 ET 的震颤幅度随年龄增长,频率却随年龄下降。ET 的震颤是典型的姿势性或者动作性震颤,频率波动在 4～10Hz 之间。传统观点认为 ET 是良性、家族遗传性、单症状性疾病,但目前认为 ET 是缓慢进展的、可能与家族遗传相关的复杂性疾病。

　　过去 ET 被称为"良性震颤"以提示其良好的预后,但现在认为 ET 可产生显著的生理及心理损害。在一项基于人群的纵向前瞻性研究中,发现 ET 患者死亡率上升,估计危险比为 1.59(95% CI 1.11～2.27,$p < 0.01$)。一项基于流行病学的荟萃分析研究显示 ET 患病率在 0.01%～20.5% 之间,但是平均患病率是 0.9%。在 65 岁以上人群中的患病率是 4.6%,95 岁以上人群中的患病率可能高达 21.7%,男性的 ET 患病率高于女性。在一项流行病学研究中,曼哈顿上区共 1056 例无痴呆的 65 岁老人中,有 108 例(10%)报道存在震颤,通过神经系统检查确认了 8.3% 存在静止性震颤,17.6% 存在动作性震颤,帕金森病和 ET 的患病率估算分别为 3.2% 和 10.2%。土耳其梅尔辛省的一项针对 40 岁以上人群的上门调查中发现 ET 患病率为 4%。在另一项基于人群的调查中,共纳入西班牙中部 5278 例 65 岁及以上老人,平均随访 3.3 年,得到校正后的年发病率为 616/100 000,在 83 例发病的病例中,有 64 例(77.1%)之前从未被诊断,只有 4 例(4.8%)正在服用抗震颤药物。这些流行病学研究显示,ET 的患病率与发病率高于过去所认为的平均水平。

一、病因及分类

　　遗传因素是 ET 发病的重要因素。家族性震颤发病年龄比散发病例早,提示早发的 ET 更容易受遗传易感性的影响,遗传易感性能明显影响临床亚型特征。ET 的临床异质性提示其可能存在不同的亚型。Louis 等学者发现,起病较晚(60 岁以上发病)和没有头部震颤的患者与较年轻起病和存在头部震颤的患者相比,进展更快。他们随后还发现,头部震颤在女性出现的频率比男性多 4 倍。下颌震颤可见于 7.5%～18% 的 ET 患者,与发病较晚、更严重的手臂动作性震颤以及头部、声音震颤的出现有关。在一项纳入 34 例伴有声音震颤受试者的研究中,93% 为女性而且声音震颤通常开始于 70 岁。

　　年龄 20 岁和 60 岁为 ET 发病的两个高峰。无论性别或者有无伴发肌张力障碍、帕金森综合征均如此。早发型(小于 30 岁)ET 患者与晚发型(大于 40 岁)ET 相比,手部受累更常见,伴发肌张力障碍的可能性更大,对酒精反应性更好。在有震颤家族史和无震颤家族史的 ET 患者之间没有显著的临床特征差异。老年发病的 ET 患者有时也被称为老年性震颤,与青年发病患者相比倾向于有更快的疾病进展以及更多的退变性病变。亚组间(早发型 vs 晚发型、遗传性 vs 散发性、轻度 vs 重度、低频率 vs 高频率)相对缺乏重要差异,提示 ET 是一种伴有多种临床表型的单一疾病。

遗传学:

　　ET 又称为家族性震颤,约 60% 患者有家族史。在多个 ET 家族未发现跨代现象,性别分布平衡,一般认为这是常染色体显性遗传,在 65～70 岁前完全外显,也有报道不完全外显和散发病例,散发者和有遗传者临床特征完全一致,通常认为是同一疾病,但目前尚未确定相关基因异常。ET 发病年龄的双峰特征提示可能存在两个不同的异常基因。据文献报道,震颤家族史可见于 17%～100% 的 ET 患者,数据差异如此之大的原因是,除非所有的有症状和无症状家族成员均被检查,否则受累亲属的数目是不会明确的。亲属中出现震颤,常常会错误地归因为老龄、压力、神经质、帕金森病、酒精中毒或伴随的疾病和药物所致。

虽然 ET 的遗传起源已被广泛认可,但是导致 ET 的基因仍未明确。Gulcher 等对 16 个冰岛 ET 家族进行基因组扫描,这些家族共有 75 例亲属为"确诊 ET",研究结果确定了遗传性 ET 基因的一个标志物,染色体 3ql3.1 上的 *FET1* 或 *ETM1* 基因。对一个大型捷克 - 美国家系的分析确定了 ET 与染色体 2p22-p25 上的 *ETM2* 基因位点的关联。另一项研究发现,2个"单纯"ET 家族和 1 个 ET- 帕金森 - 肌张力障碍家族也映射到了同一个基因位点。基于遗传多样性 ET 人群的研究,基因位点已被局限于 2p24.1,同时 *etm1231* 和 *APOB* 基因位点之间的一段 192 千碱基的片段为候选基因片段。*HS1-BP3* 基因的错义突变(828C-G)在 2个美国 ET 家系中被确定,而在 150 例对照(300 个染色体)中并未有此种突变。828C-G 突变导致了 H81-BP3 蛋白(A265G)中 1 个甘氨酸被替换为丙氨酸残基,H81-BP3 蛋白正常情况下在运动神经元和浦肯野细胞中高表达,并能调节酪氨酸和色氨酸羟化酶的 Ca^{2+}/ 钙调蛋白依赖性蛋白激酶的激活。

然而在另一项 ET 患者和配对对照组研究显示变异型未必是 ET 致病原因,可能只是 *HS1-BP3* 基因多态性的表现。在 2 个 ET 家系中发现 ET 与染色体 6 p23 相关,且 LOD 值范围为 1.265～2.983,但仍需要进一步深入研究来明确是否这只是代表了易感性,或者这一基因区中包含了致病基因。D_3 受体基因(*DRD3*)定位于染色体 3913.3,其编码区的变异已被发现与一项病例 - 对照研究和部分家系中的 ET 有关。对来自法国和北美家系的全基因组扫描发现 *DRD3* 基因的 Ser9Gly 变异型可增加多巴胺亲和力 4～5 倍,产生功能增益异常,增高的 cAMP 多巴胺介导反应性和延长的有丝分裂相关蛋白激酶(MAPK)信号证实了这一结果。对西班牙人和法国人 ET 的研究发现,*DRD3Gly* 基因与 ET 风险增加和发病年龄相关。然而,这种变异并未在大部分亚洲和意大利 ET 患者中发现,且部分研究否定基因在 ET 发病机制中的作用。当 452 例 ET 患者和 14 378 例对照组受试者的全基因组扫描相比较时,染色体 15q24.3 上 *LINGO1* 基因的内含子 3 上的一个标志物,被发现与 ET 显著相关。在几项大型的欧洲和美国人群研究中,一个 G 等位基因的携带者优势比值平均为 1.55,$p=10^{-9}$,携带两个 G 等位基因的其优势比值增高至 2.4。基于以上结果和等位基因的分布频率,此变异的人群归因危险度为 20%。另一项涉及北美人群的研究证实,*LINGO1* rs9652490 基因和原发性震颤($p=0.014$)、帕金森病($p=0.0003$)之间存在重要关联,再次说明 *LINGO1* 基因变异能增加 ET 风险,并能为 ET 和帕金森病之间的基因联系提供证据。此外,EK Tan 等研究发现,在亚洲 ET 患者中,*LINGO1* 等位基因 G 的标志物 rs9652490 出现频率稍高。*LINGO1* 基因可能是潜在致病因素,因为其涉及轴索再生,当它发生突变时可能导致浦肯野细胞轴索梭形肿胀;上述改变与 ET 患者尸解大脑中所发现的相似。

在一个常染色体显性遗传帕金森病家系中,另一个 ET 标志物被定位于染色体 4p14-p16.3(MIM 168601)。这个家系之后被发现存在 α- 突触核蛋白(SNCA)三重化,这个 SNCA 三重化与帕金森综合征无关,但是与姿势性震颤有关联。这表明姿势性震颤是一个巧合的发现。由于不是所有家系都定位于三个已知位点(ETM1、ETM2 或者 4p 位点),因此遗传性震颤不仅有标志性的表型,也可能有遗传异质性,而另外的基因位点将在不久被确定。除常染色体显性遗传以外的模式应该考虑在内,包括易感基因和环境危险因素之间的相互作用。俄国神经病学家 Minor 不仅提出了年龄越大越容易患有 ET,还提出震颤者也存在长寿因素的观点。为了支持后一假说,他提供了 52 例"遗传性震颤"并长寿的病例的描述,长寿的界定是患者父母和祖父母均超过 70 岁。对照组由 11 例帕金森综合征病例组成,而没有一例长寿。然而作者并没有描述 ET 家族中存在震颤的成员是谁,也没有提供帕金森患者的任何详细资料(临床特征、受试者和亲属年龄)。Jankovic 和 Beach 等发现 ET 患者的父母若存在震颤(假定为 ET),其平均生存时间较无震颤父母长 9.2 年,这也支持 ET 患者较对照人群长寿的临床观察。遗传性震颤与生存期显著增加的关系,提示遗传性震颤可给予一些抗老龄化作用。ET 患者可能有一种基本的人格特质,能鼓励促进长寿的饮食、职业和运动习惯,少量饮酒来缓解震颤可能会延长寿命;震颤本身可以被看作一种运动形式,对一般健康状况会有长期的有利影响。

尽管关于 ET 是基因起源已有充分的证据,一些研究者提出环境因素可能也起到一定作用,这是因为在单卵双生子中患病一致性只有 60%。然而在另一项纳入丹麦双胞胎登记处的 92 对 ET 双胞胎的研究中,发现在单卵双胞胎中共同患病率为 93%,双卵双胞胎中为 29%。

二、病理生理学

本病的确切发病机制仍不清楚。其产生可能是外周肌梭传入和中枢自律性振荡器共同作用的结果。丘脑腹中间核(ventro-intermediate nucleus,VIM)是接受本体感觉传入的核,其神经元节律性爆发性放电活动可能起了关键作用,无论神经电生理记录还是立体定向手术均证实了这一点。用氧(^{15}O)标记的 CO_2 进行 PET 研究发现,选择性双侧小脑、下橄榄核代谢功能亢进。用功能性磁共振(fMRI)显示患肢对侧皮质运动和感觉区、苍白球、丘脑活动增强,双侧齿状核、小脑半球和红核活动亢进。这些提示震颤的产生是丘脑和运动皮质至脊髓通路的小脑－橄榄核环路震荡的结果。因为病理解剖没有特异性改变,异常振动的中枢神经系统起源位置尚不清楚,因此推测中枢性振荡器被外周反射增强或抑制,导致异常调节震颤的产生和震颤幅度的改变。

三、临床表现

ET 可在任何年龄起病,起病年龄的分布为双峰特征,即在 20～30 岁和 50～60 岁这两个年龄段。震颤发病年龄与病情发展无关,大多数学者认为该病始终缓慢进展,从无缓解。震颤造成劳动力丧失开始于发病 10～20 年之后,发生率随着病程和年龄的增长而增加。

患者典型的临床表现是震颤,多数为唯一症状,偶有报道伴有语调和轻微步态异常。患者通常首先由上肢开始,主要影响上肢,也可以影响头、腿、躯干、发声和面部肌肉。表现为姿势性震颤,可同时含有运动性、意向性或静止性震颤成分。震颤可能在指向目的的运动中加重。典型的震颤频率为 4～8Hz。起病时频率可为 8～12Hz,随着病程和年龄的增加,频率逐渐降低,幅度逐渐增加。

患者在疾病早期震颤可以短时间内自我控制,对活动的影响不明显。在这阶段姿势性震颤是反射性的,迅速出现,仅持续数秒。随着震颤幅度的增加,常难以控制,甚至影响工作。即使严重的震颤也常有波动,有时在维持姿势时可以暂时消失。震颤幅度、频率在不同动作、维持不同姿势时常会变动。一般认为特发性震颤是双侧上肢对称起病,也可单侧上肢起病。一旦上肢影响后常向上发展至头、面、舌、下颌部。累及躯干和双侧下肢者少见,仅在病程的晚期出现,而且程度比上肢轻。

典型症状是手的节律性外展、内收样震颤和屈伸样震颤,而搓丸样震颤(类似于帕金森病)十分少见。书写的字可能变形,但不会表现为写字过小。另一个常影响的部位是头颈部肌肉群,头部、舌或发声肌均可累及,表现为患者手部严重的姿势性震颤和头部震颤,包括垂直的"点头"运动和水平的"摇头"运动。软腭、舌的震颤会导致发声困难。ET震颤累及的部位详见表9-23。

震颤在发病10～20年后会影响活动,随年龄增长严重程度增加,以致出现日常活动的能力受到损害,包括书写、饮水、饮食、穿衣、言语和操作。年龄增长震颤幅度越大,影响活动能力也越大。性别对震颤的影响无差异。许多因素都可以影响震颤。饥饿、疲劳、情绪激动和温度(高热、热水浴)等会加重震颤。与大多数不自主运动一样,特发性震颤在睡眠时缓解,也有个别报道,震颤在潜睡中仍然持续存在。

特发性震颤对乙醇(酒精)的反应是特征性的。许多患者即使只摄取少量乙醇就可减少震颤。42%～75%患者饮酒后震颤减轻,但只是暂时的,一般维持2～4小时,第二天震颤反而加重。很少有报道乙醇对其他类型的震颤有类似作用,乙醇是通过中枢起作用的。

表 9-23　ET 患者震颤部位分布

部位	单一部位(例)	合并部位(例)	总计(%)
手	145	169	314(89.7)
头	24	119	143(40.8)
声音	1	61	62(17.4)
下肢	1	47	48(13.7)
下颌	1	24	25(7.1)
面部	0	8	8(2.9)
躯干	1	5	6(1.7)
舌	0	5	5(1.4)
直立性	0	2	2(0.6)

Jankovid.Neurology,1991,41:234-238.

四、特发性震颤和帕金森病之间的关系

ET 和帕金森病(Parkinson disease,PD)是两种不同的运动障碍疾病。据报道,ET 可以伴发帕金森病甚至其他运动障碍疾病的可能。在 ET 中,帕金森病的发病率比正常对照人群高得多,即使在大于 60 岁的 ET 患者中,帕金森病的危险度是同年龄组的随机人群的 24 倍。姿势性震颤在包括帕金森病在内的许多运动障碍疾病中很常见,甚至是早期唯一的症状,如果缺乏严格的诊断标准会导致误诊为 ET。据报道,约 5% 的 ET 患者在发病 10～20 年后会转换成帕金森病,甚至在一些家系研究中发现 ET 和帕金森病可能有遗传相关性,享有共同的遗传倾向性。来自古巴的一个表现为帕金森综合征和 ET 的大型家系研究中,帕金森综合征与染色体 19p 13.3-q12 上的一个标记相关联,但不与 ET 共分离。ET 伴发帕金

森病有时难以识别。虽然静止性震颤可以见于进展期 ET 患者,但它也可以是共存的帕金森病的初始临床表现。见于许多帕金森病患者的姿势性震颤也可能是增强的生理性震颤或共存的 ET。研究发现,高频率的 263bp *NACP-Repl* 等位基因多态性,不仅见于帕金森病患者(比值比 3.86),也见于 ET 患者(比值比 6.42),但未见于亨廷顿病,支持帕金森病和 ET 向存在基因关联。ET 和帕金森病可能相关联的进一步证据是 ET 患者也有帕金森病患者中常见的嗅觉减退,虽然程度轻于帕金森病患者。一项研究发现,ET 患者与没有 ET 者相比,有更高的倾向出现神经安定剂诱发的帕金森综合征。除了遗传因素,环境因素可能会影响 ET 的出现以及其与帕金森病的关系。例如,重度吸烟已经发现与帕金森病和 ET 的低风险相关。一旦 ET 的遗传基础和病理生理机制明确后,关于 ET 和帕金森病之间可能存在关联的争议就会被澄清。ET 和帕金森病之间的关系及鉴别见图 9-14。

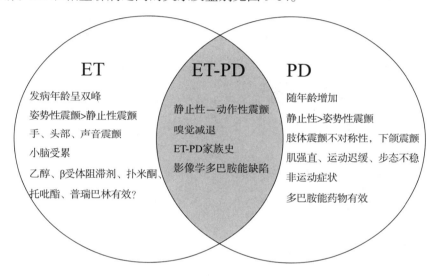

图 9-14　ET 和帕金森病之间的关系

此外,据报道 6.6%～47% 的 ET 患者存在肌张力障碍,ET 的基因突变和某些肌张力障碍疾病也存在关联。姿势性震颤在肌张力障碍中也很普遍,特别是书写痉挛,在肌张力障碍患者中也有 7%～23% 可伴发 ET,痉挛性斜颈可常伴有头部和躯干震颤表现。

五、辅助检查

ET 除震颤外,神经系统检查通常是正常的。辅助检查可以排除其他疾病,主要包括铜蓝蛋白、头颅 MRI、肌电图以及多巴胺转运体 PET 或 SPECT 显像等。

(1)肌电图:可记录到 4～8Hz 的主动肌－拮抗肌同步化连续发放活动,另有约 10% 患者表现为主动肌－拮抗肌交替收缩,单运动单元分析显示电冲动是集合性或同步化的。震颤发作期间募集相中新募集的运动单元有异常高的瞬间 20～50Hz 放电频率。

(2)多巴胺转运体 PET 或 SPECT 显像:ET 患者多巴胺转运体 PET 或 SPECT 显像基本正常,可作为与帕金森病鉴别的重要辅助检查。然而,一项基于多巴胺转运体示踪剂 SPECT 显像研究发现,小部分 ET 患者双侧纹状体平均示踪剂摄取值轻度低于正常对照组受试者,但差异无统计学意义。

（3）中脑超声检查：一项超声研究发现，ET 患者中有 16% 的受试者表现为黑质高回声，而在正常对照中此比例是 3%，在帕金森病患者中此比例是 75%。这一结果提示 ET 和黑质退变之间的关系。虽然这一现象并没有被所有研究所证实，但是中脑黑质超声中轻微增高的高回声进一步支持部分 ET 患者可能会进展为帕金森综合征的观点。

六、诊断

1. ET 的诊断是基于患者临床症状和排除类似的疾病。1998 年美国国立卫生研究院 ET 协会诊断标准详见表 9-24。

表 9-24　1998 年美国国立卫生研究院 ET 协会诊断标准

确诊 ET
1. 双侧手臂震颤，伴有至少一侧手臂震颤幅度评分为 2+ 级，另一侧为 1+ 级；
或者
2. 突出的头颈震颤，震颤幅度评分 2+ 级，伴有至少一侧手臂震颤幅度为 1+ 级；头部震颤是节律性的、无优势方向、无颈部肌肉不对称性
3. 排除明显的震颤继发性原因例如生理性、药物诱导性、腓骨肌萎缩症（CMT）、慢性炎性脱髓鞘性多发性神经根病（CIDP）、PD，允许合并肌张力障碍

很可能的 ET
1. 1+ 级双侧手臂震颤
或者
2. 2+ 级的孤立性头颈震颤
或者
3. 明确的 ET 病史
4. 排除明显的震颤继发性病因例如生理性、药物诱导性、CMT；允许合并肌张力障碍；如果之前有明确的 ET 病史，也可以合并 PD

可能的 ET
1. 1+ 级孤立性头颈震颤
2. 任务 / 位置特异性手部 / 手臂震颤
3. 单侧手臂震颤
4. 直立性震颤

震颤分级：
0 级　无震颤
1 级　轻度（不易察觉）
2 级　中度，可察觉，非致残（幅度＜ 2cm）
3 级　明显，部分致残（幅度 2～4cm）
4 级　严重，大幅度，致残性（幅度＞ 4cm）

2. 2009 年中华医学会神经病学分会帕金森病及运动障碍学组制定了中国 ET 的诊断标准（表 9-25）：

表 9-25 2009 年中华医学会 ET 诊断标准

1. 核心诊断标准
(1)双手及前臂明显且持续的姿势性和/或动作性震颤
(2)不伴有其他神经系统体征(齿轮现象和 Froment 征除外)
(3)可仅有头部震颤,但不伴有肌张力障碍

2. 支持诊断标准
(1)病程超过 3 年
(2)有阳性家族史
(3)饮酒后震颤减轻

3. 排除标准
(1)存在引起生理亢进性震颤的因素
(2)正在或近期使用过致震颤药物或处于撤药期
(3)起病前 3 个月内有神经系统外伤史
(4)有精神性(心理性)震颤的病史或临床证据
(5)突然起病或病情呈阶梯式进展恶化

中华医学会神经病学分会帕金森病及运动障碍学组制定

3. 2018 年国际帕金森病和运动障碍学会震颤工作组共识声明对 ET 诊断做了补充说明(表 9-26)。

表 9-26 2018 年国际帕金森病和运动障碍学会震颤工作组 ET 共识声明

1. ET
(1)表现为双上肢运动性震颤的孤立性震颤综合征
(2)至少 3 年病程
(3)可伴或不伴有其他部位的震颤(如头部、声音或下肢)
(4)没有其他神经系统体征:如肌张力障碍、共济失调或帕金森综合征

2. ET 叠加综合征
指具有 ET 特征的震颤及伴有其他神经系统体征,如踵趾步态(直线连足行走)障碍、可疑的肌张力障碍样姿势、记忆障碍,或其他轻度异常的神经系统体征但不足以确立其他综合征分类或诊断。ET 伴静止性震颤也归为此类

3. 排除 ET 和 ET 叠加综合征标准
(1)孤立性局灶性震颤(声音,头部)
(2)频率 > 12 Hz 的直立性震颤
(3)任务和位置特异性震颤
(4)突然发生和呈阶梯式进展恶化

中华医学会神经病学分会帕金森病及运动障碍学组制定

七、鉴别诊断

主要与下列疾病相鉴别：生理性震颤、精神心理性震颤、帕金森病震颤、小脑性震颤、肌张力障碍性震颤、红核性震颤、原发性直立性震颤、肝豆状核变性性震颤、内科系统疾病（如甲状腺功能亢进、肝性脑病等）引起的震颤等。

1. 帕金森病震颤　主要为静止性震颤，可合并动作性震颤，手部搓丸样震颤和下肢静止性震颤是帕金森病的典型表现。除震颤外，帕金森病患者常伴有动作迟缓、肌强直、姿势步态异常等。震颤对多巴胺能药物疗效显著，多巴胺转运体 PET 或 SPECT 显像可提示黑质 - 纹状体多巴胺能神经元显著减少。

2. 小脑性震颤　主要为上肢和下肢的意向性震颤，常伴有小脑的其他体征，如共济失调、轮替运动异常、辨距不良等，而 ET 患者通常不伴有小脑症状。

3. 精神心理性震颤　多在有某些精神因素如焦虑、紧张、恐惧时出现，与 ET 相比，其频率较快（8～12Hz）但幅度较小，有相应的心理学特点，去除促发因素症状即可消失。

八、治疗

大多数特发性震颤患者仅有轻微的震颤，疾病进展缓慢，不影响日常生活，可无需治疗。只有 0.5%～11.1% 患者需要治疗，其中不足 50% 患者用药物能很好地控制症状，其余患者对药物不敏感，药物治疗效果不佳可考虑肉毒毒素注射或立体定向手术治疗。

（一）治疗原则

ET 的治疗分为药物（口服药物及 A 型肉毒毒素）和手术治疗。其治疗原则为：

1. 轻度震颤无需治疗；
2. 轻到中度患者由于工作或社交需要，可选择事前半小时服药以间歇性减轻症状；
3. 影响日常生活和工作的中到重度震颤，需要药物治疗；
4. 药物难治性重症患者可考虑手术治疗；
5. 头部或声音震颤患者可选择 A 型肉毒毒素注射治疗。

根据循证医学的 A、B、C 级推荐水平，结合我国的实际情况，将治疗 ET 的药物分为一线、二线和三线用药。其中一线药物有普萘洛尔、阿罗洛尔、扑米酮；二线药物有加巴喷丁、托吡酯、阿普唑仑、阿替洛尔、索他洛尔、氯硝西泮；三线用药有氯氮平、纳多洛尔、尼莫地平、A 型肉毒毒素、普萘洛尔、阿罗洛尔和扑米酮是治疗 ET 的首选初始用药，当单药治疗无效时可联合应用；A 型肉毒毒素多点肌内注射可能对头部或声音震颤患者有效；手术治疗则适用于症状严重、药物难治性的患者。

（二）药物治疗

1. 一线推荐用药

（1）普萘洛尔（propranolol）：是非选择性肾上腺素 β 受体拮抗剂，为经典的一线治疗药物。从小剂量开始（10mg/ 次，每天 2 次），逐渐加量（5mg/ 次）至 30～60mg/d 即可有症状改善，一般不超过 90mg/d；标准片每日口服 3 次，控释片每天 1 次，早晨服药。能有效减小 50% 的肢体震颤幅度（频率并不降低），但对轴性震颤如（头部、声音等）的疗效欠佳。大多数副作用是相应的肾上腺素 β 受体拮抗作用，常见的有脉率降低和血压下降，但 60 次 /min 以上的心率基本都能耐受，用药期间应密切观察心率和血压变化，如心率＜ 60 次 /min 可考虑减量，＜ 55 次 /min 则停药；其他少见不良反应包括疲乏、恶心、腹泻、皮疹、阳痿和抑郁等。

不稳定性心功能不全、高度房室传导阻滞、哮喘、胰岛素依赖型糖尿病等相对禁忌。

（2）扑米酮（primidone）：是常用的抗癫痫药物。一般从每晚 25mg 开始，逐渐加量 25mg/ 次，有效剂量在 50～500mg/d，一般 250mg/d 疗效佳且耐受性好。为了减少嗜睡副作用，建议晚上睡前服药。对于手部震颤疗效显著，可减小 50% 的震颤幅度。在用药早期，急性副作用（包括眩晕、恶心、呕吐、行走不稳、嗜睡、急性毒性反应等）的发生率相对较高，大部分不良反应几天后会逐渐减弱或达到耐受。

（3）阿罗洛尔（arotinolol）：具有 α 及 β - 受体阻断作用（其作用比大致为 1：8）。口服剂量从 10mg，每天 1 次开始，如疗效不充分，可加量至每天 2 次，10mg/ 次，最高剂量不超过 30mg/d。可减少姿势性震颤和动作性震颤的幅度，疗效与普萘洛尔相似。与普萘洛尔相比，阿罗洛尔的 β 受体拮抗活性是其 4～5 倍，且不易通过血脑屏障，对于无法耐受普萘洛尔的患者可考虑给予该药治疗。不良反应有心动过缓、眩晕、低血压等。用药期间应密切观察心率和血压变化，如 60 次 /min 以下或有明显低血压应减量或停药。

2. 二线推荐用药

（1）加巴喷丁（gabapentin）：是 γ - 氨基丁酸的衍生物，属于新型的抗癫痫及抗神经痛药物。起始剂量 300mg/d，有效剂量为 1200～3600mg/d，分 3 次服用。单药治疗可缓解症状，疗效可能与普萘洛尔相似，作为其他药物的添加治疗并不能进一步改善症状。不良反应：困倦、恶心、头晕、行走不稳等。

（2）托吡酯（topiramate）：是新型抗癫痫药物，具有阻滞钠通道、增强 γ - 氨基丁酸活性的作用。起始剂量为 25mg/d，以 25mg/ 周的递增速度缓慢加量，分 2 次口服，常规治疗剂量为 100～400mg/d。疗效略逊于前 4 种药物，但在一定程度上能改善各类震颤。不良反应有食欲减退、体重减轻、恶心、感觉异常、认知功能损害（尤其是语言智商）等。

（3）阿普唑仑（alprazolam）：是短效的苯二氮䓬类制剂。起始剂量为 0.6mg/d，多数每天 3 次给药，有效治疗剂量为 0.6～2.4mg/d。能够减少 25%～34% 的震颤幅度，可用于不能耐受普萘洛尔、阿罗洛尔和扑米酮的老年患者。不良反应：过度震惊、疲劳、反应迟钝等，长期使用可出现药物依赖性。

（4）阿替洛尔（atenolol）：是选择性 β1 受体拮抗剂。50～150mg/d 可以缓解症状。适用于不能使用 β2 及非选择性受体拮抗剂的哮喘患者。该类选择性 β1 受体拮抗剂的疗效逊于非选择性受体拮抗剂。不良反应：头晕、恶心、咳嗽、口干、困倦等。

（5）索他洛尔（sotalol）：是非选择性 β 受体拮抗剂。80～240mg/d 可以缓解症状。其肾上腺素能 β 受体拮抗剂的疗效仅次于普萘洛尔和阿罗洛尔。

（6）氯硝西泮（clonazepam）：是苯二氮䓬类制剂。起始剂量为 0.5mg/d，有效治疗剂量为 1～6mg/d。能有效减少动作性震颤幅度。不良反应有头晕、行走不稳、过度镇静等，长期使用可出现药物依赖性。

3. 三线推荐用药　非选择性 β 受体拮抗剂纳多洛尔（nadolol）120～240mg/d 或钙离子拮抗剂尼莫地平（nimodipine）120mg/d 或非经典抗精神病药物氯氮平（clozapine）25～75mg/d，对改善肢体震颤可能有效。氯氮平有致粒细胞减少和心律失常的副作用，仅在其他药物治疗无效的情况下才考虑应用，且使用期间要监测血常规和心电图。相比口服药，A 型肉毒毒素在治疗头部、声音震颤方面更具优势，且同样可用于肢体震颤的治疗。单剂量 40～400IU 药物可减少上肢的震颤幅度，手指无力、肢体僵硬感是最常见的副作用；0.6IU 的软腭注射可治疗声音震颤，但可能出现声音嘶哑和吞咽困难等副作用。A 型肉毒毒素治疗难治性震颤属对症治疗措施,通常 1 次注射疗效持续 3～6 个月,需重复注射以维持疗效。

(三)手术治疗

ET 手术治疗方法主要包括立体定向丘脑毁损术和脑深部电刺激术(deep brain stimulation，DBS),两者都能较好地改善震颤。双侧丘脑损毁术出现构音障碍和认知功能障碍概率较高,同时会增加术中及术后的风险,因此不建议用于临床治疗。而 DBS 具有低创伤性、可逆性、可调控性的特点,是药物难治性重症 ET 患者的首选手术治疗方法;其副作用包括感觉异常、局部疼痛、构音障碍、平衡失调等,部分通过改变刺激参数可以使之得到纠正。磁共振引导下聚焦超声术(magnetic resonance guided focused ultrasound，MRgFUS)是一种精确聚焦脑内核团发生热损害的安全、有效、低侵入性的外科手术方式,2016 年被 FDA 批准用于治疗药物无效的 ET,手术费用比 DBS 便宜。但是,该疗法在应用于临床之前有许多问题需要解决,包括理想的手术适应证患者的选择,以及治疗过程中患者的管理等。

九、预后

ET 发病年龄与预后无关,震颤的严重度与死亡率无关。虽然特发性震颤常冠以"良性",大部分患者长期或终生处于稳定状态,但部分严重的震颤患者会导致活动困难,减少社会交往活动,最终丧失劳动力,生活自理困难。这种情况一般在起病数十余年后发生,发生率随年龄增长而上升。可能有多达 15% 的患者因丧失劳动能力提前退休。

(冼文彪 陈 玲)

参考文献

1. 中华医学会神经病学分会帕金森病及运动障碍学组.中国帕金森病治疗指南(第三版).中华神经科杂志,2014,43(6):428-433.

2. 贾建平,陈生弟.神经病学.第 7 版.北京:人民卫生出版社,2013.

3. 熊念,孙圣刚.帕金森病运动并发症发生机制的研究进展.中国现代神经疾病杂志,2013,13(8):656-662.

4. Braak H, Ghebremedhin E, Rüb U, et al. Stages in the development of Parkinson's disease-related pathology. Cell & Tissue Research, 2004, 318(1): 121.

5. Bilgiç B, Hanağası H A, Emre M. Parkinson's Disease Dementia//Heinz Reichmann. Neuropsychiatric Symptoms of Movement Disorders. Springer International Publishing, 2015: 292-298.

6. Solla P, Cannas A, Mulas C S, et al. Association between fatigue and other motor and non-motor symptoms in Parkinson's disease patients. Journal of Neurology, 2014, 261(2): 382-391.

7. 孙振晓,孙宇新,于相芬.迟发性运动障碍的研究进展.中国执业药师,2016(3):34-41.

8. Wenning GK, Colosimo C. Multiple system atrophy. LancetNeurol, 2004, 3: 93.

9. Köllensperger M, Geser F, Ndayisaba JP, et al Presentation, diagnosis, andmanagement of multiple system atrophy in Europe: final analysis of the Europeanmultiple system atrophy registry. Mov Disord, 2010, 25: 2604.

10. Höglinger GU, Respondek G, Stamelou M, et al. Clinical diagnosis of progressive supranuclear palsy: the Movement Disorder Society criteria. Mov Disord, 2017, 32(6): 853–864.

11. Armstrong MJ, Litvan I, Lang AE, et al. Criteria for the diagnosis of corticobasal degeneration. Neurology, 2013, 80(5): 496-503.

12. Floderus Y, Shoolingin-Jordan PM, Harper P. Acute intermittent porphyria in Sweden. Molecular, functional and clinical consequences of some new mutations found in the porphobilinogen deaminase gene. Clin Genet, 2002, 62(4): 288-297.

13. 中华医学会神经病学分会帕金森病及运动障碍学组. 肌张力障碍诊断与治疗指南. 中华神经科杂志, 2008, 8: 570-573.

14. Stanley Fahn, Joseph Jankovic, Mark Hallett. 运动障碍疾病的原理与实践. 陈升弟, 陈彪, 主译. 北京: 人民卫生出版社, 2013.

15. 万新华. 肌张力障碍的临床特点及诊治要点. 中国神经免疫学和神经病学杂志, 2010, 17(3): 167-169.

16. 吴江, 贾建平. 神经病学. 第3版. 北京: 人民卫生出版社, 2015.

17. 唐北沙, 江泓. 遗传性共济失调诊断与治疗专家策略. 中国现代神经疾病杂志, 2012, 12(3): 266-274.

18. Peter Hedera. Update on the clinical management of Wilson's disease. The Application of Clinical Genetics, 2017, (10): 9-19.

19. Furukawa Y. Genetics and biochemistry of dopa-responsive dystonia: significance of striatal tyrosine hydroxylase protein loss. Adv Neurol, 2003, 91: 401-410.

20. Munhoz R P, Moscovich M, Araujo P D, et al. Movement disorders emergencies: a review. Arquivos de neuro-psiquiatria, 2012, 70(6): 453-461.

21. Robottom B J, Weiner W J, Factor S A. Movement disorders emergencies. Part 1: Hypokinetic disorders. Archives of neurology, 2011, 68(5): 567-572.

22. Melamed E, Ziv I, Djaldetti R. Management of motor complications in advanced Parkinson's disease. Movement disorders: official journal of the Movement Disorder Society, 2007, 17: S379-384.

23. Khan FH, Ahlberg CD, Chow CA, et al. Iron, dopamine, genetics, and hormones in the pathophysiology of restless legs syndrome. J Neurol, 2017, 264: 1634–1641.

24. Picchietti D.L, Hensley J.G, Bainbridge J.L, et al. Consensus clinical practice guidelines for thediagnosis and treatment of restless legs syndrome/Willis-Ekbom disease duringpregnancy and lactation. Sleep Med. Rev, 2015, 22: 64–77.

25. Gregory A, Polster B J, Hayflick S J. Clinical and genetic delineation of neurodegeneration with brain iron accumulation. Journal of medical genetics, 2009, 46(2): 73-80.

26. Zhou B, Westaway S K, Levinson B, et al. A novel pantothenate kinase gene (PANK2) is defective in Hallervorden-Spatz syndrome. Nature Genetics, 2001, 28(4): 345.

27. Patterson MC. Gangliosidoses. Handb Clin Neurol, 2013, 113: 1707-1708.

28. 中华医学会神经病学分会. 中国自身免疫性脑炎诊治专家共识. 中华神经科杂志, 2017, 50(2): 91-98.

29. Baizabal-Carvallo JF, Jankovic J. Autoimmune and paraneoplastic movement disorders: An update. J Neurol Sci, 2018, 385: 175-184.

30. Shin YW, Lee ST, Park KI, et al. Treatment strategies for autoimmune encephalitis. Ther Adv

Neurol Disord, 2017, 11: 1756285617722347.

31.Carrie S., Nold.Huntington disease.Journal of the American Academy of Physician Assistants, 2017(3): 46-47.

32.中华医学会神经病学分会帕金森病及运动障碍学组.亨廷顿病的诊断与治疗指南.中华神经科杂志,2011（9）:638-641.

33.中华医学会神经病学分会帕金森病及运动障碍学组,中国医师协会神经内科医师分会帕金森病及运动障碍专业.脑组织铁沉积神经变性病诊治专家共识.中华医学杂志,2016,（27）:638-641.

34.Louis ED. Essential tremor. Lancet Neurol, 2005, 4: 100-110.

35.中华医学会神经病学分会帕金森病及运动障碍学组.原发性震颤的诊断和治疗指南.中华神经科杂志,2009, 42: 571-572.

36.Bajaj A, Driver JA, Schernhammer ES. Parkinson's disease and cancer risk: a systematic review and meta-analysis. Cancer Causes Control, 2010, 21: 697-707.

37.D'Amelio M, Ragonese P, Morgante L, et al. Tumor diagnosis preceding Parkinson's disease: a case-control study. Mov Disord, 2004, 19: 807-811.

38.王维治.神经病学.第2版.北京:人民卫生出版社,2013.

39.Osborn AG, Digre KB. Imaging in Neurology. Salt Lake City, UT: Elsevier Inc, 2016.

第十章
帕金森综合征内科治疗

帕金森综合征包括帕金森病和多系统萎缩、进行性核上性麻痹、皮质基底节变性、路易体痴呆等多种类型。目前帕金森病（Parkinson disease，PD）的治疗手段不断发展，包括药物治疗、手术治疗、基因治疗、康复治疗等，但药物治疗仍是临床上治疗帕金森病的首选方案，且为整个治疗过程中的主要治疗手段。用于治疗帕金森病的药物主要有复方左旋多巴制剂、抗胆碱能药物、金刚烷胺、多巴胺受体激动剂、单胺氧化酶 –B（MAO-B）抑制剂、儿茶酚胺 –O– 甲基转移酶（COMT）抑制剂以及神经保护剂。

药物治疗只能改善症状，不能控制疾病进展，随着用药时间的延长和剂量的加大，会出现药物疗效减退及并发症，故我们在用药过程中应遵循"剂量滴定、以最小剂量达到满意临床效果"的原则，不可随意停药、换药，同时也应遵循个体化原则，不同患者的用药选择需要综合考虑患者的疾病特点（震颤或强直少动为主）和严重程度、有无认知障碍、发病年龄、就业状况、有无共病、药物可能的副作用、患者的意愿、经济承受能力等因素，尽可能避免、推迟或减少药物的副作用和运动并发症。

根据临床症状严重程度的不同，可以将帕金森病的病程分为早期和中晚期，即 Hoehn-Yahr 1～2.5 级定义为早期，Hoehn-Yahr 3～5 级定义为中晚期。对于早期帕金森病，原则上一旦被诊断就应及早给予治疗，争取掌握疾病的修饰时期，以期延缓疾病的进展，对帕金森病的整体治疗至关重要；对于中晚期帕金森病，尤其是晚期帕金森病的临床表现尤其复杂，对此类患者的治疗，一方面要继续力求改善患者的运动症状，另一方面要妥善处理一些运动并发症和非运动症状。

除帕金森病以外的其他帕金森综合征是临床表现与帕金森病类似，但有明确病因的一组综合征，其药物治疗与帕金森病的治疗相一致，但通常治疗效果不及帕金森病。

一、症状治疗

（一）复方左旋多巴（苄丝肼左旋多巴、卡比多巴左旋多巴）

左旋多巴是多巴胺的前体药物，本身并无药理活性，其药理活性有赖于通过血 – 脑脊液屏障进入中枢神经系统，经脱羧酶作用转化成多巴胺而发挥药理作用，对改善肌强直和运动迟缓效果明显，持续用药对震颤、流涎、姿势不稳及吞咽困难亦有效。其不良反应是严重的运动障碍，运动障碍一旦发生，治疗效果往往不理想。常用的策略是在减少本品用量的同时加用 DA 受体激动剂以保持疗效而又不发生运动障碍。

复方左旋多巴包括苄丝肼左旋多巴（多巴丝肼）和卡比多巴左旋多巴。前者为苄丝肼与左旋多巴的复方制剂,其作用同左旋多巴,但由于苄丝肼为外周多巴脱羧酶抑制剂,与左旋多巴合用抑制左旋多巴在外周的脱羧作用,使更多的左旋多巴进入脑内代谢成多巴胺,故可减少左旋多巴用量,从而减少其引起的不良反应,增强患者的耐受性,增强疗效。后者为卡比多巴与左旋多巴的复合物,是以聚合物为基质的控释片剂。不能透过血-脑脊液屏障的卡比多巴只抑制外周左旋多巴的脱羧,从而使更多的左旋多巴转运到脑内,转化成多巴胺,避免左旋多巴频繁大剂量给药的必要性。低剂量能够减少或可能有助于消除胃肠道和心血管系统的不良反应,尤其是那些与外周形成多巴胺有关的不良反应。用于治疗各种原因引起的帕金森病均可获得较好的临床治疗效果,但晚期重型患者的疗效较差。左旋多巴和复方左旋多巴被认为是目前最常用和最有效的治疗药物,被誉为帕金森病治疗的"金标准"。

左旋多巴对大多数患者在治疗的前 2～5 年有效,随着病情进展,每次给药后有效维持时间变短(出现脱效现象),接着一些患者会出现突然、不预期的运动及静止波动症状(开关效应);在治疗 5～8 年后,很多患者会出现与剂量相关的临床波动症状、运动障碍(舞蹈症、肌僵直)或效应下降。左旋多巴的外周不良反应有厌食、恶心、呕吐和直立性低血压,中枢神经系统不良反应有多梦、幻觉、错觉、迷糊、睡眠紊乱(老年痴呆患者尤其易发生),尚有突然入睡及病理性赌博报道。若突然撤药或突然急剧减量,几天内不仅会使疾病复发,且会引起恶性神经系统综合征(如发热、肌僵直、精神改变,合用抗癫痫药时更易出现)。食物蛋白可通过竞争小肠吸收降低左旋多巴疗效。

初始剂量为 62.5～125.0mg,2～3 次 /d,根据病情而逐渐增加剂量至疗效满意和不出现副作用的适宜剂量维持,餐前 1 小时或餐后 1.5 小时服药。以往多主张尽可能推迟应用,因为早期应用会诱发异动症;现有证据提示早期小剂量应用(≤ 400mg/d)并不增加异动症的发生。复方左旋多巴常释剂具有起效快的特点,而控释剂具有维持时间相对长,但起效慢、生物利用度低,在使用时,尤其是 2 种不同剂型转换时需加以注意。活动性消化道溃疡者慎用,闭角型青光眼、精神病患者禁用。

(二)DR 激动剂

此类药物可以在没有多巴胺的情况下直接作用于纹状体上的多巴胺受体而起到治疗作用,单独用激动剂可以在短时间内有效的控制多巴胺能症状,但在整个病程中不可避免的联合应用左旋多巴,也可与左旋多巴合用或在左旋多巴失效时应用。DA 激动剂由于分子构象与 DA 相似,可直接刺激纹状体突触后膜上的 DA 受体起作用,改善帕金森病患者的运动症状,还能起到预防或延迟运动并发症发生的作用。

目前大多推崇非麦角类 DR 激动剂为首选药物,尤其适用于早发型帕金森病患者的病程初期。因为,这类长半衰期制剂能避免对纹状体突触后膜的 DR 产生"脉冲样"刺激,从而预防或减少运动并发症的发生。激动剂均应从小剂量开始,逐渐增加剂量至获得满意疗效而不出现副作用为止。DR 激动剂的副作用与复方左旋多巴相似,不同之处是它的症状波动和异动症发生率低,而体位性低血压、脚踝水肿和精神异常(幻觉、食欲亢进、性欲亢进等)的发生率较高。

DR 激动剂有 2 种类型:麦角类和非麦角类。麦角类包括溴隐亭、培高利特、α-二氢麦角隐亭、卡麦角林和麦角乙脲,溴隐亭可激动多巴胺受体,使纹状体内的神经化学恢复平衡,改善震颤、僵直、活动迟缓和帕金森病的其他症状,疗效保持多年。可单独使用,也可在早期和晚期合并应用其他抗帕金森病,与左旋多巴合用可加强抗帕金森病的作用。对长期使用左旋多巴发生疗效减退或产生不随意的异常运动,舞蹈病样运动障碍和 / 或疼痛性张力障碍,用药末期失效和"开 - 关现象"的患者,可提供特别有效的治疗,同时具有内在抗抑郁作用,可改善帕金森病患者常有的抑郁症。麦角类 DR 激动剂可导致心脏瓣膜病变和肺胸膜纤维化,因此目前已不主张使用,其中培高利特在国内已停用。

非麦角类包括普拉克索、罗匹尼罗、吡贝地尔、罗替戈汀和阿普吗啡。普拉克索对多巴胺受体具有高度选择性,可以通过激动 D_2 受体缓解帕金森病的运动症状,降低左旋多巴的用量,还可以通过激动 D_3 受体改善早晚期帕金森病患者的抑郁情绪,从而控制帕金森病的症状和预防此病运动并发症的发生。美国帕金森病研究小组曾进行过一项临床研究,比较 301 例早期帕金森病患者在给予普拉克索与左旋多巴治疗后运动并发症的发生率,发现早期使用普拉克索治疗能够减少 23% 的运动并发症的发生率。

目前国内上市多年的非麦角类 DR 激动剂有:①吡贝地尔缓释剂:初始剂量为 50mg,每日 1 次,易产生副作用的患者可改为 25mg,每日 2 次;第 2 周增至 50mg,每日 2 次,有效剂量为 150mg/d,分 3 次口服,最大剂量不超过 250mg/d。②普拉克索:有 2 种剂型:常释剂和缓释剂。常释剂的用法:初始剂量为 0.125mg,每日 3 次(个别易产生副作用患者则为 1～2 次),每周增加 0.125mg,每日 3 次,一般有效剂量为 0.50～0.75mg,每日 3 次,最大剂量不超过 4.5mg/d。缓释剂的用法:每日的剂量与常释剂相同,但为每日 1 次服用。即将上市的非麦角类 DR 激动剂有:①罗匹尼罗:初始剂量为 0.25mg,每日 3 次,每周增加 0.75mg 至每日 3mg,一般有效剂量为每日 3～9mg,分 3 次服用,最大日剂量为 24mg。②罗替戈汀:初始剂量 2mg,每日 1 次,每周增加 2mg,一般有效剂量早期患者为 6～8mg,中晚期患者为 8～16mg。国内上市多年的麦角类 DR 激动剂有:①溴隐亭:0.625mg,每日 1 次,每隔 5 天增加 0.625mg,有效剂量 3.75～15.00mg/d,分 3 次口服。② α - 二氢麦角隐亭:2.5mg,每日 2 次,每隔 5 天增加 2.5mg,有效剂量 30～50mg/d,分 3 次口服。上述 5 种药物之间的剂量转换为:吡贝地尔:普拉克索:罗匹尼罗:溴隐亭: α - 二氢麦角隐亭 =100：1：5：10：60,因个体差异仅作为参考。

(三)抗胆碱能药物

中枢神经系统多巴胺的活性下降可使胆碱作用增强,抗胆碱能药物可抑制乙酰胆碱的活力,相应提高脑内多巴胺的效应和调整纹状体内的递质平衡,虽然没有左旋多巴和多巴胺激动剂有效,但可用于早期轻症患者的治疗和作为左旋多巴的辅助药物。在左旋多巴使用之前,抗胆碱能药物是唯一用来治疗帕金森病的药物,目前特别是对于有震颤和流涎的帕金森病患者仍较为适用。

目前国内主要应用苯海索,剂量为 1～2mg,3 次 /d。主要适用于症状轻微和伴有震颤的早期患者,而对无震颤的患者不推荐应用。由于这类药物可抑制中枢神经系统的乙酰胆碱,使认知功能有所减退,尤其对老年人的使用会受限。近来研究发现,该类药物可能是损害了包括海马在内的内侧颞叶而引起认知功能受损。对 < 60 岁的患者,要告知长期应用本类药物可能会导致其认知功能下降,所以要定期复查认知功能,一旦发现患者的认知功能下降则应立即停用;对 ≥ 60 岁的患者最好不应用抗胆碱能药物。抗胆碱能药物的不良反应还有口干、便秘、尿潴留和青光眼加重,中枢神经系统不良反应还有思维混乱和幻觉,在老年患者中特别严重。故闭角型青光眼及前列腺肥大患者应禁用。抗组胺药物(如苯海拉明)也有抗胆碱能活性,对于无法耐受更为有效的抗胆碱能药物的患者有一定作用。此类药物突然停药后会使症状恶化。

（四）金刚烷胺

金刚烷胺是促多巴胺释放剂类药物的代表，它可以通过多种方式加强 DA 的功能，能加强突触前合成和释放多巴胺，减少多巴胺的重吸收，对帕金森病患者的肌肉强直、震颤和运动障碍的缓解作用强，优于抗胆碱能药物，但弱于左旋多巴类药物，尚有抗胆碱能作用。可与抗胆碱能药物或左旋多巴合用。

剂量为 50～100mg，2～3 次 /d，末次应在下午 4 点前服用。其不良反应有恶心、眩晕、失眠、幻觉、头痛、精神错乱、足踝水肿和网状青斑。金刚烷胺以原形从尿中排泄，对肾功能不全者需减量；血清浓度过高时，会造成严重的精神症状，在老年人中尤为明显；此外，癫痫、严重胃溃疡、肝病患者慎用，哺乳期妇女禁用。突然停用金刚烷胺会严重恶化帕金森病症状或导致恶性神经系统综合征和急性精神错乱。

（五）MAO-B 抑制剂

DA 降解需要两种酶，即单胺氧化酶（MAO）和儿茶酚 -O- 甲基转移酶（COMT）。DA 在脑内通过 MAO-B 氧化降解，并在其代谢过程中产生大量氧自由基损伤神经元，抑制 MAO-B 的活性既能延长 DA 在脑内的停留时间以增强疗效，减少左旋多巴类制剂的用量及其不良反应，又能间接起到保护神经元的作用。

主要有司来吉兰和雷沙吉兰。司来吉兰是一种选择性 MAO-B 抑制剂，它通过抑制 MAO-B 的活性，使 DA 的代谢受到阻滞，抑制了 DA 的降解，延长外源性及内源性 DA 的作用。其可能会产生恶心和直立性低血压；在摄取高酪胺食物和同时给予左旋多巴后，推荐剂量的司来吉兰一般不会产生血压过高的不良反应；很少与三环类抗抑郁药、5- 羟色胺选择性再摄取抑制剂（SSRI）以及哌替啶发生相互作用而产生毒性反应；能够增加左旋多巴的不良反应，尤其是有运动障碍和精神症状的老年患者。雷沙吉兰属于 MAO-B 不可逆选择性抑制剂，可选择性增强突触前 DA 水平而不影响 5- 羟色胺能神经递质。雷沙吉兰疗效明显优于司来吉兰，具有更高的疗效，且安全性和耐受性好。

司来吉兰有常释剂和口腔黏膜崩解剂。司来吉兰（常释剂）的用法为 2.5～5.0mg，每日 2 次，在早晨、中午服用，勿在傍晚或晚上应用，以免引起失眠，或与维生素 E2000U 合用（DATATOP 方案）；口腔黏膜崩解剂的吸收、作用、安全性均好于司来吉兰常释剂，用量为 1.25～2.50mg/d。雷沙吉兰的用量为 1mg，每日 1 次，早晨服用。胃溃疡者慎用，禁与 5- 羟色胺再摄取抑制剂（SSRI）合用。

（六）COMT 抑制剂

COMT 能使左旋多巴（*L*-D）降解，成为 3- 氧甲基多巴，后者是有毒性的无活性物质，与运动波动和异动症的发生可能有关。COMT 抑制剂能延长和增加 *L*-D 的生物利用度，能提供一个更稳定的 DA 能刺激，增强 *L*-D 的疗效，如果在早期应用也可以延迟运动神经元并发症的产生。因此临床可应用于严重帕金森病长期 *L*-D 治疗后药物衰减和出现开关现象时的重要辅助药剂，需与 *L*-D 合用生效。

此类药物有托卡朋、恩他卡朋等。托卡朋不单独使用，与左旋多巴类药物联合使用控制帕金森病患者的运动障碍，同时还可以治疗帕金森病患者的运动并发症，改善剂末现象、增加"开"期时间、减少"关"期时间。恩他卡朋同左旋多巴类药物合用同样可以更有效地控制帕金森病的运动障碍，安全性和耐受性好，且不会引起严重的肝损害。另外恩他卡朋可以阻止由左旋多巴引起的血中同型半胱氨酸水平的升高，由此降低了帕金森病患者患痴呆和心脑血管疾病的风险。

在疾病早期首选复方左旋多巴 + COMT 抑制剂如恩他卡朋双多巴片（为恩他卡朋 / 左旋多巴卡比多巴复合制剂，按左旋多巴剂量不同分成 4 种剂型）治疗，不仅可以改善患者症状，而且有可能预防或延迟运动并发症的发生，但 FIRST-STEP 及 STRIDE-PD 研究提示恩他卡朋双多巴早期应用并不能推迟运动并发症且增加异动症发生的概率，目前尚存争议，有待进一步来验证；在疾病中晚期，应用复方左旋多巴疗效减退时可以添加恩托卡朋或托卡朋治疗而达到进一步改善症状的作用。恩托卡朋用量为每次 100～200mg，服用次数与复方左旋多巴相同，若每日服用复方左旋多巴次数较多，也可少于复方左旋多巴次数，需与复方左旋多巴同服，单用无效。托卡朋每次用量为 100mg，每日 3 次，第一剂与复方左旋多巴同服，此后间隔 6 小时服用，可以单用，每日最大剂量为 600mg。其药物副作用有腹泻、头痛、多汗、口干、转氨酶升高、腹痛、尿色变黄等。托卡朋可能会导致肝功能损害，需严密检测肝功能，尤其在用药之后的前 3 个月。

对于早发型（< 65 岁）且不伴智能减退患者，可根据不同患者的具体情况而选择不同方案，遵照美国、欧洲的治疗指南，应首选非麦角类 DR 激动剂、MAO-B 抑制剂或复方左旋多巴 +COMT 抑制剂；若患者由于经济原因不能承受高价格的药物，则可首选金刚烷胺；若因特殊工作之需，力求显著改善运动症状，或出现认知功能减退，则可首选复方左旋多巴或复方左旋多巴 +COMT 抑制剂；也可在小剂量应用非麦角类 DR 激动剂、MAO-B 抑制剂或金刚烷胺时，同时小剂量联合应用复方左旋多巴；对于震颤明显而其他抗帕金森病药物疗效欠佳的情况下，可选用抗胆碱能药物，如苯海索。

二、运动并发症的治疗

运动并发症（症状波动和异动症）是帕金森病中晚期常见的症状，大部分帕金森病患者经长期的左旋多巴治疗，都可能产生运动并发症，使患者的生活质量恶化，增加医疗支出，甚至加剧功能残疾。症状波动和异动症所造成的残疾有时候比帕金森病本身的运动障碍更为严重。长期应用左旋多巴后所产生的运动并发症仍然是十分棘手的难题，也是中晚期帕金森病治疗所围绕和力图解决的关键性问题。就目前研究状况而言，运动并发症的治疗效果不佳，因此明智的举措是预防其发生。早期帕金森病患者选择起始治疗药物时，首要考虑的因素即包括控制帕金森病症状和预防运动并发症。

运动并发症的危险因素包括发病年龄、病程、疾病严重程度、左旋多巴治疗时间和剂量。优化左旋多巴药代动力学，控制左旋多巴日剂量，使用长半衰期的药物等在理论上可能预防运动并发症。临床研究数据证实，使用左旋多巴控释剂和 COMT 抑制剂虽可优化左旋多巴药代动力学，可减少症状波动，但不能预防异动症；早期使用低剂量左旋多巴（日剂量 < 400mg）可以预防异动症；MAO-B 抑制剂可能减少或推迟左旋多巴的使用，但其预防运动并发症的证据尚不足。疾病早期首选长半衰期的多巴胺受体激动剂，以提供持续的多巴胺能刺激，有可能预防或延迟运动并发症的发生；尤其普拉克索，在控制帕金森病症状和预防运动并发症（症状波动和异动症）方面均获得欧洲神经科学协会联盟（EFNS）指南 A 级推荐。

（一）症状波动

症状波动主要包括剂末恶化、开 - 关现象。

对剂末恶化的处理方法为：①不增加服用复方左旋多巴的每日总剂量，而适当增加每日服药次数，减少每次服药剂量（以仍能有效改善运动症状为前提），或适当增加每日总剂量（原有剂量不大的情况下），每次服药剂量不变，而增加服药次数；②由常释剂换用控释剂以延长左旋多巴的作用时间,更适宜在早期出现剂末恶化,尤其发生在夜间时为较佳选择,剂量需增加 20%～30%(美国指南认为不能缩短"关"期,为 C 级证据,而英国 NICE 指南推荐可在晚期患者中应用,但不作为首选,为 B 级证据);③加用长半衰期的 DR 激动剂,其中普拉克索、罗匹尼罗为 B 级证据,卡麦角林、阿普吗啡为 C 级证据,溴隐亭不能缩短"关"期,为 C 级证据,若已用 DR 激动剂而疗效减退可尝试换用另一种 DR 激动剂;④加用对纹状体产生持续性 DA 能刺激的 COMT 抑制剂,其中恩托卡朋为 A 级证据,托卡朋为 B 级证据;⑤加用 MAO-B 抑制剂,其中雷沙吉兰为 A 级证据,司来吉兰为 C 级证据;⑥避免饮食(含蛋白质)对左旋多巴吸收及通过血脑屏障的影响,宜在餐前 1 小时或餐后 1.5 小时服药,调整蛋白饮食可能有效;⑦手术治疗:丘脑底核(STN)行 DBS 可获裨益,为 C 级证据。

对开－关现象的处理较为困难,可以选用口服 DR 激动剂。或可采用微泵持续输注左旋多巴甲酯或乙酯或 DR 激动剂(如麦角乙脲等)。

(二)异动症

异动症又称为运动障碍,包括剂峰异动症、双相异动症和肌张力障碍。

对剂峰异动症的处理方法为:①减少每次复方左旋多巴的剂量;②若患者是单用复方左旋多巴,可适当减少剂量,同时加用 DR 激动剂,或加用 COMT 抑制剂;③加用金刚烷胺(C 级证据);④加用非典型抗精神病药如氯氮平;⑤若使用复方左旋多巴控释剂,则应换用常释剂,避免控释剂的累积效应。

对双相异动症(包括剂初异动症和剂末异动症)的处理方法为:①若在使用复方左旋多巴控释剂应换用常释剂,最好换用水溶剂,可以有效缓解剂初异动症;②加用长半衰期的 DR 激动剂或延长左旋多巴血浆清除半衰期的 COMT 抑制剂,可以缓解剂末异动症,也可能有助于改善剂初异动症。微泵持续输注 DR 激动剂或左旋多巴甲酯或乙酯可以同时改善异动症和症状波动,目前正在实验口服制剂是否能达到同样效果。其他治疗异动症的药物如作用于基底节非 DA 能的腺苷 A2A 受体拮抗剂等治疗效果的相关临床试验正在开展。

对晨起肌张力障碍的处理方法为:睡前加用复方左旋多巴控释片或长效 DR 激动剂,或在起床前服用复方左旋多巴常释剂或水溶剂;对"开"期肌张力障碍的处理方法同剂峰异动症。手术治疗方法主要为 DBS,可获裨益。

三、姿势平衡障碍的治疗

姿势平衡障碍是帕金森病患者摔跤的最常见原因,易于变换体位如转身、起身和弯腰时发生,目前缺乏有效的治疗措施,调整药物剂量或添加药物偶尔奏效。主动调整身体重心、踏步走、大步走、听口令、听音乐或拍拍子行走或跨越物体(真实的或假想的)等可能有益。必要时使用助行器甚至轮椅,做好防护。

四、非运动症状的治疗

帕金森病的非运动症状涉及许多类型,主要包括精神障碍、自主神经功能障碍、睡眠障碍和感觉障碍,需给予积极、相应的治疗。

(一)精神障碍

最常见的精神障碍包括抑郁和 / 或焦虑、幻觉、认知障碍或痴呆等。首先需要甄别患者的精神障碍是由抗帕金森病药物诱发,还是疾病本身导致。若为前者则需根据易诱发患者精神障碍的概率而依次逐减或停用如下抗帕金森病药物:抗胆碱能药、金刚烷胺、MAO-B 抑制剂、DR 激动剂;若采取以上措施患者的症状依然存在,在不明显加重帕金森病的运动症状的前提下,可将复方左旋多巴逐步减量。如果药物调整效果不理想,则提示患者的精神障碍可能为疾病本身导致,就要考虑对症用药。

针对幻觉和妄想的治疗,推荐选用氯氮平或喹硫平,前者的作用稍强于后者,但是氯氮平会有 1%～2% 的概率导致粒细胞缺乏症,故需监测血细胞计数。对于抑郁和 / 或焦虑的治疗,可应用选择性 SSRI,也可应用 DR 激动剂,尤其是普拉克索既可以改善运动症状,同时也可改善抑郁症状。劳拉西泮和地西泮缓解易激惹状态十分有效。针对认知障碍和痴呆的治疗,可应用胆碱酯酶抑制剂,如利伐斯明、多奈哌齐等,以及美金刚。其中利伐斯明的证据较为充分。

(二)自主神经功能障碍

帕金森病最常见的自主神经功能障碍包括便秘、泌尿障碍和位置性低血压等。

对于便秘,摄入足够的液体、水果、蔬菜、纤维素和乳果糖(10～20g/d)或其他温和的导泻药物能改善便秘症状,如乳果糖龙荟丸、大黄片、番泻叶等;也可加用胃蠕动药,如多潘立酮、莫沙必利等。需要停用抗胆碱能药并增加运动。

对泌尿障碍中的尿频、尿急和急迫性尿失禁的治疗,可采用外周抗胆碱能药,如奥西步宁、溴丙胺太林、托特罗定和莨菪碱等;而对逼尿肌无反射者则给予胆碱能制剂(但需慎用,因会加重帕金森病的运动症状),若出现尿潴留,应采取间歇性清洁导尿,若由前列腺增生肥大引起,严重者必要时可行手术治疗。

位置性低血压患者应增加盐和水的摄入量;睡眠时抬高头位,不要平躺;可穿弹力裤;不要快速地从卧位或坐位起立;首选 α - 肾上腺素能激动剂米多君治疗,且疗效最佳;也可使用选择性外周多巴胺受体拮抗剂多潘立酮。

(三)睡眠障碍

帕金森病患者的睡眠障碍主要包括失眠、快速眼动期睡眠行为异常(RBD)、白天过度嗜睡(EDS)。

失眠最常见的问题是睡眠维持困难(又称睡眠破碎)。频繁觉醒可能使得震颤在浅睡眠期再次出现,或者由于白天服用的多巴胺能药物浓度在夜间已耗尽,患者夜间运动不能而导致翻身困难,或者夜尿增多。如果失眠与夜间的帕金森病症状相关,加用左旋多巴控释剂、DR 激动剂或 COMT 抑制剂则会有效。如果正在服用司来吉兰或金刚烷胺,尤其在傍晚服用者,首先需纠正服药时间,司来吉兰需在早晨、中午服用,金刚烷胺需在下午 4 点前服用;若无明显改善,则需减量甚至停药,或选用短效的镇静安眠药。

对 RBD 患者可睡前给予氯硝西泮,一般 0.5mg 就能奏效。

EDS 可能与帕金森病的严重程度和认知功能减退有关,也可能与抗帕金森病药物DR 激动剂或左旋多巴应用有关。如果患者在每次服药后出现嗜睡,则提示药物过量,将用药减量会有助于改善 EDS;也可给予左旋多巴控释剂代替常释剂,可能会有助于避免或减轻服药后嗜睡。

(四)感觉障碍

帕金森病最常见的感觉障碍主要包括嗅觉减退、疼痛或麻木、不宁腿综合征(RLS)。

嗅觉减退在帕金森病患者中相当常见,且多发生在运动症状出现之前多年,但是目前尚无明确措施能够改善嗅觉障碍。

疼痛或麻木在帕金森病尤其在晚期帕金森病患者中比较常见,可以由其疾病引起,也可以是伴随骨关节病变所致,如果抗帕金森病药物治疗"开期"疼痛或麻木减轻或消失,"关期"复现,则提示由帕金森病所致,可以调整治疗以延长"开期"。反之,则由其他疾病或其他原因引起,可以选择相应的治疗措施。对伴有 RLS 的帕金森病患者,在入睡前 2 小时内选用 DR 激动剂如普拉克索治疗十分有效,或给予复方左旋多巴也可奏效。

(张晓娜　谢安木)

参考文献

1. 陈生弟 . 神经病学 . 北京 : 科学出版社,2010.

2. 中华医学会神经病学分会帕金森病及运动障碍学组 . 中国帕金森病治疗指南(第三版). 中华神经科杂志,2014,6: 428-433.

3. Ropper AH, Samuels MA. Adams and Victor's Principles of Neurology. 10th ed. New York: McGraw-Hill, 2014.

4. Watts Ray L, Standaert David G, Obeso José A. Movement Disorders: Neurologic Principles&Practice. 3rd ed. New York: McGraw-Hill, 2011.

第十一章
帕金森综合征外科治疗

帕金森综合征（Parkinson syndrome，PS）是一组临床表现复杂的疾病综合征，除了原发性帕金森病（Parkinson disease，PD）外，还包含其他原发性神经变性病，如皮质基底节变性（corticobasal degeneration，CBD）、进行性核上性麻痹（progressive supranuclear palsy，PSP）和多系统萎缩（multiple system atrophy，MSA）等，以及由药物、中毒、代谢性疾病或脑血管事件等导致的继发性帕金森综合征。

由于除原发性帕金森病以外的其他帕金森综合征通常手术效果不佳，因此不推荐非原发性帕金森病患者选择手术治疗。本章节所述的外科治疗方法均针对帕金森病患者。

帕金森综合征的外科治疗方法包括核团损毁手术和深部脑刺激（DBS）手术。以下两节将分别叙述。

第一节　帕金森病损毁手术

帕金森病（PD）的核团损毁手术（或消融术）一直是神经退行性疾病手术治疗常用手术方式。随着立体定向神经外科技术的进展，和帕金森病治疗药物副作用的出现，该手术方式在 20 世纪 90 年代重新兴起。虽然在 20 世纪 90 年代后期立体定向神经外科发展出了脑深部电刺激术，并已经基本取代了核团损毁手术，但是核团损毁手术具有独特的特点，对于合适的患者，仍然可以作为一种手术方式进行选择。

一、历史回顾

手术治疗帕金森病和其他运动障碍性疾病最初尝试过各种各样的解剖目标，诸如运动皮质损毁术，椎弓根损毁术，脊髓锥体束切断术，小脑皮层损毁术和神经核团损毁术。这些手术方式与传统的开放式手术方法一样，有较高的致残率和致死率。Meyers 在 1942 年报道切断苍白球纤维可以改善帕金森病的僵硬和震颤，Cooper 报道在结扎脉络膜前动脉后患者的帕金森病症状改善，由此苍白球损毁术兴起。这些报道和其他手术观察结果一起明确了运动障碍手术治疗中的神经解剖靶点。第一例运动障碍立体定向手术治疗是在 20 世纪 50 年代进行的，随后的技术发展进一步降低了围手术期风险，并取得明显的手术效果，有数千名患者在 20 世纪 60 年代进行了丘脑或苍白球的损毁手术。

历史上各医疗中心尝试过各种方式的神经核团损毁术，开始时采用无水酒精注射术，随后尝试过冷凝,最后通过射频诱导热损伤进行损毁。此外还有一些中心使用 γ 射线来达到损毁的效果。

在 1967 年之前,左旋多巴疗法并未广泛使用时,丘脑损毁术是帕金森病最常用的手术。虽然手术设计的靶点是丘脑,但当时没有现代化的图像引导的立体定向技术,在手术中经常无意地对靶点相邻结构造成损伤。一些神经外科医生发现,在 20 世纪 60 年代初进行"丘脑损毁术"的帕金森病患者,如果术后立即发生数天的对侧肢体舞蹈病,会有最好的手术疗效。现在回顾,这可能是手术中对丘脑底核造成了损毁,因为短暂的偏侧肢体抽搐 / 舞蹈病,经常出现在丘脑底核受到电刺激时。

随着左旋多巴治疗的出现,核团损毁手术在 20 世纪 60 年代末和 70 年代已很少进行。20 世纪 80 年代开发的计算机断层扫描(CT)引导立体定向技术允许更精确的靶点定位,再次有很多以震颤为主的帕金森综合征的患者采用丘脑损毁术进行治疗。震颤一直是最适合手术治疗的帕金森病症状,通常要比药物疗效要好。1995 年 Laitinen 报道帕金森病患者进行苍白球损毁术后有积极结果,不仅震颤减轻,还包括帕金森综合征的其他症状如僵硬和运动迟缓也获得改善。自 1990 年以来,苍白球损毁术一直是最常用的损毁手术。随着脑深部电刺激手术的开展,丘脑损毁术已慢慢被抛弃。

二、科学基础

目前丘脑 - 皮质 - 基底神经节回路已基本清楚。基底神经节的输出纤维集中于苍白球(GPi)、黑质网状部(SNR)和丘脑,然后再反馈给运动和辅助运动的皮质和扣带区背部。基底神经节(GPi 和 SNR)的主要输出信号被认为是通过"间接"和"直接"通路调节的。"直接"通路包括直接对 GPi/SNR 进行刺激,从纹状体(尾状核和壳核)到 GPi/SNR。"直接"通路的激活通常会抑制 GPi 神经元,而间接通路的激活,通过苍白球(GPe)和丘脑底核(STN)的外侧部,刺激 GPi 神经元,进而影响丘脑输出核。直接通路为中央前回提供正反馈,而间接通路提供负反馈。在 n- 甲基 /-4- 苯基 −1,2,3,6- 四氢吡啶(n-methy/-4-phenyl-1,2,3,6-tetrahydropyridine,MPTP)处理过的灵长类动物模型实验中证明,由于来自丘脑核团的过度兴奋性信号的传入,多巴胺能细胞的丢失会导致 GPi 的输出信号增加。GPi 输出信号增加可过度抑制丘脑腹外侧核,电生理监测也能发现运动迟缓的典型信号。电生理监测也能在动物模型和帕金森病患者的 GPi 和 STN 内监测到震颤细胞(神经元放电频率为 4 ~ 6Hz),这证明这些组织结构与帕金森病的症状有关。

但目前的帕金森病通路模型很难解释从苍白球损毁术的临床结果中得出的一些疑问。例如为什么患者会经历左旋多巴引起的异动症消失和运动不能、运动徐缓症状改善。因此,电生理模型需要继续被不断的观察修正。

在帕金森病患者的深部脑刺激研究中发现,在 GPi 中至少存在两个功能不同的区域。对腹侧缘的刺激(或略低于 GPi 的位置)会导致肢体僵硬的改善和左旋多巴诱导的异动症的停止,但同时也会减弱左旋多巴的抗帕金森效应。相反,刺激 GPi 或 GPe 的背侧缘会导致运动迟缓的改善,并可能诱发舞蹈病,能够改善患者运动迟缓,提高临床评分和规定时间内重复性动作的计数。在苍白球损毁术后,可能会从苍白球中去除过多的抑制输出,从而改善皮质对自主运动的影响。总之,GPi 的外侧部分的苍白球纤维形成豆核束的腹侧部分,GPi 内侧部分的苍白球纤维形成豆核束的背侧部。

通过氟脱氧葡萄糖正电子发射断层摄影(FDG-PET)功能成像研究,可观察到苍白球损毁术后前额叶和辅助运动功能区的脑血流增加。这说明大脑皮层的神经回路对于调节皮质产生运动有重要作用。此外,在 DBS 患者中,FDG-PET 研究显示,在刺激时同侧的运动前回和双侧的小脑半球内脑组织葡萄糖代谢增加,提示临床改善的原因与皮质－纹状体－苍白球－丘脑皮层回路和小脑－皮质运动回路有关。

丘脑底核损毁术或丘脑底核的 DBS 手术,可以减少对 GPi 的抑制信号。阿扑吗啡作为一种快速起效的多巴胺激动剂,其半衰期短,能改善帕金森综合征,并可能导致运动障碍(舞蹈病),在一项使用阿扑吗啡的研究中,对手术患者的 GPi、Gpe 和 STN 三个位置进行神经电生理信号采集和记录。结果表明,多巴胺能药物可通过降低 GPi 和 STN 活性,增加 Gpe 活性,而且药物诱导的异动可以引起 GPi 放电的大量减少。对 MPTP 处理过的猴子的丘脑底核进行损毁,可改善对侧所有的帕金森病症状。

对帕金森病患者进行 DBS 手术后,如果在 STN 上方和下方进行电刺激治疗,可以获得与 STN 损毁术相似的抗帕金森病效果。这些发现表明,前丘脑的下半部分有类似的功能作用。

丘脑腹外侧核一直是研究的热点,丘脑损毁术现在只适用于以震颤为主的帕金森病患者。丘脑腹外侧部分为腹外侧核(Vop)和丘脑中间腹侧核(VIM)。VIM 接受体感通路和深小脑核的输入,并向运动皮层投射。神经活动的电生理振荡可能通过 VIM 产生,导致病理性震颤。也有可能的是,VIM 本身就是诱发震颤的振荡产生位置。另一些人则认为震颤起源于苍白球,这是因为苍白球损毁手术中,当探针被植入到苍白球时震颤会减轻。

综上所述,目前的电生理模型仍需要进一步完善,以充分理解为什么某些手术(如丘脑损毁术和苍白球损毁术)能够改善帕金森病的症状而不诱发非自主运动,而且通常会改善药物引起的舞蹈病或异动症。

三、损毁方法

对帕金森病患者进行任何损毁手术(丘脑损毁术,纹状体损毁术,丘脑底核损毁术)之前,临床医生需要对患者进行完全的术前运动、言语和神经心理评估,以记录基线功能,并在手术后进行比较。手术前要对患者进行颅脑 CT 或磁共振(MR)检查,并严格按照手术操作步骤进行,术后颅脑影像学检查有助于评估是否发生了出血或水肿,并确定损毁位置。因为损毁手术可能导致患者视野缺损,术前和术后也需要对患者进行视野检查。

手术需要在立体定向设备下进行,立体定向手术是为了更准确分析手术靶点与附近结构的关系,可以借助于影像学检查,最终将电极或其他探针直接置入靶点,并对周围结构的损伤最小。到达靶点的最优方法仍没有定论,但总的来说它需要以 CT 或 MR 成像为指导的神经成像技术,专业的计算机软件进行规划,还有立体定向手术的框架。虽然首选 MR 图像,但 CT 成像也可以,有随机研究评估并没有发现 MR 和 CT 在损毁手术中术前定位的区别。在没有现代条件之前,神经外科医生依靠脑室造影术所定义的解剖标志物之间的关系,基于少量大脑的脑图谱,以及临床和电生理的指导确定靶点位置。

由于大脑中某些解剖区域会有特定的放电模式,手术中的神经微电极监测有助于明确微电极的精确位置。目前对于神经微电极的作用也存在争论。大多数医学中心认为微电极监测有优势。特别是当 CT 作为引导立体定向的唯一影像方式时,微电极记录有助于确定合适的损毁靶点。例如,严重的震颤患者可能在 VIM 核内监测到"震颤细胞",其放电规律与临床震颤一致。

苍白球损毁术和丘脑损毁术通常采用立体定向射频损毁技术,需要进行电生理监测并进行术中刺激测试。在神经电生理监测的条件下,最终的损毁位置通常在 MR 上选择的靶点位置的后外侧,40%～50% 的患者的理论靶点与最终实际损毁位置重合。有经验的医疗中心,使用 MR 和微电极记录时通常只需要一到两次穿刺就能确定苍白球。有时,深部脑刺激的探头也会造成与损毁术相似的效果。

目前基于先进的磁共振立体定向系统,识别特定的解剖靶点的能力有了显著的提高,可以减少在某些靶点,特别是在 VIM、STN 核团手术中微电极记录的必要性。准确的靶点设置可减少穿刺次数,减少副作用和缩短手术时间。

在进行丘脑损毁术时,一个单极微电极(或电极阵列)通过一个颅骨孔推进后,可以识别投影丘脑腹后部的躯体感觉核团。通过对侧手或面部的触觉刺激后的感觉记录,进一步刺激腹内侧核,它具有与震颤活动相同的自发放电的特征。随后使用一个单独的刺激电极,可以检测到到达靶点时的震颤抑制。手术中需对患者言语、手和脚灵活性、感觉、音调、震颤和电信号等方面进行监测,分别与本体感觉、运动觉、电刺激所涉及的肢体对应。一旦确定合适的坐标,就用损毁微电极制造损毁病变。该电极利用射频电流在一个或多个靶点沿电极轨迹的长度,以 70～80℃加热的方式产生损毁病变。

关于损毁手术方案仍有争议,包括是否需要微电极记录,损毁的数量和损毁大小,以及是否需要做双侧损毁。例如,在对北美地区的 28 个进行苍白球损毁治疗的中心进行的一项调查中,大多数中心使用 MRI 或 CT 来定位靶点。损毁坐标的中位值为:前后连合中点前方 2mm,正中矢状面外侧 21mm,前后连合平面下方 5mm 处,共制造 3 个损毁灶,间隔 2mm。根据这项调查,损毁的方式通常是在 1 分钟内使用 75℃中位温度造成的。在接受调查的中心中,有 50% 的中心进行了微电极记录,主要目标是:①监测自发性神经元放电的放电模式;②监测肢体对被动运动的反应。根据微电极记录的结果,几乎每一个病例的最终靶点都做了调整,其中 9 个最终靶点的位置较计划系统规划的靶点移动了超过 4mm。在术中也进行了运动和视力评估。有研究根据术后的多平面 MRI 数据判得出结论:丘脑损毁术和姑息治疗具有相当的准确性。

四、苍白球损毁术

(一)手术适应证

苍白球损毁术主要针对原发性帕金森病患者,通常选择单侧手术,针对症状较重的一侧进行手术。苍白球损毁术适用于左旋多巴诱发的异动症。开 - 关波动,关闭期肌张力障碍,僵硬,震颤和运动迟缓也是很好的适应证。步态冻结,步态障碍和语音问题损毁手术效果差。

(二)纳入标准

1. 特发性帕金森病患者尽管进行了最大限度的药物治疗,但仍有运动症状。

2. 运动障碍专家应记录对左旋多巴的明确反应。

3. Hoehn 和 Yahr 第三阶段或更高阶段。

4. 无证据表明其他原因引起帕金森病症状。

5. 认知功能正常,精神正常。

(三)排除标准

1. 非典型帕金森综合征或帕金森病综合征患者。

2. 痴呆症患者。

3. 有无法耐受手术的其他合并症或出血性疾病的患者应排除手术的可能。

手术前两周,应停用所有抗血小板药物。所有手术患者都应进行行术前认知评估。应排除认知功能轻度损害的患者。应该在"开"和"关"状态下分别检查患者。如果有显著的运动波动,往往预示着手术效果良好。统一帕金森病评定量表(UPDRS),Hoehn 和 Yahr 分期量表(H & Y)以及 Schwab 和英格兰日常生活量表(ADL)(见第十六章附录部分),评估和记录帕金森病的严重程度。神经科医师也应将运动障碍和肌张力障碍分级,并对运动评估进行定时测试。

(四)手术方法

包括苍白球损毁术在内的运动障碍性治疗需要多学科团队合作,包括专业的功能神经外科医生,运动障碍性疾病神经内科医生和了解基底节生理学和电生理学技术的神经生理学家。建议手术早晨服用抗帕金森药物,以便术中监测。图像引导立体定位系统,联合应用微电极监测和电刺激在术中损毁前定位 GPi 的感觉运动部和周围结构。

1. 确定理想立体定向靶点 术前根据采集的磁共振图像(MRI),设定于前后连合连线(AC-PC 线)。苍白球内的最佳靶点一直存在争议。目前常用靶点为 GPi 腹部,AC-PC 线的腹侧 2～6mm,外侧 20～22mm,以及 AC-PC 线中点前方 0～4mm 处。由于个体之间的解剖变异显著,需根据轴位及冠状位 MRI 图像可视化 GPi 的边界进行调整,采用三维手术规划软件进行术前规划。

2. 手术准备 由于需要患者术中保持清醒状态进行检测,术中应尽量少使用药物,可在开关颅时适当使用丙泊酚和局部麻醉剂。平均血压应控制在 90mmHg 之下。患者面部需充分暴露,根据术前规划确定切口位置。

3. 确定靶点 感觉运动区位于 GPi 的后外侧区,腹侧有视束、内侧有内囊为界。投射到口、面和上肢的皮质脊髓纤维自前向后排列。这些结构可以帮助确定靶点。微电极记录可准确识别靶点细胞核及其边界以及视束、皮质脊髓束。具体定位方式类似于 DBS 手术。

4. 损毁靶点 明确识别出 GPi 的感觉运动区,并确定内囊和视束位置后,将检测电极替换为用于刺激并能产生损毁效果的探针。电极刺激也可以帮助避免损伤视束和内囊。部分医疗中心不使用微电极监测,而只使用术中刺激来确定靶点 。但大多数医疗中心认为,结合使用微电极记录较单独使用电刺激定位能取得更好的损毁手术效果。使用 RadiONics RFG 3B 等损伤发生器,在靶点不同层面多处平行轨迹内进行损毁,从而形成与 GPi 感觉运动区形态相匹配的损毁灶。通过逐渐将温度从 60℃提高到 70～90℃持续 60 秒的方式,同时需要持续不断地监测患者视野情况、肢体力量和言语能力。

(五)手术结果

在世界范围内盛行苍白球损毁手术的 10 年里,其治疗效果一直存在争议。尽管所有患者术前诊断相同,但由于疾病复杂性和变异性,而且在患者选择,评估,药物治疗,手术技术和手术疗效判断上都存在差异,使得临床结果评估较为困难,并未得出合理结论。大多数评估方法,如统一帕金森病评定量表(UPDRS),运动和日常生活(ADL)量表和 Hoehn Yahr(HY)量表都是根据患者合作和检查者经验进行的评估。

1. 异动症 苍白球损毁术对药物诱发的异动症效果良好。几乎所有的研究都达到了 61%～82% 的对侧肢体左旋多巴诱导的异动症的缓解。同侧肢体的异动症也有缓解,但效果要差于对侧。治疗效果持续时间存在差异,有一项随访研究中记录,后腹部苍白球损毁术后 10 年,尽管多巴胺能药物药量增加,但异动症并没有复发。美国国立卫生研究院随机临床试验观察到患者会在两年内继续获益。

2. **震颤** 大多数帕金森病患者有震颤,而且在 1967 年引入左旋多巴之前,震颤是手术干预的主要适应证。目前苍白球损毁术并不适用于震颤。在苍白球损毁术后 6 个月,震颤改善率 33%～90%,效果变异非常大。有研究认为手术效果可以直接减少震颤,并能持续 2 年以上。手术对震颤的效果变异可能与损毁位置和患者选择有关。

3. **僵直** 僵直是与运动无关的肢体被动性紧张性增加,是一种与帕金森病患者主观肢体僵硬相关的重要临床表现。苍白球损毁术对僵直效果也变异很大。一些研究认为手术对僵直无效;也有研究认为,手术后患者对侧肢体僵直有 25%～55% 的改善。美国国立卫生研究院随机临床试验报道称,患者术后 6 个月内在"关"状态下僵直程度改善 55%,并在 2 年后仍明显改善。

4. **运动迟缓** 在帕金森病的三个基本症状中,运动迟缓或动作迟缓通常是最严重的致残症状。运动迟缓是自发性的运动障碍。患者经常描述这种症状为无法让他们的肌肉服从于头脑命令。运动迟缓和运动不能通常是帕金森症患者"关闭"状态的关键症状。同样,苍白球损毁术对运动迟缓的效果差异很大,一些报道称没有显著变化,也有报道称有显著改善。

5. **步态困难** 左旋多巴治疗通常对慌张步态障碍有效。在苍白球损毁术后只有轻微的步态改善。大部分研究中报道了步态改善率为 7%～30%。这些患者影响步态、平衡和言语的中轴症状并未改善,只有左旋多巴诱导的异动症获得了改善。

6. **日常活动** UPDRS ADL 量表一定程度上取决于"ON"状态的时间和质量,反映了患者独立生活能力的整体水平。在一些研究中,患者 ADL 评分在苍白球损毁术后有 24%～33% 的改善,但其他研究认为患者在术后 6 个月至 1 年期间无显著变化。

(六)并发症

并发症可能与手术经验有关,由于苍白球位于视束背侧和内囊外侧,因此损毁有可能会影响患者视觉或运动通路,造成暂时或永久性的偏瘫或偏盲。其他不常见的并发症包括精神疾病,性亢进,构音障碍,发音障碍,吞咽困难,唾液分泌过多,眼睑痉挛,记忆力受损,抑郁症,癫痫发作和泌尿系统症状,也有患者发生感染或需要二次手术再进行损毁。

五、双侧苍白球损毁术

双侧苍白球损毁术比单侧苍白球损毁术更有效,但有更高的语言恶化风险。如果经过术前安全合理地评估,可以进行双侧苍白球损毁术。对于左旋多巴运动诱导的异动症,运动波动,震颤,僵直,步态困难和运动迟缓疗效较明显。手术后效果会逐渐变差,但持续至少 3～4 年。因此对于精心挑选的患者可以选择双侧苍白球损毁术,如果需要进行双侧手术,建议分次进行。

六、丘脑损毁术

(一)手术适应证

丘脑损毁术目前主要适用于以震颤为主要症状的帕金森病患者和原发性震颤患者。

(二)纳入标准

1. 诊断明确的帕金森病,以震颤为主,严重影响生活和工作能力。

2. 一侧肢体或两侧具有临床症状均可手术,但若为单侧症状,则更适于手术。

3. 系统药物治疗 6～8 个月无效,或因药物毒副作用被迫停药者。

4. 年龄在 75 岁以下,无重要器官严重功能障碍。

5. 已经严重致残和长期卧床的患者,经慎重选择仍可考虑手术,以缓解震颤、减轻患者痛苦为目的。

6. 无手术禁忌证。

（三）排除标准

1. 严重的精神、智力障碍,严重的自主神经功能障碍及有假性延髓性麻痹者。

2. 严重动脉硬化、心肾疾病、严重高血压、糖尿病、血液系统疾病及全身情况不能耐受手术者。

3. 仅有中线症状以及纯粹的运动减少或运动不能者。

4. 症状轻微,生活及工作无明显影响者。

手术前两周,应停用所有抗血小板药物。所有手术患者都应进行术前认知评估。应排除认知功能轻度损害的患者。应该在"开"和"关"状态下分别检查患者。如果有显著的运动波动,往往预示着手术效果良好。统一帕金森病评定量表（UPDRS）,Hoehn 和 Yahr 分期量表（H & Y）以及 Schwab 和英格兰日常生活量表（ADL）,评估和记录帕金森病的严重程度。神经科医师也应将运动障碍和肌张力障碍分级,并对运动评估进行定时测试。

（四）手术方法

由于丘脑损毁术需要破坏的核团为 VIM,在 MRI 图像上无法进行可视化选择,更需要术中以微电极监测和电刺激结合的方式确定其边界,通常位于 AC-PC 平面,中线旁开 12～14mm,PC 点前方 6～7mm 处。确定方式 DBS 手术时一致。确定靶点边界后以苍白球损毁术相同方式进行毁损。

（五）手术结果

丘脑损毁术对于治疗帕金森病患者震颤是一种有效的治疗手段,术后早期的有效率可达 80%～90%,10 年有效率为 57%。丘脑损毁术对缓解对侧肢体的僵直是有效的,尤其是当毁损部稍偏前时,其早期有效率为 88%,10 年有效率为 55%。对于帕金森病引起的运动障碍及其他症状如智力减退、步态不稳等无效。如果期望改善患者的言语、步态或植物生存神经功能或情感功能,做丘脑损毁术是不适宜的。丘脑损毁术是否能够延缓帕金森病患者病程,还存在争议,对长期服用左旋多巴药物的患者效果也不肯定,虽然单侧手术的有效率较高,但双侧手术的有效率仅为 50%～75%。

（六）手术并发症

丘脑损毁术确切的并发症发生率很难估计,随着现代立体定向技术的不断改进,并发症的发生率已经大大下降,但不管何种损毁方式,其死亡率应低于 0.5%。丘脑毁损范围较大时,有些患者出现肢体忽略症,即尽管患者患侧肢体的震颤消失,肌张力下降,运动也较术前灵活,但患者却不用患侧手进行日常活动,并可持续数周。同样的情况也可发生于下肢,从而引起平衡障碍。功能锻炼常可恢复肢体的功能。

丘脑损毁术导致死亡或严重致残的并发症主要是颅内出血,可因穿刺直接损伤血管引起或毁损灶局部出血,也可因桥静脉损伤导致硬膜下血肿。动脉硬化、高血压等全身性因素是引起出血的诱发因素。出血多呈急性,有时呈亚急性或慢性,患者术后逐渐出现偏瘫,意识障碍及颅内压增高,病情进行性恶化,应考虑出血的可能,扫描可以确定诊断。根据病情进行处理,小的出血可保守治疗,必要时手术清除血肿。

部分患者可出现运动障碍,主要表现为偏瘫,多因定位误差、血管损伤、血栓形成及水肿累及内囊所致。平衡障碍的发生率约为 13%,发生在毁损灶位置偏低或偏后下方的患者中,可能是小脑皮质通路阻断的后果。多动症发生率为 1%～3%,系丘脑底核损伤所致,多为暂时性,但少数患者可长期存在。

语言障碍的发生率为 8%～13%,包括音量减小、构音障碍和失语症三种形式,一般见于双侧手术和优势半球手术,多为暂时性。据报道,偏于丘脑的前下部做毁损灶,发生言语障碍的机会较少,因为与语言功能有关的部分位于优势半球丘脑的外后上部。手术时可在患者连续计数或连续命名时进行电刺激,如出现计数或命名中断,提示该部位与言语功能有关,必须将毁损灶向前下方移动。

部分患者可出现精神障碍,发生率约为 8%。优势半球的手术对计数、算术、词汇、造句等口语功能影响较多,近事记忆障碍也比较多见;非优势半球的手术对构图、造型等空间形象功能影响较多。双侧腹外侧核内侧部分毁损后可产生失眠。据报道,丘脑背内侧核与近事记忆有关,将毁损灶置于偏低的位置,可减少近事记忆障碍的发生。

七、STN 损毁术

还有少数医疗中心开展过 STN 核团的损毁手术,接受 STN 核团的损毁手术的患者主要为进行了最佳药物治疗但仍有严重运动功能障碍,特别是晚期而且每天"OFF"状态处于统治地位帕金森病患者。患者需对多巴胺敏感,同时排除严重的精神、智力障碍,排除高龄、有严重合并症不能耐受手术的患者。术中采用 MER+ 电刺激结合的方式探查 STN 核,最终的靶点位置设置为 STN 核的背外侧部,用热损毁的方式制作 1～2 处损毁灶。

手术后部分数患者的帕金森病症状得到缓解,手术对侧肢体运动、步态、僵直症状有明显改善,在"OFF"状态下,患者的 UPDRS 评分也有提高。总体结果认为 STN 损毁手术相对安全而且有一定效果。

八、总结

进入 20 世纪 90 年代以来,损毁手术由于其手术的不可逆性及手术效果的不确定性,已慢慢被 DBS 手术所取代。但目前还有一定的市场需要,尤其是低收入国家,对于无法承受 DBS 手术高额手术费用的人群,仍有其开展价值。还有一部分患者不适合进行 DBS 手术(如艾滋病及免疫功能低下的患者),以及存在重大手术合并症的患者,仍可以使用损毁手术。

随着科技的进步,一些新颖的无创的立体定向损毁手术开始出现。如聚焦超声和立体定向放射外科手术。这两种治疗方式更适用于特发性震颤,前瞻性研究显示这两种技术都能改善患者症状。对于帕金森病来说,聚焦超声报道的结果更好。聚焦超声是利用特殊的聚焦方式将超声波汇聚起来,将能量集中于预想靶点,目前主要应用于肿瘤的无创治疗,可以把体外的超声波引入体内,利用其机械效应、热效应、空化效应破坏特定区域组织的方法,其优点是可以在热凝结完成之前进行靶区预损伤,安全性高,能够降低不良副作用的风险。立体定向放射外科治疗目前主要是伽马刀治疗,有研究中心报道该治疗对帕金森病患者有良好的疗效和安全性。但目前这两种方式还都处于临床试验阶段,缺乏多中心,大样本,长期的研究支持。

(孙　鹏)

第二节　帕金森病的深部脑刺激治疗

20世纪30年代神经外科学家开始尝试外科手段治疗帕金森病（PD），最早期的手术方式为神经核团损毁术（消融术），靶点主要集中在基底神经节亚区内。最初神经外科医生E.Jefferson Browder偶然观察到尾状核摘除后能改善帕金森病症状；然后是Russell Meyer博士主张基底神经节为靶点治疗震颤，随后，其他几位神经外科医生也开始以基底神经节为靶点治疗帕金森病；同时Irving Cooper也发现他的一个患者在脉络膜前动脉意外结扎后，震颤和僵直症状消失，随即神经外科学家认识到纹状体也可能是治疗帕金森病的靶点，并在临床开始尝试。

同时立体定向技术也逐渐成熟，并由Spiegel和Wycis引入运动障碍性疾病的手术中。这些技术改进最终使针对脑深部毫米级的精确靶点手术成为可能，神经外科医生开始应用立体定向技术进行丘脑损毁术和苍白球损毁手术。然而，在20世纪60年代后期，随着左旋多巴治疗帕金森病方式的开展，其良好的疗效使外科治疗逐渐减少。左旋多巴在治疗开始时显示出了良好的疗效，有效改善了震颤，僵直和运动迟缓症状。但用药后期，特别是大剂量使用时，部分患者开始出现运动波动及药物诱导的异动等严重副作用。左旋多巴药物治疗的副作用，使神经科学家再次将目光投入外科治疗方式，并导致丘脑损毁术，苍白球损毁术和丘脑底核损毁术的复兴。1987年，Benabid等人观察到输送到丘脑的腹侧中间核（VIM）的高频电刺激可以改善帕金森病患者的震颤症状。随后Benabid等人产生了将电流长期施加到大脑特定核团以治疗运动障碍的想法。这种在脑部特定核团使用电刺激器治疗疾病的方式，通常称为深部脑刺激（DBS）手术。

一、深部脑刺激的治疗机制

目前对于DBS治疗帕金森病的机制仍然不明确。早期认为，DBS释放的电刺激信号可以抑制靶点部位的神经元活动，从而模拟靶点的损毁效应。最近的研究对这种观点提出了质疑，并提出尽管DBS电极附近的神经细胞体的活动因突触抑制而减少，但DBS可通过直接激活局部投射神经元的轴突来增加刺激的输出。因此，神经元的固有活动被高频刺激活动所取代，这种高频活动与刺激时间相关，并且在模式上更为规则。神经元刺激模式引起的改变，阻止了基底神经节内的病理性阻断和震颤信号的传播，从而改善感觉运动信息的处理和减少运动症状的发生。除了靶点细胞核外，DBS对周围结构的刺激也可能有助于其治疗效果。

总之，DBS的治疗机制很可能不仅仅是抑制或兴奋的问题，而是整个基底核－丘脑－皮质网络的复杂变化。根据已提出的解释帕金森病病理生理学的基底神经节回路，DBS可能是直接通过苍白球内部（GPi）或间接通过丘脑底核（STN）这两个重要节点核团最终缓解帕金森病患者的运动症状。

二、手术患者选择

只有仔细进行手术候选人的筛选，才能获得DBS手术的最佳治疗效果。据估计，超过

30% 的 DBS 手术失败与手术候选人问题有关。在决定参加 DBS 候选人时,有几个关键因素需要考虑,即诊断、年龄、病程、左旋多巴反应性和是否存在其他合并症。

诊断:尽管采用了最佳药物治疗方案,但仍然有运动波动,药物诱发的异动或震颤的晚期帕金森病患者,最适宜接受 DBS 手术。非典型帕金森患者通常手术效果不佳,因此一般不考虑 DBS 手术。

年龄:虽然进行 DBS 手术的患者目前仍然没有明确的年龄限制。但随着年龄的增加,高龄的患者手术前一般会有较多的手术前合并症、认知功能下降和左旋多巴耐药症状,而且有更高的手术后并发症发生率。因此患者年龄超过 75 岁时需要谨慎考虑。

左旋多巴反应:对左旋多巴的反应被认为是手术前预测 DBS 效果的最佳预测因子。术前可采用 "ON-OFF" 实验计算患者的 UPDRS 评分,对患者进行术前评估,如果患者 UPDRS 评分(第三部分)服药后提高 30%,可认为患者对左旋多巴有良好反应,相应手术效果也应该较好。但这只是一个参考指标,不能作为绝对的标准。此外,对左旋多巴治疗抵抗的严重震颤,也可进行 DBS 手术。

病程:病程不是决定帕金森病患者能否接受 DBS 治疗的主要因素。目前还没有证据表明 DBS 手术具有神经保护作用或能打断帕金森病的自然病程,也没有证据证实早期进行 DBS 手术能使患者获得更多的收益。以往进行的 DBS 手术的帕金森病患者病程多为 10～15 年,并且已证明 DBS 手术能大幅改善晚期帕金森病患者的生活质量。

疾病严重程度:有数据显示疾病严重程度与手术结果有相关性。但对严重程度和 / 或临界值的定义仍未达成共识。患者的个人因素如专业、工作、地位和社会作用,会影响患者的对疾病耐受程度,应予以充分考虑。

认知障碍:痴呆是 DBS 手术最常见的排除标准。但用来排除 DBS 手术的帕金森病患者认知功能障碍的测试类型或标准尚未达成共识。少量数据表明,STN DBS 手术后的高龄患者,可能有更高的额叶相关的行为恶化。

精神疾病:目前尚没有用于排除 DBS 手术的精神状态标准。一般建议避免在精神疾病发病期进行手术。已有报道显示 STN DBS 的帕金森病患者的轻狂躁发病率和自杀率会增加,所以术前需要进行精神病评估和抑郁治疗,并需要详细的术后随访。

三、治疗靶点选择

BDS 治疗帕金森病的最佳手术靶点目前仍存在争议,最常用到的靶点为三个,分别是 VIM、GPi 和 STN。

(一)VIM

早期使用 VIM 作为 DBS 靶点主要为了治疗帕金森病患者的震颤症状。与 STN 和 GPi 相比,VIM 目前无法在术前磁共振成像(MRI)上进行可视化的靶点规划。因此,临床中只能采用基于多种间接测量方法并结合微电极记录、手术中电刺激和术中临床评估的方法确定靶点位置。通过多种方法的联合,术中可以定位 VIM 并准确放置刺激探头。自 20 世纪 90 年代早期以来,VIM 一直是 DBS 手术治疗顽固性特发性震颤的首选靶点。患者在进行 VIM DBS 后可以获得长期的震颤控制,但其他的运动症状缓解不明显。如果术前对患者进行良好的筛选,超过 80% 患者术后对侧震颤可以缓解 5 年以上,但僵硬、运动迟缓或姿势不稳的 UPDRS Ⅲ 评分都没有改善。对晚期失去治疗效果的患者,目前尚不清楚是因为患者适应了电刺激还是因为帕金森病的继续进展。

(二)STN 和 GPi

STN 和 GPi 是目前最常用的两个靶点,对这两个靶点的高频刺激都可以改善帕金森病的运动症状。目前有许多研究正在进行刺激 STN 与 GPi 患者获益的比较。包括初始随机、非随机、双盲随机等多种研究,主要评估患者运动功能的改变,如统一帕金森病评定量表第三部分(UPDRS-Ⅲ)评估,同时也包括患者自我评估、生活质量、神经认知功能和不良事件评估,但目前并未获得一致结论。总之,迄今为止公布的大多数证据表明,DBS 在 STN 或 GPi 中同样有效地改善帕金森病的运动症状。

同时有一些研究似乎发现 STN DBS 手术后患者精神方面的并发症有所上升,但还没有统计意义。基于 STN 刺激后如抑郁症,轻躁狂和自杀等精神疾病并发症的认识,近来 GPi DBS 手术又逐渐增多。迄今为止,该领域唯一的共识是 STN DBS 增加了患者术后语言流畅性缺陷的术后风险。而这些语言缺陷通常由神经心理学家使用一系列的测试才能检查出来,并不会影响到患者和他的家庭。

由于临床试验表明,两种靶点均可有效治疗帕金森病的运动症状,因此涉及是否能够根据患者症状选择靶点的问题。目前的研究表明 STN DBS 手术后,患者需要的多巴胺能药物会明显减少,而 GPi DBS 没有此效果,同时 STN DBS 手术后通常只需要较小的刺激电流,这有助于延长电池寿命。因此,当手术的目标之一是减少药物摄入量(例如,改善多巴胺调节异常综合征或超多巴胺能症状,如幻觉和轻躁狂)时,STN 可能是一个更好的目标。当需要直接抗运动障碍效应时,对于不需要调整药物治疗的患者,GPi 可能是更好的选择。在患有认知和精神症状的患者中,一些中心可能倾向于 GPi 而非 STN。

总之,VIM DBS 目前适用于诊断为帕金森病进展相关的明显震颤患者。如果患者以解决帕金森病的其他症状为主要手术诉求,应该先考虑 STN 或 GPi DBS。

迄今为止,尚无完善的证据表明单侧手术与双侧手术、一期手术与分期手术的优劣性,各医学中心多根据自己经验进行手术安排。

对于适合进行 DBS 手术的帕金森病患者,目前绝大多数医疗中心选择同时进行双侧的 STN 或 GPi 手术。因为如果进行单侧的 STN DBS 手术后,患者如果减少服用多巴胺能药物常常会加重对侧的症状,并可能使步态恶化。

尽管有医生认为 DBS 手术应该分次进行,他们基于如下理由:①帕金森病是一种不对称疾病;②单侧的 DBS 手术对一部分帕金森病患者的一些双侧症状有效;③与双侧手术相比,单侧 DBS 手术的风险可能会降低;④双侧 DBS 的刺激相关的副作用可能比单侧手术更严重。他们选择第一次手术时进行单侧 DBS 手术,过一段时间之后再进行对侧的 DBS 手术。但这种方法需要两次安装立体定向头架及手术过程,增加了患者痛苦和时间金钱成本。

四、立体定向头架安装和影像采集

各手术团队的外科手术策略、手术要求,习惯使用的设备以及当地医疗条件各有不同。神经外科医生可根据各自医院情况选择适合自己的立体定向设备及手术规划程序。由于 DBS 手术对手术的技术及精确性要求很高,所以需要有经验的立体定向神经外科医师主持,不适合初学者单独进行。为尽量减少长时间手术操作的可能出现的手术困难和移位风险,应尽可能将框架安装在靠近手术位置。为了平行于前连合后连合(AC-PC)线,框架的基部应该平行于从眼眶基底延伸至耳屏的连线。可使用耳塞平衡框架以保证安装固定钉时框架稳定。理想的位置为:头应该位于框架的中心,以便中线落在由头框架系统定义的立体空间的中心点内。必须使框架的边缘与患者鼻子及枕骨/颈部区域避免接触,以减少使用立体定向框架时出现的皮肤损害的风险。

头部备皮,消毒固定螺钉固定位置皮肤,以利多卡因或其他局麻药物进行局部麻醉。也可以固定前给予患者小剂量静脉注射咪达唑仑或其他镇静剂,以减少患者恐惧及不适感。前方固定钉位于眶缘上方两指宽处,注意避免损伤眶上神经;后方固定钉应该定位以避免脑静脉窦的损伤。固定钉应牢固地固定颅骨外板,以防止在长时间的手术过程中框架移位,但也应该避免过度拧紧螺钉造成框架变形。在安装完框架之后,应该尝试移动患者的头部并施加压力,此时患者如果仍能感觉疼痛,可能意味着固定钉固定不充分。患有严重焦虑或对疼痛耐受性低的患者可能不能耐受清醒时安装立体定向头架,需要在全麻下进行。

安装完立体定向头架后,患者需进行术前 CT 检查。CT 扫描应该包括框架的上部,前部和后部边缘,涵盖所有的基准点。以最薄的层厚进行扫描,各层没有间断。如果扫描后头架出现移位,整个过程必须重新开始。

无框技术:所谓的无框立体定向技术是以皮肤为基准的立体定向技术,已应用于脑肿瘤等脑部疾病,为新兴的颅内病变定位技术。有学者认为两种立体定向手术方法比较无统计学差异,表明无框立体定向可能在深部脑刺激领域未来有一定应用价值。这种方法的优点包括在手术过程中限制较少,术前图像采集和手术计划较简便。但在当前的发展阶段,无框架立体定向不是深度脑刺激的标准选择,因为只有有限的数据证实其精确性,其临床应用的经验及准确性还不足。

五、术前手术规划

所有患者均应进行详细的术前规划,以保证手术效果。目前通用的立体定向框架下手术术前准备步骤为:术前一周内患者进行 1.5T 以上的薄层 MRI 检查,要求 2mm 厚度连续扫描,包括 T_1、T_2 及 SWI 图像,然后将采集的图像输入手术计划操作系统进行三维重建。术前停用抗帕金森病药物至少 8 小时,手术当日一早对患者进行局麻下立体定向头架安装操作,安装好的立体定向头架将一直戴在患者头上,直至头部手术结束。

安装好立体定向头架后患者被送至 CT 室,进行立体定向颅脑 CT 扫描,获得的数据需传导入手术计划操作系统,与患者术前的 MRI 图像进行融合,即将 MRI 数据整合到使用基于立体定向框架的 3D 立体坐标系中。简而言之,神经外科医生通过定义不同的在 CT 和 MRI 上都清晰可见解剖标志,如特征性血管分支、颅骨、脑室等,由计划软件计算相关准确度将图像融合。在图像融合时,误差超过 2mm 的点会被拒绝。如果平均偏差低于 1.2mm,则可以接受融合结果。然后根据术前计划的手术靶点进行靶点选择。

(一)术前靶点选择

可以使用间接方法进行靶点选择,即根据距离前连合(AC)和后连合(PC)的坐标及距离重新格式化解剖图谱以及公式坐标。STN 和 GPi 也可以直接通过高分辨率的 MRI 图像进行肉眼选择。由于目前的成像局限性,VIM 只能间接定位并通过术中生理数据进行确认。由于 STN 是帕金森病最常用的靶点,因此强调 STN 的解剖靶向,但也应包括 GPi 和 VIM 靶向的简要描述。

(二)直接定位

直接定位基于靶点在 MRI 图像上的可视化。选择 STN 为靶点时,通常选择 STN 躯体感觉部分的腹内侧区域,此位置位于核团的外侧部分。在轴位和冠状位 T_2 图像上,STN 细胞核团与周围白质之间形成鲜明的对比,特别明显。红核也可以清楚地看到,STN 位于红色核的前外侧。红核的前界可以用作 STN 靶点的前后定位的标志。轴位 T_2 图像可明确显示 STN。

通过 MRI 反转恢复序列和 T_2 图像可以显示 GPi 和相邻的视束和内囊。仔细调整图像窗口参数也使内囊以及 GPi 和苍白球外部(GPe)获得充分的显示。对于 GPi DBS,植入靶点的选择可能与苍白球损毁术不同,后者通常位于核的腹后部。由于 DBS 刺激可能需要更高的电压并可能扩散至内囊,所以该位置不是植入 DBS 探头的最佳靶点。对于 DBS 而言,靶点位置需要更靠前及外侧,这有利于增加刺激强度时不明显影响下降的白质纤维。视神经纤维束从腹侧到苍白球的连线,可以作为穿刺道的标志。

(三)间接定位

间接定位是根据标准立体定位图谱和 AC、PC 坐标基于公式计算的方法。尽管各种脑地图集之间存在少量偏差,但坐标系是从长期手术经验中获得,并代表最佳坐标的平均值。根据 AC 和 PC 坐标后计算出来:

典型 STN 躯体运动区的初始解剖坐标为中线外侧 11～13mm,连合间平面腹侧 4～5mm,前后连合中点(MCP)后 3～4mm。

GPi 感觉运动区靶点的坐标选择为中线外侧 19～21mm,MCP 前 2～3mm,连合平面腹侧 4～5mm。

由于上肢对生活质量影响最大,而 VIM 内上肢代表位置位于更靠近内侧的面部代表区域与位于外侧的下肢代表区域的中间位置。所以 VIM 的靶点位于第三脑室的侧壁外侧 11～12 mm 处,位于前后连合平面水平。后连合前方约 AC-PC 长度的 2/12～3/12 位置处。

具体手术时这些坐标可能并不是靶点的最佳位置,只是作为电生理记录验证的初始的解剖学靶点。

间接定位是立体定向神经外科的传统方法。其局限性在于它无法满足所有个体之间的解剖变异,因为并非所有的大脑核团严格按照给定地图集中的描述分布。从这个意义上讲,直接定位比间接定位有明显的优势。它基于个体自身解剖结构的成像数据,而且成像技术日益提高,目前已可以在 T_2 图像中充分显示 STN,但需要 CT 扫描和 MRI 之间的成功的图像融合。

(四)手术入口点选择

理想的穿刺通路需要既能最大限度地获取微电极记录数据,同时最大限度地保证穿刺安全。需根据患者的解剖结构选择入口点,以提供通过感兴趣区域的安全且最佳的穿刺通路轨迹。STN 靶点典型穿刺角度是距矢状面 15°～30°,前后方向 50°～70°。精确的入口点可以在手术规划软件上进行细化,逐层仔细检查避免穿刺通道通过脑沟、脑室系统及明显的血管。

六、手术过程

(一)体位和麻醉

患者仰卧在手术台上,膝盖弯曲,并根据个人情况设置合适的患者头部高度。立体定向头架通过适配器固定在手术床上。让患者自己调整找到能容忍长时间不动的颈部位置。可配合使用少量静脉镇静药物,诸如丙泊酚之类的可快速逆转的药物,在开始微电极记录时停止。维持动脉血压的稳定,以尽量减少颅内出血的风险。手术开始前使用抗生素,术中需追加使用。在保持手术部位无菌的同时,应该充分暴露患者的面部,手臂和腿部。老年患者或退行性脊柱疾病患者可能不耐受微电极记录所需的长时间清醒固定。在这些情况下,可尝试硬膜外阻滞或连续硬膜外输注阿片类药物以缓解疼痛。

(二)立体定向穿刺

设置 X、Y 和 Z 坐标的坐标,并在皮肤上标记穿刺点和中线,并计划切口。可使用立体定向器根据规划轨迹精确标记切口和钻孔位置。按照穿刺轨迹在颅骨表面钻孔,打开第一侧的硬脑膜,电凝蛛网膜和软脑膜并穿刺。也有医生主张不打开硬脑膜,直接刺破硬脑膜插入导管,以防止空气进入硬膜下和 CSF 渗漏。此时,应中断镇静,并唤醒患者以进行微电极记录。根据不同团队的设备和程序,使用不同的配件来固定微电极,然后使用 DBS 引线。将插管插入用于微电极记录达到所选择的解剖靶点的背侧,然后使用液压或电子微型驱动器以亚毫米步进速度推进微电极。

七、术中神经外科微电极记录监测

立体定向神经外科微电极记录(MER)的历史始于 1961 年 10 月。巴黎 Mme 研究所的著名神经生理学家 Denise Albe-Fessard 使用她的动物录音设备与研究立体定向手术的 Gerard Guiot 教授合作开始实验,探讨通过丘脑和基底神经节治疗患者的帕金森病等运动障碍性疾病。他们第一次证明典型的神经元放电模式和特征诱发反应可以精确地识别皮层下目标结构,并进行了进一步的损毁手术。这是一个革命性的发现,今天在许多中心,术中微电极监测仍然是功能性神经外科手术的重要组成部分。通过在线监测微电极尖端周围组织的生理信号,可以监测亚毫米尺度上的改变,以精确地识别核团边界。这种超高的分辨率是无法通过影像技术来实现的。在立体定向损毁术或深部脑刺激(DBS)电极植入手术中,微电极监测通常与电刺激结合在一起。其主要原理为通过在神经元细胞体放置一个尖端只有几百微米的高阻抗微电极,就可以从单个细胞中记录其动作电位。简单地说,就是通过一根只有尖端暴露的绝缘电线,插入脑深部,然后通过测量导线和参考电极之间的电压波动,记录脑内的细胞活动。由于大脑中发生的局部场电位的波动通常小于毫伏,所以两个电极之间的电位差必须被放大。放大的信号通常通过滤波器来去除生物和技术噪音后,显示在示波器上并回放为音频信号,进行记录。

微电极通常使用的电极由薄的钨或铂铱合金丝构成,表面有 Parylene-C 涂覆,仅有尖端裸露。有几种长度和直径的电极头可用,典型的阻抗在 0.5～2 兆欧姆之间。为了延长电极的使用深度,通常置于不锈钢管中。电极尖端非常脆弱,切勿被手术室内的其他器械接触或撞击,避免在灭菌过程中和操作过程中的机械损伤,许多电极都带有微型的保护管,在记录前需要将其移除。

(一)手术监测过程

一般设置和程序

微电极监测系统需要安装在立体定向框架上,并能够沿着预定的轨迹引导微电极进入脑内。一般一次选用一根电极,可以反复在多个轨迹进行监测。或者,可以使用由 Alim Benabid 开发的"Ben-gun"系统,它由一个圆柱体中排列成十字形的五个管道组成,可以在 2～3mm 的范围内同时容纳 5 个微电极。电极通常由导管固定,由微驱动系统推进。监测时应避免患者的多重接地,减少由地面回路引起的噪音。在长时间的监测过程中,为了避免脑脊液泄漏和随后的脑移位,应使用纤维蛋白胶封住穿刺孔。

记录系统位于无菌区域外,由外科手术小组的另一名成员(神经外科医生或神经内科医师)在微电极上进行操作。微电极可被手动推进到目标靶点上方,然后由微驱动器推进,沿着轨迹的不同水平层面进行记录,在电极通过不同解剖结构的时候,可以记录到典型神经元的放电模式改变。

患者在神经检测期间应该保持清醒、放松和沉默,这有利于探测目标靶点的边界。根据靶点的不同,可以通过测试被记录细胞的感觉或运动反馈来补充静息活动记录。通常在相同的轨迹上采用电刺激,以评估刺激的幅度阈值,以及在清醒患者中高频刺激后症状改善的程度。

在确定 DBS 电极植入的最终位置之前,必须先进行刺激。在清醒的患者中,刺激和临床检查有助于验证预期的临床反应。即使在麻醉患者中,也有可能对刺激的某些不良反应的幅度阈值进行评估(例如,由于电流扩散到锥体束的肌肉收缩)。为了诱发临床反应,需要把刺激电流控制在毫安范围之内。

电刺激通常与 DBS 的脉宽和频率相同。首先通过仔细提高电流或电压来确定刺激的治疗窗口,直到出现刺激的副作用。然后评估刺激引起的有益临床效果(减少僵直,震颤,或运动迟缓)。通常情况下,在最低电压/电流刺激的情况下可以观察到最佳的临床改善,并提供最大的治疗区间。

(二)针对不同靶点电生理记录的具体策略

1. STN

(1)微电极记录:STN 被白质所包围,是微电极记录识别的理想靶点。当电极尖端从周围的白质进入 STN 时,可出现背景噪声的突然增加,不规则的大振幅或爆裂样尖峰样放电。

通常自靶点上方 6~20mm 处开始记录,各中心之间可能有所差别。沿 STN 方向的记录模式取决于计划轨迹的倾斜度。侧方入路监测时,电极可能会直接进入 STN,而不通过丘脑、放射冠和内囊。多数中心选择中线旁开 3~4cm 处为穿刺点,沿侧脑室外侧壁选择一条安全的轨迹通过尾状核头(靶点上方 20~40mm)进行穿刺。以此为轨迹穿刺时,自 STN 靶点上 10mm 开始,就可以发现前丘脑内的(VOA 核)或丘脑网状结构的爆发性自发放电。这些神经元可表现为 1~20Hz 之间不规则低频率放电,但更典型的是少量的短节奏的峰值样放电(通常为 2~5 个)。丘脑电信号活动可延伸至 STN 靶点以上 6~7mm 处。然后是 2~3mm 稀疏的不规则低频放电背景,这对应未定带神经元,然后达到 STN 的背侧边界。

STN 具有很高的细胞密度,有时会造成分辨单个单位活动的困难。进入 STN 的最佳标志是背景噪声的幅度增加(至少 2~3 倍),声音可形象的描述为"雨点打在锡屋顶上"。单个单元通常表现为不规则或突发的放电模式,平均频率在 30~60Hz 之间。在 STN 的背外侧区,可能会遇到 4~6Hz 的震颤锁定爆破活动,其中许多细胞是运动反馈的。DBS 电极植入的最佳靶点位于 STN 的"感觉运动区"。一些中心经常评估对主动或被动运动的反馈放电,以确定 STN 的感觉运动区。STN 背外侧区 20%~40% 的单位可对被动关节运动产生反馈。STN 内对被动运动的反馈大体有如下规律,与下肢有关的细胞位于与上肢有关的细胞的内腹侧。

当电极进一步推进至 STN 的腹侧边界时,神经元活性再次降低,背景的波幅及噪声下降到白质的水平。0~3mm 后电极到达黑质网状部(SNr)。通常,与 STN 神经元相比,SNr 中的神经元具有更强的放电模式,更小的尖峰振幅和更高的放电频率(50~70Hz)。这些特征和背景噪声水平的差异可以可靠地识别出 SNr。而在神经影像上 STN 和 SNr 之间的边界难以区分,因为两种结构在 T_2 加权磁共振成像上都有相似的信号。

（2）电刺激：在 STN 背侧治疗范围内的 1～3mA 高频刺激能够显著减少患者对侧肢体的帕金森病症状。僵直对刺激的反应最早，又不像运动徐缓一样需要依赖于患者的合作。静止性震颤也是一种非常可靠的刺激效果指标，但可以有自发的波动。现在和以后很长一段时间内，它都会被认为是测试刺激后患者临床反应的一个可靠指标。在刺激启动后 20～30 秒的可监测到患者肌肉张力明显下降，0.5～1mA 时就可以有效果。对侧激活后查体如手指敲击可以帮助建立一个稳定的临床试验基线，特别是如果患者术前僵直不明显，或者微损毁效应已掩盖了对侧症状的时候。

运动障碍是低压刺激时能接受的唯一副作用。他们通常像患者经历过的左旋多巴诱导的峰值剂量样运动困难一样，意味着电极位于最佳放置。其他的不利影响是由电流扩散到邻近结构产生的，如果在低压刺激时出现，意味着电极位置不佳。刺激到 STN 外侧锥体束时可引起肌肉的强直收缩，典型的收缩发生在手部或面部肌肉，这说明电极位于 STN 前外侧边界。在刺激皮质延髓纤维产生肌肉收缩之前，经常会诱发构音障碍，患者说话时要仔细观察。如果刺激向后传导到达内侧丘系，患者通常会出现感觉异常，但通常很快就能适应。如果刺激向内传导刺激到核上眼球运动纤维，会引起眼球运动的副作用。眼征可能有变化，包括不平衡的凝视、同侧的眼睛偏移、眼睑的收缩或瞳孔缩小。有时可以观察到对侧眼球分离，这是因为动眼神经在脑干水平交叉，并走行于 STN 的腹内侧。出现共轭注视偏差的定位意义不大，因为刺激电流向内侧传播、向外侧内囊传播，或者直接刺激 STN 内部的与眼球水平运动有关的眼球运动区域都可以引起。其他非定位性不良反应有恶心、头晕或焦虑。自主神经的症状，如面部潮红，同侧出汗，或瞳孔散大，经常出现在 STN 的前内侧。刺激 STN 背侧的丘脑白质或未定带可以减少僵直和震颤，但减少运动迟缓作用较小，需要更大的电流强度来达到类似的临床效果。刺激黑质网状部分可以加重运动障碍，抑制左旋多巴反应，但这种不良反应在手术中很难监测。

（3）理想靶点判定：理想的 STN DBS 治疗帕金森病的靶点需满足以下条件：穿刺道内至少能监测到有 3mm 的运动感觉神经元；高电压刺激时才能诱发常见的不良反应；刺激时有部分症状的好转；术中刺激时可以观察到出现运动困难。

2. GPI

（1）微电极记录：帕金森病患者和肌张力障碍患者选择 GPi 作为靶点时应定为于 GPi 的感觉运动功能区。该区域对应于 GPi 的腹侧和后侧部分。该区域的外侧界为内侧髓内板和外侧苍白球（GPe），后内侧界为内囊，腹侧界为豆状核袢和视神经束。前方的感觉运动区域与 GPi 的其他非运动区域混合在一起，没有明显的边界。出于这个原因，电生理监测的目的在于辨识 GPi 的外侧、内侧、后侧、背侧和腹侧边界，以及内囊和视束。

基于记录信号出现时距离靶点的距离，术中监测时可以获得从尾状核、壳核到 GPe 和 GPi 的典型电生理轨迹。每一个区域都有明显的不同细胞类型。尾状核和壳核的神经元具有低频（1～5Hz）不规则的放电模式。可以从电生理记录扬声器中听到其特征性的声音，这一部分细胞被称为"爆米花细胞"。通常随着电极的深入，神经元活动记录会沉寂几秒钟，之后可以记录到纹状体神经元活动。通过外髓板时，可以记录到声音活动显著的细胞（～30Hz），这些细胞被称为"边界"细胞。这些不同类型的细胞可以标记出 GPe 和 GPi 周围的所有边界和豆状核内的白质板。

苍白球复合体内的神经元放电模式和频率与患者的病情有关，在帕金森病患者和肌张力障碍患者中有不同的表现。在帕金森病的情况下 GPi 和 GPe 内可以发现不同的神经放电模式。GPe含有两种神经元:低频爆发式放电神经元("爆发细胞")和有明显声音特征的伴有不规则间歇性停顿的更高频的神经元("间歇细胞")。从GPe到GPi的过渡可以通过探针经过内髓板时背景活动的降低和边界细胞的出现来分辨。帕金森病患者中,GPi的神经元有明显的声音特征,为平均放电频率70~80Hz的高频放电模式。

通过进一步推进微电极越过GPi腹侧边界,可以在2~4mm内达到视束。此时以强光照射患者瞳孔会诱发纤维放电,这种放电可以听到,是与背景噪声幅度和频率不同的声音。要验证这一点,微电极的尖端必须到达视束上方数百微米的范围内。有医学中心不建议采用这种方法探测视束,认为该区域血管密度较高,电极容易诱发出血。他们认为当背景活动下降和边界细胞出现,就表示已离开GPi,应停止检测。但许多其他的医学中心仍常用这种方法确定视束位置。

(2)电刺激:对帕金森病患者来说,术中刺激的目的在于确定临床获益与副作用出现的边界。与STN靶点相似,明显地降低肌张力,缓解运动迟缓和观察到与刺激GPi感觉运动区时诱发的运动障碍说明刺激有效。但在刺激GPi时并不像刺激STN时那样经常出现刺激诱发的运动障碍,所以即使不出现刺激诱发的运动障碍,也不说明电极的位置不佳。刺激诱导的肌肉收缩和幻视可以帮助确定探针到内囊和视束的距离。较高刺激阈值时可引起恶心和眩晕,但这对于定位没有意义。

手术过程中无法评估DBS对肌张力障碍的临床益处,因为肌张力障碍通常需要长时间的刺激(从几天到几周)才会出现肌张力障碍或姿势的明显改善。此外,许多肌张力障碍患者由于有明显的不自主运动需要在全身麻醉下进行手术,这也会影响术中对幻视的检测。然而,可以通过确定锥体束反应的阈值,帮助判断到内囊的安全距离。

(3)理想靶点判定:帕金森病患者中电生理监测的目的是确定出通过GPi感觉运动区的一条长轨迹。微电极监测通过典型的高频声音和主动或被动运动引起的改变来帮助确定这条轨迹。如果监测时GPi轨迹较短并有边界细胞出现,说明位于GPi的外侧边界。更外侧时只会记录到GPe的细胞活动。可以通过刺激确定到达内囊和视束的安全距离。肌张力障碍患者监测时由于GPe和GPi的神经元信号重叠会出现更多的辨识困难。

理想的帕金森病患者GPi DBS治疗靶点应满足以下条件:位置应在GPi的外下后部;视束背侧2mm、内囊前部4mm处;该位置能够探测到感觉运动神经元;低压时无法诱导视觉反应和肌肉收缩,高压能够诱发常见副作用。

3. VIM

(1)微电极记录:震颤的丘脑解剖学靶点是腹外侧丘脑的VIM核,其中深动觉神经传入,肌梭传入和小脑传入纤维会聚在一起。所以VIM不能可靠地以周围核团的自发放电模式进行分辨,但对主动和被动运动的反馈可以帮助鉴别。通过典型的双斜角度(前外侧)穿刺,微电极穿过腹前后核(Voa/Vop)的背侧部分时,帕金森病患者会出现平均放电频率约18Hz的典型神经元放电声音。这些神经元可以对主动运动反馈。进入到VIM时可以监测到特征性的明显频率增加的本体感觉神经元,它们对被动关节运动,肌腱压力或肌肉触诊有反应。VIM的后界为腹尾侧核(VC),接受内侧丘系的感觉纤维传入。VC神经元对其定义的皮肤区域的触觉反馈灵敏。Voa/Vop,VIM和VC内包含独立的大脑地图,由中间向外侧为面部、手臂和腿部区域。因此,可以根据触觉反馈评估轨迹位于核团的偏内侧还是偏外侧。

先前的报道强调可以把靶点区域内监测到的震颤细胞区域用于丘脑损毁术。然而在整个腹外侧,丘脑复合体中均有可能会遇到有节奏的震颤细胞活动,所以震颤细胞并不能提供可靠的脑地图信息。此外,在利用声音监测时,震颤细胞声音可能与周期性低阈值钙尖峰脉冲声音混淆,他们频率相近,钙尖峰脉冲信号仅代表丘脑神经元的生理特性。

(2)电刺激:刺激电流低至 0.5 mA 时即可观察到完全或接近完全的震颤抑制。静止性震颤可能需要进一步评估,例如通过要求心算或向后计数方式,增加震颤幅度并克服严重的自发波动。体位和意向性震颤最好通过上臂平举或"指对指运动"的方式进行评价。功能测试如画螺旋可用于评估刺激对精细运动技能的影响。如探针位于 VIM 外侧,刺激可能传导至锥体束导致强直性肌肉收缩或构音障碍。探针位置靠后可影响腹后核诱发感觉异常。当电极位于 VIM 内与 VC 有一个安全距离时,刺激开始的瞬间仍可出现轻微的感觉异常,但应该在几秒钟内快速习惯。刺激位于丘脑下接近或进入内侧丘系时,低强度的刺激即可诱发对侧半身的广泛的感觉异常。在下丘脑区域,刺激丘脑的震颤抑制作用必须在刺激诱发的作用与刺激诱发辨距不良之间平衡,辨距不良在"指对指"运动中最容易观察。

(3)理想靶点判定:DBS 治疗震颤的理想位置应满足以下条件:VIM-Vc 边界前方 2mm(以最小化感觉异常);在运动动觉神经元被发现的地方;在能发现的震颤细胞密度最高的地方;低电压刺激就有效果的地方;高电压刺激才能出现常规副作用的地方。

八、手术后调控及效果

DBS 设备植入后的有效编程调控是该手术获得成功的重要一步。有医疗中心报道超过三分之一的 DBS 手术失败原因是没有能够进行正确的编程。即使是手术后长期稳定的患者,适当调整编程及药物仍能够为晚期帕金森病患者提供额外的益处。精确的编程调控需要从对刺激有不同反应的多个解剖靶点内选择正确靶点,从数以千计的理论参数设置组合、电极触点配置里找到最适合的参数及配置。通常需要手术后多次调整才能获得最佳的治疗效果。

目前已有多种规格的 DBS 刺激探头,而且已经有多方向探头出现,极大提高刺激的精准性。经典的 DBS 探头为美敦力 3387 型,由间距为 1.5mm 的 4 个 1.5mm 宽的触点组成,和美敦力 3389 型,4 个探头间距为 0.5mm。两种电极探头的长度分别为 10.5mm 和 7.5mm,可刺激 4 个触点周围不同的解剖结构。考虑到大多数基底神经节靶点有效目标区域的尺寸小于 7.5mm,总跨度为 7.5mm 是合适的。然而,较长的探头优势在于能够刺激更大的区域,并有可能在探头位置欠佳时获得一定程度上的补偿作用。刺激参数由医生的编程器进行设置调整,患者也可通过自己的控制器验证神经刺激器的状态,控制其开关,在医生设定的限制范围内调整基本的刺激参数。

初次编程对评估探头每个接触点的有益和不利影响以及确定治疗基本设置至关重要。为了给组织愈合时间,通常初次编程在手术后约 4 周时进行,应当在患者长时间无服药的条件下进行,所以建议安排在上午进行,调控前一夜暂停服药。

首先评估和记录每个触点的阻抗和电流消耗。基线阻抗代表电路系统的完整性,并为未来的故障排除提供了参考,是一项重要的信息。应使用一致的脉冲宽度(210sec)、速率(30Hz)和电压以单极模式检查每个触点。通常情况下,阻抗应在 $600 \sim 1300\Omega$ 之间,电流消耗为 $10 \sim 30A$。

设备调控的刺激参数包括:刺激电极的触点位置和极性,刺激电压(V)、脉宽(PW)、频率(F)。最终 DBS 的调控主要目标是最大限度地抑制症状,同时尽量减少不良反应。次要目标是最大限度地减少电池消耗和最大限度地减少药物。为了实现这些目标,必须采取系统的,多步骤的方式进行 DBS 编程。这些步骤包括获取有关手术和神经监测的数据,选择最佳刺激触点和选择适当的刺激参数。

每次调控时均要保证在没有药物影响的情况下进行,要逐个电极进行测试,一次只调节一个电极。调整开始频率:135～185Hz,开始波宽:60～90ms,缓慢调整电压直到有副作用(最好在 30 秒内没有短暂的副作用出现)。重要的是要在每次调控时记录双侧肢体副作用和改善证据,以作为以后进行调控的参考。调控时要及时检查患者的临床症状:①僵直:是最可靠的评估证据,它受患者自身影响小、刺激改善的潜伏期短;②震颤:刺激时临床改善多变(或消失);③运动迟缓:可能难以评估,取决于患者积极性和安慰剂作用;改变的潜伏期长。同时要注意观察患者有无副作用出现,包括短暂副作用:感觉异常、头晕、运动迟缓、瞳孔散大、面部潮红、流汗等;长期副作用:发音困难、肌肉收缩、部分感觉异常、共济失调、眼球分离、急性抑郁等。

九、手术并发症和不良影响

(一)并发症

DBS 手术并发症的发生率在文献中很不一致,但总体来说 DBS 手术是相对安全的手术,手术的并发症包括颅内出血(0～10%),卒中(0～2%),感染(0～15%),未感染的探头腐蚀(1%～2.5%),导线断裂(0～15%),探头迁移(0～19%)和死亡(0～4.4%)。有症状的颅内出血在大多数的医疗中心的发生率低于 2%,并已达成广泛的共识。近年来由于技术和设备的改进,导线断裂和探头迁移的发生率也在下降。硬件感染是最常见的严重外科手术并发症,尽管对如何降低硬件感染各中心有不同的方法,但都认为围手术期使用抗生素是必要的。

目前已经对一些可能影响手术并发症发生率的潜在因素做了一定的讨论。尽管缺乏明确的数据,但普遍认为患者高龄和合并症会增加手术风险,但这并不意味着高龄人群就不应该进行手术。目前的专家共识为,手术团队的经验是降低手术并发症风险的关键因素,并需要在手术前进行标准化的前瞻性并发症评估。

DBS 的硬件并发症并非罕见,但目前对硬件并发症还没有合适的定义。最常见的与硬件相关的并发症包括感染,探头移位或错位,导致导线折断和皮肤侵蚀。尽管手术技术的改进可能有助于减少不良事件,但设备的制造工艺更加重要,以减少整个探头、导线、刺激器系统的损坏率。

(二)手术不良影响

手术后出现认知能力下降和精神症状等 DBS 的不良事件的原因复杂,可能与帕金森病的病程和抗帕金森病药物剂量的减少有关。

语言流畅性改变是 DBS 手术后最常出现的副作用,尤其是在 STN DBS 中,可伴有躁动、幻觉和认知能力下降。这些症状通常不会持续很长时间,也不会影响患者的生活质量。

手术后冷漠可能与抗帕金森病药物剂量的减少有关,尤其是在快速减少左旋多巴的情况下。

认知能力下降是帕金森病自然病程的一部分,会降低帕金森病患者的生活质量。根据 Appleby 等、Parsons 等的 meta 分析结果,在 DBS 手术后帕金森病患者的认知功能很少出现严重和持续的下降。但以 GPi 为靶点的 DBS 对认知功能的影响小于以 STN 为靶点的 DBS。

　　精神症状也应该被认为是 STN DBS 的重要副作用。对于 STN DBS 手术后立即出现的精神症状,即使是严重的幻觉,一段时间后也会完全消失。然而,手术前患者已出现的幻觉往往会恶化。在这种情况下,术前需要判断好出现幻觉的原因。如果是药物引起的幻觉,由于 STN DBS 手术后患者通常会减少药物摄入,药物引起的幻觉有望改善。然而,如果是疾病本身引起的幻觉,需要避免选择以 STN 为刺激靶点。

　　其他的影响还有抑郁和躁狂,可能发生在 STN DBS 之后。可能与抗帕金森病药物与 DBS 刺激之间的平衡有关,需要术后谨慎调节。

　　总之,由于每个具体患者的病情及脑组织情况均有不同,所以单一靶点或固定的手术步骤无法满足不同的患者需求。临床上需要为每一个具体的患者量身定制手术方式,这也导致的 DBS 手术结果的多样性。

(孙　鹏)

参考文献

1. Lemstra A W, Metman L V, Lee J I , et al. Tremor-frequency(3–6 Hz)activity in the sensorimotor arm representation of the internal segment of the globus pallidus in patients with Parkinson's disease. Neuroscience letters, 1999, 267(2): 129-132.

2. Gage V H, Hassenbusch S J, George Z, et al. Pallidotomy: a comparison of responders and Nonresponders. Neurosurgery, 2001, 48(2): 263-273.

3. Weintraub D, Elias W J. The emerging role of transcranial magnetic resonance imaging–guided focused ultrasound in functional neurosurgery. Movement Disorders, 2017, 32(1): 20-27.

4. Friehs G M , Park M C, Goldman M A , et al. Stereotactic radiosurgery for functional disorders. Neurosurgical Focus, 2007, 23(6): E2.

5. Gabriel E M , Nashold B S.Evolution of neuroablative surgery for involuntary movement disorders: An historical review. Neurosurgery, 1998, 42(3): 575-591.

6. Okun M S , Tagliati M, Pourfar M, et al. Management of referred deep brain stimulation failures: A retrospective analysis from 2 Movement Disorders Centers. Archives of Neurology, 2005, 62(8): 1250-1255.

7. Lang A E, Jean-Luc Houeto, Krack P, et al. Deep brain stimulation: Preoperative issues. Movement Disorders, 2006, 21(14): S171-S196.

第十二章
中医药治疗帕金森综合征概述

帕金森综合征在我国有悠久的认识发展史,随着我国进入老龄化社会,帕金森综合征患者也在增多,中医治疗本病取得了一定效果。随着现代中医对帕金森综合征的辨证认识和治疗经验不断深入,逐渐形成了更加科学的辨证和治疗方法。辨证论治是中医的精髓,它具有独特的理论体系,对本病的认识源远流长。本章将采用"病证结合"的方法,对西医诊断明确的帕金森综合征患者进行辨证分型,根据帕金森综合征患者的主要临床特征和中医证候的分布规律,分为两部分,一部分对帕金森综合征的运动症状,一部分对非运动症状中帕金森便秘、抑郁、痴呆等方面中医认识治疗进行论述。

第一节　帕金森综合征运动症状颤证

中医将帕金森综合征运动症状发病表现称为"颤证",是以头部或肢体摇动、颤抖为主要临床表现的一种病证。古代亦称"颤振"或"振掉"。

一、病因病机

本病的病因主要由于年迈体虚、情志郁怒、饮食失宜、劳逸适当等原因导致气血不足、肝风内动,筋脉失养,久则肾精亏耗,筋脉失于濡润。

本病的基本病机为肝风内动,筋脉失养。"肝主身之筋膜",为风木之脏,肝风内动,筋脉不能任持自主,随风而动,牵动肢体及头颈颤抖摇动。其中又有肝阳化风、痰热动风、瘀血生风、血虚生风、阴虚风动等不同病机。

本病的病理性质总属本虚标实,本为气血阴阳亏虚,其中以阴津精血亏虚为主,标为风、火、痰、瘀为患,标本之间密切联系,风、火、痰、瘀可因虚而生,诸邪又进一步耗伤阴津气血。

二、辨证论治

(一)辨证要点

辨证重在辨清标本虚实。肝肾阴虚,气血不足为病之本,属虚,表现为颤抖无力,缠绵难愈,腰膝酸软,体瘦眩晕,遇烦劳而加重。风、火、痰、瘀等病理因素为病之标,属实,表现为震颤较剧,肢体僵硬,胸闷体胖,烦躁不宁,郁怒而发。久病则属本虚标实夹杂,临证需仔细辨别主次轻重。

（二）治疗原则

本病初期,本虚之象并不明显,常见风火相煽,痰热壅阻标实证,治疗当以息风、清热、化痰为主;病程较长,年老体虚,其肝肾亏虚,气血不足等本虚之象逐渐明晰,治疗当标本兼顾。本病多发于中老年人,因此在治疗过程中应当重视补益肝肾之法。

（三）分证论治

（1）肝血不足,风阳内动证

症状:头摇肢颤,项背僵直,活动减少,行走不稳,伴面色少华,眩晕耳鸣,头晕眼花,心烦不安,不寐多梦,四肢乏力,舌质淡,苔薄白或白腻,脉弦细。

治法:养血补肝,舒筋止颤。

推荐方:补肝汤合天麻钩藤饮,或滋生青阳汤加减。

常用药:归芎芍地补血调血,以补肝固本;酸枣仁甘平以养心安神;木瓜舒筋活络;党参、炙甘草调中益气;茯苓、山药健脾益气;玄参、熟地、龟板育阴潜阳,清热息风;钩藤、石决明镇肝息风止颤;桑叶、菊花、薄荷清肝以解郁热;天麻平肝息风,滋燥缓急;杜仲、怀牛膝、桑寄生滋补肝肾;黄芩、栀子清热泻火。旱莲草、枸杞子补肝肾阴。

针灸治疗

选穴:百会、四神聪、足三里、气海、合谷、血海。

操作:平补平泻法。

耳针:肝、脾、胃、交感、皮质下。

艾灸:足三里、血海、肝俞、脾俞、三阴交。

（2）痰热交阻,风木内动证

症状:头摇肢颤,不能持物,头胸前倾,活动缓慢,步态慌张,伴神呆懒动,形体稍胖,胸脘痞闷,甚则呕吐痰涎,烦热口干,心中懊恼,小便短赤,大便秘结,舌体胖大有齿痕,舌红,苔黄腻,脉弦滑数。

治法:清热化痰,息风定颤。

推荐方:摧肝丸,或导痰汤合羚角钩藤汤加减。

常用药:胆南星、贝母清热化痰;钩藤、菊花、桑叶清肝息风;黄连、黄芩、竹茹清热除烦;半夏、陈皮化痰理气;茯苓、枳实理气燥湿。石决明平肝潜阳。天麻、羚羊角粉、珍珠粉以平肝潜阳。肝火甚者,加夏枯草、龙胆草清肝泻火。

针灸治疗

选穴:百会、四神聪、风池、丰隆、阴陵泉、中脘、阳陵泉。

操作:采用泻法。

耳针:交感、皮质下、胃、心、脾、三焦。

艾灸:中脘、阴陵泉、阳陵泉。

（3）血脉瘀滞,筋急风动

症状:头摇或肢体颤振日久,肢体拘疼,项背前倾,强直受限,言语不利,伴面色晦暗,皮脂外溢,发甲焦枯,舌质紫暗或夹瘀斑,舌苔薄白或白腻,脉弦涩。

治法:活血化瘀,柔肝通络。

推荐方:血府逐瘀汤加减。

常用药:桃仁、红花破血行滞,活血祛瘀;赤芍、川芎、牛膝活血行气通经;生地、当归养血益阴,清热活血;桔梗、枳壳调理气机升降,宽胸行气;柴胡、升麻疏肝解郁,升达清阳;生地、白芍滋阴清热,柔筋缓急;全蝎、地龙搜风活血通经。

针灸治疗

选穴:合谷、曲池、少海、血海、青灵、内关。

操作:采用泻法。

耳针:肝、脾、肾、交感、皮质下、三焦。

艾灸:肝俞、脾俞、肾俞、膈俞

(4)肝肾阴虚,虚风内动证

症状:头摇肢颤,持物不稳,表情呆板,动作笨拙,言语謇涩,筋脉拘急,肌肉瞤动,伴有腰膝酸软,失眠心烦,头晕耳鸣,小便频数,便秘盗汗,舌体瘦小,少苔或无苔,脉细弦或细数。

治法:滋补肝肾、育阴息风。

推荐方:归芍地黄丸加减,或大定风珠加减。

常用药:熟地、山茱萸填精益肾;当归、鸡血藤活血通经;白芍、炙甘草柔肝缓急;丹皮、黄柏、知母、玄参滋阴清热;生牡蛎、钩藤、天麻平肝息风;龟板、鳖甲、阿胶育阴潜阳;木瓜、地龙舒筋活血缓急;女贞子、枸杞子补益肝肾,滋阴养血。

针灸治疗

选穴:三阴交、复溜、太溪、肝俞、肾俞。

操作:采用平补平泻法。

耳针:皮质下、交感、肝、肾、心。

艾灸:三阴交、气海、关元、肝俞、肾俞。

(5)阳气虚衰,元阳耗竭证

症状:身体强直,时有摇颤,筋脉拘挛,活动不能,言语艰涩,阴雨天加重,伴面色㿠白,畏寒肢冷,四肢麻木,心悸懒言,动则气短,小便清长,大便溏薄,舌淡,苔薄白,脉沉细无力。

治法:补肾助阳,温煦筋脉

推荐方:地黄饮子加减。

常用药:熟地黄、山茱萸填精滋肾;巴戟天、淫羊藿、肉苁蓉温壮肾阳;枸杞子、菟丝子补肾精髓;党参、白术、茯苓补气健脾;白芍、甘草缓急止颤。附子、肉桂、干姜温补摄纳元阳,引火归原;石斛、麦冬、五味子滋养肺肾,壮水济火;石菖蒲、远志开窍化痰,交通心肾。

针灸治疗

选穴:膻中、关元、命门、足三里。

操作:采用补法。

耳针:肝、肾、交感、皮质下、三焦。

艾灸:关元、命门、足三里、大椎。

三、转归预后

本病多为原发性的,少部分有家族史,或继发于中风、中毒、颅脑外伤、温病等其他疾病。临床多呈缓慢进展加重,体质强盛,正气尚充,病程较短的患者,运用中医治疗,部分病例在一定程度上病情可得到控制。少数气血亏虚,肾阴亏损,虚风内动患者,经益气养血、育阴息风治疗,也有一定好转。但若失治或调摄治疗不当,以致气血大亏,脏器虚损,则逐年加重,并发他证而不治。

四、预防与调摄

增强人体正气,避免和消除各种致病因素,如尽量保持安定情绪,切忌忧思郁怒等不良的精神刺激;环境应保持安静舒适,避免受风、受热、受潮,生活要有规律;避免用脑过度,合理睡眠,劳逸适度;饮食清淡,多食新鲜水果及坚果,勿暴饮暴食及嗜食肥甘厚味;防止接触有毒物质及颅脑损伤等。

第二节　帕金森综合征非运动症状

近年来,对帕金森综合征非运动症状关注越来越多,祖国医学有着悠久的历史和丰富的内容。人们发现中医药对非运动症状具有不错的疗效。将帕金森综合征非运动症状与中医病症内涵整合,可以分为对以下非运动症状的中医诊断和治疗,包括便秘、失眠、健忘、抑郁淡漠、眩晕、嗜睡、疲劳、疼痛、尿频、嗅觉减退、消瘦、多汗等。下面就中医对便秘、郁病、呆病和不寐等进行辨证分型论治。

一、便秘

便秘是帕金森综合征患者最常见的自主功能障碍的表现,国内有调查表明帕金森病患者便秘的发生率高达88%。并且近年研究发现,每天排便少于一次的人群患帕金森病的概率是每天排便超过1次的人的2.7倍,并将便秘视为帕金森病发病的重要危险因素。因此帕金森病患者便秘的诊治非常重要。主要临床特征为粪质干硬,排出困难,排便时间、排便间隔时间延长,大便次数减少,常三五日、七八日,甚至更长时间解一次大便,每次解大便常需半小时或更长时间,常伴腹胀腹痛,头晕头胀,嗳气食少,心烦失眠等症;或粪质干燥坚硬,排出困难,排便时间延长;或粪质并不干硬,也有便意,但排便无力,排出不畅,排便时间延长,多伴有汗出、气短乏力、心悸头晕等症状。由于燥屎内结,可在左下腹扪及质地较硬的条索状包块,排便后消失。起病缓慢,多属慢性病变过程。

(一)病因病机

便秘的病因是多方面的,帕金森病便秘的病因病机多因肝风、痰凝、血瘀、肝肾气血亏虚导致气机失调,脑神被扰,而成本病;肾气不足、津液亏虚是帕金森病便秘发生的根源。本病病位在大肠,并与脾胃肺肝肾密切相关。脾虚传送无力,糟粕内停,致大肠传导功能失常,而成便秘;胃与肠相连,胃热炽盛,下传大肠,燔灼津液,大肠热盛,燥屎内结,可成便秘;肺与大肠相表里,肺之燥热下移大肠,则大肠传导功能失常,而成便秘;肝主疏泄气机,若肝气郁滞,则气滞不行,腑气不能畅通;肾主五液而司二便,若肾阴不足,则肠道失润,若肾阳不足则大肠失于温煦而传送无力,大便不通,均可导致便秘。便秘总以虚实为纲,冷秘、热秘、气秘属实,阴阳气血不足所致的虚秘则属虚。虚实之间可以转化,可由虚转实,可因虚致实,而虚实并见。归纳起来,形成便秘的基本病机是邪滞大肠,腑气闭塞不通或肠失温润,推动无力,导致大肠传导功能失常。

(二)辨证论治

1. 辨证要点

辨寒热虚实：粪质干结，排出艰难，舌淡苔白滑，多属寒；粪质干燥坚硬，便下困难，肛门灼热，舌苔黄燥或垢腻，则属热；年高体弱，久病新产，粪质不干，欲便不出，便下无力，心悸气短，腰膝酸软，四肢不温，舌淡苔白，或大便干结，潮热盗汗，舌红无苔，脉细数，多属虚；年轻气盛，腹胀腹痛，嗳气频作，面赤口臭，舌苔厚，多属实。

2. 治疗原则

根据便秘实证邪滞大肠，腑气闭塞不通；虚证肠失温润，推动无力，导致大肠传导功能失常的基本病机，其治疗当分虚实而治，原则是实证以祛邪为主，据热、冷、气秘之不同，分别施以泻热、温散、理气之法，辅以导滞之品，标本兼治，邪去便通；虚证以养正为先，依阴阳气血亏虚的不同，主用滋阴养血、益气温阳之法，酌用甘温润肠之药，标本兼治，正盛便通。六腑以通为用，大便干结，解便困难，可用下法，但应在辨证论治基础上以润下为基础，个别证型虽可暂用攻下之药，也以缓下为宜，以大便软为度，不得一见便秘，便用大黄、芒硝、巴豆、牵牛之属。

3. 分证论治

(1)实秘

1)热秘

症状：大便干结，腹胀腹痛，面红身热，口干口臭，心烦不安，小便短赤，舌红苔黄燥，脉滑数。

治法：泻热导滞，润肠通便。

推荐方药：麻子仁丸加减。

大黄、枳实、厚朴通腑泄热，火麻仁、杏仁、白蜜润肠通便，芍药养阴和营。此方泻而不峻，润而不腻，有通腑气而行津液之效。若津液已伤，可加生地、玄参、麦冬以养阴生津。

2)气秘

症状：大便干结，或不甚干结，欲便不得出，或便而不畅，肠鸣矢气，腹中胀痛，胸胁满闷，嗳气频作，饮食减少，舌苔薄腻，脉弦。

治法：顺气导滞。

推荐方药：六磨汤加减。

木香调气，乌药顺气，沉香降气，大黄、槟榔、枳实破气行滞。可加厚朴、莱菔子以助理气之功。若气郁日久，郁而化火，可加黄芩、栀子、龙胆草清肝泻火；若气逆呕吐者，可加半夏、旋覆花、代赭石；若跌仆损伤，便秘不通，兼有气滞血瘀，可加桃仁、红花、赤芍活血化瘀。

3)冷秘

症状：大便艰涩，腹痛拘急，胀满拒按，胁下偏痛，手足不温，呃逆呕吐，舌苔白腻，脉弦紧。

治法：温里散寒，通便导滞。

推荐方药：大黄附子汤加减。

附子温经散寒，大黄荡除积滞，细辛散寒止痛；枳实、厚朴、木香助泻下之力；干姜、小茴香以增散寒之功。

(2)虚秘

1)气虚秘

症状：粪质并不干硬，也有便意，但临厕排便困难，需努挣方出，挣得汗出短气，便后乏力,体质虚弱,面白神疲,肢倦懒言,舌淡苔白,脉弱。

治法:补气润肠,健脾升阳。

推荐方药:黄芪汤加减。

黄芪大补脾肺之气;火麻仁、白蜜润肠通便;陈皮理气。若气虚较甚,可加人参、白术;若肺气不足者,可加杏仁、生脉散;若日久肾气不足,可加大补元煎。

2)血虚秘

症状:大便干结,排出困难,面色无华,心悸气短,健忘,口唇色淡,脉细。

治法:养血润肠。

推荐方药:润肠丸加减。

当归、生地滋阴养血;火麻仁、桃仁润肠通便;枳壳引气下行;玄参、何首乌、枸杞子养血润肠;若兼气虚,可加白术、党参、黄芪益气生血。

3)阴虚秘

症状:大便干结,如羊屎状,形体消瘦,头晕耳鸣,心烦失眠,潮热盗汗,腰酸膝软,舌红少苔,脉细数。

治法:滋阴润肠通便。

推荐方药:增液汤加减。

玄参、麦冬、生地滋阴润肠,生津通便;玉竹、石斛以助养阴;柏子仁、瓜蒌仁以润肠通便。

4)阳虚秘

症状:大便或干或不干,皆排出困难,小便清长,面色㿠白,四肢不温,腹中冷痛,得热痛减,腰膝冷痛,舌淡苔白,脉沉迟。

治法:温阳润肠。

推荐方药:济川煎加减。

肉苁蓉、牛膝温补肾阳,润肠通便;当归养血润肠;升麻、泽泻升清降浊;枳壳宽肠下气;肉桂以温补元阳。

4. 针灸疗法

(1)治法:调气通便。

(2)主穴:支沟、天枢、归来、中脘、上巨虚。

(3)配穴:足三里、气海、水道、三阴交等。

(4)操作:采用泻法。

二、郁病

抑郁是帕金森综合征的常见并发症,其常见症状多为心境恶劣、失眠、乏力、易激惹、运动迟滞、烦躁、惊恐、兴趣及愉快感丧失等,属于中医郁病范畴,由于情志不舒、气机郁滞所致。郁有积、滞、结等含义,以气机郁滞为基本病变,自明代之后,已逐渐把情志之郁作为郁病的主要内容。如《古今医统大全·郁证门》说:"郁为七情不舒,遂成郁结,既郁之久,变病多端。"《景岳全书·郁证》将情志之郁称为因郁而病,着重论述了怒郁、思郁、忧郁三种郁证的证治。《临证指南医案·郁》所载的病例,均属情志之郁,治则涉及疏肝理气、苦辛通降、平肝息风、清心泻火、健脾和胃、活血通络、化痰涤饮、益气养阴等法,用药清新灵活,颇多启发,并且充分注意到精神治疗对郁病具有重要意义,认为"郁证全在病者能移情易性"。

（一）病因病机

情志内伤是郁病的致病原因。但情志因素是否造成郁病，除与精神刺激的强度及持续时间的长短有关之外，也与机体本身的状况有极为密切的关系。正如《杂病源流犀烛·诸郁源流》说："诸郁，脏气病也，其原本于思虑过深，更兼脏气弱，故六郁之病生焉。"说明机体的"脏气弱"是郁病发病的内在因素。郁病的病因是情志内伤。其病机主要为肝失疏泄，脾失健运，心失所养及脏腑阴阳气血失调。郁病初起，病变以气滞为主，常兼血瘀、化火、痰结、食滞等，多属实证。病久则易由实转虚，随其影响的脏腑及损耗气血阴阳的不同，而形成心、脾、肝、肾亏虚的不同病变。

（二）辨证论治

1. 辨证要点

（1）辨明受病脏腑与六郁的关系：郁病的发生主要为肝失疏泄，脾失健运，心失所养，应依据临床症状，辨明其受病脏腑侧重之差异。郁病以气郁为主要病变，但在治疗时应辨清楚六郁，一般说来，气郁、血郁、火郁主要关系于肝；食郁、湿郁、痰郁主要关系于脾；而虚证证型则与心的关系最为密切。

（2）辨别证候虚实：六郁病变，即气郁、血郁、化火、食积、湿滞、痰结均属实，而心、脾、肝的气血或阴精亏虚所导致的证候则属虚。

2. 分证论治

（1）肝郁气滞证

症状：精神抑郁，胸胁作胀或脘痞，面色晦暗，胸部满闷，胁肋胀痛，痛无定处，嗳气频作，善太息，夜寐不安，月经不调；舌质淡，苔薄白，脉弦。

治法：疏肝和胃，理气解郁。

推荐方药：柴胡疏肝散加减。

本方由四逆散加川芎、香附、陈皮而成。方中柴胡、香附、枳壳、陈皮疏肝解郁，理气畅中；川芎、芍药、甘草活血定痛，柔肝缓急。胁肋胀满疼痛较甚者，可加郁金、青皮、佛手疏肝理气。肝气犯胃，胃失和降，而见嗳气频作，脘闷不舒者，可加旋覆花、代赭石、苏梗、法半夏和胃降逆。兼有食滞腹胀者，可加神曲、麦芽、山楂、鸡内金消食化滞。肝气乘脾而见腹胀、腹痛、腹泻者，可加苍术、茯苓、乌药、白豆蔻健脾除湿，温经止痛。兼有血瘀而见胸胁刺痛，舌质有瘀点、瘀斑，可加当归、丹参、郁金、红花活血化瘀。

（2）肝郁脾虚证

症状：精神抑郁，胸胁胀满，多疑善虑，喜太息，纳呆，消瘦，稍事活动便觉倦怠，脘痞嗳气，大便时溏时干，或咽中不适；舌苔薄白，脉弦细或弦滑。

治法：疏肝健脾，化痰散结

推荐方药：逍遥散合半夏厚朴汤加减。

柴胡疏肝解郁，条达肝气；当归养血和血；白芍酸苦微寒，养血敛阴；白术、茯苓健脾去湿，运化有权；炙甘草益气补中，缓肝之急；薄荷、桑叶疏散郁遏之气，透达肝经郁热；半夏化痰散结，降逆和胃；厚朴下气除满；茯苓甘淡渗湿健脾；生姜辛温散结；苏叶芳香行气。

（3）痰气郁结证

症状：精神抑郁，胸部塞闷，胁肋胀满，咽中犹如物阻，吞之不下，咳之不出。苔白腻，脉弦滑。

治法：行气开郁，化痰散结。

推荐方药：半夏厚朴汤加减。

厚朴、枳壳、紫苏理气宽胸，开郁畅中；半夏、茯苓、生姜化痰散结，和胃降逆；郁金、合欢花解郁安神。

（4）心脾两虚证

症状：多思善疑，头晕神疲，胸闷心悸，神疲失眠，健忘，面色萎黄，纳谷不化，便溏，舌质淡，苔薄白，脉细。

治法：健脾养心，补益气血。

推荐方药：归脾汤加减。

本方用党参、茯苓、白术、甘草、黄芪、当归、龙眼肉等益气健脾生血；酸枣仁、远志、茯苓养心安神；木香理气，使整个处方补而不滞。心胸郁闷，情志不舒者，加郁金、佛手片理气开郁；头痛加川芎、白芷活血祛风而止痛。

（5）肾虚肝郁证

症状：情绪低落，烦躁而兴趣索然，神思不聚，善忘，忧愁善感，胁肋胀痛，时有太息，腰酸背痛，性欲低下；舌红，苔薄黄，脉弦细或沉弦。

治法：益肾调气，解郁安神

推荐方药：颐脑解郁方加减。

刺五加以祛风湿、强筋骨；麦冬、五味子滋补心阴；郁金、柴胡疏肝行气；栀子、连翘清心安神；白芍、甘草柔肝滋阴；酸枣仁、远志养心安神。

（6）肝胆湿热证

症状：烦躁易怒，胸胁胀满，多梦，耳中轰鸣，头晕头胀，腹胀，口苦，咽有异物感，恶心，小便短赤；舌质红，舌苔黄腻，脉弦数或滑数。

治法：清肝利胆，宁心安神

推荐方药：龙胆泻肝汤加减。

龙胆草清利肝经湿热；黄芩、栀子苦寒泻火，燥湿清热；泽泻、木通、车前子渗湿泄热，导热下行；当归、生地养血滋阴，邪去而不伤阴血；柴胡舒畅肝经之气，引诸药归肝经；郁金行气疏肝；甘草调和诸药。

3. 针灸疗法

（1）治法：调理气血，解郁安神。

（2）主穴：百会、四神聪、神门、内关、膻中。

（3）配穴：印堂、足三里、中脘、气海、太冲、风池、丰隆、三阴交等。

（4）操作：用平补平泻法。

三、呆病

帕金森痴呆主要是明显降低的认知功能和日常生活能力，以及神经精神，发病率高，并且前期进展缓慢，后期体现为痴呆。传统医学认为痴呆多由七情内伤，久病年老等病因，导致髓减脑消，神机失用。轻者可见寡言少语，反应迟钝，善忘等症；重则表现为神情淡漠，终日不语，哭笑无常，分辨不清昼夜，外出不知归途，不欲食，不知饥，二便失禁等，生活不能自理。本病属疑难病证，中医药治疗具有一定疗效。

（一）病因病机

病因以内因为主，由于七情内伤，久病不复，年迈体虚等致气血不足，肾精亏虚，痰瘀阻痹,渐使脑髓空虚,脑髓失养。其基本病机为髓减脑消,神机失用。其病位在脑,与心肝脾肾功能失调密切相关。其证候特征以气血、肾精亏虚为本,以痰浊、瘀血之实邪为标,临床多见虚实夹杂之证。本病的发生,不外乎虚、痰、瘀,并且三者互为影响。虚指气血亏虚,脑脉失养;阴精亏空,髓减脑消。痰指痰浊中阻,蒙蔽清窍;痰火互结,上扰心神。瘀指瘀血阻痹,脑脉不通;瘀血阻滞,蒙蔽清窍。

(二)辨证论治

1. 辨证要点

辨明虚实与主病之脏腑。本虚者,辨明是气血亏虚,还是阴精衰少;标实者,辨明是痰浊或痰火为病,还是瘀血为患。本虚标实,虚实夹杂者,应分清主次。并注意结合脏腑辨证,详辨主要受病之脏腑。

2. 分证论治

(1)肝肾阴虚,痰瘀阻络证

症状:多忘善误、神思不聚、持筹握算差、如昏似慧、多疑寡断、言辞颠倒、言语重复、言辞贫乏、神情呆滞、表情淡漠、忧愁思虑、庶事皆废、思维、反应迟钝、忽哭忽笑、举动不经、头晕昏沉或头目眩晕,耳鸣、耳聋,颧红盗汗,腰膝酸软,肢体麻木,大便秘结,舌体偏瘦,舌质暗红或有瘀点瘀斑,苔腻或薄,脉细弦或细数。

治法:补益肝肾,化痰通络。

推荐方药:知柏地黄丸加减。

熟地黄、山萸肉滋阴补肾,填精益髓;山药补益脾阴,亦能固精;泽泻利湿泄浊;牡丹皮、黄柏清泄相火;茯苓淡渗脾湿;知母清热滋阴;肉苁蓉、何首乌滋补肝肾,补益精血。

(2)脾肾阳虚,痰瘀阻络证

症状:神情呆滞,善忘迟钝,嗜卧懒动,头昏沉或头重如裹,神疲,倦怠流涎,面色㿠白,气短乏力,肢体瘫软,手足不温,纳呆,夜尿频或尿失禁,尿后余沥不尽,大便黏滞不爽或便溏,舌体胖大,有齿痕,舌质暗红,或有瘀点,苔腻或水滑,脉沉。

治法:健脾益肾、化痰通络。

推荐方药:还少丹合归脾汤加减。

熟地、枸杞子、山萸肉滋阴补肾;肉苁蓉、巴戟天、小茴香温补肾阳;杜仲、怀牛膝补益肝肾;人参、茯苓、山药、大枣益气健脾而补后天;远志、五味子、石菖蒲养心安神开窍;何首乌、黄芪等以益气养血。

(3)痰瘀化热,上扰清窍证

症状:表情呆滞,心绪不宁,躁扰不宁,在病情波动或外感、劳累等诱因下,原有智能障碍核心症状波动加重。伴见口干口臭,口苦口渴,面红尿赤,便干便难,舌质红或红绛,舌苔黄厚,苔腻,脉弦或弦滑数。

治法:清热化痰,通络开窍。

推荐方药:涤痰汤合通窍活血汤加减。

胆南星、半夏、陈皮豁痰理气;黄连、黄芩、竹茹清热化痰;石菖蒲芳香开窍;桃仁、红花、川芎活血化瘀;石菖蒲、郁金开窍醒脑;瘀血日久,瘀血不去,新血不生,当归、鸡血藤、三七以养血活血;

(4)肾精亏虚,髓海不足证

症状:记忆丧失,失认失算,神情呆滞,双目无神,懒情思卧,齿枯发焦,腰酸骨软,步行艰难,语声低怯或终日不语,齿枯,发焦,骨痿无力,举动不灵,生活不能自理,甚或卧床,舌红,少苔或无苔,多裂纹,脉沉细弱或脉虚无力。

治法:补肾填精,益髓增智。

推荐方药:七福饮或补肾益髓汤加减。

熟地以滋阴补肾;人参、白术、炙甘草益气健脾;当归养血补肝;远志、杏仁宣窍化痰。鹿角胶、龟板胶、阿胶、紫河车等血肉有情之品,以填精补髓;续断、骨碎补、补骨脂补益肝肾;远志、石菖蒲化痰开窍。

3. 针灸疗法

(1)治法:采用辨经刺井法、颞三针治疗。

(2)主穴:百会、四神聪、神庭、本神、颞三针、膻中、中脘、气海、血海、足三里、外关。

(3)配穴:少冲、隐白、厉兑、至阴、丰隆、大敦、绝骨等。

颞三针:"颞三针"位于头颞部。其中第一针通过率谷穴及角孙穴,前者为足太阳、少阳之会,后者为手足少阳之会;第二针通过手、足少阳、阳明之会的悬厘穴及足太阳、少阳之会的曲鬓穴;第三针位于天冲穴附近,该穴为足太阳、少阳之交会穴。操作:平刺,针刺得气后以 180~200 次/min 的频率捻转 2 分钟,分别在进针后第 10 分钟、第 20 分钟行针 2 次,共留针 30 分钟。

四、不寐

睡眠障碍是帕金森综合征患者的常见的非运动症状,发病率较高。中医认为失眠是由于情志、病后及年迈,禀赋不足,心虚胆怯等病因,引起心神失养或心神不安,从而导致经常不能获得正常睡眠为特征的一类病证。主要表现为睡眠时间、深度的不足以及不能消除疲劳、恢复体力与精力,轻者入睡困难,或寐而不酣,时寐时醒,或醒后不能再寐,重则彻夜不寐。失眠在《内经》中称为"目不瞑"、"不得眠"、"不得卧"。《医宗必读·不得卧》将失眠原因概括为"一曰气盛,一曰阴虚,一曰痰滞,一曰水停,一曰胃不和"五个面。《医效秘传·不得眠》将病后失眠病机分析为"夜以阴为主,阴气盛则目闭而安卧,若阴虚为阳所胜,则终夜烦扰而不眠也"。失眠多为情志所伤,久病体虚,饮食不节,劳逸失度等引起阴阳失调,阳不入阴而发;病位主要在心,涉及肝、胆、脾、胃、肾。

(一)病因病机

失眠的病因虽多,但以情志、饮食或气血亏虚等内伤病因居多,由这些病因引起心、肝、胆、脾、胃、肾的气血失和,阴阳失调,其基本病机以心血虚、胆虚、脾虚、肾阴亏虚进而导致心失所养及由心火偏亢、肝郁、痰热、胃失和降进而导致心神不安两方面为主。其病位在心,但与肝、胆、脾、胃、肾关系密切。病性有虚实之分,且虚多实少。其实证者,多因心火偏亢,肝郁化火,痰热内扰,胃气失和,引起心神不安所致。其虚证者,多由阴虚火旺,心脾两虚,心胆气虚引起心神失养所致,治当滋阴降火,补益心脾,益气镇惊,佐以养心安神。失眠久病可表现为虚实兼夹,或为瘀血所致。

(二)辨证论治

1. 辨证要点

(1)辨脏腑:失眠的主要病位在心,由于心神失养或不安,神不守舍而失眠,但与肝、胆、脾、胃、肾的阴阳气血失调相关。如急躁易怒而失眠,多为肝火内扰;遇事易惊,多梦易醒,多为心胆气虚;面色少华,肢倦神疲而失眠,多为脾虚不运,心神失养;嗳腐吞酸,脘腹胀满而失眠,多为胃腑宿食,心神被扰;胸闷,头重目眩,多为痰热内扰心神;心烦心悸,头晕健忘而失眠,多为阴虚火旺,心肾不交,心神不安等。

(2)辨虚实:失眠虚证,多属阴血不足,心失所养,临床特点为体质瘦弱,面色无华,神疲懒言,心悸健忘,多因脾失运化,肝失藏血,肾失藏精所致。实证为火盛扰心,临床特点为心烦易怒,口苦咽干,便秘溲赤,多因心火亢盛或肝郁化火所致。

2. 分证论治

(1)瘀血内阻证

症状:失眠日久,躁扰不宁,胸不任物,胸任重物,夜多惊梦,夜不能睡,夜寐不安,面色青黄,或面部色斑,胸痛、头痛日久不愈,痛如针刺而有定处,或呃逆日久不止,或饮水即呛,干呕,或内热瞀闷,或心悸怔忡,或急躁善怒,或入暮潮热,舌质暗红、舌面有瘀点,唇暗或两目暗黑,脉涩或弦紧。

治法:活血化瘀。

推荐方药:血府逐瘀汤。

(2)肝火扰心证

症状:性情急躁易怒,不易入睡或入睡后多梦惊醒,胸胁胀闷,善太息,口苦咽干,头晕头胀,目赤耳鸣,便秘溲赤,舌质红苔黄,脉弦数。

治法:清肝泻火,镇心安神。

推荐方药:龙胆泻肝汤加减。

龙胆草、黄芩、栀子清肝泻火;木通、车前子利小便而清热;柴胡疏肝解郁;当归、生地养血滋阴柔肝;甘草和中。可加朱茯神、生龙骨、生牡蛎镇心安神。若胸闷胁胀,善太息者,加香附、郁金以疏肝解郁。

(3)痰热扰心证

症状:失眠时作,噩梦纷纭,易惊易醒,头目昏沉,脘腹痞闷,口苦心烦,饮食少思,口黏痰多,舌质红苔黄腻或滑腻,脉滑数。

治法:清化痰热,和中安神。

推荐方药:黄连温胆汤加减。

半夏、陈皮、竹茹化痰降逆;茯苓健脾化痰;枳实理气和胃降逆;黄连清心泻火。若心悸动甚,惊惕不安,加珍珠母、朱砂以镇惊安神定志。

(4)胃气失和证

症状:失眠多发生在饮食后,脘腹痞闷,食滞不化,嗳腐酸臭,大便臭秽,纳呆食少,舌质红苔厚腻,脉弦或滑数。

治法:和胃化滞,宁心安神。

推荐方药:保和丸加减。

山楂、神曲助消化,消食滞;半夏、陈皮、茯苓降逆和胃;莱菔子消食导滞;连翘散食滞所致的郁热。可加远志、柏子仁、夜交藤以宁心安神。

(5)心脾两虚证

症状:不易入睡,睡而不实,多眠易醒,醒后难以复寐,心悸健忘,神疲乏力,四肢倦怠,纳谷不香,面色萎黄,口淡无味,腹胀便溏,舌质淡苔白,脉细弱。

治法:补益心脾,养心安神。

推荐方药:人参归脾汤加减。

人参、白术、黄芪、甘草益气健脾;当归补血;远志、酸枣仁、茯神、龙眼肉补心益脾,安神定志;木香行气健脾,使全方补而不滞。若心血不足,加熟地、芍药、阿胶以养心血;失眠较重,加五味子、柏子仁有助养心宁神,或加夜交藤、合欢皮、龙骨、牡蛎以镇静安神。若脘闷、纳呆、苔腻,加半夏、陈皮、茯苓、厚朴以健脾理气化痰。

若产后虚烦不寐,形体消瘦,面色㿠白,易疲劳,舌淡,脉细弱,或老人夜寐早醒而无虚烦之证,多属气血不足,治宜养血安神,亦可用归脾汤合酸枣仁汤。

（6）心胆气虚证

症状:心悸胆怯,不易入睡,寐后易惊,遇事善惊,气短倦怠,自汗乏力,舌质淡苔白,脉弦细。

治法:益气镇惊,安神定志。

推荐方药:安神定志丸合酸枣仁汤加减。

前方重于镇惊安神,后方偏于养血清热除烦,合用则益心胆之气;清心胆之虚热而定惊;安神宁心。方中人参益心胆之气;茯苓、茯神、远志化痰宁心;龙齿、石菖蒲镇惊开窍宁神;酸枣仁养肝、安神、宁心;知母泻热除烦;川芎调血安神。若心悸甚,惊惕不安者,加生龙骨、生牡蛎、朱砂。

3. 针灸治疗

（1）体针

主穴:神门、内关、百会、四神聪。肝火扰心者,加太冲、行间、风池;痰热扰心者,加太冲、丰隆;胃气失和者,加足三里、中脘、天枢;瘀血内阻者,加肝俞、膈俞、血海;心脾两虚者,加心俞、脾俞、三阴交;心胆气虚者,加心俞、胆俞;心肾不交者,加太溪、心俞、肾俞。

操作:用平补平泻法。

（2）耳穴疗法

取穴:神门、心、脾、肾、皮质下,配穴取枕、交感、内分泌、神经衰弱点。主穴配穴合用,随证加减。

操作:治疗前先用耳穴探测棒在耳穴上寻找阳性点,用75%酒精消毒耳廓后用耳针或将粘有王不留行籽的胶布对准选定的耳穴贴紧并加压,使患者有酸麻胀痛或发热感。失眠伴头晕头痛,急躁易怒者用重手法,年老体弱、倦怠纳差者用轻手法,嘱患者每天自行按压2～3次,每次每穴30秒。上述治疗隔日进行1次,5次为1个疗程。

（3）穴位贴敷:用夜交藤15g,白芷12g,败酱草10g等。将上药粉碎,加入辅料,制成丸状。夜晚睡前,用医用胶布贴敷于太阳穴、神门、涌泉穴。

（李筱媛　谢安木）

参考文献

1. 张伯礼. 中医内科学. 北京: 人民卫生出版社,2012.

2. 吴勉华. 中医内科学. 北京: 中国中医药出版社,2012.

3. Munhoz RP, Moro A, Silveira-Moriyama L, et al. Non-motor signs in Parkinson's disease: a review. Arq Neuropsiquiatr, 2015, 73(5): 454-462.

4. Marsh L. Depression and Parkinson's disease: current knowledge.Curr Neurol Neurosci Rep, 2013, 13(12): 409.

第十三章
帕金森综合征的康复治疗

第一节　概述

帕金森病患者功能障碍包括运动障碍、平衡障碍、吞咽障碍、精神障碍及痴呆等，康复治疗虽不能阻止帕金森病的进展，但可以改善患者的部分功能，提高患者日常生活质量，推迟用药或减少用药剂量，促进手术后功能恢复，帮助移植细胞产生需要的功能，是帕金森病患者治疗体系中的重要内容。因此帕金森病的康复越来越受到康复医学界的重视，成为康复领域中的重要内容之一。

帕金森综合征是临床表现与帕金森病类似，但有明确病因的一组综合征，因其临床表现与帕金森病类似，因此其功能障碍、康复评定及康复治疗与帕金森病的治疗相一致，在此不再一一重复。

第二节　主要功能障碍

帕金森综合征的功能障碍分为原发性功能障碍和继发性功能障碍。这些功能障碍常导致帕金森患者行动和讲话迟缓、震颤、肌强直、疼痛、精神不稳定、吞咽困难、流涎、言语障碍等，这些症状也会随着治疗发生波动。功能受限主要影响帕金森病患者的日常活动，包括转移、灵活性、交流、进食、步态和步态相关的活动。

一、原发性功能障碍

(一)运动功能障碍

帕金森综合征的运动障碍主要表现为震颤、肌强直、运动迟缓、姿势反应异常等。震颤在疾病最初可很轻，但在晚期可变的十分严重，影响患者日常生活活动能力和生活质量。姿势反应异常主要影响患者的直立、行走、转身等的稳定性，当平衡反应障碍严重时，由于不能调整姿势及恢复动态平衡，患者容易跌倒，这在帕金森病患者中非常常见。在预期的评估中，跌倒发生率在三个月内为38%～54%；在12个月内升至68%，在20个月内最高可达到87%。因此，帕金森病患者的骨折发病率相对较高。

帕金森综合征的运动障碍一大特点是易产生疲劳，表现为难以持久的活动，活动时间一长就出现全身无力,无精神,如反复活动,则开始运动很有力,多次以后力量逐渐下降。这种容易疲劳的情况同样体现在言语功能上,言语时开始几句清晰有力,随着言语时间变长语速变快,言语就变得无力音量变小,容易疲劳,这对康复治疗也是一个不利因素,会限制患者完成一定强度的训练,但这种疲劳经过休息或睡眠可以得到恢复。

帕金森综合征的运动功能障碍还表现为组合的、复杂的运动困难,而单纯的运动影响较少,这一运动障碍的特性也是影响康复治疗效果的因素之一。

此外,运动功能障碍还可以增加许多疾病的风险,包括常见的非传染性疾病比如心脏病、2型糖尿病、乳房和结肠肿瘤等,这些会使患者的预期寿命缩短。

(二)精神障碍

主要表现为认知功能下降,注意力缺乏,信息处理能力低下。记忆障碍主要表现为短期记忆障碍。精神上多表现为抑郁、淡漠,后期常表现为痴呆,孤独,与他人接触少的倾向。精神障碍是影响康复治疗效果的重要不利因素。

(三)自主神经功能障碍

主要表现为体位性低血压、心动过速、便秘和失禁等,严重的体位性低血压会导致患者卧床不起,严重影响帕金森病患者的日常生活活动能力及生活质量。

二、继发性功能障碍

继发性功能障碍主要表现为活动减少及强直引起的继发功能障碍,主要表现在以下几个方面:

(一)肌肉萎缩无力

肌肉萎缩无力是长期少动的结果。在帕金森综合征患者中,下肢肌力下降可降低步行速度并增加跌倒风险。与他们的同龄人相反,帕金森病患者他们的髋部力量主要与由坐到站有关,而不是伸膝肌肉力量。肌肉力量与平衡及移动能力有关。

(二)缺乏柔软性及挛缩

这是强直及运动减少所致,一般这种改变首先发生在肢体的近端,然后是远端,先是单侧,后是双侧。挛缩常发生的肌群有髋屈曲、膝屈曲、髋外展、肘屈曲、肩外展及内旋、前臂旋前、腕和指间关节屈曲肌群等。造成帕金森综合征患者特有的异常姿势。由于这些部位的相应肌肉运动受阻,导致功能进行性下降。

(三)畸形

许多帕金森病或帕金森综合征患者表现出一种普遍的屈曲姿势改变,原因不明。长时间的姿势改变可导致进一步肌力下降,特别是背部和颈部伸肌,也包括肩部(内收肌)、髋部(伸肌)、臀部和下肢(伸肌)。甚至有的患者在走路及坐位时呈C形曲线,这些畸形的产生是由于力量不均匀分布的结果。

(四)骨质疏松

骨质疏松是长期不活动或活动减少、进食困难、营养不良再加上老龄化因素等多重因素造成的。运动能力下降、平衡功能障碍及骨质疏松可导致患者频发跌倒及骨折,而且骨折愈合延迟。

(五)心肺功能改变

由于长期不活动及久坐等,造成患者心肺功能下降。由于患者驼背畸形及躯干肌肉强直使胸廓扩张受限,导致肺活量明显降低,运动时呼吸急促。这样的患者有呼吸系统合并症的危险,如肺炎等。肺炎是在帕金森综合征患者中最常见的致死因素,一般在 Hoehn-Yahr 5 级出现。

此外还有体位性低血压、营养不良、压疮、周围循环障碍等继发性功能障碍,这些功能障碍同样会影响帕金森病患者的日常生活活动能力及生活质量,并会影响康复治疗效果,在此不再一一赘述。

第三节　康复评定及康复目标

在对帕金森综合征患者进行康复治疗前,必须对患者的全身状况进行综合性全面评估,首先确定患者的身体各项功能状况,其次是阐明功能障碍的原因,最后是确定康复治疗目标及制订康复训练计划。对帕金森患者的康复评定包括单项评定及综合评定。

一、单项评定

(一)躯体功能评定

包括肌力、肌张力、关节活动度、平衡功能及步行功能等功能评定。常用的评定方法有徒手肌力评定(MMT)、改良 Ashworth 痉挛状态量表、Berg 平衡量表(BBS)、主被动关节活动度测量、动态步态指数(dynamic gait index,DGI)等。DGI 包括基本步态、步速改变、步行中头部水平垂直运动以及步行中跨越障碍物等多项内容评估,能较好反映在动态过程中患者步行功能的基本情况。

(二)日常生活活动能力及生存质量评定

既包括基本的日常生活活动比如进食、更衣、修饰、洗澡、大小便等,也包括应用工具进行的日常活动比如家务、购物、乘车、交流能力等。常用量表有 Barthel 指数、FIM 等。生存质量是指个体生存的水平和体验,这种水平和体验反映了病、伤、残患者在不同程度的伤残情况下,维持自身躯体、精神以及社会活动处于一种良好状态的能力和素质,评定多用世界卫生组织生存质量评定量表(WHOQOL-100 量表)以及 SF-36 简明健康状况量表(SF-36 量表)(见第十六章)等。

(三)认知、心理功能评定

包括对计算、记忆等认知功能以及精神状态、抑郁、焦虑等方面评定。认知功能常用的筛查量表有蒙特利尔认知评估量表(MoCA),测验项目包括视空间与执行功能、图命名、记忆、注意、言语、抽象、延迟回忆及定向等,满分 30 分,对轻度认知障碍(MCI)具有较高的敏感性和特异度。全面认知功能常用 Halstead-Reitan 神经心理学成套测验(HRB),本测验由 Halstead 编制,Reitan 加以改进,可测验多种心理功能,包括感知觉、运动、注意力、记忆力、抽象思维能力和言语功能等。此测验有成人、儿童及幼儿版。汉化版由我国龚耀先教授主持修订。

心理功能评定常用量表有用于智力测验的韦氏成人智力量表(WAIS)。常用于人格测验的有艾森克人格问卷(EPQ)等。此外还有用于抑郁评定的汉密尔顿抑郁量表(HAMD)和用于焦虑评定的汉密尔顿焦虑量表(HAMA)等。

(四)吞咽、构音功能评定

正常的吞咽过程包括将食物从口腔经咽、食管送至胃,吞咽运动是以快速、协调的模式进行的。构音是把词转变成声音的功能,构音过程与呼吸、发声、共鸣、发音、韵律等过程有关。康复评定即对上述过程进行评估。常用的评定吞咽困难的方法有吞咽造影检查(VFSS),这是目前公认的最全面、可靠、有价值的吞咽功能检查方法,在 X 线透视下,针对口、咽、喉、食管的吞咽运动,进行的特殊造影检查。用于构音障碍的评定多用构音器官功能性检查方法(Frenchay 构音障碍评定),该检查方法由英国 Frenchay 医院的 Pamela 博士编写,包括反射、呼吸、舌、唇、颌、软腭、喉、言语可理解度等八个部分。我国修订的中文版 Frenchay 评定法能为临床动态观察病情变化,诊断分型和评定疗效提供客观依据,并对治疗有较肯定的指导作用。

二、综合评定

用于帕金森病或帕金森综合征患者综合评定的量表很多,常用的有 Hoehn-Yahr 分级、统一帕金森量表(UPDRS)和韦氏帕金森病评定法(Webster Parkinson disease evaluation form)等(见第十六章)。

(一)Hoehn–Yahr 分级

根据患者的临床表现,多采用 Hoehn-Yahr 分级进行疾病严重程度分级。后根据临床需要又对 Hoehn-Yahr 分级进行修订改进。

Hoehn–Yahr 分级:

1 级 ①症状和体征只出现在一侧;②症状轻;③出现症状不影响功能活动;④常常表现为一侧肢体的震颤;⑤他人可以观察到患者姿势、步行及面部表情的变化。

2 级 ①症状出现在双侧;②功能轻度受影响;③姿势及步行受损。

3 级 ①身体运动明显出现迟缓;②开始出现站立或步行平衡功能受损;③整体功能中度受损。

4 级 ①出现严重症状;②步行受限,但仍可步行;③肌肉强直及运动迟缓;④不能独立生活;⑤震颤较早期轻。

5 级 ①恶病质期;②完全病残;③不能站立或行走;④需要长期护理。

修订的 Hoehn–Yahr 分级:

0 级 = 无症状

1 级 = 单侧疾病

1.5 级 = 单侧 + 躯干受累

2 级 = 双侧疾病,无平衡障碍

2.5 级 = 轻微双侧疾病,后拉试验可恢复

3 级 = 轻～中度双侧疾病,某种姿势不稳,独立生活

4 级 = 严重残疾,仍可独自行走或站立

5 级 = 无帮助时只能坐轮椅或卧床

注:Hoehn-Yahr 分级关键点:单双侧、是否平衡障碍、日常生活活动能力和介护程度

(二)统一帕金森量表

统一帕金森量表(UPDRS)由 Fahn 等人在 1987 年制定的帕金森量表,现已广泛应用于临床评估中。内容包括帕金森病体征、症状和药物相关波动状况。共包括 3 部分,即精神状态、日常生活能力、运动指数。每部分按照为 5 级 4 分制进行评定,即 0～4 级。0 是正常,4 是严重。常用于评估患者的病情进展。

(三)韦氏帕金森病评定法

此法评定是将不同的临床表现和生活能力,按 4 级 3 分制进行评定,其中 0 为正常,1 为轻度,2 为中度,3 为重度。总分评定把每项得分累加,1~9 分为早期残损,10~18 分为中度残损,19~27 分为严重进展阶段。评定内容包括:手动作、强直、姿势、上肢协调、步态、震颤、面容、言语、生活自理能力等。常用于评定病情程度。

此外欧洲帕金森病物理治疗指南推荐的用于帕金森病综合评定量表有:改良帕金森活动量表(modified Parkinson activity scale,M-PAS);新冻结步态问卷(new freezing of gait questionnaire,NFOGQ);帕金森病患者特异性指数(patient specific index for Parkinson's disease,PSI- 帕金森病:included in the PIF and GAS)等。

结合国际功能、残疾和健康分类(international classifica-tion of functioning,disability and health,ICF)现将帕金森病常用评定量表总结如下(表 13-1):

表 13-1　帕金森病常用评定量表

ICF 领域	表现问题	评定
功能障碍	姿势控制	后拉测试
		活动平衡信心量表(ABCS)
		跌倒功能量表
	运动控制	UPDRS Ⅲ
活动	步态	转 180° 需要的步数
		1 米步行测试(单独和双侧任务)
		冻僵步态问卷
	跌倒	跌倒日记
	功能灵活性	TUG 测试
		帕金森活动量表
	耐力	6 分钟步行测试
		总体活动问卷
生活质量健康状况		帕金森调查问卷帕金森病 Q39

三、帕金森综合征患者的康复治疗目标

帕金森综合征康复治疗虽然不能改变疾病本身的进程,但对预防继发性损伤及由此带来的功能障碍有重要作用。它可延缓患者病情进展,提高其日常生活活动能力及生活质量。帕金森综合征患者的康复治疗目标分为短期目标和长期目标,具体如下:

(一)康复治疗的短期目标

1. 扩大及维持所有关节的最大活动范围。

2. 预防挛缩和纠正不正常姿势。

3. 预防和减轻失用性肌肉萎缩及肌无力。

4. 增强姿势、平衡反应和安全意识。

5. 提高步行能力。

6. 增加肺活量,改善呼吸功能及言语表达能力。

7. 教会患者和家属能力保存的技术。

8. 提高日常生活活动能力及生活质量。

(二)康复治疗的长期目标

1. 预防和减少继发性损伤的发生。

2. 教会代偿策略。

3. 维持和提高肌力及耐力。

4. 帮助患者和家属调整心理状态及生活方式的修正。

要达到这些目标取决于对疾病的了解、认识及其损伤程度。由于患者病情不同,存在的问题也是不同的,因此目标的设立因人而异,需要适当调整。在康复治疗过程中,应以鼓励为主,尽可能活动,但是运动必须与适当休息相结合,注意两者的平衡,保证患者不出现疲劳和过度消耗。

(三)欧洲帕金森病物理治疗指南根据帕金森病的 Hoehn–Yahr 分级确定各级物理治疗目标如下:

1. **Hoehn–Yahr 1～2 级治疗目标**　避免无活动;避免害怕移动或摔倒;提高躯体能力;缓解疼痛;推迟发病活动限制(开始药物治疗)。

2. **Hoehn–Yahr 3～4 级治疗目标**　保持并提高活力,尤其是转移、平衡、手功能、步态(必要时神经外科手术治疗)。

3. **Hoehn–Yahr 5 级治疗目标**　保持重要功能,避免压疮,避免挛缩,护理治疗(必要时神经外科手术治疗)。

第四节　康复治疗

康复治疗对帕金森综合征患者具有多重的生理、心理和躯体获益,研究证实康复治疗对帕金森病有神经保护作用:帕金森模型动物已经证明了康复治疗对多巴胺能神经等方面的保护作用,还可以改善动物的认知能力。在人体中,康复治疗可以增加血浆 BDNF,并可透过血脑屏障。很多研究也显示康复治疗与人脑的容量增加有关。

帕金森综合征患者的康复治疗一般包括物理治疗、作业治疗、言语治疗、心理治疗和营养调整等,但以物理治疗(运动疗法)为主。越来越多的证据表明物理治疗可以用于帕金森病患者改善其转移和移动问题,以及步态不稳、平衡、跌倒和冻结状态等。

一、物理治疗

(一)运动疗法

帕金森综合征患者的运动疗法是针对其四大运动障碍震颤、强直、少动和姿势反应异常

进行必要的康复训练,预防由此产生的一些综合性并发症。主要包括以下几个方面的内容:

1. 放松训练　给予缓慢前庭刺激,可使其全身肌肉松弛,如仰卧位,头缓慢转向左侧,同时双下肢向右侧转动;侧卧位,一侧上肢肩外展90°,肘屈曲90°,有利于侧卧上部和下部躯干的转动。从被动运动到主动运动,以小范围运动开始,逐步进行到全范围运动,不仅对帕金森病的强直有松弛作用,也能克服运动迟缓带来的损伤。

2. 肌力训练及关节活动范围训练　关节主动或被动训练重点是增强患者的肌力,扩大活动范围,牵伸缩短且绷紧的屈肌,特别是挛缩肌肉,可应用关节松动技术,有良好的效果。必须注意的是牵伸要在患者被牵拉的肌肉的最大耐受范围内进行,避免过度牵拉及疼痛,以免刺激患者痛觉受体产生反射性肌肉收缩,拉伤组织,形成瘢痕,使关节活动范围变小。

3. 平衡功能训练　在坐位无支撑的情况下双上肢在胸前交叉前伸;躯干最大限度地旋转;尽可能抬高一侧臀部;双上肢伸直状态下交替上下摆动;各个方向抛接球等。在站立位下从不同方向抛接球,双足支撑面逐渐缩小,然后双脚一前一后站立位抛接球。在站立位不同方向及物,包括从地上捡东西等。

4. 由坐到站训练　训练前患者坐位移到椅子边缘,双足放在椅子下面,躯干前倾,双上肢支撑站立。在站立过程中需注意固定座椅,并加强保护,避免摔倒造成二次损伤。

5. 步行训练　帕金森综合征患者的步行训练非常重要。帕金森综合征患者常出现摆臂减少、步行速度减慢、走路摇晃、前倾前屈姿势、下肢拖曳、小步幅、加速步行、突进现象、僵足等。帕金森综合征患者的自由步行(以自己的速度步行)时每个步行周期的时间延长、步行速度下降、跨步长(一侧脚跟着地至该脚跟再次着地的距离)缩短。站立相(主要是双足站立期)明显延长,与步行周期的延长相一致。步行训练方法如下:

(1)增加有节律的听觉或视觉的外界刺激可以使运动更协调。步行时进行听觉刺激的方法有:患者根据随身听的节奏步行;根据乐器或治疗师拍打的节拍步行;步行时患者或其他人唱歌或计数。视觉刺激的方法有:让患者跟随另一人步行或在步道上步行,或在地上粘贴足印记标志提醒患者等。视觉或听觉刺激还可用于患者起步及停下的指令。研究表明进行有节律的外界刺激后可以明显改善帕金森综合征患者步速、步频、跨步长、摆动相时间等步行参数。

(2)音乐疗法:对许多帕金森综合征患者是一种有效的方法。音乐疗法可以增加帕金森综合征患者的步速,改善平衡功能。在过去的十年里,越来越多的对照研究评估了音乐干预的潜在康复效果,有证据表明基于音乐的干预性康复治疗对帕金森病、癫痫或多发性脑梗死患者有积极作用,如运动表现、言语或认知等。音乐干预的心理效应和神经生物学机制可能共享共同的神经系统,用于奖励、唤醒、疗效调节、学习和活动驱动的可塑性。基于音乐的干预正在成为有前途的康复策略。

(3)平板训练:作为一种刺激步行装置也可以用于帕金森病患者的步行训练。有报道证实帕金森综合征患者进行平板训练后,可以明显增加步幅,缩短跨步及摆动相时间。长期机器人辅助活动平板训练也可以改善冻结者的行走速度和步长、节律性和协调性,且降低冻结步态的发作次数,是一个可行且有效的康复手段。有学者将动态视觉提示和减重支持平板训练相结合,让帕金森综合征患者接受了6次训练,在整个训练过程中观察到患者步态参数的持续改善。在训练期结束时,患者能够短距离步行走路,表明动态视觉提示结合减重支持的平板训练对于帕金森病患者来说似乎是一种有希望的治疗策略,即使在严重损伤的情况下也是如此。

（4）全身振动疗法（WBV）：是一种新兴的肌肉力量训练方法，以提高中枢神经系统之间的协调性发展，使伸肌屈肌的爆发力、最大力量和柔韧性及协调性得到协调发展。全身振动训练可以改善帕金森患者的僵硬、震颤症状，矫正异常姿势及步态。需要说明的是，目前研究发现，没有足够的证据来证明或驳斥 WBV 在提高帕金森病患者的感觉运动表现方面的有效性，需要更多的高质量的试验来确定 WBV 在改善帕金森病患者感觉运动功能方面的临床疗效。

（5）冻结步态（FOG）的康复：冻结步态是帕金森病常见的失能性症状，表现为突发性和短暂的步态紊乱而无法进行有效的向前步行，常发生于起步或转身时。冻结步态在早期帕金森病患者中发生率仅为 10%～20%，而在晚期患者中非常常见，尤其是在 Hoehn-Yahr 4 级的帕金森病患者中高达 90%。康复治疗的手段包括多种物理治疗与作业治疗方法，并适用于全部的 FOG 亚型的帕金森病患者。

运动疗法治疗的顺序一般为先训练大肌群再训练小肌群，先训练多关节再训练单关节，先进行高强度训练再进行低强度训练。

选择单独训练还是小组训练取决于训练的目标、患者的能力和愿望以及外部因素比如能否获得小组训练等。如果个人目标非常明确（比如提高转移能力），或者当策略需要掌握（如提醒），个人训练就非常合适。小组训练更适合用于预防和提高一般的躯体能力和步态，也可以是运动学习。小组训练可以允许患者和他们的护理者一起学习并与病友交流，而且通过小组训练还可以改善患者的自我心理状态和激发学习乐趣。

运动疗法的疗程因治疗目的不同而有差异：为提高患者活动受限，建议至少训练 4 周，高频度（至少 3 次/周），每次训练 30～60 分钟。当患者躯体体能提高时，建议至少训练 6 周，来提高患者躯体功能。行为改变治疗则需要时间更长。

（二）物理因子治疗

1. 重复经颅磁刺激（rTMS） rTMS 作为一种无痛、无创、安全可靠的神经电生理新技术，在神经系统疾病的治疗中发挥着重要的作用，有很多研究发现，rTMS 可以改善帕金森病患者的运动迟缓、步态障碍等运动症状。目前研究认为，rTMS 治疗帕金森病患者的机制可能与调节皮层的兴奋性有关，如改善丘脑基底节区的血液循环，影响脑内儿茶酚胺的代谢，促进同侧内源性多巴胺释放，使同侧尾状核周围多巴胺增多。并可以抑制大脑内神经系统多巴胺的分解；同时还调节患侧纹状体苍白球直接环路和间接环路的兴奋性，改善运动障碍等临床症状。目前越来越多的研究已经证实 rTMS 对帕金森综合征患者的治疗作用。

2. 经颅直流电刺激（tDCS） 可诱导皮层功能可塑性，是否能引起多巴胺释放增多尚不清楚。目前已经有研究证实在治疗帕金森综合征患者时，单独使用 tDCS 或联合物理疗法（physical therapy，PT）治疗可以提高患者的行走速度。效果持续约 8 周。但发现联合治疗并不优于单独使用 tDCS 或物理疗法。

3. 神经肌肉电刺激疗法 利用两组电流交替刺激痉挛肌及拮抗肌，可达到松弛痉挛肌的目的，同时可促进肢体血液循环、肌力和功能的恢复。

4. 水疗 水中训练和水疗已经广泛地应用于其他疾患的治疗，最近研究证实水疗可能对帕金森综合征患者及其他运动障碍有益，有几个小规模的研究发现，经过水疗之后可以改善帕金森病患者的步态，减少跌倒的风险，改善平衡功能，提高生活质量。机制可能与水的浮力和水的流体静压力降低了跌倒的风险，水的环境增强了平衡能力，降低了冻结步态以及对跌倒的恐惧心理，增加了运动的速度和幅度等有关。同时，水疗可以使患者通过使用额叶传导的神经通路提高注意力,绕过有缺陷的基底节环路,从而执行不同内容的复杂任务。

其他物理因子治疗还有热疗、肌电生物反馈等也可降低帕金森病患者的肌张力,缓解肌强直。

二、作业治疗

作业治疗对帕金森病或帕金森综合征患者的影响研究较少,尚缺乏循证医学证据。但作业治疗师应该建议患者购置辅助器具、改造家庭环境,使患者更容易进行日常生活活动。同时,作业治疗还能使患者意识到自己在自我护理、家庭环境及社区环境中的不足,保持正常的心态,积极进行康复训练。常用运动处方见下表(表 13-2)。

表 13-2　帕金森病常用运动处方总则

	力量	心肺功能	柔韧性
频率	2~3 天 / 周(可结合心功能训练)	3~5 天 / 周	2~3 天 / 周(可结合力量或心功能训练)
强度	按 60%~80% 最大强度重复 8~12 次(如最后一次感到疲劳)要求继续调整保持强度	达到最大心率的 55%~80%(最大心率以年龄推测)任何形式的运动都是可接受的	
持续时间	1~3 组,每组休息 5 分钟	30 分钟(或者最少 10 分钟,每天重复 3 次)	每组肌肉拉伸 30 秒,重复 3 次

三、认知心理康复治疗

对于出现认知心理问题的帕金森病或帕金森综合征患者,可采用认知疗法、支持性心理治疗、行为疗法等改善其功能障碍。研究表明,认知功能的改善和认知功能恢复后,脑内功能连接(FC)的增加和活化在 18 个月后的受试者(帕金森病患者)中显著维持,这种结构性脑变化与神经变性过程的进展一致性,表现出神经退行性疾病的大脑可塑性。也有研究者发现将认知功能训练与运动训练相结合可能对冻结步态的帕金森患者具有重要益处。

四、吞咽、构音功能康复治疗

很多帕金森病或帕金森综合征患者合并吞咽障碍,患者因这种最基本生理需求受到影响,难免会产生紧张、焦虑、悲观、烦躁、厌食,甚至拒食。因此应及时对他们给予心理疏导,增进交流和沟通,和患者及家属讲解康复训练方法,创造安静、舒适的生活环境,增强患者自信心,使之积极主动配合治疗。吞咽功能训练包括舌灵活性训练,舌肌力量训练,头、躯干及肩关节活动范围训练,这些训练可帮助患者加快吞咽启动。主要包括以下几个方面:摄食前的训练(间接训练法):针对与吞咽有关的器官进行功能干预,包括咽反射训练、闭锁声门练习、声门上吞咽练习以及空吞咽练习等。摄食干预(直接训练法):帕金森病或帕金森综合征合并吞咽障碍者进行摄食前训练后,经过调整进食姿势和改变食物性状能咽下食物者开始进行摄食训练。包括患者摄食的体位摆放、食物的形态、食物在口中的位置、摄入食物一口量等均应根据患者的吞咽功能情况来调整。渐进营养支持：根据患者身高、体重及疾病需求计算每日所需营养量，以鼻饲为主，当不能耐受肠内营养时，可适当增加胃肠外营养剂。预防吸入性肺炎：出现吞咽障碍的患者极易导致吸入性肺炎而甚至危及生命，防止误吸是预防关键，具体措施有留置胃管时采取头偏向一侧或头抬高体位；及时清理口腔分泌物；保持正常胃内残留液量；加强吸痰，保持呼吸道通畅；误吸时及时清理呼吸道，监测肺部变化。

帕金森综合征患者要主动参与训练，口、咽腔器官运动体操的效果不错，建议患者早晚做运动体操，每次 10 分钟左右即可，应坚持做下去。此外，用力吞咽、Mendelson 手法、用力憋气练习和假声练习都可以采用，增强声带内收训练能力。如患者存在严重僵直，姿势改变困难，对这类患者可能需要调整饮食或采用非经口进食的方法。低头吞咽结合浓稠液体可以预防肺炎的发生。

在一项随机，双盲，假控制的呼气肌力训练（EMST）试验中。60 名参与者使用校准或虚假的手持装置，每周 4 次，每天 20 分钟，进行 EMST 训练。该实验吞咽功能的测量包括吞咽安全性判断 [渗透误吸（PA）量表评分] 以及吞咽时机和舌骨运动。实验前无组间差异存在。治疗后治疗组（EMST）较对照组显示吞咽安全性改善，改善的 PA 评分可以证明这一点。EMST 组在吞咽期间显示出喉部功能的改善，对于对照组来说结果不明显。实验结果表明 EMST 可能作为帕金森病患者吞咽困难的一种恢复性治疗方法。该机制可能是喉部复杂运动的改善。

帕金森综合征患者的构音障碍主要由于运动迟缓及肌肉强直所致。帕金森病可导致肺功能减退，肺活量降低，患者常主诉说话中途停止，气息不连续等。训练时应进行口面部及舌的 ROM 训练，配合音乐进行发声、气息训练，进行呼吸功能训练、提高肺活量有助于改善构音障碍。

五、其他康复治疗方法

（一）虚拟现实

卡伦系统的训练：虚拟现实技术已经被证实对许多神经科的疾病的康复是有效的，对帕金森综合征的康复治疗效果也得到验证。卡伦系统（Caren）是一个全面的同步分析和训练人体各部位功能和行为的整体系统，涵盖了先进的硬件设备和软件体系。包括运动平台、足底压力传感系统、运动捕捉系统、情景互动屏幕以及 D-flow 软件。它可为患者带来同步的训练 / 反馈功能、直观的肌力肌电变化信息、清晰的目标导向信息、丰富的互动式训练内容以及安全、逼真的模拟训练环境。目前研究表明该项训练对帕金森患者具有较好的效果。

（二）步歌疗法

该系统通过音乐和主动步行之间的神经可塑性及强化性学习来激活脑奖励神经网络的重组，从而实现音乐和运动对帕金森病或帕金森综合征患者的综合康复效用，促进患者步态和步幅控制的自主化程序的重塑，可明显改善患者步行功能，尤其是缓解冻结步态方面有很好的疗效。与大多数的步态训练运动不同，步歌系统特别强调了大脑基底节区域的作用，该区域对于行为塑造和奖励学习尤其敏感。近期研究也证实该项治疗可以改善患者的步长和步行速度。

（三）肉毒毒素治疗

研究证实通过将肉毒毒素 A 注射到高张力的躯干肌肉可以改善帕金森综合征患者的

疼痛,并对躯干肌张力障碍或角弓反张的一种类型－比萨综合征(Pisa syndrome,PS)有效,并可在多个临床及运动学变量方面具有更久的效果。

(四)太极训练

一项发表于权威杂志的研究表明,太极训练可以改善帕金森患者(Hoehn&Yahr 1～2级)的躯体功能,提高其日常生活活动能力。而且对轻至中度的帕金森患者的非运动症状也有治疗作用。

此外,也有学者研究发现,短期的适应性探戈可以改善中度帕金森病患者的平衡及运动功能,空手道可以改善帕金森病患者平衡功能并具有稳定情绪作用。

附:基于 Hoehn-Yahr 分级的帕金森病的康复分级汇总

1～2 级

康复目标:改善患者心理状态,维持或改善关节活动度,改善肌张力障碍,提高运动的协调性和精细动作能力,延缓疾病进展和多巴胺制剂介入时机。

康复方法:心理干预

(1)健康宣教,了解疾病的性质。

(2)适当的心理评估和干预。

运动疗法:

(1)维持和改善关节活动度。

(2)改善肌张力障碍。

(3)提高运动的协调性和精细动作能力。

3～4 级

康复目标:改善姿势,平衡障碍;改善步态,提高步行能力;关注吞咽、言语、认知及自主神经功能障碍;维持、改善日常生活活动能力和社会参与度。

康复方法:运动疗法

(1)改善姿势,平衡障碍。

(2)改善步态,提高步行能力

(3)提高生活质量和日常生活活动能力。

5 级

康复目标:加强护理,防止并发症:肺内感染、压疮、深静脉血栓、肠梗阻、营养不良等。

介入时机:早期介入,推迟多巴胺制剂使用时机,持之以恒,提高生活质量并延长寿命。

注重全面康复:使用所有的康复适宜技术,针对全部功能障碍,包括心理障碍和自主神经功能障碍。

重视疾病本身特性:不能忽视药物治疗。科学使用:重视症状特点,循序渐进,不能急于求成。

新型康复技术:不断尝试新型康复技术,如步歌;其他治疗:音乐治疗、水疗几乎可以应用于各级帕金森患者。

对继发性或症状性帕金森综合征可参照帕金森病进行康复治疗。

(柏广涛　王　强)

参考文献

1. Olesen J, Gustavsson A, Svensson M, et al.The economic cost of brain disorders in Europe.Eur J Neurol, 2012, 19(1): 155-162.

2. De Lau LM, Koudstaal PJ, Hofman A, et al.Parkinson disease is more prevalent than people think. Research results.Ned Tijdschr Geneeskd, 2009, 153(3): 63-68.

3. Dorsey ER, Constantinescu R, Thompson JP, et al. Projected number of people with Parkinson disease in the most populous nations, 2005 through 2030. Neurology, 2007, 68: 384-386.

4. Ma CL, Su L, Xie JJ, et al. The prevalence and incidence of Parkinson's disease in China: a systematic review and meta-analysis. J Neural Transm, 2014, 121: 123-134.

第十四章
帕金森综合征的护理

帕金森综合征包括帕金森病和多系统萎缩、进行性核上性麻痹、皮质基底节变性、路易体痴呆等多种类型。

帕金森病（Parkinson disease，PD）又称震颤麻痹症，是中老年常见的神经系统变性疾病。主要临床表现以静止性震颤、运动迟缓、肌强直和姿势平衡障碍为临床特征，主要病理改变是黑质多巴胺（DA）能神经元变性和路易小体形成。

多系统萎缩、进行性核上性麻痹、皮质基底节变性、路易体痴呆等帕金森综合征是临床表现与帕金森病类似，但有明确病因的一组综合征，因其护理方法与帕金森病类似，本章以帕金森病的护理为例进行介绍，在此不再一一重复。

一、护理评估

1. 健康史

（1）评估患者是否以静止性震颤为首发症状，是否为一侧上肢远端，评估患者是否隐匿起病，缓慢进展。

（2）评估患者的年龄、职业、工作及生活环境，评估患者是否接触杀虫剂、除草剂等。

（3）评估患者是否有家族史、药物过敏史。

（4）评估患者进食及营养状况，评估患者的生活方式是否健康。

2. 身体状况
评估患者是否出现静止性震颤、肌强直、运动迟缓及姿势步态异常等症状。评估震颤的特点，是否具有静止时震颤明显、活动时减轻，紧张或激动时加剧，入睡后消失。患者的肌强直是否表现为屈肌和伸肌肌张力均增高；患者是否出现随意运动减少、减慢，面部表情呆板；评估患者是否出现走路拖步。评估患者是否有外伤发生；评估患者有无自主神经症状，如便秘、性功能减退、出汗异常、流涎、口水过多、吞咽困难等；评估患者是否伴有抑郁、睡眠障碍和痴呆。

二、护理目标

1. 患者日常生活需要能够得到满足。
2. 患者安全，无外伤发生及皮肤的压力性损伤。
3. 患者营养摄入能够满足机体需要。
4. 患者非运动性症状得到缓解。
5. 患者了解疾病及相关知识。

6. 家属参与照护患者。

三、护理诊断及措施

(一)躯体活动障碍

与疾病所致震颤、肌强直、运动迟缓、姿势步态异常有关。

1. 生活护理 主动巡视了解患者的需求、指导和鼓励患者自我护理。做自己力所能及的事情;协助患者洗菜、进食、沐浴、大小便,做好安全防护;增进患者的舒适度,预防并发症发生。

(1)个人卫生:对于出汗多、皮脂腺分泌亢进的患者,要指导其穿柔软、宽松的棉布衣服,勤换被褥、衣服,勤洗澡,清洁皮肤,卧床患者应协助床上擦浴,每天 1~2 次。

(2)预防皮肤压力性损伤:卧床患者使用气垫床或软垫,保持床单位整洁、干燥,定时翻身、拍背,保持功能位。

(3)提供生活方便:对于下肢行动不便、起坐困难者、应配备高位坐厕、有扶手的高脚椅,床铺护栏,卫生间和走道扶手等必要的辅助设施;保证床的高度适中(以坐位脚能着地为佳);传呼器置于患者床边;提供无系鞋的鞋子、便于穿脱的衣服、粗柄牙刷、吸水管、固定碗碟的防滑垫、大手柄的餐具等;生活日用品如茶杯、毛巾、纸巾、便器、手杖等固定放置于患者伸手可触及处,以方便患者取用。

(4)采取有效沟通方式:对有言语不清、构音障碍的患者,应耐心倾听患者的主诉,了解患者的生理需要和情感需要,可指导患者采用手势、纸笔、画板等沟通方式与他人交流;在与患者沟通的过程中态度要和蔼、诚恳,注意尊重患者,不可随意打断患者说话。

(5)保持大小便通畅:对于顽固性便秘者,应指导多进食含纤维素多的食物,多吃新鲜蔬菜、水果,多饮水,每天双手顺时针按摩下腹部,促进肠蠕动;还可指导适量服食蜂蜜、麻油等帮助通便;必要时遵医嘱口服液状石蜡、酚酞片、番泻叶等缓泻药,或给予开塞露、灌肠、人工排便等。对于排尿困难的患者应评估患者有无尿潴留和尿路感染的症状体征,可指导患者放松精神,腹部按摩、热敷以刺激排尿;膀胱充盈无法排尿时在无菌操作下给予导尿和留置尿管。

2. 运动护理 告知患者运动锻炼的目的在于防止和推迟关节强直与肢体挛缩;有助于维持身体的灵活性,增加肺活量,防止便秘,保持并增强自我照顾能力。应与患者和家属共同制订切实可行的具体锻炼计划。

(1)疾病早期:起病初期患者主要表现为震颤,应指导患者增加业余爱好,鼓励患者积极参与家居活动和社交活动,坚持适当运动锻炼,如养花、下棋、散步、打太极拳等,注意保持身体和各关节的活动强度与最大活动范围。

(2)疾病中期:对于已出现功能障碍或起坐已感到困难的患者,进行有计划、有目的地锻炼。告知患者知难而退或由家人替代只会加速其功能衰退。如患者感到从椅子上起立或坐下有困难,应每天做完一般运动后,反复多次练习起坐动作;起步困难者可以在患者前面地板上划两条平行横线作为视觉提示,帮助起步,也可使用有明显节拍的音乐进行训练;步行时要求双眼向前看,集中注意力,身体站直,上肢的协调摆动和下肢起步合拍;转弯时要有较大弧度,避免一只脚与另一只脚交叉,步行锻炼的关键是抬高脚尖和跨步要大;护士或家人在协助患者行走时,勿强行拉患者向前行走;当患者感到脚粘在地上时,可指导患者先向后退一步再向前走。

（3）疾病晚期：患者出现显著的运动障碍而卧床不起，应帮助患者采取舒适体位，被动活动关节，按摩四肢肌肉，注意动作轻柔，勿造成患者疼痛和骨折。

3. 安全管理　①对日常生活动作笨拙的患者，避免拿热水、热汤，防止烫伤。在餐具选择上，易选用不易打碎的不锈钢饭碗、水杯和汤勺，避免玻璃和陶瓷制品等。②对有幻觉、错觉、欣快、抑郁、精神错乱、意识模糊或智能障碍的患者应专人陪护。护士应认真查对患者是否按时服药，有无错服或误服，药物代为保管，每次送服到口；严格交接班制度，禁止患者自行使用锐利器械和危险品；智能障碍的患者应安置在有严密监控的区域，避免自伤、坠床、坠楼、走失、伤人等意外发生。

（二）自我形象改变

与流涎、震颤、肌强直等形象改变和言语障碍及生活依赖他人有关。

1. 心理护理　帕金森病患者早期动作迟缓笨拙、表情淡漠、语言断续、流涎，患者往往产生自卑、脾气暴躁及忧郁心理，拒绝社交活动；随着病程延长，病情进行性加重，丧失劳动能力，生活自理能力也逐渐下降，会产生焦虑、恐惧甚至绝望心理。护士应细心观察患者的心理反应，鼓励患者表达并注意倾听他们的心理感受。鼓励患者保持过去的兴趣与爱好，多与他人交往，不要孤立自己；指导家属关心体贴患者，多鼓励、少指责，为患者创造良好的亲情氛围，减轻他们的心理压力。告知患者本病病程长、进展缓慢、治疗周期长，而疗效的好坏常与患者情绪有关，鼓励保持良好心态。

2. 自我修饰指导　督促进食后及时清洁口腔，随身携带纸巾擦尽口角溢出的分泌物，注意保持个人卫生和着装整洁等，以尽量维护自我形象。

（三）知识缺乏

缺乏本病相关知识与药物治疗知识。

1. 疾病知识指导　早期轻型病例无需特殊治疗，主要是鼓励患者进行适当的活动与体育锻炼；当疾病影响到患者日常生活和工作能力时，适当的药物治疗可以不同程度减轻症状，但并不能阻断病情发展，而长期的药物治疗可能有导致后期并发症的风险，应指导患者及家属了解本病的临床表现、病程进展和主要并发症，帮助患者和照顾者适应角色的转变，掌握自我护理知识，积极寻找和去除任何使病情加重的原因。

2. 用药指导　告知患者本病需要长期或终身服药治疗，让患者了解用药原则，常用药物种类与名称、剂型、用法、服药注意事项、疗效及不良反应的观察与处理。

（1）用药原则：从小剂量开始，逐步缓慢加量直至有效维持。

（2）疗效观察：服药过程中要仔细观察震颤、肌强直和其他运动功能、语言功能的改善程度，观察患者起坐的速度、步行的姿态、讲话的音调与流利程度，写字、梳头、扣纽扣、系鞋带以及进食动作等，以确定药物疗效。

3. 用药方法及注意事项

（1）用药方法的掌握：①通常抗胆碱药物盐酸苯海索类以餐后或进餐时服用为好；②金刚烷胺类药、单胺氧化酶 B（MAO-B）抑制剂类（司来吉兰）因其对睡眠的影响，而不宜在晚间服用，以早、中服用为佳；③左旋多巴类制剂（多巴丝肼片、卡左双多巴控释片），宜采用少量多次服用；同时由于中性氨基酸影响左旋多巴的体内吸收，以空腹，即餐前 1 小时或餐后 2 小时服用为宜；④多巴胺受体激动剂（吡贝地尔等）应与食物同服；儿茶酚 -O- 甲基转移酶抑制剂恩托卡朋类药单服无效，须与左旋多巴联合同时服用；⑤对于吞咽困难、饮水呛咳的患者，应尽量以坐位姿势服药。

（2）服药后的注意事项：①服用恩托卡朋药，部分患者尿液变成深黄色或橙色，这与恩托卡朋及其代谢产物本身的颜色（黄色）有关，对患者健康无害；②长期服用金刚烷胺后，几个月内，在下肢和手臂皮肤上出现网状的略带青紫色的斑点，俗称"网状青斑"，系皮肤小静脉血管内血液淤积所致。一般停药后可消失。

（3）服用某些药物后需要进行监测：①恩托卡朋和肝功能：恩托卡朋是唯一一种单独使用无效的抗帕金森病药物，必须配合左旋多巴（多巴丝肼片或卡左双多巴控释片等）应用。由于其早期同类药物托卡朋治疗帕金森病有引起肝损害的报道，因此，对于肝功能异常的患者需要慎用恩托卡朋，存在潜在肝功能异常的患者需要定期监测肝功能；②左旋多巴与饮食：一般每天三餐前 1 小时空腹状况下服用，可以保证药物充分吸收并发挥最佳的效果。避免在每次吃药之前，进食过多高蛋白食物，如：牛奶、豆浆、鱼类和肉类，因为蛋白质在肠道内分解成氨基酸，后者妨碍左旋多巴的吸收，影响疗效。无论患者何时服药，每天服药的时间应该相对固定。要尽量避免忽早忽晚甚至漏服多服的不规则用药方式。

（四）营养失调

营养失调低于机体需要量与吞咽困难、进食减少和肌强直、震颤所致机体消耗量增加等有关。

1. 饮食指导　告知患者及家属导致营养低下的原因、饮食治疗的原则及目的，指导合理选择饮食和正确进食。

（1）饮食原则：给予高热量、高维生素、高纤维素、低盐、低脂、适量优质蛋白易消化饮食，并根据病情变化及时调整和补充各种营养素，戒烟、酒。由于高蛋白饮食会降低左旋多巴类药物的疗效，故不宜盲目给予过多的蛋白质；槟榔为拟胆碱能食物，可降低抗胆碱能药物的疗效，也应避免食用。

（2）饮食内容：主食以五谷类为主，多选粗粮，多食新鲜蔬菜、水果，多喝水，防止便秘，减轻腹胀；适当的奶制品（2 杯脱脂奶）和精肉类、家禽（去皮）、蛋、豆类；少吃油、盐、糖。钙质有利于预防骨质疏松，每天应补充 100～150mg 钙质。

（3）进食方法：进食或饮水时抬高床头，保持坐位或半坐位；注意力集中，并给予患者充足的时间和安静的进食环境，不催促、打扰患者进食；对于流涎过多的患者可使用吸管吸食流质；对于咀嚼能力和消化功能减退的患者应给予易消化、易咀嚼的细软、无刺激性的软食或半流质食物，少量多餐；对于咀嚼和吞咽功能障碍者应选用稀粥、面片、蒸蛋等精细制作的小块食物或黏稠不易反流的食物，并指导患者少量分次吞咽，避免吃坚硬、滑溜及圆形的食物如果冻等，喝鲜榨果汁等饮品时，每口食物应尽量为同一质感，不可混杂；对于进食困难、饮水呛咳的患者要及时插胃管给予鼻饲，防止经口进食引起误吸、窒息或吸入性肺炎。

2. 营养支持　根据病情需要给予鼻饲流质或经皮胃管（胃造瘘术）进食；遵医嘱给予静脉补充足够的营养，如葡萄糖、电解质、脂肪乳等。中晚期患者应尽早静脉置管（PICC 或 PORT），建立和维持长期静脉输液通路。

3. 营养状况监测　评估患者饮食和营养状况，注意每天进食量和食品的组成；了解患者的精神状态与体重变化，评估患者的皮肤、尿量及实验室指标变化情况。

（五）自主神经功能障碍

1. 便秘　与活动量减少和 / 或胃肠功能减退等有关。

（1）改变不良的生活习惯，养成每天定时排便的习惯。排便时间最好在早上起床后 5：00～7：00。

（2）便秘者还可以用按摩来缓解。用以缓解便秘的按摩手法主要有两种：第一种是双手在腹部自上而下按摩,使用一定的力度下压腹部;第二种是用一只手抓住另一只手的手背,将掌心放在肚脐上,按同一方向做环形按摩。按摩可以由患者自己进行,也可以请照护者来进行。经常按摩腹部对于缓解便秘很有帮助。

(3)对于便秘比较严重的患者来说,就需要在医生的指导之下服用药物。开塞露、大黄片、麻仁润肠丸都是常用的药物。番泻叶泡水喝对于缓解便秘也很有效果。

(4)患者要注意改变饮食结构,多吃富含膳食纤维的蔬菜和水果,如白菜、芹菜、油菜、菠菜等。水果和豆类食物中也含有比较丰富的膳食纤维,要适量多吃一些。

(5)多饮水对于患者来说,也是很重要的。如果摄入丰富的膳食纤维却不摄入足够的水分,便秘反而会加重,帕金森病患者每天至少要6～8杯水,还可以再加上果汁牛奶等饮品来调节。

2. 直立性低血压　与服用抗帕金森病药物有关。

(1)物理治疗:平时穿弹力紧身裤和弹力长袜或使用弹性绷带,帮助直立时静脉血液回流,提高血容量,弹力强度要合适,过紧会阻滞血液回流。睡眠时抬高头位不要平躺,不要快速从卧位立起,起床前先活动下肢再缓慢起身;每天做倾斜运动以刺激体位改变时调节血压的耐受性。

(2)饮食指导:每天要摄入食盐12～15g。适当吃一些蛋白质含量丰富的食物,如鸡蛋和排骨等。提高血容量,鼓励患者多饮水。

(3)药物治疗:可以在医生指导下选择性使用 α-肾上腺素能激动药米多君,提高血管平滑肌的张力。通常成年人每天1～2片,分2次口服。还可以口服中成药等。

3. 膀胱功能障碍　与膀胱肌肉活动功能下降有关。

(1)对于患有膀胱功能障碍的帕金森病患者来说,首先要考虑是否合并有其他疾病,如泌尿系统炎症和前列腺增生等。其次,可以在医生的指导下应用药物治疗来解决患者的膀胱功能障碍问题。

(2)加强对患者的护理,注意勤换裤子。尤其是对于女性患者来说,更要保持会阴的清洁、干燥,以免引起不适或者感染。

(六)睡眠障碍

与服用药物剂量有关。

1. 失眠患者　注意药量不足时要相应增加药量,药物过量会造成幻觉,应由医生根据病情进行适当调整。

2. 出现不宁腿综合征和周期性肢动症时,外周环境设施应有安全防护措施以保障患者安全,可在睡前2小时加用多巴胺受体激动药或使用复方左旋多巴。

(七)神经、精神症状

与疾病进展程度有关。

1. 当患者出现精神症状时首先考虑药物的副作用,依次逐渐减少或者停止药物的服用。如果药物调整后仍然无效,或者因为症状太重无法减停药物,就需要在精神或神经专科医生的指导之下进行相关治疗。

2. 据研究,25% ~ 61%的帕金森病患者患有抑郁症。一是心理性的,患者因为担心自己的病情而情绪低落;另一是躯体性的,也就是说即使患者的病情得以控制或者好转,患者的情绪也不一定会好转,甚至还会更进一步恶化。在这种情况下要进行专业的治疗,或者应用抗抑郁药物。

3. 大约有 40% 的帕金森病患者会出现焦虑症状。可以通过改善生活习惯来调整,如尽量避免咖啡因和酒精的刺激,远离茶、浓咖啡和酒,戒烟并且远离二手烟,避免并远离引发焦虑的诱因,学会自己进行心理放松和解压。如果是重度的焦虑,就要辅以心理方面的治疗。

4. **认知功能障碍患者** 家属和照护者要关爱患者,并且根据患者兴趣爱好来进行相关的康复活动。如果患者喜欢娱乐活动,就可以多陪患者玩扑克,打麻将来训练思维和记忆力。

四、健康指导

帕金森病为慢性进行性加重的疾病,后期常死于压力性损伤、感染、外伤等并发症,应帮助患者及家属掌握疾病相关知识和自我护理方法,帮助分析和消除不利于个人及家庭的各种因素,制订护理计划并督促落实。

(一)皮肤管理

患者因震颤和不自主运动,出汗多,加之膀胱功能障碍,易造成皮肤刺激和不舒适感,皮肤抵抗力降低,还可导致皮肤破损和继发皮肤感染,应勤洗勤换,保持皮肤卫生;中晚期患者因运动障碍,卧床时间增多,应勤翻身、勤擦洗,防止局部皮肤受压,改善全身血液循环,预防压力性损伤。

(二)活动与休息

指导鼓励患者维持和培养兴趣爱好,坚持适当的运动和体育锻炼,做力所能及的家务劳动等,可以延缓身体功能障碍的发生和发展,从而延长寿命,提高生活质量。保证充足睡眠,在医生指导进行服药。患者应树立信心,坚持主动运动,如散步、打太极拳等,保持关节活动的最大范围;加强日常生活作训练,进食、洗漱、穿脱衣服等应尽量自理;卧床患者协助被动活动关节和按摩肢体,预防关节僵硬和肢体挛缩。

(三)药物指导

帕金森病主要的治疗方法为药物治疗,患者需长期服药或终身服药,向患者讲解常用药物的种类、服用方法、服用时间、疗效和用药后不良反应的观察。督促患者需严格遵守医嘱服药,不可随意增减或擅自停药,以免加速病情进展。

(四)生活指导

指导患者养成良好的生活习惯,保证充足睡眠,避免过度劳累。日常生活中勿独自进行有危险的活动,如使用热水器、燃气、锐器等。避免接触危险物品,如暖水瓶、瓷碗等。指导患者避免登高和操作高速运转的机器,防止受伤等意外;直立性低血压患者睡眠时应指高床头,可穿弹力袜,避免快速坐起或下床活动,防止跌倒;外出时需有人陪伴,尤其是精神智能障碍者其衣服口袋内要放置写有患者姓名、住址和联系电话的"信息卡片",或佩戴识别手环,以防走失。

(五)照护者指导

本病为一种无法根治的疾病,病程长达数年或数十年,家庭成员身心疲惫,经济负担加重,容易产生无助感。医护人员应关心照顾者及家属,倾听他们的感受,理解他们的处境,尽力帮他们解决困难、走出困境,以便给患者更好的家庭支持。照顾者应关心体贴患者,协助进食、服药和日常生活的照顾。督促患者遵医嘱正确服药,防止错服、漏服。细心观察,积极预防并发症,及时识别病情变化。当患者出现发热、外伤、骨折、吞咽困难或运动障碍、精神智能障碍加重时应及时就诊。

（六）饮食指导

合理膳食，少食多餐，多饮水，防止便秘发生。

（七）康复指导

疾病初期，鼓励患者参加社交活动和体育锻炼。疾病中期，鼓励患者进自我照顾。疾病晚期，指导家属为患者进行被动功能锻炼。

五、护理评价

帕金森病为慢性进展性疾病，目前尚无根治方法。多数患者发病数年内尚能继续工作，也有迅速发展至功能障碍者，生存期为 5～20 年。本病晚期常因严重肌强直、全身僵硬而卧床不起，感染、外伤等各种并发症为常见死因。

通过治疗和护理，使患者能够学会使用辅助器具，在他人协助下生活需要得到满足；患者安全，无外伤发生；营养摄入能够满足机体需要；无便秘发生；有自信心；了解疾病及相关知识；无相关并发症发生。

（那　娜　薛　莉）

参考文献

1. 胡维勤 . 帕金森病老人家庭照护枕边书 . 广州：广东科技出版社，2017.
2. 严蔚冰，李殿杨 . 帕金森病导引康复法图解 . 北京：中国科学技术出版社，2017.
3. 陈生第，王刚 . 享受健康人生：图说帕金森病和老年性痴呆 . 上海：上海科学技术文献出版社，2017.
4. 尤黎明，吴瑛 . 内科护理学 . 北京：人民卫生出版社，2017.
5. 王娜，张国富，译 . 帕金森病的日常护理 . 北京：电子工业出版社，2017.

第十五章
帕金森综合征治疗新进展

帕金森综合征（Parkinson syndrome，PS）是一组临床表现复杂的疾病综合征，除了原发性帕金森病（Parkinson disease，PD）外，还包含其他原发性神经变性病，如皮质基底节变性（corticobasal degeneration，CBD）、进行性核上性麻痹（progressive supranuclear palsy，PSP）和多系统萎缩（multiple system atrophy，MSA）等，以及由药物、中毒、代谢性疾病或脑血管事件等导致的继发性帕金森综合征。

其中，关于帕金森病治疗的研究进展较快，治疗手段不断发展，目前已经出现药物治疗、手术治疗、基因治疗、康复治疗等多种研究方法。本章以帕金森病的治疗为例，介绍帕金森综合征的治疗新进展。

帕金森病的治疗策略主要聚焦于与多巴胺能神经元退行性变有关的多巴胺能功能丧失，然而这一策略受限于药物副作用、缺乏长期疗效且不能阻断疾病进程。近几十年来，对帕金森病病理生理和药理的研究主要聚焦于理解并解决帕金森病的神经退行性变进程。随着新技术的大量涌现，帕金森病的药物研发正以前所未有的速度进行着，涵盖了基因靶向、移植、干细胞诱导以及新药研发等各个方面，其中许多疗法显示出减缓或阻断帕金森病进展的希望。

一、基因治疗

有研究者致力于开发新的基因启动子，以控制基因在神经元不同亚群的表达，从而促进某些特定神经元（如多巴胺能神经元）的生长发育，从而促进帕金森病的康复。

诱导帕金森病患者纹状体内星形胶质细胞向功能性多巴胺能神经元转变可能是今后治疗帕金森病的有效策略。这种方法已在体外和帕金森病模型小鼠中得到了验证，通过使用三种转录因子 NEUROD1、ASCL1 和 LMX1A 以及名为 NeAL218 的小 RNAmiR218 将体外以及小鼠体内星形胶质细胞重编程成为诱导型多巴胺能细胞（iDANs），同时促进染色质重塑，并激活 TGFbeta、Shn 和 Wnt 信号通路的小分子表达来提高重编程效率。可使人星形胶质细胞体外重编程效率达到 16%。在帕金森病小鼠模型中，这一措施能够改善小鼠的运动功能，包括步态障碍。经过进一步优化，这种方法可以仅通过递送基因而不是细胞来治疗帕金森病，从而避免细胞移植可能带来的排斥反应以及免疫抑制剂的使用。下一步措施包括提高诱导细胞转化的重编程效率，找到在人体内靶向选择纹状体星形胶质细胞的方法，确保对人体的安全性和有效性后开展临床试验。

另一种新兴的基因治疗方式是使用新型药物，将涉及多巴胺代谢的关键蛋白直接递送至基底节区。ProSavin（又称 OXB-101）是提供三种涉及多巴胺合成关键酶的病毒载体,这种基因疗法在 MPTP 猕猴模型中显示出对帕金森病运动症状的明显改善,与对照组相比,其纹状体多巴胺浓度恢复约 50%。ProSavin 已在 15 例帕金森病患者中以小规模 I / II 期临床试验的形式进行评估,通过将这种药物直接注射至壳核并随访 12 个月。据报道,ProSavin 耐受性良好,在第 6 个月和 12 个月与基线帕金森综合评分量表（UPDRS）运动评分相比,ProSavin 治疗组有明显的剂量依赖性改善,这与 MPTP 猕猴模型临床前疗效研究的结果相一致。尽管这一结果非常令人鼓舞,但一些患者的 UPDRS III 运动部分得分的改善小于 50%,且每日需要口服大量左旋多巴以达到最大获益;同时,该研究没有设置安慰剂组。在帕金森病患者中,尤其是经过外科手术干预的帕金森病患者,安慰剂的作用可能较为显著。该药将于 2018 年底启动晚期帕金森病患者 I / II 期临床研究,可能需要更高剂量的多巴胺替代物和更强的载体（OXB-102,现在称为 AXOLenti-PD）以增强转基因表达的水平。与此同时,ProSavin 的长期安全性和有效性评价也将展开。

同期在研的基因治疗使用最新开发的 VY-AADC 载体,该载体提供 AAAV2-hAADC 基因以重新转录合成黑质纹状体多巴胺能神经元丢失的多巴脱羧酶（也称为 AADC）。VY-AADC 作为单一治疗,旨在使壳核神经元表达 AADC 酶,从而持久地增强左旋多巴向多巴胺的转化。对非帕金森病猴模型的观察证实:MRI 引导下将 VY-AADC 注入中脑是可行且可耐受的,但未对这一阶段的有效性进行任何评估。证明这一方法的临床安全性后,I b 期临床试验已首先在 15 名晚期帕金森病患者中展开,中期结果表明,通过 ^{18}F-fluorodopa 标记的 PET 显示,这种治疗方法可使 AADC 活性呈持久、剂量依赖性以及时间依赖性的增加,伴有运动功能的同步改善（评估开 / 关期 UPDRS II 和 III 评分）。需要外科手术注射基因的方式可能使得这一途径并不适用于早期帕金森病患者。改进递送方式,减少侵入性的操作将是该基因疗法运用及推广的关键。这种基因疗法可能直接影响帕金森病病理和临床进展,对早期帕金森病而言在未来可能是一种可行的治疗方法。

利用基因疗法清除致病蛋白是另一项有益探索。有研究者将一种名为纳米体（nanobody）的基因工程片段注入帕金森病大鼠模型的脑内,能够有效地清除 α-突触核蛋白（α-syn）毒性团块。纳米体是一种与抗体特异性结合的单结构域抗体片段,这种正处于测试阶段的方法是将治疗性纳米体作为基因改变病毒的一部分侵入细胞,一旦进入细胞,纳米体便可中止因 α-syn 聚集导致的神经细胞丢失,进而阻止疾病进展。结果显示,其中 VH14* PEST 的治疗效果最好,与对照组相比,它显著降低 α-syn 中丝氨酸 129 的磷酸化水平,增加多巴胺含量,减轻了运动症状。希望这种疗法能最终引入临床并造福帕金森病患者。

二、干细胞移植

最初的干细胞疗法是使用胚胎中脑多巴胺能神经元（mDA）作为移植来源。由于其获取以及标准化胚胎组织很困难,且存在伦理学困扰,研究者转而寻找替代资源如干细胞 / 重编程细胞。

通过将人类胚胎干细胞衍生的神经元前体细胞移植入帕金森病患者大脑纹状体内,以期获得临床改善是该研究的主要背景。这项正在进行的临床试验由中国郑州的神经外科医师开展,是中国首次使用人类胚胎干细胞进行临床试验,也是世界范围内首次使用来自受精胚胎的胚胎干细胞作为帕金森病治疗的临床试验。该试验的前期实验在猴模型中展开,起初并没有观察到运动功能的改善,但在第一年结束时,检查了半数猴的大脑,发现干细胞已经转变为功能性多巴胺能细胞;接下来的几年内发现剩余的猴获得了 50% 的运动功能改善。此前唯一一项使用胚胎干细胞治疗帕金森病的临床试验于 2016 年在澳大利亚开展,受试者接受的是单性繁殖胚胎(经刺激并开始胚胎发育的未受精卵细胞)。不过,中国和澳大利亚的试验中使用的都是神经前体细胞,而非已经完全定向分化为稳定产生多巴胺的细胞,有部分科学家对神经前体细胞能否完全转变成多巴胺能细胞持怀疑态度,是否可能转变成其他类型细胞暂无法确定。同时,前体细胞也有在分化过程中积累危险突变的风险。

日本政府也批准了利用诱导多能干细胞(iPS 细胞)治疗帕金森病的临床试验。iPS 细胞是通过对成熟体细胞重新编程后所培育出的干细胞,具有与胚胎干细胞相似的分化潜力。这是 iPS 细胞首次被用于治疗人类帕金森病,通过将 iPS 细胞培养成神经前体细胞,再将这些能分化成多巴胺能神经细胞的前体细胞移植至帕金森病患者的脑部,旨在观察其安全性与有效性。其前期研究在 MPTP 诱导的食蟹猴帕金森病模型中注入人 iPS 来源的神经元,最后发现由此衍生的多巴胺能祖细胞存活并作为中脑多巴胺能神经元发挥效用,运动功能显著改善持续 2 年之久且未转变为肿瘤细胞。该试验计划将 iPS 诱导得到的多巴胺能祖细胞注射至壳核,大约注射 500 万个细胞,试验所采用的 iPS 细胞主要来源于健康捐赠者,这种细胞不太可能引起免疫排斥。

三、新药研发

(一)靶向 α-syn

帕金森病的运动障碍可以通过对症治疗比如左旋多巴来改善。但随着疾病进展,逐渐出现治疗抵抗、长期运动并发症以及大量非运动症状。针对潜在疾病致病机制,能够减缓并最终阻止疾病进展的治疗措施是多年寻找、但一直未被满足的需求。这也是靶向干预 α-syn 的原理所在。Alpha-syn 编码基因常见的变异被认为是散发型帕金森病的风险因素,且大部分帕金森病患者存在 α-syn 的毒性聚集。选择性靶向 α-syn 治疗药物的研发,为帕金森综合征的治疗提供了更多选择,有望延缓甚至阻断疾病的进展。根据这一特点,提出了以 α-syn 毒性形成的各个环节为靶标的干预措施,主要包括以下几种:

1. 减少 α-syn 合成　　α-syn 表达增多可导致家族性帕金森病,一些研究利用基因沉默机制(小干扰 RNA,siRNA)作用于 α-syn mRNA 以减少其合成。利用 siRNA 降低灵长类大脑中 α-syn 水平的可行性已在松鼠猴中得到验证。在这项研究中,将针对 α-syn 的 siRNA 分子直接注入非帕金森病模型猴的左侧黑质区,与未处理的大脑半球相比,它导致左侧大脑半球 α-syn 表达抑制 40%,此阶段尚未对其抗帕金森疗效进行评估,这种治疗方式对携带重复或三倍 SNCA 基因的患者而言可能很有吸引力。近期有关基因沉默疗法的脊髓性肌肉萎缩症的 III 期临床试验、亨廷顿病的 I 期临床试验以及 FDA 批准的 siRNA 疗法(patisiran,治疗遗传性转甲状腺素蛋白介导淀粉样变)极大地推动了该疗法在其他疾病如帕金森病中的应用。

2. 加速 α-syn 的降解　　通过增强溶酶体活性/增加自噬来加速异常蛋白降解。α-syn 的降解受到 SIAH 和 NEDD4 泛素连接酶、S129 Polo 样激酶 2(PLK2)磷酸化和溶酶体半胱氨酸组织蛋白酶活化所调节。在 α-syn 转基因大鼠中过表达溶酶体转录因子 TFEB 则可使 α-syn 寡聚体水平降低、防止溶酶体功能进一步下降和神经退行性病变。使用针对 α-syn

的抗体,提高过表达 α-syn 小鼠的被动免疫功能也可以促进其经溶酶体途径的清除,或者促进 α-syn- 抗体复合物更快转运到小胶质细胞,从而使之更多更快地被清除,阻断 α-syn 介导的神经退行性病变。

在人神经元中,β- 葡糖脑苷脂酶(GCase)水平增加可以促进 α-syn 的降解,因此 GCase 成为关联 α-syn 降解的另一治疗靶标。最近,两个非抑制性 GCase 调节器 NCGC00188758 和 NCGC607 被发现可以增加 GCase 的活性且降低 iPSCs 来源神经元 α-syn 的聚积和毒性。增加其他溶酶体蛋白的表达,包括 LIMP2 和 ATP13A2,也促进 α-syn 在各种模型中的降解。

有研究者指出,小分子 USP13 能够去除所有 α-syn 上的"标签"(即泛素,其标记的 α-syn 将被机体降解),进而导致这些蛋白难以被人体或动物体清除,导致路易小体的产生。帕金森病患者和健康对照者死后尸检结果发现,帕金森病患者中脑 USP13 水平显著增加,通过在帕金森病小鼠模型中抑制 USP13 分子的产生,既可以消除路易小体,也可以阻止它们再次聚集。表明 USP13 可以影响路易小体蛋白团块的发育和清除,靶向 USP13 可能是帕金森病及其他神经退行性疾病的治疗靶点。USP13 小分子的抑制剂目前正在研发中。

3. 减少 α-syn 聚积　α-syn 寡聚体和纤维体与 α-syn 的毒性有关,减少其毒性构型可能是治疗途径之一。卟啉四磺酸酞可结合并稳定囊泡相关 α-syn,因而延缓其错误折叠和聚积。被动免疫中采用 α-syn 原纤维的选择性抗体可使脊髓中的可溶性以及膜结合性 α-syn 原纤维降低,从而使 α-syn A30P 突变帕金森病小鼠的运动障碍减轻。几项临床试验目前正使用小分子物来抑制 α-syn 聚积(如苯丁酸甘油;尼洛替尼)或 α-syn 寡聚物形成(EGCG)。

4. 阻断 α-syn 传播　α-syn 的传播可能导致 α-syn 毒性的播散,用于阻断其传播的被动免疫研究也正在进行。针对 C- 末端截短的 α-syn 的抗体在体外试验中可减少其传播,且在 α-syn 小鼠模型中可以修复其运动和记忆损害。在小鼠模型中注射 α-syn 单克隆抗抗体可以阻断 α-syn 的传播、摄取,减少多巴胺能神经元丢失及运动缺损。

5. 激活免疫　许多研究利用激活主动免疫的方式作用于 α-syn。最先的研究使用人 α-syn 接种转染人 α-syn 的转基因小鼠,它可能通过溶酶体途径促使 α-syn 聚集物清除。随后又有多项研究采用不同形式的人类 α-syn 抗原处理不同的 α-syn 转基因小鼠,均获得相似结果:即减少其聚集、改善运动和记忆功能、减轻多巴胺能神经元变性和缺失。目前正在帕金森病和 MSA 中开展的靶向作用于 α-syn 的临床试验,主动免疫试验主要包括 PD01A 和 PD03A 疫苗,被动免疫主要采用抗 α-syn 抗体,如 PRX002 和 BIIB054。

在过去的十年中,一些研究团队将 α-syn 的抗体或 α-syn 疫苗作为潜在的疾病修饰疗法。目前处于临床试验阶段的选择性 α-syn 靶向治疗新药如下(表 15-1):

表 15-1　帕金森综合征中选择性 α-syn 靶向治疗新药

药物	作用方式	目前研发阶段
PRX002	α-syn 特异性抗体	Ⅱ期临床试验
BIIB054	α-syn 特异性抗体	Ⅱ期临床试验

药物	作用方式	目前研发阶段
PD01A 以及 PD03A	抗 α-syn 疫苗	I 期临床试验
NPT200-11	抑制 α-syn 错误折叠的小分子	I 期临床试验
NPT088	抑制 α-syn 错误折叠的小分子	临床前期
SAR402671	抑制鞘糖脂代谢的小分子	II 期临床试验

采用被动免疫疗法,用相应抗体捕获形成前或传播中毒性 α-syn,Roche 公司的 PRX002(又称为 RG7935 或 RO7046015)是人源的免疫球蛋白 G1 单克隆抗体,对 α-syn 聚集体形式的 C- 末端有更高的亲和力和活性。临床前研究发现,其小鼠同源物 9E4 可以减少帕金森病或路易体痴呆转基因小鼠模型的 α-syn 病理及传播、改善模型小鼠的记忆及运动功能。尽管血清游离 α-syn 水平随中枢神经系统 PRX002 的渗透性、剂量依赖性及时间依赖性减少,但并不影响 CSF 的 α-syn 水平。经过健康志愿者 I 期临床试验的单次静脉注射、早期帕金森病患者 Ib 期临床试验的多次给药剂量渐升研究,PRX002 的耐受性和安全性已被证实。随机双盲安慰剂对照 II 期临床试验纳入临床早期未使用左旋多巴治疗的帕金森病患者,分别给予 α-syn 特异性抗体与安慰剂,以评估早期帕金森病患者静脉注射 PRX002 的临床疗效。主要终点是 MDS-UPDRS 评分在第 52 周发生改变,并通过 DAT-SPECT 显像评估神经变性程度。另一识别 α-syn 聚集体的被动免疫治疗剂 BIIB054 的 II 期临床试验正在进行中。

生物技术公司 Affiris 也在进行相关研究,利用短 α-syn 模拟抗原肽开发了两种候选疫苗:PD01A 和 PD03A,通过刺激免疫系统产生自身抗体优先与 α-syn 纤维结合。这种方法在转基因小鼠模型中显示出降低轴突和突触中 α-syn 寡聚物、减少多巴胺能神经元丢失的作用。2016 年 9 月,公司报告说有 12/22(约 55%)使用 PD01A 的患者产生了血清 α-syn 抗体。2017 年 6 月报告 PD03A 对早期帕金森病患者而言安全且耐受良好,并表明其对抗原肽本身和 α-syn 靶向表位的交叉反应具有剂量依赖性。2018 年 3 月,在阿尔茨海默病和帕金森病治疗进展焦点会上,报告 PD03A 的两种剂量测试均在第三次注射 4 周后出现剂量峰,在第 36 周通过加强注射而重新激活免疫。

作为抗体的替代品,一些公司开发了小分子来阻断 α-syn 的错误折叠。例如寡聚物调节剂 anle138b 预防或减少 α-syn 的聚集,该调节剂与结构依赖性抗原表位结合并抑制体内和体外病理性 α-syn 寡聚物的形成,目前这种化合物仍处于在动物模型的临床前验证阶段。另一种寡聚物调节剂 NPT200-11,旨在改变 α-syn 与质膜的相互作用从而减少寡聚物的形成。目前已成功地完成了其口服分子药在健康志愿者中的安全试验,进一步的 I 期临床试验正在进行中,在帕金森病转基因小鼠模型中,神经退行性病变减轻且运动表现提高。同时正在进行小分子 NPT088 在 α-syn 过表达小鼠上的临床前研究,小分子 NPT088 与几种毒性的错误折叠蛋白质形成有关,它与假定的淀粉样蛋白折叠相结合,其中包括 α-syn。NPT088 目前在阿尔茨海默病(AD)抗 Aβ 中处于 I 期临床试验阶段。这些小分子药物相较单克隆抗体而言具有潜在优势:小分子更易于到达大脑,且没有被宿主抗体中和的风险。然而,小分子药物仍面临能否在特定部位达到足够水平浓度并阻止 α-syn 错误折叠的问题。

部分研究者聚焦于帕金森病中的脂质失调,尤其是接近 7% 的葡萄糖神经酰胺合成酶(GBA)突变患者,被认为参与 α-syn 错误折叠的调节。GBA 使其底物 – 葡萄糖基神经酰胺(一种鞘糖脂)与 α-syn 连接且促进其聚积。GBA 突变患者的酶活性受到抑制,导致葡萄糖基神经酰胺积累并可能促进 α-syn 的聚集。2016 年启动了 SAR402671 的 II 期临床试验,这是一种能渗透大脑的 GBA 小分子抑制剂。SAR402671 作为一种底物还原疗法,减少提供进入该系统的葡萄糖基神经酰胺的产生。在帕金森病的 α-syn 突变小鼠模型中,对葡萄糖神经酰胺合成酶的药理抑制减少了 α-syn 聚集体的累积且改善了认知功能。

目前正在研究的其他可能用于帕金森病治疗(尚未进行临床试验)的方法,包括调节分子伴侣水平和活性的策略,如热休克蛋白、增强自噬的小分子。尽管人们对这些新的抗 α-syn 治疗有浓厚的兴趣,但清除机制的增强对帕金森病患者的有效性仍有待观察,在典型帕金森病运动症状随时间进展恶化时,清除机制所能提供的临床益处可能有限。研究人员也在研发 α-syn 的 PET 示踪剂,这些努力将进一步推动帕金森病生物标志物的研究,更有利于帕金森病的早期诊断、干预及试验的效果评价。

虽然阻止 α-syn 聚集和传播的疗法看似很有希望,许多问题也难以忽视:首先,没有一个动物模型能够复制人类的 α – 突触核蛋白病,且 α-syn 也没有被证实与神经退行性疾病有关;其次,目前没有完善的方法用于评估靶向 α-syn 的治疗,因此很难为临床试验定义最佳剂量;最后,我们不知道帕金森病等突触核蛋白病在自然进程中发生的"节点"以及是否存在疾病不可逆的"节点",超过该节点便不能保护或恢复神经系统的损害。研发的新药也都面临着许多相似的挑战:一是大脑神经元仅分泌少量 α-syn,抗体与靶标结合的概率很小,能否有足够的抗体穿透血脑屏障以阻止 α-syn 的传播?针对靶蛋白是否能够达到预期的效应?需要多久时间起效?二是病理性 α-syn 在细胞间传播是否是人类帕金森病核心的致病机制目前仍然没有定论,我们所关注的靶标蛋白确实驱动了神经退行性病变吗?或是它仅仅与疾病相关?哪种形式的 α-syn 是治疗的最好靶标 – 寡聚体、纤维体或聚集体?在疾病的进程中,应在多早进行干预以改变疾病的进程?在实际进程中,选取哪个时间点作为试验终点会给试验研究者有意义的资料?尽管进行了大量的研究和投资,在帕金森病的临床试验中这些问题并未澄清,未来几年对此类治疗使用者的评估可能带来决定性的答案。

(二)靶向非多巴胺能通路

治疗帕金森病非运动症状的药物仍然十分有限。因缺乏多巴胺能药物典型的副作用(如运动波动和运动障碍、日间过度嗜睡、恶心、直立性低血压和冲动控制障碍等),非多巴胺能药物可能有较好的耐受性,从而提供经帕金森病常规疗法未能满足的部分需求(表 15-2)。

表 15-2　新研发的非多巴胺能药物对症治疗帕金森综合征

药物	作用方式	目前研发阶段
伊曲茶碱 (Istradefylline,KW-6002)	2A 型腺苷受体拮抗剂	日本获批

续表

药物	作用方式	目前研发阶段
金刚烷胺缓释胶囊（ADS-5102,Gocovri）	NMDA 受体拮抗剂	美国获批 Ⅲ期临床试验
Dipraglurant（ADX48621）	mGlu5 NAM	准备Ⅲ期临床试验
丁螺环酮（Buspirone）	$5-HT_{1A}$ 和 α1 肾上腺素能受体激动剂	Ⅲ期临床试验
依托拉嗪（Eltoprazine）	$5-HT_{1A/1B}$ 受体激动剂	准备Ⅱb期临床试验
Foliglurax（PXT002331）	mGlu4 PAM	Ⅱa期临床试验
Varenicline	部分激动 $α_4β_2$ 烟碱型受体	步态和平衡Ⅱ期临床试验 睡眠Ⅳ期临床试验
Pimavanserin（ACP-103）	$5-HT_{2A}$ 受体反向激动剂	美国获批
SYN120（PD 痴呆）	$5-HT_{6/2A}$ 受体拮抗剂	Ⅱ期临床试验

2A型腺苷受体拮抗剂：2A型腺苷受体（A_{2A}）主要在基底神经节的尾状核和壳核内表达。在纹状体－苍白球神经元中阻断 A_{2A} 减少了多巴胺耗竭的突触后效应和纹状体－苍白球神经元的过度放电，提示 A_{2A} 拮抗剂可能改善帕金森病的运动缺陷。伊曲茶碱（Istradefylline，KW-6002）是辅助左旋多巴治疗帕金森病伴运动波动的 A_{2A} 拮抗剂。在 MPTP 损伤猕猴模型中，Istradefylline 延长开期时间但并没有改善帕金森病评分且加剧运动障碍。该发现符合Ⅱ/Ⅲ期临床试验研究结果：Istradefylline 缩短关期但 UPDRS 评分没有改善且患者的运动障碍加重。Istradefylline 于 2013 年在日本获批用于辅助治疗出现剂末现象的帕金森病患者，尚未获得美国 FDA 批准。

针对谷氨酸能的药物：谷氨酸通过离子型谷氨酸受体（iGluR）和代谢型谷氨酸受体（mGluR）起作用。iGluR 直接与突触后神经元细胞膜中阳离子通道的开放偶联。iGluRs 分为三种亚型：NMDA 受体、AMPA 受体和 kainate 受体。这些非选择性阳离子通道的激活总是产生兴奋性突触后反应。大量证据表明，在帕金森病合并左旋多巴诱导的异动症（LID）中，可通过对谷氨酸、谷氨酸受体的调节，恢复生理状态下基底神经节运动环路的功能；且过度活跃的谷氨酸传递是 LID 病理生理学的关键特征，阻断谷氨酸传递可能获益。金刚烷胺是一种非选择性 NMDA 受体拮抗剂，通常用于治疗 LID。这种药已经使用了近 50 年，目前仍是拮抗帕金森病异动症作用最大的药物。然而，其临床效益受到心血管和精神方面副作用的限制，例如失眠，混乱和幻觉等副作用可能归因于 NMDA 受体的抑制。金刚烷胺缓释胶囊（ADS-5102，Gocovri）是一种新型的金刚烷胺缓释制剂，2017 年被 FDA 批准用于正在接受左旋多巴治疗的帕金森病运动障碍的患者。金刚烷胺缓释胶囊是首个在对照试验中被证明可同时减少 LID 和关期的药物。在具有 LID 的帕金森病患者中也评估了该类的另一种药物 dipraglurant（ADX48621）。MPTP 猕猴模型中，dipraglurant 剂量依赖性地减少 LID，但在该研究中没有对比药物。Ⅱ期安慰剂对照的临床试验对 76 名患有中至重度 LID 的帕金森病患者进行为期 4 周的评估，尽管在第 1 天和第 14 天获得了较好的结果，但在研究终点（第 28 天）dipraglurant 对 LID 未表现出显著影响。Dipraglurant 的副作用包括头晕，运动障碍和幻觉。突触前 mGlu4 受体被认为在调节基底神经节运动回路的神经递质释放中起作用。最近在啮齿动物和灵长类动物模型中研究了两种 mGlu4 正向变构调节剂（PAMs），其中 foliglurax（PXT002331）已进入Ⅱ期临床试验阶段。Foliglurax 有可能减轻帕金森病患者的剂末恶化和异动症。在 MPTP 诱导的帕金森病合并 LID 模型中，foliglurax 显示出强大且剂量依赖性地改善帕金森病运动症状、剂末恶化和剂峰异动，具有较金刚烷胺更佳的疗效和更好的耐受性。然而，mGlu4 PAM 的有效性仍需要在帕金森病患者中验证。

5- 羟色胺能（5-HT）药物：在帕金森病晚期，5-HT 末端吸收左旋多巴并将其转化为多巴胺，由此产生的多巴胺非生理性释放和纹状体内多巴胺受体的异常脉冲刺激参与 LID 的发生。突触前 5-HT$_{1A}$ 受体激动剂可以减少这些 5-HT 能纹状体末端的多巴胺释放，从而减轻异动症。丁螺环酮是一种 5-HT$_{1A}$ 和 α_1- 肾上腺素能受体联合激动剂，用于治疗焦虑症，20 世纪 90 年代初首次报道具有拮抗异动症的作用。针对帕金森病合并 LID 的患者，丁螺环酮正进行三项临床试验：作为单药治疗的Ⅲ期临床试验，与曲坦类药物联合的Ⅱ期临床试验，以及与金刚烷胺联合的Ⅰ期临床试验。依托拉嗪（Eltoprazine）是 5-HT$_{1A}$ 和 5-HT$_{1B}$ 的混合型激动剂，通过减少纹状体谷氨酸传递而在大鼠中发挥抗异动作用。在 22 名帕金森病合并 LID 患者中进行的Ⅰ/Ⅱ a 期研究显示，依托拉嗪显著减轻了 LID。

2016 年 FDA 批准了 pimavanserin 用于辅助治疗帕金森病患者中多巴胺诱导的精神症状。Pimavanserin 是一种 5-HT$_{2A}$ 型受体的选择性反向激动剂，Ⅲ期安慰剂对照临床试验表明该药可降低患者幻觉和妄想的频率和 / 或严重程度，且不加重帕金森病的主要运动症状。Pimavanserin 由于其高选择性而较其他抗精神病药的副作用少且耐受良好，常见副作用包括水肿、恶心、混乱状态。

跌倒是帕金森病患者常见且严重的并发症，潜在的胆碱能缺陷是导致这些患者步态和认知功能障碍的部分原因。经过将近 6 个月的随机双盲安慰剂对照的临床Ⅱ期试验发现，胆碱酯酶抑制剂卡巴拉汀（rivastigmine）能够减少由胆碱能缺乏引起的步态障碍。卡巴拉汀可以增加步态的稳定性并降低跌倒频率，但需要Ⅲ期临床试验来进一步证实这些发现并进行卡巴拉汀治疗的成本 - 效益分析。

（三）谷胱甘肽替代疗法

还原型谷胱甘肽可能参与清除活性氧自由基（ROS）及细胞解毒，这种三肽似乎在早期帕金森病中就被消耗殆尽。帕金森病患者谷胱甘肽替代疗法吸引了研究者的目光，但由于其在血浆中仅 2.5 分钟的半衰期和极低的口服生物利用度，因此很难提供给大脑足够治疗水平的量。与安慰剂组相比，早期临床研究未能显示出明显的治疗效果（UPDRS 评分）。尽管研究中使用的鼻腔输送被认为是一种潜在有效的方法，可以将谷胱甘肽传送至大脑，但能否让谷胱甘肽留在脑内保证足够时间与浓度达到治疗效果仍是个未知数。在评估谷胱甘肽疗效前，尚需在剂量反应和稳态管理研究中优化谷胱甘肽的输送方式。

（四）铁螯合剂

在帕金森病患者大脑中检测到过量的铁（主要存在黑质致密部），多巴胺能神经元暴露于高水平 ROS 中与疾病严重性相关。尽管帕金森病患者脑中铁过度沉积的潜在机制仍然未知，铁螯合剂在帕金森病中可能的神经保护作用已被提出。Deferiprone 是一种不稳定的透膜铁螯合剂，能剂量依赖性减轻 MPTP 小鼠模型的氧化损伤并改善其运动功能。为期 12 个月的单中心双盲安慰剂对照试验中，对 40 名早期帕金森病患者（已稳定多巴胺治疗方案）予以 deferiprone 治疗。以 6 个月延迟治疗（DS）的患者为基线，早期治疗患者与延迟治疗相比，在 MRI 确定的黑质铁沉积和 UPDRS 运动评分上表现出对治疗的反应更早且更持续。目前，deferiprone 正在进行 Ⅱ 期临床试验。值得注意的是，改变人体内的铁代谢可能诱发许多不良事件，影响血液或其他系统的平衡。

（五）GLP1 激动剂

流行病学和临床数据表明帕金森病和 2 型糖尿病（T2DM）这两种与年龄相关的疾病具有相似的失调途径，提示潜在的共同病理机制。在其早期阶段，T2DM 由于胰岛素抵抗逐渐进展，导致对代谢和炎症的各种有害影响。类似的葡萄糖和能量代谢失调似乎也是帕金森病的早期事件，大脑中胰岛素信号传输的丧失可能是帕金森病的发病机制。艾塞那肽（exenatide）是一种具有抗炎和抗氧化作用的 GLP1 受体激动剂，通过刺激胰腺释放胰岛素和抑制胰高血糖素释放来改善葡萄糖控制。最近帕金森病中艾塞那肽的试验结果令人鼓舞，然而囿于其研究方案的欠缺（样本量小、单中心设计），试验结果仍有待进一步证实。目前正在进行另一项针对艾塞那肽的临床试验，将评估 1 年的治疗对帕金森病患者生活质量、抑郁、运动功能、认知以及脑 MRI 的影响。目前正在进行 Ⅱ 期试验的利拉鲁肽（liraglutide）是一种人 GLP1 的类似物，其半衰期较长。GLP1 激动剂或类似物的治疗方式尚需进一步开展大规模的研究，以评估靶向 GLP1 是否真正对帕金森病有神经保护作用。

（六）LRRK2 抑制剂

在帕金森病相关的基因中，*LRRK2* 被认为是关键参与者。帕金森病中 *LRRK2* 突变与神经元的病理性激酶活性增高相关。这一观察结果促使研究者对 LRRK2 激酶抑制剂产生了兴趣。尽管已在体外研究了大量 LRRK2 激酶抑制剂，但仍缺乏在体研究这些药物的合适动物模型。此外，有关 LRRK2 激酶抑制剂的安全性问题也出现在临床前研究中。在最近的一项研究中，研究者开发了一种新的检测方法，结果显示野生型 LRKK2 激酶活性在特发性帕金森病患者黑质区的多巴胺能神经元和小胶质细胞中也得到增强。这表明 LRKK2 抑制剂不仅对突变携带者有益，对特发性帕金森病群体也可能有益。第一个小分子 LRRK2 抑制剂 DNL201 于 2017 年进入临床试验，在健康志愿者 Ⅰ 期临床试验中显示出对 LRRK2 激酶活性的抑制。另一种 LRRK2 抑制剂 DNL151 目前正在荷兰的健康志愿者中进行评估，以便在携带 *LRRK2* 突变的帕金森病患者中评估这个富有希望的分子。

（七）FAF1 抑制剂

Parkin 基因（*PARK2*）突变与早发性帕金森病有关。Parkin 通常通过促进 FAF1 降解而作为促凋亡 Fas 相关因子 1（FAF1）的抑制剂，由此发现通过抑制 FAF1 进行治疗的新方法。KM-819（也称为 KR33493）是 FAF1 的小分子抑制剂，目前在韩国进行 Ⅰ 期临床试验。在 MPTP 小鼠中，通过 PET 研究测量，KM-819 轻微增加纹状体多巴胺转运体的活性。

（八）其他

对于帕金森病这类神经退行性疾病而言，免疫系统可能会过度活跃，进而引发炎症和大脑损伤。研究人员以帕金森病小鼠为模型证实，α-syn 累积会促进大脑小胶质细胞活化和炎症反应,而口服抗炎药可以改善小鼠的运动功能,减缓神经炎症和损伤以及 α-syn 蛋白累积。在帕金森病早期,患者大脑小胶质细胞会发生慢性炎症,帕金森病患者大脑中免疫细胞 NLRP3 炎性小体表达上调(尤其是 DA 能细胞丧失部位),慢性 NLRP3 激活可能是驱动帕金森病病理学和多巴胺能神经元变性的关键机制。小分子抑制剂 MCC950(最初称为 CP-465773,一种含磺酰脲的化合物)可以阻断 NLRP3 活化效应。小鼠模型证实,每天口服一次 MCC950 可阻断大脑中小胶质细胞炎症小体 NLRP3 的激活,阻止神经元丢失,从而显著改善运动功能。靶向 NLRP3 炎症小体有望作为一种可行的治疗靶点,可减轻毒性 α-syn 累积和多巴胺能神经元损伤。这一治疗新策略有望于 2022 年启动临床试验。

有研究发现,行迷走神经切断术可降低患帕金森病的可能性,这些研究基于 Braak 提出的帕金森病病理分级后的 α-syn 的朊蛋白样传播理论。亦有研究者通过跟踪一个始于 1964 年的医疗记录发现,65 岁后瑞典 170 万公民患帕金森病的概率为 1%,但对于阑尾切除的人来说,患帕金森病的概率比保留阑尾的人低 20%。该研究提示,阑尾可能是易于聚集 α-syn 的重要部位,阑尾切除术对帕金森病患者可能具有保护性。但鉴于这一结论的不完善,并不建议任何人通过切除阑尾来避免帕金森病。

尽管前期针对帕金森综合征及阿尔茨海默病的临床药物研究都经历了失败。但从目前的研究状况看,詹姆斯·帕金森(James Parkinson)所希望的,"可以早日发现治疗方法,阻止这种疾病的进展"仍然有望实现。

(银思珈　王　涛)

参考文献

1. Pia R D V C , Romanov R A , Spigolon G , et al. Induction of functional dopamine neurons from human astrocytes in vitro and mouse astrocytes in a Parkinson's disease model . Nat Biotechnol, 2017, 35(5): 444-452.

2. Chatterjee D, Bhatt M, Butler D, et al. Proteasome-targeted nanobodies alleviate pathology and functional decline in an alpha-synuclein-based Parkinson's disease model. NPJ Parkinsons Dis, 2018, 4:25.

3. Brundin P, Strecker RE, Lindvall O, et al. Intracerebral grafting of dopamine neurons. Experimental basis for clinical trials in patients with Parkinson's disease . Ann N Y Acad Sci, 1987, 495:473-496.

4. Lindvall O, Rehncrona S, Gustavii B, et al. Fetal dopamine-rich mesencephalic grafts in Parkinson's disease . Lancet, 1988, 2(8626-8627): 1483-1484.

5. Cyranoski D. Trials of embryonic stem cells to launch in China . Nature, 2017, 546(7656): 15-16.

6. Kikuchi T, Morizane A, Doi D, et al. Human iPS cell-derived dopaminergic neurons function in a primate Parkinson's disease model . Nature, 2017, 548(7669): 592-596.

7. Charvin D, Medori R, Hauser RA, et al. Therapeutic strategies for Parkinson disease: beyond dopaminergic drugs . Nat Rev Drug Discov, 2018, 17(11): 804-822.

8. Mullard A. FDA approves first drug for Parkinson disease psychosis . Nat Rev Drug Discov, 2016, 15(6): 375.

9. Henderson EJ, Lord SR, Brodie MA, et al. Rivastigmine for gait stability in patients with

Parkinson's disease (ReSPonD): a randomised, double-blind, placebo-controlled, phase 2 trial. The Lancet Neurology, 2016, 15(3): 249-258.

10.Drew L. Two hundred steps. Nature, 2016, 538(7626): S2-S3.

11.Gordon R, Albornoz EA , Christie DC, et al. Inflammasome inhibition prevents alpha-synuclein pathology and dopaminergic neurodegeneration in mice . Sci Transl Med, 2018, 10(465).

表 16-1　简易精神状态量表（MMSE）

项目		积分					
定向力 （10分）	1.今年是哪一年？ 　现在是什么季节？ 　现在是几月份？ 　今天是几号？ 　今天是星期几？					1 1 1 1 1	0 0 0 0 0
	2.你住在哪个省？ 　你住在哪个县（区）？ 　你住在哪个乡（街道）？ 　咱们现在在哪个医院？ 　咱们现在在第几层楼？					1 1 1 1 1	0 0 0 0 0
记忆力 （3分）	3.告诉你三种东西，我说完后，请你重复一遍并记住，待会还会问你（各1分，共3分）			3	2	1	0
注意力和 计算力 （5分）	4.100-7=?　连续减5次（93、86、79、72、65。各1分，共5分。若错了，但下一个答案正确，只记一次错误）	5	4	3	2	1	0
回忆能力 （3分）	5.现在请你说出我刚才告诉你让你记住的那些东西			3	2	1	0
语言能力 （9分）	6.命名能力 出示手表，问这个是什么东西？ 出示钢笔，问这个是什么东西？					1 1	0 0
	7.复述能力 我现在说一句话，请跟我清楚的重复一遍 （四十四只石狮子）！					1	0

续表

项目		积分			
语言能力 （9分）	8. 阅读能力 （闭上你的眼睛）请你念念这句话，并按上面意思去做！			1	0
	9. 三步命令 我给您一张纸请您按我说的去做，现在开始："用右手拿着这张纸，用两只手将它对折起来，放在您的左腿上。"（每个动作1分，共3分）	3	2	1	0
	10. 书写能力要求受试者自己写一句完整的句子			1	0
	11. 结构能力 （出示图案）请你照上面图案画下来！			1	0

表 16-2　蒙特利尔认知评估量表（MoCA）

姓名：_____　性别：_____　年龄：_____　教育年限：_____　评估日期：

视空间与执行功能			得分
（连线图：戊 甲 5结束 乙 2 丁 1开始 4 丙 3） [ ]	复制立方体 [ ]	画钟表（11点过10分）（3分） 轮廓 [ ] 指针 [ ] 数字 [ ]	___/5

命名				
	[ ]	[ ]	[ ]	___/3

记忆	读出下列词语，然后由患者重复上述过程重复2次，5分钟后回忆。		面孔	天鹅绒	教堂	菊花	红色	
		第一次						
		第二次						不计分

续表

| 注意 | 读出下列数字,请患者重复(每秒 1 个)。 | 顺背 [　]　21854 | |
| | | 倒背 [　]　742 | __/2 |

| 读出下列数字,每当数字出现 1 时,患者敲 1 下桌面,错误数大于或等于 2 不给分。 [　]52139411806215194511141905112 | __/1 |

| 100 连续减 7　　　　[　]93　[　]86　[　]79　[　]72　[　]65　
4～5 个正确得 3 分,2～3 个正确得 2 分,1 个正确得 1 分,0 个正确得 0 分 | __/3 |

| 语言 | 重复: | "我只知道今天张亮是帮过忙的人"[　]
"当狗在房间里的时候,猫总是藏在沙发下"[　] | __/2 |
| | 流畅性: | 在 1 分钟内尽可能多地说出动物的名字。[　]____
(N ≥ 11 名称) | __/1 |

| 抽象 | 词语相似性:香蕉—桔子 = 水果　　[　]火车—自行车　　[　]手表—尺子 | __/2 |

延迟回忆	没有提示	面孔 [　]	天鹅绒 [　]	教堂 [　]	菊花 [　]	红色 [　]	只在没有提示的情况下给分	
选项	类别提示:							
	多选提示:							__/5

| 定向 | [　]星期　　[　]月份　　[　]年　　[　]日　　[　]地点　　[　]城市 | __/6 |

| 正常 ≥ 26/30 | 总分 __/30
教育年限 ≤ 12 年加 1 分 |

表 16-3　统一帕金森评定量表(UPDRS)

姓名:　　性别:　　年龄:　　住院号:　　联系方式:　　评定时间:

Ⅰ.精神,行为和情绪

1. 智力损害

0 =无

1 =轻微智力损害,持续健忘,能部分回忆过去的事件,无其他困难

2 =中等记忆损害,有定向障碍,解决复杂问题有中等程度的困难,在家中生活功能有轻度但肯定的损害,有时需要鼓励

3 =严重记忆损害伴时间及(经常有)地点定向障碍,解决问题有严重困难

4 =严重记忆损害,仅保留人物定向,不能作出判断或解决问题,生活需要更多的他人帮助

2. 思维障碍(痴呆或药物中毒)

0 =无

1 =生动的梦境

2 ="良性"幻觉,自知力良好

3 =偶然或经常的幻觉或妄想,无自知力,可能影响日常活动

4 =持续的幻觉、妄想或富于色彩的精神病,不能自我照料

3. 抑郁

0 =无

1 =悲观和内疚时间比正常多,持续时间不超过 1 周

2 =持续抑郁(1 周或以上)

3 =持续抑郁伴自主神经症状(失眠、食欲减退、体重下降、兴趣降低)

4 =持续抑郁伴自主神经症状和自杀念头或意愿

4. 动力或始动力

0＝正常

1＝比通常缺少决断力（assertive），较被动

2＝对选择性（非常规）活动无兴趣或动力

3＝对每天的（常规）活动无兴趣或动力

4＝退缩，完全无动力

Ⅱ. 日常生活活动（"关"和"开"期）

5. 言语（接受）

0＝正常

1＝轻微受影响，无听懂困难

2＝中度受影响，有时要求重复才听懂

3＝严重受影响，经常要求重复才听懂

4＝经常不能理解

6. 唾液分泌

0＝正常

1＝口腔内唾液分泌轻微但肯定增多，可能有夜间流涎

2＝中等程度的唾液分泌过多，可能有轻微流涎

3＝明显过多的唾液伴流涎

4＝明显流涎，需持续用纸巾或手帕擦拭

7. 吞咽

0＝正常

1＝极少呛咳

2＝偶然呛咳

3＝需进软食

4＝需要鼻饲或胃造瘘进食

8. 书写

0＝正常

1＝轻微缓慢或字变小

2＝中度缓慢或字变小，所有字迹均清楚

3＝严重受影响，不是所有字迹均清楚

4＝大多数字迹不清楚

9. 切割食物和使用餐具

0＝正常

1＝稍慢和笨拙，但不需要帮助

2＝尽管慢和笨拙，但能切割多数食物，需要某种程度的帮助

3＝需要他人帮助切割食物，但能自己缓慢进食

4＝需要喂食

10. 穿衣

0＝正常

1＝略慢，不需帮助

2＝偶尔需要帮助扣扣及将手臂放进袖里

3＝需要相当多的帮助，但还能独立做某些事情

4＝完全需要帮助

11. 个人卫生

0＝正常

1＝稍慢，但不需要帮助

2＝需要帮助淋浴或盆浴，或做个人卫生很慢

3＝洗脸、刷牙、梳头及洗澡均需帮助

4＝保留导尿或其他机械帮助

12. 床上翻身和盖被褥

0＝正常

1＝稍慢且笨拙，但无需帮助

2＝能独立翻身或整理床单，但很困难

3＝能起始，但不能完成翻身或整理床单

4＝完全需要帮助

13. 跌倒（与僵住无关）

0＝无

1＝偶有

2＝有时有，少于每天 1 次

3＝平均每天 1 次

4＝多于每天 1 次

14. 行走中被僵住

0＝无

1＝少见，可有启动困难

2＝有时有冻结

3＝经常有，偶有因冻结跌跤

4＝经常因冻结跌跤

15. 步行

0＝正常

1＝轻微困难，可能上肢不摆动或倾向于拖步

2＝中度困难，但稍需或不需帮助

3＝严重行走困难，需要帮助

4＝即使给予帮助也不能行走

16. 震颤（身体任何部位的震颤）

0＝无

1＝轻微，不常有

2＝中度，感觉烦恼

3＝严重，许多活动受影响

4＝明显，大多数活动受影响

17. 与帕金森病有关的感觉主诉

0＝无

1＝偶然有麻木、麻刺感或轻微疼痛

2＝经常有麻木、麻刺感或轻微疼痛，不痛苦

3＝经常的痛苦感

4＝极度的痛苦感

Ⅲ. 运动检查

18. 言语（表达）

0＝正常

1＝表达、理解和／或音量轻度下降

2＝单音调，含糊但可听懂，中度受损

3＝明显损害，难以听懂

4＝无法听懂

19. 面部表情

0＝正常

1＝略呆板，可能是正常的"面无表情"

2＝轻度但肯定是面部表情差

3＝中度表情呆板，有时张口

4＝面具脸，几乎完全没有表情，口张开在1/4英寸（0.6cm）或以上

20. 静止性震颤（面部、嘴唇、下颌、右上肢、左上肢、右下肢及左下肢分别评定）

0＝无

1＝轻度，有时出现

2＝幅度小而持续，或中等幅度间断出现

3＝幅度中等，多数时间出现

4＝幅度大，多数时间出现

21. 手部动作性或姿势性震颤（右上肢、左上肢分别评定）

0＝无

1＝轻度，活动时出现

2＝幅度中等，活动时出现

3＝幅度中等，持物或活动时出现

4＝幅度大，影响进食

22. 强直（患者取坐位，放松，以大关节的被动活动来判断，可以忽略"齿轮样感觉"；颈、右上肢、左上肢、右下肢及左下肢分别评定）

0＝无

1＝轻度，或仅在镜像运动及加强试验时可查出

2＝轻到中度

3＝明显，但活动范围不受限

4＝严重，活动范围受限

23. 手指拍打试验（拇指、示指尽可能大幅度、快速地做连续对掌动作；右手、左手分别评定）

0＝正常（≥15次/5秒）

1＝轻度减慢和（或）幅度减小（11～14次/5秒）

2＝中等障碍，有肯定的早期疲劳现象，运动中可以有偶尔的停顿（7～10次／秒）

3＝严重障碍，动作起始困难或运动中有停顿（3～6次/5秒）

4＝几乎不能执行动作（0～2次/5秒）

24. 手运动（尽可能大幅度地做快速连续的伸掌握拳动作，两手分别做，分别评定）

0＝正常

1＝轻度减慢或幅度减小

2＝中度障碍，有肯定的早期疲劳现象，运动中可以有偶尔的停顿

3＝严重障碍，动作起始时经常犹豫或运动中有停顿

4＝几乎不能执行动作

25. 轮替动作（两手垂直或水平作最大幅度的旋前和旋后动作，双手同时动作，分别评定）

0＝正常

1＝轻度减慢或幅度减小

2＝中度障碍，有肯定的早期疲劳现象，偶在运动中出现停顿

3＝严重障碍，动作起始时经常犹豫或运动中有停顿

4＝几乎不能执行动作

26. 腿部灵活性（连续快速地脚后跟踏地，腿完全抬高，幅度约为3英寸，分别评定）

0＝正常

1＝轻度减慢或幅度减小

2＝中度障碍，有肯定的早期疲劳现象，偶在运动中出现停顿

3＝严重障碍，动作起始时经常犹豫或运动中有停顿

4＝几乎不能执行动作

27. 坐椅起立（双手交叉抱在胸前，从靠背椅中起立）

0＝正常

1＝缓慢，或可能需要试1次以上

2＝需扶扶手站起

3＝向后倒的倾向，必须试几次才能站起，但不需帮助

4＝没有帮助不能站起

28. 姿势

0＝正常直立

1＝不很直，轻度前倾，可能是正常老年人的姿势

2＝中度前倾，肯定是不正常，可能有轻度的向一侧倾斜

3＝严重前倾伴脊柱后突,可能有中度的向一侧倾斜

4＝显著屈曲,姿势极度异常

29. 步态

0＝正常

1＝行走缓慢,可有曳步,步距小,但无慌张步态或前冲步态

2＝行走困难,但还不需要帮助,可有某种程度的慌张步态、小步或前冲

3＝严重异常步态,行走需帮助

4＝即使给予帮助也不能行走

30. 姿势平衡(突然向后拉双肩时所引起姿势反应,患者应睁眼直立,双脚略分开并做好准备)

0＝正常

1＝后倾,无需帮助可自行恢复

2＝无姿势反应,如果不扶可能摔倒

3＝非常不稳,有自发的失去平衡现象

4＝不借助外界帮助不能站立

31. 躯体少动(梳头缓慢,手臂摆动减少,幅度减小,整体活动减少)

0＝无

1＝略慢,似乎是故意的,在某些人可能是正常的,幅度可能减小

2＝运动呈轻度缓慢和减少,肯定不正常,或幅度减小

3＝中度缓慢,运动缺乏或幅度小

4＝明显缓慢,运动缺乏或幅度小

Ⅳ. 治疗的并发症(记录过去1周情况)

A. 异动症

32. 持续时间:(异动症存在时间所占1天觉醒状态时间的比例－病史信息)

0＝无

1＝1%～25%

2＝26%～50%

3＝51%～75%

4＝76%～100%

33. 残疾:(异动症所致残疾的程度——病史信息,可经诊室检查修正)

0＝无残疾

1＝轻度残疾

2＝中度残疾

3＝严重残疾

4＝完全残疾

34. 痛性异动症所致疼痛的程度

0＝无痛性异动症

1＝轻微

2＝中度

3＝严重

4＝极度

35. 清晨肌张力障碍

0＝无

1＝有

B. 临床波动

36. "关"是否能根据服药时间预测

0＝不能

1＝能

37. "关"是否不能根据服药时间预测

0＝不是

1＝是

38. "关"是否会突然出现(几秒钟内)

0＝不会

1＝会

39. "关"平均所占每天觉醒状态时间的比例

0＝无

1＝1%～25%

2＝26%～50%

3＝51%～75%

4＝76%～100%

C. 其他并发症

40. 患者有无食欲减退、恶心或呕吐

0＝无

1＝有

41. 患者是否有睡眠障碍(如失眠或睡眠过多)

0＝无

1＝有

42. 站立时是否有低血压或感觉头晕?

0＝无

1＝有

Ⅴ. 修订 Hoehn-Yahr 分期

0 期＝无症状

1 期＝单侧疾病

1.5 期＝单侧＋躯干受累

2 期＝双侧疾病,无平衡障碍

2.5 期＝轻微双侧疾病,后拉试验可恢复

3 期＝轻～中度双侧疾病,某种姿势不稳,独立生活

4 期＝严重残疾,仍可独自行走或站立

5 期＝无帮助时只能坐轮椅或卧床

VI. Schwab 和英格兰日常生活活动量表

100%＝ 完全独立,能毫无困难地做各种家务,速度不慢,基本上是正常的,没有意识到有什么困难

90%＝ 完全独立,能做各种家务,速度稍慢或感觉稍有困难及有障碍,可能需要双倍时间,开始意识到有困难

80%＝ 能独立完成大部分家务,但需双倍时间,意识到有困难及速度缓慢

70%＝ 不能完全独立,做某些家务较困难,需 3～4 倍的时间,做家务需用 1 天的大部分时间

60%＝ 某种程度独立,能做大部分家务,但极为

缓慢和费力,出错误,某种家务不能做

50%＝ 更多地依赖他人,半数需要帮助,更慢,任何事情均感困难

40%＝ 极需依赖他人,在帮助下做各种家务,但很少独立完成

30%＝ 费力,有时独立做一些家务或开始时独立做,需要更多的帮助

20%＝ 不能独立做家务,在少量帮助下作某些家务也困难,严重残疾

10%＝ 完全依赖他人,不能自理,完全残疾

0%＝ 植物功能障碍如吞咽困难,大小便失禁,卧床

(注:每一项目的记分值可以是 0、0.5、1.0、1.5、2.0、2.5、3.0、3.5、4.0)

表 16-4　冻结步态问卷（FOGQ）

指导语:本问卷包涵六个问题,请您仔细阅读后根据您过去一周的经历给出答案(第三项除外)。必要时,本问卷应由研究人员在询问和演示冻结现象后完成。

1. 在您症状最为严重时,您的行走:

    0＝ 正常

    1＝ 几乎正常,有些缓慢

    2＝ 缓慢但可以独立完成

    3＝ 需要帮助或器械辅助

    4＝ 不能行走

2. 您的步态困难是否影响您的日常生活和自理能力?

    0＝ 无影响

    1＝ 轻微影响

    2＝ 中度影响

    3＝ 严重影响

    4＝ 无法行走

3. 您认为您的双脚在走路、转弯或启动时会粘在地上吗?

    0＝ 从不

    1＝ 非常少见:大概一月一次

    2＝ 少见:大概一周一次

    3＝ 经常:大概一天一次

    4＝ 总是:只要是行走时

4. 您最长的冻结期是多长时间?

    0＝ 无症状

    1＝1～2 秒

    2＝3～10 秒

    3＝11～30 秒

    4＝ 超过 30 秒

5. **通常您的启动困难状态持续多长时间（即在迈出第一步时感到无法行动）**

    0= 无症状

    1= 开始行走所需时间超过 1 秒

    2= 开始行走所需时间超过 3 秒

    3= 开始行走所需时间超过 10 秒

    4= 开始行走所需时间超过 30 秒

6. **通常您的转弯困难状态持续多长时间（即在转弯时感到无法行动）**

    0= 无症状

    1=1～2 秒后恢复

    2=3～10 秒后恢复

    3=11～30 秒后恢复

    4= 超过 30 秒无法转弯

表 16-5　Berg 平衡量表（Berg Blance Scale）

检查项目	完成情况	评分		
1. 从坐位站起	不用手扶能够独立地站起并保持稳定	4		
	用手扶着能够独立地站起	3		
	若干次尝试后自己用手扶着站起	2		
	需要他人少量的帮助才能站起或保持稳定	1		
	需要他人中等或最大量的帮助才能站起或保持稳定	0		
2. 无支持站立	能够安全站立 2 分钟	4		
	在监护下能够站立 2 分钟	3		
	在无支持的条件下能够站立 30 秒	2		
	需要若干次尝试才能无支持地站立达 30 秒	1		
	无帮助时不能站立 30 秒	0		
3. 无靠背坐位,但双脚着地或放在一个凳子上	能够安全地保持坐位 2 分钟	4		
	在监护下能够保持坐位 2 分钟	3		
	能坐 30 秒	2		
	能坐 10 秒	1		
	没有靠背支持,不能坐 10 秒	0		

续表

检查项目	完成情况	评分			
4. 从站立位坐下	最小量用手帮助安全地坐下	4			
	借助于双手能够控制身体的下降	3			
	用小腿的后部顶住椅子来控制身体的下降	2			
	独立地坐,但不能控制身体的下降	1			
	需要他人帮助坐下	0			
5. 转移	稍用手扶着就能够安全地转移	4			
	绝对需要用手扶着才能够安全地转移	3			
	需要口头提示或监护才能够转移	2			
	需要一个人的帮助	1			
	为了安全,需要两个人的帮助或监护	0			
6. 无支持闭目站立	能够安全地站立10秒	4			
	监护下能够安全地站立10秒	3			
	能站3秒	2			
	闭眼不能达3秒,但站立稳定	1			
	为了不摔倒而需要两个人的帮助	0			
7. 双脚并拢无支持站立	能够独立地将双脚并拢并安全站立1分钟	4			
	能够独立地将双脚并拢并在监视下站立1分钟	3			
	能够独立地将双脚并拢,但不能保持30秒	2			
	需要别人帮助将双脚并拢,但能够双脚并拢站立15秒	1			
	需要别人帮助将双脚并拢,双脚并拢站立不能保持15秒	0			
8. 站立位时上肢向前伸展并向前移动	能够向前伸出 > 25cm	4			
	能够安全地向前伸出 > 12cm	3			
	能够安全地向前伸出 > 5cm	2			
	上肢可以向前伸出,但需要监护	1			
	在向前伸展时失去平衡或需要外部支持	0			

检查项目	完成情况	评分			
9. 站立位时从地面捡起物品	能够轻易地且安全地将地面物品(如鞋)捡起	4			
	能够将地面物品(如鞋)捡起,但需要监护	3			
	伸手向下达 2～5cm 且独立地保持平衡,但不能将地面物品(如鞋)捡起	2			
	试着做伸手向下捡物品的动作时需要监护,但仍不能将地面物品(如鞋)捡起	1			
	不能试着做伸手向下捡物品(如鞋)的动作,或需要帮助,免于失去平衡或摔倒	0			
10. 站立位转身向后看	能从左右侧向后看,身体转移良好	4			
	仅从一侧向后看,另一侧身体转移较差	3			
	仅能转向侧面,但身体的平衡可以维持	2			
	转身时需要监护	1			
	需要帮助以防失去平衡或摔倒	0			
11. 转身 360°	在 4 秒的时间内,安全地转身 360°	4			
	在 4 秒的时间内,仅能从一个方向安全地转身 360°	3			
	能够安全地转身 360°,但动作缓慢	2			
	需要密切监护或口头提示	1			
	转身时需要帮助	0			
12. 无支持站立时将一只脚放在台阶或凳子上	能够安全且独立地站立,在 20 秒的时间内完成 8 次	4			
	能够独立地站立,完成 8 次＞20 秒	3			
	无需辅助具在监护下能够完成 4 次	2			
	需要少量帮助能够完成＞2 次	1			
	需要帮助以防止摔倒或完全不能做	0			

续表

检查项目	完成情况	评分			
13. 一脚在前的无支持站立	能够独立地将双脚一前一后地排列（无距离）并保持 30 秒	4			
	能够独立地将一只脚放在另一只脚的前方（有距离）并保持 30 秒	3			
	能够独立地迈一小步并保持 30 秒	2			
	向前迈步需要帮助，但能保持 15 秒	1			
	迈步或站立时失去平衡	0			
14. 单腿站立	能够独立抬腿并保持 > 10 秒	4			
	能够独立抬腿并保持 5～10 秒	3			
	能够独立抬腿并保持 ≥ 3 秒	2			
	试图抬腿，不能保持 3 秒，但可维持独立站立	1			
	不能抬腿或需要帮助以防摔倒	0			
总分（56 分）					

注：

1. 本量表有 14 个项目，需 20 分钟完成，满分 56 分，评测结果介于两项评分标准之间时，取低分。总分低于 40 分表明有摔倒的危险。

2. 上肢向前伸展达水平位，检查者将一把尺子放在指尖末端，手指不要触及尺子。测量的距离是被检查者身体从垂直位到最大前倾位时手指向前移动的距离。如可能，要求被检查者伸出双臂以避免躯干的旋转。

3. 评定工具包括秒表、尺子、椅子、小板凳和台阶

表 16-6 汉密尔顿抑郁量表 -17（HAMD-17）

汉密尔顿抑郁量表（Hamilton Depression Scale，HAMD）由 Hamilton 于 1960 年编制，是临床上评定抑郁状态时应用最为普遍的量表。

（1）抑郁情绪

0= 无症状；

1= 只有在问到时才叙述；

2= 在谈话中自发地表达；

3= 不用语言也可以从表情、姿势、声音或欲哭中流露出这种情绪；

4= 患者的言语和非言语表达（表情、动作）几乎完全表现为这种情绪。

（2）有罪感

0= 无症状；

1= 责备自己，感到自己已连累他人；

2= 认为自己犯了罪，或反复思考以往的过失或错误；

3= 认为目前的疾病是对自己错误的惩罚，或有罪恶妄想；

4= 罪恶妄想伴有指责或威胁性幻觉。

（3）自杀

0= 无症状；

1= 觉得活着没有意义；

2= 希望自己已经死去，或常想到与死有关的事；

3= 消极观念（自杀念头）；

4= 有严重自杀行为。

（4）入睡困难

0= 无症状；

1= 主诉有入睡困难，即上床后半小时仍不能入睡；

2= 主诉每晚均有入睡困难。

（5）睡眠不深

0= 无症状；

1= 睡眠浅，多噩梦；

2= 半夜（晚12点以前）曾醒来（不包括上厕所）。

（6）早醒

0= 无症状；

1= 有早醒，比平时早醒1小时，但能重新入睡；

2= 早醒后无法重新入睡。

（7）工作和兴趣

0= 无症状；

1= 提问时才叙述；

2= 自发地直接或间接表达对活动、工作或学习失去兴趣，如感到无精打采、犹豫不决、不能坚持或需强迫才能工作或活动；

3= 活动时间减少或效率降低，住院患者每天参加病室劳动或娱乐不满3小时；

4= 因目前的疾病而停止工作，住院者不参加任何活动或者没有他人帮助便不能完成病室日常事务。

（8）迟滞（指思维和言语缓慢，注意力难以集中，主动性减退）

0= 无症状；

1= 精神检查中发现轻度迟滞；

2= 精神检查中发现明显迟缓；

3= 精神检查进行困难；

4= 完全不能回答问题（木僵）。

（9）激越

0= 无症状；

1= 检查时表现得有些心神不定；

2= 明显的心神不定或小动作多；

3= 不能静坐，检查中曾起立；

4= 搓手、咬手指、扯头发、咬嘴唇。

（10）精神性焦虑

0= 无症状；

1= 问及时叙述；

2= 自发地表达；

3= 表情和言语流露出明显焦虑；

4= 明显惊恐。

（11）躯体性焦虑（指焦虑的生理症状，包括口干、腹胀、腹泻、打嗝、腹绞痛、心悸、头痛、过度换气和叹息，以及尿频和出汗等）

0= 无症状；

1= 轻度；

2= 中度，有肯定的上述症状；

3= 重度，上述症状严重，影响生活，需加处理；

4= 严重影响生活和活动。

（12）胃肠道症状

0= 无症状；

1= 食欲减退，但不需要他人鼓励便自行进食；

2= 进食需他人催促或请求和需要应用泻药或助消化药。

（13）全身症状

0= 无症状；

1= 四肢、背部或颈部沉重感，背痛、头痛、肌肉疼痛，全身乏力或疲倦；

2= 症状明显。

（14）性症状（指性欲减退，月经紊乱等）

0= 无症状；

1= 轻度；

2= 重度；

3= 不能肯定，或该项对被评者不适合（不计入总分）。

（15）疑病

0= 无症状；

1= 对身体过分关注；

2= 反复考虑健康问题；

3= 有疑病妄想；

4= 伴幻觉的疑病妄想。

（16）体重减轻

A 根据病史评定：

0= 无症状；

1= 患者叙述可能有体重减轻；

2= 肯定体重减轻；

B 医师测定体重：

0= 体重记录表明 1 星期内减轻不到 0.5 公斤；

1= 体重记录表明 1 星期内减轻 0.5 公斤以上；

2= 体重记录表明 1 星期内减轻 1 公斤以上。

（17）自知力

0= 知道自己有病，表现为抑郁；

1= 知道自己有病，但归咎于伙食太差、环境问题、工作过忙、病毒感染、需要休息等；

2= 完全否认有病。

结果分析：

轻度抑郁：HAMD17 项评分 > 7 分，≤ 17 分；

中度抑郁：HAMD17 项评分 > 17 分，≤ 24 分；

重度抑郁：HAMD17 项评分 > 24 分。

表 16-7 Beck 抑郁自评量表（BDI）

简介

抑郁自评问卷（Beck Depression Inventory, BDI），又名 Beck 抑郁自评量表（Beck Depression Rating Scale），由美国著名心理学家 A.T.Beck 编制于 20 世纪 60 年代，系美国最早的抑郁自评量表之一，早年应用本量表者甚众，至今仍有一定影响。

施测时间建议：5 ～ 10 分钟

指导语：本问卷由 13 道题组成，每一道题均有 4 句短句，代表 4 个可能的答案。请您仔细阅读每一道题的所有回答（0 ～ 3）。读完后，从中选出一个最能反映你今天即此刻情况的句子，在它前面的数字（0 ～ 3）上画个圈。然后，再接着做下一题。

（一）0. 我不感到忧郁

1. 我感到忧郁或沮丧

2. 我整天忧郁，无法摆脱

3. 我十分忧郁，已经忍受不住

（二）0. 我对未来并不悲观失望

1. 我感到前途不太乐观

2. 我感到我对前途不抱希望

3. 我感到今后毫无希望，不可能有所好转

（三）0. 我并无失败的感觉

1. 我觉得和大多数人相比我是失败的

2. 回顾我的一生，我觉得那是一连串的失败

3. 我觉得我是个彻底失败的人

（四）0. 我并不觉得有什么不满意

1. 我觉得我不能像平时那样享受生活

2. 任何事情都不能使我感到满意一些

3. 我对所有的事情都不满意

（五）0. 我没有特殊的内疚感

1. 我有时感到内疚或觉得自己没价值

2. 我感到非常内疚

3. 我觉得自己非常坏，一钱不值

（六）0. 我没有对自己感到失望

1. 我对自己感到失望

2. 我讨厌自己

3. 我憎恨自己

（七）0. 我没有要伤害自己的想法

1. 我感到还是死掉的好

2. 我考虑过自杀

3. 如果有机会，我还会杀了自己

（八）0. 我没失去和他人交往的兴趣

1. 和平时相比，我和他人交往的兴趣有所减退

2. 我已失去大部分和人交往的兴趣，我对他们没有感情

3. 我对他人全无兴趣，也完全不理睬别人

（九）0. 我能像平时一样作出决断

1. 我尝试避免做决定

2. 对我而言，作出决断十分困难

3. 我无法作出任何决断

（十）0. 我觉得我的形象一点也不比过去糟

1. 我担心我看起来老了，不吸引人了

2. 我觉得我的外表肯定变了，变得不具吸引力

3. 我感到我的形象丑陋且讨人厌

（十一）0. 我能像平时那样工作

　　　1. 我做事时,要花额外的努力才能开始

　　　2. 我必须努力强迫自己方能干事

　　　3. 我完全不能做事情

（十二）0. 和以往相比,我并不容易疲倦

　　　1. 我比过去容易觉得疲乏

　　　2. 我做任何事都感到疲乏

　　　3. 我太易疲乏了,不能干任何事

（十三）0. 我的胃口不比过去差

　　　1. 我的胃口没有过去那样好

　　　2. 现在我的胃口比过去差多了

　　　3. 我一点食欲都没有

总分:

结果分析: 总分0～4(基本上)无抑郁症状,5～7轻度,8～15中度,16以上严重

表16-8　汉密尔顿焦虑量表（HAMA）

		评分				
焦虑心境	担心、担忧,感到有最坏的事情将要发生,容易激惹	0	1	2	3	4
紧张	紧张感、易疲劳、不能放松,情绪反应,易哭、颤抖、感到不安	0	1	2	3	4
害怕	害怕黑暗、陌生人、一人独处、动物、乘车或旅行及人多的场合	0	1	2	3	4
失眠	难以入睡、易醒、睡得不深、多梦、梦魇、夜惊、醒后感疲倦	0	1	2	3	4
认知功能	或称记忆、注意障碍。注意力不能集中,记忆力差	0	1	2	3	4
抑郁心境	丧失兴趣、对以往爱好缺乏快感、忧郁、早醒、昼重夜轻	0	1	2	3	4
肌肉系统症状	肌肉酸痛、活动不灵活、肌肉抽动、肢体抽动、牙齿打战、声音发抖	0	1	2	3	4
感觉系统症状	视物模糊、发冷发热、软弱无力感、浑身刺痛。	0	1	2	3	4
心血管系统症状	心动过速、心悸、胸痛、血管跳动感、昏倒感、心搏脱漏	0	1	2	3	4
呼吸系统症状	胸闷、窒息感、叹息、呼吸困难	0	1	2	3	4
胃肠道症状	吞咽困难、嗳气、消化不良(进食后腹痛、胃部烧灼痛、腹胀、恶心、胃部饱感)、肠鸣、腹泻、体重减轻、便秘	0	1	2	3	4
生殖泌尿系统症状	尿意频数、尿急、停经、性冷淡、过早射精、勃起不能、阳痿	0	1	2	3	4
自主神经系统症状	口干、潮红、苍白、易出汗、易起"鸡皮疙瘩"、紧张性头痛、毛发竖起	0	1	2	3	4

续表

会谈时行为表现		评分				
会谈时行为 表现	（1）一般表现：紧张、不能松弛、忐忑不安、咬手指、紧紧握拳、摸弄手帕、面肌抽动、不停顿足、手发抖、皱眉、表情僵硬、肌张力高、叹息样呼吸、面色苍白 （2）生理表现：吞咽、打呃、安静时心率快、呼吸快（20次/min以上）、腱反射亢进、震颤、瞳孔放大、眼睑跳动、易出汗、眼球突出	0	1	2	3	4
总分						

注：所有项目采用0～4分的5级评分法，各级的标准为："0"为无症状，"1"为轻，"2"为中等，"3"为重，"4"为极重。

【结果分析】总分超过29分，可能为严重焦虑；超过21分，肯定有明显焦虑；超过14分，肯定有焦虑；超过7分，可能有焦虑；如小于6分，患者就没有焦虑症状。一般划界分，HAMA 14项分界值为14分。

表16-9 疲劳严重度量表（FSS）

指导语：本量表由9个条目组成，7个分值点评价，自1分至7分为非常不同意逐渐过渡为非常同意。请您仔细阅读每个条目，读完后，根据过去两周疲劳对您的影响打分，并在表中勾出每项得分。

	评分						
	1	2	3	4	5	6	7
1.当我感到疲劳时，我就什么事都不想做了							
2.锻炼让我感到疲劳							
3.我很容易疲劳							
4.疲劳影响我的体能							
5.疲劳带来频繁的不适							
6.疲劳使我不能保持体能							
7.疲劳影响我从事某些工作							
8.疲劳是影响我活动能力的症状之一							
9.疲劳影响了我的工作、家庭、社会活动							

【评分结果】上述回答中"1""2""3""4""5""6""7"分别代表每个条目分数，然后把9个条目所得分数相加即为总得分。

总得分低于 36 分表明你或许不会感受到疲劳。

总得分为 36 分或者高于 36 分表明你可能需要医生做进一步的评估。

表 16-10 疲劳量表 -14（FS-14）

项目	结果
1. 你有过被疲劳困扰的经历吗？	是□否□
2. 你是否需要更多的休息？	是□否□
3. 你感觉到犯困或昏昏欲睡吗？	是□否□
4. 你在着手做事情时是否感到费力？	是□否□
5. 你在着手做事情时并不感到费力，但当你继续进行时是否感到力不从心？	是□否□
6. 你感觉到体力不够吗？	是□否□
7. 你感觉到你的肌肉力量比以前减小了吗？	是□否□
8. 你感觉到虚弱吗？	是□否□
9. 你集中注意力有困难吗？	是□否□
10. 你在思考问题时头脑像往常一样清晰、敏捷吗？	是□否□
11. 你在讲话时出现口头不利落吗？	是□否□
12. 讲话时，你发现找到一个合适的字眼很困难吗？	是□否□
13. 你现在的记忆力像往常一样吗？	是□否□
14. 你还喜欢做过去习惯做的事情吗？	是□否□

注：该量表适用于 16 岁以上成年人

【结果评定】

请受试者仔细阅读每一条目或检查者逐一提问，根据最适合受试者的情况圈出"是"或"否"，除了第 10、13、14 条 3 个条目为反向计分，即回答"是"计为 0 分，回答"否"计为"1"分，其他 11 个条目都为正向计分，即回答"是"计为"1"分，回答"否"计为"0"分。将第 1～8 条 8 个条目的分值相加即得躯体疲劳分值，将第 9～14 条 6 个条目的分值相加即得脑力疲劳分值，而疲劳总分值为躯体及脑力疲劳分值之和。躯体疲劳分值最高为 8，脑力疲劳分值最高为 6，总分值最高为 14，分值越高，反映疲劳越严重。

表 16-11 帕金森病冲动控制障碍评估量表（QUIP-RS）

填表人：患者 □　　家属 □　　患者及家属 □

频率：1= 偶尔（每周少于 1 次）；2= 有时（每周 1 次）；3= 经常（每周几次）；4= 总是（每天或时常）

※ 对患者目前存在且持续4周以上的症状进行评估,需患者本人或照料者(家属)填写,若本表由家属填写,请您根据您所了解的患者的情况回答。

1. 您是否有以下行为?(包括难以停止与之有关的想法或感到自责)

	无(0)	偶尔(1)	有时(2)	经常(3)	总是(4)
A 病理性赌博					
B 过度性行为					
C 强迫性购物					
D 强迫性进食					
E1 强迫性嗜好					
E2 刻板行为					
F PD 药物成瘾					

2. 您是否有冲动或强烈的欲望进行以下行为,但这种欲望是过度的或者会带来痛苦?(包括不能进行这些行为时,您会变得烦躁、易怒)

	无(0)	偶尔(1)	有时(2)	经常(3)	总是(4)
A 病理性赌博					
B 过度性行为					
C 强迫性购物					
D 强迫性进食					
E1 强迫性嗜好					
E2 刻板行为					
F PD 药物成瘾					

3. 您是否觉得难以控制自己的行为?(例如这些行为随时间逐渐增多,或苦于无法减少或停止)

	无(0)	偶尔(1)	有时(2)	经常(3)	总是(4)
A 病理性赌博					
B 过度性行为					
C 强迫性购物					
D 强迫性进食					
E1 强迫性嗜好					

续表

	无(0)	偶尔(1)	有时(2)	经常(3)	总是(4)
E2 刻板行为					
F PD 药物成瘾					

4. 您是否通过某些途径来刻意地维持这些行为?(例如隐瞒自己的行为,说谎,囤积物品,向别人借钱,负债,偷窃或其他违法行为)

	无(0)	偶尔(1)	有时(2)	经常(3)	总是(4)
A 病理性赌博					
B 过度性行为					
C 强迫性购物					
D 强迫性进食					
E1 强迫性嗜好					
E2 刻板行为					
F PD 药物成瘾					

表 16-12 统一 MSA 评分量表(UMSARS)

第一部分 病史回顾

询问患者和护理者最近 2 周(除非有特殊情况)的功能状态:

1. 语言:

0 分 = 未受累

1 分 = 轻度受累,但很容易理解

2 分 = 中度受累,有时(少于一半的时间)被要求重复陈述

3 分 = 重度受累,经常(多于一半的时间)被要求重复陈述

4 分 = 大多数情况下无法理解

2. 吞咽:

0 分 = 正常

1 分 = 轻度异常,偶尔哽噎但不是每周出现

2 分 = 中度异常,偶尔哽噎伴食物吸入,出现频率多于每周 1 次

3 分 = 明显异常,经常食物吸入

4 分 = 鼻饲或胃造瘘

3. 书写:

0 分 = 正常

1 分 = 轻度受损,但所有的字均清晰可辨

2 分 = 中度受损,达到一半的字无法辨认

3 分 = 明显受损,多数字无法辨认

4 分 = 不能书写

4. 切割食物和使用器具(适用食用西餐的患者):

0 分 = 正常

1 分 = 有一点缓慢笨拙,但是无需帮助

2 分 = 尽管缓慢笨拙,但仍能切大部分食物,有时需要帮助

3 分 = 必须由别人帮助切食物,但是仍能自行缓慢进食

4 分 = 需喂食

5. 穿衣:

0 分 = 正常

1 分 = 有一点儿缓慢笨拙,但是无需帮助

2分 = 偶尔需要帮助系扣子和穿袖子

3分 = 经常需要帮助,但是仍能自己做一些

4分 = 完全需要帮助

6. 个人卫生:

0分 = 正常

1分 = 有点缓慢笨拙,但是需帮助

2分 = 需要别人帮助洗澡或洗漱动作很慢

3分 = 需要别人帮助洗漱、梳头、使用盥洗室

4分 = 完全需要帮助。

7. 行走:

0分 = 正常

1分 = 轻度异常,无需他人协助,无需辅助工具(除非患有无关的其他疾病)

2分 = 中度异常,偶尔需要他人协助和(或)辅助工具

3分 = 重度异常,经常需要他人协助和(或)辅助工具

4分 = 即使协助也无法行走

8. 跌倒(评估过去1个月的情况):

0分 = 没有

1分 = 很少跌倒(少于每个月1次)

2分 = 偶尔跌倒(多于每个月1次但少于每周1次)

3分 = 跌倒多于每周1次

4分 = 每天至少跌倒1次(如患者无法行走为4分)

9. 直立症状(直立时出现晕厥、头晕、视物异常或颈部疼痛,平卧时缓解):

0分 = 无

1分 = 不经常出现,不影响日常生活

2分 = 经常出现,每周至少1次,有时影响日常生活

3分 = 大多数情况下均出现,但大多数情况可站直超过1分钟,影响大部分日常生活

4分 = 每次直立均出现,大多数情况站立不能超过1min,患者试图站立经常出现晕厥或晕厥前表现

10. 排尿功能(排除其他病因):

0分 = 正常

1分 = 尿急和(或)尿频,无需药物治疗

2分 = 尿急和(或)尿频,需药物治疗

3分 = 尿失禁和(或)排尿不净,需要间断导尿

4分 = 尿失禁要留置导尿管

11. 性功能:

0分 = 正常

1分 = 与健康时相比轻度异常

2分 = 与健康时相比中度异常

3分 = 与健康时相比重度异常

4分 = 无能

12. 肠道功能:

0分 = 与过去的形式没有区别

1分 = 偶尔便秘但无需服药

2分 = 经常便秘需服用泻药

3分 = 慢性便秘需服用泻药和灌肠

4分 = 没有自发的肠运动

第二部分 运动检查评分

评价功能障碍最严重的肢体。

1. 面部表情:

0分 = 正常

1分 = 轻微表情减少,可能是正常的(扑克牌面)

2分 = 轻度但是肯定异常的面部表情减少

3分 = 中度表情呆板;口唇有时分开

4分 = 面具脸,严重表情丧失,口唇分开0.25英寸或更多。

2. 语言(要求患者重复数次1个标准的句子):

0分 = 正常

1分 = 轻度减慢,含糊和(或)发音困难;无需重复陈述

2分 = 中度减慢,含糊和(或)发音困难;有时被要求重复陈述

3分 = 严重减慢,含糊和(或)发音困难;经常被要求重复陈述

4分 = 无法理解

3. 眼动异常:要求患者跟随检查者的手指进行水平运动转向侧面的不同位置,在两个手指(放在偏离中线30°的位置)之间进行快速扫视运动。检查以下体征:①平

滑跟踪分裂;②凝视诱发眼震,出现于眼位置偏离中线大于45°;③凝视诱发眼震,出现于眼位置偏离中线小于45°;④快速扫视过度。③提示至少有2个异常眼动体征,因为②也会出现。

0分 = 没有

1分 = 1个眼动异常体征

2分 = 2个眼动异常体征

3分 = 3个眼动异常体征

4分 = 4个眼动异常体征

4. 静止性震颤(评估最严重肢体):

0分 = 没有

1分 = 很轻且不常出现

2分 = 持续小幅度震颤或间断出现的中等幅度震颤

3分 = 中等幅度震颤且大部分时间均出现

4分 = 明显震颤且大部分时间均出现

5. 动作性震颤:检查以下体征:①上肢伸展时的姿势性震颤;②手指指物时的动作性震颤。评估①和②的严重程度,以最严重的肢体为准。

0分 = 没有

1分 = ①小幅度轻微震颤;②不影响指物

2分 = ①中等幅度震颤;②轻度影响指物

3分 = ①明显震颤;②明显影响指物

4分 = ①严重震颤;②无法指物

6. 张力增高:患者坐位放松,检查主要关节的被动运动,忽略齿轮感,评估最严重的肢体

0分 = 无

1分 = 轻微或只有在其他肢体做动作时才可检测到

2分 = 轻到中度

3分 = 明显,但仍很容易达到正常运动幅度

4分 = 严重,很难达到正常的运动幅度

7. 快速轮替:水平或垂直旋前旋后,尽可能大幅度.左右手分别做,评估严重的一侧。注意这项检查异常可能由运动迟缓和/或小脑协调不能引起,在此仅需评价动作完成情况

0分 = 正常

1分 = 轻度异常

2分 = 中度异常

3分 = 重度异常

4分 = 几乎不能完成动作

8. 手指拍动:让患者用食指快速连续拍动拇指,幅度尽可能大,每只手至少进行15 ~ 20 s,评估严重的一侧。注意这项检查异常可能由运动迟缓和/或小脑协调不能引起,在此仅需评价动作完成情况

0分 = 正常

1分 = 轻度异常

2分 = 中度异常

3分 = 重度异常

4分 = 几乎不能完成动作

9. 下肢灵活性:让患者用足跟快速连续磕击地面,需抬起整条腿,评估严重的一侧。注意这项检查异常可能由运动迟缓和/或小脑协调不能引起,在此仅需评价动作完成情况。

0分 = 正常

1分 = 轻度异常

2分 = 中度异常

3分 = 重度异常

4分 = 几乎不能完成动作

10. 跟-膝-胫试验:让患者抬起一侧下肢,将足跟放于另一侧膝关节上,沿胫骨前向踝部下滑,当到达踝关节后再次抬起约40 cm,重复。每侧肢体至少完成3个动作,评估最严重肢体。

0分 = 正常

1分 = 轻度辨距不良和共济失调

2分 = 中度辨距不良和共济失调

3分 = 重度辨距不良和共济失调

4分 = 几乎无法完成动作

11. 从坐位站起:让患者从一个直靠背的木制或金属椅子上站起,双上肢需抱于胸前

0分 = 正常

1分 = 笨拙,或一次无法站起

2 分 = 需撑椅子扶手站起

3 分 = 向后倒,必须尝试多于一次才能站起,但无需帮助

4 分 = 无法自行站起

12. 姿势:

0 分 = 正常

1 分 = 站不直,轻微前屈;在老人可能是正常的

2 分 = 中度前屈姿势,肯定不正常;可向一侧轻微倾斜

3 分 = 严重前屈驼背,可向一侧中度倾斜

4 分 = 明显身体弯曲,姿势极度异常

13. 身体摇晃:评估患者睁眼时自发的身体摇晃和突然被用力从背后拉动肩部时的身体摇晃,患者睁眼站立,双足分开一点儿,之前被告之检查内容。

0 分 = 正常

1 分 = 轻微身体摇晃和 / 或后退但可以自行恢复站姿

2 分 = 中度身体摇晃和 / 或姿势反射异常;如果没有检查者的帮助可能跌倒

3 分 = 严重身体摇晃,非常不稳,容易自发失去平衡

4 分 = 没有辅助无法站立

14. 步态:

0 分 = 正常

1 分 = 轻度异常

2 分 = 中度异常,行走困难,但无需辅助或需要一点儿辅助

3 分 = 重度异常,必须辅助

4 分 = 在辅助情况下仍不能行走

第三部分 自主神经功能检查评分

分别测定患者仰卧 2 min 后和站立 2min 后的血压和心率。自主神经功能障碍可以包括头昏、头晕、视物模糊、疲劳、认知障碍、恶心、心悸、颤抖、头痛和颈肩部疼痛。

1. 收缩压(mmHg):(1)卧位;(2)立位(2min 后);(3)无法记录。

2. 舒张压(mmHg):(1)卧位;(2)立位(2min 后);(3)无法记录。

3. 心率(次 /min):(1)卧位;(2)立位(2min 后);(3)无法记录。

4. 自主神经症状:(1)有;(2)无。

第四部分 整体失能等级

1. 生活完全自理,可从事所有家务劳动,仅出现很少的困难和异常,没有觉察到困难

2. 生活不完全自理,在从事某些家务劳动时需要帮助

3. 更加不能自理,在从事一半的家务劳动时需要帮助,需花费一天中大部分时间在家务劳动上

4. 非常依赖于别人,有时自己做一点儿家务,更加需要帮助

5. 完全不能自理,需要帮助,卧床

表 16-13 国际不安腿综合征量表 RLS-6 量表

指导语:请根据最近 7 个白天或夜晚的情况回答下列问题。

1. 您对最近 7 个晚上的睡眠质量满意程度如何

完全满意										完全不满意
□ 0	□ 1	□ 2	□ 3	□ 4	□ 5	□ 6	□ 7	□ 8	□ 9	□ 10

在最近 7 个夜晚或白天,您的不安腿综合征症状在下列情况时的严重程度如何?

2. 睡眠时

无	非常 轻微									非常 严重
□ 0	□ 1	□ 2	□ 3	□ 4	□ 5	□ 6	□ 7	□ 8	□ 9	□ 10

3. 在夜晚

无	非常 轻微									非常 严重
□ 0	□ 1	□ 2	□ 3	□ 4	□ 5	□ 6	□ 7	□ 8	□ 9	□ 10

4. 在白天休息时（坐位、卧位）

无	非常 轻微									非常 严重
□ 0	□ 1	□ 2	□ 3	□ 4	□ 5	□ 6	□ 7	□ 8	□ 9	□ 10

5. 在白天未休息而从事活动时（步行、工作、做作业、闲暇活动）

无	非常 轻微									非常 严重
□ 0	□ 1	□ 2	□ 3	□ 4	□ 5	□ 6	□ 7	□ 8	□ 9	□ 10

6. 在最近 7 个白天，您（从早上起床到夜间就寝前）的疲劳或困倦程度如何？

无	非常 轻微									非常 严重
□ 0	□ 1	□ 2	□ 3	□ 4	□ 5	□ 6	□ 7	□ 8	□ 9	□ 10

表 16-14　运动和日常生活（ADL）量表

姓名　　　　性别　　年龄　　床号　　诊断　　　　　　　　住院号

项目	评分	标　　准	评估日期		
大便	0 5 10	失禁或昏迷 偶有失禁（每周＜1 次） 控　制			

续表

项目	评分	标　准	评估日期		
小便	0 5 10	失禁或昏迷或需由他人导尿 偶有失禁(每24h<1次) 控制			
修饰	0 5	需要帮助 自理(洗脸、梳头、刷牙、剃须)			
用厕	0 5 10	依赖他人 需部分帮助 自理(去和离开厕所、使用厕纸、穿脱裤子)			
进食	0 5 10	较大或完全依赖 需部分帮助(切面包、抹黄油、夹菜、盛饭) 全面自理(能进各种食物,但不包括取饭、做饭)			
转移	0 5 10 15	完全依赖他人,无坐位平衡 需大量帮助(1~2人,身体帮助),能坐 需少量帮助(言语或身体帮助) 自理			
活动	0 5 10 15	不能步行 在轮椅上能独立行动 需1人帮助步行(言语或身体帮助) 独立步行(可用辅助器,在家及附近)			
穿衣	0 5 10	依赖他人 需一半帮助 自理(自己系开纽扣,关、开拉锁和穿鞋)			
上下楼梯	0 5 10	不能 需帮助(言语、身体、手杖帮助) 独立上下楼梯			

续表

项目	评分	标 准	评估日期		
洗澡	0 5	依赖 自理(无指导能进出浴池并自理洗澡)			
总得分					
评估人					

评分结果:满分100分。

< 20分为极严重功能缺陷,生活完全需要依赖;

20～40分为生活需要很大帮助;

40～60分为生活需要帮助;

> 60分为生活基本自理。

Barthel指数得分40分以上者康复治疗的效益最大

表16-15　SF-36简明健康状况量表(SF-36量表)

指导语:下面的问题是询问您对自己健康状况的看法、您的感觉如何以及您进行日常活动的能力如何。如果您没有把握如何回答问题,尽量作一个最好的答案

1. 总体来讲,您的健康状况是:　　　　　　　　　　　　　　　　　　　( )

1.非常好	2.很好	3.好	4.一般	5.差

2. 跟一年前相比,您觉得您现在的健康状况是:　　　　　　　　　　　　( )

1.好多了	2.好一些	3.差不多	4.差一些	5.差多了

3. 以下这些问题都与日常活动有关。您的健康状况是否限制了这些活动? 如果有限制,程度如何?

a 重体力活动(如跑步、举重物、激烈运动等)　　　　　　　　　　　　　( )

1.有很多限制	2.有一点限制	3.根本没限制

4. 以下这些问题都与日常活动有关。您的健康状况是否限制了这些活动? 如果有限制,程度如何?

b 适度活动（如移桌子、扫地、做操等）　　　　　　　　　　　（　　）

1. 有很多限制	2. 有一点限制	3. 根本没限制

5. 以下这些问题都与日常活动有关。您的健康状况是否限制了这些活动？如果有限制，程度如何？

c 手提日杂用品（如买菜、购物等）　　　　　　　　　　　　（　　）

1. 有很多限制	2. 有一点限制	3. 根本没限制

6. 以下这些问题都与日常活动有关。您的健康状况是否限制了这些活动？如果有限制，程度如何？

d 上几层楼梯　　　　　　　　　　　　　　　　　　　　　（　　）

1. 有很多限制	2. 有一点限制	3. 根本没限制

7. 以下这些问题都与日常活动有关。您的健康状况是否限制了这些活动？如果有限制，程度如何？

e 上一层楼梯　　　　　　　　　　　　　　　　　　　　　（　　）

1. 有很多限制	2. 有一点限制	3. 根本没限制

8. 以下这些问题都与日常活动有关。您的健康状况是否限制了这些活动？如果有限制，程度如何？

f 弯腰、屈膝、下蹲　　　　　　　　　　　　　　　　　　（　　）

1. 有很多限制	2. 有一点限制	3. 根本没限制

9. 以下这些问题都与日常活动有关。您的健康状况是否限制了这些活动？如果有限制，程度如何？

g 步行 1500 米左右的路程　　　　　　　　　　　　　　　（　　）

1. 有很多限制	2. 有一点限制	3. 根本没限制

10. 以下这些问题都与日常活动有关。您的健康状况是否限制了这些活动？如果有限制，程度如何？

h 步行 800 米左右的路程　　　　　　　　　　　　　　　　（　　）

1. 有很多限制	2. 有一点限制	3. 根本没限制

11. 以下这些问题都与日常活动有关。您的健康状况是否限制了这些活动？如果有限制,程度如何？

i 步行约 100 米的路程　　　　　　　　　　　　　　　　　　　　　（　）

1. 有很多限制	2. 有一点限制	3. 根本没限制

12. 以下这些问题都与日常活动有关。您的健康状况是否限制了这些活动？如果有限制,程度如何？

j 自己洗澡、穿衣　　　　　　　　　　　　　　　　　　　　　　　（　）

1. 有很多限制	2. 有一点限制	3. 根本没限制

13. 在过去四个星期里,您的工作和日常活动有没有因为身体健康的原因而出现以下这些问题？

Ⅰ减少了工作或其他活动的时间　　　　　　　　　　　　　　　　　（　）

1. 有	2. 没有

14. 在过去四个星期里,您的工作和日常活动有没有因为身体健康的原因而出现以下这些问题？

Ⅱ本来想要做的事情只能完成一部分　　　　　　　　　　　　　　　（　）

1. 有	2. 没有

15. 在过去四个星期里,您的工作和日常活动有没有因为身体健康的原因而出现以下这些问题？

Ⅲ想要做的工作或活动的种类受到限制　　　　　　　　　　　　　　（　）

1. 有	2. 没有

16. 在过去四个星期里,您的工作和日常活动有没有因为身体健康的原因而出现以下这些问题？

Ⅳ完成工作或其他活动有困难（比如,需要额外的努力）　　　　　　（　）

1. 有	2. 没有

17. 在过去四个星期里,您的工作和日常活动有没有因为情绪（如感到消沉或者忧虑）而出现以下问题？

Ⅴ减少了工作或其他活动的时间　　　　　　　　　　　　　　　　　（　）

1. 有	2. 没有

18. 在过去四个星期里,您的工作和日常活动有没有因为情绪(如感到消沉或者忧虑)而出现以下问题?

　　Ⅵ本来想要做的事情只能完成一部分　　　　　　　　　　　　　　　　( )

1. 有	2. 没有

19. 在过去四个星期里,您的工作和日常活动有没有因为情绪(如感到消沉或者忧虑)而出现以下问题?

　　Ⅶ做工作或者其他活动能够不如平时仔细　　　　　　　　　　　　　　( )

1. 有	2. 没有

20. 在过去四个星期里,您的身体健康或情绪不好在多大程度上影响了您与家人、朋友、邻居或集体的正常社交活动?　　　　　　　　　　　　　　　　　　　( )

1. 根本没有影响	2. 很少有影响	3. 有中度影响	4. 有较大影响	5. 有极大影响

21. 在过去四个星期里,您有身体上的疼痛吗?　　　　　　　　　　　　　( )

1. 根本没有	2. 有很轻微	3. 有轻微	4. 有中度	5. 有严重的	6. 有很严重

22. 在过去四个星期里,身体上的疼痛影响您的正常工作吗(包括上班工作和家务活动)?　　　　　　　　　　　　　　　　　　　　　　　　　　　( )

1. 根本没有影响	2. 很少有影响	3. 有中度影响	4. 有较大影响	5. 有极大影响

23. 以下这些问题有关过去一个月里您的感觉如何以及您的情况如何?　　( )
　　您觉得生活充实吗?

1. 所有时间	2. 大部分时间	3. 比较多时间	4. 一部分时间	5. 小部分时间	6. 没有

24. 以下这些问题有关过去一个月里您的感觉如何以及您的情况如何?　　( )
　　您是一个精神紧张的人吗?

1. 所有时间	2. 大部分时间	3. 比较多时间	4. 一部分时间	5. 小部分时间	6. 没有

25. 以下这些问题有关过去一个月里您的感觉如何以及您的情况如何?　　( )
　　您感到垂头丧气,什么事都不能使您振作起来吗?

1. 所有时间	2. 大部分时间	3. 比较多时间	4. 一部分时间	5. 小部分时间	6. 没有

26. 以下这些问题有关过去一个月里您的感觉如何以及您的情况如何？　　　　　（　　）
您觉得平静吗？

1. 所有时间	2. 大部分时间	3. 比较多时间	4. 一部分时间	5. 小部分时间	6. 没有

27. 以下这些问题有关过去一个月里您的感觉如何以及您的情况如何？　　　　　（　　）
您精力充沛吗？

1. 所有时间	2. 大部分时间	3. 比较多时间	4. 一部分时间	5. 小部分时间	6. 没有

28. 以下这些问题有关过去一个月里您的感觉如何以及您的情况如何？　　　　　（　　）
您的情绪低落吗？

1. 所有时间	2. 大部分时间	3. 比较多时间	4. 一部分时间	5. 小部分时间	6. 没有

29. 以下这些问题有关过去一个月里您的感觉如何以及您的情况如何？　　　　　（　　）
您觉得筋疲力尽吗？

1. 所有时间	2. 大部分时间	3. 比较多时间	4. 一部分时间	5. 小部分时间	6. 没有

30. 以下这些问题有关过去一个月里您的感觉如何以及您的情况如何？　　　　　（　　）
您是个快乐的人吗？

1. 所有时间	2. 大部分时间	3. 比较多时间	4. 一部分时间	5. 小部分时间	6. 没有

31. 以下这些问题有关过去一个月里您的感觉如何以及您的情况如何？　　　　　（　　）
您觉得疲劳吗？

1. 所有时间	2. 大部分时间	3. 比较多时间	4. 一部分时间	5. 小部分时间	6. 没有

32. 以下这些问题有关过去一个月里您的感觉如何以及您的情况如何？　　　　　（　　）
您的健康限制了您的社交活动（如走亲访友）吗？

1. 所有时间	2. 大部分时间	3. 比较多时间	4. 一部分时间	5. 小部分时间	6. 没有

33. 请对下面的每一句话，选出最符合您的情况的答案：我好像比别人容易生病？（　　）

1. 绝对正确	2. 大部分正确	3. 不能肯定	4. 大部分错误	5. 绝对错误

34. 请对下面的每一句话，选出最符合您的情况的答案：我跟我认识的人一样健康（　　）

1. 绝对正确	2. 大部分正确	3. 不能肯定	4. 大部分错误	5. 绝对错误

35. 请对下面的每一句话,选出最符合您的情况的答案:我认为我的健康状况在变坏
（　）

1. 绝对正确	2. 大部分正确	3. 不能肯定	4. 大部分错误	5. 绝对错误

36. 请对下面的每一句话,选出最符合您的情况的答案:我的健康状况非常好　（　）

1. 绝对正确	2. 大部分正确	3. 不能肯定	4. 大部分错误	5. 绝对错误

表 16-16　韦氏帕金森病评定法

临床表现	生活能力	评分
1. 手动作	不受影响	0
	精细动作减慢、取物、扣纽扣、书写不灵活	1
	动作中度减慢、单侧或双侧各动作中度障碍、书写明显受影响,有"小字症"	2
	动作严重减慢、不能书写、扣纽扣、取物显著困难	3
2. 强直	未出现	0
	颈、肩部有强直、激发症阳性,单侧或双侧腿有静止性强直	1
	颈、肩部中度强直,不服药时有静止性强直	2
	颈、肩部严重强直,服药仍有静止性强直	3
3. 姿势	正常,头部前屈,< 10cm	0
	脊柱开始出现强直,头屈达 12cm	1
	臀部开始屈曲,头前屈达 15cm,双侧手上抬,但低于腰部	2
	头前屈> 15cm,单侧、双侧手上抬高于腰部,手显著屈曲,指关节伸直、膝开始屈曲	3
4. 上肢协调	双侧摆动自如	0
	一侧摆动幅度减少	1
	一侧不能摆动	2
	双侧不能摆动	3
5. 步态	跨步正常	0
	步幅 44～75cm 转弯慢,分几步才能完成,一侧足跟开始重踏	1
	步幅 15～30cm,两侧足跟开始重踏	2
	步幅< 7.5cm,出现顿挫步,靠足尖走路转弯慢	3

续表

临床表现	生活能力	评分
6. 震颤	未见	0
	震颤幅度 < 2.5cm,见于静止时头部、肢体,行走或指鼻时有震颤	1
	震颤幅度 < 10cm,明显不固定,手仍能保持一定控制力	2
	震颤幅度 > 10cm,经常存在,醒时即有,不能进食和书写	3
7. 面容	表情丰富,无瞪眼	0
	表情有些刻板,口常闭,开始有焦虑、抑郁	1
	表情中度刻板,情绪动作时现,激动阈值显著增高,流涎,口唇有时分开,张开 > 0.6cm	2
		3
8. 言语	清晰、易懂、响亮	0
	轻度嘶哑、音调平、音量可、能听懂	1
	中度嘶哑、单调、音量小、乏力、呐吃、口吃不易听懂	2
	重度嘶哑、音量小、呐吃、口吃严重、很难听懂	3
9. 生活自理能力	能完全自理	0
	能独立自理,但穿衣速度明显减慢	1
	能部分自理,需部分帮助	2
	完全依赖照顾,不能自己穿衣进食、洗刷,起立行走,只能卧床或坐轮椅	3

备注:韦氏帕金森病评定法:根据患者功能情况,每项得分均分为四级:0 为正常,1 为轻度,2 为中度,3 为重度,总分为每项累加分,1～9 分为轻度,10～18 分为中度残损,19～27 分为严重进展阶段

参考文献

1. Folstein MF, Folstein SE, McHugh PR. "Mini-mental state". A practical method for grading the cognitive state of patients for the clinician". Journal of Psychiatric Research, 1975, 12(3): 189–198.

2. Nasreddine ZS, Philllips NA, Bédirian V, et al. The Montreal Cognitive Assessment(MoCA): a brief screening tool for mild cognitive impairment. J Am Geriatr Soc, 2005, 53: 695–699.

3. Marinus J, Visser M, Satiggelbout A, et al. A short scale for the assessment of motor impairment and disability in Parkinson's disease: the SPES/SCOPA . J Neurol Neurosurg Psychiatry, 2004, 75(3): 388-395.

4. Giladi N, Shabtai H, Simon ES, et al. Construction of freezing of gait questionnaire for patients with Parkinsonism. Parkinsonism Relat Disord, 2000, 6: 165-170.

5. Berg K .Measuring balance in the elderly: Preliminary development of an instrument. Physiother Can, 1989, 41(6)：304-311.

6. Hamilton M. A rating scale for depression. J Neurol Neurosurg Psychiat, 1960, 23：56-62.

7. Beck A, Ward C, Mendelson M, et al. An inventory for measuring depression. Archives of General Psychiatry, 1961, 4: 561–571.

8. Hamilton M. The assessment of anxiety states by rating. British Journal of Medical Psychology, 1959, 32 : 50–55.

9. Krupp Lauren. The Fatigue Severity Scale. Application to patients with multiple sclerosis and systemic lupus erythematosus. Archives of Neurology, 1989, 46(10)：1121-1123.

10. Krupp LB , Larocca NG, Muir-Nash J, et al. The Fatigue Severity Scale. Application to patients with multiple sclerosis and systemic lupus erythematosus. JAMA Neurology, 1989, 46(10): 1121-1123.

11. Weintraub D, Mamikonyan E, Papay K, et al. Questionaire for impulsive-compulsive disorders in Parkinson's disease-rating scale. Mov Disord, 1975, 27: 242-247.

12. Wenning GK, Tison F, Seppi K, et al. Development and validation of the Unified Multiple System Atrophy Rating Scale(UMSARS). Mov Disord, 2014, 19: 1391-1402.

13. Kohnen R, Oertel WH, Stiasny-Kolster K, et al. Severity rating of Restless Legs Syndrome: validation of the RLS-6 scales. Sleep, 2004, 27(1): A304.

14. Mahoney FI, Barthel DW. Functional evaluation: the Barthel index. Md State Med J, 1965, 14: 61–65.

15. Ware JE, Sherbourne CD. The MOS 36-item short form health survey. Med Care, 1992, 20: 473-480.

16. Webster DD. Clinical analysis of the disability in Parkinson's disease. Mod Treatm, 1986, 5: 257-282.

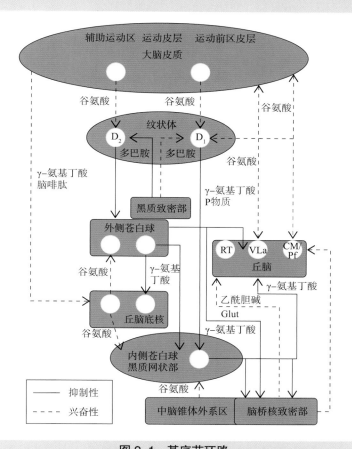

图 2-1 基底节环路

RT. 丘脑网状核，VLa. 丘脑腹外侧核前部，CM/Pf. 丘脑中央内侧核 / 束旁核

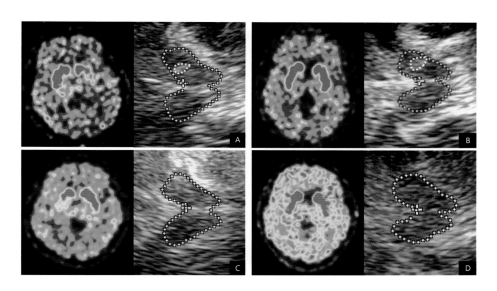

图 7-1 4 例典型帕金森病患者 PET 与 TCS 结果

A. PET 及 TCS 均为阳性，PET 可见左侧豆状核 ^{11}C-CFT 摄取减低，TCS 可见蝶形中脑内黑质强回声；B. PET 阴性而 TCS 阳性；C. PET 阳性而 TCS 阴性；D. PET 及 TCS 均为阴性，PET 示双侧豆状核 ^{11}C-CFT 摄取对称正常，TCS 蝶形中脑内未见黑质强回声

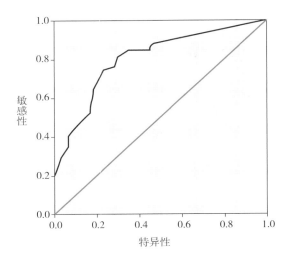

图 7-2　TCS 用于帕金森病鉴别诊断的
ROC 曲线

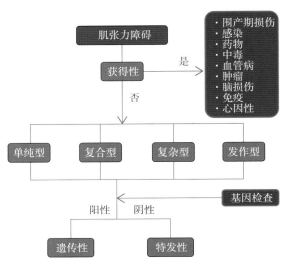

图 9-6　肌张力障碍的诊断步骤

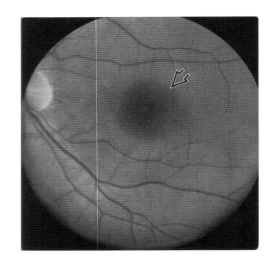

图 9-7　SCA 视网膜神经细胞变性

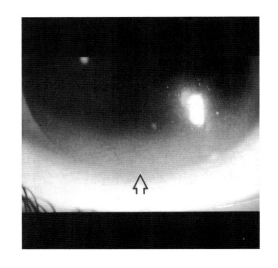

图 9-8　K-F 环

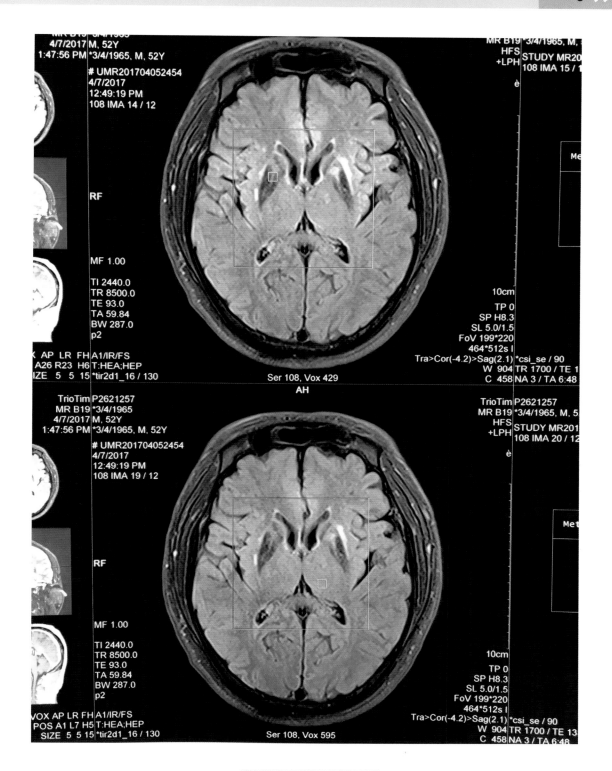

图 9-10　MRI "虎眼征"

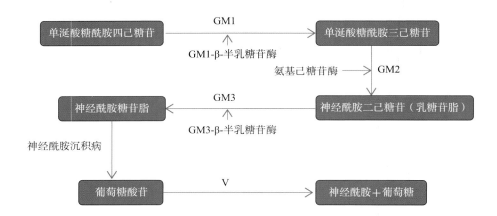

图 9-12　神经节苷脂代谢途径

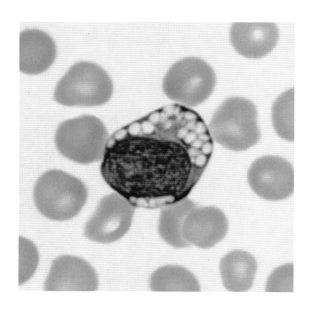

图 9-13　淋巴细胞空泡变性